现代普通外科精要

周　辉　肖光辉　杨幸明　主编

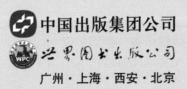

中国出版集团公司

世界图书出版公司

广州·上海·西安·北京

图书在版编目（CIP）数据

现代普通外科精要 / 周辉, 肖光辉, 杨幸明主编 .—
广州 : 世界图书出版广东有限公司, 2021.7
ISBN 978-7-5192-8776-4

Ⅰ.①现… Ⅱ.①周… ②肖… ③杨… Ⅲ.①外科手
术 Ⅳ.①R61

中国版本图书馆 CIP 数据核字（2021）第 145548 号

书　　名	现代普通外科精要
	XIANDAI PUTONG WAIKE JINGYAO
主　　编	周　辉　肖光辉　杨幸明
责任编辑	曹桔方
装帧设计	天顿设计
责任技编	刘上锦
出版发行	世界图书出版有限公司　世界图书出版广东有限公司
地　　址	广州市新港西路大江冲 25 号
邮　　编	510300
电　　话	020-84460408
网　　址	http://www.gdst.com.cn
邮　　箱	wpc_gdst@163.com
经　　销	各地新华书店
印　　刷	三河市嵩川印刷有限公司
开　　本	787mm×1092mm　1/16
印　　张	41
字　　数	984 千字
版　　次	2021 年 7 月第 1 版　2021 年 7 月第 1 次印刷
国际书号	ISBN 978-7-5192-8776-4
定　　价	320.00 元

主 编 简 介

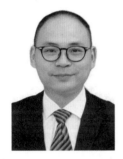

周辉，男，1982年出生，2007年毕业于南华大学医学院，医学学士学位。湖南省现场救护第一目击者培训导师、衡阳市中医药学会肛肠专业委员会委员、衡阳市医学会血管外科专业委员会委员、湖南省健康管理学会第一届医疗安全与风险防控研究专业委员会委员。现任职于南华大学附属第三医院，主治医师。从事外科临床工作13年。先后主持省厅课题1项，主持市级课题1项，参与省厅课题4项。临床上，对普通外科各种常见病、多发病的诊断与治疗有丰富经验，对肛肠疾病、腹股沟疝等疾病的治疗有着独到见解。发表相关学术论文6篇，其中SCI论文1篇。

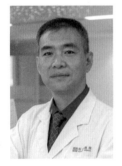

肖光辉，广东祈福医院副教授、副主任医师、硕士研究生。广东省临床医学学会肿瘤专业委员会委员，广东省医院协会血管疾病诊疗管理专业委员会委员，广东省精准医学应用学会静脉血栓分会委员，广东省中西医结合学会乳腺外科专业委员会委员。从事普外科临床、教学、科研工作近20年。擅长腹腔镜胃肠外科、甲状腺血管外科、肝胆外科和急腹症治疗，有丰富的临床经验，手术技术精良；尤其擅长采用腹腔镜微创技术治疗胃结直肠恶性肿瘤，能够独立开展腹腔镜胃肠癌的规范性根治术。在国家级、省级医学杂志上发表论著20余篇。主持省厅级科研成果4项、地市级科研成果3项。

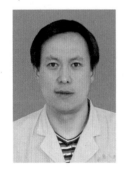

杨幸明，男，1975年出生，1998年毕业于河北医科大学临床医学专业，本科学历。现任瓜州县人民医院普外科主任，副主任医师。1998年10月至今在瓜州县人民医院工作，2009年10月至2010年10月在兰州大学第一医院进修学习；2012年10月至2015年2月参加兰州大学第一临床医学院在职研修班学习。具有丰富的临床经验和精湛的诊治技术。

编　委　会

主　编

周　辉　　肖光辉　　杨幸明

副主编

刘运权　　崔　伟　　丁如梅　　石　莹
曾　伟　　闫少冬　　骆小波　　燕　普

编　者（以姓氏笔画为序）

丁如梅　上海长征医院
王　宁　中日友好医院
石　莹　中国人民武装警察部队特色医学中心
付　磊　济南市济阳区人民医院
朱林春　南雄市人民医院
刘运权　贵州中医药大学第二附属医院
孙丽君　中国人民解放军联勤保障部队第九二〇医院
李　刚　成都市龙泉驿区第一人民医院
李　杉　成都市龙泉驿区第一人民医院
杨幸明　瓜州县人民医院
杨润丰　青岛大学医学院附属医院
肖光辉　广东祈福医院
陈文龙　成都市龙泉驿区第一人民医院
周　辉　南华大学附属第三医院
闫少冬　海军军医大学附属第三医院（东方肝胆外科医院）
骆小波　韶关市第一人民医院
郭　娜　上海长征医院
崔　伟　内蒙古自治区人民医院
曾　伟　联勤保障部队第990医院
燕　普　西安医学院第一附属医院

前　言

随着现代医学的快速发展,越来越多的新理论和新技术应用于普通外科疾病的诊治,这对外科医护人员提出了更高的要求。为了普及和更新普通外科疾病诊疗的新知识,满足普通外科医护人员的工作需要,让其更好地为患者诊治疾病,使患者的预后良好,我们特编写本书。

本书从临床实用的角度出发,对普通外科各种常见病、多发病的诊断与治疗进行了详细的论述,并介绍了普通外科疾病的腹腔镜手术及护理的相关知识。全书结构严谨、重点突出、层次分明、内容新颖,是一本实用性、操作性很强的专业性书籍,适合普通外科医护人员阅读和参考。

由于编写时间有限,加之经验不足,书中尚有疏漏之处,敬请广大读者批评指正,以期再版时修订完善。

编　者

2021 年 6 月

目　　录

第一章　甲状腺外科疾病

第一节　甲状腺功能亢进

甲状腺功能亢进可分为原发性甲状腺功能亢进、继发性甲状腺功能亢进和特殊类型甲状腺功能亢进,女性较男性多见。

1.原发性甲状腺功能亢进

比较常见,腺体的肿大和功能亢进综合征同时出现,腺体弥漫性对称性肿大,患者多有眼球突出,有时伴有胫前黏液性水肿。

2.继发性甲状腺功能亢进

较少见,多发于单纯性甲状腺肿的流行地区,由结节性甲状腺肿转变而来。高功能腺瘤为继发性甲状腺功能亢进的特殊类型,少见,腺体内有单个自主性高功能甲状腺结节。

3.特殊类型甲状腺功能亢进

少见,包括碘致性甲状腺功能亢进症和甲状腺炎性甲状腺功能亢进征。

一、原发性甲状腺功能亢进

(一)病因

通过近年来对原发性甲状腺功能亢进(Graves病)的病因的临床和实验研究,已基本确定原发性甲状腺功能亢进是一种自身免疫性疾病。

1.遗传因素

Graves病有家族聚集性,说明它与遗传因素有密切关系。目前的研究认为,原发性甲状腺功能亢进的发生与人类白细胞抗原(HLA Ⅱ类抗原)显著相关,但其检出率在不同人种中存在差异。

2.精神因素

精神过度兴奋或忧郁时,机体处于应激状态,可导致甲状腺激素(TH)的过度分泌;同时,在应激时,机体肾上腺皮质激素的分泌升高,改变了抑制性 T 淋巴细胞和辅助性 T 淋巴细胞的功能,增强了免疫反应。

3.免疫因素

在 Graves 病患者血中可检出两类刺激甲状腺的自身抗体:一类是能刺激甲状腺功能活性、作用与促甲状腺激素(TSH)相似但作用时间较 TSH 持久的物质(TSH 半衰期仅 30 分钟而该物质为 25 天),因此称为"长时程作用甲状腺刺激物(LATS)";另一类为"促甲状腺免疫球蛋白(TSI)"。两类物质都属于 G 类免疫球蛋白,来源于淋巴细胞,都能与 TSH 受体结合,从而加强甲状腺细胞功能,分泌大量三碘甲腺原氨酸(T_3)和甲状腺素(T_4)。促甲状腺激素受体抗体(TRAb)是 TSI 的一种,是人类特有的抗体,也是导致 Graves 病的直接和主要的原因。它可以直接作用于甲状腺细胞的 TSH 受体,激活 cAMP 途径,促进甲状腺细胞代谢,从而使甲状腺激素合成增加。TRAb 在 Graves 病患者中的阳性率可达 83%~100%。

4.吸烟

研究认为,吸烟也是一个危险因素。吸烟使患 Graves 病和结节性甲状腺肿的风险增加。

5.糖尿病

有报道已经描述了糖尿病和甲状腺疾病之间的相关性。在患有糖尿病的人群中,甲状腺疾病的总患病率为 13%,在 1 型糖尿病女性患者中最高为 31%。筛查结果显示,7% 的糖尿病患者诊断出新的甲状腺疾病,其中 1% 为甲状腺功能亢进。

(二)诊断

1.临床表现

包括颈部肿大、性情急躁、容易激动、失眠、两手颤动、怕热、多汗、皮肤潮湿、食欲亢进却消瘦、体重减轻、心悸、脉快有力(脉率常在每分钟 100 次以上,休息及睡眠时仍快)、脉压增大(主要由于收缩压升高)、内分泌紊乱(如月经失调)、无力、易疲劳,以及出现肢体近端肌萎缩等,少数患者以眼球突出为主诉。其中脉率增快及脉压增大尤为重要,常可作为判断病情程度和治疗效果的重要标志。

2.实验室检查

(1)血清中 T_3 和 T_4 含量的测定:游离三碘甲腺原氨酸(FT_3)和游离甲状腺素(FT_4)是诊断甲状腺功能亢进的常用指标,其含量不受血清中甲状腺素结合球蛋白(TBG)的影响,甲状腺功能亢进时两者含量升高。血清 T_3 含量可高于正常 4 倍左右,而 T_4 仅为正常的 2.5 倍。因此,T_3 含量的测定对甲状腺功能亢进的诊断具有较高的敏感性。

(2)血清 TSH 测定:患 Graves 病时,血清 TSH 下降。TSH 含量在甲状腺功能亢进的病程中最先发生变化,是证实或排除甲状腺功能亢进的首要检查。TSH 检测的普遍性提高了甲状腺疾病的检出率。

(3)甲状腺摄[131]I 率的测定:正常甲状腺 24 小时内摄取的[131]I 量为人体总量的 30%~40%。如果在 2 小时内甲状腺[131]I 摄取量超过人体总量的 25%,或在 24 小时内超过人体总量的 50%,且吸[131]I 高峰提前出现,均可诊断为甲状腺功能亢进。

(4)超声检查:彩色多普勒血流成像(CDFI)对甲状腺功能亢进的诊断有一定价值,甲状腺腺体呈弥漫性肿大、局灶性回声减低,可见典型的"火海征"。甲状腺动脉,尤其是甲状腺上动脉的血流速度明显加快,血管阻力降低。

(三)治疗

手术、抗甲状腺药物及放射性[131]I 治疗是治疗甲状腺功能亢进的主要方法。手术是治疗甲状腺功能亢进的有效方法,长期治愈率达 95% 以上,手术死亡率低于 1%。

二、继发性甲状腺功能亢进

继发性甲状腺功能亢进是一种在结节性甲状腺肿或甲状腺瘤基础上发生的甲状腺功能亢进，甲状腺功能亢进发生前结节性甲状腺肿或甲状腺瘤常已存在多年。本病多见于中老年患者，临床症状常较 Graves 病轻，突出表现多以心血管系统症状为主。

（一）病因

本病是在长期患甲状腺瘤或结节性甲状腺肿的基础上发生的，原因不明。目前尚不能肯定继发性甲状腺功能亢进是一种疾病还是一个或多个致病因素导致的临床表现。

多数病例在初期不发生自主性病变，其甲状腺及结节受 TSH 控制，TSH 对促甲状腺激素释放素（TRH）也有正常的影响，T_3 抑制试验呈阳性反应。因此，可应用甲状腺抑制疗法来控制甲状腺功能亢进症状和结节的继续增大。结节性甲状腺肿也可伴发自主功能性结节，继续发展即形成毒性结节性甲状腺肿，血清学检查显示 T_3、T_4 升高，TSH 降低。这些患者给予碘剂或含碘药物时均会诱发或加剧甲状腺功能亢进症状。

（二）诊断

本病临床表现与 Graves 病稍有不同，大多起病较缓慢，病情较轻，常表现为消瘦、乏力，心血管症状常见而突出，容易发生心肌损害，包括心动过速、心房纤颤、心绞痛，可有心力衰竭，对地高辛反应欠佳。部分患者可有多汗、颤抖。神经精神症状少见，但可有明显的情绪不稳定、焦虑、失眠。甲状腺肿大多严重，两侧多不对称，常向胸骨后延伸，往往造成压迫症状，甲状腺可触及结节；患者无眼球突出，但可有眼睑挛缩；无胫前黏液性水肿。若患者有浸润性眼球突出，应考虑 Graves 病的发生。

对于有多年结节性甲状腺肿的中老年患者，若出现消瘦、乏力和不明原因的心血管系统表现，如心房纤颤、心动过速、心绞痛，甚至充血性心力衰竭等，应疑及本病，实验室检查测定总三碘甲腺原氨酸（TT_3）、总甲状腺素（TT_4）或 FT_3、FT_4 轻度升高多能明确诊断。诊断有疑问时可选择 TRH 兴奋试验或 T_3 抑制试验，两者均异常，即可确立诊断。

（三）治疗

以手术治疗为主，放射性核素对本病的治疗效果不佳。术式的选择根据结节的情况而定。本病继发于结节性甲状腺肿时，应行甲状腺大部切除术，高功能腺瘤应行患叶全切除或次全切除。

三、特殊类型甲状腺功能亢进

（一）碘致性甲状腺功能亢进症

1.病因

碘致性甲状腺功能亢进症的发生机制不清。长期使用胺碘酮治疗心律失常时，可引起甲状腺功能亢进。每日口服胺碘酮 200mg，达到稳定状态时可产生 6mg 无机碘，而正常人每日仅摄入 $200\sim800\mu g$ 无机碘，所以长期服药时，血中碘的含量明显增高，而释放又较缓慢，可能引起甲状腺功能亢进。胺碘酮诱导的甲状腺功能亢进症在碘缺乏地区更常见。患有桥本甲状腺炎的个体患胺碘酮引起甲状腺功能减退的风险也会增加。有学者提出,在胺碘酮治疗前应该测量所有患者的血清 TSH 和甲状腺抗体,以防诱导出现甲状腺功能亢进。

胺碘酮诱导的甲状腺毒症(AIT)已分为Ⅰ型 AIT 和Ⅱ型 AIT。Ⅰ型 AIT:碘诱导的甲状腺毒症的一种形式,在生活在低碘摄入地区、既往存在甲状腺疾病的个体中更为常见,并且在发生 Jod-Basedow 现象之后。Ⅱ型 AIT:一种破坏性甲状腺炎,其中甲状腺激素从腺体释放引起甲状腺毒症。它通常发生在没有甲状腺疾病病史的患者身上;碘缺乏地区Ⅱ型 AIT 的患病率估计为 5%～10%,男女比例为 3：1。治疗方法主要是应用皮质类固醇和对症缓解治疗。两种类型的 AIT 不易区分,并且可能在某些个体中混合出现。

2.诊断

若有明确的摄碘过多的病史,如地方性甲状腺肿患者补碘后,甲状腺功能亢进症状较轻,无眼球突出,血清 TT_4 及 FT_4 水平轻度升高,T_3 水平有时可正常。经过调整碘的摄入或药物治疗,患者的甲状腺功能亢进症状很快恢复正常。少数患者有长期的甲状腺功能亢进症状,可发展成毒性结节性甲状腺肿。因服用胺碘酮而发生的甲状腺功能亢进,一般发生于应用胺碘酮后 1～10 个月,高峰常在应用胺碘酮 1～3 年时。其临床表现与 Graves 病相似,但病情多为轻症,重症少见;症状以心血管系统症状和神经系统症状出现较早,且较明显,一般无眼球突出及胫前黏液性水肿;甲状腺可大可小,多呈结节性,质地较硬,无血管杂音和震颤。TT_3、TT_4、FT_3、FT_4、反三碘甲腺原氨酸(rT_3)均升高,TRAb 阴性,自身抗体的检出率也明显较低,甲状腺摄碘率明显下降,24 小时常低于 3% 或为 0。

3.治疗

症状轻、甲状腺仅轻度肿大时,调整患者碘剂的摄入量即可,有时需要抗甲状腺药物治疗,若发生毒性结节性甲状腺肿时,应手术治疗。

(二)甲状腺炎性甲状腺功能亢进

1.病因

可发生在亚急性甲状腺炎和慢性淋巴细胞性甲状腺炎(CLT)的发病过程中。在病毒引起的亚急性甲状腺炎的急性期,甲状腺滤泡被破坏,释放过多的甲状腺素进入血液循环,甲状腺功能亢进。

2.诊断

甲状腺炎性甲状腺功能亢进起病时,无甲状腺功能亢进的症状体征,突然发生甲状腺肿大和疼痛,肿大可为对称性、弥漫性,亦可在单侧发生。疼痛放射至同侧的头部或耳后,患者吞咽时有疼痛感。体检时,甲状腺质地硬实,有触痛。血清 T_3、T_4、FT_3、FT_4 升高,但往往不太严重。

3.治疗

应用抗甲状腺药物治疗 2 周后,可控制亚急性甲状腺炎性甲状腺功能亢进的症状,但 CLT 通过药物治疗控制症状的时间较长。在长期迁延病例的后期,炎症的发展使甲状腺滤泡萎缩、破坏,代之为结缔组织,并可出现甲状腺功能低下。故在甲状腺功能亢进症状控制后,应进行甲状腺素治疗,必要时需终身服用。慢性炎症的甲状腺肿巨大时,患者可产生气管压迫症状,应手术切除部分甲状腺组织,解除压迫,再继续给予甲状腺素治疗。

四、甲状腺功能亢进的外科治疗

(一)甲状腺功能亢进的手术适应证及禁忌证

1.原发性甲状腺功能亢进

据文献报道,手术治疗的治愈率可达 90％以上,手术死亡率低于 0.1％,术后复发率约为 3％。

(1)结合近年《中国甲状腺疾病诊治指南》(后文简称《指南》)建议甲状腺功能亢进手术适应证:

①甲状腺肿大压迫邻近器官(如气管受压致呼吸障碍、喉返神经受压致声嘶等)、胸骨后甲状腺肿或甲状腺明显肿大(Ⅲ度以上或甲状腺≥80g)者。

②抗甲状腺药物(ATD)治疗后复发,且甲状腺肿大Ⅱ度以上者。

③放射碘相对低摄取＜40％;证实或怀疑为甲状腺恶性肿瘤(如细胞学检查怀疑或不能定性)者。

④合并甲状旁腺功能亢进需要手术治疗的患者。

⑤计划在 4～6 个月怀孕的女性,尤其是伴 TSH、TRAb 高值者(如在选择放射碘治疗后甲状腺功能无法恢复正常)。

⑥中到重度活动性 Graves 眼病(GO)者。

(2)结合近年《指南》建议甲状腺功能亢进手术禁忌证:

①切除双侧甲状腺可能影响身体发育的青少年患者。

②甲状腺功能亢进症状轻,仅轻度甲状腺肿大者。

③伴有严重心、肝、肾器质性病变的老年人,不能耐受手术者。

④合并恶性眼球突出,术后有可能症状加重者。

⑤相对禁忌证为术后复发(再次手术可能损伤周围的组织器官)、妊娠等。

《指南》新增加的内容认为,妊娠作为相对禁忌证,在患者需要快速控制甲状腺功能亢进症状和 ATD 不能使用的情况下可行手术治疗。在妊娠早期和妊娠晚期应避免甲状腺切除术,因为在妊娠早期使用麻醉药物可致胎儿畸形,在妊娠晚期能增加早产风险,甲状腺切除术在妊娠中期相对安全,但也不是零风险(有 4.5％～5.5％的早产可能)。

2.继发性及特殊类型甲状腺功能亢进

《指南》推荐的手术适应证:出现颈部压迫症状和体征者;考虑合并甲状腺癌者;合并甲状旁腺功能亢进须手术治疗者;甲状腺≥80g 者;甲状腺肿扩展至胸骨下或胸骨后者;不具备摄取放射碘能力须快速纠正甲状腺毒症状态者。

多结节性甲状腺肿伴甲状腺功能亢进(TMNG)或萎缩性甲状腺炎(TA)选择手术前需权衡的因素与甲状腺功能亢进的手术治疗禁忌证类似。

(二)甲状腺功能亢进手术治疗的术前准备

术前准备是为了降低甲状腺功能亢进患者在基础代谢率高亢的情况下进行手术的危险性,术前应采取充分和完善的准备以保证手术顺利进行和预防术后并发症的发生。

1.一般准备

对精神过度紧张或失眠者可适当应用镇静剂和催眠药以消除患者的恐惧心理。心率过快者,可口服利血平 0.25mg 或普萘洛尔 10mg,每日 3 次。发生心力衰竭者应予以洋地黄制剂。

2.术前检查(除全面体格检查和必要的化验检查外)

①颈部 X 线片,了解有无气管受压或移位;②详细检查心脏有无扩大、杂音或心律失常等,并做心电图检查;③喉镜检查,确定声带功能;④测定基础代谢率,了解甲状腺功能亢进程度,选择手术时机。

3.药物准备

药物准备是术前降低基础代谢率的重要环节。

(1)抗甲状腺药物加碘剂:可先应用硫脲类药物,通过降低甲状腺素的合成,并抑制体内淋巴细胞产生自身抗体,从而控制因甲状腺素升高引起的甲状腺功能亢进症状,待甲状腺功能亢进症状得到基本控制后,即改服 2 周的碘剂,再进行手术。由于硫脲类药物甲基或丙基硫氧嘧啶、甲巯咪唑(他巴唑)和卡比马唑(甲亢平)等能使甲状腺肿大和动脉性充血,手术时极易发生出血,增加了手术的困难和危险。因此,服用硫脲类药物后必须加用碘剂 2 周,待甲状腺缩小变硬、血管数减少后手术。此方法可靠,但准备时间较长。

(2)单用碘剂:症状不重可用碘剂,2～3 周后甲状腺功能亢进症状得到基本控制(患者情绪稳定,睡眠良好,体重增加,脉率＜90 次/分以下,基础代谢率＜20％)便可进行手术。但少数患者服用碘剂 2 周后,症状减轻不明显,此时,可在继续服用碘剂的同时,加用硫氧嘧啶类药物,直至症状基本控制,停用硫氧嘧啶类药物后,继续单独服用碘剂 1～2 周,再进行手术。

碘剂的作用在于抑制蛋白酶,减少甲状腺球蛋白的分解,从而抑制甲状腺素的释放。碘剂还能减少甲状腺的血流量,使腺体充血减少,因而缩小变硬,有利于手术。常用的剂量是复方碘化钾溶液,每日 3 次。第 1 日每次 3 滴,以后逐日每次增加 1 滴,至每次 16 滴为止,然后维持此剂量。但由于碘剂只抑制甲状腺素释放,而不抑制其合成,因此一旦停服碘剂后,储存于甲状腺腺泡内的甲状腺球蛋白大量分解,使甲状腺功能亢进症状重新出现,甚至比原来更为严重。因此,凡不准备施行手术的患者不要服用碘剂。

对于常规应用碘剂或合并应用硫氧嘧啶类药物不能耐受或无效者,主张单用普萘洛尔或与碘剂合用作为术前准备。普萘洛尔是一种肾上腺素能 β 受体阻滞剂,能控制甲状腺功能亢进的症状,缩短术前准备的时间,且用药后不引起腺体充血,有利于手术操作,对硫脲类药物效果不好或反应严重者可改用此药。普萘洛尔能选择性阻断各种靶器官组织上的 β 受体对儿茶酚胺的敏感性,抑制肾上腺素的效应从而改善甲状腺功能亢进的症状。剂量为每 6 小时口服给药 1 次,每次 20～60mg,一般 4～7 天后脉率降至正常水平时,便可施行手术。由于普萘洛尔在体内的有效半衰期不到 8 小时,所以最后一次口服普萘洛尔要在术前 1～2 小时;术后继续口服普萘洛尔 4～7 天。此外,术前不要使用阿托品,以免引起心动过速。

(三)甲状腺功能亢进的手术治疗

甲状腺大部切除术对中度以上的甲状腺功能亢进是有效的疗法,能使 90％～95％ 的患者获得痊愈,手术死亡率低于 1％。手术治疗的缺点是有并发症和 4％～5％ 的患者术后复发甲状腺功能亢进,也有少数患者术后发生甲状腺功能减退。建议手术主要用于 Graves 病和毒性甲状腺肿。手术治疗的优点是具有非常高的有效性和具备组织病理学评估的可能性。在 Graves 病中，首选甲状腺全切除术以确保甲状腺完全切除和消除甲状腺抗原。在毒性甲状腺肿中，若出现大型甲状腺肿压迫周围组织及疑似恶性肿瘤的甲状腺结节，应进行甲状腺全切除术。

（1）麻醉可用颈丛神经阻滞，效果良好，可了解患者发音情况，避免损伤喉返神经。但对于精神较易紧张的甲状腺功能亢进患者，建议首选气管插管全身麻醉，以保证呼吸道通畅和手术的顺利进行。

（2）手术应轻柔、细致，认真止血，注意保护甲状旁腺和喉返神经。除此之外，还应注意以下几点：

①充分显露甲状腺腺体：应紧贴甲状腺上极结扎、切断甲状腺上动静脉，避免损伤喉上神经；如要结扎甲状腺下动脉，则要尽量离开腺体背面，靠近颈总动脉结扎其主干，以避免损伤喉返神经。

②切除腺体数量：应根据腺体大小或甲状腺功能亢进程度决定。通常需切除腺体的 80%～90%，并同时切除峡部；每侧残留腺体以如成人拇指末节大小（3～4g）为适当。腺体切除过少容易引起复发，过多又易发生甲状腺功能低下（黏液性水肿）。必须保存两叶腺体背面部分，以免损伤喉返神经和甲状旁腺。

③严格止血：对较大血管（如甲状腺上动静脉，甲状腺中、下静脉）应分别采用双重结扎，防止滑脱出血。手术野应常规放置橡皮片引流 24～48 小时，并随时观察和及时引流切口内的积血，预防积血压迫气管，引起窒息。

④术后观察和护理：术后当日应密切注意患者呼吸、体温、脉搏、血压的变化，预防甲状腺功能亢进危象发生。如脉率过快，可肌内注射利血平。患者采用半卧位，以利于呼吸、引流切口内积血和帮助患者及时排出痰液，保持呼吸道通畅。此外，患者术后要继续服用复方碘化钾溶液，每日 3 次，每次 10 滴，共 1 周左右；或由每日 3 次，每次 16 滴开始，逐日每次减少 1 滴。

（3）术后常见并发症

①术后呼吸困难和窒息：多发生在术后 48 小时内，是术后最危急的并发症。常见原因如下：

a.切口内出血压迫气管：因手术时止血（特别是腺体断面止血）不完善，或血管结扎线滑脱所引起。

b.喉头水肿：主要是手术创伤所致，也可因气管插管引起。

c.气管塌陷：是气管壁长期受肿大甲状腺压迫而发生软化，切除甲状腺体的大部分后，软化的气管壁失去支撑的结果。

后两种情况的患者，由于气道堵塞可出现喘鸣及急性呼吸道梗阻。

临床表现为进行性呼吸困难、烦躁、发绀，甚至发生窒息。如还有颈部肿胀、切口渗出鲜血现象，多为切口内出血引起。发现上述情况时，必须立即行床旁抢救，及时剪开缝线，敞开切口，迅速除去血肿；如此时患者呼吸仍无改善，则应立即施行气管切开；情况好转后，再送手术室做进一步的检查、止血和其他处理。因此，术后应常规地在患者床旁放置无菌的气管切开包和手套，以备急用。

②喉返神经损伤:发生率约 0.5％。大多数是因手术处理甲状腺下极时,不慎将喉返神经切断、缝扎造成永久性损伤或挫夹、牵拉造成暂时性损伤所致。后者经理疗等及时处理后,一般在 3～6 个月逐渐恢复。少数也可由血肿或瘢痕组织压迫或牵拉而发生。损伤的后果与损伤的性质(永久性或暂时性)和范围(单侧或双侧)密切相关。喉返神经含支配声带的运动神经纤维,一侧喉返神经损伤,大都引起声嘶,术后虽可由健侧声带代偿性的向患侧过度内收而恢复发音,但喉镜检查显示患侧声带依然不能内收,因此不能恢复其原有的音色。双侧喉返神经损伤全支、前支抑或后支等不同的平面,可导致失声或严重的呼吸困难,甚至窒息,需立即做气管切开。由于手术切断、缝扎、挫夹、牵拉等直接损伤喉返神经者,术中立即出现症状。而因血肿压迫、瘢痕组织牵拉等间接损伤喉返神经者,在术后数日才出现症状。

③喉上神经损伤:多发生于处理甲状腺上极时,分离不仔细或将神经与周围组织一同大束结扎所引起。喉上神经分内(感觉)、外(运动)两支。损伤外支会使环甲肌瘫痪,引起声带松弛、音调降低。内支损伤,则使喉部黏膜感觉丧失,进食特别是饮水时,容易误咽而发生呛咳。一般经理疗后可自行恢复。

④手足抽搐:因手术时误伤及甲状旁腺或其血液供给减少所致,血钙浓度下降至 2.0mmol/L 以下,严重者可降至 1.0～1.5mmol/L(正常为 2.25～2.75mmol/L),神经肌肉的应激性显著增高,多在术后 1～3 天出现手足抽搐。轻者只有面部、唇部或手足部的针刺样麻木感或强直感,经过 2～3 周后,未受损伤的甲状旁腺增生肥大,起到代偿作用,症状便可消失。还可出现面肌和手足伴有疼痛感觉的持续性痉挛,每日发作多次,每次持续 10～20 分钟或更长,还可发生喉和膈肌痉挛,引起窒息死亡。切除甲状腺时,注意保留腺体背面部分的完整性,切下甲状腺标本时要立即仔细检查其背面甲状旁腺有无误切,发现时设法移植到胸锁乳突肌中等,均是避免手足抽搐发生的关键。

发生手足抽搐后,应限制肉类、乳品和蛋类等食品(因这三类食品含磷较高,影响钙的吸收)的用量。患者抽搐发作时,立即静脉注射 10％葡萄糖酸钙或氯化钙 10～20mL。症状轻者可口服葡萄糖酸钙或乳酸钙 2～4g,每日 3 次;症状较重或长期不能恢复者,可口服维生素 D₃,每日 5 万～10 万 U,以促进钙在肠道内的吸收。口服双氢速甾醇(双氢速变固醇)油剂能明显提高血中钙含量,降低神经肌肉的应激性。还可用同种异体带血管的甲状腺、甲状旁腺移植。

⑤甲状腺危象:是甲状腺功能亢进的严重并发症。临床观察发现:危象发生与术前准备不够、甲状腺功能亢进症状未能很好控制及手术应激有关。危象时患者主要表现[高热(>39℃)、脉快(>120 次/分),同时合并神经、循环及消化系统严重功能紊乱,如烦躁、谵妄、大汗、呕吐、水泻等]反映出,本病是因甲状腺素过量释放引起的暴发性肾上腺素能兴奋现象。若不及时处理,可迅速发展至昏迷、虚脱、休克甚至死亡,病死率为 20％～30％。治疗包括以下几项:

a.肾上腺素能阻滞剂:可选用利血平 1～2mg 肌内注射或胍乙啶 10～20mg 口服。前者用药 4～8 小时后危象可有所减轻,后者在 12 小时后起效。还可用普萘洛尔 5mg 加 5％～10％葡萄糖溶液 100mL 静脉滴注以降低周围组织对肾上腺素的反应。

b.碘剂:口服复方碘化钾溶液,首次为 3～5mL,或紧急时用 10％碘化钠 5～10mL 加入 10％葡萄糖溶液 500mL 中静脉滴注,以降低血液中甲状腺素水平。

c.氢化可的松:每日 200～400mg,分次静脉滴注,以拮抗过多甲状腺素的反应。

d.镇静剂:常用苯巴比妥钠 100mg,或冬眠合剂Ⅱ号半量,6～8 小时肌内注射 1 次。

e.对症支持治疗:发热者应积极物理降温,如用湿袋、冰袋等,必要时可给予中枢性解热药或予以人工冬眠合剂(哌替啶 100mg,氯丙嗪 50mg,异丙嗪 50mg,混合后静脉持续泵入)。注意,避免使用水杨酸类解热药,因其可增高患者代谢率,并促使 FT_3、FT_4 水平增高。

f.静脉输入大量葡萄糖溶液补充能量,吸氧,以减轻组织的缺氧。

g.有心力衰竭者,加用洋地黄制剂。

h.在 a~g 项常规治疗效果不满意时,可选用血液透析、腹膜透析、血浆置换等方式迅速降低血中 TH 浓度。

第二节 甲状腺炎

一、急性化脓性甲状腺炎

Bauchet 第一次描述了急性化脓性甲状腺炎(AST),在无抗生素时期,AST 的发病率在甲状腺外科疾病中占 0.1%;抗生素应用后,AST 较少见。

(一)病因

甲状腺具有丰富的血管和淋巴管,而且甲状腺的包膜通常发育良好,腺体内含碘高,AST 不易发生。AST 的发生多在甲状腺结构异常的基础上,或存在甲状腺的其他疾病,如梨状窦瘘、甲状腺癌等,大多是由于口腔或颈部化脓性感染而引起。机体免疫功能不全是 AST 发病的一个重要因素。目前已证实 AST 的发生主要与 2 种因素有关:一是胚胎腮弓闭合不全等先天性畸形,临床上最常见的是梨状窝瘘;二是结节性甲状腺肿的囊性变。

引起 AST 的病原菌较多,常见的是链球菌、葡萄球菌、卡式肺囊虫和分枝杆菌,少见的病原菌感染则往往继发于机体的免疫功能不全或有特殊的病菌接触史,如患有艾滋病、糖尿病、白血病或有羊及羊乳接触史的患者容易感染肺炎克雷伯菌、假丝酵母菌等。感染的途径包括血源性扩散、甲状腺周围组织的直接感染、甲状舌骨囊肿或瘘、食管裂孔。

(二)临床表现

临床上应区别急性化脓性甲状腺炎与亚急性甲状腺炎,前者少见,后者较常见。多数急性化脓性甲状腺炎患者表现为突发性颈前区疼痛,局部红斑及皮温增高、肿胀和触痛,可伴有发热、吞咽困难或声嘶。炎症可累及单侧甲状腺或双侧甲状腺,有的仅限于峡部,炎症的后期可表现为局部肿胀,出现波动感,少数病例可出现搏动性肿块。感染局限在甲状腺肿的结节或囊肿内时,血液循环不良易形成脓肿。脓肿形成后治疗困难且易压迫呼吸道引发呼吸困难,严重时危及生命。若临床医师对该病认识不足,重视程度不够,早期易将该病误诊为亚急性甲状腺炎,若使用糖皮质激素会导致感染扩散、病情加重,极易发生败血症或气管食管瘘。据报道,该病的病死率为 3.7%~12.1%。复发性 AST 多是因为持续存在梨状窦-甲状腺瘘引起的。

(三)诊断

诊断依据如下:

(1)有上述临床表现。

（2）实验室检查：发现周围白细胞计数增高、血细胞沉降率加快、C反应蛋白计数增高。

（3）甲状腺的功能检查：在细菌感染的AST患者中大都正常，但在真菌感染的病例中，甲状腺功能大多降低，而分枝杆菌感染的患者则多有甲状腺功能亢进倾向。

（4）甲状腺核素扫描：可在90％以上的细菌感染患者及78％的分枝杆菌感染的患者中发现凉结节或冷结节。

（5）B超：可发现甲状腺单叶肿胀或脓肿形成。

（6）X线检查：可了解气管偏移或受压情况，有时可发现甲状腺及甲状腺周围组织中由产气细菌产生的游离气体。

（7）计算机断层扫描（CT）或磁共振成像（MRI）检查：可发现纵隔脓肿。

（8）细菌学检查：颈部穿刺标本进行细菌培养、革兰染色有助于确定感染病菌。

（9）甲状腺细针穿刺细胞学检查：是AST最可靠的诊断方法。

（四）治疗

治疗方面，局部早期宜用冷敷，晚期宜用热敷。

1.给予抗生素

AST一经确诊应积极给予抗生素治疗，并及早手术。AST的致病菌多为革兰阳性球菌，而近期的文献报道阴性杆菌或厌氧菌占有很大比例。因此，在抗生素的选用上应兼用厌氧菌和需氧菌。梨状窝瘘管与甲状腺叶的关系非常密切，如确诊为梨状窝瘘所致的AST，应在控制甲状腺感染后手术处理原发病灶。对症状较重的患者，应采用静脉给药，对青霉素过敏的患者，可选用大环内酯类药物或氯霉素，有效抗生素的使用至少持续14天。

2.切开引流、手术切除

早期使用抗生素治疗，可防止炎症进一步发展和脓肿形成。一旦脓肿形成，仅仅使用抗生素并不足够。在B超或CT检查发现局部脓肿时，须切开引流。如有广泛组织坏死或持续不愈的感染时，则应行甲状腺切除手术，清除坏死组织，敞开伤口。

3.甲状腺激素替代治疗

在严重、广泛的AST或组织坏死导致暂时性、长期性甲状腺功能减退时，应行甲状腺激素替代治疗。

4.B超引导下反复穿刺

此方法简单易行、安全有效，且无须麻醉，可按病情需要反复多次操作，直至脓腔吸收、没有脓液为止。此方法还降低了颈部切开导致的病程延长、创面医院内感染的概率，同时也避免了切口瘢痕影响美观。需要注意的是：①穿刺的针头到达皮下后，将针尖稍移位，再向甲状腺穿刺，保证拔针后甲状腺上的穿刺点和皮肤的穿刺点不在同一平面，这样可以尽可能阻止脓腔内的脓液渗出，防止局部二次感染和甲状腺出血；②在病症晚期，局部炎症开始吸收，脓液稠厚带有絮状物，B超提示脓腔有分隔，可做多点穿刺并向脓腔中注入甲硝唑或生理盐水，稀释后再行回抽，更有利于脓液的抽尽和炎症的吸收。

（五）并发症

急性化脓性甲状腺炎的并发症较为罕见，可有声带麻痹、心包炎、暂时性甲状腺功能减退、黏液性水肿、局部交感神经功能紊乱、AST复发、脓肿破入周围组织或器官（如气管、食管或纵隔内)、颈内静脉血栓形成和气管受压等。感染扩散可为局部或全身扩散,延误治疗或治疗失误可导致患者死亡。

二、亚急性甲状腺炎

亚急性甲状腺炎(SAT)又称 De Quervain 甲状腺炎、亚急性肉芽肿性甲状腺炎或巨细胞性甲状腺炎。

(一)病因

SAT 通常继发于病毒性上呼吸道感染,病原微生物主要有腮腺炎病毒、艾柯病毒、柯萨奇病毒、EB 病毒、流感病毒及腺病毒等。病毒感染可能使部分甲状腺滤泡破坏、上皮脱落和胶体外溢引起甲状腺异物反应和多形核白细胞、淋巴细胞及异物巨细胞浸润,并在病变滤泡周围出现巨细胞性肉芽肿。临床发病率约为 4.9/10 万。近年来有学者认为,SAT 可能与自身免疫异常有关,因在部分病例可检测到促甲状腺激素受体抗体(TRAb)或甲状腺抗原致敏的 T 淋巴细胞。遗传因素可能在 SAT 的发病中也起一定作用。在迟发型甲状腺功能减退的发病机制中,自身抗甲状腺抗体和封闭式抗体的进展已经受到关注,SAT 可能触发了自体反应 B 细胞产生促甲状腺激素受体,导致在一些患者中促甲状腺激素受体抗体相关的甲状腺功能不全的发生。

(二)临床表现

SAT 多见于 30~50 岁的中青年女性,女性发病率是男性的 3~6 倍。临床表现主要是颈部疼痛、甲状腺触痛、全身炎性反应,部分患者可出现甲状腺功能亢进。SAT 的病程持续 3~6 个月,可分为 3 期。

1.急性期

特征是伴有急性炎性反应的甲状腺毒性症状。患者体温轻度增高,少数患者可高热、吞咽困难,局部可表现为甲状腺的肿大和触痛,并可出现颈淋巴结肿大。发病初期,由于炎症破坏甲状腺滤泡,导致血清甲状腺激素水平升高,出现一系列甲状腺功能亢进的表现,如精神紧张、心悸、怕热、震颤及多汗等。而病变的滤泡细胞不能摄取碘,使 [131]I 吸收率明显降低。这种分离现象,即 [131]I 吸收率降低而血清 T_3、T_4 浓度增高是 SAT 的特点。这些表现持续 3~6 周或更长,然后过渡到第 2 期。

2.缓解期

随着炎症减退和甲状腺胶质的耗竭,患者甲状腺功能亢进症状消失,急性期症状明显好转。SAT 的患者可发生暂时性甲状腺功能减退,而且在 5% 的病例中有可能发生永久性甲状腺功能减退。据 Cordray 报道,甲状腺功能减退的发生率为 31%。Fatourechi 等人发现,有 34% 的患者血 TSH 异常增高,通常持续数周到半年,并且与类固醇治疗无明显关系,类固醇并不能预防以后甲状腺功能减退的发生。自身免疫产生抗甲状腺抗体可能是永久性甲状腺功能减退的原因。

3.恢复期

SAT 是自限性疾病,在恢复期,炎症逐渐减退,血清甲状腺激素水平恢复正常,[131]I 吸收率正常或稍偏高,其他症状随之好转或消失。

SAT 是病毒感染性疾病,复发率很低,约为 1.4%。复发时的表现与第 1 次发作类似。

(三)诊断

1.诊断要点

(1)甲状腺肿大、疼痛、质硬、触痛,常伴上呼吸道感染的症状和体征,如发热、乏力、食欲缺乏、颈部淋巴结肿大等。

(2)红细胞沉降率加快。

(3)一过性甲状腺功能亢进。

(4)^{131}I 摄取率受抑制。

(5)血清甲状腺自身抗体阳性,甲状腺球蛋白抗体阴性或低滴度。

(6)甲状腺穿刺或活检可见多核巨细胞或肉芽肿改变。

符合上述 6 项中的 4 项即可以诊断 SAT。

2.辅助检查

(1)血清学检查:红细胞沉降率增快,血清 T_3 及 T_4 正常或轻度增高,血清甲状腺过氧化物酶自身抗体(TPOAb)常见一过性阳性的滴度升高。

(2)彩色多普勒超声:可发现甲状腺体积增大,腺体内部病灶区呈低回声或不均匀融合,边界不清晰,形态不规则,低回声区与周围组织相比差别明显,并可有局限性钙化灶。SAT 经治疗痊愈则超声图像回声病灶减少或消失,能很好地反映治愈过程。该法简单,可反复检查。

(3)CT 检查:该检查具有一定特征性,甲状腺肿大多位于一侧,片状密度减低且界限不清,增强扫描看不到强化的肿块或结节,测不到囊性密度,甲状腺肿大而包膜完整,看不到向周围器官浸润的征象,肿大明显者仅推压邻近结构。

(4)针刺细胞学检查(FNAC)或术中冷冻切片检查:对部分不能确诊的病例应进行 FNAC 或手术活检。

(四)治疗

SAT 是一种自限性疾病,通常能而自行缓解,并不需要特殊治疗。治疗的主要目的是减轻症状、预防复发和治疗甲状腺功能异常。大多数患者仅对症处理即可,轻型病例采用阿司匹林或其他镇痛药(如对乙酰氨基酚或水杨酸)控制症状。病情严重病例,如疼痛、发热明显者,可短期应用其他非类固醇抗炎药或糖皮质激素类固醇激素,如泼尼松每日 4 次,每次 5mg,2 周后减量,全程 1～2 个月,同时加用甲状腺干制剂,效果较好。急性期首选肾上腺皮质激素类药物,初始泼尼松 30～60mg/d,根据红细胞沉降率调整激素用量,当红细胞沉降率下降或恢复正常时,泼尼松开始减量,疗程一般 2～3 个月。病程中当甲状腺滤泡组织遭受破坏后,释放大量甲状腺素,可出现一过性甲状腺功能亢进,可不处理或给予小剂量普萘洛尔,症状缓解即停药,一般 2～3 周症状消失。继之可出现甲状腺功能减退,即"缓解期",此时促甲状腺激素分泌增加,使用甲状腺素可抑制促甲状腺激素分泌,从而减轻甲状腺急性炎症过程,缓解症状及缩短疗程。可用左旋甲状腺素片每次 50～150μg,1～2 次/日,症状缓解、甲状腺功能正常后逐渐减量至正常后停药。有 5%～10% 的患者可能发生永久性甲状腺功能减退,需终身替代治疗。

SAT在临床上并不少见,虽然本病呈自限性,但仍需积极治疗以减轻患者痛苦。在治疗上西医虽取得很好的疗效,但激素的应用会出现不良反应。在临床上采取中西医结合方式或者纯中医治疗、中医内外结合治疗,不仅能提高疗效、缩短病程、避免激素的不良反应,还能降低复发率。

三、慢性淋巴细胞性甲状腺炎

慢性淋巴细胞性甲状腺炎(CLT)又称桥本甲状腺炎,是一种自身免疫性疾病,也是甲状腺肿合并甲状腺功能减退最常见的原因。由于自身抗体的损害,病变甲状腺组织被大量淋巴细胞、浆细胞和纤维化所取代。血清中可检出抗甲状腺球蛋白抗体(TgAb)、抗甲状腺微粒体抗体(TMAb)及TPOAb等多种抗体。组织学显示甲状腺滤泡广泛被淋巴细胞和浆细胞浸润,并形成淋巴滤泡及生发中心,本病多发生于30～50岁女性。

(一)病因与发病机制

CLT的病因尚不清楚。由于有家族聚集现象,常在同一家族的几代人中发生,并常合并其他的自身免疫性疾病,如恶性贫血、糖尿病、肾上腺功能不全等,故认为CLT是环境因素和遗传因素共同作用的结果。环境因素的影响主要包括感染和膳食中的碘化物。近年来,较多的研究表明,易感基因在发病中起一定作用。

1.遗传因素

CLT由遗传因素与环境因素相互作用而产生已成为人们的共识。甲状腺自身抗体的产生与常染色体显性遗传有关。在欧洲和北美,CLT患者中HLA-B8及DR3、DR5多见;而日本人则以HLA-B35多见。有学者用聚合酶链反应-单链构象多态性(PCR-SSCP)检测30例汉族CLT患者的HLA-DQA1及DQB1位点的等位基因多态性,发现DQA1-0301的频率明显高于正常对照,推测可能是中国人发病的易感基因。美国一个研究机构对56例患自身免疫性甲状腺疾病的高加索人家庭的基因进行了分析,鉴定出6个与自身免疫性甲状腺疾病相关的基因。其中,位于第6号染色体上的AITD-1基因与Graves病和CLT有关;位于第13号染色体上的HT-1及第12号染色体上的HT-2与CLT的发病有关。此后,该机构采用全基因组筛选法研究了1个共有27位家庭成员的美籍华人家庭,发现D11S4191和D9S175基因与CLT有关,因而认为不同种族之间存在不同的CLT易感基因。Tomer等人的研究则显示,决定甲状腺自身抗体产生的一个重要基因位于染色体2q23上,激活途径中必不可少的协同刺激因子CTLA-4基因极有可能就是染色体2q33上的甲状腺抗体基因。

2.免疫因素

免疫因素导致甲状腺受损的机制尚未完全明确,可能通过以下机制发挥作用:

(1)先天性免疫监视缺陷导致器官特异的抑制性T淋巴细胞数量和质量异常,T淋巴细胞可直接攻击甲状腺滤泡细胞。

(2)体液免疫介导的自身免疫机制及与补体结合的抗甲状腺抗体对滤泡细胞的溶解作用。

(3)抗甲状腺抗体触发和启动淋巴细胞介导的毒性。

本病属于自身免疫性疾病,多种自身免疫性疾病的女性发病率均较高。

3.环境因素

在碘缺乏和富含碘的地区,CLT 的发病率均上升,说明碘在 CLT 发病中起重要作用。Rose 等人发现,在 CLT 患者的饮食中添加碘,其甲状腺损害明显加重。甲状腺球蛋白碘化后,T 细胞增殖,主要的致病抗原-Tg 自身抗原效力增加,全身免疫反应加重,导致患 CLT。据报道,食盐加碘数年后,自身免疫性甲状腺炎的发病率增加了近 3 倍。甲状腺滤泡上皮的体外培养证明,高碘可促进淋巴细胞向滤泡上皮黏附,形成甲状腺损伤,而损伤的甲状腺上皮自身细胞内的蛋白暴露,并有可能向辅助性 T 细胞递呈。因此,地域的不同可能导致居民碘摄入量的不同,居住在沿海地带是 CLT 发病的一项危险因素。

4.反复发作的慢性扁桃体炎也是 CLT 发病的危险因素

扁桃体感染灶的细菌和毒素反复、长期进入血液循环,作为异种蛋白反复刺激可使机体处于致敏状态,改变机体的反应性,使之慢慢转入变态反应。扁桃体切除者几乎都是因为反复发作的较为严重的慢性扁桃体炎而切除,而扁桃体切除后,机体少了一个对细菌、病毒过滤的屏障。CLT 作为一种自身免疫性疾病,结合 T 细胞的活化机制,慢性扁桃体炎诱发 CLT 是有可能的,慢性扁桃体炎是患 CLT 的一项危险因素。

(二)临床表现

95%病例见于女性,好发年龄为 30～60 岁。常见症状为全身乏力,部分患者有局部压迫感或甲状腺区疼痛,偶伴有轻压痛。发病缓慢,查体表现为无痛性弥漫性甲状腺肿,肿大对称、质硬、表面光滑,质地坚韧,一般与周围组织无粘连,随吞咽活动而上下活动。多伴甲状腺功能减退,较大腺肿可有压迫症状。

(三)诊断

目前对 CLT 的诊断标准尚未统一。1975 年,Fisher 提出包括 5 项指标的诊断方案:①甲状腺弥漫性肿大,质坚韧,表面不平或有结节;②TgAb、TMAb 阳性;③血清 TSH 升高;④甲状腺扫描有不规则浓聚或稀疏;⑤过氯酸钾试验阳性。5 项中有 2 项者可拟诊为 CLT,具有 4 项者可确诊。一般在临床中只要具有典型 CLT 临床表现,以及血清 TgAb、TPOAb 阳性,即可临床诊断为 CLT。对临床表现不典型者,需要有高滴度的抗甲状腺抗体方能诊断。对这些患者,如血清 TgAb、TPOAb 为阳性,应给予必要的影像学检查协诊,并给予甲状腺素诊断性治疗,必要时应以 FNAC 或冷冻切片组织学检查确诊。

(四)鉴别诊断

1.结节性甲状腺肿

少数 CLT 患者可出现甲状腺结节样变,甚至产生多个结节。但结节性甲状腺肿患者的甲状腺自身抗体滴度减低或正常,甲状腺功能通常正常,临床少见甲状腺功能减退。

2.青春期甲状腺肿

在青春期,出现持续性的甲状腺肿大,是身体对甲状腺素的需要量暂时增高而体内碘绝对或相对不足引起的甲状腺代偿性肿大,甲状腺功能一般正常,甲状腺自身抗体滴度多正常。

3.Graves 病

肿大的甲状腺质地通常较软,抗甲状腺抗体滴度较轻,但也有滴度高者,两者较难鉴别,特别是 CLT 合并甲状腺功能亢进时,甲状腺功能也可增高。必要时可行细针穿刺细胞学检查。

4.甲状腺恶性肿瘤

CLT 可合并甲状腺恶性肿瘤,如乳头状甲状腺癌和甲状腺淋巴瘤。CLT 出现结节样变,且结节孤立、质地较硬时,难与甲状腺癌鉴别;一些双侧甲状腺癌的病例,可出现甲状腺两侧叶肿大、质硬、合并颈部淋巴结肿大,也难以与 CLT 鉴别。应检测抗甲状腺抗体,甲状腺癌病例的抗体滴度一般正常,甲状腺功能也正常。如临床难以诊断,可给予甲状腺激素试验性治疗,如服药后腺体明显缩小或变软,可考虑 CLT;桥本甲状腺炎与乳头状甲状腺癌共存很常见。这种情况的甲状腺结节细针穿刺细胞活检(FNAB)结果难以评估,并且可能会增加误报的数量。

已知 TSH 对卵泡细胞和滤泡细胞来源的甲状腺癌有营养作用,由于 TSH 可诱导甲状腺细胞增殖,故 TSH 升高可能增加甲状腺肿瘤的风险。一些学者提出,甲状腺自主性的发展降低了 TSH 水平,可能减缓癌症进展。

(五)治疗

目前无特殊治疗方法,原则上一般不宜手术治疗,临床确诊后,应视甲状腺大小及有无压迫症状而决定是否治疗。如甲状腺较小,又无明显压迫症状者,可暂不治疗而随访观察,甲状腺肿大明显并伴有压迫症状时,应进行治疗。

1.内科治疗

(1)甲状腺素治疗:甲状腺肿大明显或伴有甲状腺功能减退时,可给予甲状腺素治疗,可用 L-T_4 或甲状腺素片。一般从小剂量开始,甲状腺素片 $40\sim60mg/d$ 或 L-T_4 $50\sim100\mu g/d$,逐渐增加剂量分别至 $120\sim180mg/d$ 或 $100\sim200\mu g/d$,直至腺体开始缩小,TSH 水平降至正常。此后,因人而异逐渐调整剂量,根据甲状腺功能和 TSH 水平减少剂量至维持量,疗程一般 $1\sim2$ 年。甲状腺肿大情况好转,甲状腺功能恢复正常后可停药。一般情况下,甲状腺肿大越明显,治疗效果越显著。部分患者停药几年后可能复发,可再次给予甲状腺素治疗。CLT 患者大都有发展为甲状腺功能减退趋势,因而应注意随访复查,发生甲状腺功能减退时,应给予治疗。

(2)抗甲状腺治疗:CLT 伴有甲状腺功能亢进时应给予抗甲状腺治疗,可用甲巯咪唑或丙基硫氧嘧啶治疗,但剂量应小于治疗 Graves 病时的剂量,且服药时间不宜过长。如为一过性甲状腺功能亢进,可仅用 β 受体阻滞剂,如普萘洛尔或酒石酸美托洛尔进行对症治疗。

(3)糖皮质激素治疗:亚急性起病、甲状腺疼痛和肿大明显时,可用泼尼松($15\sim30mg/d$)治疗,症状好转后逐渐减量,用药 $1\sim2$ 个月。糖皮质激素可通过抑制自身免疫反应而提高 T_3、T_4 水平。但泼尼松疗效不持久,停药后容易复发,如复发疼痛可再次使用泼尼松。但对甲状腺功能减退明显的病例,一般不推荐使用激素。

近期有研究结果显示,给予硒酵母片 $200\mu g/d$ 治疗后,患者 TPOAb、TgAb 水平较治疗前下降,这表明硒治疗能缓解甲状腺的炎性反应,防止甲状腺组织被进一步破坏,可以起保护作用。目前,硒在 CLT 发病中的作用及硒治疗 CLT 的机制仍不清楚,补硒治疗的合适剂量和疗程等需进一步研究明确。

多数 CLT 患者经内科治疗后,肿大的甲状腺可逐渐恢复正常,原来体检时触及的甲状腺结节可减小或消失,质韧的甲状腺可能变软,但甲状腺抗体滴度却可能长期保持较高的水平。

2.外科治疗

CLT确诊后,很少需要手术治疗。许多CLT的手术都是临床误诊为其他甲状腺疾病而进行的。据报道,有人研究手术治疗CLT的效果,发现手术组临床甲状腺功能减退和亚临床甲状腺功能减退发生率为93.6%,而非手术组的发生率为30.8%,表明手术加重了甲状腺组织的破坏,促进了甲状腺功能减退发生。因此,应严格掌握手术指征。

此外,除目前所采用的手术治疗和内分泌治疗外,还有内放射治疗、分子靶向治疗、中医治疗等相关辅助治疗,同样也取得了一定的疗效。

四、慢性纤维性甲状腺炎

慢性纤维性甲状腺炎(Riedal甲状腺炎)的男女发病概率相等,临床上少见。组织学上的特征为致密的纤维组织增生,常侵入甲状腺固有膜,使腺体与周围组织发生紧密粘连,常累及喉返神经。

(一)诊断标准

1.临床表现

(1)甲状腺逐渐肿大,可出现声音嘶哑、呼吸困难或吞咽困难。

(2)甲状腺肿大常限于一侧,表面不平,质地坚硬,颈部淋巴结不肿大。

(3)甲状腺功能减退。

2.诊断标准

不易与甲状腺癌鉴别,针吸细胞学检查(简称针吸活检)有助诊断。

(二)治疗原则

(1)试用肾上腺皮质激素治疗。

(2)呼吸困难时可手术切除峡部,解除压迫。

五、甲状腺结核

甲状腺结核又称结核性甲状腺炎,临床上罕见,1862年首次报道,此后多为个案报道,尚无大宗的病例报告。国内报道其发病率为0.4%～0.76%,国外报道仅为0.1%,发病年龄多在20～50岁,儿童亦可发病,女性患者多见,男女比例为1:(3～4)。甲状腺结核可以发生在甲状腺的任何部位,以甲状腺右下极多见。

(一)病因

甲状腺结核多由人型结核分枝杆菌感染所致,可分为原发性与继发性两类,以继发性居多。感染途径可以由其他脏器结核血行和(或)淋巴途径播散,也可由邻近器官的结核病灶直接蔓延至甲状腺,主要为血行感染。

甲状腺结核感染的发病机制仍难以确定。芽孢杆菌可能直接影响腺体(原发感染),也可能通过血行途径(继发感染)从其他感染器官中播种腺体。甲状腺组织血供丰富、淋巴网状结构稠密,因而含氧量高,同时甲状腺组织对结核杆菌有较强的免疫性,缺乏易受结核杆菌侵袭的网状内皮细胞,且甲状腺胶质对结核菌具有拮抗作用,故不利于结核杆菌生长繁殖。虽然结核杆菌数量较多,毒力较大,但在人机体免疫功能降低或局部抵抗力减弱时,才会致病。结核杆菌播散到甲状腺后,原发结核灶多已吸收或纤维化、钙化,因此大多数甲状腺结核患者的体内查不到甲状腺外结核病灶。

甲状腺结核的病理形态依据感染细菌的数量、毒力和机体的免疫反应程度等而有所不同,大致可分为4型:①干酪型,最常见,病变以干酪样坏死为主,坏死灶融合可形成寒性脓肿,如合并感染则容易误诊为炎症或囊内出血,有时可溃破形成窦道;②肉芽肿型,较常见,甲状腺呈结节性肿大、质地较硬,病变部位由增生性结核性肉芽肿组成,周围有纤维组织增生,易误诊为腺瘤或腺癌;③弥漫型,少见,甲状腺弥漫性肿大,表面不光滑,呈结节性,临床表现与弥漫性甲状腺肿(纤维性甲状腺肿)相似,病理检查与木样甲状腺肿相似;④粟粒型,临床极少见,甲状腺无明显肿大,局部表现不明显,多为术后病理检查发现。

(二)临床表现

甲状腺结核病程缓慢,病史可从数日到数年,症状不明显。仅少数患者同时有甲状腺外的结核病灶或结核病史。患者可自觉颈部疼痛,局部轻压痛,少数有咽下痛,部分患者可因肿大的甲状腺压迫邻近器官出现颈部压迫感,吞咽、呼吸困难及声嘶等。全身症状为结核中毒症状,如发热,多呈低热或弛张型高热,少数伴寒战,以及盗汗、乏力、消瘦和食欲缺乏等。查体多数为甲状腺单发结节或肿大,但无特异性,部分患者可触及同侧颈淋巴结硬块。

(三)辅助检查

1.实验室检查

(1)甲状腺功能测定:大多患者正常,少数功能低下,个别合并甲状腺功能亢进者,可有功能亢进的指标。

(2)甲状腺抗体测定:一般为阴性,阳性者可诊断为甲状腺炎。

(3)其他化验检查:结核菌素试验阳性,红细胞沉降率增快,血清结核抗体试验阳性,血红蛋白可轻度或中度降低,白细胞计数多在正常范围内。

2.影像学检查

(1)甲状腺B超:能确定结节部位、大小,分辨其为囊性或实质性,但不能确定肿物的性质。

(2)甲状腺CT:甲状腺内的低密度灶、囊实性或囊性病变,反映结核病变的不同病程阶段,如病变处于增生性或干酪性改变时显示为实性或囊实性病变影像,散在点状钙化灶为结核的一个重要CT图像。

(3)放射性核素扫描:甲状腺结核的结节表现为无功能状态,失去吸碘能力,故为冷结节。

(4)甲状腺淋巴结造影:本病属于慢性炎症,造影时显影慢,排泄亦慢,可见到甲状腺的轮廓和分布不均匀的淋巴网状结构,但在甲状腺结核仍缺乏特异性。

3.细胞学及病理学检查

FNAC是目前认为最可靠的诊断方法,多主张B超引导下多个方向穿刺取材,并做组织结核杆菌培养和抗酸染色检菌。细胞学检查时找到郎格罕细胞、干酪样物质、间质细胞即确诊,脓液抗酸染色找到抗酸杆菌亦可确诊。

对极少数仍不能明确诊断,又无法与甲状腺恶性肿瘤相鉴别,且无手术禁忌证者,须尽快行手术探查,术中切取结节行快速冷冻切片检查,明确性质,可避免误诊误治。

(四)诊断

甲状腺结核发病率低,缺乏特异性的临床表现,早期诊断较困难,常被误诊为其他甲状腺疾病,如甲状腺腺瘤、甲状腺癌、甲状腺炎、甲状腺功能亢进症等。

其诊断主要根据临床表现及辅助检查,目前其确诊仍需依赖针刺细胞学检查或外科手术,认为具备下列 3 项中的 2 项者,即可诊断为甲状腺结核:①甲状腺腺体组织中找到结核杆菌;②组织病理学上可清楚看到结核结节、干酪样坏死组织与寒性脓肿的形成;③甲状腺外有原发性结核病灶存在。

(五)鉴别诊断

甲状腺结核临床表现不典型,既往可无结核病史,临床较罕见,故在组织病理学诊断前,临床上容易误诊。应与之鉴别的甲状腺疾病如下:

1.甲状腺腺瘤或甲状腺癌

甲状腺腺瘤多为单发,呈圆形或椭圆形,表面光滑,边界清楚,甲状腺癌早期与甲状腺腺瘤相似,随着肿瘤的快速生长,表面有结节,质硬,边界不清。而甲状腺结核是单纯在甲状腺组织中孤立的病灶或呈干酪样坏死。虽然甲状腺结核与甲状腺腺瘤或甲状腺癌组织结构不同,但临床表现及甲状腺包块性质却难区分,故易被误诊为甲状腺腺瘤或甲状腺癌。甲状腺癌转移到颈淋巴结而误诊为淋巴结核者亦不少见。

2.亚急性甲状腺炎

核素扫描可显示冷结节,应与甲状腺结核鉴别。亚急性甲状腺炎好发于女性,病程较长,为病毒感染所致,有自愈倾向,多数患者具有甲状腺功能减退及 TSH 增高的表现,应用甲状腺素或左旋甲状腺素治疗后症状可缓解。

3.慢性甲状腺炎

主要是慢性淋巴性甲状腺炎和慢性侵袭性纤维性甲状腺炎,尤其后者可有硬实的甲状腺结节,需注意与肉芽肿型甲状腺结核相鉴别。

(六)治疗

甲状腺结核治疗的原则是以抗结核药物和全身支持治疗为基础,辅以外科手术切除结核累及的部分甲状腺组织或引流。无论是药物还是手术治疗,其预后均较好,手术切除病灶者多数无复发。对于甲状腺结核的治疗,早期认为手术切除病灶的同时联合使用抗结核药较单纯只用抗结核药物效果会更好。随着抗结核药物的不断改进,有研究发现,甲状腺结核在穿刺病检确诊后联合使用多种抗结核药物即能够得到有效疗效,使得甲状腺结核的治疗更倾向于以药物治疗为主。

药物治疗:甲状腺结核是全身结核的一部分,无论何种类型均应行全身抗结核治疗。甲状腺组织血供丰富,药物容易到达与积累,全身应用抗结核药物加局部穿刺抽脓后注入药物,该方法治疗效果佳,可使患者免于手术,为首选方案。可选用链霉素、异烟肼和利福平三联治疗,疗程较常规治疗长,应同时加强全身营养支持治疗。

对于肉芽肿型病灶抗结核治疗后包块仍不能缩小者,可行病灶切除。已形成的脓肿可行切开引流,抗结核药局部灌洗,但仍要抗结核治疗。

六、甲状腺炎的手术治疗

(一)急性化脓性甲状腺炎的手术治疗

发生于正常甲状腺的急性化脓性炎症极少见。偶尔可见到发生于甲状腺肿基础上的感染,一旦化脓,需要切开引流,难以同时切除甲状腺的结节或腺瘤样病变。在急性化脓性甲状腺炎患者中,常见梨状窝瘘。瘘管起源于喉部,终止于甲状腺叶内或其邻近组织。瘘管多为先天性胚胎发育时期某个咽袋的残存物,与鳞状、柱状或纤毛上皮有关,可在甲状腺叶内形成分支,甚至出现黏液腺体、滤泡结构、C细胞和胸腺组织。通过钡剂造影可证实梨状窝瘘的存在,瘘管通至甲状腺附近或腺叶内。口咽部细菌经此通道感染甲状腺或其周围,形成化脓性病灶,单纯切开引流,往往复发。根据情况,需要切除瘘管或受累的甲状腺,方可根治。与甲状腺毗邻的颈部淋巴结炎等化脓性病灶也可波及甲状腺而形成甲状腺的化脓性炎症,一旦脓肿形成,即应采取积极的切开引流。甲状腺结核罕见,形成脓肿时可清除之,并配合积极的抗结核治疗。抗生素治疗对于急性化脓性甲状腺炎都会取得一定的效果。

(二)亚急性甲状腺炎的手术适应证与术式

本病预后良好,病因并不明确,尚无对因治疗的方法。有研究显示,遇有下列情况时,试行手术治疗,有较好的疗效。

1.与甲状腺其他病变并存

我国结节性甲状腺肿多发,尤其是缺碘地区,在此基础上可发生亚急性甲状腺炎,结节样肿大的甲状腺腺体可有触痛。在B超图像上可表现为非单纯的低回声,可混杂有强回声病灶。尤其怀疑与甲状腺微小癌并存时,更应积极采取手术疗法。应在B超和细胞学检查指导下,切除可疑的结节,行病理学检查,如证实为恶性,则需行规范的根治性手术;如为腺瘤或结节性甲状腺肿等良性结节,则其切除范围应仅限于病灶区,而尽量保存残留腺体,即使有些组织存在炎症改变,术后也可通过药物治疗而恢复,从而保证甲状腺的正常功能。

2.慢性化的局灶性病变

当炎症损害较重,导致甲状腺的基本支架结缔组织被破坏而难以自身修复时,炎症便走向慢性化,此类病灶往往表现为局灶性结节样无痛性肿块,病程已超过3个月,血中甲状腺素与相关抗体的浓度也趋向正常。B超可见孤立的低回声区,对侧往往较好。对此类病例则行手术切除局部病变,力求保留相对较健康的腺体。对12例术后随访3年,证实炎症病变易控制,收到了较好的效果。而单纯药物治疗时,其慢性化的病灶形成肉芽肿,很难消退。

3.诊断困难的病例

亚急性甲状腺炎不仅可在其他甲状腺疾病基础上发生,而且也能在其治疗观察过程中发现其他疾病,尤其当细胞学检查不能排除恶性病变时,应采取手术切除病变的主要部位,行病理组织学检查,明确诊断,正确治疗。诊断确切的亚急性甲状腺炎应以药物疗法为主。在上述特殊情况下,做外科处理时,应行术中冷冻切片检查。如为恶性,则行根治手术;若无恶性病变存在,要尽量保留相对较好的可以恢复的腺体,以防术后功能不全。术后也必须坚持药物治疗,包括甲状腺素的补充和水杨酸制剂的投给。其目的在于彻底治疗病症,预防复发,保存甲状腺功能。

(三)CLT 的手术适应证与手术方法

自 1912 年桥本报道本病以来,经过多方面的研究,最终被认为是一种自身免疫性疾病,目前该说法已得到学术界的公认。在该病患者血中已证实有高效价的抗甲状腺球蛋白的自身抗体存在,一般认为这是一种不宜行外科手术治疗的疾病。但近年来,诸多报道证实本病合并甲状腺癌的发生率明显高于无桥本病者,多数报道的发生率在 0.5%～23.0%,有的资料记载高达 51.6%。关于桥本病合并甲状腺癌的可能机制:①慢性甲状腺炎是甲状腺癌的前期病变;②两者有共同的病因,即免疫缺陷与内分泌失调;③由于甲状腺癌引发的腺体实质淋巴细胞浸润,慢性甲状腺炎合并淋巴肉瘤的发生率为 0.5%～5.0%。虽然传统的观念认为慢性甲状腺炎一般不宜外科治疗,但基于上述理由,合并甲状腺恶性肿瘤者,则必须手术治疗。更有学者提出将本病视为癌前病变,应一律施行甲状腺全切除手术。根据我国的具体情况,CLT 患者手术治疗后应考虑慢性甲状腺炎容易出现甲状腺与甲状旁腺功能低下、喉返神经损伤等术后并发症。

1.手术适应证

(1)本病在随访过程中出现单发结节,甲状腺素治疗后结节不缩小时。慢性甲状腺炎可有一过性活动期,表现甲状腺肿大明显,疼痛加剧,或一过性甲状腺功能亢进。但一旦出现结节,尤其单发结节,持久不消退者,应进一步检查。穿刺细胞学检查不能排除恶性者,应积极进行手术治疗。

(2)实质性结节表现为冷结节时。

(3)B超发现结节内存在沙砾样强回声时。

(4)出现声嘶,声带麻痹者。

(5)颈部淋巴结肿大并有粘连,FNAC 或组织活检证实为恶性病变者。

(6)因气管明显受压而影响呼吸者。

(7)甲状腺肿大明显,病史长,药物治疗效果不佳,患者要求手术者。

(8)甲状腺素治疗 2～3 个月无效,甲状腺缩小不明显并有压迫者。

术中应常规行冷冻病理检查,如证实为 CLT,应只行甲状腺腺叶部分切除或峡部切除手术,主要目的是去除较大单发结节,以解除压迫。应尽量保留可修复的甲状腺组织。其术式应依病变具体情况而定。如经病理证实了合并甲状腺癌时,应按甲状腺癌的处理原则治疗,行全甲状腺切除或甲状腺近全切。近年许多学者主张 CLT 合并甲状腺癌时,可行甲状腺次全切除术,即甲状腺癌患侧叶全切除,加对侧叶次全切除和峡部切除术。如发现有颈部淋巴结转移时,可行改良式颈部淋巴结清扫术。如无颈部淋巴结转移,不必行预防性颈部淋巴结清扫术。由于 CLT 的冷冻切片容易发生误诊,如术中冷冻切片未发现恶性肿瘤,应结束手术等待石蜡切片结果。如石蜡切片报告为甲状腺癌,可二期再行范围更大的手术。术后应常规用甲状腺素进行治疗,防止甲状腺功能减退发生。

2.CLT 合并甲状腺乳头状癌(PTC)的手术方式选择

(1)甲状腺全切除术:适于两侧叶均有多发的恶性病灶存在或癌灶直径>1cm 且<4cm 的患者。对于癌灶直径>4cm、腺体外侵犯(cT$_4$)、淋巴结转移(cN$_1$)或远处转移(cM$_1$)者,可选甲状腺全切除或近全切除,但易发生喉返神经损伤和甲状旁腺功能不全,术后依赖永久性外源性甲状腺素补充。因此,必须取得病理学的确切诊断依据,才能施行此术式。

(2)甲状腺单侧腺叶切除:当恶变病灶仅存在于某一侧叶范围且癌灶直径<1cm 或部分癌灶直径>1cm 且<4cm 的患者,可做腺叶切除。

(3)甲状腺次全切除术:适用于恶变病灶只限于甲状腺叶的一部分,可在保证彻底切除恶变病灶的前提下,做此类手术。可避免喉返神经和甲状旁腺的损伤。

(4)甲状腺部分切除:用于局部出现结节的慢性甲状腺炎,虽经甲状腺素治疗,结节依然存在,或有增大倾向者,切除的结节行病理检查,如为恶性,再实施根治术,扩大切除范围。

(5)甲状腺峡部切除:适于有明显气管压迫的慢性甲状腺炎,只切除位于气管前方硬化的峡部,一般可达到缓解呼吸不畅而又不至于使甲状腺功能丧失过多的目的。

(6)喉返神经松解术:为缓解声带麻痹而松解严重粘连的喉返神经。

对于经术前细针穿刺细胞学检查或术中冷冻病理学检查明确淋巴结转移者,同期应行治疗性的中央区淋巴结清扫(第Ⅵ组);如经活检证实颈侧淋巴结转移者,应加做颈侧区淋巴结清扫。

对于淋巴结性质不明确者,应结合患者的年龄、身体状况及术前彩超所示肿大淋巴结的大小、形状、分布等因素决定是否同期行淋巴结清扫术,而不应盲目地行颈部淋巴结清扫,造成术后乳糜漏等并发症的发生。

(四)甲状腺结核的手术适应证与手术方法

1.手术适应证

(1)无法通过其他辅助检查明确甲状腺结核者。

(2)术前已明确甲状腺结核,但经过一段时间非手术治疗,患者症状仍未控制,且甲状腺损害及病灶进一步增大者;经甲状腺非手术治疗,肝、肾功能损害严重而不能耐受者。

(3)无论甲状腺结核是否确诊,患者甲状腺病灶巨大已出现明显压迫症状。

(4)无论甲状腺结核是否确诊,患者不能完全排除合并有甲状腺恶性肿瘤。

(5)合并有非特异性感染、脓肿形成者。

(6)甲状腺病灶较局限者。

2.手术方法

手术治疗主要用于干酪型和肉芽肿型结核,在积极抗结核治疗及全身状况改善的前提下,根据不同的病变采用不同的手术方法,但术后必须全身抗结核治疗。

(1)术前未确诊者,如术中有条件应行快速冷冻切片检查,若为肉芽肿型,可行病灶切除或甲状腺部分切除。

(2)对于干酪型已形成脓肿但体积较小者,可穿刺抽脓并注入抗结核药物,一般情况下,寒性脓肿引流治疗已很充分,很少需行进一步的外科干预,若脓肿过大(直径≥3cm)须行病灶清除术。

（3）对甲状腺弥漫性肿大性质未定且伴有呼吸道压迫症状者可行峡部切除以缓解症状。

（4）对窦道形成，粘连不重，周围有慢性结核性改变又无手术禁忌证者可行一侧病灶大块切除。

（5）如有甲状腺周围的器官受累，如喉、纵隔、颈部大血管，不宜手术。

第三节　甲状腺良性肿瘤

一、甲状腺腺瘤

患者多为 40 岁以下女性，无明显症状，生长缓慢，常为单发结界，有完整包膜，分滤泡状和乳头状囊性腺瘤 2 种，有 10% 的癌变及 20% 引起甲状腺功能亢进的可能，应早期手术切除。

（一）常见病因

大多数患者具有单一的甲状腺囊，边界清楚，囊壁完整。目前病因不明，性别、癌基因表达、家族性肿瘤综合征、放射线暴露和 TSH 过度刺激都是该疾病的常见原因，因甲状腺腺瘤有恶性可能性需要临床关注。

1.性别癌基因表达

科学研究发现甲状腺腺瘤的发病率女性为男性的 5～6 倍，表明性别因素可能与发病有关。甲状腺腺瘤不仅发现 WNT 信号通路中靶向癌基因 c-myc 的表达，还发现癌基因 H-ras 的活化突变和过度表达。高功能腺瘤中还可发现 TSH-G 蛋白腺嘌呤环化酶信号传导通路所涉及蛋白的突变，包括 TSH 受体跨膜功能区的胞外和跨膜段的突变和刺激型 GTP 结合蛋白的突变。

2.家族性肿瘤综合征

科学研究发现甲状腺腺瘤与家族遗传具有相关性，家族遗传是甲状腺腺瘤的另一个重要因素。甲状腺腺瘤通常可在一些家族性肿瘤综合征发现中，如 Cowden 病等。

3.放射线暴露

儿童、幼年时期在头、颈、胸部曾经进行过 X 线照射治疗的人群，其甲状腺肿瘤发病率也相应提高。

4.TSH 过度刺激

部分甲状腺腺瘤患者可发现其血 TSH 水平增高或者其 TPOAb 升高，可能与其发病的机制有关。实验发现，TSH 可刺激正常甲状腺细胞表达癌基因 c-myc，从而促使细胞增生。

（二）临床症状

1.症状体征

甲状腺腺瘤是在常规体检期间偶然发现的一种孤立、无痛、活动的肿块，常为甲状腺腺体内单个边界清楚的结节，一般整的包膜，直径多为1～10cm；有时患者存在缓慢生长结节病史可数月至数年,可合并结节性甲状腺肿,致甲状腺功能亢进(概率为 20%)或癌变(概率为 10%)。高功能甲状腺腺瘤患者可有颈部不适、吞咽困难,特别是有自发性出血时。甲状腺腺瘤的组织学类型可分为滤泡性腺瘤、乳头状腺瘤和不典型腺瘤,滤泡性腺瘤较为多见,它们具有某些共同的组织学特点,又具有各自不同的病理表现。其共同的组织学特点:①常为单个结节,有完整包膜;②肿瘤的组织结构与周围甲状腺组织不同;③瘤体内部结构具有相对一致性(变性所致改变除外);④对周围组织有挤压。

碘缺乏、各种辐射和遗传综合征可能与甲状腺腺瘤发展有病因学关系,这被认为是单克隆增殖。多个甲状腺腺瘤应该引起临床怀疑是否伴有遗传性综合征(PTEN-错构瘤肿瘤综合征)。目前甲状腺腺瘤患者的年龄范围很广,50～60 岁中存在发病高峰。患者通常表现为甲状腺功能正常,并且很少发生甲状腺功能亢进("有毒腺瘤")或功能减退。如果有肿瘤出血或巨大瘤体引起器官受压迫,可能会出现颈部疼痛或胀痛的症状。

2.病理分型

(1)滤泡状腺瘤:是最常见的甲状腺良性肿瘤。

①胚胎型腺瘤:由实体性细胞巢和细胞条索构成,无明显的滤泡和胶体形成。瘤细胞多为立方形,体积不大,细胞大小一致;胞质少,嗜碱性,边界不甚清;胞核大,染色质多,位于细胞中央;间质很少,多有水肿。包膜和血管不受侵犯。

②胎儿型腺瘤:主要由体积较小且大小均匀一致的小滤泡构成。滤泡可含或不含胶质。滤泡细胞较小,呈立方形,胞核染色深,其形态、大小和染色可有变异。滤泡分散于疏松水肿的结缔组织中,间质内有丰富的薄壁血管,常见出血和囊性变。

③巨滤泡性腺瘤:最多见,瘤组织由成熟滤泡构成,其细胞形态和胶质含量皆和正常甲状腺相似。但滤泡大小悬殊,排列紧密,亦可融合成囊。

④其他:嗜酸性腺瘤、甲状腺滤泡型腺瘤、毒性腺瘤、印戒细胞型滤泡性腺瘤、伴怪异核的腺瘤。

(2)滤泡状腺瘤伴乳头状增生。

(3)不典型腺瘤:在甲状腺腺瘤中约占 2%,发病较为罕见。

(4)其他腺瘤:涎腺型腺瘤、腺脂肪瘤、腺软骨瘤,发病较为罕见。

(5)透明变梁状肿瘤。

(三)诊断

众所周知,甲状腺腺瘤是一种良性肿瘤,然而存在恶变的可能性。早期诊断和治疗对临床治疗的选择有重要意义和价值。

1.血清学检查

检测甲状腺的功能状态,甲状腺腺瘤可以同时合并临床或亚临床甲状腺功能减退,也可以伴有临床或亚临床甲状腺功能亢进。一般检查血清 TSH、FT_3、FT_4、TPOAb、TgAb。

2.辅助检查

(1)多普勒超声:目前是诊断甲状腺疾病的常用方法之一。这种诊断方法不仅可以获得患者甲状腺二维超声图像,了解甲状腺形态和结构变化,还可以通过形态和结构了解病变和周围血流的状态,有助于诊断甲状腺腺瘤。腺瘤体积较小时多为低回声;体积较大时以混合性回声居多,因腺瘤通常伴有囊性变、出血、钙化、纤维化等病理现象;结节周围低回声晕环是甲状腺腺瘤的典型特征之一,也是超声诊断与鉴别诊断的重要依据之一。

声像图特点:瘤体类圆形,常单发,边缘光滑,完整,分界清楚;如为实性,边缘多可见环绕结节的低回声晕症;如伴有囊变、出血,结节内可见不规则无回声区。

(2)CT检查:腺瘤较小时,一般不引起甲状腺形态的改变。结合临床症状典型的甲状腺腺瘤可表现为多为边界稍低或密度低的单发肿瘤,肿瘤囊壁完整,边缘整齐,增强后病灶均匀强化但低于正常甲状腺组织强化。实性腺瘤较小时呈均匀性增强,较大时往往增强不均匀。当甲状腺腺瘤较大时,可能发生囊性病变或出血,扫描增强。

(3)超声引导下的FNAB:是研究甲状腺结节最重要的工具之一。FNAC传统上被定义为甲状腺结节潜在病理学研究方法,特别是在超声引导下,FNAB是区分良(恶)性结节并指导其进一步治疗的一种至关重要的诊断方法。所有活检结节中约60%报告为良性,10%存在恶性肿瘤的确定性标准,30%不能仅使用其细胞学特征来定义。FNAB必须具备以下3个条件:①样本的量需足够;②由经验丰富的细胞学专家读片;③穿刺到指定的病变位置。现将甲状腺结节FNAB分为3类。

①第1类:几乎可以肯定的良性病变。

②第2类:可能的瘤样病变。此类病变可分为2个亚类:第1亚类,细胞学难以定论,很难区分良性甲状腺肿样细胞学改变与甲状腺滤泡腺瘤的细胞学变化。在这类病损中,绝大多数为良性非瘤样病变;如果为肿瘤样病变,绝大多数为滤泡样腺瘤。第2亚类,滤泡样腺瘤,需要组织学检查。

③第3类:病变性质明确。

(4)甲状腺核素显像检查:放射性核素甲状腺显影可反映甲状腺结节的功能,为甲状腺结节的诊治提供依据。临床上可将甲状腺结节划分为热、温、凉、冷4类结节。甲状腺腺瘤多表现为温结节,如腺瘤内出血、钙化多表现为凉结节或冷结节。

①热结节:在甲状腺显影过程中,结节部位摄放射性核素情况较周围正常甲状腺组织高,局部异常放射性浓聚,其周围正常甲状腺组织显影差,甚至不显影。热结节多见于甲状腺高功能腺瘤。

②温结节:结节部位摄放射性核素情况与周围正常甲状腺组织基本相似。温结节多见于甲状腺腺瘤、慢性淋巴细胞性甲状腺炎等。

③冷结节:结节部位无摄入放射性核素情况,甲状腺组织中有放射性缺损灶。冷结节多见于甲状腺癌、甲状腺囊肿、腺瘤囊性变、出血等。

④凉结节:结节部位摄入放射性核素情况低于周围正常甲状腺组织,但高于本底。其临床意义与冷结节相似。

(5)甲状腺MRI检查:MRI扫描可见甲状腺实质内孤立结节,边缘光滑、锐利,其内信号均匀,增强扫描后呈均匀强化。甲状腺孤立结节、边缘光滑及信号均匀,均有利于做出甲状腺腺瘤的诊断。当腺瘤内有内出血时,其 T_1 加权信号为高信号。

二、其他甲状腺良性肿瘤

甲状腺内也可能会发生畸胎瘤,主要是由上皮、神经等多种组织混合组成,但以神经组织混合为主。甲状腺良性畸胎瘤多发生于婴儿,如发生于成年人,多为恶性。除腺瘤与畸胎瘤以外,其他甲状腺良性肿瘤极为少见,偶有血管瘤及平滑肌瘤的个案报道。

(一)畸胎瘤

1.诊断

可根据临床表现及颈部 X 线摄片诊断,患者甲状腺区有单个或多个结节,生长速度缓慢,巨大结节可能导致邻近器官出现压迫症状,如压迫气管出现呼吸困难,压迫喉返神经后出现声嘶,常不伴有颈部淋巴结肿大。颈部 X 线摄片可见钙化灶、骨骼或者牙齿等小块组织影。B 超可见单个或多个结节。

2.治疗

手术治疗效果良好,大多数患者选择患侧腺叶切除。术中若查明病理为恶性,则按甲状腺恶性肿瘤原则处理。

(二)血管瘤及平滑肌瘤

1.诊断

常表现为颈部单发结节,生长缓慢,表面光滑,随吞咽上下活动,B 超发现甲状腺结节,主要依靠病理确诊。

2.治疗

手术治疗效果佳,主要选择患侧腺叶切除或者大部分切除术,待病理进一步确诊。

三、甲状腺良性肿瘤的治疗

1.非手术治疗

对于无症状的良性甲状腺肿瘤患者,如甲状腺功能正常、肿瘤生长缓慢,可以不给予特殊治疗,临床密切随访,定期体检、B 超检查。

(1)激光或射频消融治疗:随着临床医师对于甲状腺功能和美容外观的认知,低温等离子射频消融技术是一种近几年出现的微创新技术,具有在切割和凝血方面的优势,对切除之外的组织损伤轻微,在临床应用中取得了较好的效果。

(2)中医药治疗:中医药治疗甲状腺良性肿瘤有一些独特的优势和潜力,但目前没有规范性的治疗措施。

2.手术治疗

目前治疗甲状腺良性肿瘤最有效、最直接的方法仍是外科手术切除。腔镜手术、改良低体位小切口手术的迅猛发展和普及开展,给患者带来缩短手术切口及美观的福音。

(1)手术适应证:①孤立性甲状腺腺瘤;②多发性甲状腺腺瘤;③甲状腺腺瘤体积较大,有压迫症状者;④肿瘤体积较大而影响日常工作和生活者;⑤高功能甲状腺腺瘤患者且内科治疗失败或拒绝内科治疗者。

（2）手术禁忌证：①合并严重的心、肺、脑、肾等器官功能衰竭不能耐受手术或麻醉者；②妊娠后期合并甲状腺功能亢进者，妊娠后期甲状腺腺瘤患者建议手术延期至产后。

（3）手术原则：要求尽可能地切除病变瘤体又尽可能多地保留健康的甲状腺组织，防止甲状腺功能减退及术后并发症的发生。根据甲状腺腺瘤的大小，手术方式可分为患侧腺叶切除及腺体部分或者次全切除术。由于甲状腺腺瘤结节一般多发，手术通常只能发现并切除较大腺瘤，较小腺瘤容易遗漏，这为日后复发埋下隐患。

第四节　甲状腺癌

甲状腺癌约占全身恶性肿瘤的 0.2%（男性）～1%（女性），病理分为 4 种类型：

1.乳头状癌

患者多为青年人，恶性度较低，主要转移到颈淋巴结。

2.滤泡状甲状腺癌

患者多为中年人，中度恶性，手术时约有 15% 已有血行转移，颈淋巴结转移较少。

3.甲状腺髓样癌

中度恶性，发生于滤泡上皮以外的滤泡旁降钙素细胞（C 细胞），较早出现淋巴结转移，晚期可有血行转移；部分患者有家族史。

4.未分化癌

多为老年人，恶性程度高，很早转移至颈淋巴结，可血行转移至骨和肺。

一、甲状腺乳头状癌

甲状腺乳头状癌是最常见的甲状腺恶性肿瘤，占到所有甲状腺癌的 85% 左右，乳头状癌与滤泡状甲状腺癌因其生物学特性、治疗方式、预后情况均类似，合称为分化型甲状腺癌，预后较好。

（一）病因

甲状腺乳头状癌发生的具体因素仍未完全明确。一般认为幼童年期头颈部放射线照射史、放射性尘埃接触史或全身放疗治疗史会明显增加甲状腺乳头状癌的发生，碘盐与甲状腺癌的关系则未明确。有甲状腺癌家族史的人群甲状腺乳头状癌发生率也相应增加，这提示遗传因素可能在甲状腺癌发病因素中占到一定的比例。

（二）病理

甲状腺乳头状癌主要病理改变为乳头状结构和核型改变。多数具有复杂的、分支状的、排列无序的乳头状结构，乳头状结构轴心位置可有血管走行。核型改变可表现为磨玻璃样核、核内假包涵体和核沟形成。如果在甲状腺内发现沙砾体，高度提示为甲状腺乳头状癌。甲状腺乳头状癌可以进一步分为不同的亚型，其中经典型占比最多，约占 50%。滤泡亚型主要以滤泡性生长方式为主，具有经典型 PTC 的核型，可以占到甲状腺乳头状癌的 40%。另外，常见的亚型还有弥漫硬化型、高细胞亚型和柱状细胞亚型,均较常见的经典型和滤泡亚型预后差。

(三)临床表现

大多数甲状腺癌患者没有临床症状。通常在体检时通过甲状腺触诊和颈部超声检查而发现甲状腺肿块。合并甲状腺功能异常时可出现相应的临床表现,如甲状腺功能亢进或甲状腺功能减退。癌肿较大时可出现压迫症状,常可压迫气管、食管并使其移位。肿瘤局部侵犯严重时可出现声嘶、吞咽困难或交感神经受压引起的霍纳综合征。颈淋巴结转移也可引起明显的颈部肿块,导致患者就诊。查体可以发现甲状腺腺体内形状不规则、与周围组织粘连、质地硬、边界不清的结节,早期可随吞咽运动上下移动,后期可浸润周围器官、肌肉导致不能移动。如伴有颈淋巴结转移,可触诊颈部淋巴结肿大。

(四)检验与检查

所有甲状腺结节患者均应进行甲状腺激素的测定明确甲状腺功能状态,抗甲状腺自身抗体的测定有助于发现合并的甲状腺炎,而甲状腺球蛋白(TG)对甲状腺癌的诊断意义不大,但在随访中发挥着重要的作用。考虑甲状腺癌的患者术前应常规进行降钙素和癌胚抗原(CEA)的检测,以排除甲状腺髓样癌。术前行甲状旁腺和血钙情况的监测则有助于术前了解甲状旁腺功能状态,早期发现甲状旁腺瘤或多发性内分泌瘤综合征。

甲状腺彩超有助于了解甲状腺结节的位置、形态、边界、血供、内部回声和钙化情况,并且检查方便、无放射性损伤,利于前后对比,是甲状腺结节的首选检查(表 1-4-1)。颈部 CT、MR检查可以客观评估甲状腺结节与周围器官的比邻关系及是否侵犯,还可以客观了解颈淋巴结状态并定位,是甲状腺癌术前重要的辅助检查手段。甲状腺核素扫描对于判定甲状腺结节性质也有一定的指导意义。一般不推荐甲状腺癌患者行全身正电子发射计算机断层显像(PET-CT)检查。

表 1-4-1　甲状腺超声诊断 TI-RADS 分类

分类	评价	超声表现	恶性风险
0	无结节	弥漫性病变	0
1	阴性	正常甲状腺(或术后)	0
2	良性	囊性或实性为主,形态规则,边界清楚的良性结节	0
3	可能良性	不典型的良性结节	<5%
4	可疑恶性	恶性征象:实质性,低回声或极低回声,微小钙化,边界模糊/微分叶,纵横比>1	5%~85%
4a		具有 1 种恶性征象	5%~10%
4b		具有 2 种恶性征象	10%~50%
4c		具有 3~4 种恶性征象	50%~85%
5	恶性	超过 4 种恶性征象,尤其是有微钙化和微分叶者	85%~100%
6	恶性	经病理证实的恶性病变	0

超声引导下甲状腺结节细针穿刺(FNA)是国内外《指南》推荐的术前甲状腺诊断的“金标准”,一般推荐应用于结节直径 1cm 以上的患者,对于直径 0.5cm 以上的可疑结节也可以考虑

超声引导下穿刺活检。FNA 结果为细胞学检测结果,建议在细胞病理有一定经验的单位实施,报告体系采用 Bethesda 体系规范报告(表 1-4-2)。如穿刺结果不满意,一般建议在 3 个月后再行下一次穿刺。对于无法确诊或意义不明确的病变联合基因检测可以有效提高诊断率。

表 1-4-2 甲状腺 Bethesda 报告体系及治疗建议

诊断分级	恶性风险	临床管理
不能诊断/不满意	5%~10%	重复 FNA(超声引导下)
良性	0~3%	随诊
意义不明的非典型细胞/意义不明的滤泡性病变	10%~30%	重复 FNA/分子检测/手术
滤泡性肿瘤/可疑滤泡性肿瘤	25%~40%	分子检测/手术
可疑恶性	50%~75%	手术
恶性	97%~99%	手术

(五)诊断与鉴别诊断

结合颈部肿物病史、体格检查和甲状腺彩超结果,多数术前可以对甲状腺结节的性质进行初步评估,超声引导下 FNA 结果可以进一步定性诊断甲状腺癌。甲状腺乳头状癌需要与甲状腺良性结节、其他类型的甲状腺癌、甲状舌骨囊肿、腮裂囊肿等鉴别,以淋巴结肿大为主要表现的甲状腺癌尚需要和颈部转移性癌、淋巴结结核、淋巴瘤等鉴别。

(六)治疗

一旦确诊为甲状腺癌,均有明确的手术指征。而对于临床高度怀疑甲状腺癌的患者,即使细针穿刺结果阴性,也应向患者讲明手术的必要性。尽管目前有学者认为,对于低危的甲状腺乳头状癌密切观察也是一种选择,但必须注意的是,我国患者普遍依从性较差,绝大多数不能坚持长期的规律随访,因而很有可能无法及时发现疾病的进展,延误治疗,从而导致严重后果。

目前甲状腺乳头状癌手术治疗的最小范围为腺叶,对于局限在单侧叶内的直径<4cm 的甲状腺癌灶,如无多灶性、腺体外浸润和临床淋巴结转移证据,均可考虑腺叶切除。而对于小癌肿(<1cm)、低危、单病灶、局限在腺体内的乳头状癌、没有淋巴结受累证据、无局部放疗病史和家族史的患者可首选腺叶切除。针对转移性的淋巴结进行治疗性的规范颈淋巴结清扫已被广泛接受。颈淋巴结清扫可包括中央区淋巴结清扫(清扫范围应包括Ⅵ区和Ⅶ区淋巴结,即喉前淋巴结、气管前淋巴结、气管食管沟淋巴结和胸骨上窝淋巴结,右侧中央区淋巴结清扫还应包括喉返神经深面的淋巴结)和侧颈区淋巴结清扫(清扫范围应包括Ⅱ区、Ⅲ区、Ⅳ区和Ⅴ区淋巴结)。

目前,对临床没有淋巴结转移证据的 cN₀ 患者是否进行预防性的清扫仍存在争议。国内 2017 年公布的《甲状腺侧颈区清扫专家共识》中明确提出,不应进行预防性侧颈区淋巴结清扫。既往研究表明,cN₀ 患者行预防性中央区淋巴结清扫可以发现较高的淋巴结转移率(30%~90%,学者中心统计数据约为 55%),而二次手术清扫中央区淋巴结难度增大,神经和甲状旁腺损伤的概率明显增加。因而国内 2016 年发布的《甲状腺微小乳头状癌诊断与治疗专家共识》中建议,在有技术保障的前提下行预防性中央区淋巴结清扫。

近年来,射频消融技术在甲状腺疾病治疗中的报道越来越多,甚至也有一些针对甲状腺癌射频消融的报道,学者对于射频消融治疗甲状腺癌一直持反对态度。射频消融治疗是一种热凝固治疗,利用肿瘤细胞对热的耐受能力比正常细胞差,射频发生器通过插入组织中的电极发出射频电流,形成回路,通过使中分子摩擦而产热,局部温度可达 90℃ 而导致肿瘤组织发生坏死,确实可以起到治疗肿瘤的目的。但是,射频消融无法确认癌灶病理,也无法确诊滤泡性癌,因而无法筛选高危患者指导后续治疗。射频消融无法处理甲状腺乳头状癌最常见的中央区淋巴结转移,也无法处理多发病灶,无法确定肿瘤分期。目前也没有办法确认射频消融治疗是否彻底,是否有癌肿残留,而对于明确有残留的患者,射频消融治疗后手术难度增大,手术风险增加。并且射频消融治疗后甲状腺组织呈现热凝坏死状态,超声下很难评估,不利于随访。

神经损伤和甲状旁腺损伤仍是甲状腺手术最常见的并发症,一般均以 6 个月为界,超过 6 个月未恢复者定义为永久性损伤。甲状腺手术致喉返神经损伤的发生概率文献报道为 0.3%～15.4%。喉返神经损伤的常见原因有肿瘤粘连或侵犯神经、手术操作的原因等。如果肿瘤侵犯喉返神经,可根据情况行肿瘤削除或一并切除神经。如果切除神经,建议有条件时行一期神经移植或修复。一侧喉返神经损伤,术后同侧声带麻痹,出现声嘶、饮水呛咳。手术操作本身(如热传导、牵拉等)可能损伤喉返神经,这种情况并不能完全避免。双侧喉返神经损伤,术后可出现呼吸困难,危及生命,手术同期应行气管切开术,保证气道通畅。喉上神经外支损伤,患者术后声音变低沉,而内支损伤相应口咽部的感觉功能减退,可以出现饮水呛咳。术中处理甲状腺上动静脉时应注意紧贴甲状腺腺体精细解剖,可降低喉上神经损伤的概率。术中神经监测(IONM)技术可帮助术中定位喉返神经和喉上神经外支,有效减少神经损伤,如有神经损伤还可帮助定位损伤的节段。对二次手术、巨大甲状腺肿物、术前已有一侧神经麻痹等情况,建议有条件时使用 IONM。沿被膜精细解剖、术中显露喉返神经、合理应用能量器械、规范使用 IONM 可以减少神经损伤的概率。

熟悉甲状旁腺解剖及分布的规律有利于术中寻找并保护甲状旁腺。朱精强团队于 2013 年根据甲状旁腺与甲状腺的位置关系及原位保留的难易程度,首次将甲状旁腺分为 A、B 两型,认为 B 型比 A 型更容易原位保留,A1 型比 A2 型可能更容易原位保留,A3 型(腺内型)不可能原位保留。必须注意的是,仅仅原位保留甲状旁腺是不够的,还应有效保留甲状旁腺的血供,应采取精细化被膜解剖技术紧贴甲状腺被膜处理进出甲状腺的 3 级血管。2018 年再版的《甲状腺围手术期甲状旁腺功能保护指南》推荐,甲状腺手术中甲状旁腺功能保护宜遵循"1＋X＋1"的总策略,即手术当中应至少保护好 1 枚旁腺;应把每一个发现的旁腺当成唯一的旁腺进行保护;对于具有中央区复发高危因素的患者,在原位保留至少 1 枚具有良好血供的甲状旁腺基础上,可策略性移植至少 1 枚甲状旁腺。纳米炭甲状旁腺负显影辨认保护技术有助于甲状腺手术中辨认及保护甲状旁腺,其疗效优于亚甲蓝的显影。文献报道,甲状腺术后永久性甲状旁腺损伤的发生率为 2%～15%,多见于全甲状腺切除后。主要表现为术后低钙血症,患者出现手足发麻感、口周发麻感或手足搐搦,给予静脉滴注钙剂可缓解。对于暂时性甲状旁腺功能减退,可给予钙剂缓解症状,必要时加用骨化三醇。为减轻患者术后症状,可考虑预防性给药。永久性甲状旁腺功能减退者,需要终身补充钙剂及维生素 D 类药物。

1.甲状腺癌复发危险度分层

甲状腺癌手术后应明确甲状腺癌的复发风险,进而制订后续治疗方案。高危复发风险应包含的因素:①远处转移;②肿瘤切除不完全;③肉眼可见的腺体外侵犯;④转移淋巴结直径≥3cm。中危复发风险因素则包括:①预后差的病理类型;②镜下发现腺体外侵犯;③脉管侵犯;④5枚以上直径<3cm的淋巴结转移。而存在局限在腺体内的癌症肿块、<5枚淋巴结转移(淋巴结直径均<0.2cm)的患者归入低危复发风险组。甲状腺乳头状癌的术后[131]I治疗和内分泌抑制治疗,均应以术后复发危险的因素分层为依据(图1-4-1)。

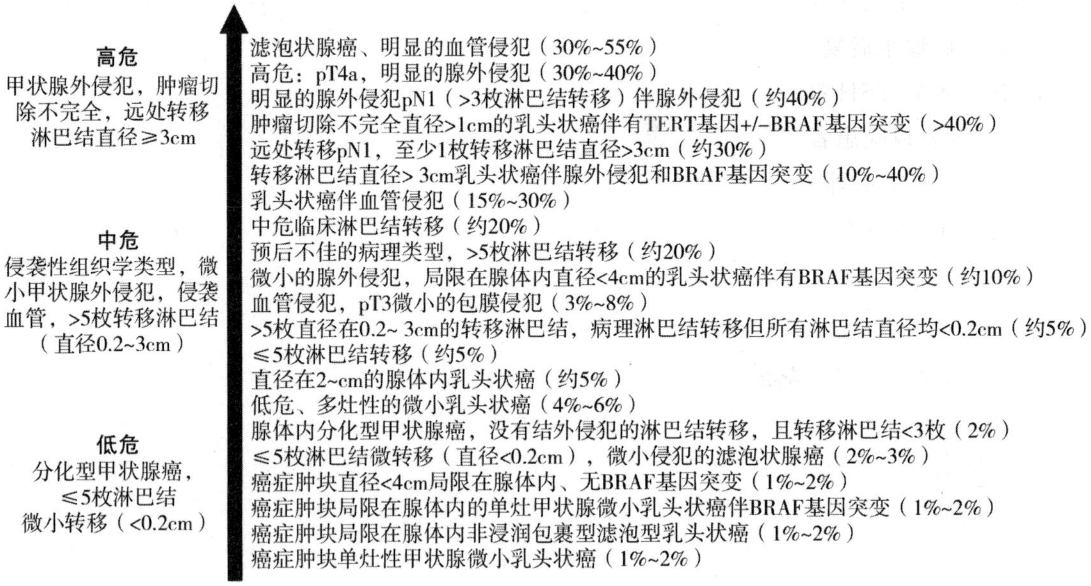

高危
甲状腺外侵犯,肿瘤切除不完全,远处转移淋巴结直径≥3cm

中危
侵袭性组织学类型,微小甲状腺外侵犯,侵袭血管,>5枚转移淋巴结(直径0.2~3cm)

低危
分化型甲状腺癌,≤5枚淋巴结微小转移(<0.2cm)

滤泡状腺癌、明显的血管侵犯(30%~55%)
高危:pT4a,明显的腺外侵犯(30%~40%)
明显的腺外侵犯pN1(>3枚淋巴结转移)伴腺外侵犯(约40%)
肿瘤切除不完全直径>1cm的乳头状癌伴有TERT基因+/−BRAF基因突变(>40%)
远处转移pN1,至少1枚转移淋巴结直径>3cm(约30%)
转移淋巴结直径> 3cm乳头状癌伴腺外侵犯和BRAF基因突变(10%~40%)
乳头状癌伴血管侵犯(15%~30%)
中危临床淋巴结转移(约20%)
预后不佳的病理类型,>5枚淋巴结转移(约20%)
微小的腺外侵犯,局限在腺体内直径<4cm的乳头状癌伴有BRAF基因突变(约10%)
血管侵犯,pT3微小的包膜侵犯(3%~8%)
>5枚直径在0.2~3cm的转移淋巴结,病理淋巴结转移但所有淋巴结直径均<0.2cm(约5%)
≤5枚淋巴结转移(约5%)
直径在2~cm的腺体内乳头状癌(约5%)
低危、多灶性的微小乳头状癌(4%~6%)
腺体内分化型甲状腺癌,没有结外侵犯的淋巴结转移,且转移淋巴结<3枚(2%)
≤5枚淋巴结微转移(直径<0.2cm),微小侵犯的滤泡状腺癌(2%~3%)
癌症肿块直径<4cm局限在腺体内、无BRAF基因突变(1%~2%)
癌症肿块局限在腺体内的单灶甲状腺微小乳头状癌伴BRAF基因突变(1%~2%)
癌症肿块局限在腺体内非浸润包裹型滤泡型乳头状癌(1%~2%)
癌症肿块单灶性甲状腺微小乳头状癌(1%~2%)

图1-4-1 甲状腺癌复发危险度分层(2015 ATA)

2.甲状腺癌术后[131]I治疗

[131]I核素治疗是分化型甲状腺癌的重要治疗手段之一,其原理是利用了可能存在的残余病灶和复发病灶的吸碘功能和[131]I的放射性杀伤作用,从而起到消融病灶、防止复发的作用。甲状腺癌术后的[131]I治疗包括2个方面:清甲治疗和清灶治疗。清甲治疗:目的是为了清除可能残余的甲状腺,利于术后采用TG监测,一般推荐小剂量[131]I,起始剂量可以采用30mCi,一般适用于低危、中危复发风险的患者。清灶治疗:目的是为了清除残余病灶和(或)远处转移灶,清灶治疗的同时兼顾了清甲治疗的目的,一般推荐较大剂量的[131]I,可以采用150~200mCi。[131]I治疗一般应在甲状腺全切除术的基础上进行。[131]I对于消除残余甲状腺、消除残余病灶和治疗肺、骨等远处转移都有较好的疗效,但对于转移淋巴结疗效欠佳。因而对于转移淋巴结和未达全切除的患者,应尽可能创造条件行甲状腺全切除和淋巴结清扫后再考虑[131]I治疗。一般情况下,清甲或清灶治疗后TG应接近0,如清灶治疗后仍可发现残留病灶或者TG明显升高,可以考虑再次行[131]I治疗,但必须注意的是,[131]I是一种内放射治疗,有一定的不良反应,包括二次肿瘤的发生(特别是血液系统肿瘤)、唾液腺损伤和生殖器官损伤等。不应盲目扩大[131]I治疗指征,也不应盲目地反复采用[131]I治疗。对于青少年、育龄妇女、高龄患者和肾功

能受损的患者,可酌情减少^{131}I剂量。

3.内分泌治疗

甲状腺乳头状癌术后应长期服用甲状腺素,一方面,可以起到补充甲状腺素供机体新陈代谢需要的作用;另一方面,补充甲状腺素至TSH较低水平,可以有效防止甲状腺癌术后复发。甲状腺激素,特别是左旋甲状腺激素,与天然自身合成甲状腺激素结构相似,不良反应小,利于长期口服。但必须注意可能发生的心脏相关病症,特别是心律失常;另外,长期大量口服甲状腺素也会导致骨质疏松,对于绝经后女性可能会增加骨折风险。基于甲状腺乳头状癌良好的预后,目前对于甲状腺癌术后内分泌治疗,也就是TSH抑制治疗,多数采用双风险模型,一方面考虑甲状腺癌术后复发的风险,另一方面要考虑长期口服甲状腺素可能发生的不良反应,综合情况决定术后TSH抑制的范围。一般情况下,高危复发风险患者应控制TSH在0.1mU/L以下,中危复发风险患者将TSH控制在0.1~0.5mU/L,而低危复发风险患者可以将TSH控制在0.5~2.0mU/L即可。但是对于已行甲状腺全切除,术后评估也为低危未接受清甲治疗,而TG始终可以检测到的患者,也应控制TSH在0.1~0.5mU/L。对于复查没有发现复发,而患者合并心房纤颤、骨质疏松、骨折等疾病时,可以考虑适当放松TSH抑制范围。另外,如长期规律复查均未发现复发,也可在5~10年后适当放松TSH抑制范围(图1-4-2)。

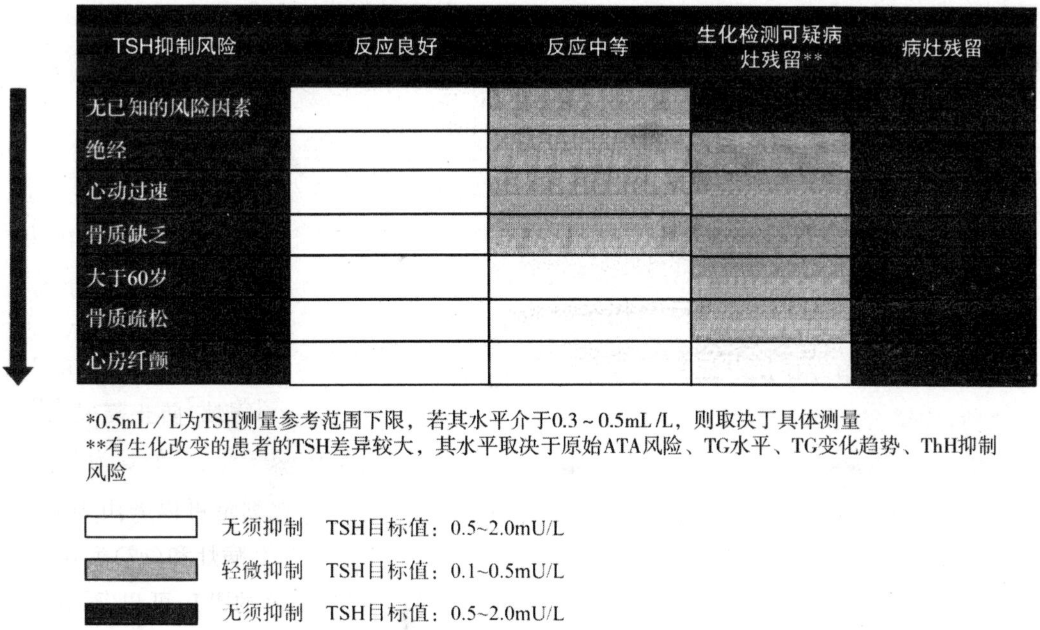

TSH抑制风险	反应良好	反应中等	生化检测可疑病灶残留**	病灶残留
无已知的风险因素				
绝经				
心动过速				
骨质缺乏				
大于60岁				
骨质疏松				
心房纤颤				

*0.5mL/L为TSH测量参考范围下限,若其水平介于0.3~0.5mL/L,则取决于具体测量
**有生化改变的患者的TSH差异较大,其水平取决于原始ATA风险、TG水平、TG变化趋势、ThH抑制风险

	无须抑制	TSH目标值:0.5~2.0mU/L
	轻微抑制	TSH目标值:0.1~0.5mU/L
	无须抑制	TSH目标值:0.5~2.0mU/L

图1-4-2 TSH抑制双风险模型(2015 ATA)

4.随访与预后

术后必要的^{131}I治疗完成、TSH调整达标后,甲状腺乳头状癌随访一般6个月1次即可,复查项目应包含甲状腺功能、抗甲状腺抗体、甲状腺球蛋白和甲状腺彩超等。必须注意的是,在抗甲状腺球蛋白抗体升高的情况下,TG作为判断是否复发的依据的作用明显减弱。针对部分高危患者,可酌情缩短随访间隔以及早发现复发。而对于低危、中危患者,长期复查均未发现复发、转移,可考虑延长随访间隔。

甲状腺乳头状癌是一种预后较好的恶性肿瘤,据美国 SEER 数据库的资料表明,2013 年美国甲状腺癌 5 年生存率已经高达 98.2%。而国内甲状腺癌预后则不容乐观,据 2014 年国家癌症中心发布的数据表明,甲状腺癌 5 年存活率仅为 67.5%;此次发布数据包含了基层医院、二级医院和三级医院,可以较好地反映我国甲状腺癌的平均诊治水平。近年来,我国甲状腺外科事业蓬勃发展,早诊断、早治疗、手术治疗规范化和术后管理等方面均有明显的改进,部分三甲医院报道的甲状腺癌 5 年生存率已经超过 90%,接近于国际领先水平。

5.甲状腺微小乳头状癌

肿瘤直径≤1cm 的甲状腺乳头状癌称为甲状腺微小乳头状癌(PTMC),据 WHO 数据表明,甲状腺癌近年来发病率明显增加,而其中增加的 50% 以上均为 PTMC。肿瘤直径小、淋巴结转移和远传转移概率低、总体预后良好是 PTMC 的特点,因而国际、国内对于 PTMC 的手术指征和手术范围均存在一定的争议。

日本学者 Ito 对于 1235 例经 FNA 证实的低危 PTMC 密切观察 6 年,发现 58 例(4.6%)患者病灶增大,19 例(1.5%)患者出现新发淋巴结转移,43 例(3.5%)患者进展为临床症状性甲状腺癌,最终仅有 15.5% 患者进行了手术治疗。2009 年 ATA 指南中推荐,低危、单灶性、局限在腺体内、术前检查无淋巴结转移、无放射治疗史、无家族史的 PTMC 患者可以考虑行患侧腺叶切除术;而 2015 年新版的 ATA 指南,对于局限在腺体内、术前检查无淋巴结转移的 PTMC 患者首选患侧腺叶切除术,并且也首次提出对于特定的低危 PTMC 可以选择密切观察,不难看出指南对于 PTMC 的治疗趋于保守。

但是,必须引起重视的是,甲状腺癌存在多灶性的可能,文献报道至少 30% PTMC 可以存在多灶性,并且可以累及双侧腺叶。临床常见 PTMC 发生淋巴结转移,甚至偶有 PTMC 合并远处转移的报道,因而临床工作中对于 PTMC 选择密切观察不行手术应当慎重。中国抗癌协会甲状腺癌专业委员会在 2016 年针对目前 PTMC 的诊治现状发表了《甲状腺微小乳头状癌诊断与治疗专家共识》,对于 PTMC 的诊疗有重要的指导意义。共识中明确了 PTMC 应以手术治疗为主,采用密切观察的方式,但目前争论较多。在未完全了解 PTMC 的临床生物学行为之前,应结合临床分期、危险评估综合分析,并与患者及其家属充分沟通后决定。PTMC 有以下情况也可以考虑密切观察:①非病理学高危亚型;②肿瘤直径≤5mm;③肿瘤不靠近甲状腺被膜且无周围组织侵犯;④无淋巴结或远处转移证据;⑤无甲状腺癌家族史;⑥无青少年或童年时期颈部放射暴露史;⑦患者心理压力不大、能积极配合。同时满足①～⑦条件的患者可建议密切观察(同时具备①～⑥属于低危 PTMC)。初始观察周期可设为 3～6 个月,之后根据病情进行调整,如病情稳定可适当延长,患者应签署知情同意书并最好有统一规范的观察记录。密切观察过程中出现下列情况应考虑手术治疗:①肿瘤直径增大超过 3mm;②发现临床淋巴结转移;③患者改变意愿,要求手术。

二、滤泡状甲状腺癌

美国 SEER 数据库报道,滤泡状甲状腺癌约占所有甲状腺癌的 5.9%;我国占比略低,约占 3.1%。滤泡状甲状腺癌较乳头状癌较少发生淋巴结转移,可早期发生经血行发生远处转移,预后较乳头状癌差,但较髓样癌和未分化癌明显要好。因其临床表现、治疗方式和预后随访均与甲状腺乳头状癌相同,在此节不再赘述,仅就其病理及诊断情况进行描述。

滤泡状甲状腺癌(FTC)是甲状腺滤泡细胞来源的恶性肿瘤,缺乏乳头状癌核型特征,多数有厚包膜,但呈浸润性生长,可侵犯包膜和(或)血管。包含亚型:①微小浸润型(仅包膜侵犯);②包膜内血管浸润型;③广泛浸润型。因滤泡性腺瘤和滤泡状甲状腺癌的主要区别在于有无包膜浸润和血管侵犯,因而病理诊断过程中应注意肿物与包膜、血管之间的关系,如怀疑为包膜内或微小侵袭性滤泡癌病例,肿瘤结节被膜全部取材。临床经常可见到良性肿物术后发现远处甲状腺滤泡状甲状腺癌转移的病例,此时应重新调阅第一次手术的病理,明确是否为滤泡状甲状腺癌。

Hurthle(嗜酸性)细胞肿瘤是一类通常由有包膜的嗜酸细胞组成肿瘤的、来源于滤泡细胞的、可归为 FTC 或独立成为一种类型的肿瘤,较为罕见。具有乳头状核特征的非浸润性滤泡性肿瘤(NIFTP)是一类界清或有包膜的、滤泡型生长方式的非浸润性肿瘤,肿瘤细胞具有乳头状癌核特征。

因滤泡状甲状腺癌可以较早发生远处转移,因而术前怀疑或术后偶然发现滤泡状甲状腺癌时,应注意全身状态评估,早期发现远处转移病灶以便及时处理。

三、甲状腺髓样癌

甲状腺髓样癌是来源于滤泡旁降钙素细胞的恶性肿瘤,发病率较低,仅占所有甲状腺癌的2%～3%。甲状腺髓样癌可以分为散发性和家族性。散发性甲状腺髓样癌约占全部甲状腺髓样癌的70%;家族性甲状腺髓样癌是常染色体显性遗传疾病,约占全部甲状腺髓样癌的30%,发病年龄相对较轻。无论是散发性还是家族性甲状腺髓样癌,预后均较分化型甲状腺癌差。

(一)病因

100 多年前,Jacquet 发现甲状腺滤泡外出现间质淀粉样物,从而提出了淀粉样甲状腺肿瘤的概念。1959 年,Hazard 首次详细从组织学角度描述并命名了甲状腺髓样癌。但直至1966 年,才由 Williams 发现甲状腺髓样癌并非起源于甲状腺滤泡细胞,而是起源于甲状腺滤泡旁 C 细胞。1985 年,日本学者 Takahashi 发现致癌基因 RET 突变与甲状腺髓样癌相关。1995 年,Pasini 克隆了整个 RET 基因片段,RET 原癌基因定位于染色体 10q11.2,基因大小为55kb,外显子 1 约占 24kb,而外显子 2～20 则包含在剩下的 31kb 中。RET 编码一种穿膜的酪氨酸激酶受体,是为细胞的生长和分化转导信号的细胞表面分子。散发性甲状腺髓样癌约50%存在体细胞 RET 突变,缺乏体细胞 RET 突变的散发性甲状腺髓样癌可存在体细胞HRAS、KRAS 突变。体细胞 RET 密码子 M918T 突变多提示侵袭性强,预后不佳。而家族性甲状腺髓样癌均存在 RET 基因的胚系突变,存在胞内、胞外半胱氨酸密码子突变。

(二)病理

甲状腺髓样癌的镜下特征多样,可以与甲状腺任意恶性肿瘤相似,典型结构为实性、分叶、管状或岛状。肿瘤细胞体积变化较大,可以是网形、多角形、浆细胞样或梭形。细胞核低-中度异型,核分裂活性相对较低。甲状腺髓样癌可以表达:降钙素、神经内分泌标志物(CD56、突触素、嗜铬素 A)、TTF-1、PAX8 和 CEA 等,但不表达 TG。

(三)临床表现

甲状腺髓样癌临床表现与分化型甲状腺癌类似,均可表现为颈部包块、颈部淋巴结转移和远处转移,但侵袭性较分化型甲状腺癌强,常出现周围组织、器官乃至血管的侵犯,肿瘤局部侵犯严重时可出现声嘶、吞咽困难、交感神经受压引起霍纳综合征甚至血管内癌栓形成。甲状腺髓样癌可以合并全身多发性内分泌瘤综合征(MEN2A/MEN2B),从而出现面色潮红、顽固性腹泻、类癌综合征等症状。

(四)检验与检查

1968 年,Tashjian 发现 C 细胞可分泌降钙素(Ct);降钙素可以作为甲状腺髓样癌的诊断指标,血清 Ct 的水平与甲状腺髓样癌的肿瘤负荷相关,但也有<1%的病例为非分泌性的。血清癌胚抗原(CEA)的检查是甲状腺髓样癌随诊过程中的重要指标,尤其是在 Ct 低水平时,更有意义。甲状腺结节考虑恶性可能时,应常规检查 Ct 和 CEA 水平以排除甲状腺髓样癌。如确诊甲状腺髓样癌时,应考虑同时行 RET、RAS 等相应的分子检测。甲状腺髓样癌局部侵袭性强,也可早期出现远处转移,彩超、CT/MR 有助于评估甲状腺髓样癌颈部情况。

(五)诊断与鉴别诊断

结合病史、查体、血清 Ct 检查和 CEA 检查结果,以及相应的影像学检查结果,术前多数可以对甲状腺髓样癌进行明确诊断,必要时可行超声引导下细针穿刺活检,并可行洗脱液的 Ct 检测。一旦怀疑或确诊甲状腺髓样癌,需进一步评估有无合并全身多发性内分泌瘤综合征(MEN2A/MEN2B)。甲状腺髓样癌需要与其他类型的甲状腺癌、甲状腺良性结节、甲状舌骨囊肿、腮裂囊肿等鉴别,以淋巴结肿大为主要表现的甲状腺癌尚需要和颈部转移性癌、淋巴结结核、淋巴瘤等鉴别。

(六)治疗

甲状腺髓样癌应选择比较积极的手术治疗。对于 cN_0M_0 患者应行甲状腺全切除＋中央区淋巴结清扫,可基于降钙素水平考虑是否进行颈侧区(Ⅱ～Ⅴ区)淋巴结清扫。若肿瘤局限于颈部或颈部淋巴结的甲状腺髓样癌患者,则应行甲状腺全切除＋中央区淋巴结清扫＋患侧侧区(Ⅱ～Ⅴ区)淋巴结清扫。术前影像学显示单侧侧区阳性但对侧阴性且降钙素＞200ng/L 时,应考虑同时行对侧颈侧区清扫。而对于进展期或局部晚期的甲状腺髓样癌,治疗目标更倾向于姑息性或最大限度地降低并发症的发生。患者出现广泛的局部侵犯或转移时,为了保留说话、吞咽和甲状腺旁腺功能及肩关节功能,进行较保守的中央区和颈侧区的手术可能较为合适,外放疗、全身治疗和其他非手术治疗也可用于控制甲状腺髓样癌的局部进展。

甲状腺髓样癌与分化型甲状腺癌不同,术后无须 TSH 抑制治疗,术后仅将 TSH 维持在正常范围避免甲状腺功能低下即可。而 C 细胞不具备吸碘功能,因而术后[131]I 治疗对甲状腺髓样癌无效,仅在合并分化型甲状腺癌时考虑应用。局部外放射治疗可能对控制无法根治性切除的病灶有帮助。

考虑化疗药物的低反应率和新兴治疗选择的出现,单药或联合细胞毒性化疗药物的治疗方案,不应作为有持续性或复发性甲状腺髓样癌患者的一线治疗。对于有明显肿瘤负荷和症状性或进展性转移病灶患者可采用靶向攻击 RET 和血管内皮生长因子受体酪氨酸激酶的抑制剂的治疗方案。对于晚期进展性甲状腺髓样癌患者,凡德他尼或卡博替尼作为酪氨酸激酶抑制药,可单独用作一线全身性治疗。胃肠穿孔、瘘是罕见但严重的药物不良反应。QT 间期延长是凡德他尼独有的不良反应,所以用药之前应评估,预防性用药可减少并发症的发生。

(七)预后与随访

甲状腺髓样癌总体预后较差。有文献报道,散发性甲状腺髓样癌 10 年生存率:Ⅰ 期 100%;Ⅱ 期 93%;Ⅲ 期 71%;Ⅳ 期 21%。存在 RET 密码子 M918T 突变多提示侵袭性强,预后更差。一般情况下,若术后 3 个月内检测 Ct 和 CEA 水平正常或检测不到,可在随后观察的 1 年内每 6 个月复查 1 次,结果仍阴性时,则之后每年复查 1 次。若 Ct<150ng/L,则进行颈部查体和颈部超声,结果阴性时,则每 6 个月复查 1 次。若 Ct>150ng/L,则进行颈部超声、胸部 CT、肝脏对比-增强 MRI/CT、骨盆和中轴骨的骨扫描及 MRI 检查。检测甲状腺切除术后患者的血清 Ct 和 CEA 水平,应该至少每 6 个月测量标记其水平来确定它们的倍增时间。

四、未分化癌

甲状腺未分化癌是甲状腺癌中预后最差的一种,中位生存时间仅为 5～10 个月,目前尚无较好的治疗手段。

(一)病因与发病情况

未分化癌病因尚未明确,部分可由分化型甲状腺癌逐渐失分化而来。未分化癌占所有甲状腺癌的 1%～2%,发病年龄多数偏高,高发年龄为 70 岁左右。

(二)病理

未分化癌是由未分化的甲状腺滤泡细胞构成的高度侵袭性恶性肿瘤。镜下可见肉瘤样、瘤巨细胞样和上皮样组织,也可见灶状的鳞状分化或异源性分化;通常伴有坏死、多量的核分裂象和血管侵犯。非滤泡和滤泡旁细胞来源的高度恶性的甲状腺原发肿瘤一般也归为未分化癌范畴,例如鳞状细胞癌、肉瘤、黏液表皮样癌等。

(三)临床表现与分期

患者典型症状为迅速增大、质硬、固定的颈部包块伴广泛侵犯周围组织,30%～40% 患者伴有远处转移如肺、骨和脑。未分化癌均属于 Ⅳ 期,Ⅳ A 期指肿瘤局限于甲状腺内,无淋巴结转移及远处转移;对于出现腺外浸润且无远处转移的未分化癌,不论有无淋巴结转移均属于 Ⅳ B 期;有远处转移的患者为 Ⅳ C 期(图 1-4-3)。并且,由于未分化癌侵袭性强,易发生早期腺外浸润及转移。据报道,未分化癌有 69% 的气管侵入率,55% 的食管侵入率和 39% 的颈动脉受累率。

(四)治疗与预后

仅依靠手术这一治疗手段并不能使未分化癌患者达到较好疗效,且肿瘤无摄取[131]I 功能也无法行核素治疗,局部未分化癌放疗与全身化疗是除手术治疗外的可选方案。对于全切或近全切除甲状腺的患者建议术后放疗。尽管围术期的全身化疗或放疗的时间和顺序并没有明确规定,但是鉴于间变性甲状腺癌(ATC)发展迅速,目前国内外专家多认为应该尽快施行化疗或放疗。遗憾的是,正如《2012 年 ATA 甲状腺未分化癌患者管理指南》中提到,针对进展性

ATC目前缺乏系统的治疗方法。而且即使进行了规范的初步治疗,大部分未分化癌患者病情在数月内也会有新的进展,其中包括远处转移(远处转移是最常见的发现在肺部,其次是骨骼和大脑)。

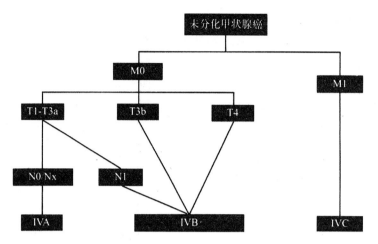

图 1-4-3　未分化癌的 AJCC 分期(第 8 版)

五、特殊病理类型甲状腺癌

(一)鳞状细胞癌

原发于甲状腺的鳞状细胞癌在临床极其罕见,占甲状腺恶性肿瘤 1% 以下,常见于老年人,发病年龄多在 50 岁以上。诊断原发性甲状腺鳞状细胞癌,需要首先排除全身其他部位的鳞状细胞癌转移或邻近器官鳞状细胞癌的浸润。甲状腺鳞状细胞癌临床表现与其他甲状腺癌类似,均表现为甲状腺内无痛性包块、质硬、边界不清。但甲状腺鳞状细胞癌较分化型甲状腺癌恶性程度高,多数进展迅速,可侵犯邻近器官出现声嘶、吞咽困难等,甚至出现远处转移。原发性甲状腺鳞状细胞癌恶性程度高、预后差,对化疗、放疗均不敏感,早期发现、积极彻底手术是治疗的关键。

(二)黏液腺癌

甲状腺黏液腺癌临床更为罕见,并且目前诊断标准尚存在争议,一般认为甲状腺原发癌产生大量的细胞外黏液,且显微镜下占肿瘤面积的 50% 以上,可诊断为黏液腺癌。诊断原发性甲状腺黏液腺癌需要与其他能够产生黏液的甲状腺癌亚型相鉴别。原发性黏液腺癌一般推荐甲状腺全切除＋治疗性淋巴结清扫。初始治疗后一旦复发,手术、[131]I 治疗、放疗、药物治疗等均疗效不佳,患者多数生存期只有数月,因而初始规范化手术治疗尤其重要。

(三)甲状腺间叶组织来源恶性肿瘤

来源于间叶组织的恶性肿瘤包括纤维肉瘤、脂肪肉瘤、平滑肌肉瘤、横纹肌肉瘤、骨肉瘤、软骨肉瘤及血管肉瘤等,临床也极为罕见,放疗、化疗疗效差,[131]I 治疗无效,一旦发现应以扩大切除手术治疗为主。

六、甲状腺癌的手术指征与术前准备

1.手术指征

除甲状腺未分化癌外,所有甲状腺癌一旦确诊,均应尽快进行手术治疗(针对部分低危的PTMC,在患者充分知情理解、签字同意的前提下,可以考虑密切观察)。对于已有局部明显浸润和(或)远处转移的未分化癌,手术的目的仅仅是改善生活质量,对于延长生存意义不大。而对于局限在腺体内的甲状腺未分化癌,也应考虑积极的手术治疗。

2.术前准备

评估患者一般情况,详细询问病史,针对合并疾病进行特殊术前准备,同时积极进行心理准备及生理准备。完善术前辅助检查(实验室检查、X线胸片、心电图、B超、CT或MRI等),术前评估及辅助检查均无手术禁忌者,限期手术治疗。甲状腺手术应注意有无合并甲状腺功能亢进,如有则需按照甲状腺功能亢进术前准备进行。甲状腺恶性肿瘤需明确肿物位置、淋巴结状态、肿瘤与周围器官关系,以及有无远处转移,术前应做好气管、食管、血管等受侵犯而需要重建的准备,必要时多学科联合手术。针对特殊类型的甲状腺癌,如甲状腺髓样癌合并全身多发性内分泌肿瘤时,应注意全身其他器官的功能状态,调整至可耐受手术时再尽快行甲状腺癌手术,注意不同器官手术的先后顺序。

第二章 乳腺外科疾病

第一节 乳腺炎性疾病

乳腺炎性疾病种类很多,包括乳头炎、乳晕炎、乳腺皮脂腺囊肿、急性乳腺炎与乳房脓肿、慢性乳腺炎、乳腺结核以及浆细胞性乳腺炎等。

一、乳头炎

乳头炎一般见于哺乳期妇女,由乳头皲裂而使致病菌经上皮破损处侵入所致。有时糖尿病患者也可发生乳头炎。早期表现主要为乳头皲裂,多为放射状小裂口,裂口可宽、可窄,深时可有出血,自觉疼痛。感染后疼痛加重,伴有肿胀,但因乳头色黑充血不易发现。患者多无全身感染中毒症状,但极易发展为急性乳腺炎而使病情加重。治疗上首先要预防和治疗乳头皲裂。主要为局部外用药治疗,可涂油性软膏,减少刺激,清洗时少用或不用碱性的清洗剂,可停止哺乳,当发展为乳头炎后应局部热敷,外用抗生素软膏,全身应用有效抗生素。

二、乳晕炎

乳晕炎多为乳晕腺炎。乳晕腺为一种特殊的皮脂腺,又称 Montgomery 腺。乳晕腺有12~15个,在乳头附近呈环状排列,位置比较浅,往往在乳晕处形成小结节样突起,单独开口于乳晕上。乳晕腺发炎,即为乳晕腺炎。在妊娠期间,乳晕腺体显著增大,导管扩张,皮脂分泌明显增加,这时乳晕腺导管容易发生堵塞和继发感染,可累及一个或多个腺体,形成脓疱样感染,最后出现白色脓头形成脓肿,致病细菌主要为金黄色葡萄球菌。如感染继续发展也可形成浅层脓肿。炎症多限于局部,很少有全身反应。

在妊娠期和哺乳期应随时注意乳头、乳晕处的清洁,经常以肥皂水和清水清洗局部以预防感染,避免穿着过紧的乳罩,产后初期乳量不多时,勿过分用手挤乳。如已发生感染,早期可用50%乙醇清洁乳晕处皮肤,涂以金霉素软膏或如意金黄膏,并予以热敷。如出现白色脓头,可在无菌条件下用针头刺破,排出脓性分泌物,再用50%乙醇清洁局部,数天后即可痊愈,如已形成脓肿,则必须切开引流。

三、乳腺皮脂腺囊肿

乳腺皮脂腺囊肿并不少见。当其继发感染时可误认为是乳腺脓肿,也可由于患处发红、变硬而疑为炎性乳腺癌。乳腺皮脂腺囊肿主要是在发病部位有一缓慢增大的局限性肿物，体积一般不大，自皮肤隆起，质柔韧如硬橡皮，呈圆形，与皮肤粘连为其特点。中央部可见被堵塞的腺口呈一小黑点。周围与正常组织之间分界明显，无压痛，无波动，与深层组织并无粘连，故可被推动。乳腺的皮脂腺囊肿削弱了局部皮肤的抵抗力，细菌侵入后，易发生感染，尤其在妊娠与哺乳期乳腺的皮脂腺分泌增加，开口更易堵塞，所以更易发病。当感染后囊肿迅速肿大，伴红、肿、热、痛，触之有波动感。继续发展可化脓破溃，形成溃疡或窦道。

当乳腺皮脂腺囊肿未感染时应手术切除，但必须将囊壁完全摘除，以免复发。继发感染者先行切开引流，并尽量搔刮脓腔壁减少复发机会。有时囊壁经感染后已被破坏，囊肿不再复发。对囊肿复发者仍应手术切除。

四、急性乳腺炎与乳房脓肿

（一）病因

急性乳腺炎大都是金黄色葡萄球菌感染，链球菌少见。患者多见于产后哺乳的妇女，其中尤以初产妇为多。往往发生在产后第3周或第4周，也可见于产后4个月，甚至1年以上，最长可达2年，这可能与哺乳时限延长有关。有学者报道的60例中，初产妇有33例，占55%，其发病率与经产妇相比约为2.4：1。有学者认为，初产妇缺乏喂哺乳儿的经验，易致乳汁淤积，而且乳头皮肤娇嫩，易因乳儿吮吸而皲裂，病菌乘虚而入。由于病菌感染最多见于产后哺乳期，因而又称产褥期乳腺炎。急性乳腺炎的感染途径是沿着输乳管先至乳汁淤积处引起乳管炎，再至乳腺实质引起实质性乳腺炎。另外，感染从乳头皲裂的上皮缺损处沿着淋巴管到乳腺间质内，引起间质性乳腺炎。急性乳腺炎很少是血行感染，而从邻近的皮肤丹毒和肋骨骨髓炎蔓延所致的乳腺炎更为少见。长期哺乳时，若母亲个人卫生较差，则会导致乳汁淤积，从而压迫血管和淋巴管，影响正常循环，有利于细菌生长繁殖，也为发病提供了条件。患者感染后，由于致病菌的抗药性使炎症持续存在时，偶可发展为哺乳期乳腺脓肿，依其扩散程度和部位可分为乳房皮下、乳晕皮下、乳房内和乳腺后脓肿等类型。

（二）病理

本病有以下不同程度的病理变化，从单纯炎症开始，到严重的乳腺蜂窝织炎，最后形成乳腺脓肿。必须注意，乳腺脓肿有时不止一个。感染可以从不同乳管或皲裂处进入乳腺，引起2个或2个以上不同部位的脓肿，或者脓肿先在一个叶内形成，之后穿破叶间的纤维隔而累及其邻接的腺叶，两个脓肿之间仅有一小孔相通，形成哑铃样脓肿。如手术时仅切开了浅在的或较大的脓肿，忽视了深部的或较小的脓肿，则手术后病情可能仍然不能好转，必须再次手术；坏死组织和脓液引流不畅，病变有变成慢性乳腺脓瘘的可能。急性乳腺炎可伴有同侧腋窝的急性淋巴结炎，后者有时也可能有化脓现象。患者并发败血症的机会则不多见。

（三）临床表现

发病前可有乳头皲裂或乳汁淤积现象，继而在乳房的某一部位有胀痛和硬结，全身感觉不适、疲乏无力、食欲差、头痛、发热，甚至高热、寒战。部分患者往往以发热就诊，查体时才发现乳房稍有胀痛及硬结，此时如未适当治疗，病变进一步加重，表现为患侧乳房肿大，有搏动性疼痛。炎症部位多在乳房外下象限,并有持续性高热、寒战。检查可见局部充血肿胀,皮温增高,触痛明显。可有界限不清之肿块,炎症常在短期内出蜂窝织炎形成脓肿。患侧淋巴结可肿大,白细胞计数增高。

脓肿可位于乳房的不同部位。脓肿位置越深,局部表现(如波动感等)越不明显。脓肿可向外破溃,亦可穿入乳管,自乳头排出脓液。有时脓肿可破入乳腺和胸大肌间的疏松组织中,形成乳腺后脓肿。

(四)诊断

发生在哺乳期的急性乳腺炎诊断比较容易,所以应做到早期诊断,使炎症在初期就得到控制。另外,应注意的是急性乳腺炎是否已形成脓肿,尤其深部脓肿往往需穿刺抽到脓液才能证实。

(五)鉴别诊断

1.炎性乳腺癌

本病是一种特殊类型的乳腺癌。多发生于年轻妇女,尤其在妊娠或哺乳期。由于癌细胞迅速浸润整个乳房,迅速在乳房皮肤淋巴网内扩散,因而引起炎样征象。然而炎性乳腺癌的皮肤病变范围一般较为广泛,往往累及整个乳房 1/3 或 1/2 以上,尤以乳房下半部为甚。其皮肤颜色为一种特殊的暗红或紫红色。皮肤肿胀,呈橘皮样。患者的乳房一般并无明显的疼痛和压痛,全身炎症反应如体温升高、白细胞计数增加及感染中毒症状也较轻微,或完全缺如。相反,在乳房内有时可触及不具压痛的肿块,特别同侧腋窝的淋巴结常有明显转移性肿大。

2.晚期乳腺癌

浅表的乳腺癌因皮下淋巴管被癌细胞阻塞可有水肿现象,癌组织坏死后将近破溃,其表面皮肤也常有红肿现象,有时可被误诊为低度感染的乳腺脓肿。然而晚期乳腺癌一般不发生在哺乳期,除了皮肤红肿和皮下硬节以外别无其他局部炎症表现,尤其是乳腺炎的全身反应。相反,晚期乳腺癌的局部表现往往非常突出,如皮肤粘连、乳头凹陷和方向改变等,都不是急性乳腺炎的表现,腋窝淋巴结转移性肿大也较急性乳腺炎的腋窝淋巴结炎性肿大更为突出。

不管是炎性乳腺癌还是晚期乳腺癌,鉴别的关键在于病理活检。为了避免治疗上的原则性错误,可切取小块组织或脓肿壁做病理活检即可明确诊断。

(六)治疗

患侧乳房应停止哺乳,并以吸乳器吸净乳汁,将乳房以乳罩托起,应当努力设法使乳管再通,可用吸乳器或细针探通,排空乳房内的积乳,并全身给予有效、足量的抗生素,这样往往可使炎症及早消退,不致发展到化脓阶段。另外,在炎症早期,注射含有 100 万 U 青霉素的等渗盐水 10~20mL 于炎症周围,每 4~6 小时重复,能促使炎症消退。已有脓肿形成者,应及时切开引流。深部脓肿波动感不明显,需用较粗大针头在压痛最明显处试行穿刺,确定其存在和部位后再行切开。乳腺脓肿切开引流的方法主要根据脓肿的位置而定。

(1)乳晕范围内的脓肿大多比较表浅,在局部麻醉下沿乳晕与皮肤的交界线做半球状切口,可不伤及乳头下的大导管。

(2)较深的乳腺脓肿,最好在浅度的全身麻醉下,于波动感和压痛最明显处,以乳头为中心做放射状切口,可不伤及其他正常组织。同时注意切口应有适当的长度,保证引流通畅。通常在脓肿切开脓液排出以后,最好再用手指探查脓腔,如脓腔内有坏死组织阻塞,应将坏死组织挖出,以利引流;如发现脓腔壁上有可疑的洞孔,应特别注意其邻接的腺叶内是否尚有其他脓肿存在,多发脓腔有纤维隔时应用示指予以挖通或扩大,使两个脓腔合二为一,可避免另做一个皮肤切口;但如脓腔间的纤维隔比较坚实者,则不宜用强力做钝性分离,只可做另一个皮肤切口,以便于对口引流。

(3)如脓肿在乳腺深面,特别是在乳房下部,则切口最好做在乳房和胸壁所形成的皱褶上,然后沿着胸大肌筋膜面向上向前探查,极易到达脓腔部位;此种切口引流既通畅,愈合后也无明显的瘢痕,但对肥大而悬垂的乳房不适用。

另外,有学者报道应用粗针穿刺抽脓的方法治疗乳腺脓肿,其方法:确定脓肿部位后,用16号针头刺入脓腔尽力吸净脓汁。脓腔分房者或几个脓腔者可改变进针方向不断抽吸。此后每天抽吸1次。70%的患者经3～5次抽吸即可治愈。3‰～5‰的患者并发乳瘘。此方法虽然简便易行,但由于此种方法引流脓液并不通畅,故建议仅在不具备手术条件的卫生所或家庭医师处临时施行,脓肿切开引流仍应为首选治疗方案。

乳腺炎是理疗的适应证之一。所用的物理因子品种繁多,有超短波、直流电离子、红外线、超声等。应用超短波和超声外加手法挤奶治疗急性乳腺炎效率较高,发病后炎性包块不大且无波动时,及时进行理疗,一般均可促使其炎症吸收,关键在于解除炎症局部的乳汁淤积问题。采用超短波、超声波或两者同时应用,目的是利用其消炎、消肿的作用,使病变消散,闭塞的乳管消肿后排乳通畅。

急性乳腺炎期间应用清热解毒的草药也有较好效果。但应说明的是,中医中药治疗急性乳腺炎的同时,应使用足量有效的抗生素。常用方剂如下:①蒲公英、野菊花各9g,水煎服;②瓜蒌牛蒡汤:熟牛蒡、生栀子、金银花、连翘各9g,全瓜蒌(打碎)、蒲公英各12g,橘皮、橘叶各4.5g,柴胡4.5g,黄芩9g,水煎服。

关于是否停止哺乳尚有不同意见,有学者认为,这样不仅影响婴儿的喂养,且提供了一个乳汁淤积的机会,所以,不宜将此作为常规措施,而只是在感染严重或脓肿引流后并发乳瘘时才予以考虑。终止乳汁分泌的方法如下:①炒麦芽60g,水煎服,分多次服,1剂/天,连服2～3天;②口服己烯雌酚,1～2毫克/次,3次/天,共2～3天;③口服溴隐亭,1.25毫克/次,2次/天,共7～14天。

(七)预防

本病的预防非常重要。妊娠期和哺乳期,尤其哺乳期要保持乳头清洁,经常用温水及肥皂洗净;但不宜用乙醇洗擦,乙醇可使乳头、乳晕皮肤变脆,反易发生皲裂。乳头内陷者更应注意,在妊娠期应经常反复挤捏、提拉矫正,使内陷之乳头隆起,但个别仍需手术矫正。哺喂时应养成良好的哺乳习惯,定时哺乳,每次应吸净乳汁;不能吸尽时,用手按摩挤出,或用吸乳器吸出。另外,不应让婴儿含着乳头睡眠。如已有乳头破损或皲裂存在,可停止哺乳,用吸乳器吸出乳汁,并在破损或皲裂部涂抗生素软膏,待伤口愈合后再哺乳。

五、慢性乳腺炎

慢性乳腺炎多因急性乳腺炎治疗不当或不充分转变而来,也可从发病一开始即为慢性乳腺炎,但不多见。慢性乳腺炎临床表现多不典型,红、肿、热、痛等炎症表现也较急性乳腺炎为轻。病期较长,有的经久不愈,甚至时好时坏或时重时轻,治疗主要是抗生素治疗。应尽可能对病原菌及其对抗生素的敏感性做出鉴定,选择敏感药物治疗,并应两种或两种以上抗生素联合应用。如炎症经久不愈应及时断奶。

目前亦有认为慢性乳腺炎大多数都属浆液性乳腺炎的观点,其发病病因及治疗详见后续相关内容。

六、乳腺结核

由于预防保健工作的开展和生活水平的提高,乳腺结核已很少见,此病是一种慢性特异性感染,结核杆菌多从肺或肠系膜淋巴结而来,由腋窝、锁骨上下淋巴结或附近结核病灶(肋骨、胸壁、胸膜)直接蔓延或经淋巴道而来的少见。

(一)病理改变

1.大体所见

初期乳内硬结表面光滑、边界不清、可推动。随着病变的进展,硬结相互融合成更大的肿块,此时切开肿块可见中心发生干酪样坏死。有的液化形成脓腔,数个脓腔相互连通,形成多发性脓肿。如果脓腔穿透皮肤便形成经久不愈的窦道,流出结核性脓液,乳腺组织发生广泛性破坏。中年后期的女性乳腺结核,多半易发展成为硬化性病变,肿物切面可见纤维组织增生,但中心坏死区不大。

2.镜下特点

乳腺组织中有典型的结核性浸润,并可见典型的结核结节。结核结节的中心为干酪样坏死区,最外层由淋巴细胞及单核细胞所包绕,中间为上皮样细胞区,在上皮样细胞区存在着少数多核巨细胞(朗格汉斯细胞),有时在结核性病变中找不到典型的结核结节,仅在炎性浸润中有较多的上皮细胞及数量不等的干酪样坏死。

(二)临床表现

乳腺结核最常见于20～40岁的妇女,多数已婚并生育。病程进展缓慢,开始为一个或数个结节,触痛不明显,与周围组织分界不清,逐渐与皮肤发生粘连。治疗不及时可出现肿块软化而成寒性脓肿,脓肿破溃而排出混有豆渣样碎屑的脓液,创面经较长时间的换药才能愈合。同侧腋下淋巴结大,少数病例特别是中年后期女性患者,以增生性乳腺结核居多,乳内病变硬化,即硬化型乳腺结核,常使乳腺严重变形,乳头内陷,有的乳腺皮肤出现橘皮样改变,易误诊为乳腺癌。

(三)诊断

早期的乳腺结核的肿块不易与乳腺癌鉴别,可行细胞学检查并做抗酸染色检查有无结核杆菌,在检查过程中注意病灶中是否有明显的干酪样坏死区,另外要注意其他部位的组织器官有无结核病灶及结核菌素试验(PDD)是否阳性等情况。

(四)鉴别诊断

此病主要应注意与乳腺癌相鉴别。其鉴别要点:①乳腺癌患者发生年龄较乳腺结核大

10～20 岁;②除乳腺肿块以外,乳腺结核患者常可见其他结核灶,最常见的是肋骨结核、胸膜结核和肺门淋巴结结核,此外,颈部及腋窝的淋巴结结核也属常见,身体其他部位的结核如肺、骨、肾亦非罕见;③乳腺结核除肿块以外,即使其表面皮肤已经粘连并形成溃疡,也很少有水肿,特别是橘皮样改变;④乳腺结核发展较慢而病程长,除局部皮肤常有粘连、坏死和溃疡以外,还常有窦道深入到肿块中心;⑤乳腺结核即使已经破溃并有多量渗液,也不像乳腺癌那样恶臭。

(五)治疗

除合理丰富的营养、适当的休息、应用抗结核药物等全身治疗外,对局限在一处的乳腺结核可将患处切除。若病变范围较大,则最好行乳房切除,肿大的淋巴结亦应切除。

七、浆细胞性乳腺炎

浆细胞性乳腺炎(PCM)又称为乳腺导管扩张症(MDE),是一种好发于非哺乳期、以导管扩张和浆细胞浸润病变为基础的慢性、非细菌性乳腺炎症。据国内外报道,其发病率约占乳腺良性疾病的 1.14％～5.36％。其病因不明,临床表现复杂多变,极易与乳腺癌相混淆,因此误诊率可高达 56.9％～73.1％。随着先进医疗器械在临床诊断中的应用和对该病广泛深入的研究,人们已有了新的认识,现就浆细胞性乳腺炎的命名与定义、病因与病理、临床表现与分期、诊断与辅助诊断及其治疗问题分别进行介绍。

(一)命名与定义

该病的命名由于不同时期认识不同而产生了各种名称。1925 年,Ewing 首先提出,该病是一种以非周期性乳房疼痛、乳头溢液、乳头凹陷、乳晕区肿块、非哺乳期乳房脓肿、乳晕部瘘管为主要表现的良性疾病,称为管周性乳腺炎;1933 年 Adair 发现,在该病的晚期阶段,扩张导管中的刺激性物质可溢出管外引起以浆细胞浸润为主的炎症反应,称为浆细胞性乳腺炎、闭塞性乳腺炎等;1951 年,Haagensen 根据其病理特点命名为乳腺导管扩张症;1959 年芦于原首次在国内报道浆细胞性乳腺炎。近年有人认为,管周性乳腺炎是该病最初的基本特征,乳管扩张症是必有的病理阶段,而浆细胞性乳腺炎是该病的后期表现。因此,我们认为浆细胞性乳腺炎可以涵盖上述命名,其定义应为一种由于乳管阻塞、扩张,导管壁炎症、纤维化,管壁周围脂肪组织内浆细胞浸润而引起的非细菌性炎症,可以导致乳房肿块,亦可出现皮肤粘连、乳头回缩、局部水肿以及腋淋巴结肿大等征象。

(二)病因与病理

浆细胞性乳腺炎的病因不明,大多数患者发病并无明显诱因,故认为是一种自身免疫性疾病。推测哺乳障碍、乳房外伤、炎症、内分泌失调及乳房退行性改变是引起乳腺导管引流不畅、阻塞、分泌物淤滞等症状的重要原因,由此可以导致管腔内中性脂肪刺激管壁纤维组织增生,进而破坏管壁进入间质引起剧烈的炎症反应;异常激素刺激可使导管上皮分泌异常、导管明显扩张,是该病发生的主要因素。吸烟是一个独立的危险因素,机制可能是尼古丁直接影响泌乳素分泌或通过影响雌激素代谢间接影响泌乳素分泌,使乳腺导管上皮细胞向鳞状细胞转换。研究显示,具有免疫抑制功能的激素对 PCM 有良好的疗效,有学者将 PCM 患者手术后病变组织接种于小鼠,建立 PCM 的动物模型,提示该病的发生与自身免疫有关,但机制尚不完全清楚。单纯的阻塞不会引起导管扩张,但导管排泄不畅可以使本病由溢液期发展到肿块期。有学者从乳头溢液、乳晕部肿块穿刺或乳晕部瘘管中均分离和培养出厌氧菌,认为该病是厌氧菌在乳管内滋生引起的化脓性炎症。Ammari 等对 35 例 PCM 患者进行回顾性研究后认为,PCM 的发病机制与吸烟和细菌感染有关。相关学者分别从 PCM 患者的脓液和乳头溢液中培养出厌氧菌,认为需氧菌和厌氧菌共同参与了脓肿的形成过程。有学者对 4 例患者组织标本进行分枝杆菌多聚酶链反应(PCR)检测,1 例分枝杆菌阳性,经鉴定为 Massiliense 分枝杆菌,疾病迁延不愈可能与肺外非结核分枝杆菌感染有关。有研究发现,PCM 患者标本切片中 L 型结核分枝杆菌的检出率达 60.7%(IK 法抗酸染色)。越来越多的证据显示 PCM 可能与分枝杆菌感染有关。综合文献我们认为,乳腺导管阻塞和激素的异常刺激是该病发生的病理基础,而早已存留于导管内的细菌滋生是继发感染、加重病情发展的重要因素。

PCM 的病变早期病理表现为导管上皮不规则增生,导管扩张,管腔扩大,管腔内有大量含脂质的分泌物聚集,导管周围组织纤维化,并有淋巴细胞浸润。后期病变可见导管壁增厚,纤维化,导管周围出现小灶性脂肪坏死,周围可见大量组织细胞、中性粒细胞、淋巴细胞和浆细胞浸润,尤以浆细胞显著,故称为浆细胞性乳腺炎。

(三)临床表现与分期

浆细胞性乳腺炎多发生于 30～40 岁的非哺乳期妇女,常以乳房肿块、乳头溢液为首次就诊症状,且多数为唯一体征。肿块多位于乳晕深部,急性期较大,亚急性期及慢性期缩小成硬结。乳头溢液多呈淡黄色浆液性或为混浊的黄色黏液,血性溢液少见。可有同侧腋窝淋巴结肿大,但质软,压痛明显;其炎症反应也可以导致乳头回缩和乳晕区皮肤橘皮样改变;也可以出现肿块软化而形成脓肿,破溃后久治不愈者形成通向乳管的瘘管或窦道。

根据病程,浆细胞性乳腺炎可分为 3 期:①急性期:约 2 周,乳房肿块伴有疼痛、肿胀、皮肤发红等急性乳腺炎的表现,但全身反应轻,无明显发热;②亚急性期:约 3 周,炎症消失,出现乳房肿块,并与皮肤粘连;③慢性期:经过反复发作后,乳房肿块可缩小成硬结状,出现 1 个或数个边界不清的硬结,初期可能只有 1cm 大小,数月或数年后可达 3～5cm 以上。此肿块多数位于乳晕范围内,质地坚实,与周围组织有一定固着性,并与乳腺局部皮肤粘连,呈橘皮样改变。也可见乳头回缩或乳头朝向发生改变,重者可使乳房变形。有的可触及腋下肿大淋巴结。以上表现临床上易和乳腺癌相混淆。少数患者乳晕处或附近皮下起小脓肿,切开或破溃后不易愈合,可形成瘘管和窦道,长达数年。

(四)诊断和辅助诊断

浆细胞性乳腺炎临床表现多样,与急性乳腺炎、乳房结核、乳腺导管内乳头状瘤,特别是乳腺癌鉴别困难,极易误诊。因此,具有以下临床特点要考虑为浆细胞性乳腺炎:30～40 岁经产、非哺乳期妇女;乳晕深部肿块、生长缓慢、反复发作。

急性期易出现局部皮肤红、肿、热、痛,腋窝淋巴结肿大、疼痛,抗生素治疗效果不佳;乳头溢液以多孔、透明或混浊黄色浆液性为主,少见血性,有时伴有乳头凹陷、畸形。有的患者乳晕区皮肤可见瘘口或窦道。

辅助检查有助于本病的诊断。

1.X 线钼靶摄片

X 线钼靶摄片显示病变大多位于乳晕及中央区,其肿块密度增高影内夹杂条索状透亮影,严重者可呈蜂窝状、囊状透亮影,边缘光滑,考虑为扩张的导管腔内含有脂肪物质所致,有时可见根部和尖部一样粗的周围假毛刺征,以及粗颗粒圆形钙化。有别于恶性肿瘤肿块周围的毛刺征和沙粒样钙化。

2.B 超检查

病灶位于乳晕后或乳晕周围,肿块内部呈不均匀低回声,无包膜,无恶性特征,导管呈囊状或是串珠样扩张。

3.多层螺旋 CT

早期炎性肿块表现为乳晕区皮肤增厚、主乳管区软组织影增宽,后期病变周围有类圆形小结节且结节间有桥样连接,为浆细胞性乳腺炎特有征象。

4.纤维乳管内镜

纤维乳管内镜检查显示为导管扩张、管腔内炎性渗液及有絮状沉淀物。

5.病理学诊断

针吸细胞学检查可见坏死物和较多的浆细胞、淋巴细胞及细胞残骸。术中快速冰冻切片病理检查是诊断该病、鉴别乳腺癌的可靠方法。

(五)治疗

浆细胞性乳腺炎很少能够愈合,缺乏特效药物可以治疗。目前,还是以外科手术为主,手术切除病灶是目前治疗该病最有效、彻底的方法。

1.抗菌药物的应用

急性炎症肿块,有时合并细菌性感染,给予广谱抗生素及甲硝唑控制炎症及局部理疗,有利于急性炎症的控制,但不能痊愈,待肿块缩小或皮肤肿胀消退后行手术治疗。有研究发现,给予浆细胞性乳腺炎患者口服地塞米松 1 次 1.5mg,1 天 3 次,甲硝唑 1 次 0.4mg,1 天 2 次,1周后停用甲硝唑,地塞米松逐渐减量,可以控制炎症,缩小肿块。

2.抗结核药物的应用

有文献报道,用抗结核药物治疗浆细胞性乳腺炎有一定的效果,相关学者基于非结核分枝杆菌可致窦道迁延不愈,对 27 例病理确诊的窦道型浆细胞性乳腺炎患者选择异烟肼(0.3g/d)、利福平(0.45g/d)和乙胺丁醇(0.75g/d)或吡嗪酰胺(0.75g/d)行三联抗分枝杆菌药物治疗,治疗 9～12 个月;27 例患者在治疗 1～3 个月后窦道闭合,16 例患者在单纯药物治疗后完全治愈,11 例患者经药物治疗,病灶缩小后行手术治疗,随访 3～24 个月无复发。

3.手术治疗

(1)切开引流术:浆细胞性乳腺炎的脓肿常为多发性小脓肿,切开引流效果不佳,将较大的脓肿切开引流,局部消肿,可为彻底手术治疗做准备。

(2)乳腺区段切除术:如果在疾病早期,乳腺内还没有形成肿块,仅出现乳晕下导管扩张、管壁增厚,临床上乳头后能触及条索状增粗的乳管,有时合并乳头溢液,只需把病变导管由乳头根部切断,连同部分乳腺组织做锥形切除。乳腺内有肿块形成,经病理检查确诊后,将肿块连同周围部分乳腺组织局部切除。当乳晕周围出现浅表的小脓肿时,切开(或自行溃破)后不易闭合或不断有新的小脓肿形成,可形成窦道或瘘管,应行窦道和病变组织全部切除。

(3)乳房单切术及皮下腺体切除术:对于患侧乳房表面有多处瘘口、溃疡面大并伴有严重感染的患者,应考虑做单纯乳房切除术。这种手术毁形严重,对年轻患者应慎重选择。对于炎症侵及整个乳房、残留正常腺体极少、乳房表面皮肤无溃疡面、无多发窦道口、无皮下脓肿的患者,可以实施保留乳头、乳晕的皮下腺体全切术或腔镜下皮下腺体切除术,为二期乳房再造术做准备。

第二节　乳腺增生症

目前临床上诊断的乳腺增生症实际上是以乳房疼痛伴或不伴有结节为主要表现的一类症状集合。其名称很多,包括纤维囊性增生、乳腺病、乳痛症、小叶增生症等。其病理学上为多种表现的乳腺结构不良。实际上,在绝大多数成年女性中曾经出现过这些临床或病理表现,即使在那些没有症状的人群,也有可能出现相应的病理表现,因而目前认为这些所谓的乳腺增生症患者中相当一部分可能是生理性的。乳腺增生症发病年龄多在 30～50 岁。其病因多认为与内分泌失调或精神因素有关。雌激素促进乳腺导管及其周围结缔组织生长,孕酮促进小叶及腺泡的发育。雌、孕激素比例失调,使乳腺实质增生过度和复旧不全。

(一)发病率

乳腺增生症是妇女乳腺疾病中的常见病。因本病有一定癌变率,因此应引起医师的注意。近些年来,随着人们的物质及文化生活水平的提高,患者逐年增多,且发病年龄有向年轻化发展趋势。有人称其为妇女的"现代病",是中年妇女最常见的乳腺疾病,30～50 岁达最高峰,青春期及绝经后则少见。欧美等西方国家,有 1/4～1/3 的妇女一生中曾患此病。从文献报告的尸检中有乳腺增生的妇女占 58%～89%。在乳腺病变的活检中,乳腺增生症占 60%。我国报道的患病率因资料的来源不同,>30 岁妇女的发生率为 30%～50%,有临床症状者占 50%。

(二)病因

本病的病因虽不完全明了,但目前从一些临床现象的解析来看,本病与内分泌的失衡有密切关系,或者说有着直接关系。

1.内分泌失衡

尽管乳腺增生症的病因尚未完全探明,但可以肯定,与卵巢内分泌激素水平失衡有关是事实,其原因如下:

(1)症状同步于乳腺组织变化,即随月经周期(卵巢功能)的变化而变化。也即随体内雌激素、孕激素水平的周期变化,发生周而复始的增生与复旧。乳腺增生症的主要组织学变化就是乳腺实质的过度增生和复原不全。这种现象必然是由于雌激素、孕激素比例失衡的结果。

(2)从发病年龄看,患者多系性激素分泌旺盛期,该病在青春前期少见,绝经后下降,与卵巢功能的兴衰相一致。

(3)乳腺病变不规律的表现是受内分泌影响。乳腺组织内的激素受体分布不均衡,而乳腺增生在同一侧乳房上的不同部位可表现为程度上的不一致,病变位置每人也不相同。激素水平的波动后乳腺组织对激素敏感性的差异决定着增生结节的状态及疼痛的程度。生理性反应和病理性结构不良的分界,取决于临床上的结节范围、严重性和体征的相对固定程度。然而两者往往很难鉴别,也往往要靠活检来鉴别。

(4)切除实验动物的卵巢,动物的乳房发育停止,而给动物注射雌激素可诱发乳腺增生,目前无可靠依据来说明乳腺增生症患者体内雌、孕激素的绝对值或相对值比正常女性为高。

性激素引起本病的生理机制主要表现在性激素对乳腺发育及病理变化均起主导作用。雌激素促进乳腺导管及管周纤维组织生长,孕激素促进乳腺小叶及腺泡组织发育。正常的乳腺组织结构,随着月经周期激素水平变化,而发生着生理性增生-复旧这种周期性的变化。也有人认为,雌激素分泌过高而孕激素相对减少时,不仅刺激乳腺实质增生,而且使末梢导管不规则出芽,上皮增生,引起小管扩张和囊肿形成。也因失去孕激素对雌激素的抑制性影响而导致间质结缔组织过度增生与胶原化及淋巴细胞浸润,并认为这种增生与复旧的紊乱,就是引起该病的基础。另外,近年来许多学者注意到催乳素、甲基嘌呤物与乳腺增生症的关系。因此,目前认为这种组织形态上的变化,并非一种激素的效应所为,而是多种内分泌激素的不平衡所引起。

2.妊娠和哺乳

(1)多数乳腺增生症患者发生在未哺乳侧,或不哺乳侧症状偏重。

(2)未婚、未育患者的乳腺增生症(尤其是乳房疼痛),在怀孕、分娩、哺乳后,病症多可缓解或自愈。

3.精神因素

此类患者往往以性格抑郁内向或偏激者为多。部分患者诉说每遇生气时乳房就疼痛且有硬块出现,心情好时症状减轻,局部肿块变软。这也说明本症与精神、情绪改变有关。

(三)病理

由于本病组织形态改变较为复杂,病理分类意见纷纭,迄今尚未统一。

正常时,乳腺组织随卵巢周期性活动而有周期性变化,经前期表现为乳腺上皮增生,小管或腺泡形成、增多或管腔扩张,有些上皮呈空泡状,小叶间质水肿、疏松。月经期表现为管泡上皮细胞萎缩脱落,小管变小乃至消失,间质致密化并伴有淋巴细胞浸润。月经结束后,乳腺组织又进入新的周期性变化。如果雌激素分泌过多或孕激素水平低下而使雌激素相对过多时,则刺激乳腺实质过度增生,表现为导管不规则出芽,上皮增生,引起小导管扩张而囊肿形成,同时间质结缔组织增生、胶原化和炎性细胞浸润等。上述病理变化常同时存在,但由于在不同个体、不同病期,这些病变的构成比例不同而有不同的病理阶段和病理改变。

乳腺增生症是有着不同组织学表现的一组病变,尽管其病理分型不同,病因都与卵巢功能失调有关,各型都存在着管泡及间质的不同程度的增生。各型之间都有不同程度的移行性病理改变,此点亦被多数医师认为是癌前病变。为了临床分类及诊断有一明确概念,按王德修分类意见,使临床与病理更为密切结合,可将本病分为2期,乳腺腺病和乳腺囊。

1.乳腺腺病

乳腺腺病是乳腺增生症的早期,本期主要改变是乳腺的腺泡和小导管明显的局灶性增生,并有不同程度的结缔组织增生,小叶结构基本失去正常形态,甚者腺泡上皮细胞散居于纤维基质中。根据病变的发展可分3期,即小叶增生、纤维腺病和硬化性腺病。有文献报道,除小叶增生未发现癌变外,后2期均可有癌变存在,该现象有重要临床意义。

(1)小叶增生:小叶增生(或乳腺组织增生)是乳腺腺病的早期。该期与内分泌有密切关系,是增生症的早期表现。小叶增生,小叶内腺管数目增多,因而体积增大但小叶间质变化不明显。镜下所见:主要表现为小叶数目增多(每低倍视野包括5个以上小叶),小叶变大,腺泡数目增多(每小叶含腺泡30个以上),小导管可见扩张,小叶境界仍保持,小叶形状不规则、互相靠近,小叶内纤维组织细胞活跃,由纤维母细胞构成,小叶内或周围可见少数淋巴细胞浸润,使乳房变硬或呈结节状。该期临床特点是患者乳房周期性疼痛,病变部触之有弥漫性颗粒状感,但无明显硬结。此症状是由于在月经周期中,乳房结缔组织水肿,周期性乳腺小叶的发育与轻度增生所引起,是乳腺组织在月经期受雌激素的影响而出现的增生与复旧的一个生理过程,纯属功能性,也可称生理性,可恢复正常。因此,临床上肿块不明显,仅表现为周期性乳房疼痛。甚者,随月经周期的出没,乳房内的结节出现或消失。本期无发生恶变者,但有少数发展为纤维腺病。

(2)纤维腺病(乳腺腺病的中期变化):纤维腺病是乳腺腺病的中期。本期小叶内腺管和间质纤维组织皆增生,并有不同程度的淋巴细胞浸润,当腺管和纤维组织进一步灶性增生时,可有形成纤维瘤的倾向。早期小管上皮增生,层次增多呈2～3层细胞甚至呈实性增生,同时伴随不同程度的纤维化小管继续增多而使小叶增大,结构形态不整,以致小叶结构紊乱。在管泡增生过程中,由于纤维组织增生,小管彼此分开,不向小叶内管泡的正常形态分化。形成似囊样圆腔盲端者称为"盲管腺病"。此期的后期表现是以小叶内结缔组织增生为主,小管受压变形分散。管泡萎缩,甚至消失,称为"硬化性腺病"。在纤维组织增生的同时,伴有管泡上皮增生活跃,形成旺炽性硬化性腺病。另有一种硬化性腺病是由增生的管泡和纤维化共同组成界线稍分明的实性肿块,称"乳腺腺瘤",发病率低,约占所有乳腺病变的2%。因此,临床上常见此型腺病同时伴发纤维腺瘤。

(3)硬化性腺病(又称纤维化期):是乳腺腺病的晚期变化,由于纤维组织增生超过腺管增生,使腺管上皮受挤压而扭曲变形,管泡萎缩消失,小叶轮廓逐渐缩小,乃至结构消失,而仅残留萎缩的导管,上皮细胞体积变小,深染严重者细胞彼此分离,极似硬癌,尤其冷冻切片时,不易与癌区分。

纤维腺病与纤维腺瘤病理上的区别:后者有包膜,小叶结构消失,呈瘤样增生。与硬癌的区别:硬癌表现为小叶结构消失,癌细胞体积较大,形态不规则,间变核分裂易见,两者较易区别。有学者从176例乳腺结构不良中发现,乳腺腺病的中期(纤维腺病)及晚期(硬化性腺病),均有不同程度癌变(其癌变率为17%)。该两期应视为癌前病变,临床上已引起足够重视。

2.乳腺囊肿

与前述的乳腺组织增生在性质上有所不同,前者是生理性改变,后者是病理性,而且是一种癌前状态。根据Stout的1000例材料总结,本病的基本病变和诊断标准是导管或腺泡上皮增生、扩张成大小不等的囊或有上皮化生。本期可见肿瘤切面为边界不清或不整的硬结区。硬结区质硬韧,稍固定,切面呈灰白色伴不规则条索状区。本期的突出特点是囊肿形成。囊肿小者直径在2mm以下,大者1～4cm不等,有光滑而薄的囊壁,囊内充满透明液体或暗蓝色、棕色的黏稠液体。上皮增生发生于扩张的小囊内,也可发生于一般的导管内,为实体性增生(乳头状增生),导管或扩张的小囊上皮细胞可化生。显微镜下,囊性上皮增生的病理表现如下:

(1)囊肿的形成:主要是由末梢导管高度扩张而成。仅是小导管囊性扩张,而囊壁内衬上皮无增生者,称为"单纯性囊肿"。巨大囊肿因其囊内压力升高而使内衬上皮变扁,甚至全部萎缩消失,以致囊壁仅由拉长的肌上皮和胶原纤维构成。若囊肿内衬上皮显示乳头状增生,称为"乳头状囊肿"。增生的乳头可无间质,有时乳头上皮可呈大汗腺化生,末端小腺管和腺泡形成囊状的原因有以下两种说法:①因管腔发炎,致管周围结缔组织增生,管腔上皮脱落阻塞乳管所致;②乳管及腺泡本身在孕激素作用下上皮增生而未复原所致。但多数人认为囊性病变可能是乳管和腺泡上皮细胞增生的结果。

(2)导管扩张:小导管上皮异常增生,囊壁上皮细胞通常增生成多层,也可从管壁多处作乳头状突向腔内,形成乳头状瘤病,也可从管壁一处呈蕈状增生。

(3)上皮瘤样增生:扩张导管或囊肿上皮可有不同程度的增生,但其上皮细胞均无间变现象,同时伴有肌上皮增生。上皮增生有以下表现:

①轻度增生者上皮细胞层次增多,较大导管和囊肿内衬上皮都有乳头状增生时,称"乳头状瘤"。

②若囊腔内充满多分支的乳头状瘤,称为"腺瘤样乳头状瘤"。

③复杂多分支乳头的顶部相互吻合后,形成大小不一的网状间隙,称为"网状增生"或"桥接状增生"。

④若上皮细胞进一步增生,拥挤于囊腔内致无囊腔可见时,称为"腺瘤样增生"。

⑤增生上皮围成孔状时,称为"筛状增生"。

⑥上皮细胞再进一步增生而成实体状时,称为"实性增生"。

上皮瘤样增生的病理生理变化:雌激素异常刺激→乳腺末梢导管和腺泡增生成囊肿→囊内液体流通不畅→淤滞于囊肿内→囊液中的刺激物引起上皮的脱落性增生→促使增生的上皮发生瘤化→进一步演变为乳腺导管内原位癌→癌由管内浸及管周围组织→浸润性癌。

乳头状瘤可分为:a.带蒂型(细胞多为柱状,排列整齐),多系良性,但也有可能恶变;b.无蒂型(细胞分化较差,排列不整齐),多有恶变倾向。

有人认为小囊肿易恶变,而大囊肿却不易。可能是因为大囊肿内压力较高,上皮细胞常挤压而萎缩,再生力较差。但事实上,在大囊肿周围常伴有小囊肿。故除临床上不能触及的小囊肿以外,一切能触及的乳腺囊性增生病,都有恶变可能,对可疑的病变应行活检。

(4)大汗腺化生:大汗腺细胞样的化生,也是囊性病的一种特征。一般末端导管的上皮细胞是低立方状,一旦化生为汗腺样细胞,其上皮呈高柱状,胞体大,小而规则的圆形核位于基底部,细胞质丰富,嗜酸性,伴有小球形隆出物的游离缘,称为"粉红细胞"。这些细胞有强烈的氧化酶活性和大量的线粒体,是由正常乳腺上皮衍生的,而且具有分泌、增生能力,不同于大汗腺细胞。大汗腺化生的原因不明,生化的意义也不了解。乳腺囊性增生病中的乳头状增生与管内乳头状瘤的增生不同之处是,前者发生于中小导管内,而后者则是发生在大导管内,且多为单发性。

乳腺增生症分为单纯性增生和非典型增生两类。

1.单纯性增生

单纯性增生病变又分为4组病变,即囊肿病、腺病、一般性增生及高度增生。

(1)囊肿病:囊肿病不包括乳头下大中型导管扩张及积乳囊肿,仅指肉眼囊肿,囊肿肉眼可见,直径＞0.3cm。显微囊肿,指在小叶内发生的腺泡导管化并扩张形成的微小囊肿,囊壁被覆低立方上皮,囊内充以淡粉色蛋白液体。有的形成大汗腺囊肿或乳头囊肿。还有的囊内充以大量泡沫细胞或脂性物质为脂性囊肿。

(2)腺病:

①旺炽型腺病:小叶在高度增生的基础上,相互融合,界限不清,形态不一。肌上皮细胞增生明显。

②硬化性腺病:在旺炽型腺病的基础上,纤维组织增生,腺体变硬。

③纤维硬化病:在硬化性腺病的基础上进一步发展,腺体萎缩变小,甚或大部分消失。

④结节性腺病:在增生扩大的小叶基础上,腺上皮及肌上皮细胞明显增生,纤维间质明显减少,形成一团细胞密集结节。主要成分为肌上皮细胞,腺体可完整或残缺不全。

⑤腺管型腺病(又称盲管型腺病):小叶腺泡导管化、扩大、增生,形成一团小导管。被覆的立方上皮、肌上皮细胞明显增生。

(3)一般性增生:

①小导管扩张或轻度增生:患者多为老年人,乳腺萎缩,仅表现为小导管轻度增生及扩张,细胞层次增多。

②小叶增生症:小叶变大,每1小叶腺泡数目可＞30个;小叶数目增多,有时数目不多,但腺上皮细胞增生活跃,细胞变大,数目增多,核深染。此类病变最为多见。

③大汗腺化生:多是数个小导管或腺泡大汗腺样化生。细胞大,细胞质呈红色颗粒状。细胞质游离面可见顶浆分泌小突起。

④肌上皮增生症:大部分腺泡或导管肌上皮细胞增生明显。增生的肌上皮细胞体积大。细胞质透明,核小、染色深。

⑤泌乳腺结节:腺体呈哺乳期或妊娠期形态。腺体增生扩大,间质极少,腺体呈背靠背状。上皮细胞呈立方状,细胞质含较多脂性分泌物呈泡沫状或透明。

⑥纤维腺瘤变:在小叶增生或腺病的基础上,局部小叶增生、伸长、分支及出现分节现象。似管内纤维腺瘤的表现。

(4)高度增生:

①搭桥现象:小导管或腺泡导管化生,上皮增生,部分上皮层次增多向管腔内乳头状伸出,互相连接形成搭桥状,致使导管腔隙变小变窄,但不形成真正的实体及筛孔。

②导管内乳头状瘤病:多数小叶内导管上皮增生蜷曲、弯折,间质伸入,形成典型的导管内乳头状瘤(但上皮层次不增多)。

2.非典型增生

分轻(Ⅰ级)、中(Ⅱ级)、重(Ⅲ级)3级。表现为4种形式、4种病变,出现2种特殊细胞。

(1)4种形式:实性、筛状、乳头状、腺管样。

(2)4种病变:

①导管扩张变大。

②细胞增大可有一定的异型性。

③细胞极性紊乱但仍可辨认出排列秩序。

④肌上皮细胞显示减少但总会有残留。

(3)2种特殊细胞:

①淡细胞:体积大,细胞质呈粉红色,核圆,核膜清楚,染色质细,染色淡,可见核仁。

②暗细胞:体积小,细胞质较窄,核小圆形,染色质粗,染色深,核仁不明显。

关于非典型增生的处理原则:非典型增生Ⅰ级实为单纯性向非典型增生的过渡形式,无明显临床意义,良性增生症中发生率亦达16%,因此切除活检后,无须临床再做特殊处理。Ⅱ级为临界性病变,需密切随访,可3~6个月检查1次,必要时行X线摄片、超声波断层及针吸细胞学等进一步检查。Ⅲ级与原位癌有移行,不可避免会包括一部分原位癌,尽管有人主张以往所谓的原位癌不是癌,是一种良性小叶新生的增生病变,但我们认为仍以乳腺单纯切除较为稳妥。以癌前病变的观点,慎重地对待非典型增生患者,尤其高危人群更应慎重。

一、乳痛症

乳痛症是乳腺结构不良症的早期阶段,是一种因内分泌失衡引起的乳腺组织增生与复旧不良的生理性改变。临床表现以乳房疼痛为主,病理改变主要是末端乳管和腺泡上皮的增生与脱落,目前未发现有癌变的报道。

(一)发病率

本病为妇女常见病,发病年龄多为30~50岁,青少年及绝经后妇女少见,男性极少见。近期文献报道有乳腺增生的妇女为58%~89%。城市患病率高于农村。

(二)临床表现

本病系乳腺结构不良症的早期阶段,主要是乳腺组织增生、间质中度增生,如小叶发育不规则、腺泡或末端乳管上皮轻度增生。

1.好发年龄

多见于30~40岁中年妇女,少数在20~30岁,并伴有乳房发育不全现象。青春期前和闭经期少见。发病缓慢,多在发病1~2年后开始就医。

2.本病与月经和生育的关系

此病患者月经多不规则,经潮期短,月经量少或经间期短等。多发生于未婚或未育及生育而从未哺乳者。

3.周期性乳房疼痛

周期性乳房疼痛是本病的特点。

(1)时间:乳房疼痛为本病的主要症状,乳房疼痛多在月经来潮前1周左右出现且渐加重,月经来潮后渐缓解至消失。

(2)性质:多为间歇性、弥漫性钝痛或针刺样痛,亦有表现为窜痛或隐痛,甚者有刀割样痛,多数为胀痛或钝痛。有些表现为自觉痛,亦有表现为触痛或走路衣服摩擦时疼痛。乳房也可以有压痛或上肢过劳后疼痛加重现象。

(3)部位:疼痛位于一侧乳房的上部外侧或乳尾部位,甚至全乳痛。单侧或双侧,有时也可仅有乳房的部分疼痛,也可伴患侧胸部疼痛,且疼痛常放射到同侧上肢、颈部、背部及腋窝处。疼痛发生前乳房无肿块及结节。

(4)原因:在月经周期中,乳腺小叶受性激素影响,在月经前乳腺小叶发育和轻度增生,乳腺结缔组织水肿,腺泡上皮脱落导致乳腺管扩张而引起疼痛,纯属生理性,可以恢复正常。此种现象在哺乳期、妊娠期或绝经后减轻或消失。

4.乳房疼痛与情绪改变的关系

本病的症状及乳房肿块多随月经周期、精神情绪改变而改变,如随愁怒、忧思、工作过度疲劳,甚至随刮风、下雨、天阴、暑湿等气候改变而加重,处于经期或心情舒畅以及风和日暖气候则症状减轻或消失。以上为本病的特点。

5.乳房检查

(1)乳头溢液:有些患者偶尔可见乳头溢出浆液性或牙膏样分泌物。

(2)乳房检查:乳房外形无特殊变化,在不同部位可触及的乳腺组织增厚,呈颗粒状,多个不平滑的结节,质韧软,周界不清,触不到具体肿块。增厚组织呈条索状、三角形或片状非实性。月经来潮前7天以内胀硬较明显,月经后渐软而触摸不清。有时月经来前出现疼痛时,多伴有乳房肿胀而较前坚挺,触诊乳房皮温可略高。乳房触痛明显,乳腺内密布颗粒状结节,以触痛明显区(多为外上象限)最为典型,但无明显的肿块可触及,故有人称其为"肿胀颗粒状乳腺""小颗粒状乳腺"。月经来潮后,症状逐渐消失,待月经结束后,多数患者症状完全消失,乳房触诊为原样。

(三)诊断

1.症状和体征

周期变化的疼痛、触痛及结节性肿块。

2.物理检查

(1)B超检查:乳痛症多无明显改变。

(2)X线检查:乳痛症乳腺钼靶X线检查常无明显改变,在腺病期、囊性增生症期,增生的乳腺组织呈现边缘分界不清的棉絮状或毛玻璃状改变的密度增高影。伴有囊肿时,可见不规则增强阴影中有圆形透亮阴影。乳腺钼靶X线检查的诊断正确率达80%~90%。

(3)红外线透照检查:由于乳腺组织对红外线的吸收程度不同,透照时可见黄、橙、红、棕和黑等各种颜色。乳腺腺病一般情况下透光无异常,增生严重者可出现透光度减低,但血管正常,无局限性暗影。

(4)液晶热图检查:该检查操作简便、直观、无创伤性,诊断符合率可达到80%~95%,尤其适用于进行乳腺疾病的普查工作。

(5)乳腺导管造影:主要适用于乳头溢液患者的病因诊断。

(6)细胞学检查:细针穿刺细胞学检查对病变性质的鉴别诊断有较大的价值,诊断符合率可达80%~90%。对有乳头溢液的病例,行乳头溢液涂片细胞学检查有助于确定溢液的性质。

（7）切取或切除活体组织检查:对于经上述检查仍诊断不清的病例,可做病变切取或切除行组织学检查。乳痛症大体标本:质韧,体积较小,切面常呈棕色,肿块无包膜亦无浸润性生长及坏死出血。

有下列情况者应行病变切取或切除活体组织检查,以确定疾病性质:①35 岁以上,属乳腺癌高危人群者;②乳腺内已形成边界清晰的片块肿物者;③细胞学检查(穿刺物、乳头溢液等)见不典型增生的细胞。

此外,CT、MRI 等检查方法可用于乳痛症的检查,有些因为可靠性未肯定,尤其 CT 价值不大,以 B 超及红外线透照作为乳痛症的首选检查方法为妥。除少数怀疑有恶性倾向的病例外,35 岁以下的病例钼靶摄影一般不作常规应用。对临床诊断为乳痛症的患者,应嘱患者 2～3 个月复查 1 次,最好教会患者自我检查乳房的方法。

（四）治疗

1.内科治疗

迄今为止,对本病仍没有一种特别有效的治疗方法。根据性激素紊乱的病因学理论,国外一直采用抑制雌激素类药物的治疗方案。目前对本病的治疗方法都只是缓解或改善症状,很难使乳腺增生后的组织学改变得到复原。

（1）性激素类药物:以往对乳痛症多采用内分泌药物治疗,尽管激素治疗开始阶段多会有较好的效果,但由于乳痛症患者多有内分泌激素水平失衡因素,激素应用时间及剂量很难恰如其分适合本病需要,往往有矫枉过正之弊。应用不当,势必会更加重这种业已失衡的状态,效果必然不甚满意。同时乳腺癌的发生与雌性激素有肯定关系,甚至增加乳腺癌发生机会。因此,目前应用性激素类药物治疗本病已很少作为常规用药。此类药物应用主要机制是利用雄激素或孕激素对抗增高了的雌激素,以调节体内的激素维持平衡减轻疼痛,软化结节。该类药物早在 1939 年 Spence 就试用雄性激素(睾酮),Atkins 也报道了本药作用。因恐导致乳腺癌的发生,临床应用应谨慎。

①黄体酮:一般在月经前 2 周使用,每周注射 2 次,每次 5mg,总量 20～40mg。疗程不少于 6 个月。然而目前有报道,认为此药对本病治疗无效且不能过量治疗,否则会引起乳房发育不良,甚至引起乳腺上皮恶变。

②雌激素:在月经期间,每周口服 2 次小剂量己烯雌酚(1mg),共服 3 周。在第 2 次月经期间,依据病情好转程度适当减量,改为每周给药 1 次或 0.2mg/d,连用 5 天。如此治疗 6～8 个月。亦可用 0.5% 己烯雌酚油膏局部涂抹,每晚抹乳腺皮肤,连用半年。

雌激素应用的不良反应可见恶心、呕吐、胃痛、头痛、眩晕等,停药后消失。

③甲睾酮(甲基睾丸素):甲睾酮 5mg 或 10mg,1 次/天,肌内注射,月经来潮前 14 天开始用,月经来潮停用。每次月经期间用药总量不超 100mg。

④丙酸睾酮:丙酸睾酮 25mg,月经来前 1 周肌内注射,1 次/天。连用 3～4 天。睾丸素药膏局部涂抹亦有一定作用。

以上两种雄激素的不良反应,有女性男性化、多毛、阴蒂肥大、音变、痤疮、肝脏损害、黄疸、头晕和恶心。

⑤达那唑:是 17α-乙炔睾酮衍生来的合成激素,其作用机制是抑制促性腺激素,从而减少

雌激素对乳腺组织的刺激。Greenbiall 等人在治疗子宫内膜异位症时,发现该药治疗的病例所伴有的良性乳腺疾病同时得到缓解。达那唑不能改变绝经前妇女的促性腺激素水平,其机制可能是抑制卵巢合成激素所需要的酶,从而调整激素水平,此药治疗效果显著。症状消失及结节消失较为明显,有效率达到 90%～98%,但不良反应大,尤其月经紊乱发生率高,因此仅对用其他药物治疗无效、症状严重、结节多者,才选用此药。用药剂量越大,不良反应出现的也越多,且有停药复发问题。用法为达那唑 100～200mg,1 次/天,月经来后第 2 天开始服用,3～6 个月为一个疗程。

⑥他莫昔芬:本品主要是与雌激素竞争结合靶细胞,直接封闭雌激素受体,阻断雌激素效应,是一种雌激素拮抗药;停药后有反跳作用。不良反应主要为月经推迟或停经以及白带增多等。用法为 10mg,2 次/天,持续 2～3 个月。但也有报道称长年服用有引起子宫内膜癌的危险。

(2)维生素类药物:维生素 A、B 族维生素、维生素 C、维生素 E 等能改善肝功能、调节性激素的代谢,同时还能改善自主神经的功能,可作为乳痛症的辅助用药。有学者首先用维生素 E 治疗本病,随后的研究发现其有效率为 75%～85%。机制系血中维生素 E 值上升,可使血清黄体酮/雌二醇比值上升;另一方面可使脂质代谢改善,总胆固醇与高密度脂蛋白胆固醇的比值下降,α-脂蛋白游离胆固醇上升。维生素 E 可使乳房在月经前疼痛减轻或缓解,部分病例可使乳房结节缩小、消散,又可调节卵巢功能,防治流产和不孕症。维生素 E 是一种氧化剂,可抑制细胞的间变,还可以降低低密度脂蛋白(LDL),增加孕激素,故鼓励患者用维生素 E 以弥补孕激素治疗的不足。其优点是无不良反应、服药方便、价格低廉、易于推广使用,但疼痛复发率高。维生素 B_6 与维生素 A 对调节性激素的平衡有一定的意义,维生素 A 可促进无活性的雄烯酮及孕酮转变为活性的雄烯酮及孕酮,后两者均有拮抗雌激素作用。具体用法为:维生素 B_6 20mg,3 次/天。维生素 E 100mg,3 次/天,维生素 A_1 500 万 U,3 次/天,每次月经结束后连用 2 周。

(3)5%碘化钾溶液:小量碘剂可刺激腺垂体产生促黄体素(LH),促进卵巢滤泡黄体化,从而使雌激素水平降低,恢复卵巢的正常功能,并有软坚散结和缓解疼痛的作用,有效率65%～70%。碘制剂的治疗效果往往也是暂时的,有停药后反跳现象。由于可影响甲状腺功能,因此应慎重应用。常用的是复方碘溶液(卢戈液,每 100mL 含碘 50g、碘化钾 100g),0.1～0.5 毫升/次(3～5 滴),口服,3 次/天,可将药滴在固体型食物上,以防止药物对口腔黏膜的刺激;5%碘化钾溶液 10mL,口服,3 次/天;碘化钾片 0.5g,3 次/天,口服。

(4)甲状腺素片:由于近年来认为本病可能与甲状腺功能失调有关,因此有人试用甲状腺素片治疗乳痛症并获得了一定的效果。用甲状腺浸出物或左甲状腺素治疗,0.1mg/d,2 个月为一个疗程。

(5)溴隐亭:本品属于多巴胺受体的长效激活剂,它通过作用在垂体乳细胞上的多巴胺受体,使垂体乳细胞释放多巴胺来直接抑制催乳素的合成和释放。同时也减少了催乳素对促卵泡激素的拮抗,促进排卵及月经的恢复,调整激素的平衡,使临床症状得以好转,有效率达75%～98%。本品的不良反应是头晕、困倦、胃肠道刺激(恶心甚至腹痛、腹泻)、面部瘙痒、幻觉、运动障碍等。具体用法为:溴隐亭 5mg/d,3 个月为一个疗程。连续应用不宜超过 6 个月。

（6）其他

①夜樱草油：本品是一种前列腺受体拮抗药，用药后可致某些前列腺素（PG）增加并降低催乳素活性，3g/d。效果不肯定，临床不常应用。

②催乳素类药物：正处于临床试验阶段，其效果尚难肯定。

③利尿药：有学者认为乳房疼痛与乳房的充血、水肿有关，用利尿药可以缓解症状。常用螺内酯（安体舒通）和氢氯噻嗪，短期应用。

2.手术治疗

（1）适应证：乳痛症本身无手术治疗的指征，手术治疗的主要目的是避免误诊、漏诊乳腺癌。因此，手术治疗必须具备下列适应证：

①有肿块存在。重度增生伴有局限性单个或多个纤维瘤样增生结节，有明显片块状肿块，乳头溢液，其他检查不能排除乳腺癌的病例。

②药物治疗观察的病例，在弥漫性结节状乳腺或片块状乳腺腺体增厚区的某一局部，出现与周围结节质地不一致的肿块者，长期用药无效且症状加重者。

③年龄在40～60岁，且具有乳腺癌高危因素者。

④长期药物治疗无效，思想负担过于沉重，有严重的精神压力（恐惧癌症），影响生活和工作的患者。

（2）手术目的和治疗原则

①手术的主要目的是明确诊断，避免乳腺癌的漏诊及误诊。因此，全乳房切除是不可取的也是禁忌的，如果围绝经期患者必须如此，须谨慎应用（仅行保留乳房外形的腺体切除），绝不宜草率进行。

②局限性病变范围较小，肿块直径不超过2.5cm，行包括一部分正常组织在内的肿块切除。

③全乳弥漫性病变者，以切取增生的典型部位做病理学检查为宜。

④年龄在50岁以上，病理证实为乳腺导管及腺泡的高度非典型增生患者可行单纯乳房切除（仅行腺体切除，保留乳房外形）。

总之，没有绝对适应证而轻易扩大乳腺切除范围是十分错误的。用防止癌变的借口切除女性（尤其是青、中年女性）的乳房也是绝对不允许的。

3.其他治疗

（1）饮食治疗：某些学者认为，此病的发生也与脂肪代谢紊乱有关，因此应适当减少饮食中脂肪的摄入量，增加糖类的摄入。

（2）心理治疗：乳痛症的发生和症状的轻重常与情绪变化有关，多数患者在心情不顺及劳累过度时，很快出现症状或使症状加重。因此，给予患者必要的心理护理，对疾病的恢复是有益的。如果能够帮助患者消除心理障碍，保持良好的心理状态，可完全替代药物治疗。消除恐惧和紧张情绪是心理治疗的关键。必要时可给予地西泮（安定）等镇静药以及维生素类药。

二、乳腺囊性增生病

乳腺囊性增生病是以乳腺小叶、小导管及末梢导管高度扩张而形成的以囊肿为主要特征的疾病,同时伴有一些其他结构不良病变。它与乳腺单纯性增生症的区别在于该病增生、不典型增生共存,存在恶变的危险,应视为癌前病变。囊性增生病完全为病理性,组织学改变不可逆。

(一)发病情况

乳腺囊性增生病的发病年龄一般开始于30～34岁,40～49岁为发病高峰年龄段,多见于中年妇女,青年女性少见,绝经后发病率也迅速下降。成年妇女其发病率约为5%。

(二)病因

本病的发生与卵巢内分泌的刺激有关。Goorma-ghtigi 和 Amerlinck 在 1930 年已证明切除卵巢的家鼠注射雌激素后能产生乳腺囊性增生病。在人体内,雌激素不仅能刺激乳腺上皮增生,也能引起腺管扩张,形成囊肿。

(三)病理

1.肉眼所见

乳腺内可见大小不等的囊肿,成孤立或数个小囊,囊内含有淡黄色或棕褐色液体。未切开前,囊肿顶部呈蓝色,故又称蓝顶囊肿。通常囊肿比较薄,内面光滑;有的囊肿比较厚,失去光泽,可有颗粒状物或乳头状物向囊腔内突出。

2.镜下所见

可见囊肿、乳管上皮增生、乳头状瘤病、腺管型腺病和大汗腺化生5种病变。

(1)囊肿:主要由末梢导管高度扩张而成,若仅有囊性扩大而上皮无增生者称为单纯性囊肿,囊肿大时因囊内压力大而使上皮变扁平。囊肿壁由纤维肉芽组织构成,小囊肿上皮为立方状或柱状,增生不明显;若囊肿上皮呈乳头状生长时称为乳头状囊肿。

(2)乳管上皮增生:扩张的导管及囊肿内衬上皮可有不同程度的扩张,轻者仅细胞层次增加或上皮增生呈乳头状突起。当若干扩张的导管和囊肿内均有乳头状增生时则称为乳头状瘤病;当复杂分枝状乳头顶部互相吻合成大小不等的网状结构时,称为网状增生;网状增生进一步增生拥挤于管腔内而看不见囊肿时成为腺瘤样增生;当增生的上皮呈片状,其中散在多数小圆孔时,称为筛状增生。增生上皮还可以呈实性。

(3)乳头状瘤病:末梢导管上皮异常增生可形成导管扩张,增生的上皮可呈复层,也可以从管壁多处呈乳头状突向腔内,形成乳头状瘤病。

(4)腺管型腺病:以乳腺小叶小管、末梢导管及结缔组织均有不同的增生为特点。

(5)大汗腺化生:囊肿内衬上皮呈高柱状、胞体大、核小而圆,位于细胞基底部,细胞质呈强酸性、颗粒样,游离缘可见小球形隆起物,这种上皮的出现常为良性病变的标志。

3.病理诊断标准

乳腺囊性增生病具以上5种病变,它们并不同时存在;乳头状瘤、腺管型腺病和囊肿是乳腺囊性增生病的主要病变,各种病变的出现率与取材多少有关,如切片中找到5种病变中的3种即可诊断本病。

(四)临床特点

1.多种多样的乳房肿块

患者常常以乳房肿块为主诉而就诊。肿块可发生于单侧或双侧,可见3种情况:

(1)单一结节:肿块呈球形,边界可能清楚,也可能不清楚;可自由推动,具有囊性感。如果肿块内容过多,张力大,可能会误诊为实性。

（2）多个结节：多个囊性结节累及双乳,此种多数囊肿活动往往受限。

（3）区段性结节：乳腺部分或全乳呈不规则的颗粒状或结节状,边界不清;结节按乳腺腺管系统分布,近似一个乳头为顶角的三角形或不规则团块。

2.周期性的疼痛规律

疼痛与月经有一定关系,经前加重,且囊增大;经后减轻,囊亦缩小。

3.偶见乳头溢液

乳头溢液为单侧或双侧,多为浆液性或浆液血性,纯血者较少。如果溢液为浆液血性或纯血性时,往往标志着乳管内乳头状瘤。

（五）辅助检查

1.乳腺钼靶 X 线摄片

X 线表现为大小不等的圆形、椭圆形或分叶状阴影,边缘光滑、锐利、密度均匀;X 线所见肿块大小与临床触诊相仿。根据其影像学表现,钼靶 X 线摄片分成弥漫型、肿块型、钙化型和导管表现型 4 型。

2.B 型超声

B 型超声显示,乳腺边缘光滑、完整,内皮质地稍紊乱,回声分布不均匀,呈粗大光点、光斑以及无回声的囊肿。

3.近红外线检查

在浅灰色背景下可见近圆形深灰色、灰度均匀的阴影,周围无特殊血管变化;因囊肿所含液体不同,影像表现也不一样。含清液的囊肿为孤立的中心透光区,形态较规则;含浊液呈均匀深灰色阴影,边界清楚。

4.MRI

典型的 MRI 表现为乳腺导管扩张,形态不规则,边界不清楚,扩张导管的信号强度在 T_1 加权像上低于正常腺体组织;病变局限于某一区,也可弥漫分布于整个区域或在整个乳腺。本病的 MRI 图像特点通常为对称性改变。

5.针吸细胞学检查

多方位、多点细针穿刺细胞学检查对该病诊断有较大价值,吸出物涂片检查镜下无特殊发现。

（六）诊断

由于本病的临床特点容易与乳腺癌及其他乳腺良性疾病混淆,因此,该病的最后诊断需依靠病理诊断结果。

（七）治疗

乳腺囊性增生病是一种以组织增生和囊肿形成为主的一种非炎、非瘤病变,它的恶变率达 $3\%\sim4\%$。有人认为该病可以发生癌变,属于癌前期病变,所以临床处置应谨慎。乳腺增生病治疗分手术治疗和内分泌治疗,其中以手术治疗为主。

1.外科手术治疗

（1）手术目的：明确诊断,避免癌的漏诊和延误诊断。

(2)手术原则:针吸细胞学检查为首选检查方法之一。对检查结果阴性、不能排除恶性者,须做手术检查。有条件者,应在做好根治术准备的情况下行快速冰冻病理检查,如果为恶性,则行根治术;如果不具备冰冻条件,也可先取病理,如果病变为恶性,应在术后 2 周内行根治术,这样对预后影响不大。

(3)手术方案的选择:肿块类或属于癌高发家族成员,肿块直径在 3cm 以内,可行包括部分正常组织在内的肿块切除。根据病理结果,如有上皮细胞高度增生、间变,且年龄在 40 岁以上者,行乳房大区段切除。有高度上皮增生,且家族中有同类病史,尤其是一级亲属有乳腺癌,年龄在 45 岁以上者,应行单纯乳房切除术。35 岁以下患者体内的不同类型的中等硬度的孤立肿块,长期治疗时好时坏,应行肿块多点穿刺细胞学检查,如果阳性则行根治术;即使阴性也不可长期药物治疗,应行肿块切除送病理,根据病理结果追加手术范围。当然,也不可盲目行乳房单纯切除术。

2.内分泌治疗

对随月经周期而出现的乳房一侧或双侧疼痛性肿块类,若长期药物治疗无效,可在肿块明显部位做切除组织病理检查,如无不典型增生者,行药物治疗观察。因乳腺囊性增生的发病机制与乳腺癌的发生有其同源性,故应用抗雌激素药物进行治疗。研究显示,他莫西芬对乳腺囊性增生病治疗的有效率为 80%～96%。但是由于他莫昔芬对子宫内膜的影响,很多医生和患者存有顾虑。因此,鉴于托瑞米芬的安全性高于他莫昔芬,而抗雌激素的机制与其相同,因此可以用托瑞米芬治疗乳腺囊性增生病 1 年左右,效果颇佳。

3.其他药物治疗

同乳腺单纯性增生。

三、乳腺囊性增生病的癌变问题

乳腺囊性增生病和乳腺癌的关系一直为人们所关注。有人认为该病可发生癌变,属于癌前期病变,公认的事实是,其乳腺囊性增生病患者患乳腺癌的机会为一般妇女的 3～5 倍,而且病理证实,有 20%～61% 的乳腺癌并发乳腺囊性增生病。

(一)乳腺囊性增生病癌变的基础研究

1.乳腺囊性增生癌变的病理诊断标准

在乳腺囊性增生病的基础上,腺管和腺泡上皮可增生成复层,细胞形态有明显的异型性,核分裂常见,其细胞排列极向紊乱,形成灶性原位癌或伴有少量浸润癌。

2.乳腺囊性增生症细胞超微结构变化

某学者等根据 Page 的分级标准并略加修改,将乳腺导管和囊泡上皮细胞增生程度分为3 级,其中 Ⅰ 级为一般性增生,Ⅱ、Ⅲ 级为不典型增生。

(1)Ⅰ 级增生表现:细胞超微结构与正常乳腺上皮细胞相似,无明显发育不良及异常结构。

(2)Ⅱ 级增生表现:微绒毛紊乱,缝隙连接及镶嵌连接减少,桥粒减少,发育不良;部分增生细胞间出现原始腺腔样结构。线粒体、高尔基体、内质网及游离核糖体等比正常细胞增多,细胞核增大且形态及大小不规则,异染色质增多,部分细胞核仁突出,核/质比例增大。

(3)Ⅲ级增生表现:核形态不规则,异染色质明显增高,呈斑块状,核仁增大,核/质比例进一步增大;未见细胞质内腔及微丝,细胞器已无明显结构异常变化。

综合超微结构分析结果,从细胞形态学角度提示:乳腺囊性增生病渐进发生癌变是乳腺癌发生的重要原因之一,其癌变是一个逐渐演变的过程;不典型增生细胞是从良性向恶性过渡的中间细胞。不典型增生程度愈重,细胞超微结构愈接近癌细胞。从超微结构来看,Ⅲ级不典型增生病例细胞的某些形态特征已具潜在的恶性趋势。

3.乳腺囊性增生病癌变的基因表达

某学者用流式细胞术和免疫荧光染色技术对乳腺囊性增生病及其癌变的组织细胞进行DNA 倍体和 c-erbB-2 癌基因和 P53 抑癌基因蛋白的表达测定,结果显示如下:

(1)从正常乳腺组织、乳腺囊性增生病到乳腺囊性增生病癌变的发展过程中,细胞核 DNA含量、S 期细胞比率(SPF)呈渐次增高趋势,异倍体率明显增加,在统计学上均有显著性差异。

(2)乳腺囊性增生病具较高的增生活性。c-erbB-2 癌基因在该病期间的表达率为17.39%,P53 抑癌基因表达率为 8.69%;在定量分析中乳腺囊性增生病与正常乳腺相比亦有明显差异。从而可以说明该病具有较高的癌变倾向。

(二)临床表现及诊断

乳腺囊性增生病癌变的临床表现无特征性。Haagenson 认为必须将临床、组织学和长期随访三者相结合才能明确有无癌变。然而,可以肯定地认为,乳腺囊性增生病与乳腺癌之间存在着比较密切的关系,乳腺囊性增生病上皮增生发展为间变,最终癌变。

(三)处理原则

研究表明,乳腺囊性增生病的癌变率约 1.0%~6.5%,如果伴有Ⅲ级不典型增生,其癌变率约为 33%。乳腺囊性增生病及乳腺囊性增生病癌变无特异的临床表现,给临床诊断及治疗带来困难。该病的治疗应遵循以下原则:

(1)患者年龄>40 岁,无伴随月经周期的乳房疼痛,单侧发病,呈结节状,应行区段切除术,切除标本送病理。如果术后病理证实为乳腺囊性增生病癌变,可追加腋淋巴结清扫及全程放疗。

(2)患者年龄 30~40 岁,临床症状明显,日渐加重,可先行保守治疗 3 个月左右,若无效可行肿物切除送病理。如果病理证实为癌变,则扩大切除范围,并追加腋淋巴结清扫及全程放疗。

(3)患者年龄<30 岁,特别是未婚、未育者,可在严密观察下行药物治疗半年,如果治疗无效,尤其伴随疼痛不明显的一侧结节状肿块,应提高警惕,反复行针吸细胞学检查或行肿物切除送病理。

总的原则:病理证实为乳腺囊性增生病、组织增生Ⅰ~Ⅱ级,可行区段切除术;如果组织增生Ⅲ级及灶性癌变或乳腺囊性增生病伴有癌基因、抑癌基因的异常,应按早期癌处理,即行乳房单切术或改良根治术;有良好设备和治疗条件的医院可行病变部位的区段切除+腋淋巴结清扫术+全乳全程放疗。

第三节 乳房纤维腺瘤

乳房纤维腺瘤常见于青年妇女。早在19世纪中叶,国外学者即对本病进行了阐述及命名。在认识过程中,本病曾被称为乳房纤维腺瘤、腺纤维瘤、腺瘤等。实际上这仅仅是由构成肿瘤的纤维成分和腺上皮增生程度的不同所致,当肿瘤构成以腺管上皮增生为主,而纤维成分较少时则称为纤维腺瘤;如果纤维组织在肿瘤中占多数,腺管成分较少时,则称为腺纤维瘤;肿瘤组织由大量腺管成分组成时,则称为腺瘤。但上述3种情况只是具有病理形态学方面的差异,而3种肿瘤的临床表现、治疗及预后并无差别,所以准确分类并无必要。

一、发病率

乳房纤维腺瘤的发病率在乳腺良性肿瘤中居首位。好发年龄18～25岁,月经初潮前及绝经后妇女少见。Demetrekopopulos报道,本病在成年妇女中的发病率为9.3%。

乳房纤维腺瘤是良性肿瘤,但文献报道少数可以恶变。肿瘤的上皮成分恶变可形成小叶癌或导管癌,多数为原位癌,亦可为浸润性癌,其癌变率为0.038%～0.12%。肿瘤间质成分也可以发生恶性变,即恶变为叶状囊肉瘤,此种恶变形式较为常见,为叶状囊肉瘤的发生途径之一。如果肿瘤的上皮成分及间质成分均发生恶变即形成癌肉瘤,此种癌变形式少见。乳房纤维腺瘤恶变多见于40岁以上患者,尤以绝经期和绝经后妇女恶变危险性较高,临床上应予注意。

二、病因

本病的发生原因目前尚不十分清楚,一般认为与雌激素的刺激有密切关系。根据"种子土壤学说",某一区域的乳房组织腺上皮细胞或纤维细胞对雌激素异常敏感而发生过度增生即形成肿瘤,其主要依据如下:

(1)该瘤好发于性功能旺盛时期。

(2)妊娠时期乳房纤维腺瘤的生长速度迅速增加。

(3)动物实验证实,注射雌激素可诱发动物该瘤的发生。

三、病理

1.肉眼所见

肿瘤通常有完整的纤维性包膜,少数尚属早期的乳房纤维腺瘤包膜不完整或不清楚。肿瘤多呈球形或分叶状,与周围组织分界清楚,直径多在3cm以内,质地较韧而富有弹性。肿瘤包膜为质硬的纤维膜,肿瘤实质韧,切面呈瘤实质,边缘外翻状,并且呈不同的形态,当乳房腺上皮较多时呈棕红色,质地软,有黏液感,可见小颗粒状轻微隆起;纤维成分较多者呈灰白色,半透明,质地硬韧;当间质出现黏液变或水肿时,可见切面有光泽、黏滑、质较脆,瘤间可出现大小不等的裂隙。病程长者可见纤维成分增多,切面呈编织状或玻璃样变性、钙化或骨化,乳房囊性增生性纤维瘤切面上可见小囊。

2.镜下所见

本病的特点是腺上皮和结缔组织均有不同程度的增生,根据增生的比例不同可分为乳房腺瘤、腺纤维瘤、纤维腺瘤3种基本类型。根据腺上皮和纤维组织结构的相互关系可分为管内型和管周型。这只是人为的分型,其实他们之间并没有绝对的界限,生物学特点也无本质的差别,往往可以在同一肿瘤中存在着两种类型。

(1)腺瘤:是由大量的小腺管上皮腺胞和少量纤维组织构成的腺瘤样结构,多数有完整的包膜。在妊娠期、哺乳期腺管上皮腺胞可呈现分泌现象,形成腺泡,腺泡内可见染色的乳汁,此期肿瘤可迅速增大。

(2)腺纤维瘤或纤维腺瘤:腺纤维瘤是指肿瘤组织内腺管增生不明显,而是纤维组织构成瘤体的主要成分;纤维腺瘤是指瘤体以增生的腺管上皮细胞(包括肌上皮、立方上皮或柱状上皮)为主,纤维结构组织较少。其在病理学上又分为两种类型:

①管内型腺纤维瘤:特点为间质增生的纤维组织挤压一个或多个乳管系统,使其变长、弯曲或变形,多呈狭长分支裂隙,横切面上可见增生的纤维组织好似在管内生长,故命名为管内型腺纤维瘤。实际上纤维组织仍在管外。较大的腔隙内,存在上皮包围或伸入间质的乳头结构,腺上皮虽然仍为双层,但往往因受挤压而萎缩,变为扁平而紧密靠拢呈两排密贴状,甚至完全消失。时间较长的肿瘤,纤维组织可以变得致密,发生胶原变或玻璃样变,甚至可以发生钙化或骨化。此类型有恶变倾向,有报道恶变率在1‰以下,应引起注意。

②管周型腺纤维瘤:主要由腺管和腺泡及腺管弹力纤维层外的纤维组织构成,腺体成分较多,增生的腺体大小、形态不一,可呈圆形、腺管形,部分腺管较细长,可伴有弯曲或分支。腺体由两层细胞构成,外层为细胞质透明的肌上皮,内层由单层立方或柱状上皮构成。增生的纤维组织围绕在腺管周围,大多较疏松而纤细,伴有黏液变性或较致密的纤维组织,部分可伴有胶原化及玻璃样变性或钙化等改变。

四、病程

病程可持续4天到23年。2/3的患者在2年以内就诊,多在无意中发现而就诊。初发现时肿块常为1～2cm大小,在最初半年内生长较迅速,大多数直径生长到2～3cm后,生长变缓或停止生长。少数在月经期间肿块稍增大,月经期后再度缩小。如果近期内肿块生长突然增大加速,甚至直径超过6cm时,应考虑恶变的可能。

五、临床表现

本病占青年妇女乳腺良性肿瘤的第1位,发病率高于乳腺恶性肿瘤的几倍到十几倍。男性患本病者罕见。

1.发病年龄

该病发病年龄在18～40岁,60％以上的患者是30岁以下的女性,其中20～25岁最多见。

2.病史

患者多无明显的自觉症状,仅有14％的患者在月经期出现乳房钝痛、胀痛或隐痛,多数在游泳、洗澡时自己触及无痛性肿块,部分是由家长或乳腺疾病普查时发现。

3.体征

肿瘤可发生在乳房的任何部位,但以外上象限最多见,占该瘤的 3/4。肿瘤多为单侧乳房单发病变,但一侧乳房多发肿瘤并不少见,约占 16.5%。亦可见双侧乳房同时先后单发肿瘤,双侧乳房先后多发肿瘤或一侧单发、一侧多发的患者。瘤体多呈圆形或椭圆形,边界清楚,表面光滑,无触痛,有的可呈分叶状,质地韧但活动度良好,无皮肤水肿及乳头内陷。肿瘤直径多为 1.3cm,小者须在乳房的连续切片中才能发现,大者直径可>10cm。月经周期对乳房纤维腺瘤的影响不大,但少数患者在月经周期出现不同程度的胀痛、隐痛、钝痛。

临床上将乳房纤维腺瘤分为 3 种类型。

(1)青春期纤维瘤:发生于女性月经初潮前的乳房纤维腺瘤。本型较少见,其特点为生长速度较快,瘤体大,一般>5cm,皆见于青春期小乳房,因此可见肿瘤占据整个乳房,使乳房皮肤高度紧张、发亮,有时发红,也可见表皮静脉曲张。

(2)普通型:是最为常见的一种类型,瘤体直径多<3cm。

(3)巨大纤维腺瘤:发病多为青春期和绝经期女性,肿瘤生长迅速,在短期内可生长成较大的肿块,略有疼痛,多数瘤体在 5～7cm,有报道称直径>20cm 者多与妊娠及哺乳有关。

六、诊断

本病患者多数为青年女性,其发病高峰年龄在 20～25 岁,一般为外上象限的单发结节,但仍有 16.5% 的患者为多发性,也可双侧乳房先后或同时发生。对 25 岁以下未婚或未孕者,触诊时发现乳房肿块呈圆形或椭圆形,质地坚实,表面光滑,边界清楚,活动良好,无压痛及乳头分泌物,腋窝淋巴结无肿大,基本可以确定诊断。对于触诊发现肿瘤边界不清,或伴有腋窝淋巴结肿大者,应选择以下一项或几项检查:

1.乳房 X 线摄片检查

乳房纤维腺瘤 X 线平片上表现为圆形或椭圆形阴影,密度均匀,边缘光整锐利。多发性纤维腺瘤表现为均匀一致、中等密度的阴影,大小不等。较大的瘤体肿块边缘可呈分叶状,但光整,界限清晰。肿块周围脂肪组织被挤压后可出现一薄层的透亮晕。部分组织可发生变性、钙化或骨化,但钙化极少见,多发于瘤体内,形状为片状、粗颗粒状,轮廓不规则,应与乳腺癌钙化相区别。青春期纤维腺瘤 X 线表现与其他纤维腺瘤相似,但极少有钙化,也无透亮晕,X 线乳房导管造影表现为导管系统半球形受压移位。

2.乳房液晶热图检查

两侧乳房血管热图分布均匀、对称,肿瘤为低温图像或呈正常乳腺热图像,与皮肤血管无联系或无异常血管图像。

3.B 超检查

乳房纤维腺瘤超声图像呈圆形或椭圆形弱回声肿块,轮廓清晰,边界整齐,内部回声均匀,可有侧边回声,后壁回声增强,有呈"蝌蚪尾"征的肿块。故一般为弱回声,亦可见到中等强度的回声,但分布均匀。某些实性纤维腺瘤透声性很好,与囊性相似,少数纤维腺瘤其形态不规则,回声不均匀,或出现钙化而显示肿块后方声影。

4.近红外线透照检查

多数乳房纤维腺瘤与周围组织透光度一致,部分呈边缘相对锐利、密度均匀的灰色阴影,周围血管无特殊改变。

5.病理学检查

包括针吸细胞学、切取活体组织检查及切除活体组织检查。针吸细胞学检查对乳腺肿瘤诊断符合率达 90% 以上,如有以下情况者应行切除,并行快速病理学检测:①患者年龄超过 35 岁者;②有乳腺肿瘤家族史者;③乳房肿块近期增长迅速加快者;④乳房肿块伴有同侧腋淋巴结肿大者;⑤肿瘤穿刺细胞学检查发现可疑癌细胞者;⑥乳房特殊检查怀疑有恶性者。

七、鉴别诊断

本病与早期乳腺癌很相似,临床检查易误诊,应注意鉴别。其他应与乳腺囊性增生病、乳房结核等相鉴别(表 2-3-1)。

表 2-3-1　与乳房纤维腺瘤相鉴别的几种乳房肿块

鉴别点	乳房纤维腺瘤	乳腺囊性增生病	乳腺癌	乳房结核
年龄	20～25 岁	20～40 岁	40～60 岁	20～40 岁
病程	缓慢	缓慢	快	缓慢
疼痛	无	周期性疼痛	无	明显
肿块数目	常为单个	多数成串	常为单个	不定
肿块边界	清楚	不清	不清	不清
活动度	良好	不受限	受限	受限
转移性病灶	无	无	局部淋巴结	无
脓肿形成	无	无	无	可有寒性脓肿

八、治疗

本病的治疗原则是手术切除。

1.雄激素治疗

在月经停止 1 周后开始服用甲睾酮至下次月经前结束,5～10mg/d,每个月经周期服用总量不超过 100mg,治疗期间以不使月经紊乱为宜。用药半年无效即停药。但也有学者认为,雄激素易引起导管上皮增生,长期应用有癌变的可能,因此,应用雄激素应慎重。

2.手术治疗

手术切除是治疗乳房纤维腺瘤的最佳方法,可以一次治愈,而不影响其功能。可采用乳房肿块切除术、乳腺区段切除术,部分患者可行单纯乳房切除术。最常用的方法是乳房肿块切除术。

(1)手术时机:乳房纤维腺瘤的患者,应选择适当的时机进行手术治疗。

①>25 岁已婚妇女或>30 岁无论婚否的患者,应立即进行手术治疗,防止恶变。

②＜25 岁未婚患者,能够确定诊断的,在不影响学习和工作的条件下,可行择期手术,但以婚前切除为宜。

③婚后未孕的患者,宜尽早手术,最好在孕前手术切除。

④怀孕后确定诊断者,应在怀孕后 3～6 个月内进行手术切除。

⑤如果近期肿块突然增长加速,应考虑恶变,尽快手术。

据报道,手术时的年龄越小,术后复发率越高,此意见尚需引起注意。

(2)手术方法:较小或浅表的肿块,一般作放射状切口。此种切口与乳腺管平行,损伤乳腺管的可能性较小。如肿块在乳房下方较深的部位,可在乳房下缘胸乳褶处做弧形切口。当肿块与皮肤紧密粘连时,须做梭形切口,切除粘连部分的皮肤。切开皮肤及皮下组织直达肿块,如肿块有完整的包膜,必须将肿块连同包膜一并切除。为不遗留包膜,避免肿瘤复发,常需连同周围少部分的正常乳房组织一并切除,但要注意,不必切除过多的正常乳房组织,应彻底止血。乳房切口创面上的一些小血管出血,均应逐一缝合结扎止血,以免形成血肿后机化再产生硬结。严密缝合乳房腺体组织的创面,避免残留无效腔。根据需要可放置橡皮片引流,缝合皮下组织及皮肤。最后,用绷带加压包扎伤口。

对手术切下的肿块,必须明确其性质,并做病理学检查。早期乳腺癌有时可被误诊为腺纤维瘤而被切除,如病理学检查结果系属恶性,应及时进行乳腺癌根治性切除术。

(3)手术治疗的注意事项

①切口选择:应以照顾乳房美学、功能(育龄妇女及未婚女性)及操作方便为原则,少数患者还要照顾到可能进一步行乳房根治性切除的需要。一般采用与乳腺导管平行的切口,即以乳头为中心的轮辐状切口,不影响育龄妇女的功能;乳头附近的肿块,可采用乳晕边缘的弧形切口;乳房下方深部的肿块,应选择胸乳皱褶处的弧形切口。

②手术操作要点:

a.切除肿块以无瘤显露为原则。

b.尽量减少乳房组织内的丝线结扎,尽可能采用可吸收线缝合腺体组织。

c.肿瘤切除后,应严密止血,逐层缝合,避免留无效腔。

d.根据需要决定是否放置引流物。

③切除组织应进行病理学诊断,如有条件应进行术中快速冷冻病理学检查,以避免漏诊早期乳腺癌。

九、预后

本病是乳房的良性肿瘤,如能手术完整切除,术后很少复发。少数患者乳房纤维腺瘤已经切除,但在同侧乳房内的其他部位或在对侧乳房内发生新的纤维腺瘤,这种情况主要是由于病因的持续存在所引起的,不应视为复发。普通型较小的纤维腺瘤,用中药治疗后,肿瘤可以消失,远期疗效有待观察。极少数患者由于手术切除不彻底,导致局部复发。

因此,手术范围应是包括肿瘤在内的周围少部分正常乳腺组织,以防残留肿瘤包膜,避免肿瘤复发。对于纤维腺瘤癌变的问题,国外尚有不同的意见。有学者认为绝经期和绝经后发生纤维腺瘤者,患癌危险性增加,纤维囊性增生患者若同时患纤维腺瘤,则患癌危险性增加。纤维腺瘤倾向于发生腺癌,而囊性纤维病倾向于发生浸润性导管癌。

第四节　乳腺导管内乳头状瘤

乳腺导管内乳头状瘤又称乳房大导管乳头状瘤、乳房囊内乳头状瘤等,是发生于乳头及乳晕区大导管的良性乳头状瘤。肿瘤由多个细小分支的乳头状新生物构成,常为孤立、单发,少数亦可累及几个大导管。

本病多见于经产妇女,以 40～45 岁居多。其确切发病率很难统计,但发病率较低,从临床上看,乳腺导管内乳头状瘤较乳腺纤维腺瘤,甚至较乳腺癌亦明显少见。本病病程长,少数可以发生癌变。

乳腺导管内乳头状瘤与乳房纤维腺瘤、乳腺囊性增生病的发病原因相同,多数学者认为主要与雌激素水平增高或相对增高有关。

一、病因

本病的病因目前尚不十分明确,许多学者认为与乳房囊性增生病的病因相同,即与雌激素的水平高低有关。因为它们之间的病理表现基本一致,一般认为乳腺导管内乳头状瘤的发生与围绝经期女性雌激素分泌紊乱有关。

二、病理

1.肉眼所见

乳房大导管内乳头状瘤,瘤体位于乳头或乳晕下的大导管内,肿瘤直径一般为 0.5～1.0cm,边界清楚,无纤维性包膜,多数为单发,少数可同时在几个大导管内发生,瘤体突出导管腔内,由许多细小的树枝突或乳头粘连在一起而形成"杨梅"样结节。结节有粗细、长短不同的蒂,也可广基无蒂,一般粗短的乳头状瘤纤维成分较多,切面呈灰白色,质地韧;有细长且顶端呈颗粒状鲜红的乳头状瘤,质脆,易出血,也易恶变。瘤体所在的部位导管扩张,内有浅黄色或棕色的液体存留,有时杂以黏液或血性液。中、小导管内乳头状瘤位于中、小导管内,瘤体呈白色半透明小颗粒状,无蒂,附着于管,大小不等,数量不一,组织较韧,如形成肿块时,很容易误诊为乳腺癌。

2.镜下所见

由导管上皮细胞及间质增生形成的乳头状肿物突入由扩张导管围成的腔内,以纤维组织和血管构成乳头的轴心,外面被覆 1～2 层立方或柱状上皮细胞。镜下所见根据乳头状瘤细胞分化的程度及间质细胞的多少,可将其分为以下几种类型:

(1)纤维型管内乳头状瘤:其特点为乳头粗短,间质内纤维组织层丰富,乳头表面被覆的上皮多为立方或柱状,也可为上皮与肌上皮双层细胞。细胞排列整齐,分化良好,无异型性。由于瘤体内纤维组织成分较多,故称"纤维型管内乳头状瘤",是临床上较为常见的一种。

(2)腺型管内乳头状瘤:导管增生的上皮细胞构成细小的乳头,反复分支、迂曲,相互吻合形成不规则的腺样结构,间质内纤维组织较少,常呈细条索状夹杂在上皮细胞之间。

(3)移行型管内乳头状瘤:其特点为导管上皮高度增生,形成乳头,突入管腔。增生的上皮为立方或低柱状上皮细胞,细胞排列均匀一致,无异型性,排列似移行上皮。Saphir 认为本型既无间质又无腺样结构的实性细胞团,具有潜在的恶性。

三、临床表现

1.发病年龄及病程

本病可发生在 20～60 岁,其中以 35～50 岁最多见,约占 70%。病程据国内文献报道,短为 7 天,长则达 31 年,1/3 在 1 年内,1/4 在 5 年以上。

2.乳头溢液

乳头溢液是导管内乳头状瘤的主要症状,在无意中发现衣物上有血迹而就医者约占就诊患者总数 80%。乳头溢液是自溢性的,常呈血性或浆液性。据 Stout 统计,血性溢液占 78%,浆液性溢液为 22%。生长在乳晕区的导管内乳头状瘤,乳头溢液最常见。乳头溢液来自乳管,血出于乳头表面。年轻的妇女分泌物常为浆液性,而老年妇女多为浑浊或乳样液。因肿瘤组织脆弱,血管丰富,轻微地挤压即可引起出血或分泌物呈铁锈色,是乳腺导管内乳头状瘤呈血性溢液的最常见原因。有的患者在发现乳头血性溢液后,可在乳晕区触及小肿块,按压时可引起轻微的疼痛和排液,排液后肿块可以变小或消失。乳头状瘤是否发生乳头溢液与乳头状瘤的类型和部位有关,发生在乳头中心部位的大导管内的乳头状瘤的乳头溢液症状最为常见。而当肿瘤位于乳头边缘部分,在中、小导管内或腺泡内者乳头溢液的发生较少见。

对男性乳头溢液,应首先考虑为乳腺导管乳头状瘤,并高度警惕恶性的可能。有文献报道,如果年龄在 45 岁以上患者的乳头溢血性液且伴有乳房肿块,就考虑有乳腺导管乳头状瘤恶变的可能。

3.疼痛

本病仅有少数患者有局部疼痛及压痛,常为乳房导管扩张、导管内类脂样物质溢出及炎症所致。

4.乳房肿块

乳房肿块是乳腺导管内乳头状瘤的主要体征。据国内文献报告,本病伴肿块者占 66%～75%。触诊时可在乳头处、乳晕区或乳房的中心处触及肿块,多数肿块体积较小,一般直径在 1～2cm,直径很少小于 1cm,但也有 3～7cm 或更大者。单发性乳腺导管内乳头状瘤因导管阻塞扩张而引起。乳房可触及质地较软、光滑且活动的肿块,有时在乳晕旁可触及放射状条索。有文献报道,本病有肿块者占 84% 左右。如患者乳头溢液并触及小肿块,则 95% 的可能为导管内乳头状瘤。有的患者扪不到肿块,仅在乳晕区触到几个点状结节,实则为病变所在部位。按压乳晕处的肿块,可见血性液自相应的腺导管的乳头流出,由于肿块主要是乳头状瘤出血淤积而成,肿块往往在按压后变小或消失。因此,在体格检查时应轻轻按压肿块,以便留下部分血液,在手术时可根据乳头出血的相应乳管做标记,行乳房区段切除。

四、诊断

患者就诊时主诉乳头溢出血性或棕色浆液性液体,时有时无,具有间歇性。在乳房内可触及小肿块,可因挤压液体排出,肿块缩小或消失。体格检查时在乳晕内可扪及直径1cm左右的结节样肿块,伴有压痛。用示指缘沿乳管走行方向,自乳房基底部向乳头方向轻轻按压,按顺时针走行逐一按压,可避免症状、体征的遗漏,并可在相应的乳头输乳孔处,见到有血性或浆液性液体流出。根据这些特点,临床诊断多不困难,对可疑病例可采用以下方法确定诊断:

1.乳房X线平片

对本病的定位准确率不到30%,但可排除隐性乳腺癌引起的出血。由于乳腺导管内乳头状瘤体积较小,密度淡,故X线片很难发现。当瘤体较大时,表现为导管扩张条索状阴影,或局部圆形致密影,边缘完整锐利,偶尔可见钙化。

2.乳腺导管造影

对乳腺导管内的乳头状瘤具有较高的诊断及定位价值,尤其是对扪不到肿块的病例。肿瘤多位于1~2级乳腺导管内,表现为单发或多发的局限性圆形或椭圆形充盈缺损。可见远端导管扩张或梗阻现象,在主导管梗阻处可见杯口状肿块影,管壁光滑,无外浸现象。在分支导管主要为单个导管截断现象。导管造影可鉴别囊性增生或癌,亦能发现同一导管系统内的其他性质的病变,该检查方法简便,只用一钝头注射针头插入出血的乳管内,向内注射造影剂即可摄片诊断。

3.乳房透照试验

在暗室内,用手电筒对乳房进行透照检查,以便根据积血的肿块可显示出不透光的区域,确定肿块的部位。

4.超声检查

具有无创、无痛苦、简便易行的特点,超声可见扩张的导管及其内的液性暗区,有时可见导管内的乳头状瘤及充盈缺损。

5.乳头溢液细胞学检查

连续多次的乳头溢液细胞学检查,对良、恶性乳头溢液的鉴别诊断具有十分重要的价值。

6.乳管内视镜检查

对未触及肿块的乳头溢液病例可提高其诊断率。乳管内视镜观察乳头状瘤为黄色或充血发红的实质性肿块,表面光滑呈桑葚状突向腔内,或呈息肉样隆起而周围管壁光滑,无凸凹不平现象。乳管内视镜为最有价值的检查手段。

五、鉴别诊断

本病应与乳腺囊性增生病的囊性增生期、大导管或壶腹部炎症、导管扩张症、乳头状癌、乳头乳晕湿疹样癌等相鉴别。

1.乳腺囊性增生病的囊性增生期

乳腺囊性增生病的病程以数周、几个月或几年不等,临床症状多数为周期性的乳房胀痛,尤其是月经前(月经来潮前7天左右)为重,经后症状减轻或消失。病史长者,该症状的周期性发作的规律性改变不明显。乳房的物理检查可发现孤立的或多发的呈条索、结节或片状的肿块,边界不清,质地较韧,可活动,伴疼痛、触痛。病理学改变主要为乳房腺管或腺上皮增生,增生上皮处的乳管扩张或形成囊肿。囊内可见增生的上皮呈乳头状瘤样改变,有时呈分叶状。乳头状瘤样改变的中央可见纤维管束,因此乳腺囊性增生病也可见乳头溢血,但多数为浆液性溢液。以上是乳腺囊性增生病的三大特征,但并非这些症状会全部同时出现。

2.大导管或壶腹部炎症

偶尔可见乳头溢液,多为脓血性,同时有明显炎症病史。溢液涂片细胞学检查可见炎症细胞,诊断多不困难。

3.导管扩张症

本病的乳房肿块也在乳晕区,有局部发红、灼烧样疼痛、痒和肿胀等症状。本病的急性期,有急性乳房感染的表现,全部乳房水肿及乳头内陷,似炎性乳腺癌。部分患者有乳头溢液,但溢液为黏稠的凝块状,非自溢性,大部分因挤压而出。

4.乳头状癌

乳头状癌肿块多位于乳房中央或乳晕深处,或乳晕区以外的乳腺组织中,往往伴有乳头血性溢液,临床上易与乳管内乳头状瘤相混淆。欲将两者区别开来,必须行病理学检查。显微镜下观察,乳头状瘤可见腺上皮、肌上皮两层细胞形成的乳头和排列规则的腺管细胞,无异型性,核分裂少见或缺如,往往伴有大汗腺化生。乳头分支少,间质多而且乳头较粗大,可融合成复杂的腺样结构。而乳头状癌则相反,细胞异型明显,核分裂常见,邻近乳腺组织内一般无硬化性腺病,癌细胞内可见筛状结构。

5.乳头乳晕湿疹样癌

虽起于乳头处的大导管,但乳头表面有湿疹样改变,而且皮肤增厚,常伴有乳头刺痛、瘙痒和烧灼感等症状。增厚的皮肤往往与正常组织分界清楚,血性分泌物不多,故易鉴别,但最后还须经病理确诊。

六、治疗

本病有一定的恶变率。临床凡确诊为本病者,手术治疗为其治疗原则。凡发现乳头有血性溢液者,应先明确出血导管的部位和性质,再根据具体情况确定手术方案。

1.局部切除术

乳腺导管内乳头状瘤是良性病变,恶变的概率不大。虽有部分学者认为本病为癌前病变,但大量的临床资料支持本病为良性病变。有学者报道,73例乳头状瘤按此术式进行手术后无一例复发。也有学者报道,110例乳头状瘤以局部切除为主,3年后仅有1例癌变,其他未见复发。因此,局部切除范围充足者,理应获得满意的疗效,在定位准确的条件下,可作为乳头状瘤的首选术式。

术前准确地定位是手术成功的关键。因为部分患者术前触不到肿块,部分即使术前触到肿块,而在术中因挤压而缩小或消失。因此术前沿乳晕顺序轻压,当看到乳头有血性液溢出时说明此处为病变部位所在,然后再用一钝性针头从溢液的乳头导管开口插入,再沿着针的方向做放射状切口或在乳晕缘做弧形切开皮肤,游离皮肤至乳头,轻轻将针头上下挑动,辨明乳管,找到扩张的乳腺管。

在乳晕下游离导管,直到乳头处,用中号丝线结扎切断,沿乳腺导管做锐性分离,横行剪除有病变的导管组织。分层缝合切口,或在放入乳管的针头内注入少量无菌亚甲蓝,作为手术切除病变的指标,将有着色的组织(包括导管)楔形切除,避免遗留病变。

本手术方法须注意以下几点:

(1)先以乳晕缘的弧形切口切开皮肤。

(2)在游离乳晕皮肤时不能过深,以防损伤乳腺管。

(3)在游离的皮下行放射状切开乳腺组织,避免损伤更多的乳管。

(4)如果要求哺乳者,仅游离出病变乳管,单行病变乳管切除。

2.乳腺区段切除术

临床上症状和体征符合乳头状瘤,病理也确定本病者,可行乳腺区段切除,即将整个乳管连同肿瘤及部分周围正常乳房组织一并切除。如肿块不明显,临床上出现血性溢液者,可行乳房局部或区段的按压,如出现溢液,在乳晕区未探及肿块,指压无出血者或有多发性乳头状瘤者,也可行乳腺区段切除术。

3.乳房单纯切除术

本手术主要适用于以下患者:

(1)年龄>50岁的患者。

(2)挤压乳房的多个区段,导致多乳管血性溢液者。

(3)病理诊断有局限性上皮高度不典型增生,细胞生长活跃,有恶变趋势者。

(4)>45岁、乳头状瘤为多发性、病灶范围广者。

4.乳房导管内乳头状瘤治疗过程中的注意事项

(1)以乳头溢液就诊者,术前应排除生理状态、内科疾病或其他因素(如药物)引起的乳头溢液。

(2)明确病变部位可行局部或单纯乳管切除。

(3)无肿块发现而出血的乳管口不能明确或压迫乳晕之外有出血者,可行局部或区段的乳腺切除。

(4)无肿块的多乳管出血为某区段出血,>40岁的患者乳房单纯切除,<40岁的患者局部切除或区段切除。

(5)双乳多乳管溢液且以血性为主,必须排除由内分泌疾病所引起,不能贸然行双侧乳房切除术。

(6)<35岁的患者仅在乳头挤压时有乳头溢液(非自溢者)而无肿块可严密观察,定期复诊,排除乳房囊肿病及导管扩张症。

（7）术前 2 天禁止挤压乳房避免排净积液,导致术中定位困难。

（8）切除组织均应行病理学检查,如提示细胞恶变,应及早行乳腺癌手术。

七、预后

本病是一种良性疾病,是否会发生恶变尚有争议。对 208 例乳腺导管内乳头状瘤患者追踪 5~18 年,未见恶变成癌。Haagensen 等对 427 例导管乳头状瘤患者随访,1~22 年仅有 2 例恶变,他们认为乳腺导管内乳头状瘤是良性病变,是独立起源的,不应视为癌前病变。但 Geschicketer、Buh-Jorgensen 等人则认为,乳腺导管内乳头状瘤是一种潜在的恶性肿瘤,他们在对 72 例患者的观察中,发现 19 例乳腺导管内乳头状瘤与癌并存。国内文献报道的一般恶变率为6%~8%。

Kraus 等人认为,位居乳晕区的大导管的乳头状瘤多为单发,且甚少恶变;而 Carter 认为,位居乳晕区外的中、小导管内的乳头状瘤,常为多发,较易恶变。有报道其恶变率占 1/3。Haagensen 通过临床观察认为本病是癌前病变。有学者分析 144 例本病,单发为 120 例,癌变占 5%,多发为 24 例,恶变率为 8.3%。因此认为,导管内乳头状瘤无论发生于大、中、小导管内,都有一定的恶变概率,一般认为多发性导管内乳头状瘤生物学特性倾向恶变,故称为"癌前期病变"。Kraus 等人在文章中反复指出,乳头状瘤癌变一般恶性度较低,生长缓慢,但因处理不当而致复发或转移,造成不良后果并非少见。因此,慎重采取治疗措施甚为重要。

第五节　乳房其他良性肿瘤

一、乳腺脂肪瘤

乳腺脂肪瘤同身体的其他部位的脂肪瘤一样,其肿块较软,界限清楚,生长缓慢,无特殊不适,很少恶变。

（一）病理

1.大体所见

肿物质地软,有完整的包膜,呈结节状或分叶状,形状不规则,多为圆形或椭圆形,瘤组织与正常乳腺内的脂肪极为相似,其颜色较正常脂肪黄,且脂肪瘤组织有包膜是与乳房皮下脂肪组织及乳房脂肪小叶的不同之处。

2.镜下

瘤体由分化良好的成熟脂肪组织所构成。有时混有少许脂肪细胞,细胞核小且位于细胞中央,细胞质内充有丰富的脂滴,瘤细胞间有少许纤维组织及小血管。根据肿瘤组织的所含成分,乳腺脂肪瘤可分为以下几种类型:

（1）单纯性脂肪瘤:本病与一般脂肪瘤有相同的组织及形态。镜下有时难与正常脂肪区别,往往要借助肉眼观察帮助诊断。

（2）血管型脂肪瘤：不多见，其大体较瘤组织更软些。切面为棕黄色，可见表面有少许血液渗出。组织学所见：瘤组织由成熟的脂肪细胞和血管组织（多数为毛细血管）及数量不等的纤维组织所构成；有的病例以脂肪为主，伴有灶性血管增生。

（3）纤维型脂肪瘤：其特点为在脂肪瘤的组织中掺杂较多的分布均匀的纤维组织成分，其周围可见有不等量的胶原纤维和黏液样基质。

（二）临床表现

本病可发生于任何年龄，但多见于 40～60 岁的妇女。好发于脂肪丰富的大乳房内。本病发病率低。脂肪瘤多为圆形或椭圆形，质地柔软，有分叶，肿物直径多在 5cm 以下，也有达 10cm 者。根据肿瘤在乳房内的部位不同，可分为以下 3 种情况：

1.位于乳房皮下的脂肪瘤

与其他部位的脂肪瘤一样，单发性，生长缓慢，呈圆形或不规则的分叶状，边缘清楚，触之柔软，有假性波动，尚需与淋巴管瘤、血管瘤、粉瘤相鉴别。行穿刺即可鉴别诊断（淋巴管瘤为淡黄澄清液体，粉瘤为豆腐渣样组织，血管瘤有血抽出）。

2.位于乳房内的脂肪瘤

此类脂肪瘤，常见乳房呈进行性缓慢的泛发性增大，柔韧，周界不清。除乳房肿大外，无任何不适，往往以其他疾病为诊断，在术中发现为本病。

3.乳腺外脂肪瘤

发生在乳房后方者较多，生长多缓慢，但有时显著增大，尚需与寒性脓肿、囊状腺瘤、肉瘤等相鉴别。如有较长时间的低热，全身状况差，乳房部感到沉胀隐痛，无急性感染史，穿刺有稀薄脓液，涂片未发现一般致病菌或发现有结核分枝杆菌者，即为寒性脓肿。

（三）辅助检查

可行 X 线摄片检查鉴别肿瘤的性质。恶性者，在肿块周围有毛刷状阴影出现；良性则无此现象。脂肪瘤的 X 线表现为境界清楚、密度较低的肿块阴影，呈圆形或卵圆形，也有呈分叶状的。有时病变位居皮下，其密度与脂肪组织相似，因此往往不能在 X 线片上显示。位居乳房内的脂肪瘤，显示乳腺内占位性病变。边缘呈现薄层纤维脂肪包膜的透亮带，将邻近的乳腺条索状结缔组织推开，以此作为诊断参考。

（四）治疗

乳腺脂肪瘤与其他部位的脂肪瘤一样，为良性肿瘤，很少发生恶变，且生长缓慢，对机体的危害不大。若瘤体不大，无须处理。对于乳腺间脂肪瘤，手术探查遇到本病可随时摘除。位于乳房后的脂肪瘤，如诊断清楚，瘤体又不大，不影响其乳房功能者，不必手术。而对瘤体较大，明显压迫周围组织，甚至影响乳腺功能或继发癌变者，以手术切除为原则。

二、乳房血管瘤

血管瘤发生在乳房的很少，主要见于乳房皮肤或皮下，病变处皮肤呈青紫色，或皮肤正常，少有隆起，以及皮肤的毛细血管样红色小结节。可单发也可多发，肿物大小、深浅不定，没有包膜，质地柔软有弹性可以压平，无明显症状。血管瘤大多数为先天性，生长缓慢，很少有恶变。

病因与雌激素增高有关。发生在乳房的血管瘤,依其组织结构、形态特点可分为乳房毛细血管型血管瘤和乳房海绵状血管瘤。根据临床症状和体征诊断本病不难。

(一)乳房毛细血管型血管瘤

乳房毛细血管型血管瘤又称莓状痣,是一种良性自限性病变,可发展为乳房海绵状血管瘤。呈鲜红色,高出皮肤表面,也可为紫红色或青紫色,界限清楚,表面为细颗粒状或皱襞状,压迫褪色,生长缓慢。

1.病理

(1)大体所见:毛细血管瘤多发生在乳腺的真皮内,大小不定,表皮隆起,质地柔软无包膜,呈暗紫红色,切面暗红有血液渗出。

(2)镜下所见:镜下见大量排列方向不一的细胞,在血管之间有少量的疏松纤维组织增生。

2.治疗

本病是一种自限性病变,一般无须治疗,但要密切观察。如病变小还是以手术切除为最好,但幼儿不宜手术。也可用 X 线或低电压 X 线超短距离照射,一般一次 $2.58 \times 10^{-2} C/kg$,每周 2 次,$0.2 \sim 0.26 C/kg$ 为一个疗程。

放射性 32P 敷贴,一个疗程成人可用 0.9C/kg。必要时间隔 3 个月后再敷贴 1 次,均可收到明显效果。但凡婴幼儿甚至少儿乳房皮肤的毛细血管瘤,尽量观察不作过早处理,待乳房发育后可行局部切除,以确保乳房正常发育及其功能。应用放射性核素治疗要慎重使用或者不用,尤其在乳房发育过程中,以防放射性核素对乳房导管、腺胞损害而影响乳房发育,即使血管混合瘤,除肿瘤迅速生长外,一般手术宜晚不宜早,以免影响乳房发育。

(二)乳房海绵状血管瘤

乳房海绵状血管瘤多位于乳房皮下组织内,常与乳房毛细血管型血管瘤混合存在。

1.病理

(1)大体所见:乳房海绵状血管瘤可见于乳腺皮下或深层组织。瘤组织大小不一,质地柔软,切面呈暗红色,可见有大小不等的血管腔,管壁厚薄不均,内含较多的血液。

(2)镜下特点:瘤组织由大小不等、形态不规则的血管构成。管腔内有较多的血液,管壁仅有一层内皮细胞,无平滑肌,血管间可见有不等量的纤维间隔。

2.临床表现

本病位于皮下,瘤组织软,多为稍隆起的圆形,边界不太清楚,状如海绵,有压缩性。病变处表皮正常,对于表浅的海绵状血管瘤,可以透过皮肤看到蓝色团块状瘤,亦可呈青紫色,常与毛细血管型血管瘤并存,构成混合性血管瘤。穿刺有血抽出,最大者可达 6cm×8cm,X 线片偶尔见成人血管瘤内血管腔钙化。

3.治疗

(1)治疗原则

①因乳房血管瘤为良性肿瘤,可呈浸润性生长,但有的可停止生长或缩小。一些幼儿的血管瘤经过一段时间可以自行消退。故对婴幼儿此病可以观察,不宜过早处理。

②血管瘤对放射治疗也很敏感,有些可以完全治愈,但对婴幼儿身体及乳腺都有损害,甚至乳腺终身不发育,故应慎重应用或不过早使用。

③海绵状血管瘤手术切除时,须小心谨慎逐一结扎外围血管以防出血过多。

④海绵状血管瘤须硬化治疗者,也在少年时为宜,但必须根据肿瘤生长状况而定。

⑤对生长迅速的血管瘤以尽早处理为宜,以手术切除为妥。

（2）具体方法

①X线放射治疗:海绵状血管瘤对 X 线颇为敏感,一般常用浅层 X 线治疗机,每周照射 1～2 次,每次 $(1.29～2.58)×10^{-2}C/kg$,总量可达 0.2～0.26C/kg。有条件者可用镭盒接触治疗。

②硬化剂:硬化剂注射,可用 5%～10%高渗盐水或 5%鱼肝油酸钠等,注入肿瘤下方及周围。切勿注入瘤内或上方,否则可引起破溃。剂量一般不超过 0.5～1.0mL,每周 1 次,数次后可见效果。

③手术切除:手术治疗时要注意止血,术后效果良好,宜在硬化后尽量少切乳房或部分切除乳房,不做乳房全切以作整形基础。

三、乳房平滑肌瘤

乳房平滑肌瘤来源于乳腺的平滑肌组织。可见于乳头、乳晕区内的平滑肌及腺内血管平滑肌组织。

乳房平滑肌瘤生长缓慢,可对瘤周围组织产生压迫,阻碍乳腺的正常功能。如果生长迅速者,应想到平滑肌瘤有恶变为平滑肌肉瘤的可能。发生于乳腺上的平滑肌瘤可分为乳头平滑肌瘤和乳腺内平滑肌瘤。乳腺内平滑肌瘤又可分为 3 型,即浅表型、血管型和腺型。浅表型平滑肌瘤来自乳腺区真皮内的平滑肌;血管型平滑肌瘤来源于乳腺本身血管壁上的平滑肌;腺型平滑肌瘤来自深层血管的平滑肌,也可能来源于管周平滑肌。

（一）乳头平滑肌瘤

源自乳头的平滑肌细胞(乳头及乳晕处无皮下组织,而主要由平滑肌构成)。一般肿物不超过 1cm。患者多为 20～40 岁女性,多数单发,偶尔见多发者。

1.大体所见

乳头内有平滑肌瘤生长,使乳头肿胀增粗,触之呈结节状,质地坚实,体积不大,直径一般<1.0cm,切面隆起,呈灰红色。如果瘤内含纤维成分增多则呈乳白色,包膜可有可无。

2.镜下所见

平滑肌瘤由分化比较成熟的平滑肌细胞所构成。瘤细胞呈长梭形,细胞质丰富,红染,边界清楚。细胞核呈杆状,两端钝圆,位于细胞中央,少见或不见核分裂,瘤细胞排列成束状或编织状,有时可见瘤细胞呈栅栏状排列,间质为少量的纤维组织。

临床表现:肿物位于乳头内,直径一般≤1cm。触之较硬,富于弹性,活动性差。时而疼痛,生长缓慢,可有局部压迫症状。如在哺乳期可影响哺乳,肿瘤压迫乳管使乳汁流出不畅,可继发乳腺炎,使乳腺出现红肿、疼痛等炎性表现。

（二）乳腺内平滑肌瘤

1.临床表现

乳腺内平滑肌瘤罕见,有些特点与乳头平滑肌瘤相似,不同的是它可以发生在乳头以外乳腺的任何部位,呈圆形或椭圆形,有时扁平,直径为 0.5~2.5cm,生长缓慢,无疼痛。由于生长部位及来源和结构不同,可分为 3 型:

(1)浅表型平滑肌瘤:发生于乳晕区真皮内,与皮下组织无关,皮肤包膜隆起呈结节状,大量分化良好的平滑肌细胞呈编织状排列。

(2)血管型平滑肌瘤:起源于乳腺血管平滑肌细胞,肿瘤边界清楚,有完整包膜,间质略软,大小≤2.5cm。

(3)腺型平滑肌瘤:此型肿瘤由平滑肌细胞和上皮细胞构成,肿瘤大小不定,一般直径<5cm。

2.诊断

本病少见,早期患者无症状,瘤组织生长缓慢,多见于乳头、乳晕区。1 个或数个 1~3cm 大小的圆形或椭圆形肿块,质地硬韧,有弹性,周界清楚。由于肿瘤呈膨胀性生长,压迫乳腺导管,使乳汁潴留可继发乳腺炎。少数患者主诉乳腺有阵痛。

(1)浅表型平滑肌瘤:肿瘤生长在乳头内,使乳头变粗变硬。瘤细胞呈梭形,细胞质丰富而红染,核呈杆棒状,平直而两端钝圆,位于细胞中央。

(2)血管型平滑肌瘤:瘤组织由平滑肌和厚壁的血管构成。血管大小不等。

(3)腺型平滑肌瘤:肿瘤较大,直径可达 5cm,在乳腺皮下较深处。肿瘤由平滑肌和腺胞或腺上皮细胞所构成。

3.辅助检查

X 线摄片可见有边界清楚、整齐、锐利、瘤体直径 1~5cm 的密度很高的阴影区。

(三)乳房平滑肌瘤的鉴别诊断和治疗

1.鉴别诊断

(1)平滑肌肉瘤

①平滑肌肉瘤一般体积较大,无完整包膜,侵犯周围组织,切面呈鱼肉状。

②平滑肌肉瘤的瘤细胞间变明显,每高倍视野可见 1 个以上核分裂。平滑肌瘤几乎不见核分裂象。

③平滑肌肉瘤可发生转移,术后易复发。

(2)皮肤纤维瘤

①皮肤纤维瘤细胞界限不清,常见胶原纤维母细胞。

②皮肤纤维瘤细胞核两端尖锐呈枣核状。

③Masson 染色,纤维组织呈绿色,平滑肌细胞呈红色。

2.治疗

本病是良性肿瘤,手术切除预后良好。如果瘤体较大,生长迅速,疼痛加剧,说明有恶变的可能,则应及早做乳腺单纯切除或区段切除。

平滑肌瘤恶变最重要的指征是瘤细胞的核分裂数量,对决定其良、恶性有极为重要的意义。一般认为高倍视野(×400)能找到 1 个肯定的病理性核分裂,即可作出低度恶性的诊断;如果查到 5~25 个核分裂,可以认为是中度恶性肿瘤;若 25 个以上核分裂,可定为高度恶性肿瘤。

四、乳腺神经纤维瘤

神经纤维瘤是周围神经发生的一种良性肿瘤,不常见于乳腺组织。发生在乳腺皮肤或皮下的神经纤维瘤,有一大部分是神经纤维瘤病。

(一)病理

1.大体所见

神经纤维瘤一般局限于皮下,无包膜,表面光滑,呈灰白色,质地坚实富有弹性。切面观:呈灰白色,细嫩,实性,肿瘤血管丰富。

2.镜下特点

神经纤维瘤的瘤细胞呈长棱形,细胞核细长或椭圆,细胞质呈丝状伸出,相互连接成疏松旋涡状、波浪状或细网状无核分裂象。

(二)临床表现

任何年龄均可发生,乳腺的神经纤维瘤常位于乳晕区附近的皮下组织中,圆形或椭圆形结节状。境界清楚,活动性好,一般仅1~2cm。可有压痛,偶尔有放射样痛,很少恶变。常为多发,也可单发。

(三)诊断

本病多见于女性,生长缓慢,早期无自觉症状,肿瘤常位于乳晕区或附近的皮下组织中。触诊时可扪及一个或数个直径≤3cm质稍软的肿块。边界清楚,可有压痛或阵发性疼痛,偶尔也会有放射样疼痛。而神经纤维瘤病可在表皮出现大小不一的咖啡牛奶斑,也可出现神经纤维瘤结节隆起于皮肤,质较硬,直径1~2cm,可单发也可多发,后期可有疼痛。

(四)鉴别诊断

1.神经纤维肉瘤

如果切除后复发,肿瘤细胞丰富,有明显间变,核分裂多见,则是神经纤维肉瘤。

2.神经鞘瘤

(1)神经纤维瘤无包膜,神经鞘瘤可有完整的包膜。

(2)神经鞘瘤内血管扩张,管壁增厚,可放射透明变性,而神经纤维瘤内血管很丰富。

(五)治疗

对肿瘤体积较小者可做完整切除,一次治愈。如果肿瘤体积较大且与周围组织粘连,特别是无完整包膜的神经纤维瘤,与周围组织的界限不清,连同肿物周围的部分乳腺组织一并切除是治疗原则,术后很少复发。

五、乳腺错构瘤

乳腺错构瘤是一种由乳腺组织、脂肪组织、纤维组织混合在一起的乳房良性肿瘤。以乳房肿块为临床特点,多见于35~45岁妇女,很少恶变。手术切除可达治疗目的。

(一)命名

由于本病是混合有不同数量的纤维组织、脂肪组织及乳腺导管和小叶组织所组成的乳房良性肿块,因此临床上命名不甚统一。有学者见有纤维的肿瘤内夹杂着脂肪及乳腺组织,而又不同于纤维瘤,故称假性腺病。有学者发现纤维腺体组织内包含着不同量的脂肪组织,在脂肪区域内散布有许多纤维和腺体组成的小岛,故称"腺脂肪瘤"。有学者以同样的命名作了叙述。放射学称"混合瘤",病理学又称"错构瘤""纤维脂肪混合瘤""脂肪纤维瘤"等多种名称。有学者称"腺纤维脂肪病性增生"。以上命名均未能反映本病的真实性质和特点,显然这些命名是不妥当的。Arrigoni 结合自己的临床所见,并按着 Albrecht 的标准提出了"乳腺错构瘤"这个名称。目前临床工作者基本上用此名来介绍本病。

(二)发病率

本病是一种较少见的乳房良性肿瘤。有学者通过 10 000 例乳腺 X 线片检查,仅发现 16 例(占 0.16%);有学者查阅 20 年(1949—1969 年)的乳腺良性病理组织学检查材料,仅发现 10 例。有学者在 300 例乳腺 X 线片中,发现 4 例(0.12%)。至今我国报道仅 50 例。有学者报道 10 年(1986—1996 年)中经病理证实的 1013 例乳腺疾病中有 30 例乳腺错构瘤,占全部乳腺手术标本的 3%,占各种乳腺肿瘤的 46%。因此可以说,标本并非太少见,这可能与临床及病理对此病缺乏认识或认识不足有关。

(三)病因和病理

有学者认为本病的发生与妊娠和哺乳等激素变化有一定关系,且认为是发生本病的主要因素。从发病机制上看,由于乳腺内的正常组织错乱组合,即由残留的乳腺管胚芽及纤维脂肪组织异常发育而构成瘤样畸形生长。有学者在报道乳腺错构瘤时认为其病因是:乳房胚芽迷走或异位,或胚芽部分发育异常致使乳腺正常结构成分紊乱所形成。病理可分 3 个类型:①以乳腺的小叶为主者,腺性错构瘤;②以脂肪组织成分为主者,脂肪性错构瘤;③以纤维组织为主者,纤维性错构瘤。

1.大体标本所见

首先乳腺错构瘤具有包膜,切面见脂肪和纤维成分混合存在的病灶脂肪组织特别丰富。

2.显微镜观

显微镜下可见到发育良好的乳腺小叶或有异常增生的乳腺组织病灶,导管和小叶结构常有不同程度的改变,但仍清晰可见。另外,同时又有成熟的脂肪组织和纤维组织,3 种成分不同比例混合存在,即是确诊本病的组织学依据。

如缺乏对本病的认识,未重视观察包膜或因取材不当,在切片上仅看到类似增生的乳腺小叶,伴导管扩张,易误诊为小叶增生性腺病;看到小叶增生紊乱伴固有纤维组织增生未注意其他成分时,易误诊为纤维瘤。乳腺错构瘤以脂肪组织为主时,要注意从切面呈星芒状灰白色区取材,找到少量腺体后方可确诊。乳腺错构瘤以纤维腺组织为主时,虽然乳腺小叶增生紊乱,与纤维瘤相似,但仔细观察其仍具有小叶结构并有少量脂肪成分时,即可确诊。该瘤中导管上皮可有增生,或伴导管扩张。长期带瘤者,腺导管上皮增生是否癌变有待进一步观察。

(四)临床表现

1.发病年龄

本病多发生于中、青年妇女,目前未见有男性发病的报道。多发生在 25～35 岁,也有文献报道在 32～42 岁多发病,另有文献报道在绝经后妇女常见。

2.临床特点

本病最突出的表现为乳房有不适的、圆形或椭圆形、质地柔软、边界清楚、活动度大的肿物。常在无意中发现,直径多在 2～8cm。多发生在乳房的一侧外上象限,且在乳房基底部,以单发为主,多发少见,有良性肿瘤的生长特点。病程一般在 1～3 年,发展缓慢,仅极少数病例有不同表现的微痛。

(五)辅助检查

X 线检查:在 X 线片上可见肿物处乳腺组织密度增高,瘤体的结构和形态清晰,呈圆形或椭圆形,边缘光滑,界限清楚,肿物密度不均,外有紧密的包裹,乳腺组织失去指向乳头的三角形结构,瘤体将正常的乳腺组织推向一边。X 线片呈现密度不均的低密度区是本病的特点。

(六)诊断

(1)有明显不适的乳房肿块,呈圆形或椭圆形,软硬不均,活动度大,与周围组织无粘连,同时也可触及表面凸凹不平、软硬不均的肿块,乳头无溢液,腋下无大的淋巴结。

(2)X 线摄片特点:瘤体结构和形状清晰,呈圆形或椭圆形,边缘光滑,界限清楚,肿物密度不均。

(七)治疗

本病是良性肿瘤,药物治疗及放射治疗无效,手术切除肿物是该病治疗的首选方法。切除肿物应严密止血,术后可不放引流条,均可一期缝合。所要提及的是,根据肿瘤位置和患者年龄选择既能方便切除肿块又能使乳房外形不破坏的切口。放射状或弧状等切口可视情况选用。

(八)预后

本病为良性肿瘤,术后无复发也不影响乳房的功能。也有报道称术后局部组织可恢复正常结构。

六、乳房淋巴管瘤

乳房淋巴管瘤临床极罕见。该瘤由淋巴管和结缔组织构成,生长缓慢,无不适表现,是一种先天性良性肿瘤。瘤体大小不一,触之无压痛,质软,有囊性感或波动感,透光试验阳性,局部穿刺可抽出淡黄色清亮液体。临床上,肿瘤较小者行肿瘤切除,较大者行乳房单纯切除术(图 2-5-1)。

七、颗粒细胞瘤

颗粒细胞瘤亦称颗粒性肌母细胞瘤,是一种少见的乳腺良性肿瘤。颗粒细胞瘤可发生于身体任何部位,好发于舌、皮下及软组织,乳腺也是本病常见的发病部位之一。

颗粒细胞瘤并非发生于乳腺组织本身,而是来源于乳腺神经鞘细胞。大体观察:肿瘤无包膜,与周围组织分界不清,直径 0.5～4cm,质硬,切面灰白或灰黄,均质状,表面受累皮肤可发生凹陷。镜下:肿瘤无明确分界,瘤细胞体积大,呈多边形或卵圆形。细胞质丰富,内含均匀分布的嗜酸性颗粒;胞核小而圆。瘤细胞呈松散的巢状或条索状排列,其间有多少不等的纤维组织包绕。受累皮肤呈假上皮瘤样增生。

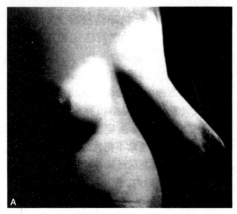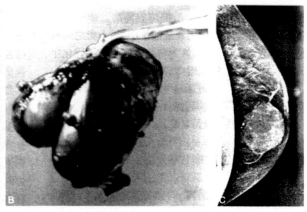

图 2-5-1　淋巴管瘤标本与 X 线片对照

　　女性,25 岁,左侧乳腺肿物 6.0cm×5.0cm,活动,易变形,可以触及部分边界。A.左侧乳腺外形下垂、增大;B.病理标本、囊样肿物,包膜完整,内积液量 20.0mL;C.X 线所见椭圆形囊肿。病理结果:淋巴管瘤(囊性水瘤)。

　　临床上,本病好发于 20～50 岁女性。本病主要表现为无痛性肿块,质硬,呈结节状,边界不清,活动度差,且常与皮肤粘连,致受累皮肤凹陷,故易与乳腺癌混淆(图 2-5-1)。依靠镜下瘤细胞核小而圆、规则,细胞质丰富呈嗜酸性颗粒状与乳腺癌鉴别。

　　本病手术切除预后良好。

八、软骨瘤和骨瘤

　　乳房软骨瘤和骨瘤极少见,可见于老年妇女的乳房纤维腺瘤内。肉眼见该瘤表面呈颗粒状突起,色淡黄,质硬,无明显包膜,但境界清楚。镜下可见骨膜、断续的骨板及排列紊乱的骨小梁,小梁之间可见疏松纤维组织。一般认为它是由成纤维细胞化生而成,另一部分由纤维瘤内纤维成分而来。

　　临床上,患者一般无自觉症状,肿瘤质硬,无触痛,可活动,与周围组织无粘连。手术切除后一般无复发。

九、腺肌上皮瘤

　　乳腺腺肌上皮瘤临床少见,术前多易误诊为乳房纤维腺瘤。本病好发于 50 岁以上女性,亦有年轻女性及男性腺肌上皮瘤报道。常以无痛性肿块就诊,肿块边界清楚,质地韧实,表面光滑,生长缓慢,无痛。

　　肉眼观察,肿瘤可有或无包膜,切面灰白或灰黄,质脆或鱼肉状,少数为囊实性或囊性。镜下肿瘤组织由增生的腺上皮和肌上皮组成,以肌上皮增生为主。腺上皮可有乳头状增生;肌上皮呈巢状、片状、小梁状分布,细胞呈梭形或为透明细胞。Tavassoli 根据肿瘤结构及肌上皮形态不同,将其分为三型:①梭形细胞型:由巢状和片状分布的梭形肌上皮细胞和少量腺腔组成。②腺管型(经典腺肌上皮瘤):主要由大小不等的腺管组成,内覆腺上皮细胞,外围为肌上皮细胞。③小叶型:增生的上皮细胞呈巢状,围绕并挤压腺腔,肿瘤周围纤维组织向瘤内生长,分隔肿瘤呈小叶状。当核分裂象超过5个/10高倍视野、细胞有明显异型性、肿瘤呈浸润性生长以及肿瘤出现坏死时,考虑有恶性可能。

本病治疗方法为手术切除,应切除肿瘤周围部分正常腺体组织,否则易复发。反复复发则有恶性可能。考虑为恶性时,宜行乳房切除或改良根治术。

十、乳头导管腺瘤

乳头导管腺瘤发生于乳头内的导管,即乳窦部,是一种局限于集合管内或其周围的良性上皮增生。该病好发于40～50岁女性,偶见于男性,发病率不到乳腺良性肿瘤的1%,病程长,生长缓慢,肿瘤体积小,直径一般不超过2cm。

(一)临床表现

乳头导管腺瘤单侧多见,罕见双侧患者。乳头溢液为主要表现,约占2/3患者,其次可有乳头增粗、变硬、糜烂、溃疡、结痂出血,乳头内或其底部扪及结节等症状,切除的结节质硬,边界可清或不清楚,呈灰白色,此结节有时不在导管内。

(二)诊断与鉴别诊断

乳头导管腺瘤是一种少见病,对临床上有乳头溢液伴有乳头内或乳窦部有硬结节或肿块者,若同时有乳头糜烂、溃疡、出血、结痂则应高度重视。影像学检查方法、钼靶X线摄片通常不把乳头包括在内,所以影像学不易发现,临床上对可疑者,申请加拍乳头在内的头尾位和内外侧斜内,有时可见乳头及乳晕区有高密度肿块影。彩色B超可显示乳头内有实性肿块影,可协助诊断,但最终需靠病理学确诊。

乳头导管腺瘤多因临床表现不典型、医师经验不足、术前诊断较困难、临床检查常有漏诊或误诊,必须与乳头慢性炎症、良性肿瘤、湿疹样癌(paget病)、乳头状癌等进行鉴别。

1.湿疹样癌

初期表现为一侧乳头瘙痒、变红,继而皮肤增厚、粗糙、糜烂、出血、结痂,可见乳头变形或破坏,病理检查乳头、乳晕表皮基底层内可查到paget细胞,乳头下导管内可见管内癌,即可确诊。而乳头导管腺瘤是导管上皮细胞增生改变,表皮内无paget细胞。

2.导管内乳头状瘤

临床表现主要是以乳头溢液为主,半数左右为血性,在乳晕附近可扪及圆形肿物,乳导管造影和乳管镜检查加上取病理活检,一般可以确诊。

3.乳腺管状腺瘤

乳腺管状腺瘤是由密集增生的管状结构构成的圆形结节状良性病变,多见于年轻妇女,多为无意中发现,皮肤触及包块,系为卵圆形,可单发、多发,生长较快,活动度较好,界限较清,质地中等,有压痛,无皮肤及乳头改变,疼痛随月经期前后变化明显。影像学检查通常为边界清晰、偶含微钙化的肿物,乳腺管状腺瘤是良性病变,切除后无复发,预后较好,主要靠切除后行组织学检查以确诊。

4.乳头汗腺样瘤

发生部位与乳头导管腺瘤相似,但无乳头糜烂及乳头溢液,检查无 paget 细胞,病理检查以乳头大导管的乳头状增生为主,该病罕见,临床检查不易确诊,而病理检查确诊不困难。

(三)治疗与预后

本病应尽量行保留乳头的乳头结节局部完整切除,一般不主张行乳房单切术,术后常见复发,未见癌变报告。

十一、乳腺叶状肿瘤

乳腺叶状肿瘤是少见的乳腺肿瘤,含有上皮和结缔组织 2 种成分。病理学上将其分为良性、交界性和恶性等亚型,其中恶性者过去也称为叶状囊肉瘤。

(一)诊断标准

1.临床表现

(1)乳腺叶状肿瘤好发于 40 岁左右女性,但各种年龄均可发病。多数表现为无痛性单发肿块,生长迅速。瘤体巨大者可以表现为表面皮肤隆起、紧张、发亮、浅静脉扩张。

(2)无论是触诊还是超声、钼靶等影像学检查,其表现均与纤维腺瘤类似。与纤维腺瘤相比,患者年龄偏大、肿瘤较大或生长迅速等是其特点。但仅凭体征和影像学检查很难诊断乳腺叶状肿瘤,即使穿刺活检也难以完全准确地将其与纤维腺瘤区分,因此怀疑乳腺叶状肿瘤者首选切除活检。

(3)恶性分叶状肿瘤有血行转移可能,以肺转移多见,腋窝淋巴结转移少见。

2.诊断依据

(1)临床表现符合纤维腺瘤而具有年龄偏大、肿瘤较大或生长迅速等特点者。

(2)有组织病理学证据。

(二)治疗原则

(1)临床上对于患者年龄偏大、肿瘤较大或生长迅速的纤维腺瘤,应考虑手术切除活检,以排除乳腺叶状肿瘤。乳腺叶状肿瘤的治疗以局部手术切除为主,可采取肿物切除术或乳房部分切除术,切缘应超过 1cm。当肿物切除或乳房部分切除难以获得阴性切缘时可考虑乳房切除术。

(2)一般不进行腋窝淋巴结活检或清扫。

(3)对于首次局部复发的肿瘤仍然可以考虑局部扩大切除,但要保证有足够的阴性切缘,再次复发者应行全乳切除。

第六节　乳腺癌

乳腺癌是女性最常见的恶性肿瘤,欧美国家发病率在 100/10 万左右,而我国是相对低发地区,发病率在(30～40)/10 万,但呈逐年上升趋势,尤其在北京、上海等大城市,其发病率亦达 70/10 万。乳腺癌的发病机制至今尚未明确,流行病学研究提示月经初潮早、绝经晚、生育晚、未生育人群发病率更高,提示雌激素暴露时间和强度在乳腺癌发生中可能起一定作用。遗传和家族因素是乳腺癌的危险因素之一,目前认为 BRCA1/2、P53、PTEN 等抑癌基因参与遗传性乳腺癌的发生。另外,放射性损害与乳腺癌发生有一定关系。

一、乳腺癌的危险因素

(一)乳腺癌的非饮食危险因素

乳腺癌的危险因素很多,但是迄今为止,国内外学者仍未能明确其主要致病因素,但达成共识的是多个危险因素的叠加势必会导致患乳腺癌的危险性增加。

乳腺癌的危险因素病因学调查研究表明:乳腺癌的非饮食危险因素与年龄、性别、激素、遗传因素、月经史、婚育史、良性乳腺疾病史等密切相关。其中,乳腺良性疾病病史是乳腺癌的最主要危险因素之一,尤其是增生性乳腺疾病。乳腺患有严重非典型上皮增生的妇女比没有此类疾病的妇女患乳腺癌的危险性高 4~5 倍,可触到的囊肿、复杂的纤维腺瘤、乳腺导管内乳头状瘤、硬化性腺病及中、重度的上皮增生都有可能增加患乳腺癌的危险性。

1.年龄、性别和婚育史

年龄的增长是乳腺癌发生的主要危险因素,年龄不同乳腺癌的发生率不同,≤39 岁为 0.4%,40~59 岁为 3.86%,60~69 岁为 3.51%,≥70 岁为 6.95%。Jemal 等在 2008 年的癌症统计中报告,12.28% 的乳腺癌患病是由于年龄大造成的,而绝经前妇女的发病率仅为 4%。女性患乳腺癌的危险性是男性的 100 倍。众多研究表明,女性初潮年龄晚、未生育、生育过多以及绝经年龄晚均是乳腺癌的危险因素。1995 年,在马尼拉开始的随机对照实验通过选择性钼靶进行临床乳腺检测筛查,有 151 168 名妇女入组,其目标是评价乳腺癌的增加与已知的危险因素的相关性。增加的危险因素有受教育水平(OR=1.9,95% CI 1.1~3.3),未生育(OR=5.0,95% CI 2.5~10.0,未生育的与生育 5 个或更多孩子的相比),首产年龄晚(OR=3.3,95% CI 1.3~8.3,年龄>30 岁与年龄<20 岁相比)。

2.激素

雌激素是重要的致肿瘤激素,在乳腺癌形成过程中它可以影响细胞的生长和增殖。雌激素是通过一系列酶代谢的,包括儿茶酚-O-甲基转移酶(COMT),它可以将儿茶酚雌激素转变成生物学上没有危险的甲氧基雌激素。一些研究证实了雌激素和细胞周期增长的关系是通过细胞周期蛋白 D1(CCNDI)的转录实现的,COMT 和 CCNDI 的多态性影响编码蛋白的活性。Onay UV 等证实了 CCNDI 的高酶活性的基因型与乳腺癌风险的增加有关(OR=1.3,95% CI 1.0~1.69),杂合型 COMT 和它高度酶活性的基因型也与乳腺癌的患病风险有关。

一个最常见的乳腺癌病因学因素是外源性激素的暴露,包括口服避孕药(Ocs;尤其是在绝经前的病例中)和激素替代治疗(HRT;尤其是绝经后的病例中)。最近的数据提示接受口服避孕药 1 年的妇女与从来没服用过或者短期服用过的妇女相比,乳腺癌的相对危险度(RR)可达 1.5。一般来说,接受 HRT 的患者比没有接受 HRT 的患者乳腺癌年发病率高 2%。妇女健康倡议(WHI)和其他关于 HRT 和乳腺癌危险因素流行病学研究均发现绝经前妇女(提示子宫和卵巢仍正常）应用激素替代治疗时患乳腺癌风险最大，且与雌激素的剂量有关。因此，虽然 Ocs 和 HRT 用于月经周期的控制、生活质量以及症状的控制是合理的，但是雌激素应尽可能低剂量、短时间地应用。

3.遗传因素

与其他癌症一样，乳腺癌是遗传和环境影响的最终结果。约 5％的乳腺癌归因于熟知的遗传因素，另有 10％～15％的病例有家族倾向。可能的遗传相关因素是基因突变（如致癌基因和在 BRCA1、BRCA2 和 P53 的 DNA 修复过程中 DNA 的突变），通常是常染色体为主（即50％的妇女有遗传基因，这些遗传一半是来自父亲——所谓的创始作用）和高度的渗透（导致基因的症状）。源自遗传症状的肿瘤常发生在幼年时期（因为个体存在癌症形成所必需的"双重打击"这个重要因素）并且有很高的双侧乳腺癌发生率（包括同时和异时发生），而双侧乳腺癌在散发病例是罕见的。10％～15％的乳腺癌病例被认为与家族史的相关风险增加有关，直系亲属有 2 人患乳腺癌的女性患乳腺癌的 RR 是 4～6，发生双侧乳腺癌的 RR 升高到 6 以上。

突变基因的携带者每年发生乳腺癌的风险是 1.4％～4％，最典型的为 BRCA1 和 BRCA2的突变。携带有突变的 BRCA1 和 BRCA2 妇女终生的乳腺癌发生风险分别为 36％～87％和45％～84％。例如，在德系犹太妇女（有很强的乳腺癌家族史的群体）的研究中，对侧乳腺癌发生为 15/54 BRCA1 和 BRCA2 个突变者（28％），对照组仅为 8/118（7％）的非携带者。

除了 BRCA1、BRCA2 和 HER2 等基因外，其他乳腺癌相关基因也有报道。X 线修复交叉互补群组 1（XRCC1）蛋白在基底切除修复中起重要作用。Meta 分析表明，399Gln 等位基因可能通过隐性等位基因与乳腺癌风险相关。细胞周期检测点激酶 2（CHEK2）在细胞核中起肿瘤抑制作用，它可以阻断细胞增殖并在 DNA 双链断裂时激活 DNA 修复。功能失调的CHEK2 1100deIC 失去了这种能力。

CHEK2 1100delC 主要在北欧和东欧的后裔中出现。一些文献报道，携带者比非携带者乳腺癌的发病风险增加，而其他类型肿瘤的发病风险则没有增加。Meta 分析证实，CHEK2 1100delC 是个重要的乳腺癌预测基因，可使乳腺癌的风险增加 3～5 倍。由于 CHEK2 1100delC 在 70 岁的家族性乳腺癌的累积风险和 BRCA1 和 BRCA2 的突变是一致的，因此在家族性乳腺癌妇女的筛查时 CHEK2 1100delC 基因型 BRCA1 及 BRCA2 突变同时筛查。

4.电离辐射

自 16 世纪以来，电离辐射诱导人类患癌症问题一直受到人们的关注。电离辐射和乳腺癌之间的关系已在多项研究中被证实。乳腺的低剂量辐射，尤其是发生于年轻时期的辐射是一明显的乳腺癌致病因素。发生于 30 岁以前的影响比较大。随着暴露剂量的增加，乳腺癌发病危险升高，如日本广岛和长崎的原子弹爆炸、肺结核荧光透视法、治疗中的放射治疗。虽然危险度和暴露时的年龄呈负相关，但是在绝经后暴露的危险度却较低。尽管放射治疗致使乳腺癌发病危险度增加不明显（近 1％），但是在特定人群如共济失调、毛细血管扩张症患者中就会表现出乳腺癌发病风险升高。

目前，对于磁场暴露与乳腺癌的关系还无定论。一些流行病学研究发现磁场暴露可能增加乳腺癌的危险性，而另一些研究表明，住宅电磁场暴露与乳腺癌并无关联。

（二）乳腺癌的饮食相关危险因素

对照研究结果显示,高脂肪膳食会增加绝经后妇女患乳腺癌的危险性。由于发展中国家女性摄入的能量较低而消耗的能量较高,所以发展中国家乳腺癌的发病率低于发达国家。膳食脂肪与乳腺癌的队列研究的结论不一。膳食类维生素 A 可抑制乳腺癌细胞的生长,不管在雌激素受体(ER)阳性或阴性的人乳腺癌细胞系,全反式视黄酸和 13-顺式视黄酸均能抑制癌细胞生长。在体外培养的人乳腺癌细胞表达过氧化物酶增殖体物激活受体(PPARγ),膳食多不饱和脂肪酸可激活 PPARγ 的表达。在 ER 阳性或阴性的人乳腺癌细胞系,激活 PPARγ 可导致癌细胞凋亡。在致癌物诱导的小鼠模型中,PPARγ 配体可抑制致癌物的诱导作用。膳食类维生素 A 和多不饱和脂肪酸可通过核受体 PPARγ 相互促进,有可能在乳腺癌的预防中发挥协同作用。

大豆异黄酮有广泛的生物学活性。首先,可以在体外与雌激素受体结合,因此可竞争性结合雌激素受体位点,起到抗雌激素的作用。大豆异黄酮还可以抑制雄激素向雌激素转换时的关键酶,引起基因表达,如 BRCA1 和 PTEN 的变化。此外,大豆异黄酮还有抗增殖、抗血管生成、抗氧化以及抗炎作用,这些作用提示大豆异黄酮可能是预防乳腺癌潜在的药物。流行病学研究表明,大豆异黄酮的摄入在亚洲人群与乳腺癌负相关,但是西方人无此联系。与低量大豆异黄酮摄入者($\leqslant$5mg/d)相比,饮食中大量摄入大豆异黄酮($\geqslant$20mg/d)的亚洲妇女患乳腺癌概率降低 29%,提示在亚洲妇女饮食中大豆异黄酮的消耗水平是乳腺癌的保护性因素。除了大豆异黄酮的消耗水平,异黄酮的形式和食品来源、异黄酮的暴露时间、肿瘤激素受体状态和个体雌马酚生产者状态及激素的作用可能与调节大豆异黄酮的吸收与乳腺癌危险相关。这些因素可能解释研究结果的不一致性。

维生素 D 是一种脂溶性维生素,在骨代谢中起重要作用,可能有抗炎和免疫调节作用。最新的流行病学研究观察了低维生素水平和多种疾病状态的关系,低维生素 D 水平与癌症发病率和死亡率的全面增加有关。

目前对饮酒是否是明确的乳腺癌致病因素尚无定论。同样尚未证实的是吸烟与乳腺癌的关系。但一些流行病学调查指出,被动吸烟及饮酒亦增加乳腺癌的危险度。女性被动吸烟者患乳腺癌的危险性是无被动吸烟者的 2.54 倍;而每天饮酒 3 次以上的妇女患乳腺癌的危险性可增加 50%～70%。Steven 的研究发现,与对照组相比,饮酒每天超过 15g 者患乳腺癌的风险将增加 1 倍,超过 30g 者风险将增加 2 倍。

流行病学证据表明,高脂肪、低蔬菜、体重指数大、体脂含量高等因素可增加女性乳腺癌的发病率。

特殊饮食因素在乳腺癌病因中的作用尚未完全明了。曾有饮食脂肪的摄入导致了西方国家乳腺癌高发病率的假说,并对该假说抱有很高的热情,这很大程度是基于最微弱的流行病学证据形式——生态学的相关性研究。中年或晚年生活中脂肪摄入与乳腺癌的发病风险有很大关系这一观念,在前瞻性研究和 WHI 试验的结果中得不到支持。与体育活动相关的高能量摄入,可加速儿童时期的生长发育和月经初潮的开始,并导致中年时期中体重增长,因此可以明显地增加乳腺癌发病风险。这些能量平衡的作用显然在乳腺癌发病率的国际差异方面起了很重要的作用。有一些证据表明,类胡萝卜素或富含类胡萝卜素食物中其他化合物可以适度地降低乳腺癌的发病率,但这些发现并不是结论性的,还需要进一步斟酌。乙醇摄入是最明确的乳腺癌的特殊饮食风险因素,研究表明即使是轻度的乙醇摄入也为内源性雌激素水平的升高提供了一种可能的机制,因此支持了因果关系的解释。关于童年和青少年期饮食与数十年以后的乳腺癌的发病风险的假说会更难得到证明。虽然如此,有明确的证据可以证明,通过避免成年时期体重增长和限制乙醇摄入可降低乳腺癌的发病风险。有些证据显示,将饱和脂肪替换为单不饱和脂肪可能会降低乳腺癌发病风险,同时也可降低冠心病的发病风险。

二、乳腺癌的分类、病理和分级

(一)组织学分类

乳腺癌组织形态较为复杂,类型众多,需综合判断分类。且乳腺癌多为混合型癌,即在同一块癌组织中,甚至同一张切片内可有两种以上类型同时存在,对这种混合型癌常以占优势的成分诊断命名,次要成分可在其后备注。目前乳腺癌的分类,在实际应用中仍未统一,国内乳腺癌的分类如下:

1.非浸润性癌

指癌瘤最早阶段,病变局限于乳腺导管或腺泡内,未突破基底膜时称为非浸润性癌。

(1)小叶原位癌:起源于小叶导管及末梢导管上皮的癌,癌细胞未突破末梢乳管或腺泡基底膜。此型约占乳腺癌的1.5%。病变组织切面呈粉红色半透明稍硬颗粒状,病变大多呈多灶性,癌细胞体积较大,形态一致,排列紊乱;细胞质较丰富,淡染;细胞核稍大,染色质细致,分布较均匀,核分裂象少见。常累及双侧,发展缓慢。

(2)导管内癌:发生于中心导管的原位癌,癌细胞局限于导管内,未突破管壁基底膜。病变可累及导管,范围广或呈多中心散在分布,根据癌细胞排列具有4种特征性图像:实质性、粉刺状、乳头状和筛状。这4种图像常混合存在,但在一个肿瘤中常以某一图像为主。

2.早期浸润癌

从非浸润性癌到浸润性癌是一个逐渐发展的过程。其间经过早期浸润阶段,根据形态的不同,分为两类:

(1)早期浸润小叶癌:小叶原位癌穿过基底膜,向小叶内间质浸润,但仍局限于小叶内,尚未浸润至小叶范围之外。

(2)早期浸润导管癌:导管内癌少量癌细胞突破导管基底膜,开始生芽,向间质浸润但浸润范围小。

3.浸润性癌

癌组织向间质内广泛浸润,形成各种形态癌组织与间质相混杂的图像。浸润性癌又分为浸润性特殊癌和浸润性非特殊癌。

(1)浸润性非特殊癌

①浸润性导管癌:最常见的乳腺恶性肿瘤,导管中浸润成分不超过癌实质半量。若超过半量,则以其浸润性成分的主要形态命名。肉眼和显微镜下表现多样,肿瘤细胞常排列呈巢状、条索状和腺样结构。

②浸润性小叶癌：小叶癌明显向小叶外浸润，包括小细胞型浸润癌。癌细胞形态似小叶原位癌，通常只有少量核分裂。癌细胞常呈单行线状，或围绕导管呈靶环状排列，亦可单个散布于纤维间质中。有时可见残存的小叶原位癌成分。

③硬癌：约占乳腺癌总数的10％，癌实质少，纤维间质多为特点。癌体积小，质地硬，切面瓷白色，癌边缘呈蟹足状向周围浸润。

④单纯癌：较多见，约占乳腺癌一半以上。癌组织实质和纤维间质成分接近，癌细胞常集聚成小巢，呈片状或粗索状，也可有腺样结构。

⑤腺癌：癌实质中腺管状结构占半量以上者。癌细胞异型性明显，腺管形态不规则，层次不等。

⑥甲状腺髓样癌：癌组织主质为多，间质少。瘤体可达巨大体积，切面灰白色，中心部常有坏死。根据间质中淋巴细胞浸润程度的不同，可分为两个亚型：淋巴细胞浸润少的为非典型甲状腺髓样癌；浸润多者为典型甲状腺髓样癌。后者预后好，常划入浸润性特殊癌内。

(2)浸润性特殊癌

①乳头状癌：大导管内癌，极少由大导管内乳头状瘤演变而来。多见于50～60岁妇女，肿块单发或多发，部分有乳头溢液，大多血性，溢液涂片可找到癌细胞。切面呈棕红色结节，质脆，结节内有粉红色腐肉样或乳头状组织。此癌生长缓慢，转移也较晚。当癌实质一半以上表现为腺管样结构时，可诊断为腺癌。

②黏液腺癌：又称胶样癌，较少见。发病年龄大，生长缓慢，境界清楚，切面为半透明胶冻样物，显微镜下可见癌组织中含有丰富黏液，黏液位于肿瘤细胞内或周围。单纯的黏液腺癌恶性程度较低，腋下淋巴转移较少见，预后较浸润性导管癌为好。

③甲状腺髓样癌：癌细胞较大，胞质丰富，淡嗜碱性，胞膜不清，常互相融合。胞核空泡状，核仁明显，分裂象多见。癌细胞密集，常呈片块状分布，偶见乳头状结构成弥漫分布。间质纤维少，癌周边界清楚，癌巢周围有厚层淋巴细胞浸润。

④乳头乳晕湿疹样癌：又称Paget病。此癌形态上特征为乳头、乳晕皮肤呈湿疹样改变和表皮内出现一种大而有特征性的Paget细胞。此癌多数合并导管内癌和小叶原位癌，部分为浸润性导管癌等。

⑤小管癌：又称管状癌，是一种高分化腺癌，癌细胞呈方形或柱状，大小一致，异型性不明显，核分裂象少见。大部分癌细胞排列成大小比较规则的单层腺管，散乱浸润于间质中，引起纤维组织反应。

⑥腺样囊性癌：是一种具有特殊的筛状结构的浸润性癌。此肿瘤具有在唾液腺瘤中所见到的典型结构，由基底细胞样细胞形成大小、形态不一的片状或小巢，内有数目不等、大小较一致的圆形腔隙；腔面及细胞片块周围可见肌上皮细胞。此瘤在乳腺中并不常见。

4.其他罕见癌

(1)分泌型癌：癌细胞淡染，排列成条索状、腺样或巢状，有显著的分泌现象。癌细胞内和腺样腔隙中有耐淀粉酶前列腺特异性抗原阳性物质。此型预后较好，多见于儿童，不应与妊娠妇女的导管癌相混淆。

(2)富脂质癌：又称脂质分泌型癌，癌细胞大，胞质透明或呈泡沫状，内含多量脂质，脂肪染色呈强阳性。胞核不规则,核仁明显。癌细胞排列方式不定,可伴有导管内癌或小叶原位癌成分。有些尚不清楚究竟来自小叶或导管的肿瘤被称为小细胞癌和印戒细胞癌等。

(3)腺纤维瘤癌变:腺纤维瘤内的腺上皮细胞部分或全部呈恶性状态,可表现为导管内癌或小叶原位癌,亦可进一步发展为浸润性癌。应排除其他型癌侵犯腺纤维瘤。

(4)乳头状瘤癌变:乳头状瘤的病变内出现灶性癌组织区,且两者在形态上有过渡性改变。癌变区常表现为导管内癌。

(5)伴化生的癌:乳腺癌组织中,除了可见到浸润性导管癌以外,偶可见到不同类型的化生性改变,如部分腺上皮形成扁平细胞;间质中出现骨、软骨成分等。这些肿瘤仍然归原来的组织类型,但须注明化生成分。常见的化生性改变有:鳞状上皮化生、梭形细胞化生、软骨和骨型化生以及混合型化生,后者是前述类型的混合。

(二)分级

肿瘤的组织学分级与患者预后的关系早已引起肿瘤学家的重视。乳腺癌的分化程度与预后有十分密切的关系,但各种分级标准的差异颇大。乳腺癌 WHO 分级主要从腺管形成的程度、细胞核的多形性以及核分裂计数三个方面进行评估。以下为不同的分级:

1.SBR 分级标准

(1)分化程度

①整个肿瘤可看到为 1 分。

②不容易发现为 3 分。

③1 分与 3 分之间为 2 分。

(2)多形性

①核规则、类似乳腺上皮为 1 分。

②核明显不规则,有巨核、畸形核为 3 分。

③1 分与 3 分之间为 2 分。

(3)核分裂数(×400)

①1/10 高倍视野为 1 分。

②2/10 高倍视野为 2 分。

③>2/10 高倍视野为 3 分。

2.WHO 分级标准

(1)腺管形成

①>75% 为 1 分。

②10%~75% 为 2 分。

③<10% 为 3 分

(2)核的多形性

①核小、规则、形态一致为 1 分。

②核的形状、大小有中等度的变化为 2 分。

③核的形状、大小有明显变化为 3 分。

(3)核分裂数(×400)

①0~5/10 高倍视野为 1 分。

②6～10/10 高倍视野为 2 分。

③＞1/10 高倍视野为 3 分。

3.我国常见恶性肿瘤诊治规范的分级标准

(1)腺管形成

①有多数明显腺管为 1 分。

②有中度分化腺管为 2 分。

③细胞呈实性片块或条索状生长为 3 分。

(2)细胞核大小、形状及染色质

①细胞核大小、形状及染色质一致为 1 分。

②胞核中度不规则为 2 分。

③细胞核明显多形性为 3 分。

(3)染色质增多及核分裂象(×400)

①1/10 高倍视野为 1 分。

②2～3/10 高倍视野为 2 分。

③＞3/10 高倍视野为 3 分。

各标准的 3 项指标所确定的分数相加,3～5 分为Ⅰ级(分化好),6～7 分为Ⅱ级(中等分化),8～9 分为Ⅲ级(分化差)。

4.乳腺癌组织学分级的意义

乳腺癌组织学分级的预后意义早为大家所认识,我们对有 5 年以上随访的 476 例乳腺癌患者进行了分级研究,其结果是组织学分级和生存情况为Ⅰ级、Ⅱ级和Ⅲ级的 5 年生存率分别是 82%、63.4% 和 49.5%,其差别有显著性意义($P<0.01$)。在同一临床分期内,患者的 5 年生存率随着组织学分级的提高而下降。

组织学分级与 DNA 增殖指数和 DNA 倍体有关,分化好的乳腺癌增殖指数低,反之分化差的增殖指数高。利用流式细胞证实了,二倍体的乳腺癌常是分化好的,而异倍体的乳腺癌常是分化差的。组织学分级与生长因子受体、癌基因产物的表达也有关,Ⅲ级乳腺癌常有上皮生长因子受体的表达,提示预后差,某些癌基因产物如 CerbB-2 的表达提示患者预后较差,常在Ⅲ级乳腺癌中表达。

乳腺癌的组织学分级和组织学分型均为影响乳腺癌预后的病理因素,两者中组织学分级比分型对判断患者的预后更有意义。

虽然组织学分级和分型均为独立的预后因素,但淋巴结有无转移、肿瘤大小更是影响患者预后的重要因素。1982 年,有学者认为与预后有关的 3 个因素为:①肿瘤大小(病理测量);②组织学的淋巴结分期;③组织学分级。并在 Cox 分析中得出预后指数的公式:预后指数＝0.2×肿瘤大小＋淋巴结分期＋组织学分级。预后指数增高的患者预后差,以后多量的病例分析也证实了他们的论点。

(三)临床分期

目前最常用国际抗癌协会推荐的 TNM 分期法,内容如下:

1.TNM 分期系统的一般法则

TNM 分期系统主要依据为疾病所累及的解剖范围,分期仅适用于癌,并需组织学证实。

T:原发肿瘤的范围,应有体格检查及影像学检查的资料。

N:区域淋巴结,分类依据体格检查及影像学检查。

M:远处转移状况,应根据体格检查及影像学检查。

2.国际抗癌联盟(UICC)分类分期

(1)临床分类

Tis　原位癌(非浸润性癌及无明显肿块的乳头乳晕湿疹样癌)。

T_0　乳腺内未触及肿瘤。

T_1　肿瘤最大直径≤2.0cm。

T_{1a}　与胸肌筋膜或胸肌无粘连。

T_{1b}　与胸肌筋膜或胸肌有粘连。

T_2　肿瘤最大直径>2.0cm,但≤5.0cm。

T_{2a}　与胸肌筋膜或胸肌无粘连。

T_{2b}　与胸肌筋膜或胸肌有粘连。

T_3　肿瘤最大直径>5.0cm,或肿瘤为两个或更多。

T_{3a}　与胸肌筋膜或胸肌无粘连。

T_{3b}　与胸肌筋膜或胸肌有粘连。

T_4　无论肿瘤大小,只要直接侵犯胸壁(肋骨、肋间肌和前锯肌)或皮肤。

T_{4a}　肿瘤与胸壁固定。

T_{4b}　患侧乳房皮肤水肿、浸润或溃疡(包括"橘皮"样变,或局限于同侧乳房的卫星结节)。

T_{4c}　T_{4a} 和 T_{4b} 均存在。

T_{4d}　炎性乳腺癌。

Tx　肿瘤灶已被切除,资料不详。

N_0　同侧腋窝未触及活动的肿大淋巴结。

N_1　同侧腋窝有可活动的淋巴结。

N_{1a}　考虑淋巴结内无转移。

N_{1b}　考虑淋巴结内有转移。

N_2　同侧腋窝淋巴结融合成团或与其他组织粘连。

N_3　同侧锁骨上、下淋巴结内转移或有上肢水肿(上肢水肿或因淋巴管阻塞所致)。

Nx　淋巴结情况不详。

M_0　无远处转移证。

M_1　有远处转移,包括皮肤浸润超过同侧乳房。用下列标志进一步指明范围:肺 PUL;骨髓 MAR;胸膜 PEI;肝 HEP;腹膜 PER;脑 BRA;皮肤 SKI;淋巴结 LYM;其他 OTH。

(2)临床分期

0 期:$TisN_0M_0$。

Ⅰ 期:$T_{1a}N_{0\sim 1a}M_0$,$T_{1b}N_{0\sim 1b}M_0$,$T_0N_{1b}M_0$。

Ⅱ期：$T_{1a\sim1b}N_{1b}M_0$，$T_{2a\sim2b}N_{0\sim1b}M_0$，$T_3N_0M_0$。

Ⅲ期：任何 T_3 和任何 NM_0，任何 T 和任何 N_2M_0，任何 T 和任何 N_3M_0。

Ⅳ期：包括 M_1 的任何 TN。

（四）病理分期

1.pT 原发肿瘤

与 TNM 分类之 T 分类一致。

2.pN 区域淋巴结

要求手术切除的标本最少须包括腋窝低位组淋巴结，并且一般须包括 6 个或更多数目的淋巴结。

pNx　区域淋巴结无法分析（手术未包括该部分或过去已切除）。

pN_0　无区域淋巴结转移。

pN_1　同侧腋窝淋巴结转移，可活动。

pN_{1a}　1～3 个腋窝淋巴结转移，至少一个区的腋淋巴结>0.2cm。

pN_{1b}　同侧内乳前哨淋巴结转移，不包括孤立的肿瘤细胞。

pN_{1c}　pN_{1a} 和 pN_{1b} 共存。

pN_2　同侧腋窝多个转移淋巴结互相融合或与其他组织固定。

pN_3　10 个或 10 个以上腋窝淋巴结转移；锁骨下淋巴结转移；影像学检查发现 1 个或多个阳性Ⅰ、Ⅱ级腋窝淋巴结的情况下，发现多个阳性同侧内乳淋巴结；3 个以上腋窝淋巴结转移，且同侧内乳淋巴结临床检查阴性时经前哨淋巴结活检发现微转移或宏转移；同侧锁骨上淋巴结转移。

3.pM 远处转移

与临床 TNM 分类之 M 相同。

三、乳腺癌的临床表现和相关检查

（一）临床表现

乳腺癌的早期可无症状，随着病情发展，可能表现出局部及全身症状。

1.肿块

肿块是乳腺癌的首发症状。特别是无痛性小肿块常为乳腺癌最早出现的征象。国外报道，多数肿块位于外上象限，其次是内上及乳头乳晕区，下象限者较少。肿块大小以 2～3cm 为常见，多为单发，偶可多发。肿块多呈圆形或卵圆形，边界欠清，一般都为硬结，活动度都较差。

2.疼痛

多数乳腺癌患者缺乏疼痛症状。由于疼痛发生较少，故乳腺癌不易被早期发现。疼痛常表现为乳房刺痛、钝痛或隐痛，如癌周伴有乳腺囊性增生也可出现周期性疼痛。

3.乳房皮肤改变

乳腺组织被位于皮下的浅筋膜所包绕，深浅筋膜之间由 Cooper 韧带相连。由于浅筋膜与皮肤相连,当乳腺癌侵及乳腺间的 Cooper 韧带使之缩短时,会牵拉皮肤,使局部皮肤凹陷,如同酒窝,称"酒窝征"。另外肿瘤直接与皮肤粘连也可能造成此种情况。酒窝征在乳腺癌较早时即可出现,在患侧手臂上下活动时更为明显。

(1)发红及肿胀:内含生长较快、体积较大的肿瘤,可出现皮肤表浅静脉怒张,肿瘤局部皮温升高。肿瘤接近皮肤表面时皮肤可发红。若癌细胞阻塞了皮下淋巴管,可出现皮肤水肿,呈"橘皮样"变。

乳腺癌皮肤红肿以炎性乳腺癌最为典型,皮肤颜色浅红或深红,由局限的一块很快扩展到大部分乳房,乃至全乳。触诊时,整个乳房增厚、变硬,皮温增高,且肿胀、粗糙,有明显的"橘皮样"改变。

(2)皮肤破溃:肿瘤发展到晚期,肿块长大,可使皮肤隆起,如血液供应不足,肿瘤随着皮肤发红、变薄,可发生破溃。患者常伴疼痛,有时剧痛难忍。由于创面有大量的坏死组织及血性分泌物渗出,患者常因此出现消瘦、贫血征象。

(3)皮肤结节:结节分布在病变周围的皮肤时,称为"卫星结节",它由癌细胞沿淋巴管、乳腺导管或皮下筋膜梁索直接浸润于皮肤所致。卫星结节可单个或数个,后者多呈分散分布。

(4)铠甲癌:数个皮肤结节融合成片,覆盖整个患侧胸壁,并可延及腋窝至背部,甚至可超过胸骨中线,延伸到对侧胸壁。厚硬成板块的皮肤好似古代士兵所穿的铠甲,故称"铠甲癌"。

4.乳房轮廓改变

当肿块较大时,乳房可有局部隆起,乳房增大。当肿瘤累及皮肤或胸肌时,乳腺癌铠甲样皮肤可使乳房变硬、缩小。患者端坐时,患侧乳房可抬高。

5.乳头乳晕改变

(1)乳头回缩及朝向改变:乳头扁平、回缩、凹陷、朝向改变,直至完全缩入乳晕下,看不见乳头。乳腺癌所致的乳头下陷与先天性乳头内陷不同。后者可经常用手牵拉提出,而乳腺癌所致的乳头回缩不可能被拉出,而且凹陷的乳头下或周围可扪及肿块。

(2)乳头的湿疹样改变:最初为乳头瘙痒,乳头上皮增厚、脱屑、渗液,逐渐出现糜烂而反复结痂、剥脱,乳晕皮肤剥脱后出现红色肉芽,乳头可慢慢变平,最后消失。

6.乳头溢液

乳头溢液伴肿块者,患乳腺癌所占的比例较大。溢液可以是无色、乳白色、淡黄色、棕色等;可以呈水样、血样、浆液性或脓性;溢液量可多可少,间隔时间也不一致。

7.区域淋巴结肿大

(1)腋淋巴结转移:最为常见,转移灶较小时,淋巴结不肿大,或肿大不明显,较难触及。转移病变一般累及胸肌外侧淋巴结,触之多较硬,不规则,活动度欠佳,晚期可侵及锁骨上淋巴结。

(2)锁骨上淋巴结:转移淋巴结多位于左侧锁骨上窝或右侧锁骨上窝,病灶较硬,一般较小。

(3)内乳淋巴结:转移常不显著,术前无确诊的方法,只有在肿瘤生于乳房内半部时,扩大根治手术时才能发现。

（4）腋窝淋巴结广泛转移：触诊可触到腋窝或锁骨上有固定、融合肿大的转移淋巴结。

8.远处转移表现

乳腺癌可经血液或淋巴途径发生远处转移，好发部位以肺、胸膜、骨、肝、脑及软组织较多见。

（1）肺及胸膜转移：肺是乳腺癌常见的转移部位，常表现为结节性多发转移，多为双侧。肺转移可出现咳嗽、呼吸困难、咯血、胸痛等。胸膜转移主要表现为咳嗽、疲乏、虚弱、呼吸困难，部分患者有胸痛。

（2）骨转移：最易受累的部位依次为脊柱、肋骨、骨盆及长骨，亦可出现在肩胛骨、颅骨等。主要表现为疼痛。

（3）肝转移：肝转移灶较小时，并无特殊症状，当肿块较大，或较广泛时可出现肝大、肝区疼痛、食欲减退、腹胀等。晚期可出现黄疸、腹水等症。

（4）脑转移：脑转移主要表现为脑膜及脑实质转移，头痛及精神状态改变是常有的症状，并可出现脑功能不全、视力障碍等。如脊膜受到侵及可出现背痛、感觉障碍、膀胱功能障碍、排尿困难等。

（二）辅助检查

1.超声检查

超声检查无损伤性，可以反复应用。对乳腺组织较致密者应用超声检查较有价值，但主要用途是鉴别肿块系囊性还是实性。超声检查对乳腺癌诊断的正确率为80%～85%。乳腺癌肿块外形多不规则，通常无包膜，边缘粗糙不整，多呈锯齿状、蟹足状；肿块内部回声多为低回声，也可呈中或高回声，分布强弱不均；可有散在、成簇或弥漫分布的针尖样或颗粒样钙化；肿块后方回声多衰减，可有皮肤或胸肌浸润；肿块血液供应丰富，呈粗大条状血流，可由外穿入，多有分支。对于<0.5cm的肿瘤，超声检查易漏诊。对较小的肿瘤超声检查的鉴别诊断也较困难。

2.X线检查

（1）乳腺X线摄片：对乳腺癌的确诊率可达80%～90%。在乳腺良、恶性病变的鉴别诊断和乳腺癌早期诊断方面，目前还没有其他方法能够取代，现常用的有钼靶和干板摄影两种方法。X线平片有以下特征时，要考虑为乳腺癌。

①肿块影：在X线片上，乳腺癌肿块的显示率随乳房类型及病理类型而异。脂肪型乳房显示率高，而在年轻而又致密的乳房中，因腺体组织掩盖，肿块显示率较低。X线片上显示的肿块大小多小于临床触诊，此为恶性征象之一。大多数恶性肿块在X线片上表现为不规则或呈分叶状，无明显界限，中心密度高，有的其边缘有短的毛刺，外突而呈星芒状表现，或有僵直的索状带向外周延伸。有时肿块周围结构紊乱变形，可出现沙粒样钙化，有时可见增粗、扭曲的血管影或可见到临近皮肤增厚凹陷或乳头凹陷。肿块周围常有一模糊较透亮的晕环。

②钙化影：钙化在乳腺癌诊断中占据特别重要的地位。有部分患者临床上扪不到肿块，X线片上也可能没有肿块影，钙化是诊断的唯一阳性依据。典型的恶性钙化多表现为簇状分布，大小、数目、形态不一，常常是细沙粒状、细线状、条状、分叉状、不规则多角形或分支状等多种

形态同时存在。

(2)乳腺导管造影:影像特征可因癌肿的浸润、梗阻、破坏而引起乳腺导管壁僵硬、局部狭窄、不规则破坏或突然中断,或本应呈树枝状分支的导管树整体走向扭曲异常。

3.MRI检查

MRI检查对于小乳腺癌检出优于普通 X 线检查。MRI检查具有良好的软组织分辨率和无 X 线辐射的优点,更适合乳腺检查。乳腺 MRI 检查对浸润性乳腺癌的检出率很高,达86%～100%,特异性亦高达 90%以上,越来越多的临床研究显示 MRI 检查能检出乳腺 X 线摄影及临床上隐匿性的早期小乳腺癌,且对致密型乳腺内乳腺癌病灶的检出及乳腺癌术前分期有显著优势。动态增强 MRI 检查对绝大多数乳腺肿瘤的鉴别诊断和乳腺癌的预后判断具有重要价值,对于意向行保乳手术的乳腺癌患者,宜术前行乳腺 MRI 检查对乳腺癌组织的病变范围、浸润程度做评估。而对乳腺癌保乳手术后并局部进行放射治疗的患者,对其早期局部复发病灶的检出,MRI检查较 X 线及 B 超检查更有优势。

MRI检查图像上显示肿块边缘不规则、具有较长的毛刺结构等,一般提示恶性肿瘤;相反,圆形、卵圆形边缘较光滑或略有分叶提示为良性肿块。病灶内部结构不甚均匀,部分区域显著强化而其他区域轻度强化,甚至仅见不规则边缘环形强化者,倾向于恶性病灶;而病灶内部较均匀,但有低信号,无明显强化的间隔常提示良性肿瘤。

4.乳腺导管内视镜检查

乳腺导管内视镜(简称乳管镜)应用于检查有乳头溢液的患者,操作简单、痛苦小、影像清晰、病变定位准确、可重复操作,甚至可以进行活检,兼有治疗作用。对于腺癌却表现为单纯乳头溢液、临床触不到肿块者,进行乳腺导管内视镜检查或活检,优于乳头溢液涂片细胞学检查和乳腺导管造影,可早期诊断乳管内乳腺癌。对部分良性病变可以通过注药等局部治疗,减少盲目切除造成的组织损伤。

乳管镜下乳管内的恶性肿瘤通常可呈灰白色或暗红色,一般无蒂,以宽大的基底与管壁相连;多位于主乳管和一级、二级乳管分支内,可见沿管壁环行分布或纵向伸展的不规则隆起,周围管壁僵硬、弹性差。

5.热图像检查

应用图像显示体表温度分布,由于癌细胞增殖快、血运丰富则相应体表温度较周围组织高,用此差异可做出诊断。但是这种诊断方法缺乏确切的图像标准,热异常部位与肿瘤不相对应,诊断符合率差,近年来渐少应用。

6.近红外线扫描

在显示器屏幕上可见到由浅到深灰色甚至黑色多个灰度中心的阴影,可大于实际肿块,且边界不清,形状不规则,同时其周边伴有异常的血管影,粗大、扭曲、中断,呈放射状、条束状、鼠尾状或蝌蚪状。

7.CT检查

可用于不能扪及的乳腺病变活检前定位,确诊乳腺癌的术前分期,检查乳腺后区、腋部及内乳淋巴结有无肿大,有助于制定治疗计划。

8.肿瘤标志物检查

在癌变过程中,由肿瘤细胞产生、分泌,直接释放细胞组织成分,并以抗原、酶、激素或代谢产物的形式存在于肿瘤细胞内或宿主体液中,这类物质称为肿瘤标志物。

(1)癌胚抗原:为非特异性抗原,在许多肿瘤及非肿瘤疾病中都有升高,无鉴别诊断价值,可手术的乳腺癌患者术前检查20%～30%血中CEA含量升高,而晚期及转移性癌中则有50%～70%出现CEA高值。

(2)铁蛋白:血清铁蛋白反映体内铁的储存状态,在很多恶性肿瘤如白血病、胰腺癌、胃肠道肿瘤、乳腺癌的患者体内有铁蛋白的升高。

(3)单克隆抗体:用于乳腺癌诊断的单克隆抗体CA15-3对乳腺癌诊断符合率为33.3%～57%。

9.病理学检查

(1)乳头溢液细胞学检查:多用于单乳乳头溢液者。乳头溢液细胞学检查经济方便,其诊断准确率在40%～70%,但假阳性率<4%,诊断阳性多可确诊。

(2)刮片细胞学检查:对乳头乳晕有湿疹样病变的患者可做印片或刮片检查,如能查见Paget细胞,有助于诊断湿疹样乳腺癌。

(3)针吸细胞学检查:针吸细胞学检查对乳腺癌的准确率为93%,假阳性率<1%。一旦针吸发现癌细胞即可确诊,但阴性不能排除癌。对性质不定的乳腺肿块,均可做针吸活检。细针穿刺抽吸细胞学检查是对年轻妇女乳腺病灶较理想的检查方法,可避免延误诊断,改善患者预后。

(4)切除活检:临床检查高度怀疑为恶性者,最好住院。在做好根治性手术准备的情况下,先切除肿瘤及周围部分正常组织,送快速冷冻活检。一旦明确为乳腺癌,一次性行根治性手术。只有对怀疑乳腺肿瘤良性可能较大者,才可在门诊局部麻醉下切除肿瘤送检,但如证实为恶性则需尽快入院行根治性手术。

(5)乳管内镜咬取活检:对乳头溢液者用导管内精细纤维内镜检查,发现肿物时咬取活检对早期乳腺癌的诊断有重要价值,但检查结果阴性不能排除癌。

(6)空芯针穿刺活检:空芯针穿刺活检简便、安全、微创,可获得较大的组织样本,与开放手术准确率相似,敏感性为92%～100%,特异性为94%～100%。细针经皮穿刺活检因标本量不足,使多数人放弃它而选择有大切割针的空芯针活检。

采用空芯针活检,对病灶的不同区域进行多处采样,才能确保标本的准确性。在大多数情况下,准确的病灶取样需要4～5个标本,这样才可以确保得到反映病灶真实性的活检标本。如采用自动活检枪需要进行多次穿刺以获取多个组织标本。

(7)超声引导下麦默通乳腺微创活检:麦默通是利用真空将组织吸入取样盒中,然后用高速旋转刀将肿瘤切除,再将肿瘤吸入到体外一盒子中。麦默通系活检,一次穿刺,多次取样,切除标本量大,病理诊断准确,能满足乳腺癌免疫组化指标测定的要求。皮肤切口小(<3mm),微创,美容效果好,无乳腺组织变形,无术后活动不便。尤其对不能扪及肿块的病变,配合B超或最先进的钼靶定位系统及MRI,能提供更为准确的组织学诊断结果。有研究表明,麦默通活检可以完全解决小的良性肿瘤。目前有临床试验研究是否可用这一设备作为手术切除肿块,治

疗小乳腺癌的替代治疗。乳腺癌的诊断,无论采用何种方法检查,但最终仍需由病理切片检查确诊。

四、乳腺癌的诊断与鉴别诊断

(一)特殊类型乳腺癌的诊断

1.早期乳腺癌

临床上肿瘤直径小于0.5cm或扪不到肿瘤,无乳腺外转移表现的为早期乳腺癌。由于肿块小,不易被发现,往往被漏诊,这应引起临床医生的重视,特别是对乳腺癌高危人群,应通过触诊、钼靶照片、彩超、CT或MRI检查,发现可疑病灶后在超声监控下进行空心针穿刺活检或在X线或超声立体定位钢丝标记下切除活检。伴有溢液者,做涂片细胞学检查及美蓝指示切除活检,一旦病检发现癌细胞,可做出诊断。

2.隐性乳腺癌

乳房未发现肿块,而以转移灶如腋淋巴结或其他远处转移灶为表现的乳腺癌即是隐性乳腺癌。患者多在无意中发现腋淋巴结长大或其他乳腺外包块,其中以腋窝淋巴结长大占多数,一般不痛,较硬,边界可清楚也可不清,活动度可好、可差。对这类患者,应仔细检查乳腺情况,做钼靶照片,有条件者可做CT或MRI检查,以发现乳房病灶。或做淋巴结活检,但有时一般的病理切片活检难以区别到底是乳腺癌转移而来还是其他部位肿瘤转移来的,这就需要免疫组织化学检查。

3.炎性乳腺癌

是乳腺癌中预后最差的一种,可发生于任何年龄,但以妊娠期及哺乳期常见。表现为乳房皮肤充血、发红、发热,整个乳房增大、变硬,犹如急性炎症,但患者没有全身感染中毒症状,乳腺常无明显的局部肿块,发展迅速,转移早,常侵及对侧乳腺。医生面对这种患者,一定要想到炎性乳腺癌,但要与乳腺炎鉴别。彩超检查对诊断有一定的参考价值,可通过空心针穿刺活检,确定诊断。

4.湿疹样乳腺癌

主要表现为乳头瘙痒、皲裂和糜烂,乳晕区慢性湿疹样改变,皮肤发红、糜烂、潮湿或覆盖黄褐色鳞屑样痂皮,病变皮肤发硬,边界清楚,有时乳头可内陷或完全损坏。根据临床表现及细胞学检查,不难诊断,关键是有上述临床表现时要想到湿疹样乳腺癌的可能性,特别是经久不愈的乳头湿疹要做印片检查或活检。

(二)乳腺癌的鉴别诊断

临床上需要与乳腺癌进行鉴别的疾病主要有以下几种:

1.乳腺囊性增生病

本病好发于40岁前后女性。多为双侧患病,有很多患者伴有不同程度的疼痛,并可影响到肩、背部,经前明显,乳腺癌患者一般无疼痛。部分患者可伴有乳头溢液,乳腺囊性增生病多为双侧多孔的浆液性溢液,而乳腺癌多为单孔溢液。触诊时前者可扪及乳房腺体局限增厚或整个乳房散乱结节感,多以外上部较明显,质地较韧,有时可在多结节基础上扪及较大的囊肿,扪不到分界清楚的肿块,而后者多可扪及边界不清、质硬、活动差的肿块,并且有时有皮肤及乳头的改变。前者X线片表现,乳腺部分散在斑片状或全部为密度增高影,密度不均,边缘模糊,形似云团或棉花样,有时可见大小不一的圆形或椭圆形致密影,密度均匀,边界光滑,前者彩超无实质占位表现,而后者的X线片和彩超可有特殊的征象。但对高危人群且临床可疑者以及局限性腺病者,仍须做针吸活检或切除活检。

2.浆细胞性乳腺炎

浆细胞性乳腺炎又称乳腺导管扩张症,好发于30岁左右女性及绝经前后,多数患者有哺乳困难或发生急性乳腺炎历史,临床表现酷似乳腺癌。术前常被误诊,有作者报告术前32.6%误诊为乳腺癌。临床表现:乳房肿块硬,边界不清,活动差,可有乳头及皮肤凹陷,并且可伴有腋淋巴结肿大,X线及彩超均可呈恶性样表现。因此,临床上难以与乳腺癌区别。但前者很多患者有急性炎症样改变,可有疼痛,经抗炎症治疗,临床症状可略有好转,但不能完全控制,并且其肿大的淋巴结可缩小,而乳腺癌一般不痛,其包块及腋淋巴结随病程将逐渐长大。穿刺活检即可明确诊断。

3.乳腺结核

本病表现为乳房局部肿块质硬、边界不清,可穿破皮肤形成窦道或溃疡,腋窝淋巴结肿大。乳腺X线片也可表现为似乳腺癌样改变,并且约5%可合并乳腺癌。多见于中青年女性,常继发于肺、颈淋巴结及肋骨的结核病变,可有全身结核中毒症状,抗结核治疗后病灶及腋淋巴结缩小。而乳腺癌多发生于中老年,无全身结核中毒症状,抗结核治疗无效。确诊困难者仍须针吸活检或切除活检。

4.乳腺脂肪坏死

本病好发于中老年,以乳房肿块为主要表现,肿块硬、边界不清、活动差,可伴皮肤发红并与皮肤粘连,少数可有触痛,乳腺X线片也可表现为乳腺癌样改变,部分患者临床表现酷似乳腺癌。但乳腺脂肪坏死部分患者可有乳腺外伤的历史,乳腺肿块较长时间无变化或有缩小;而乳腺癌肿块多逐渐长大。确诊靠针吸活检或切除活检。

5.积乳囊肿

本病好发于30岁左右或哺乳期妇女。表现为乳腺肿块,合并感染者可有疼痛,触诊可扪及界清、光滑、活动的包块,如合并感染则边界不清。X线片可见界清、密度均匀的肿块影。彩超显示囊性占位,壁光滑,诊断并不困难。穿刺抽得乳汁即确诊。

6.乳腺纤维腺瘤

本病好发于18～25岁女性,表现为乳腺肿块,呈圆形或椭圆形,有时呈分叶状,边界清楚,表面光滑,质坚韧,活动好,生长较慢。彩超显示实性占位,边界清楚,回声均匀。这需要与界限清楚的乳腺癌鉴别。不过乳腺癌肿块有时虽然界限较清楚,但是其活动度差,质地坚硬,生长较快,并且可以有腋窝淋巴结肿大。要确诊仍须针吸检查或切除活检。

7.急性乳腺炎

本病好发于哺乳期妇女,表现为乳腺胀痛,压痛性肿块,边界不清,活动差,皮肤发红、水肿,腋淋巴结长大,需要与炎性乳腺癌鉴别。但急性乳腺炎同时伴有全身感染中毒表现。脓肿形成时可扪及波动感,外周血白细胞增高。彩超检查可发现液性占位,边界不规则,穿刺抽出脓液。而乳腺癌无全身感染中毒表现,疼痛无或不明显,针吸活检可明确诊断。

8.腋窝淋巴结肿大

本病与隐性乳腺癌较难区别,如为炎性肿块如腋淋巴结核,可伴有全身症状,局部可有压痛。如为其他部位恶性肿瘤的转移,可有原发病灶的相应表现。确诊须靠病理检查或特殊的免疫组织化学检查。

9.乳房湿疹

常为双侧发病,也可为单侧,表现为乳房皮肤红斑、脱屑、糜烂、结痂、肥厚或皲裂,但病变较软,不形成溃疡,进展快。应与湿疹样乳腺癌鉴别。乳房湿疹不侵犯乳头,外用氟轻松等皮质激素,效果好。但对经久不愈者应做刮片细胞学检查,如发现 Paget 细胞即为湿疹样乳腺癌的特征。

10.导管内乳头状瘤

临床以乳头单孔溢液为主要表现,偶可于乳晕周围伴肿块,应与乳头状癌及管内癌鉴别,可借助造影、涂片细胞学检查或内镜检查帮助诊断,确诊靠美蓝指示切除活检。

五、乳腺癌的治疗

(一)手术治疗

从 Halsted 经典根治术到今天已经快 120 年了,其间经过了 4 个历程:19 世纪末的 Halsted 根治术;20 世纪 50 年代的扩大根治术和超根治术;60 年代的改良根治术;80 年代的保乳手术。乳腺癌的最佳手术一直是争论和研究的热点。大宗资料实践证明,术式缩小加上放、化疗,保乳手术不仅考虑了生存率和复发率,还兼顾了术后上肢功能和形体效果。医学基础研究的深入和前瞻性随机对照试验的开展,不断冲击和推动着乳腺癌外科及有关学科的发展;新理论、新观念、新技术使乳腺癌的外科治疗更科学、更合理。全国教育科学"十五"规划国家重点课题证实,保乳手术在我国是可行的。随着社会进步、经济发展,人们保健和防癌意识提高,先进乳腺检测设备的出现,早期乳腺癌筛查的开展和普及,为保乳手术的开展提供了机会和保证,保乳手术将越来越多地被人们重视和接纳,乳腺癌治疗将更趋于个体化、合理化和人性化,保乳治疗将成为我国乳腺癌早期主要治疗的模式。

目前我国乳腺癌受多种因素影响,乳腺癌早诊率偏低,导致了保乳手术的成功率不高。不同类型、不同期别的乳腺癌,不能靠一种术式解决。为此,有必要将常用的术式进行介绍,以便制定个体化治疗方案。

1.乳腺癌根治术

传统的乳腺癌根治术切除乳腺组织及周围脂肪组织,切除胸大肌、胸小肌,清除腋下及锁骨下脂肪组织和淋巴结。切除组织不能零碎,必须整块切除。

(1)适应证:主要适应临床Ⅲ期的患者,或肿瘤偏大、侵犯胸肌、腋窝淋巴结多发转移的患者。个别患者手术前尚可配合新辅助化疗或内分泌治疗,然后再行手术。目前Ⅰ、Ⅱ期的患者多采用乳腺癌改良根治术。

（2）禁忌证

①肿瘤远处转移者。

②年老体弱不能耐受手术者。

③呈现恶病质者。

④重要脏器功能障碍，不能耐受手术者。

⑤临床Ⅲ期偏晚患者有下列情况之一者：a.乳房皮肤橘皮样水肿超过乳房面积的一半；b.乳房皮肤出现卫星结节；c.乳腺癌侵犯胸壁；d.临床检查胸骨旁淋巴结肿大，且证实为转移；e.患侧上肢水肿；f.锁骨上淋巴结明显转移，且多发固定；g.炎性乳腺癌。

⑥有下列情况之二者：a.肿瘤破溃；b.乳房皮肤橘皮样水肿占全乳房面积 1/3 以内；c.肿瘤与胸大肌固定；d.腋下淋巴结多发转移，其中最大径超过 2.5cm；e.腋下淋巴结彼此粘连或与皮肤、深部组织粘连。

（3）术前准备

①术前诊断：在拟行手术治疗以前，应尽量取得较准确的临床或病理诊断，如对乳房病变行超声波检查、乳腺 X 线钼靶摄片以及针吸细胞学检查等。如仍不能作出定性诊断，应行空芯针穿刺活检，必要时再行定位切除活检或术中冰冻病理切片检查，以确定诊断。

a.分期诊断：目前对术式的选择主要依据为临床分期。因此，必须通过病史、体检、辅助检查等，获得较准确的临床分期。

b.了解具体病例的特殊性：应详细了解患者肿瘤的部位、确切大小、浸润范围，乳房的形态、大小，以及患者对手术的耐受性、心理素质和心理要求等。据此，可对手术方式、切口设计、麻醉方式及术式选择等作出合理的安排。

②一般性术前处理

a.改善全身状况：术前应了解患者的身体素质、营养状况、有无伴发病。应在有限的时间范围内，予以处理，尽可能使其改善。

全面检查心、肺、肝、肾主要脏器功能。对有功能障碍者，应给予尽可能的纠正，使其达到可以耐受手术的程度。

b.心理准备：恶性肿瘤患者心理反应强烈，往往有不同程度的恐惧、烦躁、消沉或过激行为等。医护人员应对患者做深入细致的思想工作，恰当的心理护理是术前必需的。根据患者的年龄、职业、文化程度、心理素质，耐心而适度地与患者分析病情，讲明手术的意义，同时了解患者的意愿（如对乳房切除的接受程度等），使患者树立战胜疾病的信心，取得患者的理解和信任，是手术成功的重要因素。

③术前综合治疗

对进展期的乳腺癌，常需进行必要的术前化疗和（或）放疗等。术前综合治疗的目的在于：a.尽可能地缩小肿瘤，便于手术切除；b.预防肿瘤在术中播散；c.通过综合治疗缩小手术的范围，提高生活质量。术前放疗或化疗应掌握适当的剂量，术前放疗的目的在于缩小肿瘤的范围和降低肿瘤细胞的活性，便于手术切除，提高生存率。因此，一般以中等剂量、短期放疗为宜。放疗后，在未出现放疗并发症之前施行手术。术前化疗应选用适当的方案，进行 2～4 周期的化疗，停药 1～2 周期后进行手术。术前放、化疗若患者出现反应，如厌食、呕吐、白细胞减少等应予以纠正。避免因放、化疗反应延误手术时机。

④特殊情况下的术前准备

a.肿瘤破溃:肿瘤破溃是晚期恶性肿瘤的表现,破溃后常合并出血、感染。合并感染者,有大量恶臭的分泌物。术前应用有效的抗生素是必要的,同时应行适当的局部处理,一般可用过氧化氢溶液每日冲洗破溃处 2～3 次,或用苯扎溴铵等药物持续湿敷,在肿瘤红肿消退、炎症控制后再行手术治疗,以免手术引起感染扩散。同时,术前应采用适当的方法以预防血行播散和术中的医源性扩散。一般多采用术前化疗,由于溃疡的存在,多不宜行放射治疗。

b.肿瘤出血:晚期肿瘤可因外伤破溃或发生自发性破裂,破裂后常有不同程度的出血,甚至出现大出血。对突发性大出血应予以急症手术。

⑤合并其他疾病的术前准备:乳腺癌患者以 40～49 岁的年龄段最多。尽管乳腺癌行乳腺癌根治术,侵袭性比较小,术中并发症也较少。但是,术后都不发生并发症的可能性没有。而且,随着今后社会高龄化的出现,有多种并发症的高龄乳腺癌患者在增加。在乳腺疾病外科,要充分把握患者的一般状况,对有并发症的患者进行必要的检查,判定并发症的严重程度,在术前进行治疗,适当改善病情,以便满足手术的要求。

a.高血压:入院的当天,患者因为入院的因素稍微有些紧张,有高于平时血压的倾向。因此,以入院后第 2 天和第 3 天的血压测定值为基准。舒张压 90mmHg 以下符合要求,收缩压不超过 140mmHg,手术前日给予降压药的继续给药即可。

b.心脏病:合并有缺血性心脏病的时候,要做标准十二导联心电图检查,观察有无心律失常、传导阻滞、心肌功能障碍以及心脏负荷等,一定要探讨这些病变的严重程度。需判断心脏功能低下的程度,Ⅲ度以上者不适合做根治术。

c.呼吸系统疾病:主要的疾病有支气管哮喘、慢性支气管炎、肺气肿等。对于患支气管哮喘的患者,要认真询问好发时期、诱因、严重程度、发病频度、治疗方法、有无给予激素等。对患有呼吸系统疾病者术前一般处理:严格遵守戒烟;训练深呼吸,练习腹式呼吸,训练和增加肺活量;喷雾器湿化吸入,促进排痰,净化气道;有气道感染时给予祛痰剂、抗生素;给予氨茶碱等支气管扩张剂,给予抗过敏剂;去除患者的不安感。

d.内分泌疾病:代表性的疾病主要是糖尿病。乳腺癌根治术是侵袭性较小的手术,不要求术前严格的控制,食物疗法后进一步给予胰岛素,一般均能控制血糖,达到手术的要求。

e.肝硬化:肝硬化患者术后并发多种脏器功能障碍的危险性较高,应检查患者肝功能、储备功能,检查是否合并食管静脉曲张。肝功能评价为 C 类者不适合全身麻醉,B 类时慎重决定手术。

f.脑血管功能障碍:有闭塞性和出血性脑血管功能障碍者,在慢性期症状稳定者可以手术。但是,术后再发作的可能性很高,且与手术的大小无关。闭塞性脑血管功能障碍的病例,持续服用降压药、抗凝药(阿司匹林、华法林等)和血管扩张药等,有必要进行谨慎地药物核对,术前停止使用抗凝药,而且必须更换其他药物。

(4)乳腺癌根治术操作方法

①患者体位:平卧位,患侧上肢外展90°,肩胛部垫高,消毒后将上肢用无菌巾包紧,手术台向健侧倾斜,即可将患乳的位置抬高。

②切口选择:具体选择哪种切口,不仅要看对术野的显露和功能的影响,还要结合肿瘤的位置和大小,看哪种切口距肿瘤边缘的距离较大以及切口张力更小。根据肿瘤的位置不同。切口可选择以乳头和肿瘤为中心的任意方向。切口一般选择梭形切口,切口的轴线方向大致为肿瘤与乳头连线的方向,依肿瘤位置的不同,切口可为纵行,也可为横向。横梭形切口,内侧达胸骨线,外侧达腋中线,不要切入腋窝;纵梭形切口,切口上端始自患侧锁骨下缘外、中 1/3 交界处,下端至锁骨中线肋弓交界处,不宜将切口引向上臂。当肿瘤位于乳房内上或外下象限时,也可选择新月形切口。对局部晚期肿瘤或多病灶,有时需要选择不规则切口。切口皮肤不足可转移皮瓣或植皮。皮肤切口应距肿瘤边缘 3cm 以上,如肿瘤与皮肤有粘连或皮肤有水肿时,皮肤切除范围应更广一些(图 2-6-1)。

③切开皮肤:手术切开皮肤时,应绷紧切口周围皮肤,再用手术刀切开。也可先切开皮肤至真皮层,然后用电刀完全切开真皮,可以减少真皮下血管出血。但要注意,电刀最好选用单纯电切模式,或者电切加轻度混凝模式,并且电刀功率尽量调至较低挡,切开时电刀不要接触表皮。如用电凝模式或者功率挡位过高,可能导致切缘皮肤坏死。在切开皮下组织时,可使用电凝模式或混凝模式,这样止血效果会更好,但要注意,电凝模式较电切模式对组织的损伤稍大,因此,要合理选择电刀的功能模式。

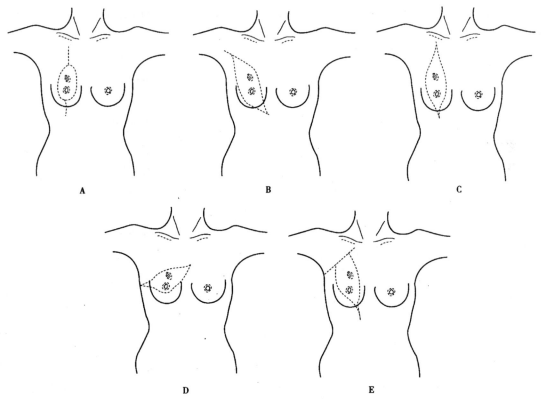

图 2-6-1 乳腺癌根治术皮肤切口

A.Halsted 原始切口;B.Meyer 原始切口;C.Halsted-Meyer 综合切口;D.Stewart 横切口;E.Rodman 切口

④皮瓣的分离:要求分离层次正确,厚薄均匀,保障血运、出血少。经验表明,分离层次以皮肤真皮层下散在少量点状脂肪岛(脂肪颗粒)为宜。游离的范围,上到锁骨下,内侧到中线,

外侧到背阔肌前缘,下至肋弓及腹直肌上部。对根治性乳房切除的皮瓣分离,不同单位、不同医生的习惯不同,只要应用恰当即可。

a.手术刀剥离皮瓣:可直接剥离,也可先于剥离范围内真皮下注射1/20万的肾上腺素的生理盐水后再剥离皮瓣。注射肾上腺素盐水后,皮肤与皮下组织之间形成一水肿区,组织密度降低,成为一潜在的腔隙。因此,该方法分离皮瓣非常方便,并可减少术中出血。

b.电刀分离皮瓣:用电刀分离皮瓣的优点是出血少,理论上对防止癌细胞播散有意义。但应用不当时,皮肤坏死率较高。一般说来,应用电刀剥离的皮瓣应略厚些,即皮瓣上所留的"脂肪岛"密集些。只要掌握得好,并不影响皮瓣的成活。一般采用电刀或氩气刀分离为好,超声剪止血效果虽好,但分离速度慢,而超声剥离刀止血和速度均差,其他如等离子刀等价格昂贵,优势不大。分离时先将皮肤切缘以缝线或拉钩(或者专用自动拉钩、组织钳和血管钳等)牵引提起,然后从切缘开始由薄到厚逐渐向四周分离,在靠近切口的大部分区域分离皮瓣时,应贴近真皮层分离皮下组织,保持皮瓣的厚度在0.5cm以内,在远离切口的部位分离时应逐渐转向深面,皮瓣的厚度逐渐增加。分离皮瓣时助手与术者的良好配合非常重要,可由一个助手提起缝线或牵引钳以牵开皮肤,另一助手扒开深面乳腺和脂肪组织显露分离处,并负责用纱布蘸血和钳夹止血。术者左手拇指在内、其余四指在外捏住皮瓣以感知皮瓣的厚薄,并用力提起,使分离处组织保持一定张力,右手持电刀与待分离皮肤保持 $15°\sim30°$ 角进行分离。电刀或氩气刀的工作模式以喷洒式电凝模式为好,单纯电切模式止血效果差。电凝火花不宜过大,功率要适中,以免加重组织损伤。

⑤止血:外科手术的止血方法多种多样,常用的有压迫、钳夹或止血夹夹闭、结扎、缝扎、热凝(如电凝等)止血以及使用药物、生物胶和止血明胶与纤维等止血。压迫止血一般用于较小的渗血和紧急止血;钳夹多用于临时性止血;止血夹、结扎和缝扎用于较大的血管出血;热凝止血简便快速,应用广泛,常用于较小的血管出血和较广泛的渗血,在大血管和神经等重要解剖结构附近应慎用;药物和生物胶多用于广泛的渗血;止血明胶和纤维则在上述方法无效时使用。

⑥无菌和无瘤技术:无菌和无瘤技术是肿瘤手术最基本的原则。乳腺手术一般为无菌手术,但如有皮肤溃破或肿瘤继发感染则为污染手术。对肿瘤溃破处,手术消毒前应先予双氧水清洗和蒸馏水冲洗,再以洗必泰或碘伏消毒,然后更换器械消毒术区正常皮肤,最后再消毒溃烂部位。在铺手术巾后和切皮之前,先以护皮塑料薄膜覆盖溃烂处,或以多层纱布覆盖并缝合其四周以隔离肿瘤,所用器械应弃用。

因此,应在分离后的乳房与尚未清除的腋窝组织之间以粗丝线紧紧结扎以阻断乳房的血液循环,或者在乳房与腋窝组织连接的薄弱处确认无淋巴结和转移灶后,以电刀切断并移除整个乳房,然后行腋窝清除,这样的方法也许更为科学合理。

⑦显露、分离与清除:手术视野暴露的好坏与切口的大小和方位有关,在切口确定之后,暴露的好坏则与助手的牵拉有很大关系。牵拉时要选用合适的拉钩,使用适当的力度,尤其在乳腺癌根治手术中,用拉钩牵拉时要注意以纱垫保护皮瓣,用力不要过度,如牵拉力度大、时间久,可能造成皮瓣的挫伤和缺血坏死。

手术中正确的显露与分离是防止误伤重要结构的关键。要做到这一点,首先必须熟悉解剖,对重要结构的位置与相互关系心中有数,其次,要有规范熟练的手术基本操作。对乳腺癌根治手术而言,要特别注意腋窝神经血管的显露与分离。

⑧切除胸大肌、胸小肌:首先游离乳腺的边缘,显露出胸筋膜等,助手以皮肤拉钩牵开切口上端皮肤,在锁骨下方露出胸大肌的纤维,保留一条宽约 1～2cm 的胸大肌横行纤维(在不影响彻底切除的情况下,保留胸大肌的锁骨部,可保护头静脉不受损伤,并有利于术后患肢活动),分离胸大肌,术者用左手示指伸入胸大肌纤维的后方,向肱骨游离,在尽量靠近肱骨部直至胸大肌止点(肱骨大结节嵴)处,用刀自深层向浅层切除胸大肌之纤维和筋膜(胸大肌扁腱)。

切开胸大肌深面的喙锁筋膜,暴露胸小肌,将胸小肌内、外两缘游离,并与深部组织分开(此肌肉的深面即锁骨下血管,应小心不要损伤),向上一直达到肩胛骨之喙突,术者左手示指钩住胸小肌,右手用剪刀或电刀将此肌自喙突止点剪断,并钳夹切断胸小肌动脉。胸大肌、胸小肌切断后即露出锁骨下的血管和臂丛。

⑨腋部及锁骨下血管的解剖:用锐刀切开血管鞘膜,自臂丛下方起,将血管周围的疏松组织自上而下地解剖,并结扎切断走向胸壁的动、静脉及神经。肩胛下血管和胸背神经是腋窝外界的标志,一般情况下,应保留此血管和神经。

当自锁骨下血管下行的分支均被结扎切断后,用血管拉钩将大血管向上轻轻拉开,进一步解剖胸壁表面,胸长神经自内上向外下通过(此神经分布至前锯肌),一般情况下应予保留,此时锁骨下及腋窝的脂肪和淋巴组织已完成解剖清除。

清除锁骨下和腋窝的脂肪和淋巴组织时除保留肩胛下动、静脉,胸背神经和胸长神经外,还应保留第 2、3 肋间的肋间臂神经。肋间臂神经支配上臂内侧的感觉,由于保留了此神经,上臂内侧感觉麻木的出现率和程度都减轻。在解剖腋窝淋巴结的过程中,明确胸小肌的外缘后,再进行胸侧壁处理,在此处,可观察到肋间臂神经穿过胸壁的部位,之后的操作主要是防止该神经损伤。肋间臂神经穿过胸壁的高度,恰在胸小肌外缘相同高度的背侧,所以,到此水平高度为止,可以大胆地处理胸侧壁。当腋窝淋巴结转移阳性时,若保留肋间臂神经导致腋窝廓清不充分时,可以结扎,切断该神经。

⑩规范的腋淋巴结清除:无论是传统根治术或改良根治术,腋淋巴结清除仍为手术的重要部分,主要目的是确定腋淋巴结有无转移和有几个淋巴结转移,对判断预后、决定辅助化疗或放疗起决定性作用。腋淋巴结清除首先应统一和明确腋淋巴结的范围。腋淋巴结根据与胸小肌的关系分为三个平面,也称水平:Ⅰ平面为胸小肌外侧的淋巴结(肩胛下血管周围淋巴结),Ⅱ平面为胸小肌背侧和腹侧(包括 Rotter 淋巴结)以及腋静脉下面的淋巴结,Ⅲ平面为胸小肌内侧和锁骨下的淋巴结。传统根治术要求清除腋下Ⅰ、Ⅱ、Ⅲ平面淋巴结,清除淋巴结在 10 枚以上,所有淋巴结全部病检,检查淋巴结的数量和转移的多少,关系术后辅助治疗和患者的预后,不同期别,不同术式,淋巴结清扫范围会有所增减。

腋窝清扫:首先要找准腋静脉的位置,并将其显露出来予以保护。显露时一般有两种方法:一种是沿着胸小肌外侧的血管分支进行分离并追踪至其根部,即可找到腋静脉;另一种方法是先剪开腋窝胸锁筋膜后,推开深面脂肪组织,便可找到腋静脉,在腋静脉上缘分别为腋动脉与臂丛神经。

腋静脉锁骨下段的显露可有三种方法:一是在清除胸大小肌间结缔组织时,显露出胸肩峰血管的胸肌支和伴行的胸前内侧神经并予保护,然后沿该血管向上分离至其根部即可显露腋静脉锁骨下段;二是自腋窝沿腋静脉向内侧分离至锁骨下段;三是 Crose 改良根治术方法,即在锁骨下方分开胸大肌纤维,剪开胸锁筋膜后,显露腋静脉锁骨下段。第二种方法较为简便,但由于清除腋窝淋巴结时,应按照与淋巴回流相反的顺序进行清除,即先清除锁骨下的Ⅲ水平淋巴结,然后清除胸小肌深面的Ⅱ水平淋巴结及其外侧的Ⅰ水平腋窝淋巴结,因此,第一种锁骨下静脉显露方法更符合要求。

清除锁骨下淋巴结时,先提起胸大肌并清除胸大小肌间组织,显露出腋静脉锁骨下段,再分离胸小肌内侧缘及其深面,将胸小肌向外牵拉,即可方便地清除腋静脉锁骨下段和胸肩峰血管根部的锁骨下淋巴结和结缔组织。清除胸小肌深面的淋巴结和腋静脉前方的组织后,沿腋静脉下缘分离至深部,可见胸背血管及与之伴行的胸背神经,在该神经内侧紧贴胸壁钝性分离即可显露胸长神经,如要保留肋间臂神经,可在胸壁第 2 肋间找到其根部,或在清除腋窝脂肪组织时予以显露保护。清除胸大小肌间组织与锁骨下淋巴结时,将肘关节屈曲并向内侧调整上臂的位置可使胸大肌外缘内移并保持松弛,更有利于锁骨下的显露和清除。

⑪切除标本:腋部解剖结束后,助手将标本自胸壁提起,将乳房、腋窝脂肪和淋巴结、胸大肌、胸小肌自胸壁的起始部切断,标本整块切除。仔细结扎出血点,冲洗伤口。

⑫引流:乳腺癌根治术后多放置引流管,创面较大的有时需放置多根,术后接持续负压吸引,以便引流渗液并使皮瓣紧贴胸壁。引流条或引流管多放置于残腔(如腋窝)内或易发生出血和积液的部位,经手术创面最低处引出,并妥善固定,防止误缝、脱落或者滑入伤口内。

⑬缝合切口:乳房对维持女性美十分重要,因此,乳房切口的缝合应更加注重美观。乳腺肿瘤手术缝合时应注意皮肤切缘有无缺血和挫伤,如皮肤切缘缺血或挫伤较重,应做切缘修剪,否则术后易发生皮缘坏死,导致切口瘢痕。乳房切口目前多采用皮内美容缝合,以便尽可能保持乳房的美观,同时在切口皮内和皮下尽可能不要残留不可吸收缝线,以防瘢痕增生。乳腺癌根治手术切口如无明显张力,也可采用皮内缝合,并可通过环绕切口皮内缝合 1 周后收紧缝线以缩小切口。如张力较大,应适当向周围分离皮瓣和切除多余的皮下脂肪,以免张力过大导致皮瓣缺血坏死,必要时可行减张缝合。如皮肤仍不能对合,应行植皮或皮瓣转移。

⑭植皮与皮瓣转移:对癌肿较大或伴有皮肤浸润需大面积切除皮肤及乳房较小的患者,切除后皮肤缺损较大,如向周围分离后切口仍不能对合,常需植皮或行皮瓣转移。由于这类患者术后常需放疗,而皮瓣转移对放疗的耐受性优于游离植皮,且术后美容效果和皮肤感觉也佳,故皮瓣转移应为首选。

游离植皮时,供皮区可选身体其他部位,如股部前外侧或头皮等,但如有可能,应尽量选邻近切口的多余皮肤,以减少创伤。在股部前外侧等平坦部位取大片皮肤时,以取皮鼓取皮为好,取得的皮片较完整均匀;如取小张皮或取头皮时,辊轴取皮刀较为方便。皮片的大小应较缺损部位略大,取下的皮片应放入庆大霉素生理盐水中保存备用。手术时,先切取此供皮区,用取皮鼓取皮后保存备用。如切口中部皮肤缺损较多,在保证皮肤足够对合的情况下,梭形切口两端可尽量设计宽一些和长一些,以便提供尽可能大的皮片。

植皮前,尽量将切口周围的皮肤向中心拉拢缝合,以缩小缺损区,并使皮肤切缘与胸壁固定,必要时可行减张缝合,减张线走行于皮片浅面,这样,皮肤切缘可以不与胸壁缝合固定。植皮时,创面应修整平坦,冲洗干净,无渗血和多余脂肪。如皮片较大,应预先在皮片上散在戳孔,以便植皮后渗液经孔溢出。

植皮后近期,患侧上肢应适当制动,活动幅度不要过大,以免带动胸壁,引起皮片错位。植皮部位不宜过早拆开换药,首次更换敷料一般在术后5～7天,此时存活的皮片与创面愈合已较牢固。更换时,先拆除外部包裹,然后以生理盐水完全浸湿皮片处敷料,待敷料松动后以镊子压住皮片,小心轻揭敷料,观察皮片是否存活。必要时,保留紧贴皮片的内层纱布待以后更换,以免皮片被揭掉。

⑮术后处理

a.一般处理:手术完毕,检查切口对合情况,并用吸引器抽吸引流管,吸净渗液和皮瓣下之空气,使皮瓣贴敷于胸壁,同时检查切口或引流管有无漏气,如果切口处漏气,可用油纱布敷盖,如果引流管周漏气,应重新缝合引流口处,以免术后影响引流效果。

术后包扎一般采用胸带包扎或用特制的尼龙套包扎。包扎前在锁骨下窝和腋窝处放一大小适中的纱布团或纱布垫,以防此处皮瓣漂浮。包扎的松紧应适度,在有负压引流的情况下,一般不需包扎过紧,否则,不但影响呼吸,还易造成皮瓣受压,影响血运。

在出手术室前,应检查患者的血压、脉搏、呼吸等一般情况。一般情况不稳定者,应在手术室就地处理。一般情况稳定后方可离开手术室。

回病房后,应仔细观察患者的一般情况,检查血压、脉搏,如果持续性低血压,应注意是否有活动性出血,或血容量不足。注意体温变化,一般自手术结束后6～8小时开始有体温升高,2～3天内达高峰,最高体温一般不超过38.5℃,如果有持续高热,应考虑是否有继发感染的发生。同时注意患侧手臂血运情况和活动能力。

手术后当日禁食,术后第1天可进水和流质饮食,3天后可进普通饮食。

b.引流管的护理:负压引流是确保术后不发生积液的关键,同时为观察有无术后出血提供了方便条件。负压引流量,一般手术后第1个24小时可引出50～150mL淡红色液体,术后第2个24小时一般为20～50mL淡红色液体,第3个24小时一般仅有＜20mL血清样液体。如果引流量较多,可缓至术后4～7天拔管。术后5天引流量仍多,需分析原因,如创面仍有渗血、淋巴漏、感染等,分别对症处理。

引流管自始至终应保持通畅,若不通畅可试用少量含抗生素药物的生理盐水冲洗,或在皮下可触及引流管的位置不当时,适当移动引流管。每日倾倒引流液1次,注意负压吸引器(或囊)需保持无菌。

c.术后患侧上肢管理:术后48小时内患侧肩关节轻度内收,约45°制动,48小时后开始逐渐练习上肢活动,肩关节可保持近90°,如此愈合后腋窝处可保持圆滑平整,有利于上肢功能的恢复,同时也便于术后放疗的实施。术后勿在患侧上肢输液。

有下列情况者,肩关节活动可适当延迟和减少活动量:有腋下积液、积气,皮瓣尚未充分与胸壁、腋壁贴合者;术后第3天腋窝引流量仍较多,24小时内超过60mL者;近腋区的皮瓣较大面积坏死或植皮者。

d.拆线:乳腺癌患者术后的拆线一般在2周后进行,由于剥离皮瓣范围大,血运不良,尤其是乳腺癌根治术,切口愈合常较慢。宜先做间断拆线,视切口愈合情况择日完全拆线。

e.抗生素的应用:大部分乳腺癌手术属无菌手术,术后可不用抗生素。下列情况可选用一定的抗生素:肿瘤有破溃、出血等;伴有身体其他部位感染性病灶;有呼吸道症状或咳痰不畅,尤其在全身麻醉下手术者;术中有术野或切口污染之可能者;术中曾发生休克者;行大面积植皮者;术后有积液、皮瓣坏死或炎症征象者;曾行术前化疗和(或)放疗,白细胞较低者;年老体弱、全身状态不良者。

不应扩大预防抗生素的使用范围,但只要应用,宜将抗革兰阳性和抗革兰阴性的抗生素联合、足量、短期应用。有明显感染者,应根据临床表现和细菌培养结果选择敏感抗生素。

2.乳腺癌改良根治术

该类手术切除患侧全部乳腺组织包括胸大肌筋膜,保留胸大肌、胸小肌或切除胸小肌保留胸大肌,同时廓清同侧腋淋巴结。这种手术既能达到根治术的治疗效果,又能保持患侧上肢的良好功能,并减轻术后胸部毁坏程度。目前乳腺癌改良根治术主要适用于Ⅰ期、Ⅱ期和Ⅲa期的乳腺癌,其围术期的处理、手术麻醉、体位和切口选择均同乳腺癌根治术。

乳腺癌改良根治术保留胸肌功能,必须完整保留胸肌的神经,否则将引起胸肌萎缩,失去保留胸肌的意义。有学者于20世纪80年代发表有关保留胸前神经的乳腺癌改良根治术的文章,对支配胸肌的胸前神经作了详细的描述,也称其为功能性的改良根治术。熟悉胸大肌、胸小肌的神经支配和腋淋巴结的部位,是做好该类手术的关键。

胸大肌、胸小肌的神经支配在一般外科学中很少提及,大体解剖学通常提供的仅仅是一个概要。支配胸大肌、胸小肌的神经,发源于臂丛。神经根出椎间孔后形成三个干,上、中干前股合成外侧束,下干前股独成内侧束,三干后股组成后束。胸前神经根据臂丛起始部位的不同分为:从内侧束发出者叫胸内侧神经,主要支配胸小肌和胸大肌下半部;从外侧束发出者叫胸外侧神经,支配胸大肌上半部。这样的命名方法则与实际位置和支配部位相反,很易混淆。Darvan对胸大肌、胸小肌及其神经支配与腋窝淋巴结的关系作了详细的解剖学研究。他把胸前神经按实际位置与支配胸大肌的部位来命名,位于内侧者叫胸内侧神经,位于外侧者叫胸外侧神经(恰与解剖学的命名相反)。胸内侧神经分2~4支,随胸肩峰血管分支伴行进入胸大肌,支配胸大肌胸骨部分,在其行程中与锁骨下群淋巴结关系密切。胸内侧神经比胸外侧神经粗大,神经分布于肌肉的数量大,术中损失,可致胸大肌明显萎缩。胸外侧神经起于胸小肌后面,常下降为一个单支绕过胸小肌外缘,也可分为2~3支,1支绕过胸小肌,1~2支穿过胸小肌,支配胸小肌和胸大肌下1/3的肌肉,在其行程中与中央群淋巴结关系密切。术中损伤,可致胸大肌部分萎缩。我们认为Darvan的意见符合临床实际,现多数文章依此来命名。

目前改良根治术术式较多,不同术式有不同的优缺点,现分别介绍如下:

(1)保留胸大肌、胸小肌的改良根治术(Auchincloss手术):该手术也称改良根治术Ⅰ式,主要适用于Ⅰ期、Ⅱ期临床无明显腋窝淋巴结转移者,该术式一方面保持手术的根治性,另一方面保留了胸肌的功能和胸部外形,是目前应用最多的术式。

该手术的皮肤切口及皮瓣分离原则同根治术。先行全乳腺切除(胸大肌筋膜一并切除),用电刀切开锁骨下脂肪组织,暴露出胸大肌锁骨下的横行肌纤维,再沿胸骨外缘由上向下切离脂肪组织,显露出乳腺的边缘,结扎切断胸廓内动、静脉于各肋软骨间发出至乳腺的穿支,从乳腺的内上开始将乳腺连同胸大肌筋膜一并切除。下方在肋骨弓附近切离腹直肌筋膜后,由此再向上方进行剥离。至此,乳腺的上方、内侧、下方的胸大肌筋膜已经被切离,将乳腺向外上方牵拉,继续切离侧方的胸大肌筋膜,到达胸大肌外缘。在最外侧,胸大肌筋膜没有切离,从背阔肌外缘开始向内侧,剥离前锯肌筋膜,进入腋窝。背阔肌筋膜在靠近上肢的部分,不要过多地剥离,剥离过多,易切断肋间臂神经的末梢侧,就不能保留该神经了。将整个乳腺组织翻转向外,翻转至胸外侧达胸大肌的外缘,游离胸大肌的外侧缘,用拉钩提起胸大肌,继续向胸大肌里面切离,注意胸大肌上部的神经、血管予以保留。相当于腋静脉的走行切开胸筋膜深层,向上、向内提拉胸大肌,显露胸小肌,注意保留胸肩峰血管的胸肌支及其伴随的神经,保护胸小肌外缘第2、3肋间穿出的肋间臂神经。清除胸肌间淋巴结,可以单独取出送病理检查,或解剖至腋窝部。游离胸小肌,将胸小肌下方和胸壁的附着少切离一部分,使胸小肌适当松弛,将胸大肌、胸小肌用拉钩向内、上牵拉,显露出腋静脉,清扫腋窝淋巴结,其方法如同乳腺癌根治术,但一般仅能清除第Ⅰ、Ⅱ水平的淋巴结,保留肩胛下血管及胸背神经和胸长神经,最后将腋窝淋巴结和脂肪组织连同乳腺行整块切除。该术式是在保留胸大肌、胸小肌的情况下完成腋窝淋巴结清除术,这种术式损伤胸前神经的机会小,但锁骨下淋巴结清除受限制为其不足。

(2)保留胸大肌,切除胸小肌的改良根治术(Patey 手术):该手术也称改良根治术Ⅱ式。手术切口和皮瓣游离同前术式,将乳腺游离至胸大肌外缘后,显露出整个胸大肌,切断胸大肌第4、5、6肋的附着点并翻向上方,用肌肉拉钩拉持以扩大手术野。显露出胸小肌,清理胸小肌内、外缘,示指伸入胸小肌的后方肩胛骨喙突部切断胸小肌附着点,保留胸前神经,将胸小肌切除,有时胸前神经穿过胸小肌,需分离劈开肌纤维后切除。以下步骤基本同乳腺癌根治术,将乳腺、胸小肌及腋窝淋巴组织整块切除,胸大肌复位缝合之。该术式清除腋窝淋巴结无困难,但切除胸小肌可能会损伤胸外侧神经或其分支,可造成胸大肌纤维部分性萎缩。

另一种保留胸大肌、切除胸小肌的术式,是胸大肌不切断翻转;患者体位和手术切口均同乳腺癌根治术,术侧上肢全部消毒并用无菌巾包裹,置于无菌手术区内,使该侧上肢能按术中需要随时变换位置以松弛皮肤和胸大肌,有利于切除胸小肌及清除腋窝淋巴结的术野显露。

切口选择和游离皮瓣同乳腺癌根治术,切除乳腺组织由内向外,将乳腺组织从胸大肌表面分离,当乳腺组织分离至胸大肌外缘时,助手将翻起的乳腺向外拉紧,用拉钩将胸大肌外缘向内相对牵拉,沿胸大肌外缘与乳腺组织分界处纵向切割,这样胸大肌渐向内翻,其后方与胸小肌间的脂肪、淋巴组织(Rotter 淋巴结)即整块切归到乳腺组织一方,此时胸小肌即可显露。接着将患者已消毒的、置于手术无菌区的患侧上肢,屈肘、屈肩向健侧轻轻转动,则胸大肌可松弛,将胸大肌向内拉开,则整个腋窝、胸大肌后方所属神经完全显露。此时胸小肌也完全显露,即可看到胸小肌内缘中上 1/3 交点向后、向前发出的胸肩峰血管神经束胸肌支,其中可有分支穿出胸小肌达胸大肌内上,即胸肌神经内侧支。于胸小肌外切开喙锁胸筋膜,将胸小肌从喙突止点切断向下翻转,尚可发现胸肌神经外侧支,可以从胸小肌内穿出,支配胸大肌。切断胸小肌时,为保护其中穿支,常需将胸小肌劈开,从神经间拉出,切开喙锁胸筋膜,切除胸小肌后,锁骨下血管、腋血管全程显露,清除腋窝淋巴结同乳腺癌根治术。

(3)劈开胸大肌的改良根治术(Kodama 手术):该手术也称改良根治术Ⅲ式,参照其他改良根治术游离乳腺组织,向外侧翻转,显露整个胸大肌,于锁骨下胸大肌间沟下方 1~2cm 处分离胸大肌横行肌纤维,保留其中纵行的胸肩峰动静脉胸肌支和胸内侧神经,廓清胸小肌前面组织,剥离胸小肌内、外侧缘,将保留的胸肩峰动静脉和胸内侧神经牵向内侧,以手指分离胸小肌并向外牵拉,沿腋静脉由内向外清扫锁骨下淋巴结区域,缝扎标记线后单独送检,按Halsted根治术要求清扫腋窝淋巴结脂肪组织,如此将腋窝第Ⅰ、Ⅱ、Ⅲ水平的淋巴结清除,连同乳腺组织整块切除。

该术式主要适应证和Halsted根治术类似,即没有侵犯胸肌的Ⅲ期乳腺癌患者。该手术既保留了胸大肌、胸小肌,又达到了根治术清扫腋淋巴结的要求,需要注意的是在劈开胸大肌和分离胸小肌时不可损伤胸肩峰血管和胸前神经,以免造成出血或胸肌的功能障碍。

(4)保留乳头的改良根治术(樱井武雄手术):该手术是在Auchincloss手术的基础上,实施保留乳头的改良根治术,实际上应该称为保留乳头乳晕复合体的手术。该手术尽量保持了患者的形态美观,同时还利于Ⅰ期或Ⅱ期的乳房再造成形,提高患者的生活质量。

手术适应证:①癌肿直径≤2cm;②癌肿距乳晕边缘的最短距离≥3cm;③乳头无凹陷;④皮肤无浸润、溃疡、水肿等表现,癌肿未侵及胸肌;⑤乳头无异常分泌物;⑥乳房X线摄片,癌肿块与乳头之间无异常阴影相连;⑦同侧腋窝未触及肿大淋巴结或触及淋巴结,但临床判断是非转移性淋巴结。

手术方法:保留乳头的乳腺癌根治术,除了切口选择、皮瓣游离及乳头保留与Auchincloss手术不同外,其淋巴结廓清方法、要求及神经保留等方面完全相同。

根据肿瘤位置选择一个或两个皮肤切口。肿瘤位于乳房外上或外下象限者,仅取一个乳房外侧沿胸大肌外缘的弧形纵切口,在肿瘤表面演变为梭形切口。肿瘤位于内上或内下象限者,除取一个外侧纵弧形切口外,还要另外在乳房内上或内下象限肿瘤表面取一个横梭形切口。依肿瘤位置的深浅决定切口距肿瘤边缘的距离。

皮瓣游离范围要求上缘达锁骨下缘,内至胸骨旁,下达肋骨弓,外至背阔肌前缘。皮瓣近肿瘤处及乳晕处要薄,远离肿瘤处皮瓣要求逐渐增厚,距切缘3cm以上之皮瓣厚度可逐渐增至10mm,以保证术后血运良好。一般乳头组织仅保留约7mm厚度,乳晕下要求仅保留"乳晕下肌肉组织",厚度约5mm(乳头正下方取乳腺表面相应部位组织块送快速病理检查,以决定是否有癌残留)。腋淋巴结廓清方法同Auchincloss手术。

必要时还可以放假体,假体置于皮瓣下方或胸大肌、胸小肌之间,可使患者术后双侧"乳房"对称,美容效果较好。身体较瘦、乳房较小的患者,不应用假体,亦可获得良好的美容效果。皮肤缝合后,纱布覆盖切口,不加压包扎,腋下放引流管负压吸引。

该手术的适应证和保留乳房的乳腺癌切除术相类似,但有其本身的优点:①行全乳腺切除,可以解决乳腺的多发癌灶问题;②行全乳腺切除,保留乳头乳晕的相应乳腺组织病理证实无残留癌,不会增加局部复发的机会;③因选择早期病例,一般情况下术后不需追加放射治疗;④如行假体植入,其乳房外形良好。

3.保留乳房的乳腺癌切除术

(1)保乳治疗的必要条件

①医疗单位应该具备相关的技术和设备条件,外科、病理科、影像诊断科、放疗科和内科应密切合作(上述各科也可分布在不同的医疗单位)。

②患者在充分了解乳腺切除治疗与保乳治疗的特点和区别之后,了解保乳术后可能的局

部复发风险,本人具有明确的保乳意愿。

③患者客观上有条件接受保乳手术后的放疗以及相关的影像学随访,如乳腺 X 线、B 超或 MRI 检查等(必须充分考虑患者的经济条件、居住地的就医条件及全身健康状况等)。

(2)适应证

①经组织学证实为乳腺癌的女性患者。

②临床Ⅰ期、Ⅱ期的早期单发乳腺癌患者。

③肿瘤的最大直径不超过 3cm 者。

④患者有保乳意愿且无保乳禁忌证。

⑤乳房有适当的体积,肿瘤与乳房体积比例适当,术后能够保持良好的乳房外形的早期乳腺癌患者。

⑥Ⅲ期患者(炎性乳腺癌除外),经术前化疗或内分泌治疗降期后,达到保乳手术标准时也可以慎重考虑。

(3)绝对禁忌证

①妊娠期间放疗者。

②拒绝保乳手术者。

③病变广泛或确认为多中心病灶,广泛或弥漫分布的可疑恶性微钙化灶,且难以达到切缘阴性或理想外形者。

④肿瘤经局部广泛切除后切缘阳性,再次切除后病理切缘仍为阳性者。

⑤炎性乳腺癌患者。

(4)相对禁忌证

①活动性结缔组织病,尤其硬皮病和系统性红斑狼疮或胶原血管疾病者,对放疗耐受性差者。

②同侧乳房既往接受过乳腺或胸壁放疗,需获知放疗剂量及放疗野范围者。

③肿瘤直径大于 5cm 者。

④靠近或侵犯乳头(如 paget 病)者。

⑤影像学提示多中心病灶。

⑥已知乳腺癌遗传易感性强(如 BRCA1 突变),保乳后同侧乳房复发风险增加的患者。

(5)保乳治疗前的谈话

①经大样本临床试验证实(超过 1 万名患者),早期乳腺癌患者接受保留乳房治疗和全乳切除治疗后生存率以及发生远处转移的概率相似。

②保留乳房治疗包括保留乳房手术和术后的全乳放疗,其中保留乳房手术包括肿瘤的局部广泛切除及腋窝淋巴结清扫或前哨淋巴结活检。

③术后全身性辅助治疗基本上与乳腺癌根除术相同,但因需配合全乳放疗,可能需要增加相关治疗的费用和时间。

④同样病期的乳腺癌,保留乳房治疗和乳房切除治疗后均有一定的局部复发率,前者 5 年局部复发率为 2%～3%(含第二原发乳腺癌),后者约 1%,不同亚型和年龄的患者有不同的复发和再发乳腺癌的风险。保乳治疗患者一旦出现患侧乳房复发仍可接受补充全乳切除术,并仍可获得较好疗效。

⑤保留乳房治疗可能会影响原乳房的外形,影响程度因肿块的大小和位置而异。

⑥虽然术前已选择保乳手术,但医生手术时有可能根据具体情况更改为全乳房切除术(例如术中或术后病理报告切缘阳性,当再次扩大切除已经达不到美容效果的要求,或再次切除切缘仍为阳性时)。术后石蜡病理如切缘为阳性则可能需要二次手术。

⑦有乳腺癌家族史或乳腺癌遗传易感(如 BRCA1、BRCA2 或其他基因突变)者,有相对高的同侧乳腺复发或对侧乳腺癌风险。

(6)保乳手术

①术前准备

a.乳房的影像学评估,包括双侧乳腺 X 线和乳房超声(对绝经前、致密型乳腺者,在有条件的医疗单位,可考虑行双侧乳房 MRI 检查)。

b.患者及家属签署知情同意书。

c.推荐在术前行病灶的组织穿刺活检,有利于与患者讨论术式的选择及手术切除的范围。空芯针活检前应与活检医生密切协商沟通,选取合适的穿刺点,以确保术中肿瘤和穿刺针道的完整切除。没有确诊时,患者可能心存侥幸,不能正确、严肃地考虑保乳和前哨的优缺点。容易在术后表现出对手术方式和复发风险的不信任。

d.体检不能触及病灶者应在手术前行 X 线、MRI 或超声下病灶定位,也可采用活检放置定位标记。

e.麻醉宜采用全身麻醉或硬膜外麻醉。

f.其余术前准备同乳腺肿瘤常规手术。

②手术操作

a.切口的选择:切口设计应考虑既要有利于手术解剖,又要获得较理想的乳腺形体效果。按美国乳腺与肠道外科辅助治疗研究组(NSABP)推荐的肿瘤切除与腋窝淋巴结清扫分别做切口。肿瘤位于乳头上方者做弧形切口,肿瘤位于乳头下方者做放射状切口,腋窝解剖另做切口。保乳手术切除原发灶的切缘检测非常重要,术后局部复发与手术切缘不净关系密切。保乳手术要求镜下切缘阴性。2005 年意大利米兰保乳共识会议上大多数放射肿瘤学专家认为,浸润性导管癌安全切缘至少 1～2mm;乳腺导管内原位癌(DCIS)安全切缘从 1mm 到 10mm,<1mm 应视为切缘不足。保乳手术由乳房手术和腋窝淋巴结清扫手术两部分组成。遵循恶性肿瘤的无瘤观念应首先进行腋窝部位手术,再进行乳房手术,术前已确定腋窝淋巴结转移患者除外。

美国 NSABP 推荐乳腺癌保乳手术肿瘤切除的切口设计以乳头为中心将乳腺分为上、下两部分,肿瘤位于乳头上方行平行于乳晕的弧形切口,肿瘤位于乳头两侧行沿乳头的水平切口,肿瘤位于乳头下方行以乳头为中心的放射状切口;腋窝解剖的切口设计为平行于腋褶线且位其下方 2cm 的弧形切口,前端不超过胸大肌外侧缘,后端不超过背阔肌前缘,长约 5～6cm。有的医院对位于外上象限的肿瘤采用斜向腋窝的单一切口,既切除肿瘤又清扫腋窝淋巴结,但术后乳腺形体效果不如两切口(图 2-6-2、图 2-6-3)。若未行前哨淋巴结活检,腋窝淋巴结清扫范围应包括第Ⅰ、Ⅱ水平的所有淋巴结,即从背阔肌前缘至胸小肌内侧缘(图 2-6-4)。

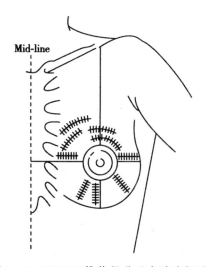

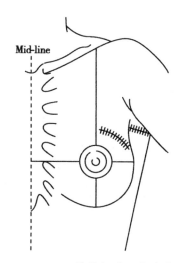

图 2-6-2 NSABP 推荐保乳手术肿瘤切除的切口设计

图 2-6-3 NSABP 推荐保乳手术腋窝淋巴结清扫与乳腺肿瘤切除以两切口为宜

若肿瘤位于乳腺尾部,可采用一个切口。切口方向与大小可根据肿瘤部位及保证术后美容效果来选择弧形或放射状切口。肿瘤表面表皮可不切除或切除小片。如果肿瘤侵犯Cooper 韧带,需要考虑切除凹陷皮肤。

乳房原发病灶切除范围:包括肿瘤、肿瘤周围一定范围(如 1～2cm)的乳腺组织以及肿瘤深部的胸大肌筋膜。活检穿刺针道、活检残腔以及活检切口皮肤瘢痕应包括在切除范围内。

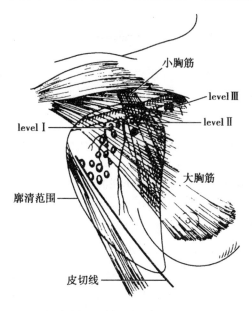

图 2-6-4 腋窝淋巴结的清扫范围(第 Ⅰ 、Ⅱ 水平)

原发灶标本切缘标记:对切除标本进行上、下、内、外、表面及基底等方向的标记。钙化灶活检时,应对术中切除的标本行钼靶摄片,以明确病灶是否被完全切除及病灶和各切缘的位置关系。

标本切缘的评估及处理:对标本各切缘进行评估(如切缘染色,或术中快速冰冻切片及印片细胞学检查），术后需要石蜡病理切片检验。若术中或术后病理报告切缘阳性，则需扩大局部切除范围以达到切缘阴性。虽然对再切除的次数没有严格限制，但当再次扩大切除已经达不到美容效果的要求或再次切除切缘仍为阳性时建议改行全乳切除。

病灶残腔的处理：乳房手术残腔止血、清洗，推荐放置 4～6 枚钛夹，作为放疗瘤床加量照射的定位标记（术前告知患者）。逐层缝合皮下组织和皮肤。

b.腋窝淋巴结清扫：腋窝淋巴结清扫是保乳手术的组成部分，因切口小，解剖范围广，手术操作应精细，为避免损伤血管、神经，应先显露腋静脉。

具体方法：平行于腋褶线且位其下方做弧形切口，切口长约 5～6cm。皮肤切开后牵开皮缘剥离两侧皮瓣，内侧皮瓣剥离至胸大肌外侧缘，外侧皮瓣剥离至背阔肌前缘。沿胸大肌外侧缘向上方解剖，可见到腋静脉前方的胸锁筋膜，用镊子提起剪刀剪开胸锁筋膜后即可显露腋静脉。腋静脉有几支大的血管分支，如胸肩峰血管的胸肌支和胸外侧血管，切断后丝线结扎。沿腋静脉由此向内侧扩大解剖范围，用拉钩向内侧拉开胸大肌，清扫位于胸大、小肌之间的Rotter 淋巴结。再进一步向内上方拉开胸小肌，显露和清扫胸小肌后侧组淋巴结，即Ⅱ水平淋巴结。在胸壁前锯肌外侧约 0.5～1cm 处可发现胸长神经，加以保护。再沿腋静脉向外侧解剖，显露并保护肩胛下血管及胸背神经，在胸小肌外侧缘至背阔肌前缘之间的淋巴结，原乳腺外侧组、中央组、肩胛下组及腋静脉淋巴结，即Ⅰ水平淋巴结，Rotter 淋巴结亦归本组。肋间臂神经即第 2 肋间神经的外侧皮支，为腋静脉下方，横穿腋窝淋巴脂肪组织，到达上臂内侧与内侧皮神经会合，尽量保留该神经。此时将腋静脉前、后及下方，肩胛下肌前方的所有脂肪结缔组织及Ⅰ、Ⅱ水平的所有淋巴结全部清扫。标本切除后应仔细检查创面，认真止血，并用蒸馏水或生理盐水冲洗手术野。用蒸馏水冲洗的目的是想利用它的低张作用，来破坏脱落的肿瘤细胞的细胞膜，减少肿瘤种植。为避免术后积液，于腋窝部位放置一根多孔引流管，戳口引出接负压球吸引。此时可以缝合切口，亦可在完成乳腺病灶切除后一并缝合。切口可一层缝合亦可两层缝合。两层缝合可先用可吸收线行深部真皮间断缝合，使皮瓣靠拢，再用 3-0 或 4-0可吸收线或尼龙线连续皮内缝合，以防水自粘类敷料覆盖，外敷无菌纱布。若不影响下面的病灶切除，亦可通过旋转托手板适当收回外展上肢，增加对腋窝手术区的压力，减少手术创面的渗出。

c.原发病灶的切除：乳腺肿瘤切除术按设计好的切口切开皮肤，为扩大切除范围需潜行剥离皮瓣，剥离范围由切除范围决定。若肿瘤边界清楚，至少切除肿瘤周围 1cm 的正常组织；若肿瘤边界不甚清楚，应适当扩大切除范围。由皮下、腺体直至胸肌筋膜，连同肿瘤表面的皮肤一并切除。若肿瘤边缘不整齐，可疑部位切缘应进行术中冰冻，切缘镜下阳性，还应补切；若多次冰冻阳性，应放弃保乳手术。肿瘤标本离体后应立即对切缘的位置进行标记，如在肿瘤标本上方系 1 根丝线而内侧系 2 根丝线，相对应的即为下方及外侧，基底若能明显辨认，则不必标记，目的是方便术后病理科医师了解标本的方位，并对四周切缘及基底进行病理学检查。

如肿瘤切除范围小，可直接缝合皮肤（皮内缝合），不放引流，残腔由血清和纤维蛋白渗出充填，保持原病灶区轮廓。如肿瘤切除范围较大，彻底止血后应将残腔四周的腺体拉拢缝合，若缝合以后原瘤床部位不能位于缝合切口的正下方，则应在腺体拉拢缝合前，在残腔四周留置标记再拉拢缝合，有利于术后放疗科医师确定推量照射的靶区范围。如手术医师术中采取留置标记的方法定位瘤床,术前应告知患者及家属,并签署知情同意书。皮肤切口可行一层(皮内缝合)或两层缝合,防水自粘类敷料覆盖。连同腋窝部切口可用胸带加压包扎,腋窝部位引流管接负压吸引。

4.单纯乳房切除术

极少数乳腺癌患者采用单纯乳房切除手术,据中国女性原发性乳腺癌抽样回顾性调查数据显示,自 1999 年至 2008 年 10 年间,单纯乳房切除术平均占乳腺癌手术的 1.13%,比例最高的 1 年也仅占 2.72%。导管原位癌、老年人乳腺癌,还有一些不适合行改良根治术的浸润性乳腺癌,可考虑行单纯乳房切除术。这里介绍的是切除乳房不行腋窝淋巴结清扫。乳房发育因人而异,多数女性乳房位于胸前第 2~6 肋骨之间,内侧至胸骨旁线,外侧至腋前线。乳房大部分位于胸大肌表面,外侧部分位于前锯肌表面。也有少数女性乳房超出上述范围,上方至锁骨下缘,下方至腹直肌前鞘,内侧至前正中线,外侧至背阔肌前缘。多数女性乳房外上方存在一狭长的乳腺组织,突出并伸向腋窝,称为乳房的腋尾部或角部,单纯乳房切除术应切除乳腺腋尾部(尾叶)。手术时患者体位、切口设计及皮瓣剥离范围均可参考乳腺癌改良根治术。手术要求切除全部乳腺及胸肌筋膜。横切口由下方开始解剖,纵切口由内侧开始解剖,遇有胸壁穿出的血管(特别是靠近胸骨旁处),应结扎切断。最后切除乳房尾叶,切除范围内若有淋巴结应一并切除,但不行腋窝淋巴结清扫。标本离体后仔细止血,彻底冲洗手术野,置"Y"形引流管,缝合切口,加压包扎,术后护理同改良根治术。

《NCCN 乳腺癌临床实践指南》中提出:为了治疗肿瘤,乳房切除术需切除乳头乳晕复合体,现有的研究数据尚不足以支持保留乳头乳晕复合体的手术在前瞻性临床试验之外用于乳腺癌的治疗。对于有选择的个别病例开展保留乳头乳晕复合体的乳房切除术时,为避免乳头乳晕的全部或部分坏死,乳头乳晕下方应保留少量腺体,术后加压包扎时乳头乳晕区域应有别于周围部位适当减压,以保证局部血运和乳头、乳晕的成活。

5.乳腺微小钙化灶的切除活检

行乳腺 X 线摄影的女性约 1/3 可以发现乳腺钙化灶。乳腺癌细胞含钙、磷较多,代谢旺盛,容易形成钙盐。乳腺癌患者乳腺钙化的发生率高达 30%~48%,若采用放大摄影技术,乳腺钙化的显像率可提高到 53%。根据乳腺影像报告及数据系统(BI-RADS)4 类、5 类均需要活检。目前对临床触诊阴性乳腺钙化灶可采用 X 线引导下的粗针穿刺活检、超声引导下的粗针穿刺活检和 X 线引导下金属线定位的外科切除活检。相比之下微小钙化灶的显像率 X 线优于超声,钙化灶活检的完整性手术切除优于粗针穿刺。

患者先被送到影像科,借助带定位装置的金属定位线即留置在钙化灶处,随即将患者送进手术室。先设计切口位置,患者定位时采用立位或坐位,而手术时采用仰卧位或侧卧位,体位的改变给准确切除钙化灶带来困难。再确定钙化灶的位置,根据金属定位线进入乳腺皮肤的角度、放入的深度,轻轻提拉定位线确定定位线前端即倒钩处,也就是钙化灶的位置;同时参考穿刺针和定位线放置时的 X 线片,确定手术体位下钙化灶的位置。设计出合理的切除范围和切口位置。若钙化灶位于乳头上方,多采用平行于乳晕的弧形切口;若钙化灶位于乳头下方,多采用以乳头为中心的放射状切口。乳腺钙化灶若发现癌不适合保乳,需要行改良根治术,故术前设计的切口位置应包含在根治性手术切除的范围内。常规消毒、铺巾。一般采用局部麻醉。若钙化灶位置较深且散在,或患者过于紧张,也可采用局部麻醉加监护性麻醉。活检手术虽小应认真细致,因看不到钙化灶给手术医师带来不便,应在金属定位线的引导下切除预先设计好的切除范围。带倒钩的金属定位线应保证完整切除。使用高频电刀应注意避免接触到金属定位线,否则会导致金属定位线术中折断和组织损伤。切除带有定位线的标本应先送影像科照相,对照术前 X 线片确定钙化灶是否切除,如术前会诊决定切除的钙化灶已切除,则可将标本送病理科行组织学诊断;如发现预定切除的钙化灶尚未切净,还应补切。标本送检后可以缝合切口,待冰冻回报后决定是结束手术还是继续行根治手术。随着乳腺癌筛查的广泛开展和乳腺影像学设备与技术的逐步完善,越来越多的临床触诊阴性乳腺病灶被发现,乳腺微小钙化灶的定位与活检,无疑将会提高乳腺癌的早诊率。

6.内乳淋巴结的处理

(1)内乳淋巴结转移状况及活检:Morrow 等复习了 7070 例有腋淋巴结及内乳淋巴结(IMN)组织学检查的乳腺癌患者资料,单纯 IMN 转移的发生率是 5%~10%,强调了 IMN 活检对制定进一步治疗计划影响的意义。Veronesi 等报道 1965 年至 1979 年米兰国家癌症研究院乳腺癌扩大根治术 1119 例,IMN 转移率与肿瘤的大小有关,<2cm 和≥2cm 组分别为 16.1% 和 24.5%($P=0.007$);与患者的年龄有关,<40 岁、41~50 岁和>50 岁三组分别为 27.6%、19.7% 和 15.6%($P=0.01$);与腋淋巴结转移的状况有关,腋淋巴结转移阳性和阴性两组分别为 29.1% 和 9.1%;与原发肿瘤的部位无关。IMN 转移对预后有明显的影响,腋淋巴结与 IMN 均阴 10 年生存率是 80.4%,两者均阳性者仅为 30.0%,腋淋巴结转移阳性或 IMN 阳性分别为 54.6% 或 53.0%,认为选择性(依据年龄、肿瘤大小、腋淋巴结转移状况)的 IMN 活检是有必要的。日本学者报道的资料可手术乳腺癌 IMN 的转移率是 17.0%~18.5%,肿瘤位于乳房内侧和外侧者分别为 20.4% 和 14.0%,肿瘤位于内侧的Ⅰ期病例转移率是 15.9%,肿瘤位于内侧的单纯 IMN 转移率是 4.8%,认为内乳淋巴结转移状况是独立的预后因素,可手术乳腺癌行内乳淋巴结清除对于分期是必要的。Cody 等对 195 例选择性行乳腺癌扩大根治术(选择依据为肿瘤体积较大且位于乳房内侧),发现全组病例 IMN 转移率为 24%;T_1N_0 期病例,IMN 转移率为 19.6%。腋淋巴结转移阳性和阴性组分别为 36% 和 18%($P=0.0023$),与肿瘤的大小及患者的年龄无明显的相关性。随访 10 年的结果表明,IMN 是否转移($P=0.004$)是仅次于腋淋巴结是否转移($P<0.0005$)的第 2 位预后因素;腋淋巴结阴性的病例,IMN 转移者 10 年局部复发及死亡的危险性 2 倍于 IMN 阴性者;认为 IMN 转移状况的了解,对决定Ⅰ期乳腺癌患者的治疗策略有意义。Sugg 等回顾性分析了 1956 年至 1987 年进行 IMN 清除的 286 例乳腺癌患者的资料,中位随访 186 个月,中位年龄 52 岁(21~85 岁),肿瘤直径的中位数是 2.5cm。IMN 转移率为 25%,IMN 转移与肿瘤的大小($P<0.0001$)、腋淋巴结转移数目($P<0.0001$)有关,但与肿瘤的部位和年龄无关。伴有 IMN 转移的病例 20 年 DFS 明显下降($P<0.0001$),但在亚组分析发现,原发肿瘤直径≤2cm、腋淋巴结转移阳性的有 IMN 转移与没有转移的病例比较,20 年生存率无差异。提示 IMN 转移状况的了解对预后的判断及治疗计划的制定是有一定意义的。

(2)IMN 治疗措施对预后的影响:IMN 的处理对于乳腺癌的治疗意义是有争议的。著名的乳腺癌外科专家 Urban 于 20 世纪 70 年代报道的资料,对可手术乳腺癌扩大根治术的效果优于经典的根治术,565 例乳腺癌,其中 40％的病例有腋淋巴结转移,应用乳腺癌改良根治术、乳腺癌根治术、乳腺癌扩大根治术治疗,全组 10 年生存率是 61％,局部复发率是 7.7％。对于有腋淋巴结转移的病例,扩大根治术优于根治术,10 年生存率分别是 54％和 33％。复旦大学附属肿瘤医院李月云等于 20 世纪 80 年代有类似的报道。日本 Noguchi 等报道以扩大根治术 118 例,根治术 105 例的对比研究资料,单因素分析 10 年生存率分别为 86.0％±3.3％和 77.0％±4.2％($P=0.073$),1～3 个腋淋巴结转移,扩大根治术组优于根治术组($P=0.016$)。英国 Deemarski 等报道治疗 $T_{1\sim2}N_{0\sim1}M_0$ 期原发肿瘤位于中央区或乳房内侧半的乳腺癌资料,扩大根治术 478 例,根治术 519 例。扩大根治术组,单纯 IMN 转移率是 17.7％。无论区域淋巴结有无转移,扩大根治术的 5、10 和 20 年 DFS 均优于根治术组。而 Veronesi 等报道 1964 年至 1968 年,米兰国家癌症研究院行根治术或扩大根治术治疗 737 例 $T_{1\sim3}N_{0\sim1}$ 期乳腺癌,所有病例没有进行术后放疗及全身治疗,随访 30 年,两组总生存曲线及与乳腺癌相关的特定生存曲线没有不同,死亡 558 例,其中 395 例(71％)死于乳腺癌(根治术组 201 例,扩大根治术组 194 例)。

对于非活检情况下乳腺癌根治术后内乳区放射治疗价值的研究,Fisher 等报道 NSABP 随机分组进行的乳腺癌根治术、单纯全乳切除术加区域淋巴引流区放疗、全乳切除术不加放疗(随后发现腋淋巴结转移阳性者进行腋淋巴结清除术)疗效对比研究,随访 10 年的结果显示,原发肿瘤的部位对预后没有影响,对肿瘤位于乳房内侧的病例,内乳区放疗对预后的改善没有意义。Marks 等、Fowble 等的回顾性资料及 Freedman 等于 2000 年复习文献的结论是,既往的随机分组研究结果表明,乳腺癌扩大根治术或乳腺癌改良根治术后内乳区放疗对生存率的改善无意义,但对肿瘤位于乳房内侧半及中央区、腋淋巴结转移阳性的亚组有益。但内乳区放疗对化疗的影响及心血管的毒副作用也构成对治疗后的 10 年生存率的影响因素。同时内乳区联合胸壁放射治疗对心脏的毒副作用抵消了乳腺癌胸壁放疗的治疗意义。结合胸壁和锁骨上区的内乳区放射治疗仅对病理确诊有 IMN 转移的病例起到改善肿瘤区域控制的作用。

(3)替代 IMN 活检方法的研究:尽管有文献报道超声检查对发现 IMN 转移是有价值的,但临床实践的经验对这一研究结果并非认可,除非极晚期以形成明显内乳区肿块病例,无论 IMN 有无转移,通常其直径多<3mm,如此小淋巴结,超声检查的检出率是难令人满意的。内乳淋巴管造影、CT/MRI 对判断 IMN 的转移状况是没有意义的。前哨淋巴结活检(SLNB)技术研究发现,前哨淋巴结(SLN)可以定位于 IMNs,尤其是肿瘤位于乳房的内侧。目前所有文献报道的 SLNB 研究的资料,IMN 的转移率均低于既往文献报道的 IMN 清除术的资料。如 Noguchi 等对 41 例原位癌及临床可手术乳腺癌患者行染料示踪及核素示踪 SLNB,所有病例均行包括腋淋巴结清除术的外科治疗,其中 IMN 活检 19 例。在内乳淋巴链有染料示踪或有热点显示的 5 例患者,组织学检查没有发现 IMN 转移。在 5 例有淋巴管蓝染或最终蓝染淋巴结者,组织学检查发现 1 例 IMN 转移。36 例既没有淋巴管或淋巴结蓝染,又没有同位素示踪热点的患者,14 例行 IMN 活检,组织学检查发现 1 例 IMN 转移。因此其结论是 SLNB 用于鉴别 IMN 转移的状况是不可靠的。

(4)IMN 处理的总结:①IMN 活检对乳腺癌的分期意义是肯定的,对于可手术乳腺癌,IMN 活检可避免 10％～20％的病例分期不足。②IMN 清除术或内乳区放射治疗效果相似,仅对组织学证实有转移病例有益,可提高此类病例的局部控制率,对改善生存率的意义不肯定,尤其是放射治疗尚有远期的心血管毒性。因此,对于可手术乳腺癌,可能绝对受益者为20％左右,如果用放射治疗替代胸骨旁淋巴结清除术,受益的人群受益程度还将部分被心脏毒性所抵消。③目前尚没有可靠的方法术前预测 IMN 的转移状况,也没有成熟的避免不必要的淋巴结清除术的方法。

综合以上的研究结果,提出对有 IMN 转移高危因素的患者的处理建议:①由于内乳区放射治疗与 IMN 清除术的治疗意义是一致的,同时由于放射治疗技术的进步,放射治疗的负效应减少。无论是进行保留乳房治疗还是乳房切除术,原则上只要依据腋淋巴结转移指标选择性地进行放射治疗即可,不提倡 IMN 清除术或活检。②在应用核素示踪显示 SLN 同时定位于腋区及内乳区的患者,对于保留乳房治疗者,无论腋区的 SLN 是否有转移,不提倡同时进行内乳区 SLN 的活检,术后依据常规病理检查腋淋巴结转移状况决定放射治疗范围的取舍即可;对于进行乳房切除术的患者,同时进行腋区 SLNB 及内乳区 SLNB 还是可取的方法,尤其是对肿瘤位于乳房的中央区或乳房的内侧半,肿瘤的体积较大(如肿瘤的直径为 4~5cm),患者年龄≤60 岁者,内乳区 SLNB 或 IMN 清除术是避免不必要的放射治疗的必要措施。在外科技术相当进步的今天,胸骨旁淋巴结清除术是相当安全的,也没有远期的副效应。

7.乳腺癌患者乳房的修复与再造

乳腺癌治疗应严格遵循肿瘤学治疗原则,在规范化综合治疗的基础上,充分与患者及家属沟通,若患者有乳房修复或再造的需求,在有条件的医院可开展乳腺癌根治性手术加即刻(Ⅰ期)乳房修复与再造或延迟(Ⅱ期)再造。

(1)病例选择:大多选择Ⅰ、Ⅱ期乳腺癌,术前评估可以根治的患者,并向患者充分说明可能出现的手术并发症。

(2)术式选择:乳房修复与再造手术需综合考虑患者的身体状况、乳腺癌分期及根治手术创伤程度、健侧乳房情况等。

①局部肿瘤切除的患者,组织缺损较小,可采用局部乳腺组织转移塑形、部分背阔肌肌皮瓣转移等方法修复;若对侧乳房体积较大或伴有下垂,则同时行对侧乳房缩小或上提术。

②单纯乳房切除无乳房皮肤缺损或缺损较小,术后无须放射治疗的年轻患者,可直接于胸大肌下放置假体。

③根治手术造成组织严重缺损,可选用自体肌皮瓣移植到胸部再造乳房,如背阔肌肌皮瓣、腹壁下动脉穿支皮瓣、腹直肌肌皮瓣等。

④术前如能预计患者术后,需要放射治疗,则首选自体组织修复再造的方式,不选择植入假体。若患者不能在术前确定是否术后需要放射治疗,若皮肤缺损小于 4cm,可采用胸大肌下即刻放置组织扩张器,待放射治疗结束后,再更换成永久性假体。

(3)术后护理:为不影响后续治疗的开始时间,必须重视乳房再造术后护理。假体乳房再造或扩张器植入除按隆乳术常规护理外,必须确保引流通畅,皮瓣下无无效腔。自体组织再造乳房术后要密切观察皮瓣血运,采用腹部皮瓣的患者要保持良好的体位和制动。

8.手术并发症的预防及其处理

(1)乳腺癌根治术

①出血:常见的出血部位是胸肌的胸骨缘处的肋间血管穿支,以第 2 肋骨上缘及第 3、4 肋

间较多,手术中应注意各穿支,予以钳夹、切断和结扎。其次是胸壁,尤其在胸大肌表面及前锯肌表面静脉丛,在用电刀操作时,有时凝血不完全或术后负压吸引时凝结的血痂脱落引起出血。预防的方法主要是对较大的血管应予以结扎。缝合切口之前,应冲洗创面,仔细检查有无活动性出血。少量出血可经加压包扎和用止血药处理,若出血量多,引流量超过 200mL/h,甚至影响到患者的血压和脉搏,应该立即手术止血。血肿大、血块多者,穿刺抽吸效果常常不佳,宜行手术引流,清除积血和血块,置引流管。

②皮瓣坏死:比较多见,发生率10％～71％.多发生在两侧皮瓣边缘。根据坏死的宽度,可分为轻度(<2cm)、中度(2～5cm)和重度(≥5cm)坏死,临床以轻度和中度多见。造成皮瓣坏死的原因多由于皮瓣分离不当、厚薄不均、皮下微血管网未予保留;缝合时皮瓣张力过大;有时皮瓣太长、术后皮下积血和积液等。手术应当掌握皮瓣分离方法,皮瓣太厚易引起局部复发,因而一般在肿瘤周围皮瓣分离较薄,以后逐渐变厚,避免形成梯度,术后防止皮下积液等可以减少皮瓣坏死。皮肤坏死一般在术后早期即可有所表现,在皮瓣周围有颜色变深的界限,并逐步加深,坏死区域较宽时,可逐渐变成灰色,再转成黑色。

坏死早期可见皮瓣出现水疱,内有血性液体,皮肤颜色青紫,此时可拆除部分缝线,并用注射器抽出水疱内液体,局部以75％乙醇纱布覆盖。坏死区域不大时,可不必将其切除,待其逐步硬结后脱落,痂下自行愈合;轻度坏死,仅见于皮瓣边缘,范围有限,不影响创口愈合。坏死范围较大者,应将坏死部分剪除,加强换药,待肉芽新鲜,早期植皮,通常采用全厚皮瓣游离植皮。采用术后及时修补大面积(一般指>5cm)皮瓣缺损,采用Ⅰ期游离植皮,常常难以成活。为预防皮瓣坏死,龚益平等采用上腹推移皮瓣修补法,一次成功地修复乳腺癌术后大面积皮瓣缺损,如图 2-6-5 所示,做横梭形切口"A",行乳腺癌根治术。根据切口"A"的缺损大小,在切口下方约8～12cm平肋弓处做一与"A"平行、等长的切口"A′"。游离切口"A"及"A′"间皮瓣,切除皮下脂肪.根据皮瓣张力大小,适当游离切口"A′"下方皮瓣,切除其下部分脂肪组织。先缝合切口"A",将切口"A′"下方皮瓣尽量上提,并以双4号线及小纱布垫在位置"B"处,将皮瓣固定于胸壁。缝合切口"A",于内外侧各置负压引流管 1 根。

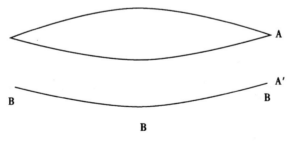

图 2-6-5 手术示意图

用该方法修补皮瓣应满足两个条件,一是适宜做横切口根治术(肿块位于中央区、内中或外中附近最佳);二是上腹皮下脂肪相对较厚。以致有足够的皮肤松解余地。由于需做皮瓣修补者多为肿块较大、病期偏晚的患者,因此应特别注意遵循无瘤原则,采取有效措施,防止肿瘤被种植。具体做法是,标本切离后,用生理盐水洗创面 3 次,再用浸有 10mg 氮芥的盐水纱布覆盖创面 10 分钟。更换手套,另换一套器械进行皮瓣修补术。保持适度的皮瓣张力及术后引流是皮瓣成活的关键。切口"A"和"A'"间的皮瓣上提后,切口"A"两端的皮瓣可能会臃余,可适当加以修剪。为固定皮瓣及减轻切口"A"周围皮瓣的张力,可于位置"B"处用双4号线加垫小纱布结将皮瓣缝合固定于胸壁2～4针。为保证引流,除在内外侧端放置负压引流外,可在切口"A"和"A'"间的皮瓣上切2～4个小孔,并放入橡皮条引流。

若坏死区域较大,可将坏死皮肤切除,待其基底部肉芽长出后再行二期植皮。一般不影响乳腺癌术后辅助化疗,在辅助放疗之前可以愈合。近年来,多主张早期切除坏死组织,清创后一期缝合或植皮,效果较好。

③腋部及皮下积液:一般乳腺癌术后有10%～20%的病例可能出现皮下积液口。液体的积聚可能由于皮下及组织间的陈旧出血未能完善引流,或由于皮下淋巴管的开放而使淋巴液渗出。如果术后包扎不恰当,引流管负压引流不畅可引起积液。皮下积液可以使伤口延期愈合,亦因为积液,皮肤不能紧贴于胸壁而引起皮瓣坏死。

在手术缝合切口之前将皮肤与胸壁做适当的固定,引流管放置于合适的位置,术后保持负压引流,引流管通畅,一般引流液在<10mL/d时再予以拔管,拔管后如果有必要可予以加压包扎,防止皮下积液。

④臂丛神经损伤:手术时如将臂丛神经表面的鞘膜或将神经分支损伤,则术后引起上肢相应部位的麻木或肌肉萎缩。一般较多见的是尺神经的损伤,术后引起上臂尺侧的麻木及小鱼际肌肉的萎缩。在解剖喙锁筋膜及腋静脉时,注意不要损伤臂丛神经及其表面鞘膜。

⑤腋静脉损伤常发生于腋窝淋巴结清除术中,可因肿大淋巴结与腋静脉鞘粘连、浸润而强行剥离,或做切开腋静脉鞘清除。可因术者操作不慎,于分离喙锁胸筋膜时误伤;也可于结扎腋静脉分支使残端保留过短而滑脱、撕裂,或因腋静脉牵拉成角而误伤。静脉壁小缺损可以用细线缝合,缺损较大者勉强缝合可导致静脉狭窄从而进一步发生静脉栓塞。此时可向远端稍加游离腋静脉,切除损伤处后做静脉对端吻合,也可采用自体静脉(如头静脉和大隐静脉)做一期血管重建。腋静脉一般口径较大,对端缝合较易成功。术后患肢需有可靠的内收位固定,注意血运,适当应用抗凝药。

⑥上肢水肿:较常见,1/3～1/2的乳腺癌根治术后会出现程度不一的上肢水肿,为腋窝淋巴结清除后上肢淋巴回流受阻所致。术后早期出现主要是因为包扎过紧,上肢血液循环受阻。早期上肢水肿为凹陷性,后期因为皮下大量纤维组织增生,皮肤变硬,肿胀为非凹陷性。根据水肿的范围和程度,可分为:a.轻度水肿:肿胀主要在上肢近端内内侧,该处周径增加<3cm;b.中度水肿:全上肢肿胀,持久不退,周径增加≥3cm;c.重度水肿:整肢肿胀,硬如橡皮,关节活动受限。

轻度水肿可不予处理,中、重度应予治疗。治疗分非手术和手术两种。前者包括抬高患肢、限钠水摄入、弹力绷带支持、烘绑治疗及肢体正压和负压交替治疗等;严重者应用带蒂网膜移植、淋巴管-静脉吻合及淋巴管移植等方法,但效果不甚理想。

预防上肢水肿的方法有:a.准确设计皮瓣,切忌将手术切口引向腋下,术中仔细解剖腋窝部组织,减少腋血管的损伤;b.近腋部组织避免大块结扎,减少瘢痕形成;c.术中严密止血,适度加压包扎,避免血肿和感染发生;d.术中妥善安置引流管,防止皮下积液形成;e.术后不在患侧上肢进行输液、抽血和测血压等影响静脉回流的治疗和检查;f.早期抬高患肢,术后2周进行早期功能锻炼。

⑦患侧上肢抬举受限：主要是术后活动减少，皮下及胸大肌瘢痕牵引所致或切口至腋窝部，形成瘢痕挛缩所致。术后及早进行功能锻炼，是预防其发生的关键，不要采用弯向腋窝的切口。一般在拔除引流管后即术后 6～7 天即行锻炼，术后 1 个月内可活动自如。

⑧乳糜漏：非常少见。曾有文献报道 4 例。乳腺癌根治术后出现乳糜漏原因不明，可能系解剖变异或胸导管阻塞所致。因乳腺淋巴引流外侧和上部淋巴管其输出管合成锁骨下干和颈干，右侧注入右淋巴导管，左侧注入胸导管，最后注入颈静脉角。漏扎较大的淋巴管后，淋巴液倒流，从而形成了乳糜漏。漏出部位有报道在切口下部肋弓缘处皮下，方向为腹至胸引流；也有报道在腋窝区。如果手术时能及时发现则可在漏出部位进行缝扎。术后出现者可先试沿着术区肋弓缘处重点进行加压包扎，如果无效可沿着术侧肋弓缘做漏出部位的远端绞锁缝合，从而阻断其向上的引流途径。

在行乳腺癌根治术时一定要按操作规范，对所遇血管及索条状组织一定要一一结扎，术毕用洁白纱布检查创面，如发现渗血渗液应妥善处理，术后引流要切实有效，使皮肤与胸壁早日贴合。一旦形成积液，日久由于纤维素沉积，皮瓣与胸壁即形成光滑的"镜面"，贴合困难。某医院乳腺中心曾遇到 1 例（患者经 40 天引流，皮下形成线状窦道，经注射纤维蛋白凝胶和缝扎，最终愈合）。

⑨上臂淋巴管肉瘤：以前本病曾被认为是皮肤复发，1948 年 Stewart 等首先明确本病，此后有相继报道。上臂淋巴管肉瘤发生于乳腺癌根治术后上肢淋巴水肿的情况下，且水肿均为长期、顽固较严重者。术后 10 年左右，水肿的上臂皮肤出现多数小结，微外凸，橡皮样硬，紫红色，有轻度触痛，无溃疡。皮肤结节逐渐相连成片，沿着周围皮肤扩展，不久可发生肺转移而死亡。病理上均为淋巴管性肉瘤。治疗上可试行放疗及手术，可以配合化疗和中药等。新近有文献报道 6 例该病采用早期根治性切除术（截肢术）取得了较好的治疗效果。

（2）乳腺癌扩大根治术：虽然此种手术已经很少应用，但对于偏远地区，辅助放疗等设备缺乏，乳腺癌分期较晚的患者仍是实用的手术方式。扩大根治术在经典根治术的基础上，整块切除患侧胸骨旁淋巴链，分为胸膜内和胸膜外两种术式，胸膜内操作复杂，并发症多，已经废弃。

胸膜外乳腺癌扩大根治术在乳腺癌根治术后，在接近胸骨处分离第 2～4 肋软骨，在第 1 和第 5 肋间结扎切断胸廓内血管，将距离胸骨 3～4cm 的 2～4 肋软骨及其后方的内乳淋巴链切除。所以除与乳腺癌根治术相同的手术并发症之外，尚有以下可能发生的并发症。

①胸膜穿破：胸膜穿破是内乳淋巴结切除的常见并发症，发生概率为 10% 左右。一般容易发生在第 1 肋间分离内乳血管时胸膜被血管钳的尖端戳破，或手指在推胸膜时损伤。有时内乳淋巴结与胸膜粘连，在分离时亦容易损伤。

手术在全身麻醉下进行时，如胸膜有破损穿孔，可立即出现反常呼吸等症状，如在硬膜外麻醉下进行，常引起肺萎陷或张力性气胸等。一般胸膜破损较大时常导致肺萎陷，同时可引起患者突然呼吸困难和血压下降等，此时可用面罩加压给氧，使肺复张。如果损伤不大，可以做修补，缝合时用肌肉瓣填塞即可。缺损较大不能修补者，可以不必硬行修补。手术后创面用负压吸引，可以不必再放置胸腔引流管。但是创面的止血必须彻底，尤其肋软骨缺损的周围，手术创面缝合完善避免漏气。有时小的破损不易修补，反而可能引起张力性气胸，此时可以将破损部稍扩大,手术结束时通过膨肺排出胸腔积气,若术后胸腔有积气,可通过胸腔穿刺排气处理。

②胸腔积液和肺不张:胸腔积液和肺不张为胸膜损伤所致。有报道,曾比较 1740 例乳腺癌根治术及 1091 例扩大根治术,发现扩大根治术后最多的是胸腔积液,0.02%(20/1091),其次为肺不张,0.008%(9/1091);而且指出,如果术后注意引流管通畅,鼓励患者咳嗽,可以防止及减少胸腔的并发症。

③内乳血管出血:在第 1 肋间分离内乳血管时,有时有内乳血管的小分支撕裂引起出血,此时应用纱布将该肋间予以填塞,避免在视野不清晰的情况下用血管钳盲目钳夹或分离,因为这样容易刺破胸膜,引起气胸。在填塞后再从第 4 肋间进入,一次切断第 4、3、2 肋软骨后在直视下很容易将内乳血管分离、结扎。

(3)乳腺癌改良根治术:在我国乳腺癌改良根治术是目前应用最多的术式,对Ⅰ、Ⅱ期和部分ⅢA 期乳腺癌患者都适合,既根治肿瘤又保留了胸大肌和胸小肌,使患者的胸部畸形和上肢功能受限得到了改善。术后并发症及其处理同乳腺癌根治术外,可能发生的并发症有术后胸肌萎缩,原因是手术损伤胸前神经分支。重要的在于预防,在清除胸肌间脂肪淋巴结组织时,注意保护胸肩峰血管及其旁边的胸前神经内侧支,保留胸小肌外侧的胸前神经外侧支。

(4)乳腺癌保留乳房的乳腺癌切除术:对于一些较早期的Ⅰ、Ⅱ期乳腺癌患者,可以采用保留乳房的手术方式,术后应用放射治疗,其疗效与传统根治术相似。保留乳房手术一般分为两个部分,一部分是原发灶的切除,另一部分是腋窝淋巴结清除。原发灶的切除方法有肿瘤切除、局部广泛切除、肿瘤广泛切除及 1/4 象限切除等。肿瘤广泛切除是目前最常用的方法,其要求将肿瘤完整切除,并在肿瘤外有 1~2cm 的正常乳腺组织。手术中由病理科医师对各切缘进行冰冻组织切片以明确是否有切缘癌残留。腋窝淋巴结清除取腋窝皱襞小切口,清除范围可根据需要选择全腋淋巴结清除术或部分腋淋巴结清除术等不同术式。

手术并发症常见是出血,其次为病理切缘有小区癌残留,可再次扩大切除或放疗时局部给予补充剂量。当然必要时可以改做单纯乳房切除术。

保留乳房变形常常是选择病例不当,肿瘤体积较大而乳房体积相对较小。肿瘤扩大切除后,仔细止血,腺体组织并不要求拉拢缝合,因为有时拉拢缝合后常使乳房的外形受到影响,使外形呈皱起状,同时过多地考虑缝合会影响手术时切除肿瘤外 1~2cm 的要求。乳腺组织两切缘缝合有困难时可以不必对缝,可与胸肌筋膜稍稍固定,创面可不放置引流条,如有少许渗液可使局部缺损得到填充,使外形得以改善。

(二)化学药物治疗

根据大量病例观察,业已证明浸润性乳腺癌术后应用化学药物辅助治疗,可以改善生存率。乳腺癌是实体瘤中应用化疗最有效的肿瘤之一,化疗在整个治疗中占有重要地位。由于手术尽量去除了肿瘤负荷,残存的肿瘤细胞易被化学抗癌药物杀灭。一般认为辅助化疗应于术后早期应用,联合化疗的效果优于单药化疗,辅助化疗应达到一定剂量,治疗期不宜过长,以6 个月左右为宜,能达到杀灭亚临床型转移灶的目的。

浸润性乳腺癌伴腋窝淋巴结转移者是应用辅助化疗的指征。对腋窝淋巴结阴性者是否应用辅助化疗尚有不同意见。有人认为除原位癌及微小癌(<1cm)外均应用辅助化疗。一般认

为腋窝淋巴结阴性而有高危复发因素者,诸如原发肿瘤直径＞2cm,组织学分类差,雌、孕激素受体阴性,癌基因 Her-2 有过度表达者,适宜应用术后辅助化疗。

化疗前患者应无明显骨髓抑制,白细胞＞4×10^9/L,血红蛋白＞80g/L,血小板＞50×10^9/L。化疗期间应定期检查肝、肾功能,每次化疗前要查白细胞计数,如白细胞＜3×10^9/L,应延长用药间隔时间。应用阿霉素者要注意心脏毒性。

术前化疗目前多用于Ⅲ期病例,其可探测肿瘤对药物的敏感性,并使肿瘤缩小,减轻与周围组织的粘连。

(三)内分泌治疗

1.内分泌治疗的发展过程

内分泌治疗始于 1896 年,Beatson 用切除卵巢治疗晚期乳腺癌。到 1922 年,应用卵巢照射治疗乳腺癌,之后亦开始使用各类激素治疗乳腺癌。20 世纪中期,较多采用内分泌器官(卵巢、肾上腺、垂体)切除治疗晚期乳腺癌。内分泌治疗的迅速发展是在激素受体被发现(1959—1966 年)之后,使乳腺癌的内分泌治疗有目的地选择,并可预测疗效。随后雌激素受体拮抗药、芳香化酶抑制药、促性腺激素释放激素(GnRH)类似物等内分泌治疗药物被相继研发并应用于临床。

2.内分泌治疗的机制及影响因素

乳腺组织的生长依赖于雌激素,雌激素与其受体结合后进入细胞内,通过一系列过程激活雌激素敏感基因。体内雌激素水平的病理性上升是刺激乳腺癌细胞增长的主要因素,内分泌治疗的目的就是降低体内循环和肿瘤内雌激素水平,从而抑制激素依赖细胞,使肿瘤消退。

自从激素受体被发现以后,内分泌治疗迅速发展,使得乳腺癌的内分泌治疗能有目的地选择。研究发现,雌激素受体(ER)和孕激素受体(PR)双阳性的患者,50％～65％对内分泌治疗有反应;单阳型的患者有效率稍低。目前认为,只要有 10％的肿瘤细胞 ER 或 PR 阳性,内分泌治疗仍可能有效;ER 和 PR 双阴性的患者对内分泌治疗的反应性＜5％,最好接受化疗或其他治疗。

影响乳腺癌内分泌治疗疗效的因素:

(1)患者的月经状态。

(2)乳腺癌细胞是否激素依赖,即雌激素、孕激素受体情况。

(3)全身状况(年龄,一般状况,淋巴结转移情况,肿瘤大小、生长速度、分化程度等)。

(4)其他生物学标记物,如 EGF-R(表皮生长因子受体)、C-erbB-2、p53、Bcl-2、pS-2 等,pS2 蛋白表达阳性的乳腺癌,激素治疗敏感性高,无 C-erbB-2 基因过度扩增的乳腺癌对治疗的敏感性增加。

3.内分泌治疗的分类

内分泌治疗可简单分为非药物治疗和药物治疗。非药物治疗主要包括手术切除卵巢和双侧卵巢放射治疗。药物治疗包括竞争性治疗(雌激素受体拮抗药治疗)、添加性治疗(雌激素、雄激素、孕激素、皮质激素治疗)、抑制性治疗(芳香化酶抑制药治疗)、促性腺素释放素(LHRH)类似物治疗(药物去势)。

(1)内分泌非药物治疗

①卵巢切除术:即手术直接切除双侧卵巢。这是乳腺癌全身治疗中最古老的去势方法。

手术去势可迅速改变绝经前患者的内分泌状态,减低内源性雌激素水平。优点是经济、快捷、可靠,并易于展开,是本类方法的"金标准"。然而,其缺点包括手术本身的并发症,患者需住院治疗,提早进入绝经期造成骨质疏松和心脏疾病。近年来,手术去势多采用腹腔镜技术,以减少并发症,缩短住院时间。

②双侧卵巢放射治疗:作为卵巢去势的一种方法,是一种有效的辅助治疗手段,可以代替手术去势。但放射治疗有以下不足之处。

a.放射治疗去势起效慢,作用可能不完全。

b.卵巢功能抑制的程度取决于放射剂量、方案和患者年龄。

c.在<35岁的患者中,常规剂量的放射治疗去势可能无用,故常常需要更高的放射剂量。

d.有报道显示在年轻患者病例中放射治疗去势的失败率达35%。

e.盆腔受照射后的远期不良反应尚不得而知。

f.与手术去势相同,放射治疗去势亦使患者提早并不可逆地进入绝经期。

(2)内分泌药物治疗

①竞争性治疗(雌激素受体拮抗药治疗)

a.他莫昔芬:1977年,美国食品药品监督管理局(FDA)批准他莫昔芬用于治疗绝经后转移性乳腺癌,直至目前,他莫昔芬已用于治疗各个期别的绝经前、后乳腺癌。作为最常用和最廉价、迄今为止临床研究资料最丰富的内分泌治疗药物,他莫昔芬现在仍被视为内分泌治疗的标准药物。其主要作用机制是:与雌二醇竞争性结合细胞质内的雌激素受体,形成他莫昔芬受体蛋白复合物,该复合物进入细胞核内,抑制癌细胞DNA和mRNA的合成,进而使雌激素依赖性蛋白的合成受到抑制,并最终抑制了乳腺癌细胞的增殖。他莫昔芬是迄今为止唯一成功运用到各期乳腺癌的药物。对非浸润性乳腺癌、浸润性乳腺癌、复发转移性乳腺癌,他莫昔芬都是内分泌治疗的主要药物。他莫昔芬多用于雌激素受体阳性的病例,有效率可高达55%～60%,阴性者的有效率仅为10%左右。他莫昔芬对绝经后的病例疗效较绝经前的好,对软组织转移和骨转移的疗效较好,对内脏转移疗效较差。另外,大量临床研究表明,术后采用他莫昔芬治疗,对降低局部复发及远处转移率的作用是不容置疑的,可明显延长无瘤生存期及总生存率。

他莫昔芬是抗雌激素药,但是也具有一些雌激素样作用,因而可以产生两方面的不良反应。最常见的不良反应是类似于围绝经期反应的雌激素缺乏症状,也可发生雌激素样表现如白带增多、子宫内膜增厚,在一定程度上增加子宫内膜癌发病危险。研究还发现他莫昔芬可以增加血栓性疾病的发生率,偶可导致血小板及白细胞低下。另外,他莫昔芬用量较大时(>80mg/d)可以出现眼毒性。

b.托瑞米芬:作用机制、疗效与他莫昔芬相似,不良反应有很大重叠。但使用托瑞米芬产生子宫内膜增生的剂量是他莫昔芬的40倍,故引起子宫内膜癌的机会很小;脂肪肝的发生率也比他莫昔芬低。

c.氟维可群:属于没有雌激素作用的雌激素受体调节药,对他莫昔芬耐药的复发转移腺癌还可以有相当疗效,不良反应也与他莫昔芬有很大的差别。

②添加性治疗(雌激素、雄激素、孕激素、皮质激素治疗)

a.雌激素:生理剂量的雌激素会刺激乳腺癌细胞生长,而治疗剂量的雌激素能抑制癌细胞增殖。雌激素对绝经前妇女通常无效,而对绝经 5 年以上的妇女效果较好。

b.雄激素:可抑制垂体的促性腺激素,使正常的乳腺萎缩,可抑制某些乳腺癌细胞生长。对绝经后妇女比绝经前好。骨转移者用雄激素较好,80％可缓解症状。雄激素同时可以刺激骨髓,增加食欲。

c.孕激素:孕激素类主要拮抗雌激素对乳腺的作用,抑制腺垂体分泌催乳素,阻止 ER 在细胞核内积蓄,从而发挥抗乳腺癌的作用。主要用于复发及转移性乳腺癌的解救治疗,对他莫昔芬失败时改用孕激素的仍有效,对软组织和骨转移效果好。与化疗联合可提高疗效,减轻不良反应。

d.肾上腺皮质激素:大剂量肾上腺皮质激素可产生类似肾上腺切除或脑垂体切除的作用,但应用时有一定不良反应。

激素添加治疗药物主要用于绝经后妇女,其作用机制十分复杂,有些目前还不是很清楚。随着选择性芳香化酶抑制药的问世,孕激素已经退至三线,雄激素疗法一般只在特定条件下选用,而大剂量雌激素疗法已经基本不用。

③抑制性治疗(芳香化酶抑制药治疗):芳香化酶抑制药能阻断 95％～98％的芳香化酶活性,从而降低体内雌激素水平。其降低水平与肾上腺切除相同,因此芳香化酶抑制药又称"药物肾上腺切除"。现广泛应用于临床的是第三代芳香化酶抑制药,包括阿那曲唑、来曲唑、依西美坦,达到 CR(完全缓解)和 PR(部分缓解)的患者数量、CBR(临床受益率)、TTP(至疾病进展时间)等均比他莫昔芬好,可用于绝经后妇女乳腺癌的一线或二线治疗,在他莫昔芬无效时仍可能有效。

a.阿那曲唑:是一种选择性、非甾体类芳香化酶抑制药。1996 年被美国食品药品监督管理局(FDA)批准用于绝经后晚期乳腺癌的治疗。目前阿那曲唑已成为绝经后激素受体阳性患者的辅助性内分泌治疗的一个选择性治疗措施。绝经后卵巢不再产生雌激素,雌激素主要来源于脂肪、肝脏等外周组织,此过程不受垂体调控,雄激素经由外周的芳香化酶变成雌激素,芳香化酶位点包括有一个含亚铁血红素的复合物,它是作用于类固醇合成雄激素并将其转化为雌激素的一系列过程的最后一步。在癌细胞中可以调控雌激素在细胞内水平。阿那曲唑属于第三代芳香化酶抑制药,这类药高度选择性地抑制芳香化酶,因此特异性强,而不良反应明显降低。绝经前妇女不适于阿那曲唑治疗。

b.来曲唑:也是一种选择性、非甾体类芳香化酶抑制药。它作为第三代芳香化酶抑制药,作用机制与阿那曲唑基本相同。应用来曲唑者患潮热、关节炎、关节疼痛和肌肉疼痛的发生率会有所增加。但在生存质量的主要变化上并不存在显著差异。绝经前妇女不适于来曲唑治疗。

c.依西美坦:是一种选择性的甾体类芳香化酶抑制药或称芳香化酶灭活药。它的结构与天然雄烯二酮相似,是一种不可逆的芳香化酶抑制药。它虽然与来曲唑和阿那曲唑在芳香化酶抑制的机制上有差别,但对芳香化酶的抑制效率是一样的。研究认为作为转移性乳腺癌的一线治疗措施,依西美坦高效而安全,优于他莫昔芬。

阿那曲唑、来曲唑及依西美坦这 3 个主要的新型芳香化酶抑制药还没有在同一临床研究中进行过严格的对比,因此很难明确三者中哪一个疗效更好。这 3 种药目前都在一线治疗中获得了优于他莫昔芬的治疗效果或治疗安全性。《NCCN乳腺癌治疗指南》指出,在与患者进行充分讨论后,可替代他莫昔芬直接用于激素受体阳性的绝经后乳腺癌的治疗。

④GnRH类似物药物去势:促性腺激素释放激素主要促使垂体合成和释放LH,故又称黄体生成素释放激素(LHRH)。LHRH激动药和抑制药可通过负反馈作用抑制垂体,从而抑制TSH和LH产生,使绝经前妇女体内雌激素水平达到绝经后水平,通过抑制雌激素的促肿瘤作用,从而抑制肿瘤的生长。其作用原理与垂体切除有相似之处,通常称为"药物性卵巢去势",其疗效与手术切除卵巢相似。这类产品的优势为可用于绝经前妇女达到可逆性药物去势的作用。研究表明,该类药物将来可望成为绝经前进行性和复发性乳腺癌的首选药物,是最具发展前景、最易与其他方法结合使用的方法。

诺雷德的通用名为戈舍瑞林,是一种GnRH类似物,可有效抑制卵巢的刺激素合成,每月皮下注射3.6mg,有可逆性卵巢切除的功效。在复发转移性乳腺癌的病例中,诺雷德已经可以大量替代手术或放射治疗性卵巢去势,在获得类似疗效的同时,使患者心理上更容易接受。诺雷德曾经与CMF方案进行术后辅助治疗的随机对照研究,结果证实两者的无复发生存率没有显著差别。而诺雷德的耐受性要优于化疗。研究还表明,诺雷德治疗后的雌激素缺乏症状很大程度上都是可逆的,停药后多可很快缓解,而化疗导致的雌激素缺乏症状往往不可恢复。因此,若在化疗和诺雷德之间任选其一,应以诺雷德为佳。

第三章　胃肠外科疾病

第一节　胃十二指肠溃疡

一、胃及十二指肠的解剖生理

(一)胃的解剖

1.胃的外科解剖

胃位于左上腹部,是个左缘膨隆(大弯)、右缘凹陷(小弯)的不对称性囊状器官,背侧紧靠胰腺,腹侧与肝脏相邻,上端与食管连接,下端通向十二指肠,是消化管道中最膨大的部分,从上到下可将胃按解剖结构分成四部分:①贲门:是胃与食管的连接处,也是胃最近端的部分;多数位于第11胸椎锥体左侧。②胃底:是胃向左上膨胀并超过贲门水平呈穹窿状的部分,也是贮存胃酸的功能部位;它与食管左缘之间形成的夹角称作贲门切迹。③胃体:是介于胃底和胃窦之间的胃体积最大部分。④胃窦(幽门窦):是胃的远端部分,始自角切迹,止于与十二指肠连接、位于第1腰椎右侧的幽门部,是胃的动力中心和分泌促胃液素的内分泌功能区。此外,在胃的贲门和幽门处各有一括约肌:①贲门括约肌:由食管下段的环形肌斜行延伸至胃,在贲门处增厚而形成的肌性高压区。当它舒张时,食物便和涎液一起下行进入胃;收缩时,可防止胃内容物向食管反流;②幽门括约肌:是完成胃排空并防止食物、肠液从十二指肠向胃逆流的重要结构。

2.胃的组织结构

胃的组织结构可分成浆膜层、肌层、黏膜下层和黏膜层四层。

(1)浆膜层:是包被在胃壁最表面的一层浆膜,也就是腹膜层。该层在大弯和小弯处分别与大网膜及小网膜相连,借助与其相邻器官的浆膜反折构成肝胃、肝十二指肠、胃膈、胃脾及胃胰韧带。各韧带均由两层腹膜构成,其内有相应的血管通过,例如肝胃韧带又称小网膜,内有胃右动脉和胃左动脉转弯后的一段及其胃壁支走行。肝十二指肠韧带内有肝蒂(肝固有动脉、门静脉及胆总管)通过。胃与横结肠之间的腹膜反折又称大网膜,由胃前、后壁的双层系膜反折而成,故有四层。靠近胃大弯的前两层内有胃网膜左、右血管走行;而后两层中则通过结肠中动、静脉。故在施行胃或结肠手术时,应注意将其分开,以免误伤血管。

(2)肌层:胃有三层平滑肌组织,按肌纤维的走行方向分为外纵、中环及内斜三层。外层的纵行肌与食管及十二指肠的纵肌相连,中层的环肌层及内层斜肌分别在幽门和贲门处形成同名括约肌。

(3)黏膜下层:由疏松的结缔组织构成。内含丰富的营养胃壁的血管、神经和淋巴组织。

(4)黏膜层:是胃的最内层和最重要的功能部位。其特点是表面积大(约 800cm^2)和有一定的厚度(平均约 1mm)。当胃空虚时,黏膜层和黏膜下层向胃腔内凸起,形成许多肉眼可见的纵行皱褶,又称皱襞;当胃充盈时,则皱襞变浅,甚至消失。胃小弯处的纵行皱襞常不受胃舒、缩的影响而呈固定的形式,仅当胃壁发生病变时才引起变化,可作为影像学检查时诊断疾病的依据。胃黏膜层又可从内向外依次分成最靠内的上皮细胞层、当中的固有膜及靠外侧的黏膜肌层三层。显微镜下,胃黏膜表面可见到许多被纵横交错的小沟分成的 4~6mm 的胃区,每个胃区表面有许多由上皮细胞凹陷形成的胃小凹,是胃腺的开口。通常每个小凹底部与 3~5 条胃腺相连。一般来说,贲门与胃体部的胃小凹较浅,仅占黏膜厚度的 1/4,幽门部的小凹较深,可达黏膜厚度的 1/2。成人总计约有 300 万个胃小凹。此外,根据胃的功能分区,可按黏膜层固有膜内的腺体结构与分布分成贲门、胃底和幽门窦腺三个黏膜区,其中以胃底腺区最具重要性。

①胃底腺或壁细胞区:是胃的主要分泌功能区。胃底腺分布于胃底和胃体间的固有膜内,占据胃近端 3/4 的黏膜面。该腺为单管或分支管状,腺腔较细小,可分为颈、体、底部,并主要有 5 种功能特异的细胞实现胃的分泌功能。从腺体的底部向上可见到主细胞、壁细胞、嗜银细胞、颈部黏液细胞和表面黏液细胞。

a.主细胞位于胃底腺的深层,呈锥形或柱状,数量较多,是分泌胃蛋白酶原的细胞,故又称胃酶细胞。经胃酸活化后,胃蛋白酶原可转变成胃蛋白酶,在酸性环境中参与蛋白质的消化。

b.壁细胞是分泌胃酸的细胞,分布在胃底腺的各段,以颈部和上半段体部为主。细胞较大,呈圆形或三角形,有独特的细胞内小管结构,是由壁细胞游离面的胞膜向胞质内凹陷所形成,称细胞内小管。当壁细胞分泌胃酸时,小管数目减少,静止时增多。除分泌盐酸外,壁细胞还产生一种称内因子的多肽,能与维生素 B$_{12}$ 结合并帮助其吸收。

c.嗜银细胞是散在分布于胃黏膜中的内分泌细胞。这类细胞基底部有分泌颗粒,经铬盐或银盐处理能着色,故也称嗜铬细胞。其分泌颗粒中含有的物质包括 5-羟色胺、肝素、组胺等。此类细胞可能与已知的一些胃、肠、胰内分泌细胞[如胃泌素细胞(G 细胞)、生长抑素产生细胞(D 细胞等)]具有共同的胚胎来源或同属于一类副神经元体系,又称 APUD 系统。

d.颈部黏液细胞位于胃底腺的颈部,夹在壁细胞之间,主要分泌黏液。

e.表面黏液细胞和胃黏膜表面的上皮细胞相同,可能分泌细胞外液。

②贲门腺区:位于贲门区胃食管连接处附近 0.5~4cm 范围的固有膜内,此处壁细胞较少,腺细胞以分泌黏液的黏液细胞为主。

③幽门腺区:位于胃窦及幽门区,占 30% 远端胃的固有膜内。腺体为分支管状腺,分支较多且弯曲。该处无壁细胞及主细胞,除有黏液细胞能分泌黏液、电解质以及溶菌酶外,还存在大量有内分泌功能的 G 细胞,位于腺体的中部。能释放促胃液素调节胃酸及胃蛋白酶原的分泌。此外,在动物(大鼠)的胃组织切片中观察到:在幽门腺及胃底腺内还有一种 D 细胞,位于 G 细胞和壁细胞周围,伸出细长的突起与之接触,并在局部释放激素(生长抑素)调节 G 细胞和壁细胞的功能,符合旁分泌作用的模式。

3.胃的血管分布

(1)动脉供应:由分布于小弯侧的胃左、右动脉,大弯侧的胃网膜左、右动脉及胃短动脉等提供。

①胃左、右动脉:胃左动脉多数直接从腹腔动脉干发出,极少数(2.5%~15%)可单独来自腹主动脉。该血管走行于胃胰韧带区,沿途发出4~6支胃前、后壁支。主要供应胃小弯,并与胃右动脉吻合。胃右动脉多起源于肝总或肝固有动脉,与胃左动脉形成胃小弯动脉弓。

②胃网膜左、右动脉:胃网膜左动脉起源于脾动脉。沿着胃大弯走行于大网膜的前两层之间,并发出到前、后胃壁的分支。主要供应大弯侧胃体部的左半,其终末支与胃网膜右动脉吻合。胃网膜右动脉来源于胃十二指肠动脉,范围较胃网膜左动脉广,供应大弯侧胃体部的右侧半,其胃壁的分支与胃网膜左动脉吻合。由于两者吻合支附近的血管分支细小、间隔增宽,常作为胃大弯中点的标志。

③胃短动脉:起源于脾动脉或胃网膜左动脉,在胃脾之间发出4~6个分支,供应胃底部外侧,而内侧则由膈下动脉分支营养。

(2)静脉走行:除了胃大弯或胃小弯侧与同名动脉伴行的胃网膜左、右静脉或胃左、右静脉注入门静脉外,还可与体循环的静脉系统互相交通。如胃左静脉可与食管下段的静脉丛经吻合支流向奇静脉。

4.胃的淋巴引流

分布在胃黏膜层的淋巴管,互相连成网络,穿过黏膜层、肌层及浆膜层各层流向胃周围的淋巴结,最后经腹腔淋巴结汇入乳糜池。再经胸导管流向左颈静脉(所以胃肿瘤患者可在左锁骨上窝触到转移淋巴结)。胃有四组周围淋巴结,依胃上、胃下、幽门及胰脾的次序,可沿着胃左、右动脉,胃网膜左、右动脉,胃十二指肠动脉及脾动脉等局部动脉伴行的淋巴道向周围扩散。

5.胃的神经

胃的运动和分泌功能受来自腹腔神经丛的交感神经和左、右迷走神经的支配。其中,交感神经抑制胃的功能,而迷走神经则对胃功能起兴奋作用。因此,了解胃迷走神经的解剖部位与分布,对施行迷走神经切断术、治疗迷走神经张力过高和高胃酸分泌的十二指肠溃疡十分重要。胃的左、右迷走神经主干,分别支配胃的前、后壁。两条神经主干紧贴着食管肌,穿过食管裂孔,在胃和食管连接处相当于贲门水平,分别发出分支到肝丛和腹腔丛。其余者转向胃小弯的前、后壁称作 Latarjet(前或后)神经,或者称迷走神经胃前或后支,并发出若干胃壁分支,向下走行至角切迹处形成若干条,如乌鸦爪状分支,专门调节幽门的排空功能。此外,迷走神经在分出肝和腹腔支之前,在贲门上方先分出到胃底、贲门的分支,在做选择性迷走神经切断术时,不要遗漏。

(二)十二指肠的解剖

1.十二指肠的外科解剖

十二指肠是小肠的起始部分,也是消化系统中最具解剖和生理重要性的部分。从大体解剖上看,十二指肠形同"C"字,上端与胃幽门相连,然后呈马蹄形环绕胰头,并在其内侧中段与胆胰管相通,下端与空肠连接,全长 25~30cm,依其走行可分成下述极具解剖重要性的四段:

(1)球部:约 5cm 长,位于幽门远端,是溃疡病的好发部位。跨过胆总管走行,并在外侧胰头处与肝十二指肠韧带相连。其后方有胃十二指肠动脉通过,因此,当发生穿透性溃疡时容易腐蚀到该血管,引起溃疡大出血。球部的远侧位于腹膜后并与下一段相连。

(2)降部:是十二指肠较重要的一段,在脊柱右侧下行,长约 7cm。该段由于环绕胰头走行,与胰体为同一血液供应,故与胰体关系十分密切。该段与球部交界的上方便是 Winslow 孔(网膜孔)。十二指肠降部的前外侧为腹膜覆盖,其余部分皆位于后腹壁。外侧为结肠肝曲,前面是横结肠,后面有右肾和下腔静脉。后内侧中点处便是十二指肠乳头,胆、胰管多共同开口于此。

(3)水平部:由降部向左侧水平走行,横过脊柱止于第三腰椎左侧,长约 10cm,其上方与胰体的钩突接连,后方为下腔静脉和腹主动脉,前方则有肠系膜上动、静脉通过。

(4)升部:是十二指肠的最后一段,沿脊柱左侧向上和向左约 2.5cm,再向前下方扭转形成十二指肠空肠曲,随后移向空肠,长约 3cm。实际上,此段是靠 Treitz 韧带将其悬吊固定在后腹壁的,故又称十二指肠悬韧带,并成为十二指肠与空肠的分界标志。

2.十二指肠的组织学结

十二指肠的组织结构与小肠其他处相似,从内至外可分为黏膜层、黏膜下层、肌层和浆膜层。

(1)黏膜层:十二指肠的黏膜具有重要的分泌功能,尤其是内分泌功能和一定的吸收能力,主要在十二指肠的下段和空肠上段。从组织结构上,黏膜层厚 $500\sim900\mu m$,并以存在黏膜环形皱襞和小肠绒毛为特征。显微镜下,小肠绒毛像手指样突起伸向肠腔,其中含有专司黏液分泌的杯状细胞和具有吸收功能的吸收细胞。吸收细胞借助其肠腔面上的微绒毛及其基底面与毛细血管的密切接触,将所吸收的营养物质穿过基膜送至黏膜固有层,最后进入中央乳糜管,再经乳糜管周围的毛细血管网对完成吸收活动后的营养物质进行运输。分泌黏液的杯状细胞呈基底窄、顶端宽,并贮存其分泌物黏蛋白液于其中,因状似高脚杯样而得名。在绒毛之间的隐窝处存在大量内分泌细胞,与吸收细胞不同的是,内分泌细胞的胞核位于肠腔侧以便于其内分泌产物进入血流而不到肠腔中。目前所知,十二指肠能产生的内分泌物质包括缩胆囊素(CCK)、促胰液素、生长抑素、胃抑多肽(GIP)、神经降压肽等。

(2)黏膜下层:与小肠组织类似,也由疏松结缔组织构成,内含丰富的黏膜下血管丛、淋巴管和神经丛。此外,还有一种十二指肠特有的 Brunner 腺(布伦纳腺),位于十二指肠近端。该腺体能分泌一种 pH 8.2~9.3 的碱性黏液,除保护十二指肠黏膜外,还为胰酶的消化作用提供适宜的 pH 环境。此外,在腺上皮内,也存在许多内分泌细胞,分泌上述各种激素。

(3)肌层:由内环、外纵两层平滑肌组成。

(4)浆膜层:十二指肠的腹膜覆盖很不完全。十二指肠因走行较深,其后壁位于腹膜后,故没有浆膜。前壁,也只在幽门向右、向后至十二指肠上弯曲部及降部的前外侧有完整的腹膜覆盖。其水平部和升部也因为位于腹膜后而没有完整的浆膜层。

3.十二指肠的血管分布

(1)动脉供应:十二指肠的营养主要由胰十二指肠上、下动脉供给。

(2)静脉走行:与同名动脉伴行,经胰十二指肠前后的静脉弓引流至门静脉及肠系膜上静脉。

（3）十二指肠的淋巴引流：分别引流至沿胰十二指肠动脉弓排列的胰十二指肠前、后淋巴结。前者引流至幽门下淋巴结，后者向下汇入肠系膜上淋巴结。

4.十二指肠的神经支配

受自主神经系统中的肝丛和肠系膜上丛支配。它们是从腹腔丛中发出纤维，在肝动脉和肠系膜上动脉周围形成的。该神经纤维部分可沿血管分支到肠壁，也可直接到肠壁。其中交感神经抑制十二指肠的运动和肠腺的分泌功能，而迷走神经则起兴奋作用。

（三）胃十二指肠的外科生理

作为消化管道的一部分，胃和十二指肠共同承担着重要的分泌、消化和运输功能。

1.胃的分泌功能

胃的分泌包括胃液和胃酸分泌、胃蛋白酶原及内因子分泌，以及碳酸氢根分泌和黏液分泌等。

（1）胃液分泌及胃酸释放：胃液分泌包括壁细胞及非壁细胞性分泌两部分。壁细胞分泌的特点是：壁细胞以高于血清 100 万倍以上的浓度分泌氢离子，相当于 $150 \sim 170$ mmol/L。同时也分泌 $165 \sim 170$ mmol/L 的氯和 7mmol/L 的钾，不含钠。非壁细胞性胃液分泌物则与细胞外液相同，主要的阳离子是钠，约 150mmol/L，不含氢。因此，胃腔内胃酸的实际浓度取决于壁细胞及非壁细胞性分泌物两者混合后的浓度。胃液分泌可分为自主性分泌或基础分泌（消化间期分泌）和刺激性或进餐分泌两种。前者分泌的量较少，约占最大分泌量的 10%，胃酸分泌率也较低。如正常人一昼夜的胃液量为 $1.5 \sim 2$L，胃酸的排出率平均为 $0 \sim 5$mmol/h，称为基础胃酸分泌率（BAO）。后者称为最大胃酸分泌率，平均为 (16.3 ± 8.6)mmol/h。基础胃酸分泌率有明显的昼夜节律，一般早晨低，午后至次晨高，可能与迷走神经的张力变化有关。刺激后的胃液分泌比较复杂，通常分成头相、胃相和肠相三个时期。其中头相胃液分泌过程是通过视觉、嗅觉或味觉等神经传入通路刺激延髓的迷走核，然后经迷走神经实施的。目前认为，头相胃液分泌是迷走神经通过对壁细胞的直接刺激以及经促胃液素释放而引起壁细胞兴奋双重作用的结果。刺激的传递者是乙酰胆碱。此外，一些肽能神经的递质如组胺、蛉蟾肽、促胃液素释放肽（GRP）、脑啡肽、P 物质等也与此阶段的分泌有关。头相胃液分泌所产生的胃酸分泌量相当于真正进食或五肽促胃液素引起的最大分泌量的 55%～65%。食物入胃引起的胃液分泌称作胃相胃液分泌，包括食物引起胃物理性膨胀和食物的化学成分对胃黏膜刺激造成胃液分泌两部分。前者由迷走神经介导，后者则由促胃液素刺激壁细胞所引起，是胃相分泌的主要部分。整个胃相的胃液分泌约占进餐后最大分泌量的 1/3。咖啡、酒精、钙、茶碱、蛋白质消化产物、氨基酸等均可通过刺激促胃液素释放或刺激壁细胞而引起产酸反应。正常人空腹血清促胃液素浓度为 $63 \sim 120$pg/mL。促胃液素的释放受胃窦酸度的调节。当胃窦部的 pH 达到 3.5 时，促胃液素的释放便被抑制；当 pH 为 1.5 时，促胃液素便停止释放，因此胃酸及促胃液素得以维持在正常水平。最后，当各种食物进入小肠后引起的胃酸分泌便称肠相胃液分泌，也包括小肠膨胀及化学物质刺激肠黏膜引起胃酸分泌两部分，后者是主要部分。目前所知，肠相胃液分泌的刺激者是氨基酸。

正常的胃液分泌在兴奋和抑制两方面因素调节下实现。胃酸分泌后又可反馈性地抑制胃酸的继续分泌,这是正常人调节胃酸生理性分泌的重要途径。生长抑素则经旁分泌途径直接抑制促胃液素和壁细胞分泌胃酸,也是胃酸分泌的抑制机制。此外,胃黏膜中的前列腺素能同时抑制促胃液素及组胺所引起的胃酸分泌,而十二指肠内 pH 下降及脂肪等食物(包括酸、糖、盐、蛋白胨、高渗溶液等)进入小肠均对胃酸分泌有抑制作用,据认为是由一类称为肠抑胃素的激素造成的。肠抑胃素包括生长抑素、神经降压肽、胃抑多肽。

(2)胃蛋白酶原和内因子分泌:胃蛋白酶原由主细胞分泌,受组胺及促胃液素的调节和迷走神经以及胆碱能因子的刺激。小肠内有酸也可引起胃蛋白酶原分泌,这也是由 pH 敏感的反馈机制调节的。当十二指肠 pH 6.5～2.5 时能刺激释放,当 pH＜2.5 时便受抑制。内因子是由壁细胞分泌的多肽,该分泌受组胺、促胃液素及胆碱能物质的刺激,可被西咪替丁所抑制。

(3)碳酸氢根和黏液分泌:碳酸氢盐是由胃黏膜的表面黏液及颈部黏液细胞在细胞内的碳酸酐酶作用下形成的。它形成了穿过黏液层的碱性 pH 梯度,对黏膜有一定的保护作用,使其免受氢离子的损害。此外,胃表面的上皮细胞及胃腺内的黏液细胞能分泌黏液,铺在胃黏膜上皮细胞表面形成一层黏液胶,厚度约 $500\mu m$。它与 HCO_3^- 离子一起构成胃的"黏液 HCO_3^- 屏障",可避免胃腔内的 H^+ 与胃壁接触,使 H^+ 在黏液层中的扩散速度比在水溶液中减慢 3～5 倍,当 H^+ 从黏液的腔面向深层缓慢扩散时,便与从黏液深层的上皮细胞向表面扩散的 HCO_3^- 相遇,两者发生中和,故在黏液层内产生 pH 梯度:近腔面 pH 为 2.25～2.31,而深部 pH 为6.96～7.296。局部刺激、迷走神经兴奋、促胃液素、组胺、前列腺素 E_2 等均有促进黏液分泌作用,而皮质激素、酒精、胆盐、阿司匹林等化学物质则有抑制作用。

2.胃的消化功能

从消化活动整体上看,胃主要是把食物与胃液混合、搅拌、改造成酸性食糜,进行物理性消化和部分化学性消化(胃蛋白酶分解、消化部分蛋白质食物),而十二指肠则是完成化学性消化(食糜经胰液、胆汁处理完成蛋白质、淀粉食物的完全消化和脂肪食物乳化后的完全消化)和部分营养物质吸收。

3.胃的运输功能

把食物从胃送到小肠的过程称作胃的排空,是胃正常运输功能的体现,通常需 4～6 小时。该过程是在幽门前一十二指肠复合体协调下完成的,其间牵涉胃的三个部位,即胃底、胃窦和幽门。以往认为幽门及其括约肌是控制胃排空及十二指肠内容物反流的主要因素,事实上,幽门本身的作用有限,而是靠幽门与胃窦及十二指肠第一部分共同形成一个压力梯度,促使胃排空。其中,胃窦对食物进行磨碎、加工,胃底则是待加工食物在排空前的储存处。十二指肠不单是胃排空的接收器,也对胃的排空有生理调节作用。目前认为,十二指肠肠壁上具有对酸、脂肪及渗透压不同食物敏感的感受装置.并对食物的直接刺激产生反应,而引起中和胃酸、延缓胃的排空、释放激素等。这一过程是在幽门括约肌的参与下实现的,后者对限制胃排空、防止十二指肠逆流起重要作用。当酸性胃内容物送至幽门窦时能引起幽门收缩关闭,而当该酸性内容物被幽门及十二指肠分泌的碱性分泌液中和后,幽门便重新扩张,将食物向前推进。其中,胃对液体和固体食物的排空机制略有不同,前者取决于幽门两侧胃和十二指肠内的压力差,而后者必须经胃窦加工、磨碎至直径 2mm 以下,并经胃的初步消化转变成液态食糜后才能被送到十二指肠。在胃排空过程中,胃窦的功能主要受迷走神经支配,迷走神经可刺激胃窦平滑肌引起主动收缩,因此,迷走神经切断术会导致胃排空障碍,必须附加引流术。此外,由于炎症、手术损伤影响到胃窦功能使其失调时,也将进一步影响胃的排空。调节胃排空的因素除迷走神经外,一些胃肠激素如神经肽 Y、脑内的 CCK,以及局部因素如胃的延伸受体、远端肠道刺激等均会不同程度地抑制胃排空。

4.胃的黏膜屏障

胃黏膜上皮细胞顶部的细胞膜与邻近细胞间紧密连接,对于防止胃腔内的 H^+ 逆向扩散入黏膜和 Na^+ 从黏膜内向胃腔的扩散起生理性屏障作用,称作胃黏膜屏障。

早在 20 世纪 50 年代,Hollander 便提出双重屏障学说,认为位于胃黏膜上皮表面的黏液层,即目前所知道的黏液 HCO_3 屏障是胃的第一道防御屏障,而黏膜上皮对各种机械及化学刺激的抵御能力构成第二道保护性屏障。此外,胃黏膜下的毛细血管网除充分供给黏膜细胞营养物质和氧以外,还可带走组织中的 H^+,并向黏膜表面细胞运送 HCO_3,因此,黏膜血流对于保护黏膜免于遭受腔内胃酸的损伤具有重要的作用,被认为是胃黏膜的第三道屏障。

二、胃和十二指肠溃疡及其并发症

(一)胃十二指肠溃疡

胃、十二指肠局限性组织损伤,可累及胃的黏膜层、黏膜下层和肌层,称为胃十二指肠溃疡,又称为消化性溃疡。其发病由多因素所致,或"攻击因子"如胃酸、胃蛋白酶、幽门螺杆菌(HP)等过强,或"防御因子"胃黏膜、胃黏液、碳酸氢盐等减弱而形成。近年来纤维内镜技术的应用,新型抗酸剂质子泵抑制药和抗幽门螺杆菌药物的合理使用使得胃十二指肠溃疡的内科治愈率显著提高。但对于并发急性穿孔、出血、梗阻、瘢痕性幽门梗阻及癌变,或者药物治疗无效的患者,仍需外科手术治疗。

1.病理及发病机制

典型的溃疡呈圆形或椭圆形,黏膜缺损深达黏膜肌层。溃疡深而壁硬,呈漏斗状或打洞样,边缘增厚或是充血水肿,基底光滑,表面可覆盖有纤维或脓性呈灰白或灰黄色苔膜。胃溃疡多发生在胃窦部小弯侧,以胃角最多见,胃体部也可见。十二指肠溃疡主要在球部,发生在球部以下的溃疡称为球后溃疡。球部前后壁或是大小弯侧同时出现溃疡称对吻溃疡。

胃十二指肠溃疡的病因并非单一因素,而是胃酸分泌异常、幽门螺杆菌感染和黏膜防御机制的破坏及一些综合因素共同作用的结果。

(1)胃酸分泌增加:胃十二指肠溃疡即消化性溃疡发生的经典理论是"无酸无溃疡",胃酸分泌增加至今仍认为是溃疡病的主要致病机制。溃疡只发生在与胃酸相接触的黏膜,抑制胃酸分泌可使溃疡愈合,充分说明了胃酸分泌过多是胃十二指肠溃疡的病理生理基础。胃底壁细胞分泌的盐酸是胃酸的主要成分。正常人胃底壁细胞大约 10 亿个,每小时泌酸 22mmol,而十二指肠溃疡患者的胃壁细胞约 20 亿个,每小时泌酸 44mmol,为正常人的 2 倍。此外,壁细胞基底膜含有胆碱能、胃泌素和组胺 H_2 3 种受体,分别接受乙酰胆碱、胃泌素和组胺的刺激。溃疡患者在胃窦酸化情况下,正常的抑制胃泌酸机制受到影响,胃泌素异常释放,而组织中生长抑素水平低,黏膜前列腺素合成减少,削弱了对胃黏膜的保护作用,使得黏膜易受胃酸伤害,形成溃疡。

(2)幽门螺杆菌感染:幽门螺杆菌感染与消化性溃疡密切相关。确认幽门螺杆菌为消化性溃疡的主要病因的主要证据是:95%以上的十二指肠溃疡与近80%的胃溃疡患者中检出幽门螺杆菌的感染,明显高于正常人群。有1/6左右的感染者发展为消化性溃疡;清除幽门螺杆菌感染可以明显降低溃疡病的复发率。该菌具有高活性的尿激酶,分解尿素产生酶,在菌体周围形成低氧弱酸保护层,在酸性胃液中存活。其产生多种酶和毒素,如尿素酶等,作用于胃黏膜细胞,引起黏膜障碍,改变细胞的通透性,诱发局部组织损伤,破坏黏膜层的保护作用,导致溃疡。据流行病学调查,全球有50%以上的人感染过幽门螺杆菌。对消化性溃疡的治疗,采用中和胃酸,减少胃液酸度或用 H_2 受体阻滞药以减少胃壁细胞分泌,治愈率约为70%,但停药后复发率为80%。临床表明,幽门螺杆菌的清除可促进溃疡愈合,停药后溃疡复发率大大下降。

(3)胃黏膜损害:胃黏膜在溃疡发生和愈合的过程中发挥着重要的作用。胃黏膜屏障是指胃黏膜具有防止胃液自身消化,抵御食物或药物等损伤因子的刺激,进而保护胃黏膜细胞,阻止 H^+ 逆向弥散,同时阻止 Na^+ 从黏膜细胞扩散到胃腔的生理功能的特殊结构。其机制主要包括:①细胞屏障和黏液-碳酸氢盐屏障,由黏液层、黏膜上皮细胞、基底膜、黏膜血管和血液等组成。该屏障的完整性是胃黏膜得到保护和消化性溃疡得以防止的重要基础。胃表面上皮的颈黏液细胞分泌由水、电解质、糖蛋白和核酸组成的黏液,在细胞表面形成一个非流动层,其所含的大部分水分充填于糖蛋白的分子间,从而有利于氢离子的逆向弥散。在胃黏膜急性损伤后,大量组织液和 HCO_3^- 渗透到胃腔内,中和腔内胃酸,为胃黏膜上皮细胞的快速修复提供一种良好的中性环境,有利于胃黏膜损伤后的修复。②胃黏膜微循环的维持功能。胃的血液供应极为丰富,毛细血管数量多,内皮有较大的孔隙,通透性大。血管的这种分布特征、内皮的通透性及充足的血流量有利于胃黏膜上皮细胞和胃腺细胞获得充足的养料、氧气和激素等功能物质,也有利于上皮细胞从血液中获得足够的 HCO_3^-。这一切对维持黏膜上皮的完整性、促进代谢、维持黏膜屏障和黏液屏障的正常生理功能均起着重要的作用。③胃黏膜限制逆弥散的作用。单层上皮细胞的顶端可暴露于pH为2.0的酸性环境下长达4小时,而不受损害。胃黏膜表面上皮对高浓度酸具有特殊抵抗力,是由于其上皮细胞间的紧密连接组成了一道胃黏膜细胞屏障。该屏障可以阻止胃腔内的 H^+ 逆向扩散到黏膜内,同时也阻止黏膜细胞间隙中 Na^+ 弥散入胃腔内,使胃腔与胃黏膜之间的 H^+ 浓度保持在一个高浓度的生理状态。非甾体类抗炎药、肾上腺皮质激素、胆汁、盐酸、乙醇等均可破坏胃黏膜屏障,造成 H^+ 逆流入黏膜上皮细胞,引起胃黏膜水肿、出血、糜烂,甚至溃疡。长期使用非甾体类抗炎药胃溃疡发生率显著增加。

(4)其他因素:包括遗传、吸烟、心理压力和咖啡因等。遗传因素在十二指肠溃疡的发病中起一定作用,单卵孪生患相同溃疡病者占50%,双卵孪生者仅占14%。O型血者患十二指肠溃疡比其他血型者显著为高。

正常情况下,酸性胃液对胃黏膜的侵蚀作用和胃黏膜的防御机制处于相对平衡状态。如果平衡受到破坏,侵害因子的作用增强,胃黏膜屏障等防御因子的作用减弱,胃酸、胃蛋白酶分泌增加,最终导致溃疡。在胃十二指肠溃疡的发病机制中,胃酸分泌过多起重要作用。胃溃疡患者的平均胃酸分泌比正常人低,胃排空延缓、十二指肠液反流是导致胃-黏膜屏障破坏形成溃疡的重要原因。

2.诊断

(1)症状与体征:胃溃疡(GU)与十二指肠溃疡(DU)统称为消化道溃疡,但两者之间差别仍很显著。胃溃疡发病年龄平均比十二指肠溃疡高15~20岁,发病高峰在40~60岁。胃溃疡患者基础胃酸分泌平均为1.2mmol/h,明显低于十二指肠溃疡患者的4.0mmol/h。部分胃溃疡可发展为胃癌,而十二指肠溃疡很少恶变。因此,胃溃疡的外科治疗尤显重要。

十二指肠溃疡多见于中青年男性,有周期性发作的特点,秋、冬、春季节好发。主要表现为上腹部及剑突下的疼痛,有明显的周期性,与进食密切相关,多于进食后3~4小时发作,服抗酸药物可缓解,进食后腹痛可暂时缓解。饥饿痛和夜间痛是十二指肠溃疡的特征性症状,疼痛多为灼烧痛或钝痛,程度不等。溃疡好发于十二指肠球部,查体时右上腹可有压痛。十二指肠溃疡每次发作时持续数周,可自行缓解,间歇1~2个月再发。如缓解期缩短,发作期延长或腹痛程度加重,提示溃疡病加重。

胃溃疡同样以腹痛为主要症状,但腹痛节律性不如十二指肠溃疡。进食后0.5~1小时腹痛即开始,持续1~2小时后缓解。进食不能使疼痛缓解,有时反而加重腹痛。溃疡好发于胃窦小弯侧,查体时压痛点常位于上腹剑突与脐连线中点或偏左,抗酸治疗后易复发。约有5%胃溃疡可以发生恶变。对于年龄较大的胃溃疡患者,典型溃疡症状消失,呈不规则持续性疼痛或症状日益加重,服用抗酸药物不缓解,出现体重减轻、乏力、贫血等症状时,需高度警惕溃疡恶变。

胃溃疡根据其部位和胃酸分泌量可以分为四型:Ⅰ型最常见,占50%~60%,低胃酸,溃疡位于胃小弯角切迹附近;Ⅱ型约占20%,高胃酸,胃溃疡合并十二指肠溃疡;Ⅲ型约占20%,高胃酸,溃疡位于幽门管或幽门前,与长期应用非甾体抗炎药有关;Ⅳ型约占5%,低胃酸,溃疡位于胃上部1/3,胃小弯高位接近贲门处,常为穿透性溃疡,易发生出血或穿孔,老年人多见。

(2)诊断思路及诊断风险防范:在溃疡病的诊断过程中,病史分析很重要,根据慢性病程和周期性发作的节律性上腹痛,应考虑到溃疡病的可能。纤维胃镜检查是首选的检查方法。胃镜检查不仅可以对胃十二指肠黏膜直接观察、摄像,还可在直视下取活组织做病理学检查及幽门螺杆菌检测,因此胃镜检查在对消化性溃疡的诊断及良恶性的鉴别上有着不可替代的作用。X线钡剂检查适用于对胃镜检查有禁忌证或不能耐受胃镜检查者。溃疡的X线征象有直接和间接两种:龛影是直接征象,对溃疡有确诊价值;局部压痛,十二指肠球部激惹和球部畸形,胃大弯侧痉挛性切迹均为间接征象,仅提示可能有溃疡。活动性上消化道出血是钡剂检查的禁忌证。

3.治疗

(1)胃溃疡外科治疗:胃溃疡的患者年龄偏大,常伴有慢性胃炎,幽门螺杆菌感染率高,溃疡愈合后胃炎依然存在,内科治疗后容易复发,且有5%的恶变率,因此临床上对胃溃疡的手术指征较宽,包括以下几种:①包括抗幽门螺杆菌在内的严格内科治疗8~12周,溃疡不愈合或短期复发者。②发生溃疡出血、瘢痕性幽门梗阻、溃疡穿孔者。③溃疡直径>2.5cm或高位溃疡者。④胃十二指肠复合溃疡者。⑤不能排除恶变或已恶变者。胃溃疡的外科手术治疗，尤其是Ⅰ型胃溃疡，目前大多主张用 Billroth-Ⅰ式手术，即胃大部切除胃十二指肠吻合术。近年来主张切掉包括溃疡在内的50%左右的胃即可。其治疗机制是胃幽门窦部黏膜内的 G 细胞释放促胃液素进入血液循环，作用于分泌胃酸的壁细胞和分泌胃蛋白酶的主细胞。切除胃幽门窦部，换言之就是切除了黏膜内释放促胃液素的 G 细胞，没有 G 细胞释放促胃液素刺激，壁细胞就大大减少了胃酶分泌。同时由于切除了大部胃体也使分泌胃酸的壁细胞和分泌胃蛋白酶的主细胞腺体数大大减少。这种术式的优点是吻合后的胃肠道符合人们的正常解剖生理，食物经吻合口入十二指肠，减少了胆汁、胰液反流入胃，术后并发症少。Ⅱ、Ⅲ型胃溃疡远端胃大部切除加迷走神经干切断术，Billroth-Ⅰ式吻合，如十二指肠炎症明显或是有严重瘢痕形成，则可行 Billroth-Ⅱ式胃空肠吻合术。Ⅳ型，即高位小弯溃疡处理困难根据溃疡所在部位的不同可采用切除溃疡的远端胃大部分切除术，在不引起贲门狭窄的情况下，尽可能行胃十二指肠吻合，即游离胃小弯侧至贲门部，于贲门下将胃壁溃疡与远端胃一并切除。贲门前小弯处可绕过溃疡切除，小弯侧闭锁，再切除胃远端50%，为防止反流性食管炎也可行 Roux-en-Y 胃空肠吻合。溃疡位置过高可以采用旷置溃疡的远端胃大部分切除术治疗。术前或术中应对溃疡做多处活检以排除恶性溃疡的可能。对溃疡恶变的病例，应行胃癌根治术。

(2)十二指肠溃疡的外科治疗：促进溃疡愈合，预防溃疡复发，处理特殊并发症以及减少手术后的不良反应是十二指肠溃疡治疗的目的。对于无严重并发症的十二指肠溃疡以内科治疗为主，而外科手术治疗的适应证为：①十二指肠溃疡出现急性穿孔、大出血及瘢痕性幽门梗阻等严重并发症。②经正规内科治疗无效的十二指肠溃疡，即顽固性十二指肠溃疡需手术治疗。正规内科治疗指应用抑酸药、抗幽门螺杆菌药物和黏膜保护药等。停药4周后复查纤维胃镜，溃疡未愈合者按上述方案重复治疗，3个疗程溃疡不愈合者视为治疗无效。③溃疡病史长，发作频繁，症状严重者。④纤维胃镜观察溃疡深大，溃疡底可见血管或附有血凝块。⑤X线钡剂检查有球部变形，龛影较大有穿透至十二指肠外的影像者。⑥既往有严重溃疡并发症而溃疡仍反复活动者。

十二指肠溃疡的外科治疗，采用 Billroth-Ⅱ式术式即胃大部切除胃空肠吻合术和选择性或高选择性迷走神经切断术。近些年，国内外专家一致认为切除胃的60%即可。Billroth-Ⅱ式手术方法的优点，是由于切除了足够的胃而不至于吻合口张力过大，术后复发率低。术后胃液与食物不经过十二指肠直接进入空肠，如溃疡本身不切除也能愈合。缺点是远期并发症高，特别是碱性反流性胃炎、倾倒综合征、溃疡复发、营养性并发症、残胃癌等。

胃迷走神经切断术主要用于治疗十二指肠溃疡。胃酸分泌受迷走神经调节，迷走神经兴奋可以通过迷走神经长反射和壁内神经丛的短反射引起神经性胃酸分泌，胃幽门窦的壁内神经丛作用于胃窦的 G 细胞，使其释放促胃液素，促胃液素经血循环作用于胃壁细胞分泌胃酸。迷走神经切断术治疗十二指肠溃疡的原理是由于切断了迷走神经，即消除了神经性胃酸分泌，又减少了体液性胃酸分泌，从根本上消除了导致溃疡发生的主要因素。迷走神经切断术可按切断的水平不同分为迷走神经干切断术、选择性迷走神经切断术和高选择性胃迷走神经切断术。因迷走神经干切除术在切断胃迷走神经的同时也切断了支配肝、胆、胰和小肠的肝支和腹腔支，可引起胃排空障碍、小肠吸收失调引起顽固性腹泻及胆囊舒缩功能障碍导致胆囊结石等。所以现已不常用。选择性迷走神经切断术是在迷走神经左干分出肝支,右干分出腹腔支后再将迷走神经予以切断,切断了到胃的所有迷走神经支配,减少了胃酸分泌。该术式保留了支配肝、胆、胰和小肠的肝支和腹腔支,可避免其他内脏功能紊乱,但是由于支配胃窦部的迷走神经被切断,术后胃蠕动减退,往往引起胃潴留,而必须加做胃幽门成形术等胃引流手术。高选择性迷走神经切断术是指切断支配胃底胃体贲门部的迷走神经,保留支配胃窦部与远端肠道的迷走神经分支,即鸦爪分支。保留迷走神经左干发出的肝支和迷走神经右干发出的腹腔支。优点是由于切断了迷走神经对胃底胃体贲门部的壁细胞的神经支配,使这些部位胃腺体的壁细胞失去了迷走神经的控制,大大减少了胃酸的分泌。同时由于手术保留了幽门,也保留了幽门窦部的鸦爪支,因此,幽门窦部舒缩蠕动功能正常,减少了发生胃潴留、碱性胆汁反流和倾倒综合征等并发症和后遗症的概率。同时,不用加幽门成形术等,是治疗十二指肠溃疡较为理想的手术。

高选择性迷走神经切断术主要适用于难治性十二指肠溃疡,病情稳定的十二指肠溃疡出血和十二指肠溃疡急性穿孔在控制了出血和穿孔后亦可施行。手术后倾倒综合征与腹泻发生率很低,胃排空在术后6个月内可恢复正常,同时基础胃酸分泌明显减少。高选择性迷走神经切断术后溃疡的复发率各家报道相差较大,为5%~30%。复发率高与迷走神经解剖变异、手术操作困难、切断不彻底、有胃输出道梗阻以及术后仍需长期服用可诱发溃疡的药物的患者有关,此类患者术后溃疡极易复发。

(3)腹腔镜手术在胃十二指肠溃疡中的应用:腹腔镜外科是当前微创外科的重要组成部分。腹腔镜技术已有一百多年的发展史。这一百多年来,腹腔镜是外科领域最重要的一次技术变革。腹腔镜胃手术技术难度大,手术解剖层面多,但对于需手术治疗的胃良性疾病,因为不需要行根治性手术,手术时间短、创伤小,无肿瘤转移种植复发之虞,可充分体现出腹腔镜的微创优势。胃十二指肠溃疡病手术如溃疡穿孔修补、迷走神经切断、胃大部切除等手术,都可以在腹腔镜下完成。腹腔镜下胃大部切除术主要用于溃疡引起的瘢痕性幽门梗阻、巨大并难治的胃溃疡和怀疑恶变的胃溃疡的治疗。对于上述疾病,传统手术创伤大,术后胃肠道恢复慢,腹腔镜下胃部分切除术具有无可比拟的优越性。

胃十二指肠溃疡多采用腹腔镜辅助下胃大部切除术,切除范围与开腹手术相同。目前国内外普遍认为腹腔镜辅助下手术较全腔镜胃大部切除能明显降低手术费用和手术难度,减少手术时间和手术并发症发生的机会。手术只需紧贴胃壁游离远端胃,游离充分后,在剑突下做一小切口,切断胃壁行远端胃大部切除术,再行 Billroth-Ⅰ式或 Billroth-Ⅱ式吻合,手术难度不大。对于寻找病灶困难的病例,可于术前30分钟经内镜定位并注入亚甲蓝标记,或术中内镜协助定位。

总之,腹腔镜治疗胃良性疾病只要严格把握手术适应证,熟练应用腹腔镜技术,对于不同位置、性质的病灶因地制宜,灵活多变地处理,是安全可行的,能够达到开腹手术同样的效果。

4.术后并发症及风险防范

各种胃十二指肠溃疡手术术后均有一些并发症,术后早期出现的并发症如出血、感染、吻合口瘘等大多数与手术操作不当有关;术后远期发生的一些并发症如碱性反流性胃炎、倾倒综合征、营养障碍等则常与手术自身带来的解剖、生理、代谢和消化功能改变有关。

（1）术后早期并发症

①吻合口出血：胃大部切除术后可有少许黯红色或咖啡色胃液自胃管抽出，一般24小时内不超过300mL，以后胃液颜色逐渐变浅变清，出血自行停止。若术后不断抽出新鲜血液，24小时后出血仍未停止，则为术后出血。术后24小时内的胃出血主要因术中止血欠完善、结扎或缝合线松动所致。术后4～6天发生的出血，常为吻合口黏膜坏死脱落而致；术后10～20天发生出血，为吻合口缝线感染、黏膜下脓肿侵蚀血管所致。术后出血，多为较小血管，尤其出血发生在24小时以后的病例，一般均用非手术疗法治愈。此类患者应用止血药、输血、局部经胃管反复注入冷冻生理盐水。冰盐水灌洗后能清除胃内积血块，使胃腔缩回其张力得以恢复，低温也可使小血管收缩。有时于100mL冰生理盐水中加入8mg去甲肾上腺素，更有利于血管收缩，止血效果更佳。也可行内镜检查或选择性血管造影，明确出血血管后局部应用血管收缩药或栓塞相关的动脉止血。对少数出血势猛、量大，非手术疗法不能止血者，应考虑及时手术。

②吻合口梗阻：胃大部切除术后无论应用何种术式，吻合口梗阻均有发生的可能，按其发病机制可分为机械性和排空障碍两种。前者包括吻合口设计过小、胃壁与肠壁内翻过多，吻合口处粘连、外压等多种因素。后者为吻合口暂时性排空障碍，发病机制尚不完全明了。术后拔出胃管后，患者出现持续性上腹饱胀、钝痛，并呕吐带有食物和胆汁的胃液。X线照影检查可见残胃扩张、无张力、蠕动波少而弱、吻合口通过欠佳。迷走神经切断后胃失去神经支配，平滑肌收缩受到影响，引起胃的排空障碍。表现为胃扩张、胃潴留无蠕动波。临床上吻合口梗阻以排空障碍多见，机械性梗阻较少。排空障碍的时间长短不等，一般为15～20天，个别患者可达30天左右。可严密观察，采用禁食水、持续胃肠减压、补充足够营养、纠正水和电解质紊乱和纠正酸中毒，同时给予胃动力促进药等措施多能好转。对于吻合口水肿的患者，为消除吻合口水肿，可给予输血、血浆等。也可用3％～5％盐水洗胃。若经上述方法治疗无效，并经消化道造影、CT等辅助检查证实梗阻存在，则应考虑为机械性因素所致，必要时应手术解除梗阻。

③十二指肠残端瘘：发生在Billroth-Ⅱ式胃切除术后早期的严重并发症，其发生率大于吻合口瘘。因十二指肠溃疡病变周围瘢痕组织较多，该处组织有时呈炎性水肿，致使吻合困难，另外胃空肠吻合口输入袢梗阻，使胆汁、胰液及肠液淤积在十二指肠内，使十二指肠腔压力增高，均可并发残端瘘。临床表现为突发上腹部剧痛、发热、腹膜刺激征以及白细胞计数增加，腹腔穿刺可有胆汁样液体。一旦确诊，应立即手术。术中尽量妥善关闭十二指肠残端，于瘘口处置一引流管，低负压吸引，一般置管后4～6周拔除，切忌避免强行修补瘘口，否则由于局部水肿，难以缝合，可能再次发生残端瘘。术后给予足量肠内或肠外营养支持，全身应用抗生素。为预防该并发症应注意：a.十二指肠溃疡切除困难时，宜行溃疡旷置的术式，不可勉强切除。b.十二指肠残端关闭不满意时，应保证输入袢引流通畅，可预做十二指肠置管造口。c.术中将胃管放入输入袢内，可降低十二指肠内压力，避免胃空肠吻合口输入袢排空不畅。

④胃壁缺血坏死和吻合口瘘：胃穿孔是发生在高选择性迷走神经切断术后的严重并发症。由于术中切断了胃小弯的血供，可引起小弯胃壁缺血坏死。缺血坏死多局限于小弯黏膜层，局部形成坏死性溃疡的发生率为20％左右，溃疡＞3cm可引起出血。术中缝合胃小弯前后缘浆肌层，可预防此症。

吻合口瘘是胃切除术后早期并发症，常在术后1周发生。原因与缝合技术不当、吻合口张力过大、组织血供不足有关,在贫血、水肿、低蛋白血症的患者中更易出现。术后发生吻合口瘘的患者可有高热、脉速、腹痛以及弥漫性腹膜炎的表现,需立即手术修补;症状较轻无弥漫性腹膜炎时,可先行禁食、水,胃肠减压、充分引流、肠外营养和抗感染等综合措施,必要时手术治疗。

(2)远期并发症

①溃疡复发:胃大部切除术后复发性溃疡多发生在胃肠吻合口或其附近,尤以十二指肠溃疡术后 Billroth-Ⅱ式手术多发,总的发病率为 2%～5%。溃疡复发原因是手术后胃酸未能有效地降低,常见原因有以下 3 点:a.胃切除<75%,保留了过多的胃壁细胞;b.十二指肠残端有胃窦黏膜残留,黏膜细胞仍分泌大量胃泌素,刺激壁细胞分泌胃酸;c.空肠输入袢过长,远端空肠抗酸能力差,易发生吻合口溃疡。复发性溃疡临床主要表现为溃疡症状再次出现,腹痛,其次有呕吐及出血,胃镜检查常能明确诊断,胃酸和胃泌素的测定有助于复发性溃疡的诊断。因此,溃疡病行胃大部切除时至少应切除胃的 70%～75%,胃窦黏膜一定要完全剔出,根据病情和病变部位可选用迷走神经切断术,或胃窦切除加选择性迷走神经切断术,行 Billroth-Ⅱ式吻合术时,输入袢长度应在 15cm 以下。溃疡复发后可给予制酸药、抗幽门螺杆菌等保守治疗,若无效则再次手术。可再次行包括复发溃疡在内的胃部分切除术,重新行胃肠吻合,或行选择性迷走神经切断术及胃部分切除加迷走神经切除术。若胃窦黏膜残留,行胃窦黏膜切除重新缝合残端或行迷走神经切断术,若为胃泌素瘤应做全胃切除。

②碱性反流性胃炎:多在胃切除术后数月至数年发生,由于 Billroth-Ⅱ术式术后反碱性胆汁、胰液和肠液流入胃中,破坏胃黏膜屏障,导致胃黏膜充血、水肿、糜烂等改变。临床表现主要为上腹或胸骨后烧灼痛、呕吐胆汁样液体和体重减轻。抑酸药治疗无效,较为顽固。治疗可服用胃黏膜保护药,胃动力药及胆汁酸结合药物考来烯胺。症状严重者可行手术治疗,一般改行 Roux-en-Y 胃肠吻合,以减少胆汁反流入胃的机会。

③倾倒综合征:是胃大部切除术后主要并发症之一。由于胃大部切除术后,丧失了原有的幽门调节功能,加上部分患者吻合口过大,食后大量高渗液快速入肠,而引起血容量不足所致。根据进食后出现症状的时间可分为早期与晚期两种类型:a.早期倾倒综合征发生在进食后半小时内,与餐后高渗性食物快速进入肠道引起肠道内分泌细胞大量分泌肠源性血管活性物质有关,加上渗透作用使细胞外液大量移入肠腔,患者可出现心悸、心动过速、出汗、乏力、面色苍白等一过性血容量不足表现,并伴有恶心、呕吐、腹痛腹泻等消化道症状。治疗主要采用饮食调整方法,即少食多餐、避免过甜食物、减少液体输入量并降低渗透浓度常可明显改善。症状不能缓解者以生长抑素治疗常可奏效。手术治疗应慎重,可改为 Roux-en-Y 胃肠吻合。b.晚期倾倒综合征在餐后 2～4 小时出现症状。主要表现为头晕、面色苍白、出冷汗、脉细弱甚至晕厥等。由于胃排空过快,含糖食物快速进入小肠,刺激胰岛素大量分泌,继而出现反应性低血糖综合征。饮食调整可控制症状,严重病例可用生长抑素奥曲肽 0.1mg 皮下注射,每日 3 次。

④残胃癌:溃疡病行胃大部切除术后 5 年以上,残余胃发生原发癌变称残胃癌。发生残胃癌多在10～15 年,其发病率平均为 3%～5%。残胃癌的发生可能因胃切除术后胃酸缺乏,胆胰液反流入胃,引起反流性萎缩性胃炎伴肠上皮化生,以至发生癌变。Billroth-Ⅱ式术后较 Billroth-Ⅰ式术后残胃癌发生率高,好发部位以吻合口处为最多,其次为贲门部。胃切除术后

5年出现消化道症状,应警惕残胃癌的可能,及时经内镜取胃黏膜活检明确诊断。手术是治疗残胃癌的重要方法,手术方式取决于患者首次手术的类型和全身情况及对手术的承受能力。

⑤贫血及营养障碍:胃大部切除术后胃容积减少,容易出现饱胀感,使得摄入量不足引起体重减轻,消化吸收不良。其术后体内维生素 B_{12}、叶酸、铁蛋白、内因子含量长期低于正常,含量分别为正常的53%、46%、40%和37%,贫血发生率平均为33%。胃大部切除术后胃酸严重缺乏,造成 Fe^{2+} 和阿朴铁蛋白结合成铁蛋白储存在肠黏膜细胞中的数量明显减少,这是引起机体缺铁,导致缺铁性贫血的主要原因。内因子对维生素 B_{12} 结合有重要影响,胃大部切除术后因子内明显下降,使内因子维生素 B_{12} 结合物大量减少,从而发生维生素 B_{12} 代谢障碍,使其在回肠中的吸收显著下降,这是导致巨幼红细胞性贫血的主要原因。所以胃切除术后远期发生的贫血常为混合性贫血。胃大部切除术后,发生骨代谢障碍者约占25%。分析原因为进食量及胃酸分泌减少,对脂肪不能耐受,小肠对钙与脂溶性维生素 D 吸收不良,机体为维持血钙水平将钙从骨中动员到血清中,长时间发展导致骨质疏松症。缺铁性贫血者应多吃含铁量高的食物,口服铁剂或肌内注射右旋糖酐铁注射液,如为巨幼红细胞性贫血,可注射维生素 B_{12}、叶酸制剂和维生素 C;骨质疏松者,应加强饮食调节,多食含钙食物,适当运动,增加日照机会等,此外,补充维生素 D、口服钙剂等措施亦很重要。

(二)急性胃十二指肠溃疡穿孔

胃十二指肠急性穿孔是消化性溃疡的严重并发症。该病病情急,发展快,严重者可危及生命,因此需要紧急处理。近年来随着高效的抗酸药物以及抗幽门螺杆菌的治疗,溃疡穿孔的发生率有所下降,但临床还是比较常见。

1.病因及病理

胃十二指肠穿孔可分为游离穿孔与包裹穿孔。游离穿孔时,胃及十二指肠内容物流入腹膜腔,引起弥漫性腹膜炎;包裹性穿孔同样形成侵蚀胃或十二指肠壁全层的溃疡孔洞,但为邻近的脏器或大网膜包裹。90%的十二指肠穿孔发生在球部前壁,而胃溃疡穿孔则60%发生在胃小弯,40%分布于胃窦部及其他部位。急性穿孔后,胃酸、胆汁、胰液等刺激性消化液引起化学性腹膜炎,导致剧烈腹痛和腹腔大量渗出;6～8小时后细菌开始繁殖并逐渐转化为化脓性腹膜炎,病原菌以大肠埃希菌,链球菌多见。由于强烈的化学刺激,细胞外液的丢失及细菌毒素吸收可引起休克。

2.诊断

(1)症状与体征:胃、十二指肠急性穿孔患者中多有溃疡病史,并在穿孔前常有溃疡病症状加重及复发的表现。穿孔多在夜间或饱食后发生,腹痛是溃疡病穿孔的最突出症状。穿孔发生时,患者突然感觉上腹部剧烈疼痛,呈持续性刀割样或撕裂样剧痛,可阵发性加剧,部分患者疼痛可放射至右肩。当渗出物沿有结肠旁沟向下流注时可有右下腹痛。可伴有恶心、呕吐。穿孔可引起患者烦躁不安、面色苍白、四肢厥冷、心悸、出汗、体温下降、脉搏细弱增快、血压下降等休克症状。当腹腔内渗出液增多时,稀释了流入腹腔的胃内容物,以上各种症状可有不同程度的缓解,腹痛和腹肌紧张有所减轻,休克症状亦自行好转,但压痛仍很明显。6～8小时患者出现化脓性腹膜炎,腹痛可再次加重,可进入腹膜炎晚期,出现寒战、高热,甚至发生中毒性肠麻痹、败血症、脓毒血症,最终因中毒性休克而死亡。老年及体弱患者对穿孔的反应及耐受性与青壮年患者不同,其腹痛症状不太明显和剧烈,但呕吐、腹胀较重,容易休克,病情发展较快,预后差。

查体时患者表情痛苦,仰卧微屈膝,不愿移动,腹式呼吸减弱或消失,全腹压痛,反跳痛及肌紧张,呈"板状腹",尤其右上腹最明显。叩诊肝浊音界减小或消失,可有移动性浊音。听诊肠鸣音弱或消失。患者发热,白细胞计数增加,立位腹平片可见膈下游离气体。

(2)影像学检查:既往有溃疡病史,突发上腹或右上腹剧痛并迅速扩展为全腹,伴有腹膜刺激征等消化道穿孔典型表现,结合影像学检查膈下游离气体,诊断性腹腔穿刺抽出液含胆汁或食物残渣,可作出诊断,并须与急性胆囊炎、胰腺炎及阑尾炎鉴别。

3.治疗

(1)非手术治疗:适应证:①一般情况良好,临床表现轻,腹膜炎体征趋于局限或穿孔超过24小时腹膜炎局限者;②空腹穿孔者;③不属于顽固性溃疡,不伴有溃疡出血、幽门梗阻、可疑癌变等情况者;④全身条件差,难以耐受麻醉与手术者。非手术治疗包括禁食水,胃肠减压,应用抗生素、质子泵抑制药以及加强营养支持等。期间应严密观察患者症状和体征变化,6~8小时腹痛减轻或缓解,腹膜炎体征范围缩小是非手术方法治疗有效的表现;若腹部体征未见好转或加重,应考虑中转手术。切不可因一味保守治疗而耽误了手术时机,导致感染加重甚至休克。注意胃肠减压引流情况,如果引流量突然减少,应及时调整胃肠减压管,确保其通畅,胃液的蓄积会加重对穿孔处的刺激,极有可能影响非手术治疗效果。禁食期间,要注意水、电解质平衡,出现紊乱及时纠正。非手术治疗少数患者可出现膈下脓肿或腹腔脓肿。痊愈的患者应胃镜检查排除胃癌,根治幽门螺杆菌并采用制酸药治疗。

(2)手术治疗:为胃十二指肠溃疡穿孔的主要治疗方法。

①单纯穿孔修补术。适应证:a.年老体弱或有较严重的并发症,不能耐受较复杂的手术患者;b.穿孔时间长(>8小时)、局部化脓、感染重、高度水肿者;c.术中见穿孔小,周边无硬结,患者年轻,无慢性溃疡病史者;d.有中毒性休克、生命危险者。进行单纯修补术后,配以内科药物有效治疗溃疡病,术后注意饮食调养,穿孔修补术仍不失为一种有价值的术式。对年龄大、并发症多、心肺功能不好、腹腔污染严重者以尽量缩短手术时间为宜,而行单纯穿孔修补缝合加术后正规的抗HP治疗是一种较理想的治疗方案。

②彻底性溃疡手术:优点是一次同时解决了穿孔和溃疡两个问题,如果患者一般情况良好,胃十二指肠溃疡穿孔在8小时内,或超过8小时但腹腔污染不重;慢性溃疡特别是胃溃疡患者,曾行内科治疗,或治疗期间穿孔者;十二指肠溃疡穿孔修补后再穿孔,有幽门梗阻或出血病史者可行彻底性溃疡手术。

彻底性溃疡手术包括胃大部分切除外,对十二指肠溃疡穿孔可选用穿孔修补加高选择性迷走神经切断术。但因操作复杂耗时,手术风险加大,对于休克,化脓性腹膜炎或合并其他严重疾病者不宜。

(三)胃十二指肠溃疡大出血

1.病因与病理

出血是消化性溃疡最常见的并发症,十二指肠溃疡并发出血的发生率略高于胃溃疡。大出血主要见于慢性溃疡,一般位于十二指肠球部后壁或胃小弯处。出血的量及程度取决于被侵蚀的血管,动脉呈搏动性喷射,而静脉出血则较为缓慢。出血是溃疡病活动的表现,当情绪紧张、过度疲劳、饮食不当及服用非甾体抗炎药时均可诱发消化性溃疡活动并出血,且均好发于男性,其原因可能与男性嗜好烟酒及社会心理压力较女性大有关。

2.诊断

(1)症状与体征:上消化道出血是临床上常见的急重症,上消化道出血的主要症状取决于出血的速度和量的多少,主要包括呕血和黑粪以及由于大量出血而引起的全身症状。如果出血很急,量很多,则既有呕血又有便血;由于血液在胃内停滞的时间短,呕血多为鲜血;因肠道蠕动加快,便血也相当鲜红。反之,出血较慢,量较少,则出现黑粪,而很少出现呕血。由于血液在胃肠道内存留的时间较长,经胃液及肠液的作用,便血常呈柏油便。幽门以下出血时常以黑粪为主,而幽门以上出血则引起呕血,并伴有黑粪,量小时可不引起呕血。十二指肠出血量较多时,部分血反流至胃内,亦可引起呕血。胃管内抽取物,如为鲜红色或咖啡色物或隐血实验阳性可诊断为消化道出血。有尿素氮升高时提示上消化道出血。

(2)实验室与影像学检查:呕血或黑粪(便血)肉眼可确定或实验室检查可表现为隐血(+)。血红蛋白、红细胞计数、血细胞比容可估计出血程度。血浆胃蛋白酶原增高,有利于溃疡病出血的诊断。纤维胃十二指肠镜检查安全可靠,是当前首选的诊断方法。如果没有严重的伴发疾病,血流动力学相对稳定,患者应在住院后立即行纤维胃十二指肠镜检查,也可在6~12小时进行,检查越及时,阳性检出率越高,一般达80%~90%。选择性动脉造影、胃管或三腔二囊管也可用于诊断或治疗上消化道出血。

3.治疗

临床表现具有低血容量休克时,首先建立两条静脉通路,十分重要的是建立一条够大的通道,例如经颈内静脉或锁骨下静脉达上腔静脉之途径,以便监测中心静脉压。先滴注平衡盐溶液及血浆代用品,备够可能需要的全血或红细胞。留置尿管观察每小时尿量。有条件应给予患者血压、脉搏、血氧饱和度监测,或每15~30分钟测定血压、脉率,并观察周围循环情况,作为补液、输血的指标。强调不要一开始单独输血而不输液,因为患者急性失血后血液浓缩,血较黏稠,此时输血并不能更有效地改善微循环的缺血、缺氧状态。因此主张先输晶体后输胶体,或者紧急时输液、输血同时进行。如果在输入平衡盐溶液1500~2000mL后血压和脉搏仍不稳定,说明失血量大或存在继续出血,此时除了继续输平衡盐溶液,还应同时输注全血、血浆等。当收缩压在50mmHg以下时,输液、输血速度要适当加快,甚至需加压输血,以尽快把收缩压升高至80~90mmHg水平,脉率在100次/分以下。血压能稳住则减慢输液速度。输入库存血较多时,每600mL血应静脉补充葡萄糖酸钙溶液10mL。对肝硬化或急性胃黏膜损害的患者,尽可能采用新鲜血。临床应用的电解质溶液与胶体溶液的比例以(3~4):1为宜,只要保持血细胞比容不低于30%,大量输入平衡盐溶液以补充功能性细胞外液丧失和电解质,是有利于抗休克治疗的。如血小板<$50×10^9$/L,或长期服用阿司匹林者则应输入血小板。凝血功能障碍者应输入新鲜血浆。

抑酸药物如H_2受体拮抗药和抗酸药在上消化道出血发病中起重要作用,因为抑制胃酸分泌及中和胃酸可达到止血的效果。H_2受体拮抗药包括西咪替丁及雷尼替丁、法莫替丁等,已在临床广泛应用。去甲肾上腺素可以刺激α_2肾上腺素能受体,使血管收缩而止血。胃出血时可用去甲肾上腺素 8mg,加入冷生理盐水 100～200mL,经胃管灌注或口服,每 0.5～1 小时灌注 1 次,必要时可重复 3～4 次,也可注入凝血酶等药物。应激性溃疡或出血性胃炎避免使用。在内镜检查时,对看到的活动性出血部位,或在溃疡基底的血管,可经内镜下直接对出血灶喷洒止血药物,如孟氏液或去甲肾上腺素,一般可收到立即止血的效果,或者采用高频电凝止血、激光止血方法。也可经内镜用稀浓度即 1/10000 肾上腺素行出血灶周围黏膜下注射,使局部血管收缩,周围组织肿胀压迫血管,起暂时止血作用。继之局部注射硬化剂如 1% 十四烃基硫酸钠,使血管闭塞。条件允许可经内镜直视下放置缝合夹子,把出血的血管缝夹止血,伤口愈合后金属夹子会自行脱落,随粪便排出体外。该法安全、简便、有效,可用于消化性溃疡出血,特别对小动脉出血效果更满意。出血的动脉直径＞4mm,不宜采用内镜止血。如果患者的年龄在 45 岁以上,病史较长,多系慢性溃疡,这种出血很难自止,经过初步处理,待血压、脉率有所恢复后,应早期手术。有如下表现的也应手术治疗:①出血后迅速出现休克或反复呕吐者;②在 6～8 小时输血 600mL 或 24 小时内需要输血 2500mL 以上,而血压、脉率仍不稳定或止血后再次发生者;③年龄 50 岁以上,伴有动脉硬化者;④曾反复大出血,特别是近期反复出血者;⑤住院治疗期间发生出血后又需再次输血者;⑥慢性十二指肠后壁或胃小弯溃疡出血,可能来自较大动脉,不易止血者。手术可采用胃大部分切除术,切除出血的溃疡是防止再出血最可靠的办法。出血点缝扎,迷走神经切断术创伤程度比胃大部切除术小,适用于年老体弱,或有重要器官功能不全的患者。倘若十二指肠溃疡位置低,靠近胆总管或已穿入胰头,或溃疡周围有严重炎症、瘢痕,常使切除有困难,可切开十二指肠球部前壁,缝扎溃疡面的出血点,并在十二指肠上下缘结扎胃十二指肠动脉和胰十二指肠动脉,再做旷置溃疡的胃大部切除术。

三、胃十二指肠溃疡瘢痕性幽门梗阻

胃十二指肠溃疡瘢痕性幽门梗阻指幽门附近的溃疡瘢痕愈合后,造成胃收缩时胃内容物不能通过并因此引发呕吐、营养障碍、水与电解质紊乱和酸碱失衡等一系列改变的情况。

(一)流行病学

瘢痕性幽门梗阻较胃十二指肠溃疡的其他并发症少见,占手术治疗的溃疡病患者的5%～20%。在引起瘢痕性幽门梗阻的溃疡中,十二指肠溃疡远多于胃溃疡,十二指肠溃疡尤其是十二指肠球后溃疡较胃溃疡更容易引起瘢痕性幽门梗阻。

(二)病因及发病机制

溃疡引起幽门梗阻的原因如下:①痉挛性:由幽门括约肌反射性痉挛引起。②水肿性:幽门附近溃疡炎症水肿所致,炎症水肿消退或减轻后,梗阻缓解。③瘢痕性:溃疡在愈合过程中,过多瘢痕组织形成,使幽门狭窄,梗阻为持续性。前两种情况属于间歇性的,不构成外科手术适应证。而瘢痕性幽门梗阻则需手术方能解除梗阻。以上 3 种情况可以同时存在,但各自程度不同。

(三)病理生理

幽门梗阻由不完全性发展到完全性的过程中主要有以下两方面的改变:①胃局部:早期属于不完全性梗阻,为克服幽门狭窄,胃蠕动增强、胃壁肌层肥厚、胃腔轻度扩张。晚期发展成完全性幽门梗阻,此时胃蠕动减弱、胃腔高度扩张,大量胃内容物潴留于胃内。食物在胃窦部滞留使促胃液素释放,刺激更多的胃酸分泌,可以导致胃黏膜溃疡的形成。再久之,这种代偿功能渐渐衰退,胃呈高度扩张,蠕动减弱,致使胃内容物滞留愈趋严重,因而引起胃黏膜慢性炎症和萎缩,胃酸分泌减退。②全身改变:在幽门高度梗阻时,由于呕吐和肾小管内缺乏氢离子而增加钾离子的排出,导致大量的氢离子、氯离子和钾离子的丢失,使血液中碳酸氢根离子增加,氯离子和钾离子减少,引起低氯低钾性碱中毒。同时,患者为了减轻症状而自动限制饮食,食物和水分的摄入量也减少,而水分仍然每日从皮肤、呼吸和肾排尿中丧失。水和盐的丢失使细胞外液容量减少,有效血浆容量缩小。碱中毒时,游离钙离子减少,长时期呕吐和禁食后会出现镁离子缺乏,可以导致手足抽搐。同时由于不能进食,体内脂肪分解加速,且因碳水化合物摄入不足,体脂肪不能完全氧化,酮体增多,可出现酮症。此外,由于脱水和尿量减少,组织蛋白分解的酸性产物不能完全排出而潴留体内,血液内氮质增多,因此,也合并存在代谢性酸中毒,引起复杂的酸碱平衡紊乱。

(四)临床表现

1.症状

多数患者有长时期溃疡症状多次发作的病史。在幽门梗阻发生后,症状的性质和节律逐渐改变。原有的空腹疼痛为上腹部膨胀或沉重感代替,后又可出现阵发性胃收缩痛,进食后反而加重。患者常自己诱发呕吐以缓解症状。经过一时期后,主要为呕吐,且量很大,一次可达1000~2000mL,呕吐物多为隔夜食物,甚至有前1~2天所进的食物,呕吐物内含有大量的黏液,但不含有胆汁并有酸臭味,也不含血液。呕吐后患者自感腹胀明显缓解,因此患者常自行诱吐以缓解症状。在此时期腹痛消失,但全身情况变坏,出现消瘦、便秘、尿少、无力、食欲不振等症状。

2.体征

体检时所见为营养不良,上腹隆起,有时可见自左肋下至右上腹的胃蠕动波,手拍上腹部时有振水音。少数患者胃可以极度扩大,其下极可达下腹中部,使整个腹部隆起,易误认为是肠梗阻。有碱中毒低血钙时,耳前叩指试验(Chvostek征)和上臂压迫试验(Trousseau征)可呈阳性。

(五)辅助检查

清晨空腹置入胃管,可抽出大量有酸臭味的液体和食物残渣。胃液分析一般有胃酸过多,但在已有长时期幽门梗阻的患者中,胃酸常减低。

血液实验室检查可发现血清钾、氯化物和血浆蛋白低于正常,非蛋白氮增高,血气分析有代谢性碱中毒。

X线钡餐检查不仅可证明有无幽门梗阻存在,并可确定梗阻是否为机械性,以及原发病变的性质。在溃疡瘢痕性幽门梗阻,胃呈高度扩张,在代偿期可见胃蠕动增强,但随后可见胃张力减低,长时间无蠕动波出现。胃内有明显潴留,在清晨空腹时透视,可见有液平,钡入胃后有钡剂下沉现象,因此,常须先将滞留的胃内容物吸尽后方能进行详细检查。在正常情况下,胃内钡剂4小时后即可排空,胃潴留者6小时后仍存留1/4以上,瘢痕性幽门梗阻者24小时后仍有钡剂潴留。如钡剂尚能通过幽门区,可见该处变细,形状不规则,且不位于中心位置,十二指肠球部变形。有高度幽门梗阻时,检查后应插管将钡剂吸出。

(六)诊断及鉴别诊断

1.诊断

依据长期溃疡病史、典型的胃潴留表现、胃肠减压时引出大量酸臭液体和食物残渣及 X 线钡餐检查发现胃排空障碍等一般不难做出正确诊断。

2.鉴别诊断

(1)痉挛水肿性幽门梗阻:由溃疡活动引起,故溃疡性疼痛仍然存在。幽门梗阻为间歇性,呕吐剧烈但无胃扩张,少有隔夜食物。经非手术治疗后梗阻和疼痛可缓解。

(2)胃窦部与幽门的癌肿:胃癌也可引起幽门梗阻,与瘢痕性幽门梗阻相比,胃癌导致的梗阻病史较短,胃扩张程度轻,胃蠕动波少见。X 线钡餐检查可见幽门部充盈缺损或典型胃癌表现,胃镜检查及活检为诊断的金标准。由于胃癌预后较差,高度怀疑者必须完善胃镜检查,以免延误病情。

(3)十二指肠球部以下的梗阻性病变:十二指肠良恶性肿瘤、肠系膜上动脉压迫综合征、胰腺肿瘤压迫十二指肠等均可引起十二指肠梗阻,表现为呕吐、胃扩张和胃潴留等,但其呕吐物内多含有胆汁。X 线钡餐和胃镜检查可明确诊断。

(4)成年人幽门肌肥厚症:为罕见的疾病,在部分患者中,幼年期即有幽门梗阻症状,可能为先天性。另一部分患者病期较短,除幽门环状括约肌肥厚外,无其他病变,在临床上难与溃疡瘢痕性幽门梗阻或幽门部癌肿鉴别。由于肥厚的幽门括约肌并不均匀一致,甚至在手术时也不易除外胃癌的可能。如在 X 线钡餐检查时发现幽门管细小而外形光滑,十二指肠球底部有凹形阴影,可考虑幽门肌肥厚症的诊断。

(七)治疗

瘢痕性幽门梗阻必须经过手术治疗方能解除梗阻。手术治疗的目的在于解除梗阻、祛除病因,使食物和胃液能进入小肠,从而矫正水、电解质及酸碱失衡,改善营养。与此同时,减少胃酸以祛除胃溃疡的成因。由于幽门梗阻,患者一般状态不佳。术前必须给患者以必要的准备,全身准备主要为纠正脱水、低氯、低钠、低血钾、碱中毒。此类患者常有重度营养不良,因此在术前应争取给予短时期静脉营养补充,同时可给予抑酸药物以减少胃酸分泌。对胃的局部准备为持续性胃肠减压和温生理盐水洗胃以减轻胃组织水肿,有利于术后愈合,预防吻合口漏等并发症的发生。手术方式如下:①胃大部切除术:国内多以此术式为主。②迷走神经切断加胃窦部切除术。③胃空肠吻合术:适用于胃酸低、全身状况差的老年患者。

第二节　胃肿瘤

一、胃癌

根据世界卫生组织的报道,胃癌的发病率居于恶性肿瘤全球发病率的第 5 位,病死率更是高居第 3 位,仅次于肺癌与肝癌。全球胃癌每年新发病例约 100 万,而中国则占据其中的 40％以上。纵观世界的胃癌分布,相较于北美、大洋洲、北欧及非洲等低发地区,东亚、拉丁美洲、部分中欧及东欧地区的胃癌相对高发。第二次世界大战之后,全球胃癌的发病率逐渐下降。在北美洲,胃癌是最少见的癌症之一,2015 年,美国胃癌的新发病例估计为 24590 例,因胃癌死亡的人数约 10720 例。而在东亚,中、日、韩 3 国的胃癌发病患者数占世界的 58％。

国内胃癌分期普遍偏晚,疗效不满意。近十余年来,经济水平提高和肿瘤普查工作的推广,使早期胃癌比例增加;通过综合治疗进展期胃癌的疗效得以提高。目前我国胃癌的疗效已经明显改善,5 年生存率达 40％～50％。早期诊断、外科手术进步和综合治疗是提高疗效的重要因素。

(一)流行病学

据流行病学统计,东方国家和欧美国家相比,胃癌发病率明显偏高,而这其中的原因仍然不得而知。胃癌经常到晚期才得以诊断,这是因为世界上大多数国家并没有开展胃癌筛查,只有日本和韩国经常进行胃癌的早期检测。中国和日本、韩国等国家相比,胃癌发病率接近,但是,在我国尚未就胃癌开展成规模的有效筛查及预防措施,内镜检查难以做到常态化、普及化,因此,中国的早期胃癌诊断率低于日、韩两国,超过 80％的中国胃癌患者一经诊断已处于进展期。文献报道,早期胃癌通过合理的治疗,5 年生存率达 90％以上,而进展期胃癌的 5 年生存率为 10％～49％,得益于早期筛查的广泛应用及 D_2 手术的规范性,日本早期胃癌比例达 65％,其胃癌总体 5 年生存率达 60％以上,而同为局部进展期胃癌,我国患者的分期也往往更晚,因此中国胃癌患者的疾病死亡率明显偏高。

有关胃癌发生的部位亦存在一定的流行病学聚集趋势。在发达国家,贲门癌的发病率紧随食管癌之后。近年来,美国上消化道肿瘤的发病部位发生显著变化,欧洲部分地区也观察到上消化道肿瘤组织学和发病部位的改变。西方国家胃癌的发病部位逐渐向近端偏移,最常见于近端胃小弯一侧,如贲门和食管胃结合部。在未来的数十年,南美洲和亚洲可能也会出现这种变化趋势,而在我国,大多数胃癌集中于胃中下部。非贲门部位的胃癌也显示出明显的地理差异:日本、韩国、中国、哥斯达黎加、秘鲁、巴西和智利等国家此类癌的发病率很高:与西方国家近端胃癌发病率升高不同,非近端胃癌仍然是中国,以及世界其他地区胃癌的主要形式。这种变化的原因目前仍不明确,可能有多种因素参与其中。

胃癌在我国长期以来危害民众健康,根据卫生部门 1973—1975 年及 1990—1992 年的恶性肿瘤死亡抽样回顾调查显示,胃癌在各恶性肿瘤中病死率居首,分别为 19.54/10 万及 25.16/10 万,呈上升态势。随着国家经济发展及医疗水平的提高,尽管多数疾病的发病率与病死率呈现下降趋势,但是根据 WHO 预测,在未来 20 年,中国的胃癌发病/死亡人数将继续以年均 3％的速度递增。2012 年全国有 32.5 万人死于胃癌,到 2035 年死亡人数将翻倍,达到 66.7 万人。根据国家癌症中心及全国肿瘤防治研究办公室最新公布的数据显示,2015 年我国胃癌的发病率及病死率持续上升,其中总体发病率为 679.1/10 万,男性患者发病率明显高于女性(男女发病率比例为 2.7∶1.0),病死率为 498.0/10 万,男女死亡比例为 2.1∶1.0,就地区而言,农村居民胃癌年龄标准化发病率与病死率明显高于城市居民。在我国,胃癌的发病率与病死率已双双跃居到第 2 位,仅次于肺癌。

（二）危险因素

胃癌是慢性疾病，发病过程长且复杂。目前没有任何单一因素被证明是人类胃癌的直接病因。胃癌发生与多种因素有关。一般习惯将那些使胃癌发病率增高相关的因子称为危险因素。

1.饮食因素

(1)亚硝基化合物：亚硝基化合物是一大类化学致癌物，天然存在的亚硝基化合物是极微量的。在食品加工过程中产生的亚硝基化合物也并非人类暴露于亚硝基化合物的主要来源。人类可以在体内内源性合成亚硝基化合物，而胃则是主要合成场所。经食物摄入胃内的前体物能够进一步内源性合成亚硝基化合物。流行病学研究表明，人群硝酸根和亚硝酸根的暴露水平与胃癌流行呈正相关。胃是亚硝基化合物的致癌器官之一。

(2)多环芳烃化合物：多环芳烃类化合物被认为是重要致癌物，可污染食品或在加工过程中形成。熏、烤、炸等加工过程，可使蛋白变性，产生大量致癌性多环芳烃化合物，其主要代表是 3,4-苯并芘。有学者举例认为，冰岛居民食用新鲜食品增加，熏制食品减少，使胃癌发病率下降。

(3)高盐饮食：已有比较充足的证据说明胃癌与高盐饮食及盐渍食品摄入量多有关。摄入高浓度食盐可使胃黏膜屏障损伤，造成黏膜细胞水肿，腺体丢失。在给予致癌性亚硝基化合物同时给予高盐可增加胃癌诱发率，诱发时间也较短，有促进胃癌发生的作用。食盐本身无致癌作用，由食盐造成胃黏膜损伤使其易感性增加或协同致癌可能为增加胃癌危险性的原因。

(4)吸烟、饮酒：有研究表明，吸烟、饮酒增加胃癌的发病风险。世界各地的流行病学研究一致表明，新鲜蔬菜、水果具有预防胃癌的保护性作用并显示剂量效应关系。经常食用新鲜蔬菜的人患胃癌的相对风险降低 30%～70%。含有巯基类的新鲜蔬菜，如大蒜、大葱、韭菜、洋葱和蒜苗等也具有降低胃癌风险的作用。

2.幽门螺杆菌

幽门螺杆菌感染是胃癌发病极为重要的因素。据统计，HP 感染者罹患胃癌的风险是无感染者的 6 倍以上。在我国，胃癌高发地区成年人 HP 感染率超过 60%。1994 年，世界卫生组织宣布 HP 是人类胃癌的 Ⅰ 类致病原。HP 感染引起胃癌的可能机制包括：HP 诱发同种生物毒性炎症反应促进胃黏膜上皮细胞过度增殖和增加自由基形成致癌；HP 的代谢产物直接诱导胃黏膜细胞凋亡；HP 的 DNA 转换到胃黏膜细胞中致癌等。综上所述，HP 感染的防治在胃癌预防、治疗中起到极为重要的作用，应受到临床的高度重视。

3.胃慢性疾病

胃癌，特别是肠型胃癌的发病模式为多因素作用下的多阶段过程。一些胃慢性疾病，如慢性萎缩性胃炎、胃黏膜肠上皮化生和异型性增生与胃癌发病相关。

(1)慢性萎缩性胃炎：以胃黏膜腺体萎缩、减少为主要特征，常伴有不同程度的胃黏膜肠上皮化生。慢性萎缩性胃炎患者胃癌发病风险增加，对此类患者应该密切随访。

(2)胃溃疡：根据长期随访研究及动物实验研究结果，目前多数学者认为慢性胃溃疡会发生癌变，其发生率为 0.5%～5.0%。

(3)残胃：残胃作为一种癌前状态，它与胃癌的关系也一直受到重视。一般主张，因良性病变行胃大部切除术后 10 年以上在残胃发生的癌。

4.遗传因素

根据 2016 年最新版本的 NCCN 胃癌指南显示,5%～10%的胃癌有家族聚集倾向,有 3%～5%的胃癌来自遗传性胃癌易感综合征,包括家族性腺瘤息肉病、幼年性息肉综合征、遗传性弥漫型胃癌、Peutz-Jeghers 综合征、林奇综合征等。其中,遗传性弥漫型胃癌是一种具有高外显率的常染色体显性遗传疾病,很难通过组织学和内镜检查在早期诊断该病。根据国际胃癌协会建议,以下家族成员推荐进行 CDH1 分子检测,确认后可进行预防性全胃切除:家族中 2 名成员患胃癌,其中一确诊为弥漫型胃癌且诊断时年龄＜50 岁;或有 3 名一级/二级亲属中患病,发病时任何年龄;或诊断时年龄＜40 岁且具有家族史;或具有遗传性弥漫型胃癌和乳腺小叶癌的个人或家族史,其中之一诊断时年龄＜50 岁。该类型患者在整个生命过程中,至 80 岁发生胃癌的概率男性预计为 67%,女性为 83%,胃癌平均发病年龄为 37 岁,女性具有 CDH1 突变者,其患乳腺小叶癌风险明显增高。

林奇综合征的患者有 1%～13%的概率发生胃癌,且亚洲人群风险高于西方人群。胃癌是这类人群结肠外第 2 常见伴发肿瘤部位,仅次于子宫内膜癌。林奇综合征的个体同样伴有高发其他肿瘤的风险。幼年型息肉病综合征患者波及上消化道时,整个生命过程中有约 21%的概率发生胃癌,他们通常是 SMAD4 基因突变携带者。Peutz-Jeghers 综合征患者有约 29%的概率发生胃癌。家族性腺瘤样息肉病患者,加上轻表型家族性腺瘤样息肉病患者,整个生命过程中有 1%～2%的概率发生胃癌。

(三)病理

1.组织学类型

在组织病理学上,胃癌主要是腺癌(90%以上),其中又可以细分为乳头状腺癌、管状腺癌、低分化腺癌、黏液腺癌、印戒细胞癌。少见类型包括腺鳞癌、鳞状细胞癌、小细胞癌、未分化癌等。

2.大体分型

(1)早期胃癌:1962 年日本内镜学会提出早期胃癌的概念,定义为癌组织浸润深度仅限于黏膜层或黏膜下层,而不论有无淋巴结转移,也不论癌灶面积大小。癌灶直径在 10mm 以下称为小胃癌,5mm 以下为微小胃癌;癌灶更小仅在胃镜黏膜活检时诊断为癌,但切除后的胃标本经全面取材而未见癌组织,称"一点癌"。根据内镜分型与所见可以将早期胃癌分为以下 3 型:

①Ⅰ型:隆起型,明显突入腔内呈息肉状,高出黏膜相当黏膜厚度 2 倍以上,约超过 5mm。表面凸凹不平呈颗粒或结节状,有灰白色物覆盖,色泽鲜红或苍白,有出血斑及糜烂。肿物多＞1cm,基底为广基或亚蒂。

②Ⅱ型:表浅型,又分为 3 个亚型。Ⅱa 型:浅表隆起型,隆起高度小于 2 倍黏膜厚度,呈平台状隆起。形态呈圆形、椭圆形、葫芦形、马蹄形或菊花样不等。表面不规则,凹凸不平,伴有出血、糜烂、附有白苔、色泽红或苍白。周边黏膜可有出血。Ⅱb 型:浅表平坦型,病灶不隆起亦不凹陷,仅见黏膜发红或苍白,失去光泽,粗糙不平,境界不明显。有时与局灶性萎缩或溃疡瘢痕鉴别困难,应活检予以鉴别。Ⅱc 型:浅表凹陷型,最常见的早期胃癌类型,黏膜凹陷糜

烂,底部有细小颗粒,附白苔或发红,可有岛状黏膜残存,边缘不规则,如虫咬或齿状,常伴有出血,周围黏膜皱襞失去正常光泽,异常发红,皱襞向中心集聚,呈现突然中断,或变细,或变钝如杵状,或融合成阶梯状凹陷。

③Ⅲ型:凹陷型,癌灶有明显凹陷或溃疡,底部为坏死组织,形成白苔或污秽苔,易出血,边缘不规则呈锯齿或虫咬样,周围黏膜隆起,不规则结节,边缘黏膜改变如Ⅱc型。

④混合型:有以上2种形态共存于1个癌灶中者称混合型,其中以深浅凹陷型多见,其次是隆起伴浅凹陷者,其中以主要改变列在前面,如Ⅲ+Ⅱc型、Ⅱc+Ⅲ型、Ⅱa+Ⅱc等。

以上各型中,以Ⅱa、Ⅲ及Ⅱc+Ⅲ型最多,占早期胃癌2/3以上,年龄越轻,凹陷型越多,年龄增长则隆起型增多。隆起型面积多比凹陷型大,微小癌灶多为Ⅱc型。

(2)进展期胃癌:进展期胃癌分型主要基于 Borrmann 分类,此分类与预后及组织学类型的联系较为密切,应用比较广泛。进展期胃癌分为以下4个类型:

①Ⅰ型:息肉样型,肿瘤主要向胃腔内生长,隆起明显,呈息肉状,基底较宽,境界较清楚,溃疡少见,但可有小的糜烂。在进展期胃癌中,这是最为少见的类型,占3%~5%。

②Ⅱ型:溃疡局限型,肿瘤有较大溃疡形成,边缘隆起明显,境界较清楚,向周围浸润不明显。该型占30%~40%。

③Ⅲ型:溃疡浸润型,肿瘤有较大溃疡形成,其边缘部分隆起,部分被浸润破坏,境界不清,向周围浸润较明显,癌组织在黏膜下的浸润范围超过肉眼所见肿瘤边界。这是最为多见的一个类型,约占50%。

④Ⅳ型:弥漫浸润型,呈弥漫性浸润生长,触摸时难以确定肿瘤边界。由于癌细胞的弥漫浸润及纤维组织增生,可导致胃壁增厚、僵硬,即所谓"革袋胃",若肿瘤局限于胃窦部,则形成极度的环形狭窄。该型约占10%。

多发性胃癌系指同一胃内有2个以上癌灶,它们之间在肉眼和组织学上均无联系,间隔以正常黏膜。多发性胃癌在胃癌中约占3%,发生于隆起型者比溃疡型多见。

3.Lauren 分型

根据组织结构、生物学行为及流行病学等方面的特征,Lauren 将胃癌分为肠型及弥漫性。该分型目前在世界上广泛应用。

(1)肠型胃癌:此型相对常见,分化程度高,有腺管形成,与癌前病变、胃黏膜萎缩和肠上皮化生有关。肠型胃癌在远端胃癌中占多数,发病率稳定或下降。一部分此型胃癌与 HP 感染有关。在这种癌变模式中,环境因素的影响造成腺体萎缩继而胃酸缺乏,胃内 pH 值升高。进而细菌过度增长(如 HP),亚硝酸盐和亚硝基等细菌产物的增多将加剧胃黏膜萎缩和肠上皮化生,增加癌变风险。

(2)弥漫型胃癌:此型相对少见,年轻患者中多一些,组织学表现为未分化的印戒细胞,易发生黏膜下播散。通常无明显的癌前病变,也可能与 HP 感染有关。A 型血人具有易感性。发生在近端的弥漫型胃癌发病率在世界范围内有所升高;相同分期情况下,预后较远端胃癌差。

4.食管胃结合部癌

食管胃结合部癌的生物学特性、淋巴引流及治疗方式均与胃中下部癌有所不同,因此在组织病理学上应当进行较为细致的区分。根据国际胃癌协会及美国癌症联合委员会第7版

TNM 分期,将食管胃结合部癌划分为 3 个类型。Siewert I 型:肿瘤中心点位于食管胃结合部解剖学界限以上 1~5cm 的低位食管腺癌(通常伴有 Barrett 食管)。Siewert II 型:食管胃结合部贲门癌,肿瘤中心点位于胃食管结合部(EGJ)以上 1cm 至 EGJ 以下 2cm。Siewert III 型:贲门下癌,肿瘤中心点位于 EGJ 以下 2~5cm,包括从下部向上侵袭浸润至 EGJ 或低位食管的肿瘤。根据 2016 年 NCCN 胃癌指南,Siewert I 型及 II 型的外科治疗方式应当参照食管癌及 EGJ 癌指南,而 Siewert III 型病灶归于胃癌,应当按照胃癌来进行治疗。

5.胃癌的扩散与转移

(1)直接浸润:胃癌组织可沿胃壁浸润生长。侵及黏膜下层后,可沿组织间隙与淋巴网蔓延,扩展距离可达癌灶外 5cm。向近端可以侵及食管下端,远端可以浸润十二指肠。胃癌突破浆膜后,易扩散至网膜、横结肠及其系膜、脾、胰腺等邻近脏器。

(2)血行转移:癌细胞浸润血液循环可向身体其他部位播散,形成转移灶。常见转移器官有肝、肺、骨骼等处。

(3)腹膜种植转移:胃癌组织浸润至浆膜外,癌细胞脱落并种植于腹膜和腹腔脏器浆膜,形成种植转移结节。腹膜广泛转移时,可出现大量癌性腹水。直肠前凹的种植较大,种植转移灶可以经肛门触及。女性患者的卵巢转移性肿瘤称为 Krukenberg 瘤。

(4)淋巴转移:淋巴转移是胃癌转移的主要途径。胃癌淋巴结转移通常循序进行,但也可发生跳跃转移,即第 1 站淋巴结无转移而第 2 站有转移。肿瘤部位不同,需根治性清除的淋巴结分组不同。对胃癌转移相关淋巴结准确的解剖定位意义重大,国内基本沿用日本胃癌研究会《胃癌处理规约》中的淋巴结编号和分站。

(四)临床分期

目前胃癌常用的分期方法有 2 种,即日本胃癌学会(JGCA)和国际抗癌联盟以 TNM 标准进行分期(表 3-2-1,表 3-2-2)。日本分期方法根据肿瘤浸润的精细解剖学,特别是淋巴结分站制定。UICC 分期方法在国际上更为通用,分期主要依据原发肿瘤浸润深度、淋巴结状态和远处转移情况。特别注意,肿瘤可以穿透同有肌层达胃结肠韧带或肝胃韧带或大小网膜,但没有穿透这些结构的脏腹膜。在这种情况下,原发肿瘤的分期为 T_3。如果穿透覆盖胃周围韧带或网膜的脏腹膜,则应当被分为 T_4 期。胃的邻近结构包括脾、横结肠、肝、横膈、胰腺、腹壁、肾上腺、肾、小肠及后腹膜,胃癌如向内扩散至食管或十二指肠,其分期取决于包括胃在内的组织肿瘤最大浸润深度。pN_0 指所有被送检的淋巴结均为阴性,而不论被切除和送检的淋巴结数目有多少。

从分期所依据的资料上分类,胃癌分期分为临床分期和病理分期 2 种方式。①临床分期指以查体、影像学检查信息为基础进行分期的方式;②病理分期,以手术标本为基础进行评价分期的方式。

表 3-2-1　AJCC 第 7 版胃癌 TNM 分期定义

分期	定义
原发肿瘤(T)	
Tx	原发肿瘤无法评估
T_0	无原发肿瘤的证据

分期	定义
Tis	原位癌:上皮内肿瘤,未侵及同有层
T_1	肿瘤浸润固有层、黏膜肌层或黏膜下层
T_{1a}	肿瘤浸润固有层或黏膜肌层
T_{1b}	肿瘤浸润黏膜下层
T_2	肿瘤浸润固有肌层
T_3	肿瘤穿透浆膜下结缔组织,而尚未浸润脏腹膜或邻近结构
T_4	肿瘤浸润浆膜(脏腹膜)或邻近结构
T_{4a}	肿瘤浸润浆膜(脏腹膜)
T_{4b}	肿瘤浸润邻近结构
区域淋巴结(N)	
Nx	区域淋巴结无法评估
N_0	区域淋巴结无转移
N_1	1～2 个区域淋巴结有转移
N_2	3～6 个区域淋巴结有转移
N_3	7 个或 7 个以上区域淋巴结有转移
N_{3a}	7～15 个区域淋巴结有转移
N_{3b}	16 个或 16 个以上区域淋巴结有转移
远处转移(M)	
M_0	无远处转移
M_1	有远处转移
组织学分级(G)	
Gx	分级无法评估
G_1	高分化
G_2	中分化
G_3	低分化
G_4	未分化

表 3-2-2　AJCC 第 7 版胃癌 TNM 分期系统

分期	标准		
0 期	Tis	N_0	M_0
Ⅰ A 期	T_1	N_0	M_0
Ⅰ B 期	T_2	N_0	M_0

分期	标准		
	T_1	N_1	M_0
ⅡA期	T_3	N_0	M_0
	T_2	N_1	M_0
	T_1	N_2	M_0
ⅡB期	T_{4a}	N_0	M_0
	T_3	N_1	M_0
	T_2	N_2	M_0
	T_1	N_3	M_0
ⅢA期	T_{4a}	N_1	M_0
	T_3	N_2	M_0
	T_2	N_3	M_0
ⅢB期	T_{4b}	N_0	M_0
	T_{4b}	N_1	M_0
	T_{4a}	N_2	M_0
	T_3	N_3	M_0
ⅢC期	T_{4b}	N_2	M_0
	T_{4b}	N_3	M_0
	T_{4a}	N_3	M_0
Ⅳ期	任何T	任何N	M_1

按照不同的医疗体系分类,胃癌的分期系统主要有两个体系。①日本分期系统:主要基于肿瘤的解剖侵犯范围,尤其是淋巴结分站,更加细化。②由 AJCC 和 UICC 联合制定的分期系统,在西方国家应用更为广泛,我国主要使用该分期。近年来,这两个体系也有逐渐融合的趋势。淋巴结清扫后的检出率对于精确分期有重要影响,目前认为最少需要检出 15 个淋巴结。目前 AJCC 第 7 版分期系统有 2 个特点值得注意:①并未纳入近端 5cm 的胃部肿瘤;②该分期系统的数据主要基于手术标本,在基线时的临床分期或经术前治疗后的患者中,其准确性并不可靠。

(五)临床表现

1.胃癌的症状

胃癌早期常无特异症状,甚至毫无症状。随着肿瘤的发展,影响胃功能时才出现较明显的症状,但此种症状亦非胃癌所特有,常与胃炎、溃疡病等胃慢性疾患相似,因此早期胃癌诊断率低。主要症状为上腹痛或不适。疼痛和体重减轻是进展期胃癌最常见的症状。随着病情进展,出现食欲下降、乏力、消瘦,部分患者可有恶心、呕吐。根据肿瘤的部位不同,也有其特殊表现。胃底贲门癌可有胸骨后疼痛和进行性吞咽困难;幽门附近的胃癌则有幽门梗阻表现;肿瘤破溃可有呕血、黑便等消化道出血症状。

2.体征

早期胃癌患者常无明显体征,查体难以发现。当疾病发展至进展期,可出现腹部压痛、上腹部包块、锁骨上肿大淋巴结及腹水等。上腹部深压痛常常是查体唯一可以发现的重要体征,当存在明显压痛、反跳痛及肌紧张等腹膜炎体征时提示疾病进展较晚,存在溃疡穿孔。进展期胃癌有时可以在查体时扪及上腹部包块,当存在盆腔转移时或可在直肠指诊时触及直肠前凹包块或结节,女性患者下腹部扪及活动性良好肿块时应考虑 Krukenberg 瘤可能。当疾病进展较晚时,可能于锁骨上触及肿大的转移淋巴结,若移动性浊音阳性或腹腔穿刺发现血性腹水,常提示存在腹膜转移可能。若患者存在幽门梗阻或可及胃型、震水音及液波震颤等。

胃癌病例可出现副癌综合征:①皮肤症状:黑棘皮症、皮肌炎、环状红斑、类天疱疮、脂溢性角化病。②中枢神经系统症状:痴呆、小脑共济失调。③其他症状:血栓性静脉炎、微血管病性溶血性贫血、膜性肾病等。

(六)辅助检查

1.内镜检查

(1)内镜:在胃癌的诊断中是必不可少的。只有内镜检查可以获得组织进行病理学诊断。内镜检查可以对肿瘤的部位进行定位,对确定手术方式提供重要参考。活检是确诊胃癌的必要手段,依靠活检明确病理类型,早期胃癌胃镜结合活检确诊率可达 95%。进展期胃癌可达 90%。对发生于胃任何部位的肿瘤,如贲门、胃底、胃体、胃窦、幽门和累及胃食管结合部等使用标准内镜活检钳进行多点取材(至少 6～8 个点),为组织学诊断提供足够的材料,尤其在溃疡病灶部位。内镜下黏膜切除术(EMR)或内镜黏膜下剥离术(ESD)可直接评估小病灶,并进行切取活检。EMR 或 ESD 可安全地切除≤2cm 的局灶结节,提供足够的组织标本,更好地评估组织分化程度、脉管浸润情况及浸润深度等,准确地确定 T 分期。这种切取活检也是一种潜在治疗的方法。

(2)染色法内镜:常规内镜结合活检诊断胃癌有困难不能确诊时可采用黏膜染色法,可提高胃癌的确诊率,有报道显示可达 98%,还可用于估计胃癌浸润深度与范围。对比染色,喷入的染料积集于黏膜皱间,显示出胃小凹的高低不平改变;吸收染色,染料被黏膜吸收而着色者用于良恶性病变的鉴别;还有以染料为指示剂的功能染色,以了解胃酸分泌功能,胃癌鉴别诊断多采用吸收染色。

2.内镜超声

在内镜前端装有超声波探头。内镜超声是判断胃癌浸润深度的重要方法,在胃癌分期和新辅助治疗效果评判方面有重要意义。有条件的单位建议作为常规检查项目。超声内镜不仅可以显示胃壁各层的结构,还可了解胃与邻近脏器的病变,判断胃癌浸润深度、侵犯周围脏器如胰腺、肝情况,估计淋巴结转移范围,对临床判断分型估计手术切除都有重要帮助。此外,对胃黏膜下隆起占位肿物的定位与定性也有作用。治疗前的内镜超声(EUS)检查对于胃癌的临床分期十分重要。EVS 图像可为肿瘤浸润深度(T 分期)的诊断提供证据,可判断是否存在异常或肿大淋巴结(N 评估),有时还可发现远处转移或播散征象,如周围器官转移病灶(M 分期)或存在腹水等。这对于拟行 EMR 或 ESD 者尤为重要。

3.计算机体层摄影

胃癌 CT 检查的重要作用在于进行肿瘤分期判断,包括淋巴结状态、腹腔种植和肝等腹腔脏器。这也是新辅助治疗疗效的重要手段。

胃癌进行 CT 检查,应该常规进行增强扫描,同时口服对比剂扩张胃腔,有利于消除管壁增厚的假象,更好地显示病变的范围和观察管腔形态及管壁伸展性的变化,同时有助于判断胃肠道走行和显示与周围脏器关系。

正常胃壁厚度在 5mm 以下,胃窦部较胃体部稍厚。增强扫描,胃壁常表现为 3 层结构,内层与外层表现为明显的高密度,中间为低密度带。内层大致相当于黏膜层,中间层相当于黏膜下层,外层为肌层和浆膜。胃癌在 CT 扫描可以表现为:①胃壁增厚,主要是癌肿沿胃壁深层浸润所致。②腔内肿块,癌肿向胃腔内生长,形成突向胃腔内的肿块。肿块表面不光滑,可呈分叶、结节或菜花状,表面可伴有溃疡。③溃疡,胃癌形成腔内溃疡,周边表现为环绕癌性溃疡周围的堤状隆起。④胃腔狭窄,狭窄胃腔边缘较为僵硬且不规则,多呈非对称性向心狭窄,伴环周非对称性胃壁增厚等

4.X 线检查

X 线检查是胃癌的基本诊断方法之一。随着胃镜和 CT 技术的普及,此方法的重要性有所降低。但是对于胃癌病变范围的判断,特别是近端胃癌,观察食管下端受侵的范围,确定手术方式有重要作用。最基本的是充盈法,钡剂充盈的程度以立位充盈时钡剂能使胃体中部适度伸展为宜,通常所需钡量为 200～300mL。充盈像主要用于观察胃腔在钡剂充盈下的自然伸展状态、胃的大体形态与位置的变化、胃壁的柔软度等,对于显示靠近胃边缘部位如大、小弯侧的病变有很重要的价值。目前最为常用的双对比法,把作为阳性造影剂的钡剂和作为阴性造影剂的气体共同引入胃内,利用黏膜表面附着的薄层钡剂与气体所产生的良好对比,可以清晰地显示胃内微细的隆起或凹陷。气体可作为胃腔的扩张剂,用于观察胃壁的伸展性。在钡剂附着良好的条件下,调整胃内充气量对于显示病变的细微结构和胃壁伸展度的变化有重要意义。

胃癌的基本 X 线表现包括充盈缺损、龛影、环堤等,可伴有胃壁的变形,如胃腔狭窄、胃角变形、边缘异常和小弯缩短。黏膜形态异常可表现为黏膜皱襞的粗大、僵硬、中断、破坏消失及不规则的沟槽影。

5.磁共振成像

胃癌的磁共振成像表现除胃壁增厚外,可发现病变部位的信号强度异常,在 T_1 加权成像(T_1WI)呈等或稍低信号,T_2 加权成像(T_2WI)呈高或稍高信号;可见向腔内或腔外生长的软组织肿块,肿块的信号强度与上述增厚的胃壁相同,如出现溃疡则呈不规则低信号或呈裂隙状凹陷,胃腔对比剂充填"龛影"及胃壁的破坏,表现正常胃壁组织信号中断破坏。

近年来,通过弥散加权成像(DWI)等许多新的技术手段能够更好地观察胃壁黏膜的细微变化。DWI 是从分子水平探测显示水分子随意运动及水分子运动受限状态的 MRI 序列,是目前唯一能够在活体探测水分子扩散运动的影像学技术,能较早的提供组织空间组成信息和病理生理状态下各组织成分之间水分子交换的功能状态,从而反应黏膜早期的细微改变。

6.肿瘤标志物

胃癌缺乏特异的肿瘤标志物,癌胚抗原在 40%～50% 的病例中升高,甲胎蛋白(AFP)和 CA19-9 在 30% 的胃癌患者中增高。这些肿瘤标志物的主要意义在于随访而不是诊断或普查。

7.放射性核素

PET/CT 检查能够获得全身代谢图像,可以扫描其他检查手段无法涉及或准确检查的部位,尤其是针对晚期胃癌患者,能够通过无创的方式判断是否存在全身骨骼、内外分泌腺体、软组织等部位癌转移,对临床治疗决策有重要的参考价值。其缺点是费用高昂,并且存在一定的假阳性结果,需要结合其他临床检查综合考虑。

8.基因检测

对于不能手术的局部进展、复发或转移的胃及胃食管结合部腺癌,考虑使用曲妥珠单抗治疗的患者应进行 HER2-neu 过表达评估,可以使用免疫组织化学(IHC)和荧光原位杂交(FISH)或其他原位杂交方法检测 HER2-neu 表达。根据最新版本 NCCN 胃癌指南,对于 IHC 检测 HER2-neu 结果(2+)表达的病例应当再使用 FISH 或其他原位杂交方法检测。IHC 结果为(3+)或 FISH 检测 HER2-neu 表达(HER2∶CEP17 比例≥2)的病例考虑为阳性,可以使用曲妥珠单抗进行治疗。

9.诊断性腹腔镜

转移早期无特异变化,即便是通过 PET/CT 也难以明确诊断。但一旦发生腹膜转移,将完全改变胃癌的临床分期及治疗计划。腹腔镜探查可发现常规影像学技术难以发现的微小腹膜和大网膜转移灶,腹腔镜下超声可检测到肝的微转移灶及肿瘤浸润胰腺的程度,避免无益的开腹探查和姑息手术。但在淋巴结转移与否及融合淋巴结能否切除等的判断上,腹腔镜较之影像学手段无明显优势。现有循证医学依据不支持对所有初诊患者均进行腹腔镜下探查分期,因此目前 NCCN 指南中推荐意见为,当考虑化疗、放疗或手术时,行腹腔镜检查评价腹膜播散情况;如考虑姑息性切除术,则无需腹腔镜检查。

(七)手术治疗

根据国家癌症中心发布的《2017 中国肿瘤的现状和趋势》报告显示,胃癌位居我国肿瘤发病的第二位。世界卫生组织数据显示,我国胃癌发病率为 22.7/10 万,死亡率为 17.9/10 万,占全世界胃癌发病率和死亡率的 42.6% 和 45%。我国胃癌诊疗现状特点为发病率高(第二位)、死亡率高(第三位)、早期诊断率低(<10%)、进展期根治率低(5 年生存率约为 37%)、治疗水平参差不齐等。

胃癌的预后与诊疗时机、诊疗方式密切相关,进展期胃癌接受了手术治疗为主的综合治疗,其 5 年生存率仍低于 30%,且生活质量低,给家庭和国家带来了沉重的负担。目前我国早期胃癌诊疗率低于 10%,远远低于日本(70%)和韩国(50%)。《中国癌症预防与控制规划纲要(2004—2010)》明确指出,癌症的早期发现、早期诊断及早期治疗是降低死亡率和提高生存率的主要策略。因此,在胃癌高危人群中进行筛查和内镜治疗是改变我国胃癌诊疗形式的高效途径。

1.根治性远端胃切除术

（1）适应证

①胃下部和胃中下部癌，上缘距贲门 5～7cm。

②早期局限性癌上缘距贲门 3cm 以上且第 10 组淋巴结无转移者。

③胃癌肿瘤浸润深度＜T_{4a}并可以达到 D_2 根治性切除术的，Ⅰ、Ⅱ、ⅢA 期以内的进展期胃癌。

④开展临床研究单位可适当放开适应证至晚期胃癌的姑息性切除。

（2）禁忌证

①肿瘤与周围组织广泛浸润。

②全身情况不良，虽经术前治疗仍不能纠正或改善者。

③有严重心、肺、肝、肾疾病而不能耐受手术者。

④术前诊断有远处转移或腹腔游离细胞学转移的证据。

⑤凝血功能障碍。

⑥不可切除的局部进展因素，如肿瘤浸润肠系膜根部、辅助动脉旁淋巴结，腹腔灌洗液（Cy1）阳性，术前、术中探查已发现腹膜转移（P1b、P1c）。

（3）术前准备

①仔细分析内镜及影像学结果，明确病变部位及浸润深度。

②综合考虑病变的部位、数量、形状、临床分期、患者的全身状态，从而决定切除范围。

③有条件的单位可行腹腔干动脉 CTA 检查以明确有无特殊变异等情况。

④术前完善心、肺、肝、肾及凝血功能检查，如有水电解质、酸碱平衡紊乱，贫血及相关脏器功能障碍者，应及时给予纠正。

⑤术前 1 天行肠道准备，术前常规留置胃管、导尿管并预防性使用抗生素。

（4）手术要点、难点及对策

①胃切除范围和淋巴结清扫范围：进展期胃癌应切除大网膜、远端胃大部、部分十二指肠球部。T_2 期及以前胃癌可保留大网膜，在血管弓外 3cm 范围内清扫。Borrmann 分型中Ⅰ、Ⅱ型患者胃癌胃切缘距肿瘤应＞3cm，Ⅲ、Ⅳ型胃癌切缘距肿瘤应＞5cm。切缘可疑时应行术中切缘组织病理学检查。对于侵犯幽门管的肿瘤，十二指肠切缘距肿瘤应＞3cm，

远端胃癌根治术中，常规进行 D_2 淋巴结清扫，即第 1、3、4sb、4d、5、6、7、8a、9、11p、12a 组淋巴结。除此之外，若发现肿瘤累及十二指肠球部，在常规清扫 D_2 淋巴结的基础上需要追加第 8p 组及第 13 组淋巴结清扫；若第 6 组淋巴结阳性时，应追加第 14v 组淋巴结清扫（表 3-2-3）。

表 3-2-3　淋巴结界线

分组	淋巴结界线	淋巴结清扫要求
1组	胃左动脉向胃小弯的第 1 分支以上、贲门右侧的淋巴结	（1）贲门右侧应全部裸化，以能显露食管胃结合部管壁为标准 （2）应避免胃壁及食管壁的损伤或热灼伤

分组	淋巴结界线	淋巴结清扫要求
2 组	沿左膈下动脉贲门食管支分布的淋巴结 注意左膈下动脉分支近侧为第 19 组淋巴结	(1)需沿胃裸区及左侧膈肌脚游离裸化贲门左侧壁,自左膈下动脉食管贲门支发出处离断血管 (2)注意保留至左肾上腺的分支
3 组	分为第 3a、3b 组淋巴结 胃左动脉至胃壁第 1 分支血管以下的沿胃左动脉分布的胃小弯淋巴结为第 3a 组 胃右动脉至胃壁第 1 分支以左的沿胃右动脉分布的胃小弯淋巴结为第 3b 组	(1)全胃切除时第 3 组淋巴结无须刻意清扫 (2)远端胃大部切除时应将足够切缘以上的胃小弯全部裸化,但应避免胃壁的损伤或热灼伤 (3)应将小网膜分为前、后两层,分别游离和清扫才能达到完整清扫淋巴结的目的
4sa 组	沿胃短动脉分布,靠近胃的为第 4sa 组淋巴结	(1)第 4sa 组淋巴结的清扫多伴随第 10 组淋巴结的清扫 (2)完整清扫上述两组淋巴结应自脾动脉发出胃短血管处离断血管
4sb 组	沿胃网膜左动脉分布,上至胃网膜左动脉至胃大弯的第 1 支,下至胃大弯侧无血管区域为第 4sb 组淋巴结 第 4sb 组与第 10 组淋巴结的界线是胃网膜左动脉向胃大弯发出的第 1 支动脉,正位于此支以上者为第 4sb 组淋巴结	(1)自胃网膜左动、静脉至胃大弯第 1 胃支分叉处下方离断 (2)避免损伤脾脏及结肠脾曲
4d 组	沿胃网膜右动脉分布,上至胃网膜右动脉及胃网膜左动脉交界的无血管区,下至自胃网膜右动脉到胃大弯第 1 分支的左侧	(1)全胃切除时,第 4d 组淋巴结无须刻意清扫 (2)远端胃大部切除时,应沿胃大弯由近及远紧贴胃壁离断胃网膜血管弓到胃壁的分支至预切除线
5 组	自胃右动脉根部与胃右动脉至胃壁第 1 分支之间的幽门上区淋巴结	自胃右血管根部离断血管
6 组	胃网膜右动脉根部与胃网膜右动脉至胃壁第 1 支之间沿胃网膜右动脉分布的第 6a 组淋巴结,沿幽门下动脉分布的第 6i 组淋巴结,沿胃网膜右静脉分布的第 6v 组淋巴结 第 6v、14v 组淋巴结的界线是胃网膜右静脉和胰十二指肠上前静脉的汇合部,正位于该汇合部者为第 6v 组淋巴结	(1)清扫应沿横结肠切断胃结肠韧带至结肠肝曲,沿横结肠系膜前后叶之间游离达胰腺下缘 (2)显露胰十二指肠上前静脉及胃网膜右静脉和胰十二指肠上前静脉的汇合部,自此将胰头膜表面的淋巴脂肪组织整块往上游离 (3)自胃网膜右静脉与胰十二指肠上前静脉汇合部远心端离断静脉

分组	淋巴结界线	淋巴结清扫要求
		(4)在胃十二指肠动脉分出胰十二指肠上前动脉后离断动脉注意其后方的幽门下动脉,需分别离断,但在保留幽门的远端胃大部切除中另当别论
		(5)避免损伤胰腺实质
		(6)第14v组淋巴结可不做常规清扫,如第6组淋巴结有明显肿大,则需清扫第14v组淋巴结,即清扫结肠中静脉右侧、Henle干左侧及胰腺下缘区域的淋巴结,显露肠系膜上静脉前壁
7组	沿胃左动脉分布,自胃左动脉根部至其上行支的分叉部	自根部离断胃左动脉
8a组	位于肝总动脉前面与上缘的淋巴结 第8a、8p组淋巴结(肝总动脉后方淋巴结)的分界并无明确界定,建议可通过门静脉前壁与肝总动脉投影的交点作一平行于肝总动脉的虚拟线,位于此线以前者为第8a组淋巴结,此线以后者为第8p组淋巴结	(1)脉络化肝总动脉前壁和上壁 (2)完整清除胰腺上缘淋巴结脂肪组织
9组	腹腔干周围的淋巴结,主要分布于腹腔干前方及两侧 胃左动脉、肝总动脉、脾动脉3支血管根部的淋巴结为第9组淋巴结	完整清除分布在上至右侧膈肌脚,下至肝总动脉与脾动脉分叉处,两侧后方至主动脉前筋膜区域的淋巴脂肪组织
11p组	沿脾动脉近段分布的淋巴结,起自脾动脉根部,至脾动脉全程的中点	(1)将脾动脉近段脉络化 (2)脾动脉近端下壁多"嵌于"胰腺实质内,而后壁与脾静脉相邻,故第11p组淋巴结清扫以前壁和上壁淋巴结为主,淋巴结清扫以显露脾静脉为标志(部分患者脾静脉位于胰腺后方,此时显露胰腺上壁即可),后方以左侧肾前筋膜为界 (3)清扫到胃后血管分支点或脉络近段脾动脉至少5cm或清扫到胃胰皱襞最短处
11d、10组	第11d组淋巴结为沿脾动脉远段分布的淋巴结,起自脾动脉全程的中点,至胰尾部 第10组淋巴结为脾门淋巴结,包括胰腺尾部以远沿脾动脉分支的淋巴结、胃短血管根部淋巴结及胃网膜左动脉向胃大弯发出的第1支近端的淋巴结,第11d、10组淋巴结的分界为胰尾部末端	(1)清扫时应显露胰尾、远端脾血管及胃网膜左血管的起始点,自胃网膜左血管的起始点将淋巴脂肪组织往胃侧游离,显露脾下极血管的分支点 (2)为避免脾下极缺血,可自脾下极血管分支点远侧离断胃网膜左血管,清扫此处淋巴结 (3)避免损伤结肠脾曲

分组	淋巴结界线	淋巴结清扫要求
		(4)将脾动脉远段及其分支脉络化,注意保留分支到脾上极的血管,脾门分支间隙孔中的淋巴结亦要求清扫干净
		(5)脾门血管后方的淋巴结不做强制要求
12a组	肝十二指肠韧带内沿肝固有动脉分布的淋巴结,具体位于胰腺上缘以上,左、右肝管汇合处以下,肝固有动脉周围及门静脉侧前方的淋巴结	(1)清扫应脉络化肝固有动脉前壁及内侧壁 (2)要求清扫门静脉前壁及内侧壁的淋巴结,直到显露门静脉
19、20、110、111组	第19组淋巴结为膈肌下方沿膈下动脉分布的淋巴结 第20组淋巴结位于食管膈肌裂孔 第110组淋巴结为胸下段食管周围淋巴结 第111组淋巴结为膈肌以上与食管分开的淋巴结	(1)要求裸化下段食管,包括食管膈肌裂孔周围及膈下的淋巴脂肪组织 (2)需打开食管膈肌裂孔,清扫膈肌上及下胸段食管周围淋巴结,以心包膜及两侧纵隔胸膜为界,其范围内的淋巴脂肪组织均应清扫,显露两侧的纵隔胸膜及心包下壁 (3)应尽可能避免双侧胸膜破损食管周围淋巴结

②麻醉及体位患者全身麻醉,取平卧位,右上肢外展,左上肢紧贴侧腹壁。

③切皮、开腹:通常从剑突至脐下做正中切口开腹。对于肥胖患者,本术式以不适合缩小手术治疗的进展期癌为对象,因此一般采用到脐下的切口。开腹后利用切口保护套保护切口,并用腹腔大拉钩展开术野。探查腹腔,确认原发灶的位置,探查与周围脏器的浸润情况,观察道格拉斯腔、膈下、小肠系膜等腹膜表面,探查肝脏表面,仔细探查术前未确定的腹膜转移(Px)和肝转移(H)情况。将横结肠向前上方展开,探查腹主动脉周围的淋巴结。另外,根据肿瘤部位及浸润深度,确认肿瘤是否侵犯结肠系膜。由上腹部倒入腹腔灌洗液约250mL,在盆底进行收集后送肿瘤细胞学检查。若发现P1b、P1c病例则应当终止手术或进行Hipec治疗后行转化治疗,再决定手术时机。

④遵循手术无瘤操作原则:术中应尽可能地在血管根部结扎静脉、动脉,防止肿瘤经血循环播散,同时清扫淋巴结,然后分离切除标本。操作轻柔,采用锐性分离,少用钝性分离,尽量做到不接触肿瘤,避免淋巴结破损,防止肿瘤扩散和局部种植;针对浆膜层受侵犯的肿瘤,可采用覆盖或涂抹各类胶予以保护。

⑤左膈下垫入纱布,处理脾下极:若脾脏与膈肌之间有膜性粘连,先予以切开,左手插入脾脏后方,向下牵引暴露视野。腹壁左侧、大网膜与横结肠脾侧或者相互粘连,或者与后腹膜重叠反折,往往存在复杂的粘连。为了彻底切除大网膜,先要切开大网膜或结肠系膜与后腹膜之间的粘连,在此过程中可看到脾下极。脾脏和大网膜、胃脾韧带间往往有膜性粘连,在避开脾脏的前提下提前将这些粘连切开,可以避免在清除第4sb组淋巴结时因牵拉而损伤脾被膜。另外,肥胖患者可能很难暴露脾脏,可以避免上述操作。

⑥游离横结肠系膜前叶和游离网膜囊：沿着大网膜在横结肠附着处做浅层的切开，助手用两手将横结肠左右展开，暴露横结肠前方，术者向结肠垂直方向牵拉大网膜，即可看到结肠系膜前叶和后叶间疏松的剥离层，由此将前叶从后叶上剥离。电刀轻触此层并主要依靠三角牵引将前叶剥离。大网膜的血管大多数是发自胃网膜左右动静脉的分支，切除大网膜没有必要。横结肠中央部分为横结肠系膜，与网膜囊前壁的融合筋膜剥离时较困难，可沿左右两端及肠系膜的内侧开始剥离。完整切除网膜囊时，从左右两端开始，在胰腺附近使剥离层贯通，再向前方（横结肠侧）进行剥离。网膜囊切除后，剥离层已与胰腺背侧相连，可将胰腺从后腹膜游离。如果仅行一般的胃远端切除而不需要游离脾和胰体尾，那么剥离到此即可，转到胰腺前方剥离胰腺被膜。近年来，日本《胃癌治疗指南》及《我国胃癌手术诊疗指南》指出，一般不做完整的网膜囊切除，只在中结肠动、静脉右侧，清扫幽门下淋巴结而进入正确的剥离层即可。

手术要点：由于大网膜与横结肠系膜、胃壁与胰腺等相邻组织间存在较多的粘连，手术时应及早分离这些多余的粘连，助手将结肠系膜牵引展开形成平面，术者向垂直方向提起大网膜，这样多能看到组织疏松的剥离层，术野暴露充分。

⑦幽门下淋巴结的清扫：网膜囊切除进行到幽门下时，可透过组织看到胃网膜右静脉，仔细观察后，可找到副右结肠静脉和胃结肠静脉干等。胰十二指肠前上静脉从胃网膜右静脉根部附近发出（不一定只有一个分支），要在保留此静脉的前提下处理胃网膜右静脉；在中结肠静脉根部附近沿着血管剥离脂肪组织时暴露肠系膜上静脉。在第 6 组淋巴结阳性时，可从胰腺下缘处进行切离，行第 14v 组淋巴结清扫时，注意避免胃结肠静脉干的损伤。

提起胃体中部远端胃壁，向着胰头方向剥离胰体部被膜，将胰腺和十二指肠游离，便可看到胃十二指肠动脉（GDA），边暴露边向动脉的远端进行剥离，在胰腺下缘剥离脂肪，到达胃网膜右动脉的根部，在此处结扎、切断胃网膜右动脉。

手术要点：如果进入正确的网膜囊层次，胃网膜右静脉就自然地被显露。此操作过程中，若过度牵拉横结肠膜，可能导致静脉撕裂出血。另外，若在胃结肠静脉干的根部盲目地分离胃网膜右静脉，势必会损伤胰十二指肠上前静脉。

⑧幽门上淋巴结清扫：将胃向下牵引，拉紧肝十二指肠韧带，在术野上方近肝门处，切开被膜及结缔组织，沿肝固有动脉走行进行游离（尽可能避免损伤迷走神经分支），显露肝固有动脉。沿着肝固有动脉左侧直至胃右动脉的根部，胃右动脉大多数情况下由胃十二指肠动脉、肝固有动脉分支而来，也有肝固有动脉提前分出左右支，而胃右动脉则由肝左动脉分支而来。在寻找胃右动脉进行剥离的过程中，多数情况下会看到位于动脉前方走行的胃右静脉。在肝固有动脉的后方钝性分离显露门静脉壁，即可安全地清扫门静脉左侧的第 12a 组淋巴结。切断胃右动脉、静脉后，用切割闭合器切断十二指肠。

⑨胰腺上方区域第 8a、7、11p、9 组淋巴结清扫：沿已经剥离的胰腺被膜层面分离可以迅速游离至肝总动脉，超声刀非工作面紧贴肝总动脉，必要时使用血管钳或解剖剪进行探查分离；对于少数肝总动脉缺如患者，则直接沿清扫完毕的第 12a 组淋巴结左下方的门静脉表面左侧区域清扫淋巴脂肪组织。该区域操作包括在胰腺上缘显露肝总动脉起始部、向左分离至脾动脉与胃后动脉分支处和清扫第 8a、11p 组淋巴结。

a.清扫要点：第 8a 组淋巴结位于肝总动脉起始部至胃十二指肠动脉发出点的肝总动脉前

上方。助手左手使用纱布轻压胰体部，右手夹起胃窦后壁向上牵拉，术者沿肝总动脉与门静脉交汇处表面自右向左分离其前方和上方的淋巴脂肪组织，至脾动脉分支处。使用8F软管，将肝总动脉、脾动脉进行悬吊下压处理，有助于手术视野的显露。

第7组淋巴结是位于胃背侧系膜与胰腺被膜之间，从胃左动脉根部向上至胃分支之间的淋巴脂肪组织。助手右手将胃胰皱襞向上牵拉，左手使用纱垫轻压胰体部，术者沿脾动脉根部向头侧分离，显露胃左动脉根部予以结扎切断。继续沿着右侧膈肌脚和腹腔干周围软组织之间的界线分离后腹膜，并完全清除第9组淋巴结。沿肝总动脉表面分离，显露胃左静脉并予以结扎切断，注意胃左静脉汇入门静脉有较多变异，术中需仔细辨认。

b.要点及处理

胃左静脉变异较大，清扫胰腺上缘区域保持视野适当张力的同时，游离速度应降低。若胃左静脉不在此处，那么胃左静脉多会在视野左侧，自脾动脉前方经过。胃左静脉一般通过肝总动脉后方汇入门静脉，也有胃左静脉通过脾动脉前方汇入脾静脉者。

迷走神经腹腔干覆盖于胃左动脉周围从背侧向腹侧走行，神经较硬，钝性操作分离困难，所以要用剪刀等在肝总动脉水平锐性剥离。

肝总动脉和脾动脉下方，有几根细血管进入胰腺上缘。由于胰腺被助手牵拉，往往很难发现这些细小血管。一旦损伤，出血明显且血管会回缩进入胰腺实质内，止血较为困难。如果用电刀止血，需先用细镊子夹住，再行电凝止血。

在脾动脉上方、腹腔干左侧，沿着腹腔干有一块组织疏松的区域，用解剖剪可以向其后方钝性插入。此时，剪刀所进入的腹腔干层次是比迷走神经腹腔支更深的层次。在腹腔干的右侧，沿着肝总动脉清扫将会更清楚。此操作可使术者较容易地掌握腹腔干的轮廓，并较易显露出胃左动脉的根部。

脾动脉干淋巴结的清扫：供应胃上部后壁的胃后动脉有可能从清扫范围内的脾动脉分出，需要辨别处理。这些血管有时很细，难以发现；有时缺如，从腹腔干、胃左动脉发出分支供应区域的情况也较为多见。脾动脉从腹腔干分出后，有一段埋入胰腺实质内，在其左侧数厘米又走行于胰腺实质外，沿胰腺上缘进入脾脏，注意不要损伤。通常脾静脉多不经过脾动脉干淋巴结的清扫范围，在这种情况下，没必要特意显露。若分布在胰腺上无法辨认的小血管经常出血而影响术者视野，可采用压迫止血。另外，若清扫层面过深，对于较瘦的患者，可能损伤汇入到左肾静脉的左肾上腺中央静脉。

⑩胃小弯第1，3组淋巴结的清扫：通过触诊确定肿瘤的口侧边界，从而确定口侧的预定切除线。从这里开始，沿着胃小弯清扫小弯侧淋巴结。助手提起胃壁，术者持应切除的脂肪组织，反向牵拉，形成疏松的层面，用电刀切开，沿着胃壁剥离脂肪组织。这个过程中遇到的血管都要依次处理，可以结扎，也可以用前端纤细的镊子夹住后用电刀止血。此外，超声刀也非常有用。清扫范围要进行到之前处理迷走神经主干时规定的清扫上限。以上操作可以从前壁向后壁逐渐推进。但肥胖患者的后方淋巴结清扫可从胃背侧开始，比从前面剥离层次更为清晰，也更加容易。

⑪第4sb组淋巴结的清扫：在左侧，切开脾脏和结肠脾曲间的脾结肠韧带，在切除网膜囊的层面开始分离，显露胰腺下缘。原则上应该在胰尾侧，于根部处理从脾动脉分出的胃网膜左

动脉(与胃网膜左静脉在同一水平),但因为胃网膜左动脉可从胰腺实质后方通过,故常在胰腺下缘附近起始部进行处理。这附近血管的分支变异很多,再加之大网膜折返相互粘连,与结肠、脾脏、胃脾韧带、胰腺等相互融合,常常难以确切定位。处理完胃网膜左动静脉后,朝着胃大弯处理大网膜,再沿着胃壁处理必要区域的血管。

要点及处理:肥胖患者,最好不进行上述操作,此处无意中过度牵拉就会导致出血。脾脏损伤,首先压迫止血,但是因牵拉引起的出血往往在视野之外,确认出血点较难,有时为了寻找出血点而反复牵拉,反而会加重损伤,扩大出血的范围。只能在注意不损伤胃短动静脉的同时,用纱布等压迫止血,如果无效,可从脾下极开始顺次结扎进入脾脏的血管,此时相应的脾实质开始因缺血而逐渐变色,出血也会减少。此操作不仅可避免扩大脾脏损伤的范围,而且还能改善视野,为游离脾和胰尾做准备。此时,在切除大网膜的层面,即剥离结肠系膜前叶层面的延长线上,从胰体下缘向头侧(胰腺上缘)和左侧(胰尾部)方向将胰腺组织从后腹膜上剥离。助手左手用力地向下牵拉含有肾脏的脂肪组织,保持张力,术者从脾外侧腹膜的下方、背侧切开,将脾游离。

⑫胃切除、消化道重建:重建方法一般选择 Billroth Ⅱ 式或 Roux-en-Y 式,一般使用切割闭合器和消化道管形吻合器行 Billroth Ⅱ 式吻合。在距 Treitz 韧带 15～20cm 处提起空肠(结肠前或结肠后),用电刀切开约 2cm 小口,放入管形吻合器钉砧,做荷包缝合。于远离肿瘤的部位打开胃壁,放入管型吻合器,行胃空肠吻合。用切割闭合器离断远端胃。吻合口加针行浆肌层包埋。缝合固定残胃与结肠系膜缘间隙。

a.缝合闭锁的十二指肠断端:通常在胃网膜右静脉之后结扎切断胃网膜右动脉,处理十二指肠上动静脉,确认切缘距离远离癌灶后,使用 4.5mm 钉高切缝器切断十二指肠。术后十二指肠盲端部内部压力升高,因此胃癌手术后最凶险的并发症是十二指肠残端漏。在这里使用 4 号丝线进行全层间断浆肌层缝合,针距为 3～5mm;断端两侧使用 4 号丝线进行荷包缝合包埋处理。如果仍然感觉不牢固,可将大网膜擦拭后进行覆盖处理。

b.切开结肠系膜和上提空肠:胃切除后,通常在结肠前进行残胃空肠吻合。上提空肠,距 Treitz 韧带 12～18cm,输入袢对小弯侧,行逆行蠕动吻合。

c.后壁浆肌层缝合:用肠钳夹住并上提空肠,残胃端使用弯肠钳夹住。此时,在小弯侧切断缝合线并偏向后壁侧翻转肠钳(此处容易发生吻合口漏,"叹息角"的技巧处理较为安全)。

胃空肠的手工吻合方法有双层缝合的 Albert-Lembert 法、层层吻合法等,也有单层吻合法如 Gambee 法等。在此,介绍其常使用的残胃空肠浆肌层缝合及残胃黏膜和空肠黏膜全层的双层吻合法。近年来,随着缝合材料的更新,出现了 PPDO 材质的倒刺线(如 V-Loc/Stratafix),胃肠吻合的连续缝合方式又被广泛使用,但使用倒刺线行连续缝合中应注意以下情况:吻合口处空肠系膜缘尽量保留;吻合口两侧要求等大,切缘断面直接全层充分对合,无张力;使用 3-0/4-0 PPDO 材质倒刺线,针距为 3～5mm,进针处距边缘 4～5mm,浆肌层进针略宽于黏膜层,一处多次进针;以组织对合靠拢为原则,切忌过紧造成组织切割损伤或过松导致组织对合不良;遵循全层缝合原则;一旦关闭吻合口,距离组织 5～10mm 处剪断缝线,无须外科打结。

d.上提固定空肠输入段:因为残胃内容物易流入输入段,所以将输入段沿残胃小弯上提并缝 3 针固定,以防止胃断端小弯侧闭锁部的吻合口漏发生。

⑬留置引流管,关腹:腹腔引流管通过网膜孔插入到肝十二指肠韧带的左侧,关于引流的利弊、材料、管理方法有不同见解。清扫后的创面会通过引流丢失大量蛋白。这是其明显缺点,而且对于不一定发生的吻合口瘘,引流也不一定能起多大作用,所以也有不留置引流管的报道。相反,有报道认为,引流管有助于监测术后初期有无出血,而且通过引流液淀粉酶的测定,可评估胰瘘的风险。最后,确认腹腔无明显出血、肠系膜没有扭转后分层关腹。

（5）术后监测与处理

①仔细观察患者状态、胃管和引流液,了解病情变化。胃管主要是用来监测有无出血、了解胃排空功能情况,当胃管内无引流液时可以考虑拔出胃管。

②注意检验结果,及时适当纠正。

③经口进食可从术后 3～4 天开始,如果术后恢复平稳,可不行术后造影。

（6）术后常见并发症的预防与处理

①吻合口瘘:十二指肠残端瘘多数发生于十二指肠残端处理较困难的病例。输入空肠段狭窄或梗阻也是促成十二指肠残端破裂的重要因素。十二指肠残端瘘的临床表现为术后早期出现腹膜炎症状,如右上腹痛、腹胀、发热及出现腹膜刺激症状。腹腔穿刺吸出胆汁性液体即可明确诊断。一旦发生十二指肠残端瘘,必须及时手术处理。进腹后吸净腹腔内积液,用大量生理盐水冲洗腹腔,于瘘口附近放置双套管及冲洗管冲洗并持续负压吸引。术后持续胃肠减压,给予全胃肠外营养支持,或手术中同时行空肠吊置造口并给予肠内营养,同时给予广谱抗生素。经过上述处理,瘘口会逐渐缩小并愈合。为防止十二指肠残端瘘,在行 BillrothⅡ式胃切除时应正确处理十二指肠残端。若残端处理困难或估计残端的缝合不可靠,应通过残端插管至十二指肠做外引流。术后 10～14 天导管四周已形成窦道壁后即可拔除导管。

吻合口瘘常发生于胃肠吻合口与胃残端缝合口交界的三角区。手术时在该处增加一荷包埋入缝合是必不可少的步骤。吻合口部张力过大也是引起瘘的原因之一。因而在手术时应注意使吻合口部无张力。在行 BillrothⅠ式手术时,若发现吻合口张力过大,应将十二指肠外侧的腹膜切开,使十二指肠向中线移动以减少吻合口的张力,吻合口瘘的临床表现及处理原则与十二指肠残端瘘基本相同。

②吻合口通过障碍:胃部分或全胃切除术的梗阻并发症常见的有胃排空障碍、输入空肠段梗阻、输出空肠段梗阻和内疝。

a.胃排空障碍:胃部分切除术后残胃内容物不能通过吻合口进入肠道而发生胃潴留。功能性或机械性因素导致的梗阻统称为胃排空障碍。由吻合口过小、内翻过多或扭曲引起吻合口梗阻属机械性梗阻。由残胃无张力或吻合口炎症水肿引起的梗阻属功能性梗阻,且往往是暂时性的。本病经过 2～4 周的治疗,一般均可逐渐恢复。

b.输入空肠段梗阻:BillrothⅡ式胃部分切除术后发生输入段空肠梗阻的常见原因如下:输入空肠段过短、空肠与胃吻合处形成锐角引起梗阻(以近端空肠对胃小弯时容易发生);结肠前胃空肠吻合时,结肠下坠压迫输入空肠段,引起梗阻;输入空肠段过长产生扭曲、扭转或粘连,引起梗阻;结肠后胃空肠吻合时,横结肠系膜孔下滑压迫输入空肠段引起梗阻。

c.输出空肠段梗阻:常见的原因为输出空肠段粘连、扭曲,大网膜团块的压迫及横结肠系膜孔下滑压迫等,也可能因输出空肠段的炎症、水肿及痉挛所致。临床表现为高位肠梗阻。治疗这类梗阻应先采用非手术疗法,若症状不缓解则应行手术治疗。术中根据不同的原因做相应的处理。

d.内疝:Billroth Ⅱ式胃部分切除术后空肠输入段肠系膜与横结肠及其系膜之间有一间隙。小肠可以从左向右或从右向左进入这一间隙而形成内疝。输入空肠段过长时比较容易发生,时间多在术后早期,亦可发生在术后数月或数年。临床表现为典型的高位急性肠梗阻,容易产生肠绞窄坏死。一旦发生内疝应及时行手术处理,将内疝复位并缝合疝孔。若疝入的小肠已坏死,应行肠切除吻合。

③出血:为胃癌术后常见且严重的并发症。术中广泛的粘连分解及裸化血管,术后腹腔感染或吻合口瘘,腐蚀血管断端致使结扎线脱落都可引起严重的出血。因此,术中吻合和止血结扎操作要确实可靠,术后要避免感染,防止吻合口瘘的发生,引流通畅是预防的关键。如为少量出血或创面渗血,可暂时给予止血、输血等保守治疗,并严密观察生命体征及引流量。如怀疑为动脉性出血,输血、补液多难以奏效,应立即请介入科会诊,首先采用动脉栓塞技术争取达到止血目的。但因同时合并感染,有时不易成功,栓塞无效者应采取手术止血。

2.根治性近端胃切除术

(1)适应证:理论上近端胃切除术的适应证是局限于胃上部(U)、胃上部-食管(UE)区的sT$_1$癌,无幽门上下淋巴结和胃大弯右侧淋巴结转移,残胃可占原胃 1/2 以上的病例。不能保证 1/2 以上残胃的患者应坚决地实施全胃切除术。术前 cT$_{1\sim2}$N$_0$～＋M 分期的患者,考虑实施近端胃切除术,如果第 4d 组淋巴结清扫不充分,应当慎重选择。

(2)禁忌证

①肿瘤与周围组织广泛浸润。

②全身情况不良,虽经术前治疗仍不能纠正或改善者。

③有严重心、肺、肝、肾疾病而不能耐受手术者。

④术前诊断有远处转移或腹腔游离细胞学转移的证据。

⑤术前检查或术中探查第 4d、5、6、12a 组淋巴结可疑阳性时。

(3)术前准备:同术前准备"根治性远端胃切除术"。

(4)手术要点、难点及对策

①清扫范围:针对 cT$_{1\sim2}$N＋Mx 常规进行 D$_2$ 淋巴结清扫,即第 1、3、4sb、4sa、7、8a、9、11p 组淋巴结清扫;Siewert Ⅱ型追加第 110 组淋巴结清扫;第 10 组淋巴结可疑阳性时则追加清扫或行脾脏切除;Siewert Ⅰ型肿瘤追加食管下段、纵隔下段及第 112 组淋巴结清扫。

②麻醉及体位:患者全身麻醉,取平卧位,右上肢外展,左上肢紧贴侧腹壁,这样更方便助手拉钩暴露。

③开腹:采用从剑突到脐的腹正中切口。用腹部大拉钩充分暴露食管裂孔附近的术野,以便手术操作。常规行腹腔探查术,确认无肝脏、腹膜转移等。为防止脾脏损伤,操作前在脾脏后方垫入纱布。然后将脾下极的脾结肠韧带附着处切断。因为脾被膜损伤所致出血不易止血,所以应重点注意避免。切开一部分网膜囊,探查胃后壁、胰腺及腹腔干旁淋巴结。

④前哨淋巴结活检:术前胃镜检查及术中探查怀疑早期胃癌的病例,应首先行前哨淋巴结

活检。可以用卡纳琳在病灶周围浆膜下注射。注射 5 分钟后,切下染色的淋巴结送病理活检。

⑤大网膜的处理及淋巴结清扫:自胃网膜左、右动脉分界处开始,向口侧切开大网膜。于根部结扎、切断胃网膜左动脉。靠近脾脏顺次结扎、切断胃脾韧带内的胃短动脉。继续向上切开,直至食管裂孔左侧,清扫第 4sb、4sa、2 组淋巴结。清扫第 4s 组淋巴结的技巧是左手牵引胃脾韧带,在贴近脾脏处切开浆膜,边小心暴露血管,边行淋巴结清扫。对于脂肪丰富的患者,术者站在患者的左侧,左手夹住胃脾韧带的同时用组织剪清扫胃短动脉周围的脂肪组织并处理血管,这样操作比较容易。另外,脾上极一般无胃脾韧带附着,牵拉时应十分小心,避免被膜破裂导致出血。还要注意不要将脾门部走行的脾动脉误当作胃短动脉切断。

⑥第 4sb 组淋巴结清扫、第 4sa 组淋巴结清扫:术者站在患者左侧,左手夹住胃脾韧带的同时,用组织剪清扫胃短动脉周围的脂肪组织,在脾侧处理血管。

手术要点:若为脂肪丰富的患者,术者位于患者的左侧,左手夹住胃脾韧带的同时用组织剪清扫胃短动脉周围的脂肪组织,处理胃短动脉。

⑦小网膜及迷走神经的处理:病理诊断无前哨淋巴结转移时,可保留迷走神经(肝支、幽门支、腹腔支)。

⑧在切开小网膜、食管腹段前方的腹膜及膈食管韧带时,需注意迷走神经的走行。用细带提起迷走神经前干,在肝支分叉处下游切断胃前支,保留肝支。同时清扫第 1 组淋巴结。此处有通向食管的静脉分支和副肝左动脉,所以要结扎切实,避免出血。然后,用左手探查食管腹段右后方走行的迷走神经后干,用细带提起。迷走神经后干粗 2～3cm,呈条索状,较容易触及。

手术要点:应用细带提起迷走神经前干,并向头侧牵引,同时将胃向足侧牵拉,这样能比较容易地确认肝支和胃前支的移行部,在肝支分叉处的下游结扎并切断胃前支。左手探查到食管腹段右后方走行的条索,用弯度较大的钳子引入细带,提起迷走神经后干,用左手能够比较容易地探查到食管腹段右后方走行的迷走神经后干。

⑨清扫胃小弯和腹腔动脉干旁淋巴结及胃切除:将胃右动脉向幽门处的第二分支末梢结扎、切断,向口侧方向清扫第 3 组淋巴结,直至预计的切断线处。近端胃的切除范围需由肿瘤的部位、浸润深度、组织类型而定,胃切除范围约 1/2。肛侧的切断部位在胃小弯侧角切迹上方 2cm(距幽门轮 7～8cm),大弯侧在胃网膜左、右动脉交界处(距幽门轮 18～20cm),分别用丝线做标记,用肠钳夹住标记线两侧,电刀离断胃壁,然后将近端胃向前上方提起,切开腹腔干旁的后腹膜,清扫第 7、9 组及第 11p 组一部分淋巴结。此时,为了保存迷走神经腹腔支,用细带将迷走神经后干向右侧牵引,切断迷走神经的胃后支。为了避免损伤在胃左动脉根部附近走行的腹腔支,结扎、切断胃左动脉时不要紧贴根部,而应稍向末梢侧。

手术要点:确认切缘距病灶大于 2cm,若辨别不清,可用术中内镜或将胃切开来决定切断处,小弯侧在胃角切迹口上方约 2cm,大弯侧在胃网膜左、右动脉交界处,切除约 1/2 的胃。

⑩确定第 1 组淋巴结清扫的后方界线:沿着肝缘切开小网膜。副肝动脉从胃左动脉分出,经常从小网膜中通过,可结扎、切断。当副肝动脉较粗大时(代替肝左动脉等),也可清扫胃左动脉周围至此的血管,并在分支处的末梢侧切断胃左动脉。切除小网膜囊直至食管旁,显露出食管右壁,此时可透过组织看到后方的膈肌脚肌层,切开后腹膜予以显露。在小网膜切开线和

后腹膜切开线的汇合顶点处还有一些相互连接的膜样结构,切开暴露其深部的食管腹段,游离迷走神经。切断迷走神经,胃小弯可充分伸展,使以后的操作更加容易。迷走神经旁常常有粗大的静脉伴行,需用超声刀或确切结扎后切断。此处是清扫胃小弯和贲门右淋巴结的上方界线。在注意保护下腔静脉的同时,进一步向右侧切开后腹膜清扫第1组淋巴结。

手术要点:确定清扫第1站淋巴结的后方界线时,右侧留意腔静脉,另一侧向肝十二指肠韧带方向操作。

⑪贲门的处理及切断食管:接下来清扫胃上部近贲门左侧第2组淋巴结,紧贴脾门离断胃短血管,向下左内侧延伸至胃后动脉第一支与第11p组淋巴结交汇处。食管切断部位一般在食管胃交界处正上方,在此处夹上荷包钳后,切断食管。将吻合器钉砧置于食管断端内。将断端送术中冷冻病理切片检查,确认是否为阴性。

⑫胃食管吻合术:将管形吻合器插入远端胃,从前壁穿出,于食管内行钉砧吻合,再用切割闭合器闭合远端胃。用丝线对吻合口及切除断面行浆肌层包埋。

⑬留置引流管,关腹:腹腔引流管通过网膜孔插入到肝十二指肠韧带的左侧,最后确认腹腔无明显出血、肠系膜没有扭转后分层关腹。

(5)术后监测与处理

①仔细观察患者状态、胃管和引流液,了解病情变化。胃管主要是用来监测有无出血、了解胃排空功能情况,当胃管内无引流液时可以考虑拔除胃管。

②注意检验结果,及时适当纠正。

③经口进食可从术后4~5天开始,如果术后恢复平稳,可不行术后造影。

(6)术后常见并发症的预防与处理

①吻合口瘘:吻合口瘘发生于食管胃吻合口及胃残端缝合口。手术时在该处增加一荷包埋入缝合是必不可少的步骤。吻合口部张力过大也是引起瘘的原因之一。因而,在手术时应注意使吻合口部无张力。在行胃食管吻合手术时,若发现吻合口张力过大,应将十二指肠外侧的腹膜切开使十二指肠向中线移动以减少吻合口的张力。吻合口瘘的临床表现及处理原则与十二指肠残端瘘基本相同。

②胃排空障碍:胃部分切除术后残胃内容物不能通过吻合口进入肠道而发生胃潴留。功能性或机械性因素导致的梗阻统称为胃排空障碍。由吻合口过小、内翻过多或扭曲引起的吻合口梗阻属机械性梗阻。由残胃无张力或吻合口炎症水肿引起的梗阻属功能性梗阻,且往往是暂时性的。胃无张力的原因尚未完全清楚,一般认为与下述因素有关:a.胆汁反流引起急性反流性胃炎、吻合口及胃的黏膜水肿、糜烂;b.支配胃的迷走神经支被切断,胃的蠕动功能减退;c.电解质紊乱,如低钾血症及低钠血症;d.精神因素及其他不明原因。

胃排空障碍的主要临床表现为上腹部饱胀及呕吐。机械性的吻合口梗阻常在停止胃肠减压后出现症状。功能性的排空障碍多发生于术后7~10天。患者开始进半流质饮食后即出现上腹饱胀及呕吐,胃造影检查可见造影剂在胃内潴留,不能通过吻合口。纤维胃镜检查对于鉴别机械性梗阻或功能性梗阻有重要作用。只要不是机械性的吻合口梗阻应坚持非手术治疗,行持续胃肠减压,用生理盐水或2%碳酸氢钠溶液洗胃,给予 H_2 受体拮抗剂抑制胃酸分泌,输液维持水、电解质平衡,纠正贫血及低蛋白血症等。时间超过1周者应给予全胃肠外营养支持。

经过 2~4 周的治疗,一般均可逐渐恢复。少数患者还需更长的治疗时间,不要急于行手术探查。如果不能排除有机械性吻合口梗阻的可能性应行手术探查,若手术中发现吻合口通畅无机械性梗阻因素,可行胃造口置管减压及空肠吊置造口置管维持肠内营养,切勿轻易增加一个胃肠吻合口或其他复杂的手术,使病情更加复杂化。胃镜检查证实吻合口有机械性梗阻或狭窄应再次手术切除梗阻部位后重新吻合。

③出血:同"根治性远端胃切除术"。

3.根治性全胃切除术

(1)适应证

①肿瘤的体积较大、范围广。

②上部胃癌距食管较近(Siewert Ⅱ型和Ⅲ型),如早期胃癌肿瘤上缘距食管在 2cm 以内、浸润型胃癌在 6cm 以内、局限型胃癌在 4cm 以内者都应行全胃切除术。

③若肿瘤已侵犯周围脏器,可以联合切除部分附近已受累的脏器。

④皮革胃。

(2)禁忌证:同"根治性远端胃切除术"。

(3)术前准备:同"根治性远端胃切除术"。

(4)手术要点、难点及对策

①应切除大网膜、全胃、食管下段、十二指肠球部。食管切缘距肿瘤应＞3cm。D_1 淋巴结清扫包括第 1~7 组淋巴结,如食管受累及还应清扫第 110 组淋巴结;D_1＋淋巴结清扫是在 D_1 淋巴结清扫范围基础上清扫第 8a、9、11p 组淋巴结,如食管受累及还应清扫第 110、111 组淋巴结;D_2 是在 D1 淋巴结清扫范围基础上清扫第 8a、9、11p、12a 组淋巴结,如食管受累及还应清扫第 19、20、110、111 组淋巴结;如胃体大弯侧近脾门处的 $cT_{3~4}$ 期肿瘤,在 D_2 清扫范围基础上追加第 10 组淋巴结。

②麻醉及体位:患者全身麻醉,取平卧位,右上肢外展,左上肢紧贴侧腹壁,这样更方便助手拉钩暴露手术野。

③开腹:通常取上腹部正中切口。正中切口可以缩短开关腹的时间,而且腹正中没有横行的血管,出血较少。另外,还可以根据情况向下延长切口。切口头侧起自剑突的根部,足侧可至脐旁或脐下。全长切开至真皮层后,将脐上部的皮缘向左右拉开,分开皮下脂肪,显露出疏松结缔组织。用电刀切开腹白线,向上下延伸。暴露剑突并将其切除后,紧密附着在剑突上的腹直肌后鞘得以分离,肋弓可以开得更大,从而获得良好的术野。

④准备工作:开腹后应首先仔细探查腹腔,确认有无腹膜转移等无法根治的因素存在。此外,为防止出血并为其后的操作创造条件,需行以下步骤:

a.分离脾下极附近的粘连:若脾脏与膈肌之间有膜性粘连,先予以切开,左手插入脾脏后方,向下牵引,垫入纱布使脾脏暴露于视野内。腹壁左侧、大网膜与横结肠脾侧相互粘连,或与后腹膜重叠反折,往往存在复杂的粘连。

b.首先切开大网膜或结肠系膜与后腹膜之间的粘连,在此过程中可看到脾下极。脾脏和大网膜、胃脾韧带间往往有膜性粘连,在避开脾脏的前提下提前将这些粘连切开,可以避免在清除第 4sb 组淋巴结时,因牵拉而损伤脾被膜。当然,在这个过程中也可能损伤脾脏,引起出血,需要注意。

⑤游离网膜囊和大网膜:沿着大网膜在横结肠的附着处做浅层的切开,助手用两手将横结肠左右展开,暴露横结肠前方,术者向结肠垂直方向牵拉大网膜,即可看到结肠系膜前叶和后叶间疏松的剥离层,将前叶从后叶上剥离。

手术要点:大网膜的血管大多数是发自胃网膜左右动静脉的分支,切除大网膜时没有必要处理,结肠周围有许多血管,由边缘动脉发出流入结肠动脉,注意不要损伤。横结肠中央部分剥离较困难,可以从左右两端及肠系膜的内侧开始剥离。完整切除网膜囊时,从左右两端开始,在胰腺附近使剥离层贯通,再向前方(横结肠侧)进行剥离较好。网膜囊切除后,剥离层已与胰腺背侧相连,可将胰腺从后腹膜游离。一般不做完整的网膜囊切除,只在中结肠动、静脉右侧,为了清扫幽门下淋巴结进入正确的剥离层,从而进行网膜囊切除,沿十二指肠降段切开胰头部前方的被膜,也可以进入切除网膜囊的层面。

⑥幽门下淋巴结的清扫:同"根治性远端胃切除术"。

⑦幽门上淋巴结的清扫:同"根治性远端胃切除术"。

⑧切除十二指肠球部:同"根治性远端胃切除术"。

⑨清扫胰腺上缘:行胰腺上缘清扫时,须注意从胰腺实质发出通向第 8 组及第 11 组淋巴结的小动脉。显露肝总动脉及脾动脉后,横跨这两条血管的红色小血管即是。若不小心损伤这些小血管,血管断端会缩回胰腺实质内,止血困难。此时应小心地暴露、结扎,或用超声刀切断。术者用解剖剪沿肝固有动脉左侧钝性剥离,逐步将第 12a 组淋巴结从门静脉左壁分离。继续向左侧沿肝总动脉清除淋巴结,暴露胃左静脉后将其结扎并切断。显露胃左动脉根部,用电刀沿血管壁分离胃胰襞,清扫第 9 组淋巴结。

在切断胃左动脉之前,在其左侧清扫第 11p 组淋巴结。第 11p 组淋巴结右侧界为胃左动脉,左侧界为胃后动脉,下界为胰腺上缘,上界为膈肌脚。剥离层面时应该注意从胰腺实质向淋巴结发出的小动脉,避免损伤而导致出血。因脾动脉后方即为脾静脉,分离时须避免损伤脾静脉,最后与胰腺背面的分离层相接续。在胃左动脉根部行双重结扎后切断,可继续向左清扫胰腺上缘。显露胃后动脉后,于根部结扎、切断。脾动脉干淋巴结未发现有明确转移时,脾动脉应保留至末梢。

⑩胃网膜左动脉淋巴结(第 4sb 组)和胃小弯侧上部淋巴结(第 1、3 组)的清扫:在清扫第 12a 组淋巴结时,已经切开的小网膜沿肝脏下缘继续向左游离至贲门附近,在食管裂孔右侧区域,切断迷走神经前后干,清扫第 1 组和第 3 组淋巴结。继续向左下方进行游离,切开胃短动脉最下分支与胃网膜左动脉第一支间部分,切断胃远侧端的 2～3 个小血管分支,左手插入,在拇指及示指引导下,探查胃网膜左动脉根部,确认动静脉血管后,游离至此进行结扎、切断。

⑪脾门淋巴结的清扫(第 10 组):一般采用右侧入路进行,沿分离的第 11p 组淋巴结向左侧游离脾胃韧带,助手轻柔下压胰尾,充分暴露脾胃韧带,沿着脾脏表面离断胃短血管,清扫第 4sa 组淋巴结。以胰腺上缘的脾动脉为清扫起点,紧贴脾动脉干清扫第 11d 组淋巴结,并向脾门方向推进,清扫第 10 组淋巴结。另外的方式为自右向左分离大网膜,直至显露并于其根部离断胃网膜左血管及胃短血管,清扫第 4sa 组淋巴结。待食管横断后,显露并分离后腹膜与胰

体的连接处,游离胰腺体尾,从胰后间隙暴露脾动静脉,清扫第 11d 组淋巴结,最后清扫脾门的第 10 组淋巴结。

⑫胃短血管、胃左侧淋巴结的清扫(第 2 组):自脾上极沿膈肌向食管裂孔方向游离胃膈韧带裸化左侧食管,当到达左侧膈肌脚时,紧贴膈肌脚分离食管贲门处的淋巴脂肪结缔组织,注意勿损伤左膈下动脉。裸化食管过程中紧贴食管操作,否则会切开纵隔胸膜。尽量切断迷走神经干后再游离食管与膈肌裂孔间筋膜,以方便必要时清扫第 110、111 组淋巴结,并可游离下段食管达 6cm 左右。

⑬游离及切断食管:充分游离食管下段,注意保留迷走神经。游离迷走神经前干切断胃支,保留肝支;迷走神经后干位于食管筋膜与膈食管筋膜之间。食管下段无浆膜,缝合时易撕裂,建议用 4 号线于切线的近侧全层缝合一排缝线,将食管肌层和黏膜固定,距缝线远侧 0.5cm 处将食管切断,将胃管拉出。

⑭切除、移走胃:将胃下端向上翻起,分离后壁和胰之间纤维组织。若不需行脾切除,则将胃脾韧带和胃短血管分离结扎并切断,注意勿撕裂脾被膜,损伤脾蒂。将胃切除移走。

⑮消化道重建。常用方法有:a.结肠前 Roux-en-Y 吻合;b.食管空肠功能性端端吻合(FETE);c.食管空肠顺蠕动侧侧吻合;d.π 形食管空肠吻合。

a.食管断端荷包缝合或向内插入抵钉座处理:在全胃切除后的第一个操作就是食管全周荷包缝合或选择反穿刺法置入 25 管型吻合器的抵钉座进行处理。

b.空肠的处理:根据患者吻合口部位,在无张力的原则下,选择 Treitz 韧带下方 18～25cm 的部位切断空肠。将切断部向远端的 8～10cm 肠管作为遗弃肠管,不要损伤遗弃肠管边缘动静脉。此有利于保持食管空肠吻合部位的血液供运,降低上提空肠肠管张力。将远端空肠上提,自遗弃肠管内置入 25 管型吻合器抵钉座,一般定位于遗弃肠管远端 5cm,回抽 2～3cm 将中心杆穿出。回抽的目的是避免空肠黏膜手风琴折叠现象,最大限度地降低术后此处吻合口并发症。

c.食管空肠吻合及遗弃肠管的切除

食管空肠端侧/侧侧吻合后检查吻合部位有无肠管折叠或异物,确认食管和空肠紧密相贴后扣动扳机,压紧 10 秒后,转动旋钮分开。缓慢将吻合器平行拔出。检查食管空肠吻合部位,若感觉吻合不是十分满意,可沿浆肌层外周手工缝合 6～8 针。

示指伸入器械拔出遗弃肠管,再次确认吻合部的肠管是否畅通、有无出血等。若无异常,使用 4.5mm 切缝器切除遗弃肠管,断端做包埋处理。

手术要点:输入段长度控制在距离食管 2～3cm(这就是遗弃肠管远端 5cm 回抽 2～3cm 的目的)处,过长易引起盲端综合征,过短则包埋的断端一部分可能会凹陷,如食管、空肠吻合口术后将引起狭窄。避免食管空肠端端吻合。

空肠间吻合(Y 袢):先前切断的空肠断端与距离食管、空肠吻合部 35～40cm 的空肠行端侧吻合。

手术要点:Roux 袢长度>50cm 容易发生 Roux 滞留综合征,但距离不能过短,否则会增加反流性食管炎的发生率;注意空肠系膜侧的肠壁夹入,此处容易导致吻合口不完整。

d.关闭小肠系膜裂孔的处理:靠近空肠 Y 襻吻合口周围,顺蠕动方向将系膜缝合(间距5mm 为宜),关闭系膜裂孔。

⑯留置引流:分别在胰腺上方吻合口及左膈下各留置一根引流管。术后第 1、2 天测定引流液的淀粉酶浓度,判断是否存在胰瘘。如淀粉酶浓度达到数万单位,应继续留置引流管进行持续引流。

(5)术后监测与处理

①仔细观察患者状态、胃管和引流液,了解病情变化。胃管主要是用来监测有无出血、了解胃排空功能情况,当胃管内无引流液时可以考虑拔出胃管。

②注意检验结果,及时适当纠正。

③经口进食可从术后 4～5 天开始,如果术后恢复平稳,可不行术后造影。

(6)术后常见并发症的预防与处理

①吻合口瘘:同"根治性远端胃切除术"。

②出血:同"根治性近端胃切除术"。

二、胃淋巴瘤

起源于胃壁间叶组织的恶性肿瘤称为胃肉瘤,比较少见,约占全部胃肿瘤的 1％,占胃恶性肿瘤的1％～5％,但其发病率有增加趋势。

各种胃肉瘤中以淋巴瘤最为多见,其中原发性约为 65％～75％,继发性约 23％～38％。原发性胃淋巴瘤系指原发于胃黏膜下淋巴组织的恶性肿瘤,约占胃肉瘤的 60％,不包括全身淋巴瘤侵犯到胃的病变。发病年龄自 13～82 岁不等,平均为 50 岁左右,60 岁时的发病率最高。男性多于女性,二者比例为 1.7∶1。

原发性胃淋巴瘤可发生于胃的任何部位,以胃体部小弯侧和后壁为多见。病变开始时,局限于黏膜或黏膜下层的淋巴小结内,也可呈多中心性,以后逐渐累及胃壁全层。黏膜表面有时可形成溃疡,溃疡深者可穿破胃壁造成穿孔。

根据免疫组织化学染色,绝大多数的原发性胃淋巴瘤是非霍奇金淋巴瘤,起源于黏膜相关的淋巴样组织。其中大部分为 B 细胞淋巴瘤生长缓慢,趋于局限化细胞小、核圆、排列不规则。原发性 T 细胞淋巴瘤在胃淋巴瘤中很少见,表现为细胞形态各异,有细胞浆常为嗜碱性。胃的 T 细胞淋巴瘤恶性度较高,侵袭性比 B 细胞淋巴瘤大。

组织细胞淋巴瘤约占原发性胃淋巴瘤的 5％～10％,细胞大、胞质丰富、核异型。胃原发性霍奇金病极为少见。有研究表明,淋巴瘤的发生与等位基因不平衡和微卫星不稳定有关,也可能与 EB 病毒感染有关。大多数研究认为,黏膜相关淋巴组织(MALT)淋巴瘤与幽门螺杆菌感染有关。

(一)病理

1.大体形态特征

原发性胃淋巴瘤的大体形态分为以下几种:

(1)浸润型:表现为局限或弥漫的胃皱襞肥厚性浸润病变,或表现为扁平、环形的象皮样肿块。

(2)溃疡型:以浅表的溃疡最为常见,直径 3～18cm 不等,底部坏死,边缘硬而突起,外形似癌。

(3)结节型:以散在于黏膜下,0.4～4cm 大小的多发型结节为特征。结节常扩展至黏膜下或浆膜面,通常伴有浅表或深在溃疡。

(4)息肉型:质似海绵,常有深在溃疡。

(5)混合型:在一个标本中同时有两种以上类型者。

2.组织学特征

(1)高分化淋巴细胞型:为成熟的淋巴细胞增生,通常不具恶性细胞的组织学特征。

(2)低分化淋巴细胞型:淋巴细胞显示不同程度的未成熟性,此型大致相当于原来的淋巴细胞淋巴瘤。

(3)混合细胞型:同时含有淋巴细胞和组织细胞,此型通常呈结节状。

(4)组织细胞型:为不同程度成熟与分化的组织细胞增生所构成。

(5)未分化型:为未按组织细胞或淋巴细胞系统明显分化的原始网织细胞增生所组成。

3.病理组织学分类

目前应用最广的是按细胞类型、分化程度及增生方式进行的分类。

(1)滤泡型淋巴瘤:可分为低分化淋巴细胞型、混合细胞型及组织细胞型。

(2)弥漫性淋巴瘤:可分为高分化淋巴细胞型、中分化淋巴细胞型、低分化淋巴细胞型、混合细胞型、组织细胞型、未分化 Burkitt 型、未分化多形细胞型及组织细胞型。

(3)霍奇金淋巴瘤:分为淋巴细胞显著型、结节硬化型、混合性细胞结构型及淋巴细胞耗尽型。

这种分类改进了临床与病理之间的关系,但其对治疗选择和预后估计的意义尚待进一步明确。

胃淋巴瘤的转移途径与胃癌相仿,主要为直接蔓延(可扩展至邻近的十二指肠或食管)和淋巴转移。

临床上可分为 4 期,其中Ⅰ期又分为 3 个亚期。

Ⅰ期:

Ⅰa 期:肿瘤局限于胃。

Ⅰb 期:肿瘤局限于胃,但多发。

Ⅰc 期:Ⅰa 或Ⅰb 并发穿孔性腹膜炎。

Ⅱ期:肿瘤侵及区域性淋巴结。

Ⅲ期:肿瘤超出区域性淋巴结,侵及肝、胰腺。

Ⅳ期:肿瘤全身播散。

胃淋巴瘤在病理上常须与假性淋巴瘤鉴别。后者由淋巴组织团块组成,表面黏膜常伴有溃疡,组织学诊断标准是:多型性细胞浸润,具有淋巴生发中心结构以及成纤维细胞反应,无区域性淋巴结转移。

原发性胃淋巴瘤的 TNM 分期:

T

  T_1 肿瘤浸润黏膜层或黏膜下层。

  T_2 肿瘤浸润肌层。

  T_3 肿瘤浸润至浆膜下层。

  T_4 肿瘤浸润穿透浆膜层。

  T_5 肿瘤侵犯邻近结构。

N

  N_0 无区域淋巴结转移。

  N_1 胃周淋巴结转移在肿瘤边缘 3cm 之内。

  N_2 胃周淋巴结转移超过肿瘤边缘 3cm,或胃左动脉、肝总动脉、脾动脉或腹腔动脉旁淋巴结有转移。

  N_3 腹主动脉旁、肝十二指肠韧带淋巴结或其他腹腔内淋巴结有转移。

  N_4 淋巴转移范围超出 N_3。

M

  M_0 无远处转移。

  M_1 有远处转移。

(二)临床表现

胃淋巴瘤缺乏特有的临床征象。各种症状中以腹痛和体重减轻最常见。腹痛常位于上腹部或脐周,类似溃疡病,进食或服制酸药可缓解。体重减轻多为中等程度。肿瘤位于贲门部者偶有吞咽困难。消化道出血不及胃平滑肌瘤和胃癌常见。偶见肿瘤自发性穿孔所致的腹膜炎。少数有贫血或恶病质征象。1/4 的原发性胃淋巴瘤患者在上腹部能摸到较大肿块,若同时伴有肝、脾肿大应考虑为继发性胃淋巴瘤。

(三)诊断

由于原发性胃淋巴瘤对放疗与化疗敏感,因此正确诊断显得尤为重要。

放疗与化疗快速进展使学者对外科切除的作用产生怀疑。早期报道只要可能,彻底切除病灶可获得最长的生存期和最高的治愈率;然而近期研究表明,放疗、化疗或二者联合所获得的生存率及治愈率并不低于手术治疗。因此认为,可切除的病例应予切除,术后加用放疗或化疗以期获得最大的生存率和治愈率。对Ⅲ、Ⅳ期病例,手术与放疗和化疗相比,并无优越性。

1.X 线钡餐检查

这是诊断胃淋巴瘤的主要方法,常表现为胃黏膜可见多数不规则的圆形充盈缺损,状似鹅卵石。此外,若见到以下情况也应考虑到胃淋巴瘤:多发性恶性溃疡;位于胃后壁、小弯侧大而浅的溃疡;充盈缺损或龛影周围出现十分肥大的黏膜皱襞;胃壁增厚、僵硬,但蠕动尚能通过;肿块较大,但胃的外形变化不明显,也不引起梗阻;肿瘤扩展超过幽门而累及十二指肠。

2.纤维胃十二指肠镜检查

内镜检查时的表现因肿瘤类型而异,形态往往与胃癌相近似。确诊仍需依靠活组织检查;黏膜下病变不易取得肿瘤标本;但溃疡性病变较易确诊。内镜下应多点取活检(每个患者取 7

处以上），活检诊断准确率约为90％；如活检结合细胞刷准确率几乎可达100％。内镜超声对评估浸润深度、病变范围、区域淋巴结状态有价值。

3.B超和CT检查

B超，尤其是EUS的诊断价值已如上述。B超和CT相结合时，有助于确定病变的部位、范围以及对治疗的反应。

胃淋巴瘤与胃癌的鉴别有一定的困难。临床上胃淋巴瘤的主要特点为：①平均发病年龄较胃癌轻；②病程较长而全身情况尚好；③梗阻与贫血症状少见；④肿瘤的质地较软，切面偏红；⑤肿瘤表面完整或未完全破坏。

确诊为胃淋巴瘤后，尚要判断属原发或继发性，因前者可用手术方法治愈，而对后者外科治疗仅起姑息性疗效。诊断原发性胃淋巴瘤的Dawson标准为：①全身浅表淋巴结无肿大，或虽呈肿大但病理不能证实为恶性淋巴瘤；②白细胞总数及分类正常；③胸片未显示有胸骨后淋巴结肿大；④手术证实病变局限于胃及引流区淋巴结；⑤肝、脾正常。

4.分子生物学检测

CD20和CD3免疫组化染色对证实MALT淋巴瘤有价值。早期诊断也可选用VH-FR3/J(H)PCR检测。免疫球蛋白基因重排检测钳活检标本对早期病变的诊断有重大意义，一方面比传统病理和免疫组化能提前数日做出报告，另一方面可确诊组织学检查难以肯定的病例。

（四）治疗

鉴于原发性胃淋巴瘤的手术切除率和术后5年生存率均优于胃癌，且对放疗和化疗有良好反应，因此应采取以手术切除为主的综合治疗。

1.手术治疗

大多数学者对切除原发病灶持积极态度，其原因是：①病变较局限，治愈性切除的机会较大；②即使病变已向胃外扩展，姑息性切除也能提高术后放疗或化疗的效果，并避免由此引起的出血或穿孔等并发症。所以，无论肿块多大，只要全身情况许可，都应争取行剖腹探查术。

胃淋巴瘤的切除范围应根据病变大小、部位、大体形态特征而定。一般对局限于胃壁的息肉状或结节状肿块可采用胃次全切除术。若肿瘤浸润范围广，边界不清或在胃壁内有多个病灶时，应考虑行全胃切除术，同时注意区域性淋巴结的清扫。

2.放射治疗

应作为术后的主要辅助措施，适应证为：①肿瘤较大，浸润及浆膜面或有淋巴转移，根治性手术之外，仍宜辅以放疗；②姑息性胃切除术后；③复发性胃淋巴瘤。放射剂量一般为30～40Gy。

3.化疗

对有淋巴结转移或病变广泛的晚期病例，联合应用化疗可延长患者的生存期。常用的化疗方案为CHOP(环磷酰胺、阿霉素、长春新碱和泼尼松)和CAOP(环磷酰胺、多柔比星、长春新碱和泼尼松)，其他尚有COPP、MOPP、EPPV等方案。

（五）预后

病变局限于胃而无淋巴结转移者，术后5年生存率接近或超过50％；区域淋巴结受累者，术后5年生存率为25％左右。复发多发生于手术后两年之内，其中2/3复发于腹部以外其他部位。

三、胃类癌

"类癌"一词最早是由 Oberndorfer 于 1970 年用以描述一种形态上像腺癌,但行为是良性的肿瘤。现在类癌代表范围较广的肿瘤谱,这种肿瘤起源于不同类型的神经内分泌细胞,可产生各种各样的生物活性物质。类癌可发生于前肠(支气管、胰、胃、胆道)、中肠(小肠、近端结肠、卵巢)和后肠(远端结肠、直肠),以生于阑尾、直肠和回肠者为多见。胃类癌占全部类癌的2%~4%,在全部胃肿瘤中不到1%。近年报道,发病率有增高趋势,表现为萎缩性胃炎、恶性贫血(低酸状态)或 Zollinger-Ellison 综合征伴Ⅰ型多发性内分泌肿瘤(ZES-MEN1);认为高促胃液素血症在促进此肿瘤的发生中起重要作用。

(一)分型

Ⅰ型(ECLoma):起源于黏膜肠嗜铬样细胞(ECL 细胞),可活跃地分泌组胺,可发生于胃底或胃体,主要为多发,与 A 型慢性萎缩性胃炎、胃酸缺乏和恶性贫血相关。这种类型常伴有胃窦 G 细胞增生、肠化生。伴随病变有肿瘤周围黏膜内分泌细胞增生和异型增生。组织学上,银染和嗜铬蛋白 A 染色阳性。病因为高胃泌素血症。在三型中,Ⅰ型的恶性倾向较低。也可能有转移,多发生于淋巴结和肝脏。

Ⅱ型:Zollinger-Ellison 综合征伴Ⅰ型多发性内泌肿瘤通常为多发,诊断时常有转移。

Ⅲ型(由混合细胞组成):无高促胃液素血症。通常为单个、体积较大的肿瘤,恶性倾向高,诊断时常有转移,无慢性萎缩性胃炎、恶性贫血或卓-艾综合征。这一类型常包括神经内分泌肿瘤,内分泌与外分泌肿瘤混合并存。

(二)临床表现

多数为无特征性腹痛,表现为上消化道出血、胃溃疡症候群及贫血也较多,还有表现为反流性食管炎的。另一方面,有同时呈神经内分泌症状的,即所分泌的活性物质所致的相应症状。

(三)治疗

治疗以外科手术切除为主。对于Ⅰ型胃类癌,不少学者报道应用内镜下局部切除或胃窦切除,来达到去除肿瘤和降低血清促胃液素水平的目的。应用 α 干扰素和(或)奥曲肽治疗效果也很好,有时可使转移灶缩小。奥曲肽也可降低 ECL 细胞和血浆中促胃液素的水平。

Ⅲ型胃类癌多视为恶性肿瘤,治疗原则以根治切除为主。

近来研究表明,H_2 受体拮抗剂和质子泵抑制剂可用以减少胃酸分泌。

四、胃肠道间质肿瘤

胃肠道间质肿瘤(GIST)的概念系 1983 年由 Mazur 和 Clark 提出,被定义为一类存在频发 c-kit 基因突变,表达 KIT 蛋白,CD117 免疫组化染色阳性,以梭形细胞和上皮样细胞为主的胃肠道间叶源性肿瘤。过去诊断的平滑肌瘤和平滑肌肉瘤有相当部分实际上应归入 GIST 范畴。

(一)发生机制与细胞来源

c-kit 原癌基因位于第 4 染色体长臂($4'$q11-q12),编码 145ku 的 KIT 蛋白系具有酪氨酸激酶活性的跨膜受体。CD117抗体是KIT蛋白的抗原决定簇。85%～92%的GIST存在c-kit基因突变,引起酪氨酸激酶与配体无关的持续激活,从而导致了细胞过度分裂和凋亡抑制。

CD117在全身被广泛表达,又以在小肠Cajal细胞(ICC)中表达活性最高。由于ICC和GIST细胞具有相同的细胞抗原染色和相似的超微结构,有人提出GIST极有可能是起源于向ICC分化的间质多能干细胞。

(二)生物学特性

尽管大多数GIST生长缓慢,仍有部分具有恶性特征,存在复发和转移倾向。细胞有丝分裂活性和肿瘤体积是判断GIST恶性程度的重要指标。2001年美国国立卫生院(NIH)据此制订了GIST恶性程度评价标准(表3-2-4)。

表3-2-4 2001美国NIH制订的GIST恶性程度评价标准

危险度	肿瘤大小(cm)	有丝分裂细胞计数/50高倍视野(个)
极低危	<2	<5
低危	2～5	<5
中危	<5	6～10
	>5	>5
高危	>10	任何个数
	任何大小	>10

(三)临床表现

约60%～70%GIST原发在胃,20%～30%发生于小肠。10%～30%的病例可完全无症状,随肿瘤增大可逐渐表现为压迫、出血、黄疸、腹痛、腹块、肠梗阻、肠套叠等非特异性症状。主要的恶性表现为腹膜播散和肝脏转移,淋巴转移不多见。

(四)诊断和治疗

GIST内镜下表现为黏膜下肿块,表面覆有正常黏膜,有时伴脐凹;超声内镜有助于分辨良恶性。肿瘤直径>4cm、回声不均匀或有囊腔、突出腔壁且形状不规则是高度恶性的表现;而直径<3cm、回声均匀、边缘整齐则是低度恶性的特征。超声内镜下细针穿刺活检是术前获得确切病理诊断的重要手段,可通过免疫组化方法检测具有确诊价值的CD117蛋白。CT对于明确GIST的侵犯范围,制定手术方案具有一定参考价值。

手术切除是GIST治疗的首选方法。因为GIST甚少发生淋巴转移,故没有必要清扫区域淋巴结。DeMatteo认为手术摘除瘤体即可,没有必要行扩大切除。生存率与肿瘤大小和是否彻底切除有关,复发后再次手术并不能改善预后。

2001年Joensuu报道首例应用酪氨酸激酶抑制剂甲磺酸伊马替尼治疗GIST,使肿瘤明显缩小。随后的多中心随机对照研究证实了其疗效。甲磺酸伊马替尼是选择性酪氨酸激酶抑制剂,可抑制细胞增殖,促进凋亡,原用于白血病的治疗。GIST对甲磺酸伊马替尼的治疗反应取决于c-kit的突变部位,第9外显子突变者疗效较佳,没有检测到c-kit突变者基本无效。

五、胃良性肿瘤

胃的良性肿瘤一般体积不大，生长缓慢，故可因临床症状较少而不引起重视。又因检测方法不同，文献报道的发病率也相差较大，占全部胃肿瘤的 2% 左右，约占全消化道肿瘤的 1.9%。

按组织学分类，起源于胃上皮细胞的肿瘤有胃息肉、胃息肉病；起源于间叶组织的肿瘤有平滑肌瘤、腺肌瘤、血管瘤、神经源性肿瘤等。

Easterman 报道胃良性肿瘤 176 例：属于胃黏膜上皮细胞的肿瘤 111 例，其中腺病性息肉 80 例(72.1%)、腺瘤 19 例(17.1%)、息肉病 10 例(9%)、乳头状瘤 2 例(1.8%)；属于间叶组织的肿瘤 65 例，其中平滑肌瘤、纤维肌瘤、腺肌瘤及黏液腺瘤共 44 例(67.7%)，血管瘤 6 例(9.2%)、神经纤维瘤 5 例(7.7%)、皮样囊肿 3 例(4.6%)、脂肪瘤 1 例(1.5%)。

胃良性肿瘤的临床表现具某些共同特征，以中年发病者占大多数。肿瘤常位于胃窦或胃体部，胃底部不常见，贲门区罕见。肿瘤小时一般无症状，或可能有上腹不适或饱胀感。肿瘤的黏膜面好发溃疡，长期少量出血可引起贫血，深的溃疡可导致明显的大出血。凡存在溃疡者可有腹痛，但与消化性溃疡的症状明显不同。起源于间叶组织的肿瘤长大到一定程度时，可在腹部体检时扪及肿块。贲门部、胃窦部肿瘤长大至一定程度可引起吞咽困难和幽门梗阻症状。位于幽门部的带蒂肿瘤，可脱出幽门口而起球瓣作用，引起间歇性梗阻。

胃良性肿瘤的诊断主要依靠 X 线气钡双重造影，多示充盈缺损。但鉴别肿瘤性质不易。纤维胃镜检查可大大提高胃良性肿瘤的检出率，且能通过黏膜活检或刷取胃黏膜细胞而确诊起源于黏膜病变的性质。至于起源于非黏膜的肿瘤，常因难取活检而不易定性。胃镜下虽可凭肉眼做出良、恶性初步判断，但确诊仍须依病理切片为准。良性息肉常<2cm，表面光滑，有光泽而呈淡红色，不易出血。恶性息肉常>2cm，广基，表面灰白，凹凸不平而有结节，附白苔，多有糜烂，易出血。

(一)胃息肉

胃息肉实际上是一解剖形态学术语，其组织学概念是指黏膜上皮性肿物。因此胃息肉可以是肿瘤性、增生性、炎性或错构瘤性的。胃良性息肉中以增生性息肉和绒毛状腺瘤最常见，其恶变倾向为许多临床病理学家所关注，应引起高度重视。炎性纤维性息肉、属于错构瘤性的幼年性息肉、Peutz-Jeghers 综合征的息肉甚为少见，目前认为很少有恶变倾向。

1.增生性息肉

增生性息肉占胃良性息肉的 90%，单发或多发息肉均可发生在胃的任何部位。息肉可带蒂或不带蒂，数毫米至数厘米大小，但大多数小于 2cm，带蒂者多较大。若为数众多的息肉遍布全胃则称为胃息肉病。

此类息肉是由增生的胃小凹上皮及固有腺体组成，含有柱状细胞和丰富的基质，腺体可呈囊性扩大，也可拉成细长状。目前认为，这类息肉是再生性的而不是肿瘤性的。

关于增生性息肉是否可恶变及其恶变率问题，颇多争议。80%胃息肉患者伴有胃酸缺乏、萎缩性胃炎和肠上皮化生；有 5%的萎缩性胃炎患者后来发生胃增生性息肉。另有研究表明，胃腺癌与增生性息肉之间有较密切的关系,有 1/26 的增生性息肉的患者同时患胃癌。说明呈萎缩性胃炎伴肠化生、胃酸缺乏的胃黏膜,既易发生增生性息肉,也易发生癌。

2.腺瘤性息肉

通常位于胃窦部,单个,较大,可有蒂或无蒂。组织学表现为不典型腺体伴有假单层上皮,核呈异常并有较多分裂象。根据腺体的组成,可分为管状腺瘤、绒毛状腺瘤和混合性腺瘤。含散在的内分泌细胞,分泌 5-羟色胺和多种多肽性激素。异型腺体区域癌胚抗原反应呈阳性。

腺瘤性息肉与腺癌的关系较为密切,恶变率与腺瘤的大小直接相关,≥2cm 的息肉 24% 发展为腺癌,而<2cm 的息肉仅 4% 发展为腺癌。换言之,随着息肉的直径增加,其异型增生、原位癌、浸润癌的发生概率也增高。

3.治疗

并非所有的胃息肉均需手术治疗。对无症状、直径小于 2cm 的息肉于确定无恶变后可予观察。

目前认为胃息肉的外科治疗指征是:①出现疼痛、梗阻、出血等症状者;②直径大于 2cm 的无蒂或广基息肉;③内镜活检或黏膜脱落细胞检查证实有恶变者;④直径大于 2cm,不能确定其良恶性,以及不能经内镜达到有效治疗者;⑤观察期间息肉进行性增大者。

对于单发带蒂息肉,可通过内镜应用套圈器加电灼术将其完整切除。多发性带蒂息肉应选择胃切开术,将各个息肉连同基底黏膜逐个摘除。单发无蒂息肉最好沿肿瘤边缘正常组织,做楔形切除。多发息肉成团累及胃体或胃窦者,可做远侧胃大部切除术;胃底贲门部的弥漫性息肉做近侧胃大部切除;累及全胃的息肉病需做全胃切除术。所有的切除标本均应送冷冻切片,根据结果再确定是否需做进一步治疗。

(二)胃平滑肌瘤

按尸检报告,胃良性肿瘤中以平滑肌瘤最为常见,约占胃间叶良性肿瘤的 90%。男女发病率无明显差别。

胃平滑肌瘤可来源于固有肌层、黏膜肌层或血管平滑肌,多位于胃窦部(25%)和胃体部(40%)。肿瘤较小时多位于胃壁内,随着肿瘤膨胀性增大,可向胃腔内突出,成为黏膜下或胃内肿块。胃平滑肌瘤多为单发,表面光滑,质地坚硬,呈半球形或分叶状。约半数以上的平滑肌瘤表面有脐样中央溃疡,溃疡多发生于较小的平滑肌瘤,而较大的平滑肌瘤多无溃疡。肿瘤切面边界清楚但组织学上无包膜、无坏死,由分化良好交叉成束的梭状细胞所组成。细胞浆嗜伊红染色,多缺乏肌纤维,含有不同程度的纤维结缔组织和成纤维细胞。边缘的肿瘤细胞与胃壁细胞常互相混淆,使区分良恶性变得困难,加之目前尚无明确区别该肿瘤性质的组织学标准,故除非能最后肯定为良性者,对体积较大的平滑肌瘤宜按恶性肿瘤处理。

胃平滑肌瘤的治疗原则是及时手术切除。手术方法应按具体情况而定,通常采用包括肿瘤及其周边 2～3cm 正常胃壁的楔形切除。位于幽门前区或胃体部的肿瘤宜做远侧胃大部切除术,切缘应距肿瘤边缘 2～3cm。占胃大部或位于贲门附近的巨大肿瘤宜行全胃切除术。

第三节　肠梗阻

一、概述

肠梗阻是常见的一种外科急腹症，由于它变化快，需要早期作出诊断、处理。诊治的延误可使病情发展加重，甚至出现肠坏死、腹膜炎等严重的情况。

（一）病因和分类

1.肠梗阻的病因

（1）机械性：机械性肠梗阻的病因又可归纳为三类。

①肠壁内的病变：这些病变通常是先天性的，或是炎症、新生物或创伤引起的。先天性病变包括先天性肠扭转不良、梅克尔憩室炎症。在炎症性疾病中局限性肠炎（克罗恩病）最常见，也还有结核、放线菌病或嗜伊红细胞肉芽肿。另外，原发性或继发性肿瘤、肠道多发息肉，也都可以产生梗阻。创伤后肠壁内血肿可以产生急性肠梗阻，也可能以后因缺血产生瘢痕狭窄、梗阻。各种原因引起的肠套叠、肠管狭窄都可以引起肠管被堵、梗阻。

②肠壁外的病变：手术后，先天性或炎症后的肠粘连是常见的产生肠梗阻的肠壁外病变。在我国，疝也是产生肠梗阻的一个原因，其中以腹股沟疝为最多见，其他如股疝、脐疝以及一些少见的先天性疝如闭孔疝、坐骨孔疝也可产生肠梗阻。手术后造成的间隙或缺口而导致的疝如胃肠吻合后，结肠造口或回肠造口造成的间隙或系膜缺口，先天性环状胰腺、腹膜包裹、小肠扭转也都可产生梗阻。肠壁外的癌病、肠外肿瘤、局部软组织肿瘤转移、腹腔炎性肿块、脓肿、肠系膜上动脉压迫综合征，均可引起肠梗阻。

③肠腔内病变：相比之下，这一类病变较为少见，但在我国临床上仍常见到，特别是在基层医院能遇到这类患者，如寄生虫（蛔虫）、粗糙食物形成的粪石、发团、胆结石等在肠腔内堵塞导致肠梗阻。

（2）动力性：它又分为麻痹性与痉挛性两类，是由于神经抑制或毒素刺激以致肠壁肌肉运动紊乱。麻痹性肠梗阻较为常见，多发生在腹腔手术后、腹部创伤或急性弥漫腹膜炎患者，由严重的神经、体液与代谢（如低钾血症）改变所致。痉挛性较为少见，可在急性肠炎、肠道功能紊乱或慢性铅中毒患者发生。

（3）血运性：亦可归纳入动力性肠梗阻之中，是肠系膜血管发生血栓形成或栓子、栓塞，从而有肠血管堵塞，循环障碍，肠失去蠕动能力，肠内容物停止运行出现肠麻痹现象，但是它可迅速继发肠坏死，在处理上与肠麻痹截然不同。

（4）原因不明的肠假性梗阻：假性肠梗阻的治疗主要是非手术方法，仅有些合并有穿孔、坏死等才需要进行手术处理，而重要的是要鉴别这一类型肠梗阻，不误为其他类型肠梗阻，更不宜采取手术治疗，因此将其列出以引起外科医师的注意。假性肠梗阻与麻痹性肠梗阻不同，它无明显病因可查，它是一慢性疾病，表现有反复发生肠梗阻的症状，有肠蠕动障碍、肠胀气，但十二指肠与结肠蠕动可能正常，患者有腹部绞痛、呕吐、腹胀、腹泻甚至脂肪泻，体检时可发现腹胀、肠鸣音减弱或正常,腹部X线平片不显示机械性肠梗阻时出现的肠胀气与气液面。

不明原因的假性肠梗阻可能是一种遗传性疾病,但不明了是肠平滑肌还是肠壁内神经丛有异常。近年来,有报道认为肠外营养是治疗这类患者的一种方法。

上述分类的依据是发病的原因,另外还有其他的分类如下:

2.单纯性与绞窄性

不论发病的原因,而根据肠管内血液循环有无障碍分类。无血液循环障碍者为单纯性肠梗阻,如有血液循环障碍则为绞窄性肠梗阻,绞窄性肠梗阻因有血循环障碍,其病理生理改变明显有别于单纯性肠梗阻,改变快可以导致肠壁坏死、穿孔与继发性腹膜炎,可发生严重的脓毒症,对全身影响甚大,如处理不及时,死亡率甚高。因之,当诊断与观察、治疗肠梗阻时,应及早鉴别单纯性与绞窄性肠梗阻。

3.完全性与不完全性

根据梗阻的程度而分,无疑完全性肠梗阻的病理生理改变症状均较不完全性梗阻为明显,需要及时、积极的处理,如果一段肠袢的两端均有梗阻,形成闭袢称闭袢型肠梗阻,虽属完全性肠梗阻,但有其特殊性,局部肠袢呈高度膨胀,局部血液循环发生障碍,容易发生肠壁坏死、穿孔,结肠梗阻尤其是升结肠,横结肠肝曲部有梗阻也会出现闭袢型肠梗阻的症状,因回盲瓣为防止逆流而关闭。

4.梗阻部位

根据梗阻的部分为高位、低位和小肠结肠梗阻;也可根据发病的缓急分为急性和慢性,分类是为了便于诊断与治疗,这些分类中有相互交错,且梗阻也可以转化,要重视早期诊断适时给予合理治疗。

(二)病理生理

肠梗阻可引起局部和全身性的病理和生理变化,慢性不完全性肠梗阻的局部主要改变是梗阻近端肠壁肥厚和肠腔膨胀,远端肠管变细、肠壁变薄。继发于肠管疾病的病理性肠梗阻,梗阻部还具有原发疾病的改变如结核、克罗恩病等,营养不良以及营养不良而引起的器官与代谢改变是主要的改变,急性肠梗阻随梗阻的类型及梗阻的程度而有不同的改变,概括起来有下列几方面:

1.全身性病理生理改变

(1)水、电解质和酸碱失衡:肠梗阻时,吸收功能发生障碍,胃肠道分泌的液体不能被吸收返回全身循环系统而积存在肠腔内,同时肠壁继续有液体向肠腔内渗出,导致了体液在第三间隙的丢失。如为高位小肠梗阻,进食同时出现大量呕吐更易出现脱水,并随丧失液体电解质含量而出现电解质紊乱与酸碱失衡。低位小肠梗阻时丢失的胆汁及肠液均为碱性,损失的Na^+、K^+、较Cl^-为多,再加之组织灌注不良,禁食而易有代谢性酸中毒,但在高位小肠梗阻时,胃液的丧失多于小肠液,则有可能出现代谢性碱中毒。K^+的丢失可引起肠壁肌张力减退,引起肠腔膨胀。

(2)休克:肠梗阻如未得到及时适当的治疗,大量失水、失电解质可引起低血容量休克。在手术前由于体内代偿性的调节,血压与脉搏的改变不明显,但在麻醉后,机体失去调节的功能,休克的症状可迅速表现出来。另外,由于肠梗阻引起了肠黏膜屏障功能障碍,肠道内细菌、内毒素易位至肝门静脉和淋巴系统,继有腹腔内感染或全身性感染,也因肠壁坏死、穿孔而有腹膜炎与感染性休克。在绞窄性肠梗阻时,常是静脉回流障碍先于动脉阻断致动脉血仍不断流向肠壁、肠腔,还因有血流障碍而迅速发生肠坏死,出现感染和低血容量休克。

(3)脓毒症:肠梗阻时,肠内容物淤积,细菌繁殖,因而产生大量毒素,可直接透过肠壁进入腹腔,引起腹腔内感染与脓毒血症,在低位肠梗阻或结肠梗阻时而明显,因腔内有较多的细菌。在梗阻未解除时,因静脉回流有障碍,肠内毒素被吸收较少,但一旦梗阻被解除血液循环恢复后毒素大量被吸收而出现脓毒症、中毒性休克。因此,在解决梗阻前应先清除肠内积存的感染性肠液。

(4)呼吸和心脏功能障碍:肠腔膨胀时腹压增高,横膈上升,腹式呼吸减弱,可影响肺内气体交换,同时,有血容量不足、下腔静脉被压而下肢静脉血回流量减少,均可使心排血量减少。

2.局部性病理生理改变

(1)肠腔积气、积液:有学者应用同位素标记的水、钠与钾进行研究,在小肠梗阻的早期(<12小时),由于吸收功能降低,水与电解质积存在肠腔内,24小时后不但吸收减少而且有分泌增加。

梗阻部以上肠腔积气是来自吞咽的空气、重碳酸根产生的 CO_2 和细菌发酵后产生的有机气体。吞咽的空气是肠梗阻时很重要的气体来源,它的含氮量高达70%,而氮又是一种不被肠黏膜吸收的气体, CO_2 的量虽大,但它易被吸收,不是产生肠胀气的主要成分。

(2)肠蠕动增加:正常时肠管道蠕动受到自主神经系统、肠管本身的肌电活动和多肽类激素的调节来控制。在发生肠梗阻时,各种刺激增强而使肠管活动增加。在高位肠梗阻频率较快,每3~5分钟即可有1次,低位肠梗阻时间比较长,可10~15分钟1次,但如梗阻时间不解除,肠蠕动又可逐渐变弱甚至消失,出现肠麻痹。

(3)肠壁充血水肿、通透性增加:正常小肠腔内压力为 $0.27\sim0.53kPa$,发生完全性肠梗阻时,梗阻近端压力可增至 $1.33\sim1.87kPa$,强烈蠕动时可达 $4kPa$ 以上,在肠内压增加时,肠壁静脉回流受阻,毛细血管及淋巴管淤积,引起肠壁充血水肿,液体外渗。同时由于缺氧,细胞能量代谢障碍,致使肠壁通透性增加,液体可自肠腔渗透至腹腔.在闭袢型肠梗阻中,肠内压可增加至更高点,使小动脉血流受阻,引起点状坏死和穿孔。

概括起来,高位小肠梗阻易有水、电解质与酸碱失衡。低位肠梗阻容易出现肠腔膨胀,感染及中毒。绞窄性肠梗阻易引起休克。结肠梗阻或闭袢型肠梗阻则易出现肠穿孔、腹膜炎。如治疗不及时或处理不当,不论何种类型肠梗阻都可出现上述的各种病理生理改变。

(三)诊断

各种类型肠梗阻虽有不同病因,但有一共同的特点即是肠管的通畅性受阻,肠内容物不能正常地通过,因此其共同的表现为程度不同的腹痛、呕吐、腹胀和停止排便排气等症状。

1.症状

(1)腹痛:腹痛是机械性肠梗阻的最先出现的症状,是由于梗阻以上肠管内容物不能向下运行,肠管强烈蠕动所致。呈阵发性剧烈绞痛,且在腹痛发作时,患者自觉有肠蠕动感,且有肠鸣音,有时还可出现移动性包块。腹痛可呈全腹性或仅局限在腹的一侧。在高位肠梗阻时,腹痛发作的同时可伴有呕吐。单纯性肠梗阻时,腹痛有一逐渐加重,再由重减轻的过程。减轻可以使梗阻有所缓解,肠内容物可以通向远段肠管,但也有可能是由于梗阻完全,肠管高度膨胀,腹腔内有炎性渗出或腹膜炎,肠管进入麻痹状态。这时,腹痛虽然减轻,但全身症状加重,特别是毒性症状明显。

单纯性结肠梗阻的腹痛可以不明显,但在绞窄性或闭袢性肠梗阻时,也可有阵发性胀痛。

绞窄性肠梗阻由于有肠管缺血和肠系膜嵌闭,腹痛往往是持续性腹痛伴有阵发性加重,疼痛也较剧烈。绞窄性肠梗阻也常伴有休克及腹膜炎症状。

麻痹性肠梗阻的腹胀明显,腹痛不明显,阵发性绞痛尤为少见。

(2)腹胀:腹胀的发生在腹痛之后,低位梗阻的腹胀较高位梗阻为明显。在腹壁较薄的患者,常可显示梗阻部位的上部肠管膨胀出现肠型。高位小肠梗阻常表现为上腹尤其是上腹中部有饱胀,低位小肠梗阻为全腹性胀气,以中腹部为明显,低位结肠梗阻时,呈全腹性广范围的胀气。闭袢式肠梗阻可出现局限性腹胀。

(3)呕吐:呕吐是机械性肠梗阻的主要症状之一,高位梗阻的呕吐出现较早,在梗阻后短期即发生,呕吐较频繁。在早期为反射性,呕吐物为食物或胃液,其后为胃液、十二指肠液和胆汁。低位小肠梗阻的呕吐出现较晚,初为内容物,静止期较长,后期的呕吐物为积蓄在肠内并经发酵、腐败呈粪样带臭味的肠内容物。如肠系膜血管有绞窄,呕吐物为有血液的咖啡色、棕色物,偶有新鲜血液,在结肠梗阻时,少有呕吐的现象。

(4)排便排气停止:在完全性肠梗阻,排便排气停止是肠管梗阻的一个主要症状,在梗阻发生的早期,由于肠蠕动增加,梗阻部位以下肠内积存的气体或粪便可以排出,当早期开始腹痛时即可出现排便排气现象,容易误为肠道仍通畅,故在询问病史时,应了解在腹痛再次发作时是否仍有排便排气。但在肠套叠、肠系膜血管栓塞或血栓形成时,可自肛门排出血性黏液或果酱样粪便。

2.体征

单纯梗阻的早期,患者除在阵发性腹痛发作时出现痛苦表情外,生命体征等无明显变化,待发作时间较长、呕吐频繁、腹胀明显后,可出现脱水现象,患者虚弱甚至休克。当有绞窄性梗阻时可较早地出现休克。

腹部理学检查可观察到腹部有不同程度的腹胀,在腹壁较薄的患者,尚可见到肠型及肠蠕动,肠壁及肠蠕动多随腹痛的发作而出现,肠型是梗阻近端肠袢胀气后形成,有助于判断梗阻的部位。触诊时,单纯性肠梗阻的腹部虽胀气,但腹壁柔软,按之有时如充气的球囊,有时在梗阻的部位有轻度的压痛,特别是腹部切口部粘连引起的梗阻,压痛点较为明显。当梗阻上部肠管内积存的气体与液体较多时,稍加振动可听到振水声。腹部叩诊多呈鼓音。肠鸣音亢进,有时不用听诊器亦可听到。肠鸣音的量和强度均有增加,且可有气过水声及高声调的金属声。腹痛、肠型、肠鸣音亢进都是由于肠蠕动增强引起,常同时出现。因此,在体检时,可稍等待,即可获得这些阳性体征。

当有绞窄性肠梗阻或单纯性肠梗阻的晚期,肠壁已有坏死、穿孔,腹腔内已有感染、炎症时,则体征表现为腹膜炎的体征,腹部膨胀,有时可叩出移动性浊音,腹壁有压痛,肠鸣音微弱或消失。因此,在临床观察治疗中,体征的改变应与临床症状相结合,警惕腹膜炎的发生。

3.化验检查

单纯性肠梗阻早期变化不明显。晚期由于失水和血液浓缩,白细胞计数、血红蛋白、血细胞比容都可增高,血 K^+、Na^+、Cl^- 与酸碱平衡都可发生改变。高位梗阻,呕吐频繁,大量胃液丢失可出现低钾、低氯与代谢性碱中毒。在低位肠梗阻,则可有电解质普遍降低与代谢性酸中毒。腹胀明显,膈肌上升影响呼吸时,亦可出现低氧血症与呼吸性酸或碱中毒,可随患者原有肺部功能障碍而异。因此,动脉血气分析应是一项重要的常规检查。当有绞窄性肠梗阻或腹膜炎时,血常规、血液生物化学测定指标等改变明显。尿量在肠梗阻早期可无明显变化,但在晚期,如无适当的治疗,可出现尿量减少、尿比重增加甚至出现急性肾功能障碍。

4.影像学检查

对肠梗阻有帮助的 X 线检查是腹部平片与泛影葡胺灌肠,直立位腹部平片可显示肠袢胀气,空肠黏膜的环状皱襞在肠腔充气时呈鱼骨刺样,结肠可显示结肠袋,肠腔充气的肠袢是在梗阻以上的部位。小肠完全性梗阻时,结肠将不显示。左侧结肠梗阻,右侧结肠将充气。典型 X 线表现是出现多个肠袢内含有气液面呈阶梯状,气液是因肠腔内既有胀气又有液体积留而形成,只有在患者直立状或侧卧时才能显示,平卧位时不显示这一现象。如腹腔内已有较多渗液,直立位时尚能显示下腹部和盆腔部的密度增高。

25%泛影葡胺灌肠可用于疑有结肠梗阻的患者,它可显示结肠梗阻的部位与性质。但在小肠梗阻时忌用胃肠造影的方法,以免加重病情。

(四)治疗

肠梗阻的治疗包括手术治疗和非手术治疗,治疗方法的选择根据梗阻的原因、性质、部位以及全身情况和病情严重程度而定。不论采用何种治疗均首先纠正梗阻带来的水、电解质与酸碱紊乱,改善患者的全身情况。

1.非手术治疗

(1)胃肠减压:是治疗肠梗阻的主要措施之一,现多采用鼻胃管减压,导管插入位置调整合适后,先将胃内容物抽空再行持续低负压吸引。抽出的胃肠液应观察其性质,以帮助鉴别有无绞窄与梗阻部位的高低。胃肠减压的目的是减轻胃肠道的积留气体、液体,减轻肠腔膨胀,有利于肠壁血液循环的恢复,减少肠壁水肿,使某些原有部分梗阻的肠袢因肠壁肿胀而致的完全性梗阻得以缓解,也可使某些扭曲不重的肠袢得以复位,症状缓解。胃肠减压可减轻腹内压,改善因膈肌抬高而导致的呼吸与循环障碍。

(2)纠正水、电解质与酸碱失衡:水、电解质与酸碱失衡是急性肠梗阻最突出的生理紊乱,应及早给予纠正。当血液生化检查结果尚未获得前,可先给予平衡盐液(乳酸钠林格液)。待有测定结果后,再添加电解质与纠正酸、碱紊乱,在无心、肺、肾功能障碍的情况下,最初输入液体的速度可稍快一些,但需做尿量监测,必要时做中心静脉压(CVP)监测,以防液体过多或不足。

在单纯性肠梗阻的晚期或绞窄性肠梗阻,常有大量血浆和血液渗出至肠腔或腹腔,需要补充血浆和全血。

(3)抗感染:肠梗阻后,肠壁循环有障碍,肠黏膜屏障功能受损而有肠道细菌异位,或是肠腔内细菌直接穿透肠壁至腹腔内产生感染。肠腔内细菌亦可迅速繁殖。同时,膈肌升高引起肺部感染。因而,肠梗阻患者应给予抗菌药物以预防或治疗腹部或肺部感染,常用的有杀灭肠道细菌与肺部细菌的广谱头孢菌素或氨基糖苷类抗生素,以及抗厌氧菌的甲硝唑等。

(4)其他治疗:腹胀后影响肺的功能,患者宜吸氧。为减轻胃肠道的膨胀可给予生长抑素以减少胃肠液的分泌量。乙状结肠扭转可试用纤维结肠镜检查、复位。回盲部肠套叠可试用泛影葡胺灌肠与充气灌肠复位。

采用非手术方法治疗肠梗阻时,应严密观察病情的变化,绞窄性肠梗阻或已出现腹膜炎症状的肠梗阻,经过 2～3 小时的非手术治疗,实际上是术前准备,纠正患者的生理失衡状况后即进行手术治疗。单纯性肠梗阻经过非手术治疗 24～48 小时,梗阻的症状未能缓解或在观察治疗过程中症状加重或出现腹膜炎症状时,应及时改为手术治疗。但是在手术后发生的术后早期炎性肠梗阻除有绞窄发生,应继续治疗等待炎症消退。

2.手术治疗

手术治疗是肠梗阻的一个重要措施,大多数情况下肠梗阻需手术来解决。手术的目的是解除梗阻、去除病因,手术的方式可根据患者的情况与梗阻的部位、病因、性质加以选择。

(1)单纯解除梗阻的手术:这类手术包括为粘连性肠梗阻的粘连分解,去除肠扭曲,切断粘连束带;肠内堵塞切开肠腔,去除毛粪石、蛔虫等;肠扭转、肠套叠的肠襻复位术。

(2)肠切除吻合术:肠梗阻是由于肠肿瘤所致,切除肿瘤是解除梗阻的首选方法。在其他非肿瘤性病变,因肠梗阻时间较长,或有绞窄引起肠坏死,或是分离肠粘连时造成较大范围的肠损伤,则需考虑将有病变的肠段切除吻合。在绞窄性肠梗阻,如腹股沟疝、肠扭转、胃大部切除后绞窄性内疝,绞窄解除后,血运有所恢复,但肠襻的生活力如何,是否应切除,切除多少,常是手术医生感到困难之处。小段肠襻当不能肯定有无血障碍时,以切除吻合为安全。但当有较长段肠襻尤其全小肠扭转,贸然切除将影响患者将来的生存。为此,应认真判断肠管有无生活力。判断方法有:①肠管的颜色转为正常,肠壁保持弹性并且蠕动活跃,肠系膜边缘动脉搏动可见说明肠管有生机。在有经验的医生,经仔细判断后,准确性可在 90% 以上。但常出现过多切除现象。②应用超声多普勒沿肠管对肠系膜缘探查是否有动脉波动,而非探查肠系膜的血管弓部,准确性应在 80% 以上。③从周围静脉注入荧光素,然后紫外线照射疑有循环障碍的肠管部,如有荧光出现,表示肠管有生机。④肠管已明显坏死,切除缘必须有活跃的动脉出血。

肠管的生机不易判断且是较长的一段,可在纠正血容量不足与供氧的同时,在肠系膜血管根部注射 1% 普鲁卡因或是苄胺唑啉以缓解血管痉挛,将肠管标志后放回腹腔,观察 15～30 分钟,如无生机可重复 1 次,当确认无生机后始可考虑切除。经处理后肠管的血运恢复,也显示有生机,则可保留,但在 24 小时后应再次剖腹观察,如发现有局灶性坏死应再行切除。为此,第 1 次手术关腹时,可采用全层简单缝合的方法。

(3)肠短路吻合术:当梗阻的部位切除有困难,如肿瘤向周围组织广泛侵犯,或是粘连广泛难以剥离,但肠管无坏死现象,为解除梗阻,可分离梗阻部远近端肠管做短路吻合,旷置梗阻部。但应注意旷置的肠管尤其是梗阻部的近端肠管不宜过长,以免引起盲襻综合征。

(4)肠造口或肠外置术:肠梗阻部位的病变复杂或患者的情况差,不允许行复杂的手术,可在膨胀的肠管上,亦即在梗阻部的近端肠管做肠造口术以减压,解除因肠管高度膨胀而带来的生理紊乱。小肠可采用插管造口的方法,可先在膨胀的肠管上切一小口,放入吸引管进行减压,但应注意避免肠内物污染腹腔及腹壁切口。肠插管造口管宜稍粗一些如 F16、F18 以防堵塞,也应行隧道式包埋造口,以防有水肿的膨胀肠管愈合不良而发生瘘。结肠则做外置造口,结肠内有粪便,插管造口常不能达到有效的减压,因远端有梗阻,结肠造口应采用双口术式。有时,当有梗阻病变的肠袢已游离或是肠袢已有坏死,但患者的情况差,不能耐受切除吻合术,可将该段肠袢外置,关腹。立即或待患者情况复苏后再在腹腔外切除坏死或病变的肠袢,远、近两切除端固定在腹壁上,近端插管减压、引流,以后再行二期手术,重建肠管的连续性。

急性肠梗阻都是在急诊或半急诊情况下进行,术前的准备不如择期性手术那样完善,且肠袢高度膨胀有血液循环障碍,肠壁有水肿愈合能力差,手术时腹腔已有感染或手术时腹腔被肠内容物严重污染术后易有肠瘘、腹腔感染、切口感染。在绞窄性肠梗阻患者,绞窄解除后循环恢复,肠腔内的毒素大量被吸收入血循环中,出现全身性中毒症状,有些晚期患者还可能发生多器官功能障碍甚至衰竭。绞窄性肠梗阻的手术死亡率为 4.5%～31%,而单纯性肠梗阻仅为 1%。因此,肠梗阻患者术后的监测治疗仍很重要,胃肠减压,维持水、电解质及酸碱平衡,加强营养支持,抗感染等都必须予以重视。

二、粘连性肠梗阻

(一)病理

粘连性肠梗阻是肠梗阻的最常见的一种类型,占肠梗阻的 40%～60%,在我国 20 世纪 60 年代以后,大组肠梗阻病例统计中,它属第一位。腹腔内粘连产生机械性肠梗阻有三种类型:

1.先天性粘连

不常见,约占肠梗阻的 5%,如卵黄管退化不全,在脐与回肠之间形成粘连带。或由于胎粪性腹膜炎引起,在腹腔内形成广泛的粘连。或是肠转位不良引起的腹腔内腹膜侧壁带。

2.炎症后粘连

占粘连性肠梗阻的 10%～20%,由于以往腹腔内器官发生过无症状的炎症,或是有炎症经非手术治疗,如阑尾炎、肠憩室炎、盆腔炎症性疾病、胆囊炎、肠道炎性疾病以及腹腔内其他炎症而产生的粘连。

3.手术后粘连

是粘连性肠梗阻中最常见的类型,约 80% 的患者是属于这一类型,如阑尾切除术、妇科手术等。

(二)病因

粘连形成是机体的一种纤维增生的炎性反应,粘连起到血管桥的作用。当腹腔内有任何原因引起的炎症反应,局部将有水肿、充血,释放组胺,多种激肽与其他血管活性物质,大量纤维素渗出并沉积在浆膜面上形成一网络状物,其中含有许多多核白细胞及其他炎性细胞,纤维网络使邻近的浆膜面黏合在一起,其后,成纤维细胞出现在其中。局部的炎性反应是否形成纤维性粘连的决定因素之一是局部纤维分解的速度,如纤维素性网络能迅速吸收,纤维增生将停止而无粘连形成。反之,成纤维细胞将产生胶原束,成为纤维粘连的基础。同时,许多毛细血管伸入其中,纤维母细胞在胶原网中增殖,数周或数月后粘连形成。

至于有的纤维素被吸收,而有的则形成粘连的机制并不完全了解。虽有人认为是浆膜面缺乏间质细胞覆盖的缘故,但并不为许多临床与实验所证实。Ellis认为是局部组织缺血延缓了纤维素的吸收。除此,滑石粉、淀粉、纱布、棉花、肠内容物、缝合材料及其他异物均能引起粘连的产生。

粘连的产生是机体创伤、缺血、感染、异物所作出的炎性反应。因此,在许多情况下,腹腔内均可发生粘连,但有粘连不一定有肠梗阻,仅在粘连引起了肠管的不通畅才发生肠梗阻的症状。

粘连性肠梗阻,一般都发生在小肠,引起结肠梗阻者少见,有时盆腔疾病也可引起乙状结肠粘连性肠梗阻,粘连引起的肠梗阻有下列类型:

(1)肠管的一部分与腹壁粘连固定,多见于腹部手术切口部或腹壁曾有严重炎症,损伤部分肠管呈锐角扭折。

(2)粘连带压迫或缠绕肠管形成梗阻。

(3)粘连带的两端固定形成环孔,肠管从环中通过而形成内疝。

(4)较长的一段肠管粘着成团,致使部分肠管变窄,或是相互粘着影响肠管的正常蠕动,出现梗阻。

(5)肠管以粘着部为支点发生扭转。

(6)肠管粘着远处腹壁或其他组织,受肠系膜长度的限制或肠管另一端较固定(如回盲部)肠管呈牵拉性扭转而有梗阻。

粘连性肠梗阻除粘连这一存在的因素外,还有其他因素,故有时并无症状或仅有部分梗阻的现象。当附加有其他因素时则出现症状。如①肠腔已变窄,在有腹泻炎症时,肠壁、肠黏膜水肿,使变窄的肠腔完全阻塞不通;②肠腔内容物过多过重,致肠膨胀,肠袢下垂加剧了粘着部的锐角而使肠管不通;③肠蠕动增加,或是肠腔内食物过多,体位的剧烈变动,产生扭转。因此,有些患者粘连性肠梗阻的症状可反复发作,经非手术治疗后又多可以缓解。而另一些患者以往并无症状,初次发作即为绞窄性肠梗阻。

(三)诊断

1.症状与体征

粘连性肠梗阻的症状可以表现为完全性或不完全性梗阻,可以是单纯性也可是绞窄性,粘连的分类,与产生梗阻的机制有关。多数患者在手术后肠袢与切口或腹腔内剥离面呈片状粘连。开始时,多先有部分肠梗阻的症状,当肠内容物淤积或肠壁水肿后则出现完全性梗阻,经非手术治疗后多能缓解,但也常有反复发作。粘连带、内疝或扭转引起的梗阻则多是初次发作呈完全性梗阻或绞窄性梗阻。

粘连性肠梗阻的临床表现与其他类型肠梗阻相同,但在有手术史的患者,又系肠袢与切口粘着引起的肠梗阻,常可在切口的某一部分出现膨胀的肠型或肠袢且可有压痛。

2.辅助检查

粘连性肠梗阻除症状、体征与辅助诊断提示为肠梗阻外,手术史、腹腔炎症病史、腹壁有手术或创伤瘢痕可提示为粘连性肠梗阻,但并不能以此作为肯定或否定的依据。

手术后早期(5～7天)即可发生梗阻的症状,但不属于手术后麻痹性肠梗阻,与其手术后期由于粘连带、片状粘连所引起的梗阻有所不同。除有粘连外,也与术后早期炎性反应有关,既有肠腔梗阻又有炎症引起的局部肠动力性障碍。当然,也偶有在手术后早期出现绞窄性肠梗阻者,多因手术时做广范围的操作,导致了肠扭转或内疝。

(四)预防

手术后粘连是产生肠梗阻的一个原因,因此,人们试图采用一些方法来防止粘连的产生,概括起来有以下几种:

1.防止纤维素的沉积

应用各种抗凝药如肝素、右旋糖酐、双香豆素以及枸橼酸钠等,但带来了严重渗血等并发症,不适用于临床应用。

2.清除纤维素沉积

应用机械或药物的方法以加速清除纤维素,加速纤维蛋白原的分解。如以等渗盐水灌洗腹腔清除纤维素;腹腔内注入胰蛋白酶,木瓜蛋白酶,胃蛋白酶加速清除细胞外蛋白基质。也有用透明质酸酶、链激酶、尿激酶、溶纤维性蛇毒者,但效果不肯定或有不良反应,有学者近年应用几丁糖涂于切口、腹腔内剥离面及肠管表面用于防粘连有一定作用。

3.机械性分隔器官的接触面

应用腹腔内充气,各种物质的薄膜如腹膜、银箔、油绸、硅膜及大网膜等;腹膜腔内注入橄榄油、石蜡油、自体脂肪、羊水、聚维酮(聚乙烯吡咯酮)液等。也有用新斯的明灌肠或泻剂,以促进肠蠕动使肠与肠间不黏着。

4.抑制纤维的增生

使用肾上腺皮质激素与其他抗炎药物,但带有组织不愈合的不良反应。总之,至今虽有许多学者作了不少的努力,采用了不同的方法,但都不能在临床应用中取得完满的结果。粘连的形成本身是机体对损伤的一种炎症反应,是愈合机制的一部分,组织的愈合修复有赖于这一机制,抑制它的发生也将影响愈合、修复。减少组织的损伤,减轻组织的炎症与修复反应,以及预防粘连引起的肠梗阻是当前临床外科医生应重视的问题。

腹腔内粘连的产生除一些不可能避免的因素外,尚有一些可避免的因素,如:①清除手套上的淀粉、滑石粉,不遗留丝线头、纱布、棉花纤维、切除的组织等异物于腹腔内,减少肉芽组织的产生;②减少缺血的组织,不做大块组织的结扎,有缺血可疑的部分,以大网膜覆盖,即使有粘连产生,已有大网膜相隔;③注意无菌操作技术,减少炎性渗出;④保护肠浆膜面,防止损伤与干燥;⑤腹膜缺损部分任其敞开,不做有张力的缝合;⑥清除腹腔内的积液、积血,必要时放置引流;⑦关腹前将大网膜铺置在切口下;⑧及时治疗腹膜内炎性病变,防止炎症的扩散。

为了防止粘连性肠梗阻在手术治疗后再发,或预防腹腔内大面积创伤后虽有粘连产生但不致有肠梗阻发生,可采取肠排列的方法,使肠祥呈有序的排列、粘着,而不致有肠梗阻。1934年 Wichmann 首先提出将肠祥排列固定的方法,1937年 Noble 加以改良并推广应用,现多称为 Noble 法,他将肠管与肠管,系膜与系膜间进行缝合固定,每节长18～24cm,使整个肠管呈永久性的有序排列。这一方法费时(60～90分钟)且有一些并发症。1960年 Child 对此加以改进,改肠管间缝合为用不吸收线经系膜无血管区贯穿缝合固定,排列肠管,操作方便,并发症少。1956年White报道用单球双腔管（M-A管）自胃或上部空肠造口放入肠管内，一直经回盲部送入到升结肠部，然后将肠管作有序的排列，放置10天左右，待腹腔肠祥间粘连形成固定后再拔除，起到永久性排列固定的效果。虽也偶有因空肠造口、置管引起的瘘，肠黏膜被压迫形成溃疡等并发症，但方法简便，且肠腔内有支撑管，转折时不致成锐角而发生再梗阻，而这一现象却在Noble法仍有发生，产生再梗阻。因此，肠内置管排列的方法已为不少临床外科医师所采用。

（五）治疗

肠梗阻概论中的治疗原则适用于粘连性肠梗阻，单纯性肠梗阻可先行非手术疗法，无效时则应进行手术探查。反复发作者可根据病情行即期或择期手术治疗。以往，有一种"粘连性肠梗阻不宜手术"的说法，认为术后仍有粘连，仍可发生肠梗阻，将会严重影响患者的生活、工作。目前，在非手术疗法难以消除造成梗阻粘连的条件下，手术仍是一有效的方法，即使是广泛的肠粘连，肠排列固定术有着明确的预防再发的效果。

手术后早期发生的肠梗阻，多为炎症、纤维素性粘连所引起，在明确无绞窄的情况下，经非手术治疗后可望吸收，症状消除。尤其近代有肠内、外营养支持，可维持患者的营养与水、电解质平衡，生长抑素可减少胃肠液的分泌，减少肠腔内液体的积蓄，有利症状的减轻与消除。

三、肠套叠

肠的一段套入其相连的肠管腔内称为肠套叠，以小儿最多见，其中以2岁以下者居多。

（一）病因与分型

肠套叠的产生可为原发性或继发性，前者多见于儿童，主要与肠蠕动节律紊乱或强烈收缩有关。继发性肠套叠多见于成年人，肠腔内或肠壁上有一器质性病变，使肠蠕动节律失调，近端肠管强有力的蠕动将病变连同肠管同时送入远段肠管中。因此，成年人肠套叠多继发于息肉、肿瘤、憩室、粘连及异物等。套入部的肠系膜也随肠管进入，因此，不仅发生肠腔梗阻，还会由于肠系膜血管受压，肠管可以发生绞窄而坏死。

根据套入肠与被套肠部位，肠套叠分为小肠-小肠型、小肠-结肠型、结肠-结肠型。尚偶有胃空肠吻合后的胃-空肠套叠、阑尾-盲肠套叠。小儿多为回结肠套叠。

（二）临床表现和诊断

小儿肠套叠的三大典型症状是腹痛、血便和腹部肿块。表现为突然发作剧烈的阵发性腹痛，伴有呕吐和果酱样血便。腹部触诊常可在腹部扪及腊肠形、表面光滑、稍可活动、具有压痛的肿块。常位于脐右上方，而右下腹扪诊有空虚感。随着病程的进展逐步出现腹胀等肠梗阻症状。由于成年人肠套叠多继发于肠管病变，可有反复发作的病史，亦可发生套叠后自行复位，也有套叠后未复位但并不产生不完全性肠梗阻或肠血管绞窄的现象，而出现慢性腹痛的表现，因此成年人肠套叠症状常不典型。

胃肠道钡剂造影对诊断肠套叠有较高的准确率，小肠套叠X线钡餐可显示肠腔呈线状狭窄而至远端肠腔扩张，并出现"弹簧状"影像。结肠套叠呈"杯口"状充盈缺损。腹部CT、肠系造影、结肠镜等检查对肠套叠的诊断与治疗均有帮助。

（三）治疗

应用空气、氧气或钡剂灌肠，不仅是诊断方法，也是一种有效的治疗方法，适用于回肠-盲肠型或结肠-结肠型早期。一般空气压力先用 60mmHg,经肛管注入结肠内,在 X 线透视下明确诊断后,继续加压至 80mmHg 左右,直至套叠复位。如果套叠不能复位,或者病期已超过 48 小时,或者怀疑有肠坏死,或者灌肠复位后出现腹膜刺激征及全身情况恶化,都应行手术治疗。术中若肠管无坏死,可轻柔挤压复位,若肠壁损伤严重或已有肠坏死者,可行肠切除吻合术。如果全身情况严重,可将坏死肠管切除后两断端外置造瘘,以后再行二期肠吻合术。

成年人肠套叠多属继发,一般都应手术治疗,即使已经缓解,也应继续进行检查以明确有无原发病变,行择期手术。也正由于套叠部位的肠管有病变,不论是否坏死都可能要行肠切除及肠吻合手术。

四、肠扭转

肠扭转是外科急腹症肠梗阻常见的病因。是指一段肠袢以其系膜为轴旋转 180° 以上甚至 360°～720° 或两段肠袢扭缠成结而造成的闭袢型肠梗阻。肠扭转不仅有肠腔的闭塞、梗阻,且有肠系膜血管的扭折不通、血循环中断,受其供血的肠管可迅速发生膨胀、水肿、坏死、穿孔,导致严重的腹膜炎、休克等,病情发展迅速凶险的一种急腹症。如处理不及时,死亡率可高达 10%～33%。我国约 15% 的肠梗阻由肠扭转造成。

(一)小肠扭转

1.病因与病理

(1)病因:小肠扭转的发生常为内在原因和外在因素共同作用的结果。

①解剖因素:a.肠管游离并有较大活动度;b.肠系膜较长;c.肠系膜根部固定、狭窄等,是导致小肠扭转的解剖学基础。因缺乏系膜的固定作用,极具游动性和旋转性,易发生全小肠扭转。

②病理因素:腹部手术后、腹腔炎症、结核等原因产生的腹腔内粘连索带,梅克尔憩室及脐部索带等,皆可使某段肠管以一定的角度束于其中。索带不仅对肠管造成压迫,而且本身存在一定程度的扭转,加之进食后肠蠕动的推动和肠管重力作用增加,或体位突然改变的惯性运动,可使受压束带的一段肠管以其固定部为轴发生旋转,导致肠梗阻。而肠梗阻又加剧肠蠕动,使肠扭转角度愈加增加,绞窄性肠梗阻程度加重。

③物理因素:肠袢重量的改变以及蠕动异常是肠扭转的主要诱发因素。饱餐后大量食物突然涌入近端空肠袢内,肠管容量的增加可使肠管通过不畅,激起肠蠕动增强,同时由于重力作用,含食物肠袢和空气肠袢产生惯力差,使肠袢位置发生颠倒,形成顺时针扭转。尤其是饱餐后立即参加剧烈运动或劳动,以及屈体姿势抬物、跑步、跳跃等,身体前俯或身体突然直立时,由于惯性关系肠系膜继续旋而加重肠扭转程度,可产生急性完全性肠梗阻。

肠道蛔虫团集聚于空肠内,可发生肠管位置改变,加之蛔虫团刺激肠蠕动,使其蠕动增强或肠痉挛,也可使局部蛔虫团造成肠管扩张性麻痹,而以麻痹性肠段为轴,肠蠕动推动发生肠扭转。

④神经因素及消化功能紊乱:神经与消化功能紊乱可导致肠蠕动过于频繁,使肠管位置发生改变,容易诱发肠扭转,如消化不良后的肠扭转、脑瘫后的肠扭转等。

(2)病理:肠扭转的程度一般为 180°～1080°。一般无肠憩室粘连索带的正常肠管顺时针扭转 180°,不至于在肠系膜根部或某一点上形成扭结发生肠梗阻;如若局部肠管有索带勒卡,即使旋转90°,也可在勒部形成扭结,造成肠管腔闭塞而发生机械性梗阻。肠扭转角度常随时间推移以及近端肠管蠕动的推动作用而逐渐增大。扭转到一定程度,即发生绞窄性肠梗阻。肠扭转程度越大,肠梗阻和肠绞窄的程度越重。肠扭转大多是在某一点上形成扭结;全小肠扭结多靠近肠系膜根部;索带勒卡继发的肠扭转多在靠近索带部形成扭结。

扭转初期,扭转梗阻的近端肠袢内的积气、积液因肠蠕动亢进而被推入闭袢肠管内,加剧了闭袢肠管内的积气、积液,使肠管重量增加,可进一步加重扭转。肠腔完全闭塞后,梗阻以上部位肠腔内大量食物和消化液蓄积,导致肠管高度扩张,频繁呕吐,造成水和电解质大量丢失,患者出现脱水、水电解质失衡和酸中毒等。扭转肠段肠系膜静脉受压、回流障碍,肠腔内积存液不能被吸收,导致该段肠段极度扩张,肠壁淤血、水肿。随着肠壁的过度扩张和损害加重,动脉发生狭窄和闭塞,致使肠壁出现缺血性坏死、穿孔,发生弥漫性腹膜炎、中毒性休克等严重并发症。

2.临床表现和诊断

小肠扭转所致机械性肠梗阻为闭袢性、绞窄性肠梗阻。多发于青壮年男性体力劳动者,也可见于小儿和老年人。一般发病急骤,发展迅速。临床上缺乏特异性表现,尤其婴幼儿不能正确表达病史,常难做到早期诊断。一旦发生肠绞窄坏死,则病情危重,病死率可达10%以上,应予以特别重视。

(1)病史:发病前常有饱餐后剧烈活动、劳动,突发性体位变化等诱发。既往有不明原因的间歇性腹痛、呕吐,提示曾有慢性小肠扭转的可能。

(2)症状

①腹痛:突发性、持续性剧烈绞痛,阵发性加重,先位于脐周或中下腹,可放射至腰背部,肠系膜受牵拉,腰部拒按。婴幼儿表现为阵发性哭闹,烦躁不安。

②呕吐:呕吐频繁,早期多为反射性呕吐,吐物为胃内容物。出现腹胀时可再度出现因肠扭转而发生的梗阻性呕吐,呕吐量增多,呕吐物的质、量、频度与肠扭转发生的部位有关。

③腹胀:在腹痛和呕吐后一段时间出现。高位小肠扭转腹胀较轻,低位小肠扭转腹胀明显,扭转累及全小肠,呕吐剧烈而腹胀不明显。如部分肠袢扭转表现为不对称性腹胀。

④停止排气排便:发病早期可有少许粪便及气体排出。肠管完全梗阻,则停止排气排便。晚期发生肠壁缺血性坏死、出血,可出现血便。

⑤全身中毒症状:早期无全身症状。当呕吐频繁、腹痛剧烈,发展成绞窄性坏死时,因大量毒素吸收,患者可出现全身中毒症状,表现为高热、心率快、脱水、水电解质失衡、酸中毒,甚至休克等症状。

(3)体征:发病早期症状与体征的不一致性是小肠扭转的特征性改变。患者表情痛苦,脱水貌,腹痛发作时躁动不安,大汗淋漓,不能平卧,常取蜷曲侧卧位,腹式呼吸减弱,早期即可有压痛,无肌紧张。扭转仅累及一段肠袢,则该段肠袢高度膨胀局限于一处,可见局部隆起及肠型、蠕动波,触诊可扪及压痛肠袢。叩诊可扣及实音区。出现肠系膜血管绞窄时可有明显区域性压痛。若发生肠穿孔、腹膜炎等症时,可出现腹肌紧张、反跳痛。梗阻早期肠鸣音亢进,可闻及气过水声。如已发生腹膜炎、肠麻痹,或病程长,肠管严重扩张,肠壁水肿、淤血,肠管绞窄坏死,肠蠕动功能减退时,肠鸣音可减弱或消失,少有亢进的肠鸣音和气过水声。

（4）辅助检查

①X线表现：肠扭转3小时后，肠腔内容物即可因积气、积液表现出各种X线征象。肠管扭转360°以上，肠祥呈完全闭祥状死弧。因肠祥内积液，在周围积气肠管的衬托下，X线显示出低密度影，形似肿瘤，称为假肿瘤征。由于肠系膜扭转水肿而短缩、肠管呈向心性靠拢，可形成球形、肾形及C形等不同影像。小肠扭转，全小肠内积气不明显，结肠无气，只有胃及十二指肠中有积气，腹部立位片可见多个不规则、大小不等的阶梯状液平面。

②B超：可探及肠祥水肿肥厚，肠管内积气积液和扩张状态。在蛔虫症继发的肠扭转可见肠腔内条索状强回声光带，有助于诊断。

③肠系膜上动脉血管造影：可采用股动脉穿刺置管、肠系膜上动脉血管造影，通过血管分布情况判断扭转肠段的位置，并可根据是否有血管狭窄或闭塞来判断是否有肠绞窄存在。

④同位素扫描：Meckel憩室或肠重复畸形继发肠扭转时，应用放射性^{99m}Tc核素扫描可显示出憩室或重复肠段的放射性浓聚区，协助诊断。

⑤腹腔穿刺：抽出血性渗液提示扭转肠段发生绞窄、坏死。

3.治疗

（1）治疗时机：由于小肠扭转可在短期内由单纯性肠梗阻转变为绞窄性肠梗阻，一旦肠坏死则必须行肠切除术，尤其是广泛性小肠扭转坏死，切除大段小肠后，导致短肠综合征，给患者带来终生的健康障碍。因此，对肠扭转的治疗原则，应在积极手术准备的基础上，尽早手术治疗。既往所采取的颠簸疗法、推拿疗法、中药大承气汤等，仅能短期试用于轻型肠扭转者，否则可能延误病情增加并发症及死亡率。

（2）手术治疗

①根据梗阻部位决定手术切口。术前不能完全确定诊断者，宜选用右侧经腹直肌或腹直肌旁切口。

②手术第一步是扭转复位，随后根据肠管生机情况决定是否行肠切除吻合术。进腹后可见充血、扩张的扭转肠祥，术者用手伸入腹内仔细探查肠系膜根部，了解肠祥扭转的方向、度数等，然后用温盐水纱布垫保护并托起肠祥，轻柔地将其托出腹外，将扭转的小肠按反方向复位。复位完全后，应详尽探查肠系膜根部，了解有无扭结和粘连带存在。由于肠管及系膜水肿严重，组织弹性差，在复位操作时动作要轻柔，避免用力牵拉肠壁和系膜，损伤浆膜和血管，亦需防止腹壁勒紧肠系膜造成进一步的血循环障碍。因粘连索带所致肠扭转者，应在直视下剪断索带。对膜状粘连可用手指仔细剥开，但不可单凭手指的感觉盲目在非直视下用刀剪处置粘连索带，以防误伤重要血管。

③对肠管积液扩张严重者，可在复位前先行肠减压术，以减少肠腔毒素吸收，减轻全身中毒症状。

④对因Meckel憩室、小肠肿瘤、肠重复畸形等引起的肠扭转，应同时行病变肠管切除术。

⑤对肠道蛔虫病者，可将其推挤到肠切除断端取出。

⑥对肠旋转不良、肠系膜附着不良者，应行Ladd手术及肠系膜固定术。

对扭转肠段血循环状况的判断和处理是手术的重要环节。特别是广泛性小肠扭转，坏死肠段的判定与选择切除肠段的范围要十分慎重。坏死肠段切除不足，术后易发生吻合口瘘。

反之,切除过多尚存生机的肠管,则影响患者今后的消化功能,甚至因出现短肠综合征而严重影响患者的营养状况和生存质量。因此,对肠扭转复位后,小肠血循环恢复,包括转为红润、肠系膜血管搏动良好者,可单纯行复位术。对肠壁有明显血循环障碍者,复位后可用热盐水纱布湿敷 5～10 分钟,还可用 0.5% 普鲁卡因封闭肠系膜根部,解除可能存在的小动脉痉挛,等待坏死肠管与有生机肠管界限明显。经处理后肠管颜色由暗褐色转为红润,肠蠕动或肠系膜搏动恢复,说明其生机尚存,无需行肠切除术。如肠管明显呈黑褐色坏死状,失去弹性,系膜血管搏动摸不清,血管僵硬无蠕动,应行肠切除吻合术。

术后治疗包括继续纠正水电解质失衡、应用抗生素、加强营养支持治疗等。

(二)乙状结肠扭转

1.病因

乙状结肠扭转常见病因有:①乙状结肠及其系膜冗长,活动度大,肠管的两端在乙状结肠系膜根部紧密接近,容易发生扭转。②老年人结肠黏膜和肌层萎缩,结缔组织增多,致大肠壁增厚,大肠长度延长。③乙状结肠内粪便大量积聚,特别是活动量小、排便能力差的老人,以及患有乙状结肠肿瘤、憩室、息肉、先天性巨结肠症等病变的患者,包括慢性便秘、长期服用缓泻剂、容易发展为无症状假性巨结肠症者。这类患者常形成乙状结肠重力和动力性改变,容易发生扭转。④部分患者扭转可能与肠动力性改变有关。

2.病理

乙状结肠系膜较长。正常情况下常存在 180° 的生理旋角度,不影响肠腔通畅,不产生临床症状。加之正常的肠蠕动的复位作用,不至于发生肠管过度旋转。

大部分乙状结肠扭转,是上部的肠袢在下端肠袢的前方绕过,肠系膜沿其长轴逆时针方向旋转 180°～360°,造成肠扭转,一般 180° 的扭转,其系膜无绞窄;而扭转 360° 以上,则系膜发生绞窄,形成绞窄性闭袢性肠梗阻,肠壁血运受影响。乙状结肠扭转后,乙状结肠至直肠上段的肠管也将因轴的方向旋转发生狭窄。近端肠管因轴的旋转而发生扭转,肠袢的入口及出口均被闭塞,形成一个单纯性或绞窄性的闭袢死弧。扭转的乙状结肠常极度扩张,肠腔直径高达 15～20cm。受肠腔内增高的压力压迫,肠壁内静脉回流受阻,血运障碍,最终可导致肠壁坏死穿孔。而在扭转的肠袢以上至回盲瓣之间的结肠中,肠腔积气、积液,产生又一个闭袢性肠梗阻。巨大膨胀的肠袢,可向上推移膈肌,造成患者呼吸、循环障碍。

有的患者扭转程度轻,肠系膜血管不受累,扭转后可自行复位,排气后症状消失,但会反复发作。

3.临床表现

乙状结肠扭转按其发病的缓急分为亚急性和急性暴发性两型。

(1)亚急性型:常见,占 75%～85%,多为老年人。发病缓慢,主要症状为中下腹部持续性胀痛,阵发性加剧,伴进行性腹胀,无排气排便,伴恶心、呕吐、呕吐量少,晚期呕吐粪臭味肠液。体检一般情况好。腹部明显不对称性膨胀,以左侧为甚。可见肠型。初期仅轻度压痛,无显著腹膜刺激征,有时可触及有压痛的囊性肿块,叩呈鼓音。听诊有高调肠鸣音或气过水声。高龄患者或体弱者,病程长时有休克表现。

(2)急性暴发性型:少见,多见于年轻人,起病急,病情发展迅速。全腹弥漫性剧烈腹痛,呕吐早而频繁,表现出典型的低位肠梗阻症状。因大量体液丢失,患者易发生休克。体检有明显的腹膜刺激征,全腹压痛、反跳痛、肌紧张。腹胀可能轻于亚急性型。肠鸣音消失,提示扭转重、如不及时处理,肠管严重充血、缺血可发生肠坏死。急性乙状结肠扭转合并肠坏死或穿孔时,其临床表现常与其他严重急腹症如消化道穿孔、急性胰腺炎等不易区别,常需手术探查方能明确诊断。

4.辅助检查

(1)腹部 X 线平片:腹部偏左侧可见明显的、巨大的双腔充气肠袢,自盆腔达中上腹部,甚至可达膈下,占据腹腔大部,形成所谓弯曲管征。在巨大的乙状结肠肠袢内,常可看到 2 个处于不同平面的气-液平面。乙状结肠扭转的 X 线特征性的表现:①乙状结肠内气液比≥2:1;②扩张的结肠袋肠袢;③乙状结肠顶端位于左膈下或高于 T_{10};④乙状结肠内壁贴近真性骨盆线;⑤乙状结肠下端汇聚点低于腰骶角;⑥乙状结肠重叠征。其中以前 4 种征象特异性及准确性较高。6 种征象中如有 4 种或 4 种以上征象阳性,诊断本病较为可靠。

(2)钡剂灌肠:对疑有乙状结肠扭转而尚无腹膜炎症状的早期亚急性型乙状结肠扭转病例,可经此检查协助诊断。钡剂注入后,在直肠、乙状结肠交界处受阻。钡柱前端呈锥形或鸟嘴形。灌肠之容量正常可达 2000mL,而此时往往不足 500mL 即向外流出。证明乙状结肠有梗阻。腹部压痛明显、已有腹膜刺激征的患者,严禁行钡剂灌肠检查,否则有发生肠穿孔的危险。

5.治疗

乙状结肠扭转一旦发生肠坏死,死亡率可高达 52.8% 左右。老年人多合并心血管、呼吸系统疾病,增加了治疗的风险性,故一旦考虑此病,应及时予以治疗。治疗原则先给予禁食、胃肠减压、补液、纠正水电解质失衡、防治休克、应用抗生素预防感染等处理。

(1)非手术治疗:对无肠绞窄的早期乙状结肠扭转患者,一般应先试行非手术复位治疗。

①温水灌肠法:在病情较轻、无休克、扭转肠管无绞窄坏死的情况下,可试用温盐水灌肠法。将 37℃ 的生理盐水加少许软肥皂混合均匀,灌进直肠和乙状结肠。借水进入乙状结肠促使扭转复位。但压力不可过高,以免扭转肠管破裂。灌肠法成功率仅 5%。

②乙状结肠插管法:在纤维肠镜下施行置管减压。此法盲目性小、安全性大,成功率高,但插管时切忌用力过猛,以防肠壁破裂。将肠镜放至直肠上端梗阻处,一般距肛门 15~20cm,可见到肠黏膜因扭转呈螺旋状。如黏膜色泽尚正常,可将充分滑润的肠镜缓慢上送,以期能通过梗阻进入扭转肠袢内,将闭袢肠腔内的气体和粪水排出,梗阻即可缓解,扭转的肠袢可自行复位,复位成功率达 80%~90%。复位成功的标志是:肛管通过扭转部位后,大量气体和粪水喷出;腹胀、腹痛消失,患者情况随之改善。扭转复位后应留置肛管 2~3 天,继续肠腔减压,有利于肠壁水肿消退,并可预防早期复发,同时也可观察扭转肠袢或以上肠管有无坏死而出现脓血性物流出。如果肠镜插入时已见肠黏膜有溃疡、出血和坏死,本法则为禁忌。

③结肠镜复位法:用纤维结肠镜行乙状结肠扭转复位较其他非手术复位成功率高,安全性大,能协助决定是否复位或为手术提供依据。具有以下优点:可治疗高位扭转;镜管细,患者容易耐受;镜身为软管,不易损伤肠壁;光源照度大,视野清晰,可对近侧结肠的张力、扩张程度和黏膜水肿程度进行观察。基本原理是用各种手法将内镜前端穿过扭转肠腔后拉直镜身将其复

位。术者应有一定的肠镜操作经验,熟悉乙状结肠扭转的解剖特点和进镜方法。采用二步法复位较稳妥,第一步缓解梗阻症状,第二步使肠管完全复位。

(2)手术治疗

①手术适应证:a.经非手术复位失败;b.有肠坏死和腹膜炎征象;c.纤维结肠镜检查发现有黏膜坏死、溃疡形成;d.复发的乙状结肠扭转。

②手术方法:手术治疗不仅是单纯复位,还需根据有无肠管坏死及污染情况做根治手术和针对并发症的手术。

乙状结肠生机状态正常的处理:a.单纯扭转复位:开腹后将肠袢按其扭转的相反方向回转复位,同时手术台下助手插入一肛管,手术者在手术台上协助将肛管通过乙状结肠段。术后继续保留肛管2~3天,以利于排空结肠,防止术后复发扭转。由于乙状结肠扭转的手术单纯复位后的复发率可达27%~42%,扭转复位加侧腹膜固定或系膜折叠术等并不能降低术后复发率,有学者主张单纯复位手术后10天,在同一住院期间,经肠道准备后实施乙状结肠切除术。b.一期乙状结肠部分切除术:患者一般情况良好,无严重腹膜炎,肠壁水肿不严重,一期肠切除吻合可安全实施。手术要求切除乙状结肠段长短适宜,彻底减压,保证吻合口充分血供。吻合后吻合肠管的近端肠腔要空虚,远端要通畅无梗阻。可在术中用生理盐水和甲硝唑溶液进行结肠灌洗,取得与择期手术术前肠道准备同样的效果。

乙状结肠坏死的处理:术中发现肠管坏死,应先切除坏死的乙状结肠,再根据情况采用下列术式:a.Hartman手术最为常用。切除坏死的乙状结肠后,近段结肠造口远端缝合封闭并固定于壁层腹膜上。或者做双腔结肠造口术,坏死肠管可切除或暂不切除外置。以上手术均需3个月后再行二期手术,恢复肠道的连续。b.坏死肠段切除一期吻合术,一般用于肠管有坏死或血运不好、腹腔污染较轻者,或者乙状结肠冗长,估计行固定术效果不佳,则可将乙状结肠切除行根治性治疗。可一期切除乙状结肠对端吻合,近年来多提倡行此术式。对非手术治疗有效并为防止复发而择期手术也多采用此术式。

五、血管源性肠梗阻

(一)病因

血管源性肠梗阻包括:肠系膜上动脉栓塞或血栓形成、肠系膜上静脉血栓形成、非阻塞性肠系膜缺血。

1.肠系膜上动脉栓塞或血栓形成

(1)肠系膜上动脉栓塞的栓子80%~90%来源于心脏,栓塞部位可在肠系膜上动脉的近端或远端狭窄处。由于肠系膜上动脉发自腹主动脉较早且锐角下行,故较肠系膜下动脉栓塞的机会要多。肠系膜上动脉栓塞的血管疾病主要有:①冠心病史或心房纤颤史、风湿性心脏病、心肌梗死、细菌性心内膜炎赘生物脱落,其中多数有动脉硬化表现,肠系膜上动脉主干被栓塞则会导致全部小肠、右半结肠及脾曲以前的横结肠急性缺血以至坏死;②动脉造影后导致动脉粥样硬化斑块脱落;③手术或创伤造成内脏血管的损伤,附壁胆固醇栓子游离;④脓毒症或肺脓肿的栓子经肺进入体循环。

（2）肠系膜上动脉血栓形成大多发生在动脉硬化阻塞或狭窄的基础上，可涉及整条动脉，也可局限发生。少数发生在小血管炎性病变，如结节性周围动脉炎、类风湿紫癜等，该类患者多为局限性缺血。此外，无论是动脉性血栓形成，还是静脉性血栓形成，血流速度减慢和血液黏度增大也是血栓形成的重要诱因。

2.肠系膜上静脉血栓形成

此类病因在缺血性肠梗阻中最多见。一般认为与血液高凝状态密切相关。主要以继发性多见，与获得性凝血障碍有关，大部分是继发于其他疾病，如血栓性静脉炎、腹腔内化脓性阑尾炎、盆腔炎、肝硬化门脉高压症造成的静脉充血和淤滞、肝功能低下等；有报道约1/4的患者没有明显的诱因的原发性肠系膜上静脉血栓形成，主要与先天性凝血障碍有关，常见的病因包括抗凝血酶因子Ⅲ、C蛋白和S蛋白缺乏等，患者多有自发性凝血现象，可表现为游走性血栓静脉炎。

3.非阻塞性肠系膜缺血

此类患者动脉及静脉主干中肉眼看不到有明显的闭塞，当某些原因如充血性心力衰竭、急性心肌梗死或其他原因引起的血容量减少时，致使肠管处于一种低灌流状态，当血管内流体静脉压小于血管壁的张力时，血管即萎缩，而全身血流动力学改变，肠道血管痉挛引起，导致原本硬化的肠系膜上动脉进一步狭窄而出现缺血性表现，使用血管收缩类等药物一方面可能诱发血管狭窄的发生，另一方面可以加重血管狭窄。

此外还有个别案例报道，由于血管畸形如肠壁血管瘤压迫肠管、血管压迫十二指肠引起的肠梗阻、肠套叠。此类疾病虽属与血管相关引起的肠梗阻，为机械性压迫，多不涉及血运障碍，可不归类于传统意义上的血管源性肠梗阻。

（二）病理生理

（1）肠系膜上动脉栓塞或血栓形成造成阻塞性肠系膜缺血，并阻塞远端的血管，使之发生继发性痉挛。当肠系膜上动脉阻塞时，侧支循环立即开放进行代偿，以维持肠壁的灌注。这种代偿是暂时的，若阻塞不能解除，或无侧支循环维持血供时，其远端分支就发生痉挛。受累血管急性缺血呈苍白色。肠黏膜不易耐受缺血而首先坏死脱落，继而肠壁血液淤滞，充血，水肿，血浆渗至肠壁，肠壁呈出血性坏死。大量血性液体渗出至肠腔、腹腔，循环血量锐减；肠腔内的细菌毒素被吸收，造成低血容量、感染性休克，进一步加重缺血，并使肠腔扩张肠壁失去光泽呈暗黑色，肠蠕动消失，出现肠梗阻。

（2）静脉血栓形成后，可向远、近端蔓延，受累的肠管静脉回流受阻，出现充血、水肿，呈暗紫色，浆膜下出现点片状淤血，肠壁明显增厚、变硬，肠腔内充满暗红色血性液体，肠系膜亦明显水肿、充血，呈暗紫色，肠壁明显增厚、变硬，肠腔内充满暗红色血性液体，大量浆液性和血性液体不断自肠壁和肠系膜表面流至腹腔，整个过程为一个出血性梗死的过程。尸检研究发现，约50%的急性门静脉-肠系膜上静脉血栓患者是在肠坏死之前死亡的。当急性血栓范围广泛，门静脉-肠系膜上静脉主干分叉尤其肠血管弓及直小血管均受累时，肠壁出现明显淤血，使动脉供血受阻，肠管出现大段坏死，肠蠕动消失，出现肠梗阻。

（3）非阻塞性肠系膜缺血是由于以下原因：①肠系膜血管收缩：肠系膜动脉广泛的持续性

痉挛,使本已硬化的狭窄的血管的血流量进一步减少而造成广泛的肠壁缺血。②缺氧:肠壁内低血流状态时,发生血管外氧分流导致小肠缺血。动物实验发现,当血管收缩使小肠血流减少30%～50%时,供应小肠绒毛的血量虽仍未改变,但血流到达绒毛顶部的速度减慢。绒毛血流减慢增加了动-静脉氧分流量,这一过程使绒毛缺血,如血流速度得不到及时恢复,将导致小肠坏死。③缺血再灌注损伤:小肠缺血再灌注损伤的病理生理涉及 2 种不同的序贯机制,最初的损伤是由小肠血液灌注减少时缺氧引起的,而继发性损伤更为重要,其发生于缺血肠段恢复含氧血流后,由产生的氧自由基代谢产物引起。可以认为,由于心排血量降低使肠系膜血管收缩,引起血管局部闭塞而导致非阻塞肠系膜缺血,当经扩容或用血管扩张药使血流恢复后,在血液再灌注期产生氧自由基,引起继发的肠黏膜损伤。

(三)症状

临床症状具有与普通肠梗阻类似的腹胀、腹痛、恶心、呕吐、肛门停止排气排便等。其中多以腹部钝痛、腹胀为主要早期症状,疼痛定位模糊,随病情进展,可有剧烈腹痛、持续性呕吐,部分患者可以出现呕吐血性物,便血或便隐血阳性。

(四)体征

发病初期多无任何体征,后期腹部体征与疼痛的剧烈程度不成比例,这是本病早期表现的特点。数小时后因肠管缺血坏死,出现腹膜刺激症状与体征,其表现与机械性、绞窄性肠梗阻的表现相似。

(五)辅助检查

1.实验室检查

常规实验室检查对本病诊断帮助不大,多数患者可有白细胞升高,但约 10% 的患者白细胞正常,约半数患者血淀粉酶轻度增高。

许多血清标志物用于急性肠缺血早期诊断,包括乳酸脱氢酶、肌酸磷酸激酶、碱性磷酸酶等,但特异性较差,且对鉴别肠坏死帮助不大。

2.影像学检查

(1)腹部 X 线:腹部平片早期无异常,病情发展后可见肠管扩张及胀大的肠袢,出现肠梗阻征象。

(2)CT:典型的表现为血栓静脉直径增大,腔内见无增强的低密度血栓影,在门静脉-肠系膜上静脉血栓时,多支静脉的血栓较常见。如 CT 显示肠壁增厚和腹腔积液,常表示肠系膜上静脉血栓严重,有可能出现肠坏死,应考虑剖腹探查手术;而无明显腹腔积液者可考虑非手术治疗;CT 显示门静脉、肠系膜上静脉系统积气,强烈提示肠坏死。

(3)彩色多普勒超声检查:方便、快捷、无创,对确诊本病有很高价值。可发现肠系膜上动脉内无血流的低回声信号,部分患者可发现肠系膜上动脉近段管壁的钙化斑块;肠系膜上静脉血栓形成彩色超声影像表现为肠系膜上静脉腔内不流动的低密度声像,并显示肠壁及肠系膜增厚、腹腔内渗出等。由于肠道气体干扰,彩超对本病的诊断敏感度不如 CT 增强扫描。

(4)选择性肠系膜上动脉造影:应用存在争议。血管造影对本病多数患者具有重要的确诊意义,但需要数小时时间,这数小时对于急性肠系膜缺血来说也许是致命的,当患者已出现腹膜炎等明确的手术指征时,应及时手术探查而不应在动脉造影上多费时费力。动脉硬化性狭窄继发血栓形成阻塞部位常位于肠系膜上动脉起始部,动脉造影表现为肠系膜上动脉从起始段不显影;急性肠系膜动脉栓塞阻塞部位常位于肠系膜动脉近段主要分支处,动脉造影表现为肠系膜上动脉主要分支不显影。

(六)诊断

此类患者腹痛发作突然且非常剧烈,呈持续性剧烈绞痛,多伴呕吐。发病初期多无任何体征。腹部体征与疼痛的剧烈程度不成比例是本病早期表现的特点。数小时后因肠管缺血坏死,出现腹膜刺激症状与体征,其表现与机械性、绞窄性肠梗阻的表现相似。肠系膜上动脉血栓形成多发生在有动脉硬化的患者中,血栓多发生于动脉硬化已形成管腔狭窄的部位。初期诊断有一定困难,一旦怀疑,则应立即行肠系膜上动脉造影,以明确诊断并及时手术治疗。

(七)治疗

1.肠系膜上动脉栓塞的治疗

急性肠系膜血管闭塞的基本治疗是早期手术,在肠管坏死之前进行手术疗效较好。20世纪50年代前,急性肠系膜缺血患者的唯一可行的手术是肠切除。1957年Show和Rutledge首先报道肠系膜上动脉切开取栓术治疗本病,随后Show还对1例患者实施肠系膜上动脉内膜剥脱术。此后,国内外均有肠系膜血管急性阻塞的手术治疗报道,但大多数仍是肠切除术,施行血管取栓及重建手术报道的仅为少数。而在肠坏死之前相当一部分患者实施血管取栓或重建术可取得良好的疗效。

小肠缺血的范围和程度难以用剖腹之外的体检及实验室检查确定,虽然介入溶栓治疗可部分恢复缺血小肠的动脉供血,已有一些单独介入治疗成功的病例,但多数患者就诊时已出现明显的肠坏死,大部分患者(包括部分介入溶栓后小肠血供恢复的病例)仍需要剖腹探查。

(1)术前处理:手术前补足血容量及纠正酸碱紊乱,静脉注射抗生素,同时给予肝素治疗以防止血栓蔓延,低分子量肝素出血不良反应较少,术前治疗剂量0.4mL,1次/天或1次/12小时。给予禁食、胃肠减压,留置尿管监测尿量。对于有心脏病的患者应给予心电监护等。

(2)术中探查:进腹要进行肠管及肠系膜血管的探查,以决定肠管的存活情况并准确定位病变血管的部位。进腹后可发现空肠起始部10cm左右肠袢色泽正常,回肠、升结肠水肿、膨胀、色暗红或紫黑,动脉搏动消失,以上病变在回肠末段更明显,多提示肠系膜上动脉阻塞性病变。进一步在胰腺下缘摸查肠系膜上动脉,如有栓塞条状物,则证明肠系膜上动脉阻塞。为明确肠系膜上动脉阻塞的部位,可提起横结肠,充分显露胰和十二指肠,在横结肠系膜根部,横行切开后腹膜,将胰腺推向上方,游离肠系膜上动脉,直至3~5cm长,绕控制带,再游离出结肠中动脉,绕控制带。如果动脉壁僵硬,往往意味着动脉硬化基础上的急性血栓或原有动脉硬化病变伴急性动脉栓塞,根据不同病变情况采取不同手术方法。

(3)肠系膜上动脉切开取栓术:对于无明显动脉硬化病变的急性动脉栓塞,单纯动脉取栓术可取得良好疗效。动脉切开后,以3F或2F Fogarty导管插向近远段,充起球囊,取出血栓,直至近段喷血及远段涌血,取栓后动脉内注入5×10^5 U尿激酶或重组链激酶,以溶解残余的血栓,肠系膜上动脉切口可行大隐静脉补片成型以防直接缝合后的狭窄。

(4)肠系膜上动脉旁路搭桥术:若急性肠缺血为肠系膜动脉硬化闭塞症并发的急性动脉栓

塞或血栓,行动脉内膜剥脱术非常困难,且效果不佳,此时行腹主动脉-肠系膜上动脉自体大隐静脉搭桥术操作较易且效果较好,自体大隐静脉由于柔韧度较好,可精细吻合,而且抗感染能力优于人工血管可作为首选搭桥材料;相当一部分急性肠缺血患者手术时有不同程度的肠坏死或穿孔,需要进行肠切除术,这类患者在行血管搭桥时也不宜用人工血管。

显露、游离肠系膜上动脉后,若远段有血凝块,先用 Fogarty 导管取出,于肾动脉以下,分离出管壁较软处的腹主动脉,以心耳钳部分阻断动脉壁,先做大隐静脉-腹主动脉端侧吻合,再将大隐静脉与肠系膜上动脉行端端或端侧吻合。如果腹主动脉肾下段或髂动脉硬化严重,可选用腹主动脉近段或髂动脉做流出道吻合。

血管再通后,应仔细检查小肠活性,如果小肠已坏死则行肠切除吻合术,对可疑坏死者可将吻合的肠管置于腹壁外观察 24～36 小时,即可决定其存活情况,若外置肠坏死,则立即行剖腹探查切除更多的坏死肠段。

(5)肠切除术:肠切除术是最常用的手术方式。肠系膜上动脉阻塞后小肠坏死的范围取决于肠系膜上动脉阻塞的部位,阻塞部位越低,肠坏死范围越小。肠管可分为坏死段、有活力段及可疑活力段,多种方法可有助于判断肠管坏死与否,可依据肠管色泽、蠕动及肠系膜动脉搏动情况而定,对于不能确定肠段的活力时,可采用热盐水纱布湿敷,动脉扩血管药、肝素等,以及肠系膜动脉根部神经阻滞等方法判断,术中多普勒血流探测也是辅助手段之一。多数情况下术中肠管活力的判断更依赖于有经验的外科医生根据术中所见得出的综合判断。小肠切除范围较小时在不影响肠功能时可适当放宽切除的范围;如果是大范围的肠坏死,在不影响术后肠功能时可缩小肠切除的范围。肠切除一定要超出坏死肠祥两端 15～20cm。

患者全身情况许可时,为减少肠切除的范围,在进行肠切除术前应进行肠系膜上动脉重建术。

为提高手术疗效,术后可用前列地尔 10μg,静脉注射,1 次/天,连续 5～7 天,或罂粟碱 30mg,每 4 小时 1 次,使用 24～48 小时。

2.肠系膜上静脉血栓形成的治疗

(1)非手术治疗

①抗凝治疗:是有效防止血栓的蔓延的手段;急性肠系膜上静脉血栓的患者血栓复发占 1/3,抗凝治疗也可有效预防血栓复发;对于已复发的病例,抗凝治疗的死亡率为 22%,未抗凝治疗者死亡率为 59%。具体用法:肝素 25mg,每 6 小时 1 次,皮下脂肪层注射,或低分子肝素 0.4mL,每 12 小时 1 次,皮下脂肪层注射。若能口服,改口服华法林抗凝,注意华法林应和肝素类重叠使用 3 天后停用后者。

②溶栓治疗:多用尿激酶 50 万～100 万 U,微量泵持续静脉给药,一般用药 5～7 天。局部导管溶栓治疗可能提高治疗效果,多将导管置入肠系膜上动脉持续灌注溶栓药。

应用抗凝溶栓药物治疗期间,应注意检查凝血功能,观察有无皮肤、黏膜、消化道及泌尿道出血,并权衡利弊,及时调整治疗方案及药物剂量。

(2)手术治疗:手术治疗方法包括手术取栓及坏死肠段切除术。对手术取栓治疗应持积极的态度,因为肠系膜上静脉血栓多累及门静脉等,血栓范围较大,溶栓药物难以到达血栓中央,治疗效果有限,难免遗留后遗症,严重者出现门静脉高压症。

发病时间不超过 7 天的病例可考虑手术取栓治疗,手术采用肠系膜上静脉或门静脉切开、Fogarty 导管取栓,配合肠系膜挤压,尽量取尽血栓,以恢复或部分恢复肠系膜静脉的血流,使溶栓药物容易到达病变的部位而溶解残余血栓,术中病变静脉注射 20 万～50 万 U 尿激酶直接溶栓治疗。由于肠系膜上静脉管壁薄而脆弱,手术操作应轻柔,尽量减少血管的损伤,缝合血管时尽可能采用较细的无损伤缝合线(如 6/0 或 7/0 prolene)。也可在术中置管至肠系膜上静脉或门静脉,将导管经肠系膜上静脉的分支从腹壁引出,进行局部溶栓治疗。手术中如发现肠管坏死,应做肠切除吻合术,肠切除应尽可能达正常肠段。

术后抗凝溶栓方案应全面衡量全身及局部情况(包括术后引流液情况)而定,术后抗凝溶栓治疗并不可怕,但一定要及时观察到出血情况(术野置管引流是观察出血的最佳手段),当出血较多时,要及时停药,由抗凝溶栓药物引起的出血多在停药后数小时可自止(除非手术中止血不彻底),必要时使用鱼精蛋白,应慎用止血药以防新的血栓。

3.非阻塞性肠系膜缺血的治疗

治疗非肠系膜闭塞性肠缺血的同时要对引起本病的根本原因进行治疗,如改善心脏输出功能,降低洋地黄或血管收缩药的使用量,治疗心源性休克等措施均是防治本病的重要手段。

选择性肠系膜上动脉造影对本病的诊治至关重要,既可明确诊断,又可行局部药物灌注治疗。可注射血管扩张药罂粟碱、妥拉唑林、胰高血糖素、前列腺素 I_2 等。有学者提出的罂粟碱局部灌注治疗方案是:肠系膜上动脉造影确诊本病后,立即灌注罂粟碱 30～60mg/h,至少持续 24 小时,再行动脉造影观察结果,若效果不佳,再用以上药物灌注 24 小时,多数患者在第一个 24 小时治疗后起效;还可以经动脉灌注硝酸甘油、妥拉唑林、前列腺素等,但多数患者用罂粟碱可收到良好效果。

外科手术治疗仅限于坏死肠段的切除,但对本病肠切除应持较保守的态度,对明确有肠坏死者才考虑肠切除术。

(八)疗效与预后

1.肠系膜上动脉栓塞的预后

该病病死率较高,国外报道 60%～100%,国内报道为 39.7%,近年来由于诊疗技术的不断提高以及对心血管病和老年病的重视,该病病死率有所降低。但是血管源性肠梗阻病情进展快,表现复杂。并发症多,病死率高,凡有可疑病倒,应及早诊断,及早治疗,从而降低病死率,提高治愈率。

2.肠系膜上静脉血栓形成的预后

肠系膜上静脉血栓形成是一种较罕见的肠系膜血管阻塞性疾病,起病隐匿,缺乏特异临床症状和体征,以往很难早期诊断,90%以上需经剖腹探查后才得诊断,是误诊率及病死率都较高的疾病,占肠缺血性疾病的 5%～15%,通常累及肠系膜上静脉,极少累及肠系膜下静脉,多数患者就诊时已发生肠坏死,病死率为 20%～50%,手术治疗病死率较高(29%～38%)。

3.非阻塞性肠系膜缺血的预后

本病生存率为 0～29%。本病早期诊断非常困难,发病初期容易被其他全身性的病变或心血管疾病所掩盖,故病死率较高,死亡的主要原因是不可逆的休克或进展性肠坏死。对于可疑本病者,或高风险者,早期行选择性动脉造影及灌注治疗可降低死亡率。

六、疝源性肠梗阻

(一)原因

1.先天性疝源性肠梗阻

先天性腹内疝一般具有典型的疝环、疝囊、疝内容物等典型结构。如先天性发育不良所致的小肠系膜裂孔、胃结肠系膜裂孔、阔韧带裂孔、横结肠系膜裂孔、闭孔裂孔等,均为先天性腹内疝的发生基础。

(1)Littre疝:最常见,它是指嵌顿性疝中嵌顿的小肠为小肠 Meckel 憩室。Meckel 憩系小儿常见的消化道畸形,系胚胎期卵黄管退化不全所致。憩室多位于距回盲部100cm 以的回肠上,口径1~2cm,憩室腔较回肠腔稍窄,长度1~10cm。据报道 Meckel 憩室发病率2%,其中仅3%~4%有临床并发症,多发生于婴幼儿。肠梗阻是小儿 Meckel 憩室的常见发症,约占16%,仅次于便血(占43%)。表现为原因不明的急性小肠梗阻,引起肠梗阻的原因:①憩室较长,约12cm,直径约与正常回肠相仿,盲端残余索带与肠系膜粘连,形成回肠成角梗阻,或因重力作用致肠扭转梗阻;②憩室顶端的纤维束与脐部相连引起内疝,或以束带为轴心,造成周邻肠管旋转受压或缠绕而梗阻;③反复憩室炎症、渗出,导致周围肠管粘连梗阻。小儿 Meckel 憩室常因并发症肠梗阻而来急诊,而并发症的出现影响临床医师对原发病的诊断,甚至误诊或漏诊而延误治疗。当临床出现无法解释的肠梗阻时应考虑到本病可能。

(2)肠系膜裂孔疝:肠系膜上存在异常裂孔是发生内疝的重要原因之一。可为先天性发育异常,也可由手术失误造成,其中先天性发育异常占绝大多数。而较大的裂孔不易发生内疝,孔径较小的小肠系膜裂孔在系膜较长肠管自然蠕动时,即可进入疝孔;或在暴饮暴食、体位突然改变、腹内压升高时,肠管更容易滑入肠系膜裂孔形成内疝,导致不全或完全肠梗阻,有时随肠管的滑进滑出可发生间歇出现的发作性或慢性腹痛。

(3)小网膜囊疝:包括 Winslow 孔疝、横结肠系膜裂孔疝、肝胃韧带裂孔疝、胃结肠韧带裂孔疝。Winslow 孔疝为腹腔脏器经 Winslow 孔进入小网膜囊所形成;横结肠系膜裂孔疝为肠管从缓解肠系膜裂孔疝入小网膜囊;肝胃韧带裂孔疝为肠管从小网膜的裂孔疝入小网膜囊内;胃结肠韧带裂孔疝为肠管从胃结肠韧带裂孔疝入小网膜囊内。以上四种小网膜囊内疝的具体原因与肠系膜裂孔疝类似,包括肠系膜过长肠蠕动异常、腹内压增高、突然变化体位等相关。

(4)十二指肠旁疝:十二指肠旁疝又称腹膜后疝,分为左侧十二指肠旁疝和右侧十二指肠旁疝,主要与十二指肠周围的许多不同隐窝及中肠发育过程密切相关。由于与肠系膜上动脉关系密切,因此多伴有血运障碍。

(5)盲肠旁疝:发育过程中回盲部形成三个隐窝,即回盲上隐窝、回盲下隐窝、回盲后隐窝,如果回盲部隐窝过深,在腹内压增高的情况下可使小肠突入其内,形成内疝,并造成不完全性肠梗阻。

与先天性发育相关的腹内疝还有乙状结肠间疝和膀胱上内疝等,不做赘述。

2.后天性疝源性肠梗阻

后天性腹内疝多发于腹部手术术后,任何腹部手术后均可导致不同程度的腹腔脏器之间,脏器与腹壁的粘连带而形成间隙,增加了腹内疝的发生率。粘连带是构成疝环的重要成分。

(1)胃大部切除术后形成腹内疝:多见于 Billroth Ⅱ式胃大部切除、胃空肠吻合术后,结肠前或结肠后的 Billroth Ⅱ式,吻合口后间隙的存在均有可能成为腹内疝性肠梗阻的潜在危险因素。包括输入袢内疝、输出袢内疝、缓解肠系膜裂孔疝。手术粘连与粘连带形成可引起肠袢疝入,或肠折叠扭转而造成梗阻。一方面,腹部手术或腹内炎症产生的粘连是成年人肠梗阻最常见的原因,但少数病例可无腹部手术及炎症史;另一方面,输入袢过长、术后解剖的异常改变均会引起内疝导致肠梗阻。

(2)Miles 根治术后形成腹内疝:Miles 根治术后,盆底支撑力减弱,术后咳嗽引起腹内压增高时,局部压力升高,若缝合不够严密或缝线断裂,则可引起小肠从裂口处疝入,造成小肠梗阻。或由于重力作用,盆腔腹膜裂开形成腹内疝。有文献指出,术后持续负压吸引引流,引起活动度较大的回肠突破盆腔腹膜形成内疝。

(3)胆总管探查 T 管引流术后腹内疝:由于 T 管与腹壁、肝脏、胆总管之间形成的空隙,肠管可经此孔隙形成腹内疝。

(4)还有部分病历报告女性盆腔炎与疝源性肠梗阻发生相关。盆腔炎粘连带引起腹内疝性肠梗阻,临床少见,但部分患者由于附件炎与大网膜形成一粘连带后,回肠钻入粘连带环中,不能还纳,致回肠完全梗阻。

(二)病理生理

1.肠道血液循环的改变

肠扭转、嵌顿疝发病时肠道血液循环已有障碍,单纯性机械性肠梗阻演变的绞窄性肠梗阻基本病理生理改变受到神经体液的影响,还有压力的因素。肠内压力是由收缩力和阻力两者结合形成,正常小肠腔内压力为 $2\sim4mmHg(1mmHg=0.133kPa)$,机械性肠梗阻时可增加至 $10\sim14mmHg$,强烈蠕动时可增加至 $30\sim60mmHg$。肠腔内压力升高,肠壁静脉回流受阻,肠黏膜淤血、缺血。这也是后述许多病理生理过程的基础。

2.肠道分泌与吸收功能的改变

正常的消化道,有很强的分泌与再吸收液体和电解质的能力,消化道的水除来自饮食的 $2500mL$,食物分解的 $300mL$ 外,每 24 小时消化道分泌的液体为 $8L$,其中 80% 在小肠吸收,从而保持了胃肠道液体循环的动态平衡。

梗阻时肠内气体吸收有不同程度的障碍,梗阻引起的绞痛可能使上端括约肌反射性松弛,吞咽的空气增多,肠道气体 70% 为氮,不易被肠黏膜吸收,完全梗阻时近端的气体不能自肛门排出;部分因中和碳酸盐而产生二氧化碳,梗阻并发血运障碍时,组织生产的二氧化碳不能及时运走,分压升高,向肠腔扩散,进一步加重肠胀气,导致肠腔积气。

梗阻肠袢积气、积液导致肠内压增高并肠扩张加重,反过来又导致积气、积液的加重,从而形成恶性循环。

3.肠屏障功能减退

一方面肠上皮细胞间的紧密连接组成防止细菌入侵的屏障结构,即物理屏障。另一方面正常情况下,肠内寄居着 400 余种细菌及真菌,它们之间既相互拮抗又相互支持,维持菌群平衡,能排斥菌群中有潜在致病性的菌种黏附或定殖于黏膜表面,从而构成肠道的生物屏障。尽管大量的细菌存在于肠道,但是肠道的屏障功能能防止细菌及毒素进入循环系统。

发生肠梗阻之后,肠内压急剧升高,肠壁静脉与淋巴液回流障碍,肠壁充血、水肿,肠上皮细胞间的物理屏障功能障碍;同时,肠梗阻肠腔菌群的游动和排空受影响,导致革兰阴性菌过度增殖,破坏了肠道原有的菌群微环境的平衡。如果厌氧菌因之而减少,生物屏障功能减退,就易使肠腔菌群定植于肠黏膜,进而发生细菌易位。此外肠内压急剧升高还易使肠腔内毒性物质不断渗入腹膜腔,形成腹水,或由于毒性物质被广阔的腹膜所吸收而导致机体中毒。

4.肠道运动的改变

肠的运动受自主神经系统、肌电和多肽类激素的控制,保持在正常生理范围内,以适应消化、吸收和推送肠内容物下行。肠梗阻早期增加肠道收缩频率和强度,以图克服通过障碍。高位肠梗阻时,蠕动频率增加较显著,3～5 分钟出现 1 次;低位肠梗阻者 10～15 分钟 1 次;持续增加肠内压力时,往往出现反复交替的肠收缩活动期和间歇期。梗阻迟迟未能解除时,将因肠平滑肌过度劳损而致蠕动减少、变弱甚至消失。

5.水、电解质紊乱,酸碱平衡失调

水、电解质紊乱,酸碱失衡是小肠梗阻最常引起的全身性病理生理变化。

肠梗阻时肠道吸收功能明显下降而渗出分泌增加,肠腔内水电解质剧增,又因肠壁水肿、肠壁和毛细血管通透性增加,大量血浆、组织间液逸入肠壁、肠腔和腹腔,积存在肠腔、腹腔、肠壁的大量液体,不能参加循环,实际上等于液体的丢失,加之呕吐、禁食和胃肠减压,迅速引起脱水、低钾血症,以及严重的酸碱平衡紊乱。

电解质丢失与酸碱失衡的具体表现根据梗阻部位的高低而不同:胆总管开口以上的十二指肠梗阻,主要丢失的为胃液,以 Cl^-、H^+、K^+ 为主,故多引起低氯低钾代谢性碱中毒;中位肠梗阻早期液体丢失以胃液为主,表现为代谢性碱中毒,随着梗阻持续不缓解,胰液胆汁的不断丢失,有可能转换为代谢性酸中毒;低位小肠梗阻,碱性肠液的丢失量多超过酸性胃液量,加之酸性代谢产物增多,脱水引起的尿量减少又使肾脏排 H^+ 和肾小管细胞再生 $NaHCO_3$ 的作用减退,故一般总是引起代谢性酸中毒。此外禁食、胃肠减压引起的低钾血症,不仅影响酸碱平衡,还能引起肌肉无力,肠肌麻痹,心脏传导和节律紊乱。

6.感染

肠壁通透性增加,肠内细菌产生的大量毒素可通过肠壁引起腹腔感染,并经腹膜吸收引起腹膜腔感染甚至发生脓毒症。如肠壁坏死穿孔腹膜炎时,感染更重。严重时呼吸、循环、肾等多脏器功能皆可受损。

(三)临床表现与辅助检查

腹内疝的起病隐匿,临床表现不典型,多在引起肠梗阻后为患者及家属所重视。任何腹内疝都先引起单纯性肠梗阻,甚至进一步发展引起绞窄性肠梗阻。当肠梗阻发生时,腹痛多为突发性,逐渐加重伴恶心、呕吐、腹胀及便秘,肠鸣音亢进,腹部局限性隆起,触及压痛性包块。出现肠绞窄,肠坏死,可有腹膜炎体征、肠鸣音消失、呕吐血性液体及腹腔穿刺为血性液体,严重

者可出现感染性休克。对具有上述典型临床表现起病的患者,尤其是腹痛剧烈难以忍受者,应高度警惕本病。肠梗阻的临床表现较简单,但根据梗阻的部位不同变化较多。

疝源性肠梗阻的辅助检查包括:

1.血常规

单纯性肠梗阻早期变化不明显,随着病情发展,由于失水和血液浓缩,白细胞计数、血红蛋白和红细胞比容均可增高。

2.血生化

血气分析和血清 Na^+、K^+、Cl^-、尿素氮、肌酐等变化,可了解酸碱失衡、电解质紊乱和肾功能状况。如高位梗阻时,呕吐频繁,大量胃液丢失可出现低钾、低氯与代谢性碱中毒;低位肠梗阻时,则可有电解质普遍降低与代谢性酸中毒。

3.尿常规

由于血液浓缩可使尿比重增高。

4.呕吐物及粪便

呕吐物和粪便检查,若有大量红细胞或隐血阳性,应考虑肠管有血运障碍。

5.立位腹 X 线平片

腹部立位 X 线平片是诊断肠梗阻的重要手段,但对明确腹内疝的病因则比较困难。一般在肠梗阻发生后4～6小时,X 线检查即显示出肠腔内有气体;立位、侧卧位透视或摄片,可见气胀肠袢和液平面。由于肠梗阻的部位不同,X 线表现也各有其特点:空肠黏膜的环状皱襞在肠腔充气时呈鱼骨刺状;回肠扩张的肠袢多,可见阶梯状的液平面;腹腔胀气位于腹部周边,显示结肠袋形。并非所有的腹内疝均有此表现,并且出现此征象时很有可能已发生肠坏死。

6.B 超

B 超对腹内疝源性肠梗阻的典型描述为:小肠梗阻,表现为肠管扩张,蠕动增强;扩张和非扩张肠管间有过渡区;小肠堆积成团并受压,好像是被袋子包裹着一样。这种表现出现在过渡区肠管的远端一侧,如位于十二指肠旁疝的左侧和盲肠旁疝的右侧,当进入疝囊的输入端肠管因为疝囊内的肠管堆积受压而导致梗阻时就会出现这种表现。

7.多层螺旋CT

多层螺旋 CT 动态增强扫描已成为内疝诊断的首选检查方法。不同类型的腹内疝 CT 表现各异,主要有包括肠管异常占位征象、系膜血管走行异常和其他一些辅助表现。

8.诊断性腹腔穿刺

对腹部移动性浊音阳性意义较大,或怀疑病情进展为肠绞窄并渗出时,或需与消化道穿孔等相鉴别时施行。

(四)诊断

对于疝源性肠梗阻的诊断,腹内疝的肠管多往侧腹壁、盆底、腹膜后隐窝等腹腔的隐匿部位疝入,表面为正常肠管所覆盖,早期的腹部体征往往并不明显,而等到出现腹膜炎体征甚至血性腹水的时候,手术指征固然明确,却又失去了最佳的手术时机。因此,对早期肠梗阻的患者应密切观察和细致体检,尤其是对于自觉症状突出而体征轻微或不典型者,应考虑到腹内疝的可能,并采取积极的检查手段进行排查。立位腹部 X 线平片可见典型肠梗阻气-液平面,故往往先诊断为肠梗阻,但术前直接明确为腹内疝源性肠梗阻较为困难,多为术中探查时证实为疝源性肠梗阻。近来有资料表明 B 超在腹内疝所致肠梗阻的声像图表现以局限性或弥漫性肠管扩张、局限性或弥漫性腹腔积液、梗阻部位肠管壁增厚、肠管返折挤压为特征,对于腹内疝的诊断优于立位腹部 X 线平片。

(五)治疗

1.非手术治疗

(1)胃肠减压:通过鼻胃管负压吸引,可吸出胃肠道内过多的气体和液体,减轻腹胀、呕吐,避免吸入性肺炎,改善由于腹胀引起的循环和呼吸窘迫症状,在一定程度上能改善梗阻以上肠管的淤血、水肿和血液循环。少数轻型单纯性肠梗阻经有效的减压后,肠腔可恢复通畅。注意观察胃肠液的体积,并观察性质,一方面为临床补液,判断酸碱失衡提供参考,另一方面,帮助鉴别有无肠绞窄、判断梗阻部位。

(2)纠正水、电解质紊乱和酸碱失衡:补充体液和电解质、纠正酸碱平衡失调的目的,在于维持机体内环境的相对稳定,保持机体的抗病能力,使患者在肠梗阻解除之前能渡过难关,在有利的条件下经受外科手术治疗。可先给予平衡盐液,待生化及血气分析结果,再添加电解质及纠正酸碱失衡。低位肠梗阻多因碱性肠液丢失易有酸中毒,而高位肠梗阻则因胃液和钾的丢失易发生碱中毒,皆应予相应的纠正。总之,输液所需容量和种类须根据呕吐情况、缺水体征、血液浓缩程度、尿排出量和比重,并结合血清钾、钠、氯和血气分析监测结果而定。

(3)抗感染:肠梗阻后,近端肠腔内细菌迅速繁殖,肠壁血液循环障碍,肠黏膜屏障受损,细菌易位,对于一般单纯性肠梗阻可不应用,但对单纯性肠梗阻晚期,特别是绞窄性肠梗阻,以及手术治疗的患者,应该尽早使用。肠梗阻时间过长,或发生绞窄时,肠壁和腹膜常有多种细菌感染(如大肠杆菌、梭形芽孢杆菌、链球菌等),积极地采用以抗革兰阴性杆菌为重点的广谱抗生素静脉滴注治疗十分重要。

2.手术治疗

治疗粘连性肠梗阻重要的是要区别是单纯性还是绞窄性,是完全性还是不完全性。因为手术治疗并不能消除粘连,相反地,术后必然还要形成新的粘连,所以对单纯性肠梗阻、不完全性梗阻,特别是广泛性粘连者,一般选用非手术治疗。又如手术后早期发生的粘连性肠梗阻,多为新形成的纤维素性粘连,日后可部分或全部吸收,一般多采用非手术治疗。粘连性肠梗阻如经非手术治疗不见好转甚至病情加重,或怀疑为绞窄性肠梗阻,手术须及早进行,以免发生肠坏死。对反复频繁发作的粘连性肠梗阻也应考虑手术治疗。手术方法应按粘连的具体情况而定。

(1)粘连松解术:粘连带和小片粘连可施行简单的切断和分离即行。

(2)广泛粘连不易分离,且容易损伤肠壁浆膜和引起出血或肠瘘,并再度引起粘连,所以对那些并未引起梗阻的部分,不应分离;如因广泛粘连而屡次引起肠梗阻,可采用小肠折叠排列术,将小肠顺序折叠排列,缝合固定于此位置;也有采用小肠插管内固定排列术,即经胃造口插入带气囊双腔管,将其远端插至回肠末端,然后将小肠顺序折叠排列,借胃肠道内的带气囊双腔管达到内固定的目的,以避免梗阻再发生。

(3)如一组肠襻紧密粘连成团引起梗阻,又不能分离,可将此段肠襻切除做一期肠吻合;倘若无法切除,则做梗阻部分近、远端肠侧侧吻合的短路手术,或在梗阻部位以上切断肠管,远断端闭合,近断端与梗阻以下的肠管做端侧吻合。粘连性肠梗阻可多处发生,手术中应予注意。

(4)绕过病变肠段行肠吻合术,恢复肠道的通畅。

(六)三级预防

依据肠梗阻发生的原因,有针对性采取某些预防措施,可有效地防止、减少肠梗阻的发生。对患有腹壁疝的患者,应予以及时治疗,避免因嵌顿、绞窄造成肠梗阻;腹部大手术后及腹膜炎患者,应很好地胃肠减压,手术操作要轻柔,尽力减轻或避免腹腔感染;腹部手术后应早期活动。

术后早期炎症性肠梗阻是腹腔手术后的常见并发症,采取积极的预防措施,一旦发生应及早发现,且采取合理的中西医结合非手术疗法,绝大部分患者很快可以治愈,且忌不讲原则的手术治疗,造成手术—粘连—再手术—再粘连的恶性循环,望能引发同行深思。

单纯性肠梗阻的病死率约 3%。而绞窄性肠梗阻则可达 10%～20%,改善预后的关键在于早期诊断、及时处理。

第四节　小肠肿瘤

一、概述

小肠肿瘤是指从十二指肠到回盲瓣止的小肠肠管所发生的肿瘤。小肠占胃肠道全长的 70%～80%,但小肠肿瘤的发病率较胃肠道其他部位为低,占全部胃肠道肿瘤的 3%～7%,小肠恶性肿瘤则更为少见,占胃肠道恶性肿瘤的 1%～2%。小肠肿瘤发生率低,与小肠内容物通过快、小肠黏膜细胞更新快、小肠内容物为碱性液状、肠壁内含有更高的 IgA、小肠内细菌含量较低等因素有关。小肠肿瘤可来自小肠各类组织,包括上皮、结缔组织、血管组织、淋巴组织、平滑肌、神经组织、脂肪组织等,肿瘤类型多样。良性肿瘤中平缓肌瘤、腺瘤较多见,恶性肿瘤中腺癌和淋巴肉瘤较多见。小肠肿瘤的发生部位,以回肠肿瘤较空肠肿瘤发病率高,而空肠肿瘤以胃肠道间质瘤(GIST)为多见。

(一)病因

小肠肿瘤至今病因不清楚,尽管小肠长度长,黏膜面积大,但小肠恶性肿瘤发病率却相对低。结肠具有腺瘤癌序列,与此不同,小肠没有某种明确的分子生物学发展过程。结肠腺瘤为癌前病变,小肠腺瘤似乎也有恶变的倾向,除十二指肠腺瘤被确认为癌前病变,小肠其他部位的腺瘤是否恶变及其分子生物学机制仍不清楚,有待进一步研究。

小肠恶性肿瘤发病率低可能与内容物通过率快有关,大约 30 分钟到 2 小时,而且健康的小肠肠腔中大多不存在细菌,所以由细菌代谢引起的生物学变异的因素,对于小肠是不存在的,暴露在毒素和代谢产物下引起的后果也是有限的。小肠富含碱性的、多黏液的肠液,具有保护能力,具有纤毛缘上皮的肠壁细胞含有苯并芘羟化酶,能够去除苯并芘致癌物,保护黏膜免受损伤。小肠上皮和黏膜下组织中含有高水平的 IgA 和分布更广泛的淋巴样组织,可以通过免疫监控提供更多的保护机制。

胆汁酸和胆囊代谢产物与小肠腺癌的发病有关。胆囊切除术后的患者患小肠恶性肿瘤的风险增高。一些遗传性疾病和炎性病变也可能增加小肠肿瘤的发病风险。

1.家族性腺瘤性息肉病

家族性腺瘤性息肉病的患者多数合并出现十二指肠腺瘤样息肉,而且病变可能会发展为腺癌。家族性腺瘤性息肉病患者,其十二指肠腺癌的发病风险约是正常人群的 300 倍。对于已经行结肠切除的患者需常规检查胃十二指肠镜,并应内镜下或手术切除增大的腺瘤。

2.克罗恩病

患有空回肠活动性克罗恩病的患者,发生腺癌的概率将增加约 100 倍。有活动性病变的终末段回肠是恶性肿瘤的好发部位。原有疾病所具有的持续性的腹部不适症状可能延误诊断,导致发现肿瘤时已达晚期。由克罗恩病发展而来的腺癌患者预后很差。

3.乳糜泻

乳糜泻与淋巴瘤发病风险增高有关,对于小麦蛋白或类似蛋白过敏的人,进食小麦蛋白或类似蛋白后引起肠黏膜上皮炎症反应,导致乳糜泻。大多数人通过严格的饮食控制可使炎症好转,但有小部分人肠上皮下淋巴细胞畸变,过度增生形成淋巴瘤,有报道说乳糜泻与 HLA-DQ2 和 HLA-DQ8 基因型有关。

4.与小肠肿瘤有关的其他病变

Peutz-Jeghers 综合征患者在整个消化道都会发生错构瘤,已经有一些病例报道此类患者有些发展为小肠腺癌或合并胰腺癌、结肠癌,提示此类疾病有恶变可能,应予以定期监测。von Recklinghause 病(Ⅰ型神经纤维瘤)的患者可能出现胃肠道神经纤维瘤,而且可以发生恶变。此外长期接受免疫抑制治疗的患者易发生小肠恶性肿瘤,特别是淋巴瘤和肉瘤,人类免疫缺陷病毒(HIV)感染也与淋巴瘤的发生有关。

(二)诊断

1.症状与体征

小肠肿瘤在肠壁的部位可分为腔内、壁间或腔外三型,以突入肠腔内的腔内型较为多见,当并发出血或梗阻时症状明显。小肠肿瘤的患者常表现为非特异的胃肠道和全身的不适,良性肿瘤可能无任何症状,但生长较快的肿瘤往往有明显逐渐加重的症状。常见以下几种表现:

(1)腹部不适或持续隐痛:多与肿瘤位置有关,早期因肿瘤牵拉、肠蠕动紊乱引起,大多为不规则、轻重不等的隐痛、胀痛或痉挛性疼痛,一般不引起重视,一旦继发感染、梗阻或穿孔,则可表现为急性腹痛。

(2)肠梗阻:急性完全性或慢性进行性小肠梗阻是原发性小肠肿瘤常见症状之一,引起肠梗阻的主要原因是肿瘤所致的肠套叠,梗阻多为慢性复杂性。由于小肠内容物为流体,腔内型肿瘤形成肠腔阻塞或腔外型浸润压迫造成的管腔狭窄,均需达到一定程度才出现症状,因此病程是进行性的。有学者报道恶性肿瘤尤其是腺癌和恶性淋巴瘤容易早期梗阻。

(3)腹部肿块:有的小肠肿瘤可触及腹部肿块。瘤体在浆膜层,向腔外生长,体积大,容易触及,若位于黏膜层,向腔内突出,腹块小,不易触及。肿块多位于脐周或下腹部,良性的多光滑,活动度大;恶性的边缘不规则,活动度小。早期因小肠系膜较游离,肿块位置不固定且可推动,有肠套叠者肿块时隐时现。

(4)消化道出血:是小肠肿瘤的一个早期症状,常见于黏膜下肿瘤,多为间歇性柏油样便或血便,其原因可能与肿瘤侵入肠腔发生溃疡或继发感染有关。平滑肌瘤、淋巴肉瘤出血较多,但大出血少见,有的长期反复少量出血,甚至只是大便隐血,不易察觉,只表现为慢性贫血。

(5)肠穿孔:急性穿孔可引起腹膜炎,慢性穿孔可形成腹腔内炎性肿块或肠瘘,诊断困难。

(6)其他表现:如食欲缺乏、腹泻、贫血和体重下降等。恶性肿瘤可有发热、腹水等。十二指肠肿瘤常表现为恶心、呕吐,压迫胆管可出现黄疸。少数类癌患者可伴有类癌综合征,如血管神经性异常、皮肤潮红、低血压、肠蠕动亢进和阵发性腹痛等。这些非特异症状可见于多种疾病,很难联想到发病率低的小肠肿瘤,往往先通过检查除外更常见的疾病,如胃十二指肠、结肠、胆道系统疾病,并且当症状不严重时,上述检查未发现明确病变时,放弃进一步的小肠检查,仅当症状严重时才进一步检查,所以小肠肿瘤误诊率很高,恶性肿瘤诊断时多为晚期。因此,医务人员对小肠肿瘤要高度重视,当出现以下情况时应予警惕:①不明原因腹痛,进食后加重,排便后症状缓解;②成人肠套叠;③间歇性解黑粪、便血或腹泻,胃镜及肠镜未见明显异常;④不明原因肠梗阻。此时应及时做相应辅助检查,必要时腹腔镜或开腹探查,并结合术中小肠镜检查。

2.辅助检查

小肠肿瘤的病史和体格检查不具特异性,而获得完全影像学资料来观察整个小肠的能力是有限的,所以误诊率一直比较高。如何提高小肠肿瘤的诊断率一直是临床医生的难题。目前随着各项检查技术的提高,小肠肿瘤的诊断手段已经明显增多,并且方便了许多,下面介绍一下我们的诊断策略:

(1)腹部增强 CT:在通过内镜检查排除了胃十二指肠和结肠引起的胃肠道和腹部症状后,CT 应作为首选的影像学检查。腹部增强 CT 无创、快捷,且无需特殊准备,因其快速的扫描速度,大大降低了呼吸运动和胃肠道蠕动带来的伪影,其主要的优势是可以直观地观察到肿瘤本身,特别是对向腔外、肠壁间生长的肿瘤较为有效,可通过对肿瘤的形态、大小、强化表现、瘤体内部有无出血、坏死、囊变等情况的直接了解,再结合局部淋巴结有无肿大、局部脏器及组织有无侵犯和转移等间接征象,可对肿瘤的良、恶性做出相对明确的判断。此外对于能否外科手术治疗也有很大帮助和指导。CT 可表现为巨大的肿块或通过一些细致的间接影像提示小肠肿瘤,如小肠肠壁增厚,小肠肠壁增厚超过 1.5cm;散在肠系膜淋巴结肿大,肿块直径＞1.5cm;小肠梗阻、套叠等。CT 对于肠腔外生长的肿瘤虽然敏感,但当肿瘤较大发展到晚期时,由于与周围脏器粘连、侵犯严重,CT 上有时难以区别肿瘤是来源于肠道还是邻近器官或组织,特别是发生于十二指肠、空肠上段的恶性平滑肌肿瘤和间质瘤,此区域肠道毗邻器官较多,十二指肠又介于腹腔内与腹膜后两者之间,当肿瘤向腔外浸润性广泛生长发生粘连、侵犯,造成在 CT 影像上确定原发起源的困难。

(2)小肠造影:小肠造影多年来用来观察小肠黏膜,诊断小肠肿瘤,表现为充盈缺损、龛影、肠腔狭窄、梗阻,黏膜紊乱等,它最大的优点在于定位准确率较高,并可估计病变长度,但口服大量钡剂往往使小肠影像重叠,检出率不高,分次口服钡剂、气钡双重造影、改良小肠造影(通过鼻胃管注入钡剂和甲基纤维素)能提高其检出率,但费时长,患者较难受,且只能提供间接影像,现逐渐被更为方便的胶囊内镜所取代,但无条件的医院仍可采用小肠造影,并且可以作为胶囊内镜禁忌时的选择或术前定位肿瘤的参考。

(3)胶囊内镜:胶囊内镜是一种无线的内镜胶囊显像技术,已经广泛地运用到小肠疾病的诊断,患者吞咽下的携带有迷你摄像机、光源、电池的胶囊大小的装置,胶囊随胃肠蠕动通过消化道,将影像传输到患者随身携带的接收装置,来观察消化道。胶囊内镜的不足之处是不能够活检和精确定位,并且对于梗阻的或怀疑有肠腔狭窄的患者不能应用。并且对于出血可能因血块干扰,影像欠清,难以定位。

(4)双气囊小肠镜:双气囊小肠镜可以更直观地观察小肠,并可以小肠肿瘤和息肉切除或活检。它利用两个气球交替充气来撑住小肠,当外套管的气球撑住小肠时,内视镜可由外套管的内腔通过而不至于拉长小肠,而当内视镜入到最远处时,就使内视镜的气球充气而使内视镜固定,而外套管则可沿着内视镜往前进直到和内视镜的气球接触,之后将外套管的气球充气,后将内视镜和外套管一起往回拉将小肠缩短,如此反复进行此步骤可将小肠慢慢套叠以缩短肠以及简化肠的形状,使内视镜的长度可以更有效的利用并看到更深的地方。此外,小肠镜上附有一个管道,切片夹或其他治疗的器械可经由此处而治疗病灶。双气囊小肠镜最大的限制为施行时间长,为2~3小时,故病患会不舒服,所以常需要轻度的麻醉,尤其是经口插入时。由山本博德教授的研究指出不论嘴或肛门插入,大部分都可以观察到小肠全长的1/2~2/3的长度,如果合并两者,有86%的病患可以做全小肠的观察,这个结果相较于胶囊内视镜(约79%)并不逊色。而至于插入困难的个案主要原因是做过腹部手术而造成的小肠粘连。对于小肠肿瘤的检出率双气囊小肠镜均高于此外,由于辅助器械之发展,内视镜治疗术有快速的进步,因而降低病患接受开刀的概率。

(5)其他检查手段:如腹部彩超、MRI等,也可能发现腹部肿块,但一般不作为小肠肿瘤的常规检查方法。尽管诊断技术在持续进展,大多数小肠肿瘤的患者还是在急诊手术时才首次发现病变,而一半以上的恶性肿瘤患者在手术时已经发生转移播散。

二、小肠良性肿瘤

小肠良性肿瘤半数无任何症状,多是并发消化道梗阻、大出血或穿孔时才得以诊断,消化道出血是最常见的并发症。小肠良性肿瘤,一经诊断,应行小肠节段性切除,若不能区别良、恶性,最好按恶性处理,扩大切除范围,同时切除相应系膜,术中可行冷冻病理定性,必要时扩大切除范围。

(一)腺瘤

腺瘤是小肠良性肿瘤中较多的一类,约占小肠良性肿瘤的35%,可单个亦可为多发,在组织学上可分为管状、绒毛管状、绒毛状腺瘤。小肠腺瘤最常发生于十二指肠壶腹周围区域,生长深度可超出黏膜,有恶变可能,所以一经发现,应予以切除,有蒂的可经内镜切除,较小的良性肿瘤可行十二指肠局部切除,当病变直径>3cm,恶变可能性很大时,最佳处理是采用保留大部分胰腺的十二指肠切除术,而当壶腹周围有肿瘤时,可行标准的胰十二指肠切除术。由于腺瘤复发率较高,对于局部切除的病例,应每年进行内镜监测。Brunner腺腺瘤是近端十二指肠罕见肿瘤,来源于十二指肠黏膜下的 Brunner 腺,该腺能分泌富含碳酸氢根的碱性液,无恶变病例报道,但仍建议内镜下局部切除,以防急、慢性失血等并发症。黑斑息肉病是一种遗传性疾病,多发消化道息肉,同时合并口唇及周围以及口腔黏膜色素沉着,有学者认为本病是一种错构瘤,有别于其他腺瘤。

(二)脂肪瘤

脂肪瘤多发生在回肠,单个突出于肠腔内位于黏膜下层,常为腹部影像学检查时偶然发现,很少引起症状,在 CT 上显示为脂肪密度。无症状的、直径>2cm 的无须干预,较大的或逐渐长大的病灶应行切除,以除外恶性脂肪瘤。

(三)血管瘤

血管瘤为黏膜下血管增生发育畸形,可发生在胃肠道的任何部位,一般不恶变,主要症状为急慢性出血,局部切除或部分肠段切除是治疗的主要方法。

三、小肠恶性肿瘤

小肠可以发生多种不同的原发肿瘤,同时也可以是其他肿瘤的主要转移部位。原发恶性肿瘤包括腺癌、小肠间质瘤、类癌、淋巴瘤、平滑肌肉瘤等。转移癌可源于任何恶性肿瘤,最常见的是黑色素瘤和淋巴瘤。小肠恶性肿瘤较良性肿瘤更容易引起症状,如腹痛、体重下降、食欲缺乏以及急性或慢性失血。小肠恶性肿瘤发现时多数已经晚期,手术切除为治疗的主要方法,切除肿瘤远近端至少 10cm 肠管,达到切缘阴性,同时切除相应肠系膜及淋巴结,及所有受侵的组织。

(一)腺癌

腺癌占小肠肿瘤的 35% 左右,是小肠最常见的恶性肿瘤。小肠越靠近远端,肿瘤的发生率越低,80% 的肿瘤发生在十二指肠和近端空肠。十二指肠乳头附近的病变常常导致胆道梗阻,继发黄疸。如果肿瘤所在的位置未引起梗阻,则患者唯一的不适可能仅仅是不明确的持续性的腹痛或消化道失血。可通过腹部增强 CT 检查发现约 50% 的小肠腺癌,结合胶囊内镜、小肠造影、双气囊小肠镜、彩超、MRI 检查可提高诊断率。手术切除是唯一可达到治愈的方法。很多患者在第 1 次手术时就已经有腹腔转移,因此 R_0 切除(指大体和镜下均无癌残留)率仅为 50%~60%。对于晚期不能切除的患者,可以姑息性短路手术,缓解梗阻并控制出血,并可留置胃肠减压管或肠内营养管对症治疗。小肠腺癌的辅助治疗包括化疗和放疗,但并没有明确效果,相关的临床试验正在进行中,有待于进一步研究。

(二)小肠间质瘤

小肠间质瘤是小肠最常见的非上皮性肿瘤,小肠间质瘤发生于小肠的 Cajal 细胞,它是消化道介于黏膜内神经细胞和平滑肌细胞之间的一种起搏性细胞。小肠间质瘤在分子诊断上有其特征,表现为活化的 c-kit 基因变异,这是一种跨膜的酪氨酸激酶受体,有调节细胞增殖、凋亡和分化的作用。超过 95% 的小肠间质瘤存在 kit(CD117)变异,这可以作为一种肿瘤标记物,以区分在组织学上相似的其他间质性肿瘤,如平滑肌瘤、平滑肌肉瘤、神经膜细胞瘤等。

1.诊断及诊断风险防范

小肠间质瘤没有特异性的临床症状,通常表现为腹部隐痛,体重下降和消化道隐血阳性。在所有的小肠肿瘤中,小肠间质瘤的显著特点是先于其他外科体征出现的不断增大的巨大包块。从黏膜下层开始,以非侵袭的方式,肠腔外肿块悄无声息地膨胀生长,从而挤压邻近的器官。当小肠间质瘤有坏死时,可累及肠腔黏膜导致消化道出血。由于小肠间质瘤通常在诊断前就能生长很大,CT很容易就可以检查出来,其特点是巨大占位,经常有中心性坏死、邻近器官被压迫和肿瘤钙化。小肠间质瘤的转移方式主要是血行转移和腹腔种植转移,多转移至肝、肠系膜和腹膜后间隙。

小肠间质瘤恶性程度的判定主要取决于两个主要指标:一是肿瘤的大小,二是肿瘤细胞的有丝分裂的速度。生物侵袭性强的肿瘤通常体积大并伴有高有丝分裂指数,而良性者体积小,有丝分裂指数也低。良性与恶性小肠间质瘤在预后上有显著差异。

2.治疗及治疗风险防范

小肠间质瘤的治疗以完全性切除为首选的治疗方法,在手术中,可扩大原发肿瘤的切除范围,粘连的器官要行局部切除,以获得足够的肿瘤阴性切缘,小肠间质瘤淋巴结转移并不多见,因此不必进行广泛的系膜切除。对于中高危的小肠间质瘤患者采用伊马替尼治疗已经成为常规的方法,甲磺酸伊马替尼是酪氨酸激酶抑制药,是一种小分子,可以占据 kit 激酶区的 ATP 结合位点,kit 激酶区的 ATP 结合位点,抑制受体磷酸化和细胞内信号的传递。这种结合控制了细胞的增殖生存的信号传递。对于转移性小肠间质瘤的患者,口服制剂有良好的依从性和较好的疗效。肿瘤完全缓解很少见,但周期性、不间断的治疗,可使80%的患者得到部分缓解和控制肿瘤进展。治疗效果可以用氟化脱氧葡萄糖 PET 进行判断,对于有治疗反应的患者,肿瘤的代谢率明显减低。长期应用可能出现耐药,一些新的药物正在逐步进入临床,可作为二、三线使用,如舒尼替尼、尼罗替尼、索拉非尼,其疗效和安全性有待于进一步评估。

小肠间质瘤新辅助治疗的目的在于肿瘤降期和缩小肿瘤体积,从而增加手术机会,降低手术风险,最大限度地保留重要脏器功能。目前已有不少伊马替尼用于小肠间质瘤新辅助治疗的报道。对于无法手术的小肠间质瘤患者或进展期小肠间质瘤患者,伊马替尼新辅助治疗有助于提高手术切除率和降低手术死亡率。目前对小肠间质瘤新辅助治疗的疗程并无一致意见,考虑到伊马替尼继发耐药的可能性,一般主张不超过 12 个月。需指出的是,手术治疗仍是原发性的,可切除的小肠间质瘤不可替代的治疗手段,对这类小肠间质瘤是否需行新辅助治疗仍存在争议。

(三)淋巴瘤

小肠淋巴瘤多为非霍奇金淋巴瘤,原发于小肠的淋巴瘤诊断上有以下特点:①体检无浅表淋巴结肿大;②无纵隔淋巴结肿大;③外周血细胞计数正常;④不累计肝及脾。小肠淋巴瘤没有特异的临床表现,在临床症状前可能生长到很大,腹部 CT 常可发现,表现为肿块、小肠壁增厚,可通过内镜活检,术前明确诊断。10%~25%的患者为多发肿瘤。关于胃肠道淋巴瘤的治疗的最佳方法目前无统一方案,多数人同意手术切除单发孤立的小肠淋巴瘤,可以控制局部进展并能预防穿孔和出血,是最基本的治疗方法,手术必须切除原发灶和受累的肠系膜淋巴结。

对于更广泛的小肠淋巴瘤可采用化疗,对于肺内、颅内等转移病灶可以联合放疗,但预后不好。

(四)类癌

类癌来源于利伯库思隐窝基底部的肠嗜铬细胞。肠嗜铬细胞具有氨基酸前体摄取和去碳酸化的能力,因此,来源于此类细胞的肿瘤能够分泌血管活性肽,产生类癌综合征。胃肠道类癌多发生于阑尾,其次是小肠。大多数类癌生长缓慢,临床症状不明显,甚至可能终身没有症状。最常见的症状是腹痛,常由病变引起的肠套叠引起。部分患者的症状来源于转移类癌产生的类癌综合征,表现为发作性的皮肤潮红和心动过速,有时严重的水样腹泻和腹部绞痛。肠系膜血管在罕见的情况下可以发生结缔组织增生,导致肠梗阻,因此小肠坏死可能为首发症状,须急诊手术。小肠类癌以手术治疗为主,对于肿瘤直径<1cm局部切除即可,对于直径超过2cm其淋巴结和肝转移率明显增加,应根治切除。对于肝转移病灶能切除的予以切除,对于不能切除的可以肝动脉栓塞或射频消融。同时采用生长抑素或其类似物缓解类癌综合征症状。类癌的化疗有效率不高,大约为20%。

(五)小肠转移性肿瘤

小肠转移性肿瘤可以是直接侵犯、血行转移或是腹腔内种植。原发结肠癌和胰腺癌最常出现直接侵犯。血行转移则常常来自肺、乳腺或黑色素瘤。腹膜种植可来源于腹腔内的恶性肿瘤,如胃癌、肝癌、卵巢癌、阑尾和结肠癌。CT检查可以发现转移灶,也能提示引起完全性或不完全性肠腔梗阻的部位。转移病变可表现为肠壁的增厚或肠系膜的肿块。小病灶CT表现可以为阴性,肿瘤的广泛播散通常无法通过影像学检查特异性检出。对于转移性小肠肿瘤应根据临床具体情况选择最佳的姑息性治疗。只要不是最终的终末期病变,节段性切除或短路手术仍然可采用,可缓解出血、梗阻和疼痛等症状。还可采用内镜下十二指肠支架来缓解梗阻。对于终末期患者治疗的目的在于缓解症状以提高生存质量。

第五节　阑尾炎

一、急性阑尾炎

(一)病因及发病机制

阑尾易发生急性炎症是由其解剖特点所决定的。阑尾是一个细长的盲管结构,腔内原有很多微生物,易发生感染。一般认为急性阑尾炎的发病机制是一个较为复杂的过程,归纳起来与以下因素有关:

1.阑尾管腔的阻塞

阑尾管腔的阻塞是急性阑尾炎发病最常见的基本因素。据统计急性坏疽性阑尾炎病理检查中,70%~80%阑尾腔有梗阻因素存在。急性阑尾炎发病初期剑突下或脐部绞痛是阑尾管腔受阻、内压增高所引起的。阑尾切除标本剖开后常可见阑尾腔内粪石梗阻,远端明显炎症甚至坏疽穿孔。而梗阻部位大多在阑尾的根部、中段和远段,梗阻的原因有淋巴滤泡增生、粪石或其他异物阻塞、阑尾本身或盲肠和阑尾壁的病变。

2.细菌感染

阑尾腔内细菌可直接导致感染。阑尾腔内存在大量细菌,包括需氧菌和厌氧菌两大类,菌种为与结肠内细菌一致的大肠杆菌、肠球菌及脆弱类杆菌等。若阑尾黏膜稍有损伤,细菌即可侵入管壁,引起不同程度的感染。少数患者常可发生于上呼吸道感染后或者邻近器官的化脓性感染。

3.神经反射及其他

胃肠道功能障碍(如腹泻、便秘等)引起内脏神经反射,导致阑尾肌肉和血管痉挛,一旦超过正常强度时,可导致阑尾管腔狭窄、血供障碍、黏膜受损,细菌因之入侵而致急性炎症。与急性阑尾炎发病有关的因素还有饮食习惯、遗传因素等。阑尾过长、过度扭曲、管腔细小、血运不佳等都是易发生急性炎症的条件。

(二)病理类型与转归

急性阑尾炎的组织学改变是梗阻部位管壁黏膜充血水肿、大量炎性细胞浸润等急性炎症表现。炎症向深部发展或继之因血管内血栓形成,可导致组织坏死。粪石压迫可引起黏膜缺血坏死,继而出现管壁的感染,可发展为穿孔使急性阑尾炎的病理更为复杂。急性阑尾炎在病理学上不同类型代表着炎症发展的不同阶段。

1.类型

(1)急性单纯性阑尾炎:阑尾轻度肿胀,浆膜充血,附有少量纤维蛋白性渗出。此属早期轻度感染,临床症状和机体反应较轻,如能及时处理,可达到炎症吸收、感染消退的目的,阑尾恢复正常。

(2)急性化脓性阑尾炎:一般由早期炎症加重所致;或由于阑尾管腔梗阻,内压增高,远端血运严重受阻,感染迅速蔓延,以致数小时内即形成蜂窝织炎性甚至化脓性阑尾炎。阑尾管腔肿胀明显,壁内大量炎性细胞浸润,可形成大量微小脓肿;腔内有脓性分泌物,有明显的大肠杆菌和厌氧菌感染征象,作为机体炎症防御、局限化的一种表现,常有大网膜下移,包绕部分或全部阑尾。脓性渗出物以阑尾表面为多,附近组织表面较少。化脓性阑尾炎还可引起阑尾周围的局限性腹膜炎,也可因穿孔而致弥漫性腹膜炎。此时阑尾管壁已有不同程度的组织破坏,即使经过非手术治疗后恢复,阑尾壁的瘢痕挛缩,可使阑尾腔狭窄,导致炎症反复发作。

(3)急性坏疽性阑尾炎:可由阑尾急性化脓性感染所致;或因阑尾管腔严重梗阻,阑尾血运在短时间内完全阻断而致阑尾坏疽;也可因临床上误诊或延误治疗后,阑尾化脓性感染未能控制而加重所致,是阑尾急性炎症中最严重的程度,根据阑尾血运阻断的部位,阑尾壁的全部或部分全层坏死,浆膜呈暗红色或黑紫色,局部可能已穿孔。此时患者不但有严重的局部体征,全身反应常十分明显而剧烈,如出现中毒性休克,甚至会出现致死性的后果。

以上三类急性阑尾炎如仍局限于阑尾而不涉及四周,则其感染对机体的影响较轻,处理容易,效果良好。但当阑尾炎症较重,涉及四周,尤其是并发穿孔,感染侵至腹腔,形成脓肿或腹膜炎,炎症扩散至全部腹腔而造成处理上的困难。

(4)阑尾周围脓肿与腹膜炎:当感染由急性阑尾炎扩散至周围腹腔,阑尾有渗出、坏死、穿孔时,网膜与附近小肠会趋向保护阑尾,如阑尾坏死、穿孔发生较慢,包裹成为脓肿;如阑尾炎症严重,进展迅速,局部尚来不及粘连保护,一旦穿孔,感染很快漫及全腹腔,发展为弥漫性腹膜炎。

2.转归

不同病理类型可随机体防御机制强弱,治疗是否及时、正确而形成不同的转归,大致有三种可能:

(1)炎症消散:单纯性阑尾炎经非手术治疗可使炎症消散,且完全治愈。少数患者可遗留瘢痕,甚至可使管腔狭窄,成为再次发病的基础。化脓性阑尾炎部分患者经非手术治疗后,可形成局限性脓肿,经吸收而痊愈。

(2)感染局限:化脓性和穿孔性阑尾炎,感染可局限于阑尾周围,或以局限性炎性肿块出现,或形成阑尾周围脓肿。大多数经治疗可完全吸收,有的脓肿逐渐增大,甚至可破溃,引起严重后果。

(3)炎症扩散:急性阑尾炎在尚未被网膜包裹之前发生穿孔时,可引起弥漫性腹膜炎,治疗不当轻者可形成腹腔内的残余脓肿如膈下脓肿,重者可危及生命。极少患者细菌栓子可随血流进入门静脉引起炎症,甚至可在肝内形成脓肿,患者出现严重的脓毒症,伴有高热、黄疸、肝大等临床征象。

(三)临床表现与辅助检查

了解急性阑尾炎的病因、病理及转归后,可以比较容易的理解急性阑尾炎的临床表现,其典型症状是转移性右下腹痛或右下腹痛、阑尾部位压痛和血常规白细胞增多三者为决定性依据。

1.症状

主要表现为腹部疼痛、胃肠道反应和全身反应。

(1)腹痛:最常见症状,约98％的患者以此为首发症状,也是患者及早就医的主要原因。典型急性阑尾炎患者,腹痛开始的部位多在上腹、剑突下或脐周围,经6～8小时或10多个小时后,腹痛部位逐渐下移,最后固定于右下腹部。腹痛固定后初发部位的疼痛可明显减轻,甚至完全消失。这种腹痛部位的变化,临床上称之为转移性右下腹痛,它是急性阑尾炎所独有的特征,也是和其他急腹症鉴别的主要依据之一。临床上也有不典型的患者,腹痛起始的部位可能在全腹部或左侧腹部,甚至在腰部、会阴部;也有的发病一开始就是右下腹痛,无转移性腹痛,对没有典型的转移性右下腹痛病史,不能轻易地完全排除急性阑尾炎。

急性阑尾炎的腹痛多数以突发性和持续性开始,少数可能以阵发性腹痛开始而后逐渐加重。突然发生完全性梗阻的急性阑尾炎,发病初期可为剧烈的阵发性腹痛,这是由于阑尾腔内压力增高,阑尾壁强力收缩的结果,一阵剧痛过后,可经短暂的间歇后再次发作。化脓性和穿孔性阑尾炎常为阵发性剧痛或跳痛。急性阑尾炎的病程中,有的患者腹痛可突然完全缓解,这种现象可能发生在两种情况下:粪石、异物被排入盲肠,阑尾腔的梗阻突然解除,腔内压迅速减轻,疼痛随即缓解,表示病情好转;另外,当阑尾壁坏死、穿孔后,脓性渗出进入腹腔,阑尾腔的压力也会迅速减轻,腹痛也可随即减轻,但腹腔内的炎症逐渐扩散,在短暂的缓解后,右下腹痛又会逐渐加重,这是一种暂时现象。因此,腹痛的突然减轻,不一定都是好转的象征,必须结合体征综合判断,不能轻易地放弃治疗。

(2)胃肠道的反应:恶心、呕吐最为常见,早期的呕吐多为反射性,常发生在腹痛的高峰期,呕吐物为食物残渣和胃液,晚期的呕吐则与腹膜炎有关。约 1/3 的患者有便秘或腹泻的症状,腹痛早期的大便次数增多,可能是肠蠕动增强的结果。盆位阑尾炎时,阑尾的尖端直接刺激直肠壁也可伴便次增多,而阑尾穿孔后的盆腔脓肿,不仅便次多,甚至会出现里急后重。

(3)全身反应:急性阑尾炎初期,部分患者自觉全身疲乏,四肢无力,或头痛、头晕。病程中觉发热,单纯性阑尾炎体温多在 37.5～38℃;化脓性和穿孔性阑尾炎体温可达 39℃左右;极少数出现寒战、高热,体温可升至 40℃以上。

2.体征

腹部查体常出现的体征有腹部压痛、腹肌紧张和反跳痛等,这些直接体征是诊断阑尾炎的主要依据。另外一部分患者会出现一些间接的体征如腰大肌征等,对判断阑尾的部位有一定的帮助。腹部体征有时需要连续观察,多次比较才能做出准确的判断。

(1)腹部外形与动度:急性阑尾炎发病数小时后,查体就能发现下腹部呼吸运动稍受限,穿孔后伴弥漫性腹膜炎,全腹部动度可完全消失,并逐渐出现腹部膨胀。

(2)腹膜刺激征:包括右下腹部压痛、肌紧张和反跳痛。尽管各患者腹膜刺激征在程度上有差异,但几乎所有的患者均有腹部压痛,这是诊断急性阑尾炎的主要依据。

①右下腹压痛:最常见和最重要的体征,当感染还局限于阑尾腔内,患者尚觉上腹部或脐周疼痛时,右下腹就有压痛存在。感染波及阑尾周围组织时,右下腹压痛的范围也随之扩大,压痛的程度也加重。穿孔性阑尾炎合并弥漫性腹膜炎时,虽全腹都有压痛,但仍以右下腹最为明显。盲肠后或腹膜后的阑尾炎,前腹壁的压痛可能较轻。

②右下腹压痛点:右下腹部固定压痛区对急性阑尾炎有重要的诊断价值。常见的压痛点有以下几个。麦克伯尼点:在脐与右髂前上棘连线的中外 1/3 交界处;兰氏点:在两侧髂前上棘连线的中、右 1/3 交界处;苏氏点:在脐和右髂前上棘连线与右侧腹直肌外缘相交处;中立点:在马氏点和兰氏点之间的区域内,距右髂前上棘约 7cm 的腹直肌外侧缘处。

③腹肌紧张:约 70% 的患者有右下腹肌紧张。一般认为腹肌紧张是由于感染扩散到阑尾壁外,壁层腹膜受炎症刺激的结果,多见于化脓性和穿孔性阑尾炎,是机体的一种不受意识支配的防御性反应。腹肌紧张常和腹部压痛同时存在,范围和程度上两者也大体一致。肥胖者、多产妇和年老体弱的患者,因腹肌软弱,肌紧张常不明显。

④反跳痛:急性阑尾炎可出现反跳痛,以右下腹较常见,如取得患者的合作,右下腹反跳痛阳性,表示腹膜炎肯定存在。阑尾的位置在腹腔的深处,压痛和肌紧张都较轻时,而反跳痛却明显者,也表示腹腔深部有感染存在。

(3)腹部包块:急性化脓性阑尾炎合并阑尾周围组织及肠管的炎症时,大网膜、小肠及其系膜与阑尾可相互粘连形成团块;阑尾穿孔后所形成的局限性脓肿,均可在右下腹触到包块。炎性包块的特点是境界不太清楚,不能活动,伴有压痛和反跳痛。深部的炎性包块,在患者充分配合下,仔细触摸才能发现。包块的出现表示感染已趋于局限化,发炎的阑尾已被大网膜等组织紧密的包绕,此时不宜急诊手术。

(4)间接体征:临床上还可以检查其他一些体征,对阑尾炎的诊断有一定参考价值。

①结肠充气试验(又称间接压痛、罗夫辛征、Rovsing 征):患者仰卧位,检查者用手掌按压左下腹部,或沿降结肠向上腹用力推挤,如右下腹疼痛加重即为阳性;或用力的方向是朝右下腹部,出现同样结果时也为阳性,迅速松去按压力量的同时疼痛反而加重,更能说明右下腹有炎症存在。阳性结果只能说明右下腹部有感染存在,不能判断阑尾炎的病理类型和程度。当右下腹疼痛需要与右侧输尿管结石等疾病鉴别时,罗夫辛征的检查可能有一定的帮助。

②腰大肌试验(Psoas 征):患者左侧卧位,检查者帮助患者将右下肢用力后伸,如右下腹疼痛加重即为阳性,提示阑尾位于盲肠后或腹膜后。

③闭孔内肌试验(Obturator 征):患者仰卧后,右侧髋关节屈曲被动内旋,右下腹疼痛加重为阳性,表示阑尾位置较低,炎症波及闭孔内肌的结果。

④皮肤感觉过敏区:急性阑尾炎早期,尤其是阑尾腔内梗阻时,少数患者右下腹壁皮肤可出现敏感性增高现象。表现为咳嗽,轻叩腹壁均可引起疼痛,甚至轻轻触摸右下腹皮肤也会感到疼痛。阑尾穿孔后,过敏现象随之消失。过敏区皮肤的范围呈三角形分布,其边界由右侧髂峰最高点、耻骨嵴及脐三点连接构成。皮肤感觉过敏区不因阑尾位置而改变,故对不典型患者的早期诊断可能有帮助。

3.辅助检查

(1)实验室检查:90%的患者常有白细胞计数增多,是临床诊断的重要依据,一般在$(10 \sim 20) \times 10^9/L$。随着炎症加重,白细胞可增加,甚至可达 $20 \times 10^9/L$ 以上。年老体弱或免疫功能受抑制者,白细胞不增多,甚至下降。白细胞数增多常伴核左移,中性多形核细胞数也增高(达 80% 左右)。二者往往同时出现,仅有核左移同样具有重要意义。

(2)腹部 X 线平片:胸腹透视列为常规,无并发症的急性阑尾炎,X 线片可完全正常,无诊断意义。并发局限或弥漫性腹膜炎则可见:①右下腹盲肠和回肠末段肠腔积气和液-气平面;②右下腹软组织块影,由周围冲气肠曲衬托,边缘可较清楚;③穿孔所致膈下游离气体、横结肠扩张等有助于诊断。

(3)腹部 B 超检查:病程较长者应急行右下腹 B 超检查,了解是否有炎性包块存在。B 超可提供脓肿的具体部位、深度及大小,便于选择切口。阑尾充血水肿渗出 B 超显示呈低回声管状结构,较僵硬,其横切面呈同心圆似的"靶"样显影,直径 $>7mm$,是急性阑尾炎的典型图像。坏疽性阑尾炎或炎症已扩散为腹膜炎时影响 B 超的显示率,B 超检查也可显示输尿管结石、卵巢囊肿、异位妊娠、肠系膜淋巴结肿大等,尤其对女性急性阑尾炎的诊断和鉴别诊断有重要作用。

(四)诊断与鉴别诊断

典型的急性阑尾炎诊断多不困难,不典型的阑尾炎从临床表现到体格检查都不明确,诊断常较困难,为此一定要掌握急性阑尾炎的诊断依据,对病情进行客观的分析、判断,最后做出正确的诊断。

1.诊断依据

(1)转移性右下腹痛:是急性阑尾炎的重要特点。因内脏转位盲肠和阑尾位于左下腹时,出现转移性左下腹痛,也应考虑左侧阑尾炎的可能。值得注意的是约 1/3 的患者开始就是右下腹痛,特别是慢性阑尾炎急性发作时,因此无转移性右下腹痛,不能完全除外急性阑尾炎的存在,必须结合其他症状和体征综合判断。

(2)右下腹固定的压痛区和不同程度的腹膜刺激征:急性阑尾炎早期,自觉腹痛尚未固定时,右下腹就有压痛存在。而阑尾穿孔合并弥漫性腹膜炎时,尽管腹部压痛范围广泛,但仍以右下腹最为明显。有时为了掌握压痛的确实部位,应仔细的多次和有对比的对全腹部进行检查。急性阑尾炎的压痛始终在右下腹部,并可伴有不同程度的腹肌紧张和反跳痛。

(3)必要的辅助检查:白细胞总数和中性粒细胞数可轻度或中度增加,大便和尿常规可基本正常。胸部透视可排除右侧胸腔疾病。立位腹部 X 线平片膈下有无游离气体等其他外科急腹症的存在。右下腹 B 超检查了解有无炎性包块,对判断病程和决定手术有一定帮助。

(4)CT 和 MRI 检查:CT 可显示阑尾周围软组织块影及其与邻近组织的关系,仅用于发现阑尾炎并发周围炎性肿块或脓肿时,敏感性达 94%,特异性仅 80%左右,且价格相对较高,故不常规使用。

(5)青年女性和有停经史的已婚妇女,对急性阑尾炎诊断有怀疑时,应请妇科会诊以便排除异位妊娠和卵巢滤泡破裂等疾病。

(6)诊断注意事项:转移性右下腹痛或右下腹痛、阑尾部位压痛和血白细胞增多三者为决定性依据,没有典型的转移性腹痛病史,也不能轻易地完全排除急性阑尾炎。尤其对于小儿和老年人容易产生漏诊或误诊,需要十分慎重。早期诊断、早期治疗可防止病情加重。

2.鉴别诊断

急性阑尾炎临床误诊率仍较高,国内统计为 4%～5%,国外报道高达 30%。需要认真鉴别以减少误诊率。

(1)急性肠系膜淋巴结炎:多见于儿童,常继发于上呼吸道感染后。小肠系膜淋巴结广泛肿大,回肠末端尤为明显,临床表现为右下腹痛及压痛,酷似急性阑尾炎。发病前常有喉痛、发热、倦怠不适等前驱症状,后出现脐部和右下腹痛、恶心、呕吐。其发病过程与急性阑尾炎先腹痛后发热正好相反,且发病早期即体温骤升。体检脐部及右下腹均可有压痛,范围较广泛,压痛点不固定,因小儿腹肌不发达,腹肌紧张可不明显,有时可扪及肿大淋巴结。

(2)局限性回肠炎:早期常无症状或症状轻微,随着病变发展,症状逐渐明显。腹痛是最常见的症状,其次可以表现腹泻、发热、腹部肿块、瘘管形成和肠梗阻。本病除具有胃肠道症状外,还可有口腔溃疡、关节炎、眼虹膜睫状体炎,结节性红斑等与免疫有关的肠道外表现。不典型急性发作时,右下腹痛、压痛和白细胞升高与急性阑尾炎相似,必须通过细致的临床观察,发现局限性回肠炎所致的部分肠梗阻的症状与体征(如阵发绞痛和可触及条状肿胀肠袢)方能鉴别。钡剂灌肠和结肠镜检查可以帮助诊断,结肠镜检时取活体组织病理学检查更为可靠。

(3)梅克尔憩室炎:多数有类似阑尾炎的临床表现。脐部或右下腹部疼痛,隐痛性,可急性发作或经常存在腹痛,为憩室发炎所致。伴有恶心、呕吐、低热。下腹或脐部压痛,肌紧张,白细胞增高,易误诊为急性或慢性阑尾炎,故在阑尾手术时如炎症不明显,应常规检查 100cm 以内回肠以排除憩室炎。

(4)溃疡病急性穿孔:常见急腹症,发病突然,临床表现与急性阑尾炎相似。既往有溃疡病史,突然发生的持续性上腹剧烈疼痛,并很快转为全腹痛,体检有腹膜刺激征,肝浊音界缩小,肠鸣音减弱或消失,溃疡病穿孔后,部分胃内容物沿右侧结肠旁沟流入右髂窝,可误诊为急性阑尾炎。但本病临床症状与周身情况均较阑尾炎重,发病前多有暴饮暴食的诱因,发病突然且腹痛剧烈。查体见腹壁呈木板状,腹膜刺激征以剑突下最明显。诊断性腹腔穿刺可抽出上消化道液体。腹部透视膈下可见游离气体,根据病史,有腹膜刺激征,结合 X 线检查有膈下游离气体即可做出诊断。

(5)急性胆囊炎:急性胆囊炎需和高位阑尾炎鉴别,前者多有高脂饮食、饮酒和饱餐等诱因,餐后 3~4 小时发作或夜间发作,以持续性右上腹胀痛或绞痛为主,可伴有发热、黄疸、右侧肩背部放散痛、恶心和呕吐。体检右上腹肌紧张、压痛和反跳痛。外周血白细胞计数和中性粒细胞比例增高,有胆总管梗阻或炎症时,血清总胆红素增高。可有血清淀粉酶和尿淀粉酶增高。B 超、CT 和磁共振胆胰管造影(MRCP)等影像学检查可帮助确诊。

(6)异位妊娠破裂:右侧异位妊娠破裂后,腹腔内出血刺激右下腹壁层腹膜,可出现急性阑尾炎的临床特点。异位妊娠常有停经及早孕史,发病前可有阴道出血。患者腹痛后有会阴和肛门部坠胀感,同时有内出血甚至出血性休克的现象。妇科检查可见阴道内有血液,子宫稍大伴触痛,右侧附件肿大和后穹窿穿刺有血等阳性体征。尿妊娠试验阳性。B 超宫内未见妊娠囊,宫旁有一低回声区。

(7)卵巢囊肿蒂扭转:右侧卵巢囊肿蒂扭转,囊肿循环障碍、坏死、血性渗出,引起右腹部的炎症,与阑尾炎临床表现相似,急性扭转时突发右下腹痛,疼痛剧烈而突然,局部压痛位置偏低。常有盆腔包块史,且发病突然,为阵发性绞痛,可伴轻度休克症状。妇科检查时能触到囊性包块,并有触痛。腹部 B 超证实右下腹有囊性包块存在。若怀疑本病,行 B 超检查同时,积极术前准备,剖腹探查。

(8)卵巢滤泡破裂:多发生于未婚女青年,常在月经后 2 周发病,因腹腔内出血,引起右下腹痛。本病右下腹局部体征较轻,诊断性腹腔穿刺可抽出血性渗出。

(9)急性附件炎:右侧输卵管急性炎症可引起与急性阑尾炎相似的症状和体征。输卵管炎多发生于已婚妇女,有白带过多史,发病多在月经来潮之前。虽有右下腹痛,但无典型的转移性,且腹部压痛部位较低,几乎靠近耻骨处。妇科检查可见阴道有脓性分泌物,子宫两侧触痛明显,右侧附件有触痛性肿物。

(五)治疗

1.治疗原则

(1)基础治疗:调整饮食,适当休息,抗炎、解痉、止痛、对症治疗。

(2)手术治疗:一般情况下,在诊断明确急者 72 小时以内应行手术治疗。

(3)急性单纯性阑尾炎:条件允许时可先给予非手术治疗,但必须仔细观察,如病情有发展应及时中转手术。经非手术治疗后可能遗留有阑尾腔的狭窄,且再次急性发作的机会很大。

(4)化脓性、穿孔性阑尾炎:原则上应立即实施急诊手术,切除病理性阑尾,术后应积极抗感染,预防并发症。

(5)发病已数日且合并炎性包块的阑尾炎:暂行非手术治疗,促进炎症的尽快吸收,待 3~6 个月后如仍有症状者,再考虑切除阑尾。观察期间如脓肿有扩大并可能破溃时应急诊引流。

(6)高龄患者、小儿及妊娠期急性阑尾炎,原则上应和成年人阑尾炎一样,急诊手术。

2.非手术治疗

主要适应于急性单纯性阑尾炎、阑尾脓肿、高龄合并有严重心肺功能障碍的阑尾炎。

(1)基础治疗:包括卧床休息、控制饮食、静脉补充水电解质和热量,并给予对症处理等。

(2)抗菌治疗:选用广谱抗生素(如氨苄西林)、庆大霉素和抗厌氧菌的药物(如甲硝唑)联合应用。

3.外科治疗

(1)手术时机:主要适应于各类急性阑尾炎,反复发作的慢性阑尾炎,阑尾脓肿保守3～6个月后仍有症状者及非手术治疗无效者。诊断明确,无手术禁忌证,发病72小时以内,应尽量采取手术治疗为主,一般均应行阑尾切除术。

(2)手术适应证:①急性化脓性或坏疽性阑尾炎;②阑尾炎穿孔伴弥漫性腹膜炎;③复发性阑尾炎。

(3)手术禁忌证:①年老体弱患有严重的内科性疾病,不能耐受手术者暂不手术;②伴有烈性传染病者暂不手术,待病情控制后可考虑手术。

(4)手术方法选择:不同临床类型急性阑尾炎的手术方法选择亦不相同。

①急性单纯性阑尾炎:行阑尾切除术,切口一期缝合。

②急性化脓性或坏疽性阑尾炎:行阑尾切除术。腹腔如有脓液,应仔细清除,用湿纱布蘸净脓汁后关腹。注意保护切口,一期缝合。必要时可在切口置乳胶片引流。

③急性化脓性阑尾炎已穿孔:宜采用右下腹经腹直肌切口,利于术中探查和确诊,切除阑尾,清除腹腔脓液或冲洗腹腔,根据情况放置腹腔引流。切口注意保护,冲洗切口,一期缝合。术后注意观察切口,有感染时及时引流。

④广泛开展的腹腔镜阑尾切除术:一般用于单纯性阑尾炎、择期性阑尾炎,对阑尾炎诊断不肯定者,选用腹腔镜不仅可用于治疗,还可帮助诊断,尤其是女性患者。

二、慢性阑尾炎

什么是慢性阑尾炎?目前认识上尚不完全统一,临床上它能否作为一种独立的疾病,意见尚有分歧。外科学教材至今也没给一个明确的定义,从字面上讲意味着患者症状反复发作或持续存在,而且组织证实了阑尾的病理改变。而实际工作中,病理学上的慢性阑尾炎和临床上的慢性阑尾炎两者之间,并不总是相符的。例如在切除无症状的阑尾送检时,相当部分阑尾在病理上有慢性炎症存在;而有典型临床表现切除后阑尾病理虽为慢性阑尾炎,但患者术后效果不满意;而阑尾病理未证实有慢性炎症,手术后症状却完全缓解。不过约2/3的患者的临床表现、病理诊断和手术的效果三者完全是一致的,因此可以考虑慢性阑尾炎在临床上为一个独立的疾病。目前以 Wadlter 和 Israel 的定义更为妥当:阑尾的炎性破坏向自行愈合方向发展的迁延过程。

1.诊断

(1)腹部疼痛:主要位于右下腹部,其特点是间断性隐痛或胀痛,时重时轻,部位比较固定。多数患者在饱餐、运动或长期站立后,诱发腹痛发生。

（2）胃肠道反应：患者常觉轻重不等的消化不良，病程较长者可出现消瘦、体重下降。一般无恶心和呕吐，也无腹胀，但老年患者可伴有便秘。

（3）腹部压痛：压痛是唯一的体征，主要位于右下腹部，一般范围较小，位置恒定，重压时才能出现。无肌紧张和反跳痛，一般无腹部包块，但有时可触到胀气的盲肠。

（4）X线钡剂检查：钡剂检查不仅可明确压痛点位于阑尾处，尚可排除其他病变如溃疡病等。慢性阑尾炎的X线征象为阑尾显影有中断、扭曲、排空迟缓，并因粘连不易推动等。如阑尾腔已全闭塞，则不显影，可根据回盲部显影的位置来判断压痛点与阑尾之间的关系。

这里需提到一个概念，即什么是"阑尾性腹痛"，这是外科医生经常习惯用的一个词语。"阑尾性腹痛"的诊断主要根据以下标准：①3次或3次以上复发性右下腹痛；②右下腹局限性压痛但没有腹膜刺激征或腹膜炎的表现；③钡剂造影显示阑尾不规则充填、24小时后阑尾无充填和72小时后阑尾未排空。

2.治疗

慢性阑尾炎一旦确诊，仍以手术切除阑尾为主要的治疗方法。如估计粘连较多或诊断不能完全明确时，应采用右中下腹直肌切口，以改善暴露和便于探查其他脏器，不过由于现在腹腔镜技术的发展，对于慢性阑尾炎已经很少采用开腹手术了。慢性阑尾炎手术既作为治疗，也可作为最后明确诊断的措施。术中发现阑尾增生变厚，系膜缩短变硬，阑尾扭曲，周围粘连严重，则可证实术前慢性阑尾炎的诊断正确。如发现阑尾基本正常或稍有炎症表现与临床不符，则应首先详细探查邻近有关器官，如盲肠、回肠末端、右侧输卵管等。手术后随访至关重要，如术后症状依旧，应继续追查可能病因；阑尾切除术后，慢性阑尾炎所引起的腹痛等症状应即消失，如术前症状仍然存在，必须进一步检查以明确腹痛的病因。不过经过调查分析，很多考虑慢性阑尾炎的患者都不愿选择手术治疗。

三、阑尾脓肿

1.病理

慢性阑尾炎患者选择手术治疗的多数曾经出现过阑尾脓肿。阑尾脓肿是穿孔的阑尾被邻近的小肠和网膜包裹后形成的，不是所有的阑尾周围的包块都是脓肿，有时阑尾被水肿的大网膜和粘连的小肠祥包裹也会表现出阑尾区的包块，这有时在CT上就能够区分。

2.治疗

目前阑尾脓肿的治疗有三种观点，一是欧洲学者提倡的保守治疗，在炎症消除后3个月再行手术治疗，缺点是会形成内瘘、肠梗阻及脓肿复发；二是美国学者提倡的立即手术治疗，他们认为手术带来的并发症并不比穿孔阑尾炎多，而且省去患者二次住院的麻烦，缺点是手术操作困难，术后出现肠瘘、切口感染及肠梗阻。在1992—1998年完成的一项对两种方法比较的研究，得出的结论是二者的疗效及并发症没有明显区别。目前还有一种方法即先在介入下经皮穿刺引流，在6~8周再行阑尾切除，提倡者认为这种方法带来的并发症要低得多，不过这种方法仍可带来脓肿复发、肠瘘的风险，部分病例最终起作用的仍是保守疗法，所以这种方法的确切效果仍有待于进一步的论证。如果选择延期手术，约有21%的患者会出现复发，所以即使是患者症状体征完全消失,外科医生还是习惯建议患者行择期的阑尾切除。

四、特殊型阑尾炎

(一)小儿阑尾炎

小儿阑尾炎是小儿外科最常见的急腹症,所占比例远远超过成人阑尾炎在急腹症中的比例,不过小儿阑尾炎的临床诊断也经常很困难,由于其高穿孔率,外科医生总是倾向于手术干预可疑的病例,从而也导致小儿阑尾高达20%的阴性切除率,但是这往往不是患儿父母愿意所接受的,因为手术带来的并发症有时对患儿来说是灾难性的。

1.诊断

(1)症状与体征:小儿阑尾炎主要表现为腹痛、呕吐和发热三大症状,但其症状和体征具有多变性,而且小儿常不能理解和准确地回答问题,但是小儿通常没有成人心理上的掩盖行为,因此医生只要提出答案只有"是或不是"的问题,就可以得到想要的结果。需要强调的是,小儿对疼痛的严重程度或类型、疼痛发生和持续时间非常模糊,但对恶心、呕吐、腹泻等症状以及现在和过去的疼痛部位却非常清楚。2岁以下的小儿更不能做出明确的回答,该年龄组的症状也通常是无特异性的,比如呕吐是一个最常见的症状,但是许多小儿疾病都会出现这症状,因而意义也不大。仔细观察或询问其父母后可能会发现小儿有畏食、烦躁、难以入睡及局限性压痛的表现,一旦出现和成人一样的发热、心动过速、腹胀以及肠鸣音消失,就要高度怀疑是否并发了严重的内脏疾病,即穿孔导致的弥漫性腹膜炎等。

对小儿的体格检查应该缓慢进行,如果小儿能够交流,就应该与小儿边交谈边检查。尽量先检查小儿不至于反感的部位,例如耳部、颈部等,即使这些检查毫无诊断意义,然而这些检查可以获得小儿的信赖。腹部的检查最好是让小儿握住医生触诊的大拇指,让患儿根据自己腹部压痛的程度排斥触诊的手,如果压痛明显时患儿就会拉开医生手。另外,诱发反跳痛即使对成年人也是一种特别痛苦的临床体验,所以虽然这是阑尾炎一个非常重要的体征,对小儿也应避免这样的检查,以免使小儿失去对医生的信任而拒绝合作。

(2)辅助检查:小儿的白细胞和C反应蛋白的正常值与成人急性阑尾炎不同,所测得的结果正常并不能排除阑尾炎诊断。

超声波是小儿阑尾炎的首选检查,其阴性预期值可达97%,不过这也和操作者的经验密切相关,毕竟小儿不会像成人那样配合检查。

螺旋CT的敏感性和准确性更优于超声,不过患儿父母总是担心它的放射性而抵触这种检查,目前也没有这方面的安全报告。

2.治疗

(1)阑尾穿孔:许多研究表明,小儿阑尾穿孔率高于成人,但并不清楚这是因为小儿阑尾炎时细菌侵袭性高、机体抵抗力低、阑尾壁比较薄弱,还是因为小儿阑尾炎诊断困难的原因。研究发现,10岁以下的小儿阑尾穿孔率高达40%,远远高于与其他年龄组(19%)。而且穿孔率与疼痛时间密切相关,对于5岁以下的小儿,当疼痛超过48小时,阑尾穿孔率可达98%。

当小儿出现阑尾穿孔后,面临与成人同样的两个问题,一是阑尾脓肿,二是抗生素应用问题。小儿阑尾脓肿的处理自 20 世纪初以来就一直存在争议,争议的焦点在于小儿的腹腔炎症局限化能力是否真的很差。有人认为事实上婴幼儿使炎症局限化的能力比较强,证据 1/3 的 1 岁以内的小儿发生阑尾炎后,就诊时就已经出现阑尾包块。所以阑尾脓肿处理的观点和成人一样存在分歧,提倡立即手术治疗的学者认为,保守治疗容易出现阑尾炎复发,而且手术的并发症很低,主要为切口感染,可以接受;反对者认为保守治疗的复发率不高,而延期手术的并发症要少得多。至于抗生素的应用,长久以来,穿孔性阑尾切除术后辅助治疗的"金标准"是 10 天的住院静脉抗生素治疗联合腹腔引流。不过现在学者认为,大部分穿孔性阑尾炎在切除术后 24 小时,患者就可带口服抗生素出院。有一项研究对 80 例年龄为 1～15 岁的穿孔性阑尾切除术后的小儿(38 例开腹手术,42 例腹腔镜手术)进行评估。结果提示穿孔性阑尾炎行阑尾切除术后的患儿,在可以进食后出院并行口服抗生素治疗是安全的,而且不需要考虑患儿是否发热或白细胞是否升高。不过这种举措目前在国内实施起来有一定的困难,尚不说患儿父母不易接受,甚至部分医生也难以认可,毕竟这种出院后口服抗生素的治疗措施仍会有部分患儿(4%)出现切口感染等并发症。

(2)腹腔镜手术:小儿单纯性阑尾炎采用腹腔镜下阑尾切除术,这是一种效果确切的手术方式,腹腔镜下阑尾切除术在小儿中应用和成人没有什么区别,同样没有太明显的优势。有研究认为,腹腔镜不能用于已出现并发症的小儿,因为它可能增加术后其他并发症,不过通过改进技术和器械,腹腔镜带来的并发症并不比开腹手术多。主要的术中并发症为网膜积气、内脏穿孔、阑尾穿孔;术后并发症为切口血肿、网膜戳孔脱出、脓肿形成、小肠梗阻。

小儿外科习惯用单孔腔镜进行小儿阑尾手术,具体方法是患儿取平卧位,脐部穿刺插入外径 10mm 带有 5mm 器械操作孔道的腹腔镜,顺此腹腔镜的操作孔道插入无损伤钳探查腹腔,并沿结肠带找到阑尾。夹住阑尾尖端,缓慢解除气腹并将阑尾完整地从脐部戳孔内拖出腹腔外,结扎处理系膜直至阑尾根部,然后分别用 7、4 号丝线在阑尾根部不同平面结扎,切除阑尾不荷包缝合,将残端还纳腹腔。再次建立气腹,检查阑尾残端和系膜无出血后,将回盲部还原于右髂窝,完成阑尾切除术。术中注意拉出阑尾时,应尽可能放尽腹腔内 CO_2,使膨隆的腹壁回位靠近回盲部,以利于阑尾的拉出。拖阑尾过程中应夹住阑尾尖部轻柔拉出,切勿粗暴,以免拉断阑尾或撕裂阑尾系膜造成出血,当发现阑尾系膜撕裂出血或阑尾被拖断时应立即中转三孔法。阑尾拖出腹壁后,助手应立即夹住阑尾根部,以免阑尾再次滑入腹腔。若阑尾系膜短,不易全部拉出时,可拉出一段,处理一段阑尾系膜,直至其根部完全显露。阑尾残端处理完毕,送还腹腔后重新建立气腹,认真探查阑尾系膜和盲肠有无出血及意外损伤。必要时冲洗阑尾拖出的切口和腹腔,尽可能减少感染。

脐部单孔法腹腔镜小儿阑尾切除术是将传统的外科操作与现代腹腔镜技术结合在一起,此术式具有二者的优势。其优点一是寻找阑尾方便、减少误诊;二是省去了腹腔内电凝、止血、结扎等精细操作,阑尾直接牵出腹腔后,可直视下使用传统方法切除阑尾。脐部单孔法腹腔镜手术时间明显缩短,大部分仅 10～20 分钟,而且阑尾切断在腹腔外,减少了腹腔污染的概率、降低了腹腔残余感染的发生率。

(二)老年人阑尾炎

老年人急性阑尾炎相对来说是一种严重的疾病,因为其死亡率和并发症都要远高于年轻人。老年人急性阑尾炎的鉴别诊断也比较困难,这也是导致其并发症及死亡率高的原因。有人将老年人阑尾炎概括为"三少四多",即症状少、腹部体征少、全身反应少和误诊多、穿孔多、伴发病多及并发症多。

1.诊断

(1)症状和体征:60 岁以上急性阑尾炎患者的体征和症状都多以全身表现为主,80 岁以上的老年人即使出现了弥漫性腹膜炎,其腹部的症状和体征也不明显,所以也容易导致误诊。在一项对 60 岁以上阑尾炎患者回顾性研究中发现,只有 20% 的患者有食欲缺乏、发热、右下腹痛和白细胞增高的典型临床表现,住院时只有一半的患者考虑阑尾炎的可能,17% 的患者被怀疑为肝胆胰疾病,25% 患者考虑为肠梗阻。老年人急性阑尾炎可能开始出现的腹痛就为弥漫性疼痛,而且疼痛也不常局限于右下腹。一项多因素逻辑回归分析表明,对 50 岁以上患者最能预示急性阑尾炎的因素为腹痛(相对危险因子 11)、腹部压痛(相对危险因子 39)和腹肌紧张(相对危险因子 19)。

(2)穿孔问题:通常老年患者的阑尾萎缩、淋巴组织减少和阑尾腔狭窄甚至消失,病理上通常表现为黏膜萎缩、脂肪浸润和阑尾壁纤维化等,而且老年患者经常伴随的血管疾病例如动脉硬化等致使阑尾的血供也明显减少,这些因素都是公认的导致老年人阑尾炎病情的发展迅速和阑尾穿孔率的增高的因素。不过也有人对这种观点提出质疑,一项研究分析了 126 例急性阑尾炎患者从症状发生到出现穿孔的时间,并提出 $t_{1/2}$ 概念,结果发现,老年人阑尾穿孔的发生率和年轻患者没有显著差异。研究者认为,是由于老年人的非穿孔性阑尾炎发生率的下降,导致其总的急性阑尾炎发病率也下降,从而引起老年人阑尾穿孔所占的比例增大,而实际上发生穿孔的风险与其他年龄组没有区别。

2.治疗

(1)老年人阑尾炎的诊治延误问题:老年人阑尾炎经常会出现手术、治疗延误的问题。首先对于老年人,多数患者不喜欢住院(急诊住院总使他们有恐惧感,有时要行手术治疗时会使其联想到死亡),不愿意寻求帮助(尤其是独身的老年人总不愿在夜间"麻烦"其子女),考虑经济原因(老年人平时的医保花费就较多,有的甚至没有医保)以及其不典型的症状使其考虑为其他平时常有的疾病如便秘、消化不良等,这些都是患者延迟就医的原因。对于医生来说,老年人首先诊断不清,医生在鉴别诊断时有可能没有考虑阑尾炎,其次多数入院时的身体状况不稳定,伴随疾病较多,这样就会有过多的检查和会诊,甚至不少患者首先就诊于心内科等其他科室导致进一步的延误,而外科医生在诊断不明确之前也不愿意承担手术风险,这些原因都可导致在治疗上的延迟。这些因素各国都会出现,一份来自美国加利福尼亚州的报道显示了手术延误的情况,许多患者都没有在住院当日手术:其中 40～59 岁的患者为 21%,60～79 岁为 29%,而 80 岁以上高达 47%。这种治疗延误的结果就是老年人阑尾炎死亡率和并发症发生率均增高,医生或许无法改变上述的社会因素,不过对于那些不可避免手术的患者,尽早的治疗总是能降低一部分手术的风险。

(2)老年人阑尾炎与阑尾肿瘤:老年人阑尾炎有时需提防阑尾肿瘤的可能,尤其是对那些可疑的长期发作的不典型病例。在一项 384 例因疑诊阑尾炎而行阑尾切除术的阑尾标本研究中,8 例患者为肿瘤:其中 5 例为囊腺癌、2 例类癌、1 例腺癌,这些患者年龄均已超过 40 岁,平均年龄 70 岁。因而对于老年人,选择术中常规的冷冻病理检查是一个良好的习惯。

(三)妊娠期阑尾炎

妊娠期阑尾炎的手术风险要明显增加,尤其对合并穿孔、腹膜炎患者,更容易发生早产和胎儿、孕妇的死亡。另外,一方面孕妇和家属往往不愿接受手术治疗,其次孕妇的许多腹部疾病也增加了鉴别诊断的难度,这些因素往往由导致诊断及治疗的延误,从而导致死亡率和并发症的增加。

1.诊断

(1)症状与体征:妊娠期子宫增大时压迫阑尾基底部向上和向外移位,而且腹肌弹性减弱也增加了阑尾炎诊断的困难,因此妊娠期阑尾炎的症状和体征往往缺乏特异性。在一项 52 例回顾性研究中,患者表现仍以右下腹痛为主要症状,腹部压痛和反跳痛是最常见的体征,不过反跳痛在妊娠后期就不明显了,依靠症状和体征的诊断准确率只有 56%～68%。例如右下腹痛伴体温升高、白细胞计数增加也经常出现在泌尿系感染的孕妇中,而且正常的孕妇也会出现恶心、呕吐及畏食等。

有学者推荐以 Alder 征鉴别宫内和宫外病变。这种检查方法是让患者仰卧位,检查者手放在患者的腹部,确定最痛点后,嘱患者转向左侧而手位置和压力不变,如果改变体位后疼痛减轻或消失,病变位于宫内;假如疼痛固定,则为宫外。

(2)影像学检查:检查中应用最多的仍是超声波,不过由于子宫的增大往往使分级压缩法不适用,从而引起超声波的诊断准确性下降。另外,在国外还有人用螺旋 CT 检查来鉴别诊断,虽然螺旋 CT 能比较准确地提供阑尾的状况,不过应用这种检查还是比较谨慎得好,尤其在妊娠 6 个月之内。

(3)诊断风险评估及防范:有研究表明,妊娠期阑尾炎 19% 发病在孕期前 3 个月,60% 在第 2 个 3 个月,15% 在第 3 个 3 个月,6% 在产后期,即不同的妊娠时期阑尾炎的发病率不同,不过有的研究并不支持这种观点。之所以探讨发病率,因为传统观点认为妊娠期前 3 个月手术容易导致流产,而后 3 个月则易导致早产,有回顾性调查的证实,急性阑尾炎导致的流产率在妊娠前 3 个月为 12%,第 2 个 3 个月为 6%;而早产率第 3 个 3 个月为 25%,第 2 个 3 个月为 8%。

妊娠期阑尾手术都要面临一个问题,即胎儿的丢失率(流产或早产)。目前来看,穿孔性阑尾炎手术仍是妊娠期胎儿死亡首要因素。通常随着子宫的增大,阑尾也缓慢升高,网膜不能包绕感染的阑尾,因此阑尾穿孔就容易出现弥漫性腹膜炎。而且妊娠子宫血运丰富,这样也加重了炎性淋巴组织弥散的程度和范围。在妊娠 3 个月后,子宫间歇性收缩阻碍炎性部位粘连和包绕作用,这些都是增加了炎症局限的能力。炎症的扩散刺激了子宫,从而导致胎儿的流失。一般来说,非穿孔性阑尾炎的胎儿丢失率只有 9%,而一旦出现腹膜炎,则可高达 36%。需要提出的是,即使是阴性的探查同样会增加流产和早产的概率。

至于手术,有人习惯对疑似病例采用正中横切口,这有时是为了方便剖宫产,而外科医生似乎更习惯用右侧旁正中切口,以方便探查。

2.治疗

腹腔镜技术的应用:在腹腔镜初期,妊娠期腹腔镜下阑尾切除术曾被认为是绝对禁忌证,因为二氧化碳可以通过腹膜吸收,导致胎儿酸中毒,同时气腹时腹内压也可能对胎儿产生不良影响。但是,由于妊娠患者在行腹腔镜探查后并没有出现不良的远期并发症,以及妊娠患者的腹腔镜下胆囊切除术近年来的逐步开展,促使腹腔镜也逐渐应用到妊娠期阑尾切除术中。目前的妊娠期腹腔镜下阑尾切除术还主要集中在妊娠早期和中期,虽然缺少评价妊娠患者的腹腔镜下阑尾切除术的随机研究,但与开腹手术相比,腹腔镜似乎并不增加孕妇和胎儿的死亡风险。

五、阑尾肿瘤

阑尾胚胎起源于大肠,因此出现在大肠上的肿瘤样病变同样会出现在阑尾。由于阑尾体积小,肿瘤的发病率也相对低,但如类癌那样的病变却非常好发于阑尾。通常常规阑尾切除术所得到的阑尾标本中,有0.5%的病例为阑尾肿瘤。阑尾肿瘤一般无特异性临床表现,也无特异性的辅助检查,术前诊断困难。对于就诊的患者如有下列情况应高度怀疑阑尾肿瘤:①阑尾炎症状表现不典型,有慢性阑尾炎病史或表现为阑尾炎性包块,经治疗后肿块不能消失或又复发者;②慢性低位性结肠梗阻,右下腹隐痛或可触及活动肿物;③钡灌肠造影阑尾近端显影良好,远端管腔扩大,其内有不规则的充盈缺损或狭窄,盲肠内侧壁略偏后有不规则的充盈缺损或回肠末端和盲肠内侧间距增宽,盲肠内侧壁有充盈缺损,基底部狭窄,以致充盈缺损部基底与盲肠壁形成锐角,提示有可能肿瘤从阑尾根部长入盲肠腔内;④术中阑尾壁厚、呈结节状及实质感或局部淋巴结肿大。

(一)良性肿瘤

良性肿瘤主要有息肉和腺瘤两大类。阑尾息肉类似结肠息肉,因此在类型上可能是化生或错构瘤等,与腺瘤不同,息肉在组织学上没有典型的细胞核。腺瘤中有部分是绒毛状腺瘤,容易恶变。阑尾良性肿瘤在临床上没有明显症状,多数因为出现并发症而发现,例如引起回盲部套叠及肠梗阻等。阑尾良性肿瘤的手术只需采用单纯的阑尾切除术,不过阑尾良性肿瘤的患者,其结直肠恶性肿瘤的发生率可高达33%,因此在发现阑尾肿瘤后应探查结肠,并予以随访。

(二)黏液囊肿

临床上阑尾黏液囊肿的发病率很低,其发病原因可能与阑尾腔梗阻有关。梗阻导致的阑尾分泌物潴留,伴阑尾上皮增生,从而产生黏液囊肿。黏液的过度分泌产生了腊肠状囊性团块,使阑尾腔明显扩张,甚至可达6cm粗。常见的是良性的黏蛋白囊腺瘤,不过在出现周围的浸润和腹膜种植时就已经变成黏蛋白性囊腺癌了。

阑尾黏液囊肿的患者往往没有特殊临床表现,偶尔可以发现腹部包块,有的患者会表现为肠道出血、尿道梗阻、急性阑尾炎和小肠梗阻等。

手术中最重要的是不能让囊肿破裂,无论囊肿是良性的还是恶性的。一旦破裂,就会导致黏蛋白性腹水和阑尾肿瘤产生上皮细胞的黏蛋白聚集于整个腹腔和盆腔。大量的黏蛋白腹水和肿瘤使腹腔逐渐膨隆,最终使肠道功能衰竭。多年来,一直通过排出腹腔内游离黏蛋白、大量反复冲洗腹腔、尽量拭净腹腔,来达到缓解腹胀的目的。但除了大网膜,所有固体肿块都仍存留下来,最终无法进行进一步手术处理,所有患者都死于缓慢进行的肠梗阻和严重的营养不良。此外,大约20%的阑尾黏液囊肿患者会同时发生结肠腺瘤或癌,所以手术前要常规检查肠道。至于腹腔镜手术的应用,有人抱有怀疑态度,因为腹腔镜技术可能会导致黏液囊肿的扩散。

(三)类癌

类癌是一种生长缓慢的恶性肿瘤,组织学上与神经内分泌细胞的银染特征非常相似,最常见发病部位是小肠(29%)、阑尾(19%)和直肠(13%)。

1.组织病理学

阑尾类癌好发于黏膜下层的固有肌层,具有很多良性肿瘤的特点。阑尾类癌具有内分泌细胞和神经细胞的特征,是上皮下神经丛的主要组成部分。这种神经内分泌细胞在整个阑尾都有分布,而且分布在阑尾末端数量最多的是上皮下神经内分泌细胞,这可能说明为什么大部分阑尾类癌分布在阑尾的末端。据统计,70%~80%的阑尾类癌发生于阑尾末端,5%~20%发生在阑尾体部,只有7%~8%发生在阑尾基底部。有意思的是,神经节细胞缺乏症的患者切下的阑尾标本中,完全没有上皮下神经内分泌细胞,进一步证实了类癌起源于神经组织。

2.临床特点

阑尾类癌一般较小,多在其他疾病的手术时偶然发现。少数类癌表现出急性阑尾炎的症状和体征,尤其是小儿患者。只有大约10%的患者由于肿瘤分泌生物活性介质,而引发具有类癌综合征特点的各种表现。阑尾类癌转移扩散的恶性程度与肿块的大小有关,如病灶超过2cm,其转移倾向就很高,因此阑尾类癌常常表现为转移灶的症状,主要包括肝和腹膜后。

类癌产生的5-羟色胺(5-HT)释放到血液循环后,会很快在肝代谢成5-羟基吲哚酸(5-HIAA),因而24小时尿检5-HIAA是诊断类癌敏感和特异的方法。

3.手术治疗

在所有类癌中,阑尾类癌预后最好,其手术方式取决于病变的部位、大小、浸润程度、周围淋巴结转移情况。对于直径≤1cm的类癌,若病变位于尖端,未侵犯浆膜、无淋巴结肿大的,可仅行阑尾单纯切除术。如侵犯浆膜或伴有淋巴结肿大的,应行回盲部切除术。若病变位于中段,无论有无侵犯浆膜和淋巴结肿大者,均应行回盲部切除术。对于直径>2cm的类癌,无论病变位于阑尾何处,如有侵犯浆膜、淋巴结或阑尾系膜或合并有腺类癌、黏液囊肿者,均应行典型右半结肠根治性切除术。对直径为1~2cm的肿瘤临床争议较大,一般认为,只要能耐受,原则上均应行根治性右半结肠切除,特别是肿瘤位于近端或阑尾系膜受侵犯时。

一般来说,肿瘤潜在的转移性主要取决于病变穿透的深度和起源的部位。有报道显示阑尾系膜受侵犯后,更容易发生远端或淋巴结转移。此外,出血、血管受侵、阑尾系膜或淋巴结扩散以及阑尾根部受累的肿瘤也均应行根治性右半结肠切除术。不过对于老年人或手术高风险患者,即使病灶>2cm,也可以采取单纯性阑尾切除术。有报道显示,在那些无淋巴转移及阑尾根部受累的病例中,阑尾肿瘤基底部不全切除后,仍可以保持患者术后17~30年不复发。

(四)阑尾腺癌

阑尾腺癌也是一种少见疾病,发病率和小肠腺癌差不多,占消化道肿瘤的0.2%~0.5%。阑尾腺癌的临床表现最常见的是急性阑尾炎,有一项对145例阑尾腺癌的回顾性调查发现,65%的患者表现为急性阑尾炎,13%出现腹部肿块,3%以肠梗阻为首发症状,7%为偶然发现。

腺癌分为囊腺癌和结直肠型腺癌,前者分化较好,后者分化较差。一般认为阑尾腺癌与阑尾炎症的反复发作、上皮再生有关,故对于慢性阑尾炎者应尽早手术。肿瘤浸润程度是决定腺癌治疗的重要因素。超过黏膜层的病变,向回盲部及结肠浸润形成肿块,有淋巴转移者应行右半结肠切除,术后 5 年生存率为 65％,而仅行阑尾切除术者为 20％,其预后与其他结肠癌相似。

(五)其他少见肿瘤

1.恶性淋巴瘤

恶性淋巴瘤是一种起源于淋巴造血组织的实体瘤,临床表现变化多端,特别是结外型淋巴瘤几乎可侵犯人体各种组织和器官,因此该病在临床上有一定的漏诊率和误诊率。阑尾非霍奇金淋巴瘤的主要治疗方式是手术切除,术中怀疑可行术中冷冻病理检查,同时应进行腹腔探查,了解阑尾非霍奇金淋巴瘤的分级情况,此可有助于术后辅助治疗方案确立。手术方法需采用根治性结肠切除或局部扩大切除和淋巴清扫术,术后联合应用化疗和放疗。

2.阑尾转移性肿瘤

至于阑尾转移性恶性肿瘤临床上就更为少见,常来自胃肠道、女性生殖道或乳腺,大多为解剖部位邻近阑尾,直接浸润所致;诊断与治疗就要同时注重原发病和阑尾转移性病灶的双重性。

总之,阑尾肿瘤症状隐匿,即使有腹部或右下腹肿块,也很难与盲肠肿瘤相鉴别。阑尾切除术中若发现阑尾有除炎症以外的异常时,均应行术中冷冻切片检查,必要时可扩大切除范围,争取一期根治,降低术后复发和延长生存期。

六、阑尾手术并发症

(一)切口感染

1.概述

尽管随着围术期抗生素的合理应用,术后切口感染率已有下降的趋势,但文献报道阑尾切除术后切口感染率仍有 2.86％～7.94％,穿孔性阑尾炎切口感染率更高达 20％以上,切口感染仍然是阑尾手术后最常见的并发症。切口感染不仅延长住院时间,还可能导致腹壁窦道形成,并成为术后切口疝发生的重要影响因素,因此,临床医师应该高度重视并努力防止阑尾术后切口感染的发生。

2.病因及病理生理

(1)阑尾手术时阑尾炎病理类型:发病时间和阑尾炎的病理类型与切口感染的发生率密切相关,发病 72 小时以内的单纯性阑尾炎和化脓性阑尾炎在切口感染率方面无显著差异,而超过 72 小时或者阑尾发生穿孔、脓液严重污染腹腔以后,术后切口感染率就明显上升。

(2)手术操作不规范、不熟练:无菌观念和外科无菌技术不过关,使空气中及切口附近毛囊内的细菌有机会进入切口,增加切口感染率;手术操作时间过长、操作粗暴则容易损伤切口周围组织,造成组织缺氧,降低切口组织抵抗感染的能力;如果在阑尾已存在化脓或者穿孔的时候,由于切口保护不当、脓液直接污染切口或者用手指接触阑尾等不当操作都会大大增加术后切口感染的机会。

(3)切口缝合不当：切口皮下组织缝合过紧或留有无效腔，容易导致皮下脂肪坏死或积液；腹壁止血不完善，特别是腹壁肌层钝性分离后未缝合封闭，使得腹壁形成血肿，容易继发感染。

(4)腹腔引流不当：引流物从原切口引出或烟卷引流条、引流管侧孔剪得过高，都可以导致腹腔引流液随同引流物或经侧孔污染切口各层组织，并在腹壁间隙中积存而导致术后腹壁切口感染。

(5)个体因素：婴幼儿或老年人(切口感染率高于中青年)、肥胖、合并糖尿病、营养不良、机体免疫力下降等。特别是合并糖尿病的肥胖患者，其腹壁脂肪过厚，加之切口抗感染能力差，极易在术后发生脂肪坏死、液化，导致切口感染。

3.临床表现及诊断

典型的切口感染主要表现为切口处跳痛或胀痛，术后2～3天仍有低热或逐渐升高或体温正常后又复升高。查体可见切口局部红肿、明显压痛，有脓肿形成时可触及波动感。当发生肌层以下的深部感染时，早期可仅表现为切口周围皮肤水肿、僵硬，查体可有深压痛，若未引起足够重视可形成深部脓肿，按期拆线后则可能出现切口裂开、脓肿破溃穿出皮肤形成窦道。皮下感染一般可通过临床表现和体格检查明确诊断，深部感染可在B超或细针穿刺的帮助下获得诊断。个别病例仅表现为切口及周围组织的不适和僵硬感，皮肤无红肿，按期拆线后不久切口裂开、脓液流出，脓液有明显的恶臭味。此多为切口深层的迟发性厌氧菌感染。

4.预防

(1)预防阑尾切除术后发生切口感染首先要做到急性阑尾炎的早期诊断、及时手术，避免阑尾穿孔对切口愈合的不良影响。

(2)阑尾切除，尤其是单纯性阑尾炎术后切口感染，常与手术操作过程中某一环节失误有关，因此，要消除麻痹思想，重视各项防止切口感染的处理原则。

(3)严格遵守无菌操作规范：要保护切口不与病变组织接触，特别是穿孔性阑尾炎时更要十分小心；最好采用腹膜外翻法保护切口，具体方法是：①先将腹膜切一小口吸尽脓液，再扩大剪开腹膜，进腹后用湿盐纱蘸尽腹腔内渗液；②根据切口大小用6～8把直止血钳将腹膜外翻固定在护皮巾上，养成使用器械提拉阑尾等病变组织的习惯，如果手指与病变组织有接触，关腹前应更换手套。

(4)严格遵守切口缝合原则：切口缝合要注意关闭无效腔、彻底止血、严密对合，缝合前应挤出皮下积血；必要时特别是过度肥胖患者可放置皮下橡皮片引流，及时控制皮下脂肪液化；放置的各种引流物应另戳孔引出。

(5)对于阑尾穿孔、术中切口污染严重者，主张行彻底引流和延期缝合，即在腹膜关闭后，使用生理盐水＋新霉素液充分冲洗伤口，切口局部填塞抗生素盐水纱布，每天换药，待术后3天伤口清洁、无明显渗出物后再行切口延期缝合；如果术后3天仍有渗出，应加强换药直至伤口清洁后再行缝合。

(6)虽然单纯依靠抗生素并不能保证切口不感染，但在围术期特别是麻醉诱导期还是要选用针对需氧菌和厌氧菌的药物进行联合抗感染；对于存在全身性切口愈合不良因素的患者，更要加强全身抗感染治疗及营养支持，尤其要注意控制糖尿病患者的血糖水平于正常范围内。

(7)有些学者主张行麦氏切口时可不缝合腹膜。因为自麦氏切口入腹过程中需要牵拉腹内斜肌、腹横肌,会造成一定程度的损伤和渗血,缝合腹膜后常在腹膜和肌层留一无效腔和积蓄渗液,细菌易于在此繁殖而化脓。如果不缝合腹膜则消除了无效腔,而腹膜又有很高的吸收能力,可将此间隙内的渗出液吸收,减少切口感染的机会。由于腹内横肌走向不同,术后自行嵌闭,不会发生腹腔内容嵌入及切口疝发生,不过为慎重起见,老年人及腹壁薄弱者行阑尾切除术时,可以根据具体情况间断缝合腹膜1~2针。

5.治疗

(1)术后早期应加强切口观察,如果切口感染诊断明确并存在发热,需要全身应用抗感染药物,但局部不用抗生素。一般来说,当感染的切口引流后体温很快恢复正常,即可停用抗生素。如果体温仍然不降,可能为切口引流不畅或伴有其他部位的感染灶存在。

(2)治疗上最重要的措施是伤口局部换药。早期的轻度感染可用酒精或40%硫酸镁湿敷,加强频谱照射等局部理疗;重者则需要及时拆除缝线、清除坏死组织和异物,要做到通畅引流、彻底清除异物,避免腹壁窦道形成;换药频次应根据伤口引流情况及时调整,不可拘泥于每天只换1次;创面新鲜、清洁后应及时在局麻下再次缝合或使用蝶型胶布拉拢伤口,以加快伤口的愈合。

(二)术后出血

1.概述

阑尾切除术后出血少见,大多数为肠壁血肿,罕见腹腔内出血或下消化道出血,发生率约为0.4%。其发生一般与手术操作不当有关。

2.病因及病理生理

(1)阑尾系膜血管结扎不当:由于阑尾系膜肥厚、止血钳滑脱等原因,造成阑尾动脉回缩后未能结扎或者结扎不牢靠导致术后结扎线脱落。

(2)腹壁缝合时止血不当:不重视肌层止血,误伤腹壁下动脉后未能及时发现或处理。造成腹壁下动脉误伤常常是由于切口位置过低或因盲肠位置较低、腹壁脂肪过厚,为了显露回盲部而向下延长切口,用剪刀将腹横肌及腹膜一并剪开时,可将并行于两层之间的腹壁下动、静脉误伤。损伤小时,局部可鼓起一血肿;损伤大时,可发生大出血。

(3)阑尾残端处理不当:残端保留过长,荷包缝合过大,导致术后残端组织坏死和局灶性溃疡,使肠壁的黏膜受到破坏和损伤。当溃疡逐渐侵蚀基底部血管时,破坏了血管而引起阑尾残端的大出血,通常出血源自内翻的阑尾残端黏膜下血管。

(4)局部解剖结构变异:引起迟发性消化道大出血的另一个原因与局部解剖结构变异有关。多数患者只有一支阑尾动脉,在绝大多数情况下起于回结肠动脉,少数情况下起于回结肠动脉的盲肠前支或后支,在通常情况下,阑尾切除术不会引起残端大出血,但少数患者为两支血管并存,阑尾切除后可能引起残端大出血。

3.临床表现和诊断

腹腔内出血多发生于术后12小时以内,以4~8小时居多。主要表现为腹痛、腹胀进行性加重,脉搏增快、血压下降等失血性休克征象,局部有明显压痛,腹腔穿刺可穿出不凝血,B超检查可发现腹腔内积液,有时阑尾动脉回缩会使血液积聚在腹膜后疏松组织间,造成腹膜后血肿征象。

腹壁下出血一般表现为术后 24～48 小时内腹壁血肿引起的腹壁肿胀和疼痛,有时表现为皮肤切口渗血,经一般止血方法无效,一般也不出现失血性休克表现。B 超检查可明确血肿的存在。

阑尾残端出血主要表现为术后 5～7 天突然出现下消化道出血,为了排除其他大肠疾病的存在、尽快明确诊断,纤维结肠镜检查是首选的诊断方法。如不能明确诊断,经保守治疗无效,又排除了直肠病变,应考虑剖腹探查手术。

4.预防

(1)术中应仔细处理阑尾系膜,特别是当系膜肥厚时更应慎重处理。游离阑尾系膜时,应用两把血管钳夹住后从中剪断,系膜残端用丝线缝扎或双重结扎;扎线应松紧适度,切勿留作牵拉,保留的线头不宜过短,以免滑脱;收紧扎线时,助手应逐渐松钳,不能突然放开,以免部分系膜及阑尾动脉回缩滑脱;如系膜因炎性水肿而变脆或脂肪肥厚,应分次切断缝扎。

(2)关腹前应仔细检查阑尾系膜及游离创面有否出血、结扎线是否牢靠,需作腹腔引流时,最好选用软质引流物。

(3)缝合腹壁各层时应仔细止血。术中误伤腹壁下血管时应首先压迫止血,如为分支小血管,血肿常常不再增大,短时间内即能止血;如果损伤大的是主干血管,压迫止血常常不能奏效,此时应吸净积血,以左手示、中指伸入切口下端两侧顶起腹壁以暂时控制出血,在腹膜和腹横筋膜之间的脂肪组织中找到出血点,钳夹后用缝扎止血。

(4)应妥善处理阑尾残端,荷包缝合大小合适。临床上处理残端的方法很多,如阑尾残端单纯结扎法,残端结扎后加荷包内翻缝合法,残端结扎加脂肪垂或阑尾系膜覆盖固定缝合法,残端不结扎只内翻缝合法,残端结扎加 Z 字形缝合法等。通常,用残端结扎加荷包内翻缝合较妥。

5.治疗

(1)腹腔内出血一经诊断应立即行剖腹探查,清除腹腔内积血并仔细止血。值得注意的是,在寻找阑尾动脉或出血血管时,特别是出现腹膜后血肿,要警惕误伤盲肠或回肠,以免造成术后肠瘘。剖腹探查的另一个重要目的就是在腹腔应放置合适的引流物,并在术后应用抗生素,以防出血后继发的腹腔和切口感染。

(2)较小的腹壁血肿可密切观察,在局部放置冰袋,合并应用止血药物等对症处理,但对于持续进行性增大者应立即探查止血。治疗过程中出现合并感染征象者应及时切开引流。

(3)一旦发生术后残端出血,应先行保守治疗,效果不佳甚至出现休克者应行剖腹探查,常用的手术方法包括:荷包缝线拆除后切开盲肠壁,缝扎止血;阑尾残端切除加盲肠修补术;回盲部切除或右半结肠切除术。

(三)腹腔感染

1.概述

阑尾术后腹腔感染以腹腔内脓肿为主要表现,多发生在坏疽或穿孔性阑尾炎术后,包括阑尾周围脓肿、盆腔脓肿、膈下脓肿和肠间隙脓肿等,其中以盆腔脓肿最多见,发生率为 1.4%～18%。此外,阑尾残端脓肿破裂是阑尾切除术不常见的并发症,发生率约 0.5%,残端脓肿破裂能够产生弥散性腹膜炎或腹腔内脓肿。由于阑尾切除术后腹腔脓肿的形成,均与手术处理失误有关,且后果较为严重,因此,应着重源头预防。

2.病因及病理生理

(1)对阑尾脓肿或阑尾穿孔所致腹腔积脓处理不当,包括阑尾周围炎性坏死组织清除不完全或腹腔冲洗不当致脓液残留、引流管放置位置欠妥致腹腔引流不畅、腹腔引流管拔除过早等。

(2)阑尾残端或根部处理不当,导致阑尾残端脓肿形成及残端破裂,包括:阑尾根部及盲肠壁炎症坏死较严重,无法行荷包包埋;荷包缝合过密过紧可以影响盲肠壁的血供,导致坏死、穿孔和脓肿形成;阑尾残端内翻可以导致盲肠壁黏膜内脓肿形成;阑尾根部和盲肠明显水肿致残端愈合不良;残端结扎不牢靠,术后结扎线脱落。

(3)术中损伤盲肠或末端回肠而未被发现或者处理欠妥、盲肠本身病变(如结核、恶性肿瘤等)在阑尾切除中未被发现,造成术后腹腔内感染。

(4)阑尾切除后创面渗血,局部血肿形成后感染也可引起腹腔脓肿。

3.临床表现和诊断

(1)腹腔内脓肿的临床表现一般出现在术后5～7天,主要表现为发热、腹胀、腹膜刺激征象等,盆腔脓肿多伴有明显的直肠刺激症状,如排便次数增多、黏液样便、排便不尽感等,有时还可出现膀胱刺激症状,如尿频、尿急、尿痛。体检时可发现右下腹压痛,直肠指检时直肠前壁灼热、丰满、有触痛及波动感,有时可在直肠前方发现有触痛的肿块,直肠镜下在波动部位穿刺后可抽出脓液即可确定诊断。腹腔其他部位的脓肿常常无特异性表现,因此,凡术后持续发热、伴有腹胀、腹痛、白细胞计数增高者,均应警惕存在腹腔内感染的可能。辅助检查应定期复查白细胞计数,怀疑有腹腔感染时可进行腹部B超、CT检查,有很好的诊断和定位价值,此外还可以进行胸腹部X线检查,发现有胸膜炎改变时应高度怀疑膈下脓肿的存在。

(2)阑尾残端脓肿破裂临床表现典型者在阑尾切除术后至脓肿破裂前,多不出现腹腔内感染征象,一般情况好,不发热,但在术后第5～7天,脓肿破裂后突然出现右下腹痛,偶尔可波及全腹,伴高热、下腹压痛、肌紧张,患者往往已经出院又因腹膜炎再入院。另有报道可出现左下腹痛,其原因为局部炎症反应及纤维粘连,使脓肿破裂后不易向右扩散而易向对侧扩散,此外,有下腹手术切口的影响,掩盖了右下腹体征,致使左下腹症状体征而显得突出。由于脓液刺激盆腔及腹肌,可有会阴及膀胱区疼痛并感排尿困难。右下腹诊断性腹腔穿刺抽出脓性液体可明确诊断。

4.预防

(1)临床怀疑阑尾炎已经发生穿孔者,最好采用探查切口,便于术中冲洗后能很好地清理腹腔中残存的积液;如果手术采用的是麦氏切口,术中发现腹腔内有脓液积聚,可吸净脓液后用湿纱布将术野和脓液可能积聚的部位擦拭干净,此时大量冲洗反而会因为显露不佳、不能完全吸净冲洗液而造成脓液扩散。

(2)穿孔性阑尾炎术后所致之局限性或弥散性腹膜炎,应常规放置腹腔引流,引流物包括烟卷引流和负压吸引管,引流的重点是盆腔,引流物须切实置入盆腔,并避免扭折,必要时增加引流部位。

(3)术后应同时加强全身抗感染治疗,要注意观察引流物性质和量,只有排除是脓性渗出、24小时引流量不超过20mL时才考虑拔除引流管。

(4)妥善处理残端,避免阑尾残端脓肿形成。阑尾残端最常用的方式是于阑尾根部结扎后做荷包缝合将残株埋入盲肠,从理论上讲该方法优点是能较好的控制残端出血、盲肠壁封闭可靠、残端包埋减少腹腔污染,以及创面浆膜化减轻了粘连的发生。

(5)阑尾有较大的穿孔者应注意有无粪石脱出进入腹腔,切除包裹和粘连于阑尾的炎性大网膜也是避免术后腹腔内感染的重要因素。

5.治疗

首先考虑保守治疗,包括全身支持、抗感染和局部脓肿引流。局部引流的手段包括在B超或CT引导下行经腹穿刺置管引流。盆腔脓肿的最适当治疗方法是经直肠引流,即在骶管或局部麻醉后,首先用细针经直肠壁穿刺入脓腔吸出脓液以明确诊断并送细菌培养和药敏试验,然后用止血钳撑开脓腔,留置引流物2~5天,患者取半卧位,引流物应柔软以防穿入邻近器官。该方法治疗效果好,安全,极少有并发症发生。

如果脓肿为多发或者位于直肠侧壁或与周围组织粘连紧密难以穿刺引流,以及各种保守治疗无效者可行剖腹探查、手术引流。阑尾残端脓肿破裂者一经诊断即应剖腹探查、手术引流。

(四)术后肠瘘

1.概述

阑尾切除术后发生的盲肠瘘或阑尾残株瘘,俗称粪瘘,多发生在阑尾根部发生坏疽或穿孔的急性阑尾炎术后3~7天,可分为腹腔内瘘和腹壁切口外瘘,多数可以局限化,一般不致发生弥散性腹膜炎,也不会造成水电解质紊乱或营养障碍,经非手术支持和局部细心治疗后大多可自愈,但治疗时间长短不一。治疗时间与肠瘘发生的原因、瘘口的大小以及有无合并其他病变有关。

2.病因及病理生理

(1)阑尾残端处理不当,如结扎不牢或残端组织保留太少,仅做单纯结扎而未做荷包包埋或荷包缝合不满意,造成术后结扎线脱落。

(2)阑尾根部及盲肠壁炎症较重,造成组织水肿、脆弱,不仅不能作荷包缝合,连单纯结扎也不牢靠,术后残端或盲肠壁愈合不良,坏死穿孔。

(3)包埋后的阑尾残端炎症在术后继续发展,形成盲肠壁内残端脓肿或者术后发生盲肠壁脓肿或盲肠周围脓肿,两类脓肿均可在以后发生脓肿破溃穿出腹壁而形成瘘。

(4)术中发现阑尾周围脓肿仍强行分离,力图切除阑尾失败,术后发生阑尾残株或残端瘘。

(5)术中误伤盲肠壁而未能及时发现和处理或虽已缝合修补,但愈合不良,术后修补处破裂。术中损伤肠管有时是因为患者身体肥胖、麻醉不够满意,腹肌松弛不佳、阑尾位于盲肠后或腹膜后等原因,造成显露困难而强行牵拉盲肠导致肠管的浆肌层撕裂甚至肠管破裂。少数情况缝合腹膜时因麻醉欠佳,患者鼓肠,操作草率而误将肠壁一道缝扎,造成术后肠管穿孔、破裂。

(6)术中未发现回盲部原有病变(如结核、Crohn病、肿瘤、炎症、放线菌病等)或虽已发现而未采取预防措施,而只是盲目切除阑尾,术后由于远端梗阻并未解除发生残端瘘或原有病变继续发展发生肠穿孔。

(7)术中放置的腹腔引流管质地过硬而压迫肠壁引起坏死。

3.临床表现和诊断

(1)阑尾切除术后的腹腔内瘘轻者仅表现为腹腔内感染征象,如发热、腹胀、腹膜刺激征等,重者感染范围扩大,个别情况下可穿破周围的空腔脏器,形成肠管、膀胱、阴道的内瘘。

(2)腹壁切口外瘘患者可在阑尾切除术后3~7天内首先出现切口感染征象,表现为局部红、肿、热、痛,切开引流后开始时可仅表现为脓性引流液较多,一天内需要多次更换敷料,逐渐可出现引流液带有粪臭味或粪样渗液,当瘘口完全破溃后则表现为每天有粪性液体流出。如果是末端回肠肠瘘,渗液量会比较大,造成切口周围腹壁明显的炎症表现和皮肤被肠液侵蚀现象。如果放置有腹腔引流管,也可见腹腔引流液带有粪便。

(3)由于粪瘘为低位肠瘘,对患者全身状况影响不大,一般不会发生营养障碍和水电解质平衡紊乱。行钡剂灌肠或窦道造影可以明确诊断,并能确定粪瘘部位和肠道有无其他病变。

4.预防

(1)阑尾切除时,残端最好采用缝扎或双重结扎后荷包包埋。

(2)阑尾根部炎症较重或盲肠壁水肿、残端包埋不满意时,不必强行包埋残端,可在阑尾根部结扎后用大网膜或附近的脂肪组织覆盖残端,行"Z"字形缝合。

(3)如果盲肠壁炎症非常严重,术后有发生肠坏死、穿孔的高度危险时,可行回盲部切除或预防性回盲部外置,这样即使形成瘘也不会污染腹腔,待炎症消退、瘘口闭合后再放回腹腔。

(4)对术前明确诊断为阑尾脓肿的患者,如果非手术治疗有效,应继续坚持治疗直到临床症状稳定,3个月以后再作阑尾的延期切除。研究表明,当阑尾周围脓肿直径超过3cm时,单纯的抗生素治疗是不够的,应该在B超引导下行经皮穿刺引流联合抗感染,这样不仅疗效提高,还可以降低复发率。

(5)术中发现阑尾周围脓肿形成、组织包裹严密、水肿严重者,应不对阑尾脓肿进行处理,而常规应用腹腔引流,待3个月等脓肿基本吸收后再考虑手术切除阑尾。

(6)残端处理不完全或不满意者,应在病变周围恰当放置较软的引流管,注意不与残端接触,便于术后观察,及时发现肠瘘的发生。

(7)术中操作应轻柔,防止误伤回肠末端或盲肠,尤其当阑尾炎症严重,已被粘连包裹或形成脓肿时,组织充血、水肿而脆弱,分离时更应小心谨慎,切勿撕破肠壁或将肠壁误认为脓腔壁而切开。如果术中发现有损伤应及时予以有效修补。

(8)术中发现阑尾病变与临床表现不符时,不应盲目切除阑尾,而应仔细探查回盲部和末段回肠,排除其他病变的存在。

5.治疗

(1)原则上以非手术疗法为主,重点是控制感染、营养支持和瘘口护理。首先应扩大腹壁切口充分引流、及时换药、保护切口周围皮肤,营养不良者需积极营养支持,有发热等全身感染征象者需应用广谱抗生素。

(2)如果腹膜炎严重、瘘口引流量较大、保守治疗效果不明显,可剖腹探查,但如瘘孔处之肠壁炎症较重时,切忌早期手术修补,因为此时肠壁炎症水肿明显,组织脆弱,愈补愈烂,导致不良后果。如遇此种情况,最好将回盲部外置或行末段回肠造瘘,待炎症消退后再放回腹腔关闭造瘘口。

(3)多数粪瘘可在两周左右治愈,如长期不愈应注意排除瘘口远端是否存在梗阻性病变,如果确实存在此类病变,应首先积极处理梗阻性病变;反之,应该考虑手术治疗,切除窦道后封闭内口,若内口周围瘢痕或炎症较重不能封闭时可切除病变肠管,行肠吻合术。

(五)阑尾残株炎

1.概述

阑尾残株炎是指由于阑尾切除术时未认清根部,以致阑尾残株留得过长,术后数日、数月、数年均可再次出现阑尾残株发炎或穿孔,临床上酷似急性阑尾炎的表现。少数情况下,阑尾残株炎可以刺激周围组织发生增殖性改变,而形成阑尾残端肉芽肿,甚至发生阑尾残株癌。文献报道阑尾残株炎发病率为0.47%,与上次手术间隔时间最短为5天,最长可达33年。此症与手术处理失误有明显关系,临床虽不多见,但由于该类患者曾作过阑尾切除术,因此常常被临床医师所忽略,以致误诊,甚至出现严重并发症,导致严重后果,值得临床医师高度重视。

2.病因及病理生理

(1)与解剖结构相关的因素:包括阑尾根部位于盲肠壁内或被盲肠浆膜覆盖、阑尾根部部分套入盲肠、回肠皱襞位置异常遮盖部分阑尾根部,导致术中仅行部分阑尾切除术。

(2)与阑尾炎病理过程相关的因素:包括阑尾根部炎症水肿明显或有大量脓苔附着或阑尾炎症反复发作致使阑尾与盲肠粘连紧密,阑尾根部黏附于盲肠壁上,给寻找阑尾根部带来困难。

(3)进行其他腹部手术时作预防性阑尾切除术或切口过小者,造成阑尾根部显露不够,却勉强实施手术。

(4)患者过度肥胖,阑尾根部被脂肪垂所遮盖。

3.临床表现与诊断

多数患者临床症状与首次发作的阑尾炎症状相同,在第一次手术1年左右出现右下腹痛、恶心、呕吐及体温升高等。少数患者可仅有右下腹痛或伴有低热,有的则表现为右下腹肿块伴压痛。有患者症状并不典型,而与慢性阑尾炎或肠粘连症状相似。体检可发现右下腹压痛、腹肌紧张,有的患者还可以出现结肠充气试验、直肠指诊或腰大肌试验阳性。值得注意的是,阑尾残株炎是阑尾术后腹壁窦道形成的重要原因,对慢性窦道进行处理时也应考虑有无阑尾残株炎的可能。

对于阑尾切除术后的患者再次发生类似急性阑尾炎的症状和体征时,除了应进行相关的鉴别诊断外,同时也应高度警惕是否有阑尾残株炎的可能。对于可疑病例可选择钡灌肠检查,典型病例表现为阑尾残株充盈或盲肠腔下缘出现压迹,少数阑尾残株不充盈,采取俯卧后局部加压能提高残株显影率。腹部B超或薄层螺旋CT扫描有时可以清楚显示阑尾残株。对于不典型病例,必要时可进行腹穿,如果腹穿阳性或出现腹膜炎时应及早剖腹探查。

4.预防

(1)阑尾残株炎的预防关键是第一次阑尾切除时对阑尾根部的正确处理,应该在熟悉阑尾的解剖特点、仔细分离阑尾根部、确定阑尾根部后再行阑尾切除术。一般说来,尽管阑尾的解剖位置变化多端,但其根部和盲肠连接的部位颇为恒定,通常均在盲肠的后内侧,位于三条纵形结肠带的汇合处。只要找到此汇合处,就能辨明根部的正确位置。

(2)阑尾残株的长度通常不宜超过 0.5cm 为宜。

(3)遇阑尾根部与盲肠有严重粘连或为回盲皱襞所遮盖时,应小心分离至根部时再行切除。

(4)遇过度肥胖患者,阑尾系膜及脂肪垂均过于肥厚,有时仅能见到一段阑尾之肌性管壁,根部为脂肪垂所遮盖。此时,应从尖端细心地分离至根部方可切除。

(5)术野应显露良好,对右侧腹股沟疝行修补术时,切勿贸然切除阑尾。一则因切口类别不同,容易污染切口;二则因盲肠不易拉出,难以辨明根部位置。如阑尾炎症显著非切除不可时,亦应妥善保护切口并看清楚根部位置后,方可切除。预防性或"附带的"阑尾切除术的主张也已经为大多数学者所摈弃。

5.治疗

阑尾残株炎一经诊断确立,应立即予以手术治疗。手术方式包括:拆除荷包缝线、吸净脓液并置管引流;阑尾残株全切除,加盲肠修补术;阑尾残株部分切除,荷包埋入;右半结肠或回盲部切除术。

(六)化脓性门静脉炎、肝脓肿

1.概述

急性阑尾炎时阑尾静脉中的感染性栓子可以沿肠系膜上静脉到达门静脉,导致门静脉炎症,进而形成肝脓肿。1938 年 Ochsner 报告指出,34%的细菌性肝脓肿患者发生在阑尾炎之后,但随着广谱抗生素和抗厌氧菌药物的广泛应用和更为积极的手术治疗,阑尾手术后此类并发症的发生率显著降低,目前已较为罕见。

2.病因及病理生理

急性阑尾炎的致病菌毒力很强,发病后很快在阑尾系膜静脉中形成脓栓,以致细菌通过阑尾系膜静脉—回盲肠系膜静脉—肠系膜上静脉—门静脉—肝脏的途径进入体循环。

术中操作手法粗暴,挤压阑尾系膜也是不可忽视的影响因素。

3.临床表现和诊断

化脓性门静脉炎主要表现为肝肿大和压痛、黄疸、畏寒、高热等。肝脓肿的临床表现为右季肋部疼痛、厌食、寒战和发热、体重减低和肝区叩痛等,B 超和 CT 检查可以明确肝脓肿的大小和部位,而且在影像学技术的引导下经皮穿刺抽出脓液即可获得确切诊断。

4.预防

急性阑尾炎发作不久即出现寒战高热的患者表明细菌毒力较强,应早期诊断、及时手术,并应用广谱抗生素。术中操作轻柔,尽量避免挤压阑尾。

5.治疗

化脓性门静脉炎一经诊断即应全身应用有效抗菌药物,同时行营养支持治疗;肝脓肿较大时可在 B 超引导下穿刺或经皮置管引流,必要时可剖腹切开引流。

(七)其他少见并发症

1.大网膜粘连综合征

大网膜粘连综合征系指阑尾切除术后,大网膜与回盲部或切口处壁腹膜相粘连,网膜纤维化和缩短压迫横结肠或牵拉胃和腹膜,引起的一系列腹膜牵拉症状、胃肠道功能紊乱、横结肠梗阻症状等。

临床表现为腹内牵拉感,尤其是当躯干过伸或直立时更加明显,以致不敢伸直躯干,走路时呈弯腰状;或者便秘,可有阵发性腹部绞痛,改变体位或卷曲侧卧位可缓解。

体格检查发现相当于粘连处的下腹部有压痛,按摩牵拉切口瘢痕有不适或疼痛。或压住切口的上端向下牵拉时,可诱发腹痛。钡餐检查发现钡剂排空延迟,右半横结肠可扩张、固定、蠕动功能紊乱等。

预防大网膜粘连综合征的发生在于术中仔细操作,避免术野过多渗血;切勿将大网膜覆盖固定于阑尾残端;术毕应吸尽渗液并仔细缝合腹膜等。

治疗上,症状轻者主要是进行理疗;病程长、症状显著、明显影响健康和日常生活者,可考虑手术治疗。手术中切除粘连部分的大网膜,多数可获得满意效果。

2.腹股沟疝

1911 年 Hogurt 首先提出阑尾切除术后可发生右侧腹股沟疝,Walker 统计的 1357 例腹股沟疝患者中有 110 例曾行过阑尾切除术,Lichtenstein 和 Lsoc 分析了 567 例腹股沟疝患者,其中 67 例曾行阑尾切除术。1982 年 Arnbjornsson 的研究显示经阑尾切除术患者右侧腹股沟疝的发生率高于末行阑尾切除术患者的 3 倍,表明下腹部切口易患腹股沟疝。从阑尾切除术到发生右侧腹股沟疝的时间为 3～17 年(平均 14 年)。

阑尾术后发生腹股沟疝的机制可能包括腹横肌和腹横筋膜的损伤,削弱了内环和 Hesselbach 三角的底,以及髂腹下神经的损伤。在腹股沟管区域中所有肌肉均接受第 1 腰神经的髂腹下和髂腹股沟神经分支所支配,通常麦氏切口同此神经平行,如分离腹内斜肌的纤维是用切开的方式则可能损伤该神经。切断这些神经分支,可使该组肌肉麻痹,导致疝的形成。肌电图检查可证实该支配区域的神经麻痹作为疝的原因。

预防上强调手术时应避免该神经的损伤,强调应维持右下腹壁的结构完整性。由于节段神经在髂前上棘水平穿入,切口的位置在髂前上棘能够避免损伤该神经,以减少疝形成的可能性。

第六节　炎症性肠病

一、克罗恩病

(一)病因

克罗恩病(CD)在欧洲白种人中的发病率较高,在美国发病率大约为 100/10 万,而国内较欧美少见,但近些年来国内的发病率有逐渐升高的趋势,这可能与国内近些年经济的高速发展导致国人的生活习惯、饮食习惯的改变以及环境污染等因素有关。克罗恩病的病因目前认为可能与以下几个方面有关:

1.遗传

克罗恩病的发病有明显的家族聚集性,通常在一级亲属中的发病率显著高于普通人群,并有一定的遗传倾向。本病还存在种族差异,白种人发病率高,黑种人和亚洲人种发病率低。克罗恩病的基因易感点位于第 16 染色体,受细胞因子、炎症趋化因子和受体的调控,基因 HLA-DR7 等与克罗恩病的发病概率呈正相关,而与基因 HLA-DR3 呈负相关。

2.感染

克罗恩病的病灶常发生于细菌接触最多的部位。目前在该病患者的病变肠段已检测出相关的细菌及其产物,包括副结核分枝杆菌、单核细胞增多性李斯特菌、麻疹病毒等。甲硝唑对克罗恩病有一定治疗效果,也提示感染在发病中起部分作用。

3.免疫

克罗恩病患者的体液免疫和细胞免疫均有异常,血清中可检出特异性自身抗体,如抗结肠上皮抗体、抗酿酒酵母菌抗体(ASCA)、抗中性粒细胞胞质抗体(ANCA)、可检测到循环免疫复合体(CIC)及补体 C2、C4 的升高。组织培养时,患者的淋巴细胞具有毒性,能杀伤正常结肠上皮细胞,切除病变肠段后细胞毒作用亦消失。

（二）病理

克罗恩病的病理表现是贯穿肠壁各层的增殖性病变。病变常局限于小肠,特别是末端回肠,其次是结肠和回肠,偶尔见于胃、十二指肠或食管。病理变化为肠壁和肠系膜淋巴结无干酪样坏死,肠壁全壁炎,病变节段样分布,肠壁充血或增厚僵硬,受累部位肠管外形呈管状,伴有浆膜纤维蛋白沉着或有邻近肠管粘连;早期黏膜呈浅小溃疡,后发展为纵行或横行溃疡,深入肠壁的纵行溃疡即形成较为典型的裂沟,沿肠系膜侧分布,黏膜下层高度增宽,淋巴样细胞大量结集,结节病样肉芽肿形成。由于黏膜下层水肿和细胞浸润形成小岛样突起,加上溃疡愈合和瘢痕收缩,使黏膜表面状似卵石样改变。肠壁裂沟是贯穿性溃疡,使肠管与肠管、肠管与脏器或组织间形成粘连和脓肿,进而发展为内瘘,病变也可以经过腹壁或肛门周围组织通向体外,形成外瘘。

溃疡性结肠炎广泛分布于世界各地,以北欧和东欧白种人较为常见,犹太人发病率最高,黑种人和黄种人发病率相对较低。我国溃疡性结肠炎的发病率较国外低,但近年来的发病率有逐渐增高的趋势。本病可见于任何年龄段,但以 20~30 岁最多见,男性略多于女性。

（三）临床表现

克罗恩病的临床表现多种多样,与肠内病变的部位、范围、严重程度、病程长短以及有无并发症有关。典型病例多在青年期缓慢起病,病程常在数月及数年以上,活动期和缓解期长短不一,相互交替出现,反复发作过程中呈渐进式发展。

1.肠道症状

(1)腹痛:绝大多数患者均有腹痛,性质多为隐痛,阵发性加重或反复发作,以右下腹多见,与末端回肠病变有关,其次为脐周或全腹痛。餐后腹痛与胃肠反射有关。克罗恩病可能出现的浆膜受累、肠周围脓肿、肠粘连、肠梗阻、肠穿孔、急性腹膜炎和中毒性巨结肠都会引起腹痛。少数首诊是以急腹症手术发现为阑尾克罗恩病或克罗恩病所致肠梗阻确诊,后面还有详述。

(2)腹泻:为本病常见症状,多数每日大便 2~6 次,可为糊状或水样,一般无脓血或黏液,如病变在直肠,可有脓血及里急后重感。

(3)便血:与溃疡性结肠炎相比,便鲜血者少,一般量不多。

(4)腹部包块:部分病例可有腹部包块,以右下腹和脐周多见,肠粘连、肠壁和肠系膜增厚、肠系膜淋巴结肿大、内瘘形成及腹内脓肿均可形成腹部包块,易于腹腔结核和肿瘤混淆。

(5)肠外瘘:可以是部分患者的首发症状,肠外瘘可见于腹壁及会阴部等多个部位,但最常见于右下腹,与克罗恩病的好发部位有关。患者先是出现皮下脓肿,伴低热等全身中毒症状,脓肿切除后先是流出脓液,以后数小时到数天可见肠液或粪汁流出,此后反复不愈。

(6)肛门症状:偶有以肛门内隐痛、肛周脓肿和肛瘘形成为首发症状者。

2.全身症状

(1)全身中毒症状:发热是最典型的表现,活动性肠道炎症及组织破坏毒素吸收均可引起发热,1/3患者可有中度热或低热,常间歇出现,急性重症病例或伴有化脓性并发症时,多可出现高热、寒战等毒血症状。此外多数患者还有恶心、呕吐、食欲缺乏等全身症状。

(2)营养不良:因肠道吸收不良和消耗过多,常引起患者消瘦、贫血和低蛋白血症等。亦有患者在诊断不明的情况下滥用激素控制症状引起营养不良的表现。

(3)其他全身性病变:克罗恩病亦可合并其他全身性病变,多与自身免疫及营养不良有关,包括关节痛(炎)、口疱疹性溃疡、结节性红斑、坏疽性脓皮病、炎症性眼病、活动性肝炎、脂肪肝、胆石病、硬化性胆管炎、胆管周围炎、肾结石、血栓性静脉炎、强直性脊柱炎、血管炎、白塞病、淀粉样变性、骨质疏松和杵状指等,年幼时就发病可影响患儿发育。

(4)并发症:40%的克罗恩病患者可有程度不同的肠梗阻表现,而且反复发作,急性肠穿孔占10%~40%。此外,肛门区和直肠病变、肠外瘘等亦不少见,克罗恩病有诱发中毒性巨结肠及癌变的可能,癌变的发生率文献报道差距较大。

3.实验室检查

(1)血液检查:白细胞常增高,红细胞和血红蛋白常下降,这与失血、营养不良、骨髓抑制以及铁、叶酸和维生素 B_{12} 等吸收减少有关。血沉增快,C反应蛋白增高,但可在疾病进展得到有效控制后显著下降。可有黏蛋白增加、清蛋白下降,血清中钾、钠、钙、镁也可下降。

(2)便常规:可见红、白细胞,隐血试验可阳性。

(3)免疫学检查:血清中抗酿酒酵母菌细胞壁的磷肽甘露聚糖的抗体(IgG 和 IgA)阳性是克罗恩病较为特异性的血清学标记物,抗中性粒细胞胞质 IgG 抗体阳性率为5%~10%,高于正常人群的 3%~4%。血清中 TNF-AAa 升高与疾病的活动性相关,其他细胞因子(IL-1、IL-6、IL-8 等)均有可能增高。

4.影像学检查

影像学检查对克罗恩病诊断具有重要意义,特别是当肠腔狭窄使内镜无法到达的情况下。全消化道和结肠气钡双重造影能了解末端回肠和其他部位小肠的病变情况,其表现有胃肠道的炎性病变,如裂隙状溃疡、黏膜皱襞破坏、卵石征、假息肉、瘘管形成等,病变呈节段样分布,单发或多发不规则狭窄或扩张,气钡双重造影可提高诊断阳性率。X线腹平片可见肠段扩张和肠外包块影。腹部 CT 和磁共振检查对确定是否有肠壁增厚且相互分隔的肠袢、腹腔内脓肿等有一定的诊断价值。腹部 B 超检查可见程度不等的肠蠕动减弱、肠壁增厚与狭窄、近端肠管扩张等。

5.内镜检查和活检

可见黏膜充血、水肿,伴有圆形或线形溃疡,呈卵石样改变,肠腔狭窄僵硬或炎性息肉样表现,病变之间黏膜正常或轻度充血,呈跳跃式分布。超声内镜检查有助于确定病变的范围和深度,发现腹腔内肿块或脓肿。活检见裂隙样溃疡,非干酪性坏死性结节样肉芽肿,固有层和黏膜下层淋巴细胞聚集,隐窝结构正常,杯状细胞不减少。

(四)诊断

克罗恩病的诊断尤其是初诊是比较困难的,有学者在总结克罗恩病发病率逐年增高的原因时,指出在国内该病的诊断水平不断提高也是一个重要原因,例如以往节段性肠炎、特发性肠炎等诊断目前看来可能都能归入克罗恩病的诊断。要诊断疾病,首先头脑中要有对该病的认识,只有想到这种疾病的可能性,才有做出这种疾病诊断的可能。若医师仅仅知道阑尾炎,那右下腹痛基本上只可能被诊断为阑尾炎。所以,在临床中若出现腹泻、腹痛尤其是慢性腹痛,伴有腹部包块的患者,要考虑有克罗恩病的可能,如果还有肠梗阻、肛周病变、肠瘘以及其他免疫性疾病,更应该做影像学及内镜检查,以资鉴别,具体来说克罗恩病应该与以下疾病进行仔细鉴别:

1.溃疡性结肠炎

临床上有时克罗恩病与溃疡性结肠炎非常难以鉴别,具体见表3-6-1。

表 3-6-1　克罗恩病与溃疡性结肠炎的鉴别

	克罗恩病	溃疡性结肠炎
腹痛特点	持续性腹痛,常见于右下腹,排便后不缓解	下腹部痉挛性疼痛,排便后可缓解
血便	粪便常无鲜血	肉眼血便
腹部包块	常有腹部包块,常见于右下腹	无腹部包块
发病部位	常累及小肠和结肠,偶见于食管和胃	仅见于结肠,偶有累及末段回肠
病理活检	病变累及黏膜全层(部分可见肉芽肿形成)	黏膜病变(常无肉芽肿形成)
内镜或影像学检查	病变不连续,呈跳跃式发展	以直肠开始的逆行连续性病变

2.肠结核

与克罗恩病在临床上有时较难鉴别。肠结核病变主要累及肠道回盲部和邻近结肠,不呈节段性分布,同时瘘管和肛周病变较少发生。肠结核常伴有其他脏器结核,结核菌素试验阳性,血中腺苷脱氨酶(ADA)活性升高,抗结核治疗有效。病理检查在病变组织中见到干酪样坏死可以确诊。

3.其他感染性疾病

细菌、寄生虫源性肠炎可导致腹痛、腹泻、黏液血便等症状,如细菌性痢疾、阿米巴痢疾、血吸虫病等,可通过详细询问病史以及粪便培养等手段加以鉴别。

4.肿瘤结肠癌、小肠淋巴瘤、肉瘤等可在内镜下进行组织活检进行确诊

由于克罗恩病目前病因不明,仍无特异性的诊断指标,所以该病的诊断仍是以临床表现为基础上的排他性诊断,所以明确诊断有较高的风险,临床上存在较高的误诊率。规避诊断风险的方法与其他需要排他性诊断的疾病相似,一方面是需要避免漏诊,避免漏诊的前提是在典型

或欠典型的临床表现出现时,能够想到是否可能是克罗恩病,尤其是在原有治疗方案疗效欠佳时,应该及时检讨自己的诊断策略,是否出现了漏诊漏判的情况,并按照循证医学的原则,努力寻找临床线索,指导自己得出正确的诊断,在这方面某教授的一句话值得我们年轻医生仔细思考:"差的医生只看到自己相信的,好的医生却相信自己看到的";另一方面是需要避免误诊,误诊的原因往往是因为医生知识面欠广,或者过于自负,或者过于相信某权威医院或权威专家做出的诊断,由于克罗恩病是一种排他性诊断,所以即使有了较为典型的临床表现,仍需要进行一些排他性的诊断检查,这里需要提醒注意的是与肠结核的鉴别,由于两种疾病的治疗策略完全不同,所以若在诊断不明的情况下进行克罗恩病的治疗,会有极大的风险,并且两种疾病有并存的可能性,所以在进行针对克罗恩病的治疗前需要排除结核病存在的可能性,如果最终仍无法确诊,则首先应行实验性抗结核治疗较为安全。此外,克罗恩病还需要与一些全身性疾病如免疫球蛋白缺乏症、肠型白塞病等鉴别,还要与梅克尔憩室相鉴别等。

(五)治疗

由于克罗恩病的病因目前尚不明确,所以也无根治疗法,其基本治疗原则是通过阻断炎症反应和调节免疫功能进行的。原则上是尽早控制疾病的症状,促进缓解,维持治疗和缓解复发,防治并发症和掌握手术治疗时机。总之,克罗恩病多数情况下是以药物治疗为主,外科治疗主要是解决其并发症的问题,但国外有流行病学调查表明,约78%的克罗恩病患者一生中最少会经历一次腹部手术治疗过程,所以作为普外科医生应该而且必须要了解这种在国内发病率逐年增高的疾病。有少部分年轻外科医生认为自己只要了解手术部分的知识便已经够了,这种认识是非常错误的,任何患者的治疗都是一个整体,而且目前越来越多的疾病的诊治已经很难界定到底是内科治疗还是外科治疗,克罗恩病就是这类疾病中的一个代表,如果现在正在逐渐成长的年轻普外科医生还以为手术就是外科的全部或大部分内容,那对患者是极不负责任,也是对自己极不负责,因为这种片面的认识会对疾病的治疗带来极大的风险。

1.克罗恩病的内科治疗

(1)氨基水杨酸类:水杨酸偶氮磺胺吡啶(SASP)和5-氨基水杨酸(5-ASA)适用于慢性期或轻、中度活动期患者。SASP的治疗剂量为4～6g/d,分3～4次服用,一般3～4周见效,病情缓解后逐渐减药至维持量1～2g/d,维持用药1～2年。小肠型克罗恩病可用5-ASA治疗,目前5-ASA剂型有美沙拉嗪、奥沙拉秦、巴柳氮等。对于直肠、乙状结肠和降结肠病变可以用SASP或5-SAS制剂2～4g/d灌肠,或用栓剂,每只0.5g,1～2次/天,直肠给药。严重肝、肾疾患、婴幼儿、出血性体质以及对氨基水杨酸类药物过敏者不宜应用氨基水杨酸类药物。

(2)肾上腺皮质激素:对中、重度克罗恩病活动期患者可采用激素治疗。常用剂量泼尼松(强的松)30～60mg/d,用药10～14d,约80%患者症状可以缓解,以后可逐渐减药至5～15mg/d,维持2～3个月。不能口服的可用氢化可的松或甲泼尼龙静脉滴注。对直肠、乙状结肠或降结肠病变可采用药物保留灌肠,如氢化可的松琥珀酸盐100mg,5%普鲁卡因100mg,加生理盐水100mL,缓慢灌肠,每晚1次,也可以加用SASP、5-ASA或锡类散合用,用药过程中应警惕肠穿孔、大出血、腹膜炎和脓肿形成等并发症。由于皮质激素的严重不良反应和对维持缓解疗效不确切,因此一般主张在急性发作控制后尽快撤除。

(3)免疫抑制药:对磺胺药或激素类药无效者可改用其他免疫抑制药。常用硫唑嘌呤,一般 3 个月左右起效,若用药半年无效可停药。因有诱发肿瘤风险,不宜用于肿瘤高危人群,不宜用于妊娠期妇女。其他药物还有环孢素 A、甲氨蝶呤、FK506 等。

(4)抗生素:肠道细菌感染与疾病的严重性及复发有密切关系。甲硝唑能对抗厌氧菌对肠黏膜的破坏作用,减轻疾病的活动指数,但减量后易复发。其他还有环丙沙星、克拉霉素治疗成功的报道。

(5)肠道益生菌:肠道内正常菌群,特别是混合型(乳酸杆菌和双歧杆菌)制剂对于改善克罗恩病有积极意义。

(6)生物制剂治疗:英夫利西单抗是抗肿瘤坏死因子(TNF-α)单克隆抗体,静脉滴注,每次 5mg/kg(体重),4 周后缓解率可达 48%,每 8 周滴注 1 次可有效预防复发,它对肛周和腹腔瘘管也有显著疗效,可减少激素的用量。其不良反应主要有过敏反应、诱导自身抗体、诱发非霍奇金淋巴瘤和风湿性关节炎以及感染率明显升高。其他生物制剂如 natalizumab、IFN-α、NF-κB 制剂、上皮细胞生长因子等其有效性仍需进一步研究。由于免疫调节的生物制剂治疗克罗恩病针对性强,不良反应小,故其应用前景十分广阔,相关研究也是目前研究热点之一。

(7)其他:由于克罗恩病是慢性病,在病程中极易发生蛋白质-能量营养不良,支持疗法十分重要,需要加强营养,纠正代谢紊乱,改善贫血和低蛋白血症。近来对于克罗恩病的临床营养有了新的认识,有研究表明,克罗恩病患者服用要素饮食其缓解率可高达 85%,与肾上腺皮质激素相比,其缓解率和 1、3、5 年复发率没有明显区别。解痉、止痛、止泻与控制感染等也有助于疾病缓解,但一定要注意应用阿托品等抗胆碱能药物时要警惕诱发中毒性巨结肠的风险。另外也有关于单独或联合应用雷公藤多苷治疗克罗恩病的研究和报道。

关于克罗恩病的药物选择方面,应强调采用个体化方案,药物治疗适应于急性期与缓解期,应根据病情的轻重、不同病期和不同的病变部位,选择适宜的药物进行治疗。一般来说,活动期轻型患者可单用氨基水杨酸盐类药物,该药物是活动期一线药物,要注意根据病变的不同部位选择不同剂型。而活动期中、重型患者往往需要合用类固醇类激素治疗,类固醇类激素是活动期控制病情活动的首选药物之一,但要注意在应用时起始剂量要足,病情控制后应立即开始减量,以免激素所致的不良反应的发生。对于难治型或并发瘘管形成的患者,可选用二线治疗药物,即免疫抑制药或生物制剂。对伴有感染的患者需要合并应用抗生素,抗生素需要根据患者情况、大便及引流液病原菌培养结果来选择,但甲硝唑目前是明确有较为肯定的疗效。维持阶段首选药物之一是 5-ASA,类固醇类药物在控制症状后原则上是需要尽快撤药,但有 10%~15% 患者撤药后复发,需要激素类药维持,可用最小剂量维持数月,但尽可能不要长期服用。亦有用免疫抑制药及雷公藤维持治疗的报道。这里介绍的是克罗恩病的选药原则,相关的书籍文献较多,可供查询,这里不再赘述。近年来还有提出"降阶梯治疗"的方案,主张在病变活动早期即给予生物制剂英夫利西单抗治疗,这是基于英夫利西单抗目前越来越多的临床治疗有效证据的基础上,当然应用"降阶梯治疗"方案仍需选择合适患者,有兴趣的读者可以查阅相关资料。

对于克罗恩病患者的药物治疗是想提示外科医师在治疗克罗恩病时要有整体治疗的思路。克罗恩病是自身免疫性疾病,是一种全身疾病,只是最主要的病变集中反映在消化道上,手术治疗仅仅是其整体治疗中的一个部分。对于克罗恩病,手术治疗仅仅是解决其并发症的问题,并不能治疗其原发病,因此,在未发生需行外科治疗的并发症前,积极控制病情的发展,预防并发症的发生,并发症经手术治疗后仍应继续给予有关的药物治疗,以便抑制其复发。

2.克罗恩病的外科治疗

手术治疗只是针对它的并发症,如梗阻、出血、穿孔、脓肿、炎性肿块、肠内外瘘等,针对这些并发症施行的手术术式虽与其他原因所致的类似情况相似,主要是切除并发症的肠段或对侵蚀成瘘的器官(膀胱、阴道等)进行修复,但需要了解它的一些特点给予相应的处理。由于手术是针对并发症而施行,不能治愈其原发病,这与另一炎性肠病即溃疡性结肠炎不同,后者在全结肠切除后,不再有肠道病变的复发,而克罗恩病肠管病变切除后,其他残余肠管仍有病变再发的可能。据文献报道,手术后不再继续服药治疗的病例,经内镜复查,1年复发率为65%～90%,3年复发率达80%～100%。根据临床症状评定的复发率则较低,为每年递增20%～25%,5年再手术率为25%～30%,20年再手术率为45%～50%,多数患者最终需要再手术,25%需要第二次再手术。2005年第9次国际小肠移植会议资料表明,成人因短肠综合征须行小肠移植者,22%是由于克罗恩病多次手术所致,仅次于因血管疾病而丧失小肠的短肠综合征发生率。克罗恩病手术时如何尽力保存小肠与积极预防术后复发是外科治疗的重点与特殊点。有学者指出:"在手术治疗有并发症的克罗恩病时,应只限于有并发症的一小段,不能切除更多的肠管,即使是肉眼也能观察到病变的肠段",甚至有作者对已有狭窄的肠管主张行狭窄成形术和水囊扩张术,虽然术后可能再狭窄,但延缓了肠切除的时间。这些都说明一方面克罗恩病手术后剩留的肠管有高复发率和再手术率,另一方面则需要尽量保留有功能的肠管,保证患者术后的生活质量。在这样的原则指导下,手术者将会对少切或不切病变肠管是否会影响吻合口的愈合、残留病变是否会发生改变产生疑问。克罗恩病的病理改变有其特殊性,病变虽可累及到肠管的各个部位,但呈现跳跃状改变,病变与病变之间可有正常的肠组织,这为局限性切除创造了条件。有研究者指出,距病变远、近端5cm切除病变肠段,即可达到治疗并发症的目的。文献对克罗恩病病变的危害性曾作研究,的确发现克罗恩病有癌变的病例,但无流行病学调查的报道。患克罗恩病的人群是否有较高的癌变发生率,有待今后的研究结果说明。因此,为克罗恩病患者行剖腹手术,应全面探查肠管,了解病变范围,但需要手术切除或做狭窄成形的只是那些有明显并发症的部位。

对克罗恩病而言,外科治疗的目的是解决并发症给患者带来的症状,且这些并发症都是在病后一段时间发生,患者的总体情况是处于较差的状态,除伴有大出血外,其他并发症的处理都可经准备后施行,不适合作急症处理,即使是穿孔,也多数是慢性穿孔,先有炎性肿块脓腔形成继而有穿孔、瘘的形成,很少有急性穿孔形成弥漫性腹膜炎者。在有感染的情况下也宜先行引流控制感染,再行确定性手术。否则,在机体处于炎症反应营养不良的状况下,手术创伤的打击将增加手术并发症的发生。

对于克罗恩病肛周病变来说,治疗的目的是减轻局部症状,保护肛门功能,所以症状的有无是决定治疗的重要因素,对于无症状的患者不需要针对肛周病变进行特殊治疗,对于有症状者,主要采用外科手术联合药物治疗,单纯手术或药物治疗均无效。外科治疗最常用的方法仍是非切割挂线治疗,即将不吸收缝线或弹性导管穿过瘘管,从皮肤瘘口穿入,再从肛管的内口穿出,然后将两端绑扎在一起,其对复杂瘘的疗效已得到广泛的认同,尽管会给患者带来不适,但可以保证引流通畅,在联合用药的情况下可有效避免脓肿复发。目前国内外在此方面研究的热点之一仍是单用或联合应用英夫利西单抗治疗克罗恩病肛周病变。

对于克罗恩病术后复发的研究表明,再发病变几乎均与吻合口有关。有研究发现,克罗恩病术后约88%的再发都发生在吻合口近端或吻合口部位。另一项前瞻性研究也证实,回、结肠吻合后再发克罗恩病几乎均发生在吻合口近端的末端回肠。由此可见,吻合方式可能是克罗恩病术后再发的重要因素。在影响克罗恩病术后再发的解剖学因素中,除缝线的异物反应外,主要有吻合口宽度、吻合口血供及有无结肠内容物逆流等。吻合口狭窄造成的上游肠内容物滞留是克罗恩病复发的危险因素之一,吻合口狭窄引起的相对梗阻可使吻合口近端细菌过度繁殖,而肠道菌群与克罗恩病再发的关系已经得到许多研究的证实。吻合口狭窄也可使近端肠腔压力增加,加重肠管缺血,作为二重打击,加速吻合口近端病变再发,故在克罗恩病的肠道重建时,目前主张用直线切缝吻合器对肠道远、近两端进行大切口的侧侧吻合,而不是传统的端端吻合。肠壁缺血也会加速吻合口再发,有研究表明,克罗恩病术后早期再发可能是局限性血管炎或微血管损伤的结果,黏膜下血管丛是肠壁重要的侧支循环,承担吻合口50%的血供,克罗恩病肠管中,病变所致的肉芽肿样血管炎本身就可以引起黏膜下血管丛血流减少,肠管切除和吻合这一过程又会降低侧支循环量,导致吻合口缺血,缺血后继发的吻合口狭窄将进一步加重肠壁缺血。在动物模型上造成吻合口微血管损伤和缺血后,可以出现慢性全层炎症、溃疡和肉芽肿的形成,与克罗恩病吻合口再发非常类似。临床观察也发现克罗恩病患者回结肠切除后,吻合口血供与再发严重程度呈负相关。动物实验表明,吻合口血液循环以单层吻合法最优,吻合器法次之,双层手法缝合造成的血供障碍最为明显。结肠内容物逆流在回肠CD再发中的作用也不容忽视。有研究表明,在克罗恩病术中行回结肠吻合后,由于切除了回盲瓣,结肠内大量细菌及内容物逆流,引起回肠黏膜的炎性反应,可加速再发,如果吻合时加用单向阀瓣防止逆流,再发率将明显降低。

在克罗恩病的治疗中,除上述的几点需要注意以外,还要关注克罗恩病患者的整体情况,这主要表现在两方面,一方面要详细了解患者术前的用药情况,尤其是类固醇类药物的应用情况,因为这类药物对术后肠壁及伤口的愈合,已经伤口感染的发生会有直接的关系,在术前准备阶段需要逐渐将其减量和用其他药物替换,待术后伤口愈合后再视患者情况决定是否予以恢复或停用。另一方面要尤其关注患者的营养状况,由于多种原因克罗恩病患者一般在术前营养状况欠佳,在这种状况下进行手术治疗风险将会大为增加,所以围术期的营养治疗是克罗恩.病外科治疗的一个重要方面。

总之,克罗恩病的外科治疗总体来说并非异常困难,但需要在对克罗恩病有较深理解的基础上针对其特点,结合患者的情况制定个体化的治疗方案,只有这样才能有效规避其治疗风险。归纳起来有以下几点:①要有整体治疗的概念;②谨慎把握手术适应证;③尽量进行择期手术并进行良好的围术期处理和准备;④术中要有爱护组织,珍惜患者每一厘米健康肠道的指导思想;⑤了解克罗恩病复发的解剖基础,选择合适的胃肠道重建方式。

二、溃疡性结肠炎

溃疡性结肠炎(UC)是一种病因尚不明确的结直肠慢性非特异性炎症性疾病,是北美和欧洲的常见病,近10年来我国 UC 发病率亦呈逐步增高的趋势。UC 最常发生于青壮年期,根据我国资料统计,发病高峰年龄为 20~49 岁,男女性别差异不明显[男:女为(1.0~1.3):1.0]。

(一)病因病理

1.病因学

UC 病因至今尚不明确,有可能是多种因素交互作用的结果。自身免疫因素、感染因素、过敏因素、精神因素和种族遗传因素等均是曾经受到关注的发病学说,但均未获得明确的证据,仍在继续深入探究之中。

2.病理学

UC 的病理学改变缺少特异性,早期典型病变是结肠黏膜弥漫炎症,炎症病变主要累及结直肠的黏膜和黏膜下层,其显著特征之一是大量炎症细胞聚集在肠腺隐窝底部;病变严重者可有较大面积的肠黏膜剥脱,可以侵及肌层和浆膜层,甚至导致肠穿孔或中毒性结肠扩张。UC 最常累及乙状结肠和直肠,病变可以向近侧以连续性而非跳跃式蔓延至全结肠,甚至累及回肠末段。慢性溃疡性结肠炎的长期炎症变化可导致结肠袋消失、肠壁增厚,部分患者可出现结直肠狭窄、黏膜上皮异型增生或癌变。

(二)临床分期

1.病变范围

病变范围推荐采用蒙特利尔分型,E_1 局限于直肠,未达乙状结肠;E_2 累及左半结肠(脾曲以远);E_3 广泛病变累及脾曲以近乃至全结肠。

2.疾病活动性的严重程度

UC 病情分为活动期和缓解期,活动期疾病按严重程度分为轻、中、重度。目前临床较为常用的是改良 Truelove 和 Witts 疾病严重程度分型标准。

(三)临床表现

临床表现为持续或反复发作的腹泻、黏液脓血便伴腹痛、里急后重和不同程度的全身症状,病程多在 4~6 周。肠外表现可有皮肤、黏膜、关节、眼、肝胆等的症状。黏液脓血便是 UC 最常见的症状。

UC 的临床类型可简单分为初发型和慢性复发型。初发型 UC 指无既往病史而首次发作,该类型在鉴别诊断中应特别注意,亦涉及缓解后如何进行维持治疗的考虑。慢性复发型 UC 指临床缓解期再次出现症状,临床上最常见。

(四)辅助检查

常规检查包括血常规、白蛋白、电解质、红细胞沉降率(ESR)、C 反应蛋白(CRP)等。有条件的单位可行粪便钙卫蛋白和血清乳铁蛋白等检查作为辅助指标。结肠镜检查并活检是 UC 诊断的主要依据。

结肠镜下 UC 病变多从直肠开始,呈连续性、弥漫性分布,表现为:①黏膜血管纹理模糊、紊乱或消失、充血、水肿、质脆、自发性或接触性出血和脓性分泌物附着,亦常见黏膜粗糙、呈细颗粒状;②病变明显处可见弥漫性、多发性糜烂或溃疡;③结肠袋变浅、变钝或消失及假息肉、黏膜桥等。

钡剂灌肠检查主要改变为:①黏膜粗乱和(或)颗粒样改变;②肠管边缘呈锯齿状或毛刺样改变,肠壁有多发性小充盈缺损;③肠管短缩,袋囊消失呈铅管样。

(五)诊断及鉴别诊断

UC缺乏诊断的金标准,主要结合临床、内镜和组织病理学表现进行综合分析,在排除感染性和其他非感染性结肠炎的基础上做出诊断。需要和急性感染性肠炎、阿米巴肠病、肠道血吸虫病、肠结核、白塞病、抗菌药物相关性肠炎(包括假膜性肠炎)、缺血性结肠炎、放射性肠炎等其他疾病鉴别诊断。

(六)治疗

UC的治疗以内科治疗为主,主要的治疗手段包括:充分休息、避免疲劳、饮食调整;纠正贫血,纠正水、电解质平衡失调或酸碱代谢紊乱,改善全身状况;应用氨基水杨酸制剂;对氨基水杨酸制剂治疗无效者,特别是病变较广泛者,可改用口服全身作用激素。

急性重症UC患者病情重、发展快,是一种潜在威胁生命的状态,应及时收入院治疗。急性重症UC的一线治疗是给予静脉足量激素及肠内、肠外营养支持治疗,如果3天后评估激素治疗无效,应转换治疗。转换治疗方案包括转换药物治疗和手术治疗。转换药物治疗包括环孢素A或英夫利昔单抗(IFX),治疗4天后再次评估疗效,没有改善的患者需要即刻手术干预。

UC的手术治疗适应证:①经内科积极治疗后无效的急性重症UC患者,合并中毒性巨结肠内科治疗无效者宜更早行外科干预;②大量便血或反复严重出血,经内科治疗不缓解;③并发结肠穿孔和中毒性巨结肠症;④肠腔狭窄合并肠梗阻,经保守治疗不缓解;⑤合并严重的肠外并发症,症状持续加重;⑥慢性反复发作的UC影响儿童的生长发育;⑦经病理活检证实或高度怀疑癌变;⑧慢性病程反复发作,因长期存在的贫血、营养不良等严重全身表现使患者无法维持正常工作及生活。

UC外科手术治疗方式主要包括:①全结直肠切除、回肠储袋肛管吻合手术(IPAA)指在切除全部结直肠后,用末端回肠构建储袋与肛管吻合,是目前UC的首选手术方式。回肠储袋形状设计包括J形、S形、H形和W形储袋,目前较为普遍的是J形储袋。②结直肠全切除及回肠造瘘术,是治疗UC的传统手术方法。对于有明显储袋失败风险或不愿接受IPAA的UC患者,全结直肠切除并回肠造瘘术这一传统式仍是首选,安全有效。③结肠次全切除加回肠末端造瘘术是急性重症UC恰当的急诊手术方式,待患者一般情况改善后二期行IPAA。④结肠全切除及回肠直肠吻合术仅适用于经过慎重选择的UC患者。这一术式需要相对正常的直肠来做安全的吻合,严重的直肠炎症或直肠扩张性明显下降是禁忌证;残余直肠存在发生癌变的风险,术后需定期检查。

腹腔镜下UC手术逐渐开展。多个随机对照试验结果显示,腹腔镜IPAA具有美容效果好、出血少、术后住院时间短等优点,并能降低术后肠粘连等并发症的发生,提高年轻女性患者术后自然怀孕的成功率。最新的UC手术共识亦推荐在技术条件成熟的中心选择腹腔镜全结直肠切除及IPAA。

（七）并发症

手术并发症主要表现为切口感染、腹腔脓肿、小肠梗阻及回肠造瘘并发症。术后吻合口瘘及盆腔感染是储袋失败的主要原因之一。储袋炎是 IPAA 术后最常见的远期并发症,其术后10年发生率高达 50%,治疗主要依靠抗菌药物,如甲硝唑和环丙沙星;10%～15% 的急性储袋炎可以发展为慢性储袋炎。

（八）预后

术后10年的储袋失败率为 5%～10%,其原因分为机械性和感染性两大类。机械性原因主要包括吻合口狭窄、储袋扭转或容积过小、S 形储袋输出段肠管过长等;感染性原因包括慢性难治性储袋炎及储袋克罗恩病。

第七节　结直肠癌

结直肠癌是一种常见的恶性肿瘤,欧美国家较中国常见。近二三十年来,随着诊疗技术的提高,诊疗理念的改进,肿瘤预防和筛查的普及,结直肠癌的发病率和病死率有下降趋势。美国的一组数据显示,结直肠癌的发病率从 1976 年的 60.5/10 万下降至 2011 年的 40.0/10 万,近年来以每年 4% 的速度递减。2012 年中国肿瘤资料显示,男性结直肠癌的发病率为 27.24/10 万,居第 5 位;女性发病率为 21.55/10 万,居第 3 位。在肿瘤病死率中,结直肠癌居第 5 位。

我国国人结直肠癌与西方人比较有 3 个特点:①直肠癌比结肠癌发病率高,(1.5～2.0):1;②低位直肠癌在直肠癌中所占比例高,约占 70%,大多数直肠癌可在直肠指诊时触及;③青年人(<30 岁)比例较高,约占 15%。但近几十年来,随着人民生活水平的提高及饮食结构的改变,结肠癌比例亦逐渐增多。直肠癌的发病率比较稳定,而结肠癌的发病率上升较快。

结肠癌根治性切除术后 5 年生存一般为 60%～80%,直肠癌为 50%～70%。TNM 分期Ⅰ期的患者根治性切除术后的 5 年生存率可达 90% 以上,Ⅱ～Ⅲ期患者约为 70%,而Ⅳ期患者约为 10%。

一、结 肠 癌

（一）病因及发病机制

与其他肿瘤一样,结肠肿瘤的病因仍未明确,但对其发病的危险因素已有深入的研究。目前认为结肠癌是由环境、饮食以及生活习惯与遗传因素协同作用的结果,由致癌物作用,结合细胞遗传因素导致细胞遗传突变而逐渐发展为癌。

1.环境因素

(1)饮食习惯:一般认为高脂肪摄入和纤维素不足是主要发病原因。研究显示,饱和脂肪酸的饮食可增加结肠中胆汁酸与中性固醇的浓度,并改变大肠菌群的组成。胆汁酸经细菌作用可生成 3-甲基胆蒽等致肿瘤物质,固醇环也可经细菌作用被芳香化而形成致肿瘤物质。食物纤维包括纤维素、果胶、半纤维素、木质素等,吸收水分,增加粪便量,稀释肠内残留物浓度,能够缩短粪便通过大肠的时间而减少致肿瘤物质与肠黏膜接触的时间,若膳食纤维不足时,也是结肠肿瘤的发病因素之一。

(2)肠道细菌:肠道细菌特别是厌氧菌对结肠癌的发生具有重要作用。动物实验证明在鼠中以 1,2-二甲肼(DMH)诱发结肠癌的成功率为 93%,但在无菌鼠中 DMH 诱发结肠癌的成功率为 20%,从而显示了肠道内细菌在肠癌发生中占有重要地位,而在肠道细菌中则以厌氧菌尤其是梭状芽胞杆菌为重。结肠癌患者不但粪便中厌氧菌明显增加,而且细菌的 β-葡萄糖醛酸苷酶、7α-脱羟酶和胆固醇的脱氢酶活性均增高。体内有毒物质、包括致癌物质,经肝解毒,以 β-葡萄糖醛酸苷的形式经胆汁排泄至肠道又被激活使之起毒性作用。

(3)化学致癌物质:肠癌的发生与某些化学物质有密切的关系,亚硝胺是导致肠癌发生最强烈的致癌物质,动物实验显示其是诱发胃肠道癌肿的重要物质,与食管癌、胃癌和结、直肠癌的发生均有密切关系。在化学致癌物质中还有香烟应予以重视,已知肼类化合物在动物实验中可诱发结肠癌,DMH 是众所周知的致癌物。每支香烟含烟草 1g,每 20 支香烟含 DMH 3mg,长期吸烟经呼吸道黏膜吸收,诱发结、直肠癌的可能性不容忽视。

(4)微量元素和维生素的缺乏:硒、锌、钙、铁及氟化物被认为对结肠癌发生有重要作用。硒可改变致癌原代谢,抑制细胞增殖,保护机体以免受氧化剂损害,影响免疫功能及伤害肿瘤代谢。鼠类补充较多硒可以降低结肠肿瘤发生率和肿瘤数目。美国一项研究表明,在饲料作物较多的地区结、直肠癌的死亡率较低。铁有提高结、直肠癌危险的可能,铁可能有突变原性,可能通过产生自由基而攻击 DNA 及损伤染色体而起作用。一项病例对照研究表明,铁可能和腺瘤形成有关。抗氧化剂维生素(A、C、E、D)等可以抑制自由基反应而防止对 DNA 的氧化剂损伤,同时可以使腺瘤患者的结肠上皮过度增生逆转为正常。

2.内在因素

(1)基因变异:从正常的结肠上皮细胞发展为肿瘤,必然经历细胞异常增生的过程,结肠上皮细胞异常增高的增生是一种常见的现象,但并不认为这是癌前病变,增生性息肉并不是发生结肠癌的诱因,增生性变化不伴有基因的突变,但可伴有基因的甲基化过低。DNA 甲基化过低意味着增加 mRNA 的转录,结果是 DNA 甲基化过低伴有增生过程。目前认为在结肠癌发生中甲基化过低是早期的基因改变,有证据表明某些发生在增生性息肉中的增生现象与肿瘤发生中的现象是相仿的。

(2)癌前病变的存在

①腺瘤:结、直肠腺瘤是与结、直肠癌关系密切的一种良性病变。在结、直肠癌高发的国家或地区,腺瘤的发病率明显增高,反之在结、直肠腺瘤低发的国家或地区,结、直肠癌的发生率也是低的。

②血吸虫性结肠炎:血吸虫病是与结、直肠癌肿关系非常密切的另一种良性病变,特别在我国一些血吸虫病流行区中表现突出。由于血吸虫卵长期积存于结直肠黏膜上,慢性炎症、反复的溃疡形成和修复,导致黏膜的肉芽肿形成,继之发生癌变。

③慢性溃疡性结肠炎:溃疡性结肠炎的肠肿瘤发生率高于一般人群,炎症的增生性病变的发展过程中,常可形成息肉,进一步发展为肠肿瘤;克罗恩病时,有结肠、直肠受累者可引起肿瘤变。据资料统计,有结肠息肉的患者,结肠肿瘤发病率是无结肠息肉患者的 5 倍。家族性多发性肠息肉瘤,肿瘤变的发生率更高。近几年来,有报道结肠肿瘤阳性家族者,其发病率是一

般人群的 4 倍,说明遗传因素可能参与结肠肿瘤的发病。

(二)病理

1.早期结肠癌

癌细胞限于结、直肠黏膜下层者称早期结、直肠癌(pT1)。WHO 消化道肿瘤分类将黏膜层内有浸润的病变亦称之为"高级别上皮内瘤变"。

2.进展期结肠癌

①隆起型:凡肿瘤的主体向肠腔内突出者,均属本型;②溃疡型:肿瘤形成深达或贯穿肌层之溃疡者均属此型;③浸润型:肿瘤向肠壁各层弥漫浸润,使局部肠壁增厚,但表面常无明显溃疡或隆起。

3.组织学类型

①腺癌:包括乳头状腺癌、管状腺癌、黏液腺癌和印戒细胞癌;②未分化癌;③腺鳞癌;④鳞状细胞癌。

4.结肠癌 TNM 分期

见表 3-7-1、表 3-7-2。

表 3-7-1　美国癌症联合委员会(AJCC)/国际抗癌联盟(UICC)结肠癌 TNM 分期

分期	定义
原发肿瘤(T)	
Tx	原发肿瘤无法评价
T_0	无原发肿瘤证据
Tis	原位癌:局限于上皮内或侵犯黏膜固有层
T_1	肿瘤侵犯黏膜下层
T_2	肿瘤侵犯固有肌层
T_3	肿瘤穿透固有肌层到达浆膜下层,或侵犯无腹膜覆盖的结直肠旁组织
T_{4a}	肿瘤穿透腹膜脏层
T_{4b}	肿瘤直接侵犯或粘连于其他器官或结构
区域淋巴结(N)	
Nx	区域淋巴结无法评价
N_0	无区域淋巴结转移
N_1	有 1～3 枚区域淋巴结转移
N_{1a}	有 1 枚区域淋巴结转移
N_{1b}	有 2～3 枚区域淋巴结转移
N_{1c}	浆膜下、肠系膜、无腹膜覆盖结肠周围组织内有肿瘤种植(TD,tumor deposit),无区域淋巴结转移
N_2	有 4 枚以上区域淋巴结转移
N_{2a}	4～6 枚区域淋巴结转移

分期	定义
N_{2b}	7 枚及更多区域淋巴结转移
远处转移（M）	
M_0	无远处转移
M_1	有远处转移
M_{1a}	远处转移局限于单个器官或部位（如肝,肺,卵巢,非区域淋巴结）
M_{1b}	远处转移分布于 1 个以上的器官/部位或腹膜转移

表 3-7-2 解剖分析/预后组别

期别	T	N	M	Dukes	MAC
0	Tis	N_0	M_0	—	—
I	T_1	N_0	M_0	A	A
	T_2	N_0	M_0	A	B1
II A	T_3	N_0	M_0	B	B2
II B	T_{4a}	N_0	M_0	B	B2
II C	T_{4b}	N_0	M_0	B	B3
III A	$T_{1\sim2}$	N_0/N_{1c}	M_0	C	C1
	T_1	N_{2a}	M_0	C	C1
III B	$T_{3\sim4a}$	N_1	M_0	C	C2
	$T_{2\sim3}$	N_{2a}	M_0	C	C1/C2
	$T_{1\sim2}$	N_{2b}	M_0	C	C1
III C	T_{4a}	N_{2a}	M_0	C	C2
	$T_{3\sim4a}$	N_{2b}	M_0	C	C2
	T_{4b}	$N_{1\sim2}$	M_0	C	C3
IV A	任何 T	任何 N	M_{1a}	—	—
IV B	任何 T	任何 N	M_{1b}	—	—

（三）临床表现

（1）左半结肠管腔窄,血供差,吸收能力差,肿瘤以浸润型多见。

①便血、黏液血便:70％以上可出现便血或黏液血便。粪便黏稠成形。

②腹痛:约 60％出现腹痛,腹痛可为隐痛,当出现梗阻表现时,亦可表现为腹部绞痛。

③腹部肿块:40％左右的患者可触及左下腹肿块。

④梗阻:出现梗阻较早,可呈急性。

⑤中毒症状:贫血、低热、乏力、消瘦、水肿等症状出现较晚,较轻。

（2）右半结肠管腔较宽大,血供淋巴丰富,吸收能力强,肿瘤成隆起型(菜花样)向肠腔内发展多见。

①腹痛:70%～80%患者有腹痛,多为隐痛。

②贫血:因癌灶的坏死、脱落、慢性失血引起,50%～60%的患者血红蛋白低于100g/L。

③腹部肿块:腹块亦是右半结肠癌的常见症状。腹部肿块同时伴有梗阻的病例临床上并不多见。

④梗阻:出现较晚。

⑤中毒症状:贫血、低热、乏力、消瘦、水肿等症状出现较早。

(四)诊断及鉴别诊断

1.早期诊断

结肠癌是生长较慢的肿瘤,原发癌肿的倍增时间平均620天,表现出临床症状前肿瘤已经历很长时间的生长。早期症状缺乏特异性,不易引起重视,从出现症状至明确诊断,平均60%患者需6个月以上。据文献报道,早期病例一般占2%～17%。识别并警觉早期症状对具有以下任何一组症状的患者都须予以进一步检查:①原因不明的贫血、乏力、消瘦或发热;②出现便血或黏液血便;③排便习惯改变、便频或排便不尽感;④沿结肠部位腹痛不适;⑤沿结肠部位有肿块。

2.实验室检查

(1)血常规:了解有无贫血。

(2)尿常规:观察有无血尿,结合泌尿系影像学检查了解肿瘤是否侵犯泌尿系统。

(3)大便常规:检查应当注意有无红细胞、脓细胞。

(4)粪便隐血试验:针对消化道少量出血的诊断有重要价值。

3.内镜检查

所有疑似结肠癌患者均推荐纤维结肠镜或电子结肠镜检查,但以下情况除外:

(1)一般状况不佳,难以耐受。

(2)急性腹膜炎、肠穿孔、腹腔内广泛粘连以及完全性肠梗阻。

(3)肛周或严重肠道感染、放射性肠炎。

(4)妇女妊娠期和月经期。

内镜检查之前,必须做好准备,检查前进流质饮食,服用泻药或行清洁洗肠,使肠腔内粪便排净。内镜检查报告必须包括:进镜深度、肿物大小、距肛缘位置、形态、局部浸润的范围,结肠镜检时对可疑病变必须病理学活组织检查。由于结肠肠管在检查时可能出现皱缩,因此内镜所见肿物距离肛门距离可能存在误差,建议结合CT或钡剂灌肠明确病灶部位。

4.影像检查

(1)结肠钡剂灌肠检查:特别是气钡双重造影检查是诊断结肠癌的重要手段。但疑有肠梗阻的患者应当谨慎选择。

(2)B型超声:超声检查可了解患者有无复发转移,具有方便快捷的优越性。

(3)CT检查:CT检查的作用在于明确病变侵犯肠壁的深度,向壁外蔓延的范围和远处转移的部位。目前,结肠病变的CT检查推荐用于以下几个方面:①提供结肠恶性肿瘤的分期;②发现复发肿瘤;③评价肿瘤对各种治疗的反应;④阐明钡剂灌肠或内镜发现的肠壁内和外在性压迫性病变的内部结构,明确其性质;⑤对钡剂检查发现的腹内肿块作出评价,明确肿块的来源及其与周围脏器的关系。

(4)MRI 检查:MRI 检查的适应证同 CT 检查。推荐以下情况首选 MRI 检查:①结肠癌肝转移病灶的评价;②怀疑腹膜以及肝被膜下病灶。

(5)PET-CT:不推荐常规使用,但对于常规检查无法明确的转移复发病灶可作为有效的辅助检查。

(6)排泄性尿路造影:不推荐术前常规检查,仅适用于肿瘤较大可能侵及尿路的患者。

5.血清肿瘤标志物

结肠癌患者在诊断、治疗前、评价疗效、随访时必须检测 CEA、CA199;建议检测 CA242、CA724;有肝转移患者建议检测 AFP;有卵巢转移患者建议检测 CA125。

6.病理组织学检查

病理活检明确占位性质是结肠癌治疗的依据。活检诊断为浸润性癌的病例进行规范性结肠癌治疗。如因活检取材的限制,活检病理不能确定浸润深度,诊断为高级别上皮内瘤变的病例,建议临床医师综合其他临床情况,确定治疗方案。确定为复发或转移性结肠癌时,检测肿瘤组织 k-ras 基因状态。

7.开腹探查

如下情况,建议行开腹探查:

(1)经过各种诊断手段尚不能明确诊断且高度怀疑结肠肿瘤。

(2)出现肠梗阻,进行保守治疗无效。

(3)可疑出现肠穿孔。

(4)保守治疗无效的消化道大出血。

8.诊断要点

(1)腹部不适、腹痛或腹胀,大便习惯改变,或腹泻或便秘或腹泻便秘交替出现,大便带血或黏液或黏液血便。消瘦、贫血,中晚期可有慢性或急性肠梗阻。

(2)腹部可触及质硬、表面不光滑、活动度不大的包块。位于横结肠或乙状结肠的包块活动度大。

(3)大便隐血试验阳性,癌胚抗原可升高。

(4)大便黏液中的癌组织 T 抗原免疫荧光测定有一定参考价值。

(5)乙状结肠镜或纤维结肠镜检,可见结肠溃疡、肿块、狭窄等,活体组织病理学检查可确定诊断。

(6)X 线钡剂灌肠造影可见结肠腔充盈缺损、黏膜破坏、肠壁僵硬、肠腔狭窄梗阻征象。

9.鉴别诊断

结肠癌应当主要与以下疾病进行鉴别:

(1)溃疡性结肠炎:本病可以出现腹泻、黏液便、脓血便、大便次数增多、腹胀、腹痛、消瘦、贫血等症状,伴有感染者尚可有发热等中毒症状,与结肠癌的症状相似,纤维结肠镜检查及活检是有效的鉴别方法。

(2)阑尾炎:回盲部癌可因局部疼痛和压痛而误诊为阑尾炎。特别是晚期回盲部癌,局部常发生坏死溃烂和感染,临床表现有体温升高、白细胞计数增高、局部压痛或触及肿块,常诊断为阑尾脓肿,需注意鉴别。

(3)肠结核:在我国较常见,好发部位在回肠末端、盲肠及升结肠。常见症状有腹痛、腹块、腹泻、便秘交替出现,部分患者可有低热、贫血、消瘦、乏力,腹部肿块,与结肠癌症状相似。但肠结核患者全身症状更加明显,如午后低热或不规则发热、盗汗、消瘦乏力,需注意鉴别。

(4)结肠息肉:主要症状是便血,有些患者还可有脓血样便,与结肠癌相似,钡剂灌肠检查可表现为充盈缺损,行纤维结肠镜检查并取活组织送病理检查是有效的鉴别方法。

(5)血吸虫病:多见于流行区,目前已少见。少数病例可癌变。结合血吸虫感染病史,粪便中虫卵检查,以及钡剂灌肠和纤维结肠镜检查及活检,可以与结肠癌进行鉴别。

(6)阿米巴肠病:可有肠梗阻症状或查体扪及腹部肿块与结肠癌相似。本病患者行粪便检查时可找到阿米巴滋养体及包囊,钡剂灌肠检查常可见巨大的单边缺损或圆形切迹。

(五)治疗

1.外科治疗

(1)结肠癌的手术治疗原则

①全面探查,由远及近。必须探查记录肝、胃肠道、子宫及附件、盆底腹膜及相关肠系膜和主要血管淋巴结和肿瘤邻近脏器的情况。

②建议切除足够的肠管,清扫区域淋巴结,整块切除。

③推荐锐性分离技术。

④推荐由远及近的手术清扫。建议先处理肿瘤滋养血管。

⑤推荐手术遵循无瘤原则。

⑥推荐切除肿瘤后更换手套并冲洗腹腔。

⑦如果患者无出血、梗阻、穿孔症状,且已失去根治性手术机会,则无首先姑息性切除原发灶必要。

(2)早期结肠癌的手术治疗

①$T_0N_0M_0$结肠癌:建议局部切除。术前直肠腔超声波检查属T_1或局部切除术后病理提示T_1,如果切除完整而且具有预后良好的组织学特征(如分化程度良好、无脉管浸润),则无论是广基还是带蒂,不推荐再行手术切除。如果是带蒂但具有预后不良的组织学特征,或者非完整切除,标本破碎切缘无法评价,推荐行结肠切除术加区域淋巴结清扫。

②直径超过2.5cm的绒毛状腺瘤癌变率高,推荐行结肠切除加区域淋巴结清扫。

③所有患者术后均须定期行全结肠镜检查以排除是否存在多发腺瘤或多发肠癌。

注:局部切除标本必须由手术医师展平、固定,标记方位后送病理检查。

(3)$T_{2\sim4}N_{0\sim2}M_0$结肠癌

①首选的手术方式是相应结肠切除加区域淋巴结清扫。区域淋巴结清扫必须包括肠旁、中间和系膜根部淋巴结三站。建议标示系膜根部淋巴结并送病理学检查;如果怀疑清扫范围以外的淋巴结有转移必须完整切除,无法切除者视为姑息切除。

②对具有遗传性非息肉病性结直肠癌(HNPCC)家族史,或有明显的结肠癌家族史,或同时多原发结肠癌的患者建议行更广泛的结肠切除术。

③肿瘤侵犯周围组织器官建议联合脏器整块切除。

④结肠新生物临床诊断高度怀疑恶性肿瘤,由于某些原因未得到病理学诊断,如患者可耐受手术,建议行剖腹探查。

⑤行腹腔镜辅助的结肠切除术推荐满足如下条件:a.由有经验的外科医师实施手术;b.无严重影响手术的腹腔粘连;c.无局部进展期或晚期病变的表现;d.无急性肠梗阻或穿孔的表现;e.保证能进行全腹腔的探查。

⑥对于已经引起梗阻的可切除结肠癌,推荐行Ⅰ期切除吻合,或Ⅰ期肿瘤切除近端造口远端闭合,或造口术后Ⅱ期切除,或支架置入术后Ⅱ期切除。如果肿瘤局部晚期不能切除或者临床上不能耐受手术,建议给予姑息性治疗。

(4)肝转移外科治疗的原则

①结肠癌确诊时合并肝转移:肝转移灶小、且多位于周边或局限于半肝,肝切除量低于50%,肝门部淋巴结、腹腔或其他远处转移均可手术切除时,建议结肠癌原发灶和肝转移灶同步切除。

在下列情况下,建议结肠癌原发灶和肝转移灶分阶段切除:a.先手术切除结肠癌原发病灶,分阶段切除肝转移灶,时机选择在结肠癌根治术后4~6周;b.若在肝转移灶手术前进行治疗,肝转移灶的切除可延至原发灶切除后3个月内进行;c.急诊手术不推荐原发结肠癌和肝转移病灶同步切除;d.可根治的复发性结肠癌伴有可切除肝转移灶倾向于进行分阶段切除肝转移灶。

②结肠癌根治术后发生肝转移:既往结肠原发灶为根治性切除且不伴有原发灶复发,肝转移灶能完全切除且肝切除量低于70%(无肝硬化者),应当予以手术切除肝转移灶,可先行新辅助治疗。

③肝转移灶切除术后复发:在全身状况和肝条件允许的情况下,对于可切除的肝转移灶术后的复发病灶,可进行二次、三次甚至多次的肝转移灶切除。

④肝转移灶手术方式的选择

a.肝转移灶切除后至少保留3根肝静脉中的1根且残肝容积≥50%(同步原发灶和肝转移灶切除)或≥30%(分阶段原发灶和肝转移灶切除)。

b.转移灶的手术切缘一般应当有1cm正常肝组织,若转移灶位置特殊(如紧邻大血管)时则不必苛求,但仍应当符合R_0原则。

c.如是局限于左半或右半肝的较大肝转移灶且无肝硬化者,可行规则的半肝切除。

d.建议肝转移手术时采用术中超声检查,有助于发现术前影像学检查未能诊断的肝转移病灶。

(5)肺转移外科治疗的原则

①原发灶必须能根治性切除(R_0)。

②有肺外可切除病灶并不妨碍肺转移瘤的切除。

③完整切除必须考虑到肿瘤范围和解剖部位,肺切除后必须能维持足够功能。

④某些患者可考虑分次切除。

⑤不管肺转移瘤能否切除,均应当考虑联合化疗[术前化疗和(或)术后辅助化疗]。

(6)术前准备:患者术前必须进行全面检查,以了解浸润范围和有无远处转移,包括腹部肿块、腹水、肝、梗阻、淋巴结肿大。胸部摄片有无肺部转移,以及检查盆腔有无转移。同时应全面了解重要脏器的功能,包括心、肺、肝、肾功能和凝血机制,有无糖尿病、贫血、营养不良等情况,以便判断有无手术禁忌证和估计手术的风险。根据全面检查结果,术前应尽可能纠正各种存在的失衡和缺陷,以提高手术安全性。此外,在精神上应鼓励患者,使其明确手术与各种治疗措施的必要性,去除恐惧心理,树立战胜疾病的信心和对医师的信任,更好地配合治疗,以期获得较好的疗效。

肠道准备是结肠手术前极为重要的一个部分,它是保证手术后吻合口一期愈合的关键,包括机械性肠道清洁与抗生素准备两部分,对于无梗阻的患者术前不必禁食,可于术前 3 天给全流食,同时口服甲硝唑片 400mg 和庆大霉素 8 万 U,每日 2 次。手术前晚及术晨温盐水灌肠净止。

(7)结肠癌的手术方式

①右半结肠切除术:主要适用于盲肠、升结肠和结肠肝曲的肿瘤。切除范围应包括大网膜、15cm 末端回肠、盲肠、升结肠、肝曲和右侧横结肠及其系膜血管和淋巴组织。

手术多取右侧脐上下经腹直肌切口,进腹后先全面探查了解播散情况和有无其他伴发病变,在确定肿瘤可切除后,于肿瘤近、远端肠系膜缘穿过纱带或粗丝线,结扎、阻断肠腔,向肿瘤段肠腔内注入氟尿嘧啶 1000mg。首先分离、结扎、切断回肠和结肠动、静脉,结肠中动脉右支和胃网膜血管,清除血管根部淋巴结,切开胰腺下缘与横结肠系膜根部反折处,显露肠系膜上血管,清除其根部淋巴结。切断胃结肠韧带,沿横结肠向右游离肝曲,注意勿损伤位于后上方的十二指肠水平部,切开右侧结肠旁沟处腹膜反折,游离全部右侧结肠,注意勿损伤后内方的右侧输尿管。最后在横结肠中部切断结肠和距回盲瓣 15cm 处切断回肠,整块切除右半结肠及其系膜、淋巴结和大网膜,做回肠横结肠端-端吻合术,封闭系膜裂孔。

术中注意事项:分离右侧结肠系膜显露后腹壁时,注意勿损伤十二指肠、右肾、精索内血管和输尿管。行回、横结肠吻合时,严防污染,吻合口应无张力,肠端血供要良好。在吻合方式上可以选择端端或端侧吻合。

②横结肠切除术:主要适用于横结肠癌。切除范围为全部大网膜、横结肠包括肝曲、脾曲及其系膜和淋巴结。

手术步骤基本同右半结肠切除。探查腹腔后,结扎切断胃网膜血管,切开横结肠系膜与胰腺下缘交界处向下分离至结肠中动脉根部,予以结扎切断,清除周围淋巴结,然后沿横结肠向右分离肝曲,注意保护上后方的十二指肠水平部;沿横结肠向左分离脾曲,注意勿损伤脾。整块切除横结肠及其系膜,淋巴结和大网膜,行升结肠和降结肠端-端吻合,闭合系膜裂孔,逐层关腹。

③左半结肠切除术:适用于结肠脾曲和降结肠癌。切除范围为横结肠左段、结肠脾曲、降结肠及其系膜和淋巴结。乙状结肠是否切除需根据肿瘤部位而定。

取左侧经腹直肌切口,腹腔探查,阻断肿瘤近远端肠腔,注入氟尿嘧啶 1000mg。分离、结扎、切断胃网膜血管分支,沿横结肠系膜根部与胰体下缘交界处切开后腹膜,自上而下清除腹主动脉周围脂肪淋巴组织,在结肠左动静脉根部结扎、切断。根据肿瘤位置的高低决定乙状结肠血管是否结扎、切断。然后切开左结肠外侧后腹膜,游离左侧结肠,分别在横结肠中部和乙状结肠或直肠上端离断,整块切除大网膜和左半结肠及其系膜和淋巴结,将横结肠近端与乙状结肠或直肠上端行端-端吻合术。在清扫淋巴结和结扎切断结肠左血管时需注意勿损伤其内后方的左侧输尿管、精索静脉或卵巢静脉。脾曲肿瘤和降结肠上段肿瘤无须切除乙状结肠,降结肠下段癌需一并切除乙状结肠。

④乙状结肠切除术:适用于乙状结肠癌。切除范围包括乙状结肠及其系膜和淋巴结。左下腹正中切口,进腹探查、阻断肿瘤段肠腔,注入氟尿嘧啶 1000mg,其操作同上述手术。沿乙状结肠系膜根部切开两侧后腹膜,游离乙状结肠及其系膜,向上分离至降结肠下端和直肠上端,移去乙状结肠及其系膜和淋巴结,行降结肠直肠端-端吻合术。如吻合有张力,需游离脾曲。

⑤梗阻性结肠癌的手术处理:肿瘤导致梗阻是结肠癌最常见的一种并发症,也是一部分患者最早的临床表现或作出诊断时的状况。由于结肠梗阻形成一个闭锁肠袢,肠腔极度扩张,肠壁血供易发生障碍而致缺血、坏死和穿孔。癌肿部位越近回盲部,闭锁肠袢越短,发生穿孔的危险性越大。因此对结肠梗阻患者宜采取积极态度,在胃肠减压、补充容量、纠正水电解质紊乱和酸碱平衡失调后,宜早期进行手术。在手术处理上可遵循下列原则。a.右侧结肠癌并发急性梗阻时应尽量争取做右半结肠切除一期吻合;b.对右侧结肠癌局部确已无法切除时,可选做末端回肠与横结肠侧-侧吻合术-内转流术(捷径手术);c.盲肠造口术由于减压效果不佳,目前已基本被废弃;d.左侧结肠癌引起的急性梗阻在条件许可时应尽量一期切除肿瘤;切除手术有 3 种选择,一是结肠次全切除,回肠乙状结肠或回肠直肠吻合术;二是左半结肠切除,一期吻合、近端结肠失功能性造口术,二期造口关闭;三是左半结肠切除,近远端结肠造口或近端造口,远端关闭,二期吻合;e.对肿瘤已无法切除的左侧结肠癌可选做捷径手术或横结肠造口术。

(8)腹腔镜技术在结肠癌手术中的应用:1989 年 Mouret 施行首例腹腔镜下胆囊切除术以来,此技术很快得到了迅猛的发展。腹腔镜技术是在传统外科的基础上,由于其视野的屏幕显示和特制手术器械的操作而形成的一种特定的手术入路和手术方式。DarziA 认为从操作上看腹腔镜手术完全可以达到与开腹手术一样的清扫范围,因此结肠癌的手术适应证基本上与传统手术相同,即传统开腹手术能根治切除的结肠癌行腹腔镜手术同样能达到根治的目的。

术前准备同开腹手术,全身麻醉后,所取体位因肿瘤部位不同而不同,左半结肠癌取右斜仰卧位、右半结肠癌取左斜仰卧位。术者位于病灶的对侧,有时左右换位。观察孔位于脐,操作孔位置常为左右上腹及左右麦氏点,可根据病灶的位置及术中的需要加以选择或改变。腹腔镜结肠肿瘤手术的原则、清除范围及游离过程与开腹手术相似,只是游离顺序有所改变。同开腹手术一样遵循无瘤原则,即不触摸和隔离技术,先处理血管,游离系膜最后处理肿瘤段肠管及吻合。

2.内科治疗

(1)结肠癌辅助治疗:Ⅰ期($T_{1\sim2}N_0M_0$)患者不推荐辅助治疗。

(2)结肠癌辅助化疗

①Ⅱ期结肠癌的辅助化疗:Ⅱ期结肠癌患者,应当确认有无以下高危因素:组织学分化差(Ⅲ或Ⅳ级)、T_4、血管淋巴管浸润、术前肠梗阻/肠穿孔、标本检出淋巴结不足(少于 12 枚)。

a.Ⅱ期结肠癌,无高危因素者,建议随访观察或者单药氟尿嘧啶类药物化疗。

b.Ⅱ期结肠癌,有高危因素者,建议辅助化疗。化疗方案推荐选用氟尿嘧啶/亚叶酸钙(LV)、卡培他滨、氟尿嘧啶/LV/奥沙利铂或 CAPEOX 方案。化疗时限应当不超过 6 个月。有条件者建议检测组织标本 DNA 错配修复(MMR)或微卫生不稳定(MSI),如为 dMMR 或 MSI-H,不推荐氟尿嘧啶类药物的单药辅助化疗。

②Ⅲ期结肠癌的辅助化疗:Ⅲ期结肠癌患者,推荐辅助化疗。化疗方案推荐选用氟尿嘧啶/甲酰四氢叶酸(CF)、卡培他滨、FOLFOX 或 FLOX(奥沙利铂＋氟尿嘧啶＋醛氢叶酸)或 CapeOx 方案。化疗不应超过 6 个月。

(3)晚期/转移性结肠癌化疗:目前,治疗晚期或转移性结肠癌使用的药物:氟尿嘧啶/LV、伊立替康、奥沙利铂、卡培他滨和靶向药物,包括西妥昔单抗(推荐用于 k-ras 基因野生型患者)和贝伐珠单抗。

①在治疗前检测肿瘤 k-ras 基因状态,表皮生长因子受体(EGFR)不推荐作为常规检查项目。

②联合化疗应当作为能耐受化疗的转移性结肠癌患者的一二线治疗。推荐以下化疗方案:FOLFOX/FOLFIRI/CapeOx±西妥昔单抗(推荐用于 k-ras 基因野生型患者),FOLFOX/FOLFIRI/CapeOx±贝伐珠单抗。

③一线以上化疗的患者推荐进入临床研究。对在一二线治疗中没有选用靶向药物的患者也可考虑伊立替康联合靶向药物治疗。

④不能耐受联合化疗的患者,推荐方案氟尿嘧啶/LV±靶向药物,或氟尿嘧啶持续灌注,或卡培他滨单药。

⑤晚期患者若一般状况或器官功能状况很差,推荐最佳支持治疗,不建议化疗。

⑥如果转移复发局限于肝,建议考虑针对肝病灶的局部治疗。

⑦结肠癌局部复发者,推荐进行多学科评估,判定能否有机会再次切除,是否适合术前放化疗。如与放疗联合,可以根据患者身体状况选择氟尿嘧啶类单药或联合化疗,如仅适于化疗,则采用上述晚期患者药物治疗原则。

(4)靶向治疗:尽管现在有了新的化疗药物和更加合理的化疗方案,晚期结肠癌的疗效得到进一步提高,但随之而来的不良反应增加、患者生活质量变差,是一个目前不得不面对的难题。因此肿瘤临床还需要更加有效、耐受性好的全身治疗药物。分子靶向治疗是专门针对在肿瘤发生中起关键作用的靶分子及其调控的信号传导通路,增强了抗癌治疗的特异性和选择性,避免了一般化疗药物的无选择性毒性作用和耐药性。目前已经用于临床研究的生物学制剂,按照作用靶点和作用机制主要有以下 3 类:①抑制血管生成,如贝伐单抗;②抑制 EGFR 通路,如西妥昔单抗、吉非替尼等;③诱导细胞凋亡,如塞来昔布、罗非昔布等。

二、直肠癌

直肠癌是指直肠齿状线以上至乙状结肠起始部之间的肿瘤。由于其解剖、生理功能方面的特点,许多方面与结肠癌不同,但直肠仍属大肠的一部分,在病因、病理方面有共同之处。

(一)病理

在我国直肠癌约 2/3 发生在腹膜反折以下,病理分型大致与结肠癌相同,唯溃疡型直肠癌较多,约占一半以上。

直肠癌转移扩散的特点。

1.浸润

沿肠管纵轴上下浸润的速度慢,浸润距离小,较少超过肿瘤边缘 2～3cm。沿横向浸润比纵向稍快,约半年可浸润肠管的 1/4 周,浸润半周约需要一年,浸润一周需一年半至两年的时间。此外,肿瘤向深部浸润达全层之后可向邻近组织及器官蔓延,并可与周围组织脏器粘连固定。

2.淋巴转移

直肠齿状线以上的淋巴引流分上、中、下三组方向。上组,沿直肠后淋巴结或骶前淋巴结经髂总血管旁淋巴结或系膜根部淋巴结达腹主动脉淋巴结。中组,向两侧沿盆膈肌内侧,经侧韧带内淋巴结扩散至髂内淋巴结而后上行。下组穿过盆膈肌经坐骨直肠窝内淋巴结向上达髂内淋巴结,向下穿越括约肌、肛门皮肤至腹股沟淋巴结。一般距肛缘 8cm 以上的直肠淋巴引流大部向上、中方向行走,但淋巴管被癌细胞梗死时也可向下引流。距肛缘 8cm 以下的直肠淋巴引流则大部分向下,故该段直肠癌的切除应连同肛门及其周围脂肪一并清除。直肠癌的淋巴转移机会较结肠癌多,且越向下端转移概率越高。

(二)临床表现

早期局限于黏膜,可无任何症状,有时有少量出血,肉眼尚难觉察,待肿瘤增大并有溃疡及感染时可出现下列三组症状。

1.排便异常

即直肠刺激症状,如便意频繁、下坠、便不尽感,甚者有里急后重,并可伴腹胀、下腹不适等。

2.粪便反常

如血便、黏液便或脓血便,甚者有粪形变细等。

3.梗阻症状

直肠被肿瘤梗阻所出现的症状,有排便困难,粪少便闭,伴腹痛、腹胀,甚者可见肠型并有肠鸣音亢进增强等。

直肠癌肿瘤侵犯了周围组织器官时,可出现相应器官病变的症状,如侵犯肛管可有局部剧痛。肛门括约肌受累可致大便失禁,常有脓血溢出肛外。前方侵及泌尿系可出现尿频、尿痛、排尿困难。向后侵犯骶神经丛时,出现骶部、会阴部的持续性剧痛,并牵涉下腹部、腰部及大腿部疼痛。癌转移至肝脏时,可有肝大、黄疸、腹水等症状。晚期患者可有消瘦、贫血、水肿或恶病质等。

(三)诊断

局限于黏膜的早期肿瘤通过普查和及时检查可确诊。对出现早期症状或有大便潜血试验阳性的患者及时检查,诊断并不困难。

1.直肠指检

约 60～70％的直肠癌指检均可触及,一般指检可达肛门以上 8cm,取蹲位指检可触及更高的病变。指检时动作要轻柔,触及肠管全周,了解包块的大小、性质、活动度、浸润范围等,并注意指套有无脓血。

直肠癌常误诊为痢疾、痔、肠炎等,皆因不做指检所致。

2.直肠镜检

可直视下进一步了解病变的外视、性状、病理分型等,并可直接取可疑组织做组织学检查而确定诊断。

3.乙状镜检

适用于直肠镜不能发现的直肠上端病变。

4.钡剂灌肠及钡气双重对比造影

可了解直肠癌浸润的范围,尤其是上述镜检不能通过的肿瘤,或不能了解肿瘤全貌时,并可排除结肠多处原发癌。但肠腔狭窄时慎用。

5.其他检查

疑侵及阴道后壁时可做妇科双合诊检查。必要时做膀胱镜检,确定有无尿道、膀胱浸润。肛管受侵伴腹股沟淋巴结肿大时,可取淋巴结做病理检查。

直肠癌手术前必须取得病理学诊断,尤其是对需做永久人工肛门的患者,以避免良性病变如结核、炎症、寄生虫病等当做肿瘤处理。

(四)治疗

根治性手术切除仍然是直肠癌的主要治疗方法,化疗和放疗是辅助治疗的主要手段,手术前后的放疗和化疗在一定程度上可加强手术治疗的效果。

1.手术治疗

(1)根治性手术:对无远处淋巴结转移或脏器转移的患者,又无其他禁忌者,应尽早施行直肠癌根治术。具体手术方式如下:

①腹会阴直肠癌根治术:适用于腹膜返折以下的直肠下段癌。切除范围包括乙状结肠下部及其系膜、直肠全部、肠系膜下动脉和旁淋巴结、肛提肌、坐骨直肠窝内组织、肛管和肛门周围 3~5cm 的皮肤、皮下组织及全部肛门括约肌。乙状结肠近端拉出左下腹做永久性乙状结肠单腔造口。也有利用股薄肌或臀大肌代替括约肌行原位肛门成形术的,但疗效待肯定。

②经腹直肠前切除术:适用于距齿状线 5cm 以上的直肠上段癌。此术式保留足够的直肠,在腹内与乙状结肠行对端吻合。此术式是目前应用最多的直肠癌根治术。

③经腹直肠癌切除、人工肛门、远端 Hartmann 手术:适用于年老、体弱等原因不能行 Miles 手术或急性梗阻不宜行 Dixon 手术的患者。

直肠癌根治术曾将 Dixon 手术改良成多种术式,如各种托出式吻合,但由于消化道吻合器的应用使各种改良术式已较少采用,吻合器能完成直肠、肛管任何位置的吻合,使许多中、低位直肠癌患者免去了人工肛门的苦恼。

近年来兴起的应用腹腔镜施行 Miles 和 Dixon 手术,取得了很多经验,已经逐渐成熟并临床推广。

(2)局部切除术:适用于肿瘤较小、局限于黏膜下层内、组织学分化程度高的早期直肠癌。可经肛门局部切除或骶后入路局部切除。

(3)姑息性手术:如肿瘤局部浸润严重或转移广泛而无法根治时,为了缓解症状,减轻患者痛苦,可将肿瘤肠段做局限切除,缝闭直肠远切端,做乙状结肠造口,或仅做乙状结肠造口。术后辅以放疗、介入治疗及化疗等综合治疗。

2.化疗

以氟尿嘧啶为主,配合其他药物联合化疗,如羟喜树碱、丝裂霉素、表阿霉素、甲酰四氢叶酸钙、铂类等。静脉用药是最普遍的化疗途径,其他途径有经肛门灌注、术中静脉分支置管灌注、动脉灌注等。

3.放疗

术前放疗可控制原发病灶,提高手术切除率,降低术后复发率。术后放疗仅用于晚期已不能行手术治疗、手术未达到根治或术后局部复发的患者。

4.其他治疗

可采用生物治疗、免疫治疗、基因治疗及中药治疗等。还可采用电灼、温热、冷冻、激光等治疗方法。

第八节　肛瘘

肛瘘是指肛门周围的肉芽肿性管道,由内口、瘘管、外口三部分组成。内口常位于肛窦,多为 1 个;外口在肛周皮肤上,可为 1 个或多个,经久不愈或间歇性反复发作,是常见的直肠肛管疾病之一,任何年龄都可发病,多见于青壮年男性。

一、病因和发病机制

肛瘘的现代理论和实践从 18 世纪开始出现,肛瘘多为化脓性感染所致,少数为特异性感染,如结核和克罗恩病。肛管直肠外伤继发感染、恶性肿瘤溃破也可引起肛瘘,但相对少见。目前肛周化脓性感染的来源有两种学说:肛隐窝腺说和中央间隙感染学说。

1880 年法国解剖学家 Herrmanm 和 Desfosscs 首次发现在肛区黏膜下和内括约肌内有一种分支或不分支的小管,称作肛腺或肌内腺。20 世纪 50 年代以后,肛腺在肛门直肠周围感染中的作用逐渐引起重视。随着临床病理学研究的发展,Eisenhammer 和 Parks 提出隐窝腺学说,认为肛腺是感染入侵肛周组织的主要门户,感染由肛腺管进入肛腺,通过腺管的分支或联合纵肌向上下外扩散至肛周间隙,形成括约肌间脓肿,括约肌间脓肿最终全部发展为肛瘘。此学说强调肛瘘手术成功的关键在于正确查找和彻底清除感染的肛隐窝、肛腺及肛腺导管。但研究发现肛腺源性脓肿不一定全部成瘘,Kari-Pekka 报道 145 例腺源性括约肌间脓肿,最终成瘘率 37%。里川彰夫认为直行导管型肛腺感染多半形成肛瘘,而弯曲导管型和腺房型肛腺感染则不易成瘘,所以肛腺感染的脓肿并不一定全部形成肛瘘。肛腺在肛门直肠感染中具有重要作用,但有关肛腺形态学研究尚不充分,对于肛腺的发生及本质认识尚需要深入研究。

1980 年 Shafik A 证实,肛腺并非真正的腺体,而是胚胎期肛直窦的残留,肛腺并非人人皆有,若出生后退化不全,即可在肛区黏膜下出现上皮样管状物。也有人认为肛腺是动物臭腺的遗迹,只能称之为肛门导管,是一种无功能意义的退化性结构。1991 年 Klosferhalfen 又指出,肛腺和肛隐窝是完全独立的两个解剖学结构,2/3 的肛隐窝没有肛腺开口,不可能发展成为肛瘘。因此,肛腺理论对部分肛瘘患者不适用,肛腺临床意义不宜过分夸大,不应将全部肛瘘归因于肛腺肛瘘。准确地说,腺源性肛瘘仅占 20% 左右,大多数肛瘘与肛腺无关。

Shafik 提出中央间隙感染学说,认为括约肌间沟皮肤较薄,缺乏肌肉支持,感染易经此进入中央间隙形成脓肿,再由中央脓肿向周围蔓延形成肛瘘。有 10%～21% 的正常人肛管栉膜下有肛直窦的残留,易感性强,若栉膜区皮肤破损,细菌可与这些残留上皮结合,并造成大量淋巴细胞聚集。此学说强调炎症入侵部位不是肛隐窝而是中央间隙,肛腺作为细菌侵入肛周的门户不是唯一的,还包括直肠黏膜(M 细胞,肠绒毛)和肛管栉膜上皮(括约肌间沟),肛瘘呈慢性或切除后复发的原因是残留上皮清除不彻底。这一理论较好地解释了肛周脓肿(即所谓中央脓肿)发生率较高的临床现象,逐渐引起人们重视。

解剖学发现,人体属于口、鼻、肛门、尿道等开口部位附近脂腺组织非常发达,包括有毛囊的脂腺和无毛囊的脂腺,肛腺为无毛囊脂腺,除此之外还有许多类型的脂腺以及胚胎上皮残留的囊状物,称为肛周脂腺群,有些也与肛隐窝相连,发生感染也会形成肛瘘,与肛腺感染相混淆。Kuster 利用印度墨水注入肛隐窝底,发现墨汁呈放射状进入括约肌肌间隙的淋巴管,这些淋巴管呈网状吻合,少数行程可达 5～6cm。Johnson 证实括约肌间隙内有大量淋巴组织,如同小肠的淋巴结,称之为"肛门扁桃体",与肛管直肠的黏膜下淋巴组织相连续。来自肛门直肠的感染在此区形成脓肿,再沿间隙向四处蔓延形成肛瘘。

免疫因素与直肠黏膜屏障:正常人体直肠黏膜屏障由黏膜上皮、正常菌群、分泌物及免疫细胞组成。屏障功能的维持依赖于特异性分泌型免疫球蛋白 SIgA 以及非特异性的机械和化学屏障,如 pH、蠕动、黏液、消化酶、细胞间连接和正常菌群等。有学者认为小儿肛瘘的高发病率(72%)与早期直肠黏膜屏障功能不全有关,出生后 1～2 个月是肛瘘的好发年龄。有人发现,肛瘘患者血清、唾液及直肠黏膜中 IgA 水平明显低于正常对照组,提示成人肛瘘的发生可能也与全身及局部免疫功能不全有关。池田辉生将 MP-IgA 和 IgA 栓剂用于肛周感染患者的治疗获得较好疗效。提示针对肛瘘患者肛门直肠屏障及免疫力的治疗具有潜在的重要前景。

肛周脓肿和肛瘘有无特定的联系:小儿患者肛瘘在先,肛周脓肿在后,提示肛瘘的形成可能和肛周脓肿无关。而将肛瘘与脓肿中的细菌含量进行对比,发现前者明显少于后者,而且细菌毒力也不大,提示肛瘘的发生可能是多种粪便菌直接侵入的结果,而并非继发于脓肿。肛周脓肿成瘘与否与感染的菌种有关,Grace 分析认为肛周脓肿脓液中的细菌主要有皮源性(化脓性金葡菌)和肠源性细菌(如大肠埃希菌)两类,肠源性细菌脓肿形成肛瘘的可能性较大,分离出肠源性细菌可提示肛瘘的形成。

男性肛瘘的发病率明显多于女性,有人认为和男性激素有关,但此类报道没有提供肛瘘患者雄激素水平测定结果,近期有人测定男性肛瘘患者血清睾酮,发现测定数值与对照组没有显著差异,因此不支持性激素学说。有人认为肛瘘发病率的性差与男性免疫功能差有关,成人男性机体免疫功能较女性为弱,男性的肛门部卫生状况较女性差,且生活无规律、饮酒或吸烟过度使免疫力更易受到损害。

肛瘘一般不发生恶变,但如果没有及时治疗,局部受到慢性炎症的长期刺激可发生癌变,特别是复杂肛瘘。如果肛瘘病史很长,局部出现硬性无痛包块时要警惕发生鳞状上皮癌可能。

二、临床表现

多数肛瘘患者发病前存在肛周脓肿自行破溃或切开引流的病史,此后伤口反复流出脓性、血性、黏液性分泌物,由于分泌物刺激,出现局部潮湿、瘙痒,甚至形成湿疹。当肛瘘外口或继发性开口闭合引流不畅时引发肿胀、疼痛,局部可出现红肿热痛等感染表现,甚至出现寒战高热、乏力等全身症状,再次破溃后症状缓解。长期不愈的患者可发生肛管癌。此外,应仔细询问病史,必要时结合相应的辅助检查除外特殊因素导致的肛瘘。

三、诊断

(一)诊断标准

根据全国肛肠学术会议/肛肠科常见病诊断及疗效标准,有肛周脓肿病史;临床表现为肛旁流脓、疼痛、瘙痒等;局部检查可见外口、瘘管。

(二)分类

术前明确肛瘘的分类对于制定肛瘘手术方案具有重要意义。

Parks根据瘘管和括约肌的关系,将肛瘘分为4类。①括约肌间肛瘘,多为低位肛瘘,最常见,约占70%,为肛管周围脓肿的后果。②经括约肌间肛瘘,可以为低位或高位,约占25%,为坐骨直肠窝脓肿的后果。③括约肌上肛瘘,为高位肛瘘,少见,占4%。④括约肌外肛瘘,最少见,约1%。

我国全国肛肠学术会议制定肛瘘分类标准如下。

1.低位肛瘘

低位单纯性肛瘘,内口在肛隐窝,仅有一条瘘管通过外括约肌深部以下到一个外口;低位复杂性肛瘘,有多个瘘口和瘘管,瘘管管道在外括约肌深层以下者。

2.高位肛瘘

高位单纯性肛瘘,内口在肛窦,仅有一个瘘管,走行在外括约肌深部以上,侵犯耻骨直肠、肛提肌以上;高位复杂性肛瘘,有两个以上的外口和瘘管与内口相连接并有支管或管腔,主管通过外括约肌深部以上,侵犯耻骨直肠、肛提肌以上者。此分类将易导致肛门失禁的肛瘘均纳入复杂性肛瘘的范畴。

(三)内口和瘘管的定位

1.定位

肛瘘治疗的关键在于找准瘘管及内口,内口是初起感染的部位,大多数内口在肛窦内。

Goodsall定律总结了肛瘘内口与外口位置的规律,当瘘管外口在横径线的前方,内口往往位于与外口呈辐射线相连处,若外口在横径线的后方,内口常位于后正中线。对后方外口的肛瘘走行预测较准确,对前方外口的肛瘘预测欠佳。仅适用于瘘管不明显时作为指示帮助寻找瘘管和内口,不能进行瘘管走行和内口的精确定位。

2.定位方法

(1)直肠指诊:以示指自外口向肛缘方向触摸,内口处有轻度压痛,局部可有硬结、凹陷或隆起。如瘘管表浅,可触及明显条索状物,瘘管位置深在者,需重按才能触及索状物甚至触摸不到,双合指诊可增加发现瘘管的概率。

(2)肛门镜检:使用肛门镜查找肛瘘内口,肛窦感染局部可发现黏膜充血、水肿、凹陷、瘢痕凸起等特征,按压可有脓液自内口溢出。

除指诊和肛门镜检查外,探针和瘘管注射法也较为常用。麻醉下使用软质探针,可同时以示指在肛门内作导引,应轻柔操作,切忌使用暴力,避免形成假道或假内口,而遗留真正的内口,尤其是对于复杂的瘘管。无外口的内瘘患者可使用隐窝钩探查,若倒钩插入 0.5cm 以上,即可确定为内口所在。注射法包括过氧化氢与亚甲蓝两种方法,过氧化氢注射优于亚甲蓝。过氧化氢释放氧气产生的压力易于穿过狭窄的瘘管进入肛管,且通过内口时产生气泡很易被发现,并可重复操作,但要防止过氧化氢流入肠腔灼伤肠黏膜。而亚甲蓝可使直肠黏膜染色,造成内口观察困难。

如经上述方法仍不能确定内口位置,术中可仔细沿肛瘘瘘管行解剖学剥离,大多数可解剖至内口位置,边剥离边牵拉,或结合探针等辅助方法,直到较准确地找到内口。需要注意可能存在内盲瘘和多个内口的肛瘘。

(3)瘘管 X 线造影术:经肛瘘外口注入造影剂,在瘘管通畅的情况下,对瘘管的走行、内口的位置有良好的显示作用,但如果瘘管内有坏死组织和脓液则造成显像不全,加压注射又存在细菌、造影剂入血引发感染或造影剂不良反应的风险。目前,瘘管造影逐渐被 CT 和 MRI 所替代。

(4)螺旋 CT 三维重建技术:具有较高的组织分辨力,并可通过对断层 CT 图像进行三维重建,能直观地显示瘘道长度、走行及与周围组织结构关系等立体信息,判断瘘道附近结构受侵的范围。有学者对 31 例患者进行前瞻性研究,与手术所见或临床结论进行对照,结果 31 例患者存在 33 个内口,其中 27 例患者 29 个内口与手术结果完全吻合,对肛瘘内口诊断的准确性、敏感性、特异性分别为 93.1%、96.7%、66.7%。

(5)磁共振成像:MRI 对软组织分辨率高,可直接三维成像,直观的显示瘘管走行及与盆底会阴部肌肉的关系,能对术后效果做出准确评价,且无并发症及电离辐射,已被发达国家学者定为对肛瘘进行评估和分类的金标准。Morris 等制定了肛瘘的 MRI 分类标准。1 级:简单线形括约肌间瘘;2 级:括约肌间瘘伴脓肿或伴继发性瘘管;3 级:非复杂性经括约肌瘘;4 级:经括约肌瘘伴坐骨直肠脓肿或继发性坐骨直肠瘘管;5 级:经肛提肌或肛提肌上瘘伴或不伴继发性脓肿。Buchanan 等对 71 例复发肛瘘患者再次手术前行 MRI 检查,手术所见与 MRI 符合的 40 例术后再次复发率为 13%,而手术所见与 MRI 不符的 31 例术后再次复发率为 52%,并且术后再次复发的部位在 MRI 检查中均有提示。MRI 指导下的手术降低了 75% 的复发性肛瘘手术术后的再次复发。近年来直肠内线圈和数字减影磁共振瘘管成像等磁共振检查新技术也应用于肛瘘的检查,提高了肛瘘诊断的准确率。

(6)腔内超声与过氧化氢增强腔内超声(HPUS):超声清晰分辨肛瘘主管走向、支管的数量及内口位置,较准确判断瘘管与括约肌的关系,有助于术前进行 Parks 分类,对术中保留括约肌功能,避免肛门失禁有重要意义。Ratto 等报道 102 例腔内超声和手术发现的符合率:内口 91.2%,原发瘘管 94.1%,继发瘘管 96.1%,伴发脓肿 100%。手术治愈 100 例,术后复发 2 例,无明显肛门功能障碍。过氧化氢注射和三维成像的应用提高了诊断的准确率,Buchanan

等比较过氧化氢增强的三维直肠内超声与普通三维直肠内超声,认为气体的存在使32%的原发瘘管和46%的继发瘘管显像更加清晰,有助于复杂性肛瘘的诊断。

3.肛门动力学检查

肛管直肠压力测定(MAP)通过测量静息压和收缩压,能够准确地测试肛门括约肌张力、直肠顺应性、肛管直肠感觉和肛门直肠抑制反射,提供肛瘘手术前和手术后的生理学数据。有助于选择手术方式和判断对括约肌的损伤程度,对原本括约肌功能不良的患者避免过多地切开括约肌,降低肛门失禁的风险,并可评价手术前后肛门功能的变化。

四、治疗

肛瘘不能自愈,必须手术治疗。传统上讲,手术治疗的原则是将瘘管切开,必要时将瘘管周围瘢痕组织同时切除,使伤口自基底向上逐渐愈合。影响肛瘘疗效最为重要的是内口和瘘管的处理,准确的内口和瘘管定位是肛瘘手术治疗的基础。经典的手术方法包括肛瘘切开术、肛瘘切除术和肛瘘挂线术,近年来纤维蛋白胶注射、脱细胞异体真皮基质材料也用于肛瘘的治疗。

(一)肛瘘切开术与肛瘘切除术

肛瘘切开术将瘘管全部切开,并将切口两侧边缘的瘢痕组织充分切除,使引流通畅的切口逐渐愈合。肛瘘切开术适用于低位肛瘘或作为高位肛瘘瘘管位于肛管直肠环以下部分的辅助疗法,常与挂线术一起应用。肛瘘切开术的优点是:①创面开放,引流通畅;②可经切开处彻底清除瘘管内的肉芽和假性上皮;③手术切除组织少,不遗留较大的缺损创面;④切断的肛门括约肌两断端回缩不多,形成肛门失禁的概率较切除者为少;⑤创口愈合相对较快。而肛瘘切除术虽然可去除全部瘘管及其周围瘢痕组织,但是平均愈合时间明显延长,术后复发和肛门失禁的发生率两者差异无显著性,因此瘘管切开术应该是括约肌间瘘或低位经括约肌肛瘘的首选治疗方法。对部分瘘管明显的直瘘,可行肛瘘切除一期缝合术,以减少术后的愈合时间,但须注意术前行肠道准备,瘘管须完全切除,伤口各层完全缝合对齐不留无效腔,术中严格无菌操作,防止污染。

(二)肛瘘挂线术

肛瘘挂线术对于高位经括约肌肛瘘或括约肌上肛瘘是非常有效的方法,挂线应用于高位复杂性肛瘘治疗的优点在于能较好地解决高位肛瘘完全切开所致肛门失禁的问题。远端瘘管切开联合挂线治疗可用于高位肛管或直肠开口的肛瘘,由于同时具有切割挂线和引流挂线的作用,术后肛门自制功能正常。挂线在肛瘘治疗中的作用主要是引流脓液、标志瘘管异物刺激、慢性切割。挂线作为固定在病灶深部的导线,具有良好引流作用,可减轻感染。一些脓肿及肛瘘经过单纯的充分引流可以自愈。线或橡皮筋作为一种异物,可刺激局部组织产生炎症反应。以线代刀,使肌肉缓慢地切开,括约肌断端与周围组织粘连固定,从而减少肛门失禁。针对肛瘘挂线术术后愈合时间长的缺点,对挂线治疗也在不断改进。①挂线范围限于窦道经肛管直肠环范围:随着肛瘘解剖学切除的广泛开展,术中内口的寻找及处理更加准确,瘘管处理彻底,挂线范围仅选择在瘘管经肛管直肠环范围而非全程挂线,后期切开挂线部;术中应尽可能敞开病灶,只对肌肉组织部分行挂线处理,从而使挂线的目的更加明确,同时亦可避免单纯挂线容易遗漏支管、残腔等问题。②合理地选用切开挂线和引流挂线:对以防止肛门失禁为目的的挂线,术中系紧线,从而达到慢性切割的目的;而对合并有难以处理的残腔时,应选用引流挂线,术后换药、冲洗、引流,从而达到刺激残腔去腐生肌的目的,然后再紧线切开。本方法缺点是病程较长,紧线时疼痛明显,术后仍有一定的复发率。

(三)经括约肌间瘘管结扎术

2006 年 Rojanasakul 设计了一种新的术式,即经括约肌间瘘管结扎术(LIFT)。该术式基于肛腺感染学说,从括约肌间沟入路,分离瘘管后,在内括约肌处缝扎闭合瘘管,从而将内口下方的肛腺闭合。LIFT 术式是全括约肌保留式式,肛门括约肌几乎没有损伤,通过结扎闭合括约肌间沟瘘管,使内口下方的肛腺组织闭合,恢复肛门局部解剖生理结构。本方法成功率高,技术规范,已成为肛瘘治疗的重要方法。有文献回顾性分析了 77 例高位单纯性肛瘘患者的临床资料,其中 LIFT 37 例和切开挂线法 40 例。2 组手术时间无统计学差异,LIFT 术后疼痛程度及持续时间均明显低于切开挂线法,LIFT 和切开挂线法创口愈合时间分别为(26.0±1.9)天和(40.7±2.8)天,术后中位肛门功能评分分别为 1 分和 4 分,2 组比较差异均有统计学意义($P<0.05$)。

(四)脱细胞基质材料肛瘘栓治疗肛瘘

肛瘘的瘘管切开切除、瘘管挂线等手术方式,其缺点是创伤大、愈合时间长、肛门功能受损等。近年来有文献报道采用生物蛋白胶封堵肛瘘,但成功率差异很大,国内试用成功率不高。近期美国学者应用猪小肠黏膜制作的生物材料通过填塞的方法治疗 20 例因克罗恩病引起的肛瘘,成功率达到 80%。近年来,国外采用猪小肠脱细胞基质肛瘘栓,国内率先采用异体脱细胞真皮基质(AEM)填塞治疗肛瘘,形成一类肛瘘栓治疗方法,成功率约在 50%,但具有创伤小,痛苦轻,愈合快,并发症发生率低,不损害肛门功能,失败后不影响其他治疗方法的效果等优点,代表了一类新的微创的肛瘘治疗新思路。

(五)LIFT-plug 手术和 BioLift 手术

在 LIFT 基础上,又出现了 LIFT-plug 和 BioLift 2 种术式,以期提高 LIFT 术式的治愈率和缩短愈合时间,同时改善肛瘘栓填塞术偏高的失败率。该术式结合了 LIFT 及肛瘘填塞术之长,采纳 LIFT 对内口处理的方式,利用生物材料填塞远侧瘘管,以便提高瘘管愈合率,加速软组织修复和减少愈合时间。一项前瞻性多中心随机对照研究显示,235 例患者被随机分为 LIFT 组(118 例)和 LIFT-plug 组(117 例),中位愈合时间分别为 22 天和 30 天($P<0.001$)。一期愈合率分别为 94.0% 和 83.9%($P<0.001$)。结果显示,LIFT-plug 手术能够提高愈合率,同时缩短愈合时间。BioLift 手术是在 LIFT 的基础上,在内外括约肌间置入 4cm×6cm 大小的脱细胞生物材料,亦可提高疗效,但瘘管愈合较慢。

(六)肛瘘镜的应用

利用纤细的肛瘘镜,可对肛瘘内感染组织予以清除、冲洗,是一种新出现的辅助技术。

第九节　肛裂

肛裂是齿状线下肛管皮肤层裂伤后形成的疼痛性线形溃疡，自齿状线向下延伸至肛门缘，疼痛程度与病变大小不相符。方向与肛管纵轴平行，长 0.5～1.0cm，呈梭形或椭圆形，常引起肛周剧痛。位于肛管的本病多见于青中年人，绝大多数肛裂位于肛管的后正中线上；前壁的肛裂多见于女性（15％），男性少见（1％）。侧方出现肛裂者极少。若侧方出现肛裂应想到肠道炎症性疾病（如结核、溃疡性结肠炎及克罗恩病等）或肿瘤的可能。

一、病因及病理

肛裂的病因尚不清楚，可能与多种因素有关。长期便秘、粪便干结引起的排便时机械性创伤是大多数肛裂形成的直接原因。肛门外括约肌浅部在肛管后方形成的肛尾带伸缩性差、较坚硬，此区域血供亦差；肛管与直肠成角相延续，排便时，肛管后壁承受压力最大，故后正中线处易受损伤。

慢性肛裂患者的肛管静息压通常升高，肛管高压是肛裂持续存在，并转为慢性的重要因素。压力主要来自于内括约肌，肛裂患者的内括约肌静息压和收缩压均明显升高。

最近认为，局部缺血是肛裂的重要原因。尸体解剖证实，肛管后正中线的血供最差。而肛管静息压升高可以通过压迫血管进一步减少肛管黏膜血流，引起缺血性溃疡或肛裂。多普勒血流超声也证实大多数病例后正中线处肛管黏膜的血流减少，肛裂患者尤为明显。这表明肛裂可能是一种缺血性溃疡。

肛裂分为急性和慢性。急性肛裂多可自行愈合，部分转为慢性，需要药物或手术干预。急性肛裂具有明确的分界、新鲜的黏膜边缘和基底部肉芽组织。慢性肛裂的边缘纤维化和水肿，形成前哨痔和肛乳头肥大，基底部可见内括约肌纤维。急性肛裂经治疗后 6 周未愈即成为慢性肛裂。因肛裂、前哨痔、乳头肥大常同时存在，称为肛裂"三联征"。

二、临床表现

肛裂患者有典型的临床表现，即疼痛、便秘和出血。疼痛多剧烈，有典型的周期性；排便时由于肛裂内神经末梢受刺激，立刻感到肛管烧灼样或刀割样疼痛，称为排便时疼痛；便后数分钟可缓解，称为间歇期；随后因肛门括约肌收缩痉挛，再次剧痛，此期可持续半小时到数小时，临床称为括约肌挛缩痛。直至括约肌疲劳、松弛后疼痛缓解，但再次排便时又发生疼痛。以上称为肛裂疼痛周期。因害怕疼痛不愿排便，久而久之引起便秘，粪便更为干硬，便秘又加重肛裂，形成恶性循环。排便时常在粪便表面或便纸上见到少量血迹，或滴鲜血，大量出血少见。常有触痛的前哨痔；其他的症状有大便失禁、排便困难、肛门瘙痒、性交困难和排尿困难。

三、诊断与鉴别诊断

体检时，大多数肛裂可以通过向两侧拉开臀部诊断，有时皮垂可能是唯一标志。由于疼痛严重，指诊和内镜检查常难以实施；使用利多卡因凝胶、较细的手指和儿童乙状结肠镜，可以排除括约肌内脓肿或肿瘤等疾病,必要时可以考虑在麻醉下体检。如果肛裂不位于正中线,表现为多发性、无痛和难以愈合,应该考虑其他诊断如炎性肠病、HIV 感染、肿瘤、外伤、梅毒和结核等。

四、治疗

治疗原则是保持大便通畅,制止疼痛,中断恶性循环,促使创面愈合。超过 90% 的急性肛裂会自行愈合或经过简单处理后愈合。慢性肛裂经非手术治疗无效时考虑手术治疗。具体措施如下:

(一)软化大便,保持大便通畅

增加膳食纤维饮食、水的摄入量,口服缓泻药或液状石蜡,使大便松软润滑,防止大便干燥和腹泻,纠正便秘的发生,养成定时排便的习惯。

(二)保持局部清洁

排便后用 1∶5000 高锰酸钾温水坐浴。

(三)镇痛治疗

镇痛药物治疗包括硝酸盐类,外源性一氧化氮,如硝酸甘油酯、单硝酸异山梨酯和二硝酸盐可以通过鸟苷酸环化酶提高循环鸟苷一磷酸(GMP)的水平,引起平滑肌松弛,该途径降低肛管静息压,具有治愈慢性肛裂的作用,可以避免手术。钙离子通道阻滞药通过阻断慢 L-型钙离子通道,可以引起平滑肌松弛。舌下含服硝苯地平可以降低健康志愿者和括约肌高压患者的肛管静息压。慢性肛裂患者每天口服 2 次 20mg 硝苯地平缓释剂,8 周时的治愈率为60%。硝苯地平凝胶局部治疗肛裂亦有较好的疗效。肉毒毒素(BT)是一种与胆碱神经末梢多个蛋白结合的多肽,能够防止乙酰胆碱囊泡相互融合,从而阻滞乙酰胆碱的释放。BT 对乙酰胆碱的阻滞是不可逆的,但神经元并不退化,当 3 个月后新的神经末梢再生后,其功能可以恢复。BT 注射治疗通常在门诊实施,不需要镇静和麻醉。患者取左侧卧位,使用 25~27 号针头,靠近肛裂注射,或 3 点或 9 点位置注射入内括约肌或外括约肌。注射 BT 后可出现短暂肛门失禁、血肿、肛周血栓、感染和脓毒症,还可引起严重心脏和血压疾病的报道。由于括约肌注射的复杂性、疼痛和价格昂贵,BT 尚未广泛用于治疗慢性肛裂。

(四)肛管扩张

肛管扩张适用于无三联症的肛裂患者。优点是操作简便,疗效迅速,不需要特殊器械。方法:在局部麻醉下以两示指用力扩张肛管,以后逐渐伸入两中指,维持扩张 5 分钟。此法可祛除肛管括约肌痉挛,术后能立即止痛。扩肛后肛裂创面扩大并开放,引流通畅,创面能很快愈合,术后需每日坐浴。

(五)手术疗法

对于非手术治疗无效,经久不愈的肛裂需手术治疗,方法如下:

1.肛裂切除术

切除全部增生变硬的裂隙、前哨痔、肥大的肛乳头、发炎的隐窝和深部不健康的组织直至暴露肛管括约肌,可同时切断部分外括约肌皮下部或内括约肌。该方法的优点是切除全部病变,创面宽大,引流通畅,便于创面生长,但愈合较缓慢。

2.肛管内括约肌切开术

内括约肌痉挛是造成肛裂疼痛的主要原因,故可用内括约肌切开术治疗肛裂,还可以使肛管压力降低,使肛管黏膜血流增加,对慢性肛裂的治愈率较高,复发率为1％～6％。内括约肌切开术操作简单可在门诊局部麻醉下操作,但要注意术后并发症,如大便失禁、出血、脓肿形成和肛瘘。大便失禁的发生率约为30％,但永久性失禁的发生率<1％。

有少数慢性肛裂患者,合并有感染,局部可形成肛缘脓肿,分泌物增多且为脓性,疼痛加重,应及时手术治疗,否则患者因害怕疼痛造成恐惧排便,加重便秘。

第十节 痔

痔是最常见的肛门良性疾病,可发生于任何年龄。

一、病因与发病机制

痔的病因并不完全清楚,对痔的本质和发病机制一直存在争议。痔的传统概念主要源于静脉曲张学说,直肠静脉回流至门静脉,无静脉瓣,血液易于淤积而使静脉扩张,便秘、妊娠、前列腺增生等因素可导致静脉回流受阻,致使直肠静脉扩张淤曲成痔。1975年,Thompson提出肛垫是由肛管内壁黏膜、血管、纤维支持结构共同构成的一种正常解剖结构,肛垫的病理性肥大即为痔或痔病,即肛垫学说是形成痔病的现代概念。我国制定的《痔诊治暂行标准》中定义"痔是肛垫病理性肥大,移位及肛周皮下血流淤滞形成的局部团块"。

二、痔的分类和内痔的分度

根据痔与齿状线的关系可分为3类。

(一)内痔

内痔位于齿状线上方,由痔内静脉形成,表面由黏膜覆盖。常见于左侧正中、右前及右后3处。内痔的症状主要为便血和脱垂。

(二)外痔

外痔位于齿状线下方,由痔外静脉形成,表面由皮肤覆盖。常见有血栓性外痔、结缔组织外痔(皮赘)、静脉曲张性外痔及炎性外痔。

(三)混合痔

在齿状线附近,为皮肤黏膜交界组织覆盖,由痔内静脉和痔外静脉之间彼此吻合相通的静脉形成,有内痔和外痔2种特性。

内痔的分度如下:Ⅰ度,出血但不脱出,出血较多但无自觉症状。Ⅱ度,便血可有可无,排便时痔脱出,便后可自行还纳。Ⅲ度,排便时或腹压增高时脱出,不能自行还纳,需要手助还纳。Ⅳ度,脱垂痔长期在肛门外,不能还纳或还纳后又立即脱出。嵌顿内痔和涉及环周直肠黏膜脱垂的血栓嵌顿痔也属于Ⅳ度痔。痔发展到Ⅲ度、Ⅳ度,通常包括内痔和外痔成分,范围从皮赘一直到肛管内,即为混合痔。准确分度对于选择治疗方法和评价疗效具有重要的意义。

三、临床表现

(一)便血

便血是痔病最常见的症状,症状主要源于内痔。由于肛垫内动静脉交通支的存在,典型表现为鲜红色出血,常滴入或喷入便盆中。无痛性间歇性便血是其特点。便后数日常可自行停止。这对诊断有重要意义。便秘、粪便干结、饮酒及食用刺激性食物等都是出血的诱因。若长期出血可导致贫血。

(二)痔脱垂

痔脱垂常为晚期症状,肛垫的非正常肿胀、悬挂支持肌肉的过度牵拉及黏膜下动静脉丛的扩张可导致晚期痔组织体积增大,排便时脱出肛门。轻者可自行还纳,重者需用手推回,更严重者长期在肛门外,不能还纳或还纳后又立即脱出。有少数患者诉述脱垂是首发症状。

(三)疼痛

单纯的内痔无疼痛,少数有坠胀感,当内痔或混合痔脱出嵌顿,出现水肿、感染、坏死时,则有不同程度的疼痛;大多数的外痔没有疼痛症状,如发生血栓则表现为剧烈疼痛的肛周肿块。血栓溶解后形成的皮赘可导致肛门潮湿不洁及继发的刺激症状。

(四)瘙痒

晚期痔脱垂导致肛周皮肤黏膜下移,常有分泌物流出,由于分泌物刺激,造成肛门周围瘙痒和不适,甚至出现皮肤湿疹,极为痛苦。

四、诊断及鉴别诊断

(一)诊断

痔的诊断主要依靠仔细的肛门直肠检查。首先为肛门视诊,除Ⅰ度内痔外,其他内痔多可在肛门视诊下发现,视诊还很容易发现皮赘、血栓性外痔、混合痔和嵌顿痔。很多肛门直肠疾病有相似的肛门直肠症状,因此视诊有助于发现诸如肛周脓肿和肛瘘等疾病。肛裂的主要症状是便后疼痛,也常便血。牵拉肛周皮肤很容易看到肛裂。其次为直肠指诊,内痔无血栓形成或纤维化时不易触及,指诊的主要目的是了解直肠内有无其他病变,特别是除外直肠癌和息肉。最后行肛门镜检查,先观察直肠黏膜有无充血、水肿、溃疡及肿块等,排除直肠内其他病变,在观察齿状线上有无内痔,有内痔时应注意其大小、部位及数目等。

(二)鉴别诊断

痔的诊断一般无困难,但需与下列疾病鉴别:

1.Ⅰ度直肠黏膜脱垂

此类直肠脱垂与Ⅱ、Ⅲ度内痔易混淆,Ⅰ度直肠黏膜脱垂脱出的直肠黏膜呈放射状有环状皱褶,色鲜红,质软,易还纳,无分界线,无痛,括约肌松弛,多见于儿童和老年人。痔不论单个或多个脱出时呈血管瘤状,是暗红色团块,无括约肌松弛。

2.直肠息肉

低位带蒂的直肠息肉,脱出至肛门外有时被误诊为内痔。但直肠息肉常见于儿童,为圆形、实质性、有蒂、可移动。

3.直肠炎

直肠炎亦可有便血症状，肛门镜检查可识别。直肠炎的直肠黏膜呈红色或紫红色，充血明显，可见散在的或弥漫的点状出血。

4.直肠癌

直肠指诊可扪及凸凹不平的肿块，表面常有溃疡，肠腔可有不同程度的狭窄，指套上有暗红色陈旧的血迹。气钡对照灌肠或肠镜检查可确诊。

便血是痔疮和直肠癌共有的症状，对有便血症状的患者要提高警惕，特别是 45 岁以上或有家族史的患者，即使发现了痔病，也不应满足于痔病的诊断。如果不能用痔病来解释便血，肛门直肠检查没有发现出血源，或者患者有明确的结肠肿瘤高危因素时，则必须进行结肠镜或钡剂灌肠检查。

5.门静脉高压引起肛管静脉曲张

门静脉高压引起肛管静脉曲张和痔是不同的，不是痔的病因。实际上，有门静脉高压及曲张静脉患者的痔发病率并不高。曲张静脉出血不同于痔出血，不能使用常规治疗痔病的方法来治疗曲张静脉出血。治疗直肠曲张静脉出血最好应纠正相应的门静脉高压，经颈静脉肝内门腔分流术已被成功地用于治疗顽固性出血。如果需要局部治疗的话，应缝扎曲张静脉而不要切除它。

五、治疗

应遵循 3 个原则：①无症状的痔无须治疗；②有症状的痔重在减轻或消除症状，而非根治；③以非手术治疗为主。

（一）非手术治疗

过去在静脉曲张学说指导下，认为非手术治疗仅是权宜之计，只有手术将痔切除才行。目前，在肛垫学说指导下，药物、非手术治疗受到重视，特别是Ⅰ度、Ⅱ度内痔和部分Ⅲ度内痔多采用药物、非手术治疗。一般处理在痔的初期和无症状静止期的痔只需增加纤维性食物。改变不良的大便习惯，避免排便费力，保持大便通畅，防治便秘和腹泻。热水坐浴可改善局部血液循环。肛管内注入油剂或栓剂，有润滑和收敛作用，可减轻局部的瘙痒不适症状。血栓性外痔有时经局部热敷，外敷消炎止痛药物后，疼痛可缓解而不需手术。嵌顿痔初期也采用一般治疗，用手轻轻将脱出的痔块推回肛门内，阻止再脱出。

1.局部药物治疗

导致痔病的重要原因之一是局部一些特定的化学物质和机械性的刺激和损伤，如粪便中的细菌及其产生的毒素、食物中的辣素、酒精和干硬粪便等，都可对肛管黏膜产生不良刺激和不同程度的损伤因而产生痔的症状。保护直肠肛管的黏膜无疑是一种良好的治疗方法，复方角菜酸酯栓是保护直肠肛管黏膜的栓剂，它的主要成分角菜酸酯在直肠肛管的潮湿环境下形成有弹性的黏液胶体状凝胶而被覆受损的痔黏膜表面，有效地将粪便与痔黏膜隔离开，为已有病理改变的黏膜提供一个减轻粪便机械性刺激和化学性刺激的良好的康复环境，并使复方角菜酸酯栓中的其他成分二氧化钛、氧化锌等持续与黏膜接触,充分发挥其收敛、减轻充血作用,从而达到消除或减轻症状的治疗目的。

2.口服药物治疗

针对改善痔静脉血管张力的口服药物,是近年来治疗痔的一个热点。痔血管(包括黏膜内和肛垫内动脉、静脉丛、毛细血管及动静脉吻合管)的血流动力学改变是痔的重要发病因素,影响痔血管平滑肌的血管活性物质很多,如五羟色胺、儿茶酚胺、乙酰胆碱和缓激肽等,由于这些血管活性物质的作用,可以使毛细血管前括约肌痉挛、动-静脉吻合管大量开放,出现局部缺血、代谢障碍,静脉丛静脉内压上升,静脉扩张屈曲、通透性增加等病理生理改变,导致局部炎性充血、水肿、黏膜组织糜烂、坏死,临床上出现便血、疼痛、不适、脱垂、瘙痒等症状。目前,针对以上病理生理改变进行治疗的口服药物有复方银杏叶萃取物胶囊、草木樨流浸液、爱脉朗等。以上药物虽然各有不同的药理作用,均作用于痔血管,提高静脉张力、促进淋巴回流、稳定毛细血管使其通透性正常,而起到治疗作用。

3.硬化疗法

治疗Ⅰ、Ⅱ度内痔出血的效果较好。注射硬化剂的作用是使痔和痔块周围产生无菌性炎症反应,黏膜下组织纤维化,致使痔块萎缩。用于注射的硬化剂很多,常用的硬化剂有5%石炭酸植物油、5%鱼肝油酸钠、5%盐酸奎宁尿素水溶液、4%明矾水溶液等,忌用腐蚀性药物。

注射方法为肛周局麻下使肛门括约肌松弛,插入肛门镜,观察痔核部位,主要在齿状线上直肠壁左侧、右前和右后,向痔核上方处黏膜下层内注入硬化剂2~5mL,注射后轻轻按摩注射部位。避免将硬化剂注入到黏膜层,这会导致黏膜坏死。当硬化剂注入到黏膜层时,膜立即变白,应将针进一步插深,但应避免进入肌层,回抽无血后注入硬化剂。如果一次注射效果不够理想,可在1个月后重复1次。如果痔块较多,也可分2~3次注射。不同文献报道,12%~70%的患者出现疼痛。阳痿、尿潴留和脓肿也有报道。30%的患者在治疗4年后复发。

4.双极透热疗法

直流电治疗和红外线激光凝固法这些技术的原理均是使肛管移行区水平以上的痔血管蒂凝固、闭塞、退化或硬化。组织损伤脱落的区域形成了一个溃疡,后者最终在治疗部位形成纤维组织。

5.冷冻治疗

是一种曾被用于治疗内痔的技术,但部分患者冷冻部位会出现长时间的疼痛、异味,需要另外的治疗。目前,冷冻治疗已经很少应用于痔的治疗。

6.胶圈套扎疗法

可用于治疗Ⅰ、Ⅱ、Ⅲ度内痔。原理是将特制的胶圈套入到内痔的根部通过对痔复合体的冗余黏膜、结缔组织和血管进行紧密套扎,利用胶圈的弹性阻断痔的血供,使痔缺血、坏死、脱落而愈合。内痔套扎可借助器械在门诊进行,不需要麻醉。胶圈套扎器种类很多,可分为牵拉套扎器和吸引套扎器两大类。如无胶圈套扎器,可用两把血管钳替代。先将胶圈套在第1把血管钳上,然后用这把血管钳垂直夹在痔的基底部,再用第2把血管钳牵拉套圈绕过痔核上端,套落在痔的根部。套扎部位必须在齿状线上方(不超过2cm),一次最多可套扎3个内痔,不能用于外痔的治疗。否则会引起剧烈的疼痛。Ⅱ、Ⅲ度内痔应分 2～3 次套扎,间隔 3 周,因一次性套扎可引起剧烈疼痛;Ⅰ度内痔可一次套扎完毕注意痔块脱落时有出血的可能。常见的并发症是疼痛,通常较轻,可通过坐浴和止痛药缓解。其他并发症,如脓肿、尿潴留、胶圈滑动、邻近痔的嵌顿和血栓形成、溃疡的少量出血,发生少于 5% 的患者。

7.多普勒超声引导下痔动脉结扎术

适用Ⅱ～Ⅳ度的内痔。采用一种特制的带有多普勒超声探头的直肠镜,可以于齿状线上方2～3cm 探测到痔上方的动脉直接进行结扎,通过阻断痔的血液供应以达到缓解症状的目的。

（二）手术疗法

痔手术的指征包括非手术治疗无效的广泛的痔,非手术治疗失败,以及伴随需要手术处理的情况(如肛裂或肛瘘)。有 5%～10% 的患者、通常是Ⅲ度或Ⅳ度痔患者,需要行外科手术。

1.开放式外剥内扎术

临床上最常用,为改良 Milligan-Morgan 痔切除术。主要用于Ⅱ、Ⅲ度内痔和混合痔的治疗。可取侧卧位、截石位或俯卧位,骶管麻醉或局麻后,先扩肛至 4～6 指,显露痔块,在痔块基底部两侧皮肤上做“V”形切口,分离曲张静脉团,直至显露肛管外括约肌。用止血钳于底部钳夹,贯穿缝扎后,切除结扎线远端痔核。齿状线以上黏膜用可吸收线予以缝合;齿状线以下的皮肤切口不予缝合,创面用凡士林油纱布填塞。嵌顿痔也可用同样方法急诊切除。

2.吻合器痔上黏膜环切钉合术

也称吻合器痔上黏膜环切术,主要适用于Ⅲ度和Ⅳ度内痔、非手术疗法治疗失败的Ⅱ度内痔和环状痔,直肠黏膜脱垂也可采用。主要方法是通过管状吻合器环行切除距离齿状线 2cm以上的直肠黏膜 2～4cm,使下移的肛垫上移固定,在临床上也称吻合器痔固定术。与传统手术比较具有疼痛轻微、手术时间短、患者恢复快等优点。

3.血栓外痔剥离术

用于治疗血栓性外痔。在局麻下将痔表面的皮肤梭形切开,摘除血栓,伤口内填入油纱布,不缝合创面。

痔的治疗方法很多,由于注射疗法和胶圈套扎疗法对大部分痔的治疗效果良好,成为痔的主要治疗方法。手术治疗只限于保守治疗失败或不适宜保守治疗患者。

第十一节　直肠脱垂

直肠壁部分或全层向下移位,称为直肠脱垂。直肠壁部分下移,即直肠黏膜下移,称黏膜脱垂或不完全脱垂;直肠壁全层下移称完全脱垂。若下移的直肠壁在肛管直肠腔内称内脱垂;下移到肛门外称为外脱垂。

一、病因与发病机制

引起直肠脱垂的病因比较复杂,目前认为有以下因素:

（一）解剖因素

Douglas 窝过深、直肠乙状结肠过长、骶尾弯曲度过小、直肠与骶骨之间固定结构弱等解剖学因素可能是直肠脱垂的先天性易感因素。

（二）盆底和肛门节制功能缺陷

各种原因导致的盆底肌肉松弛，如老年、损伤性手术、肛门松弛等均可致肛提肌及盆底筋膜发育不全、萎缩，不能支持固定直肠于正常位置。

（三）长期腹内压力增加

长期腹内压力增加，如长期便秘、慢性腹泻、前列腺增生伴发的排尿困难、慢性支气管炎伴发的长期咳嗽等因素，均可致直肠脱垂。

（四）其他

一些神经性疾病，如脊髓损伤、马尾损伤、阴部神经损伤、结肠套叠等也与直肠脱垂相关。

目前对直肠脱垂发生的确切机制还不清楚，主要有 2 种学说。第 1 种学说称为滑动性疝学说，AlexisMoschowitz 在 1912 年提出直肠脱垂是直肠突出部通过盆底缺陷形成的滑动疝，在腹腔内脏的压迫下，盆腔陷凹的腹膜皱襞逐渐下垂，将覆盖于腹膜部分之直肠前壁压于直肠壶腹内，最后经肛门脱出。第 2 种为肠套叠学说，Broden 和 Snellman 认为直肠脱垂起始于直肠上段和直乙交界部肠套叠，在慢性咳嗽、便秘等腹内压增加的持续作用下，套入直肠内的肠管逐渐增加，并因肠套叠及套叠复位的反复，致直肠侧韧带、肛提肌损伤，肠套叠逐渐加重，最后经肛门脱出。也有学者认为以上两种学说是一种疾病过程的不同阶段。另外，直肠脱垂可能同时伴有子宫下降、子宫脱垂及膀胱膨出，形成更加复杂的涉及多个学科的盆底异常。

二、分类

根据脱垂程度，分为部分性和完全性 2 种。

（一）部分脱垂（不完全脱垂）

脱出部分仅为直肠下端黏膜，故又称黏膜脱垂。脱出长度为 2～3cm，一般不超过 7cm，黏膜皱襞呈放射状，脱垂部为两层黏膜组成。脱垂的黏膜和肛门之间无沟状隙。

（二）完全脱垂

完全脱垂为直肠的全层脱出，严重者直肠、肛管均可翻出至肛门外。脱出长度常超过10cm，甚至 20cm，呈宝塔形，黏膜皱襞呈环状排列，脱垂部分为两层折叠的肠壁组成，触之较厚，两层肠壁间有腹膜间隙。

三、临床表现

（一）直肠黏膜或直肠部分或全层脱出

直肠黏膜或直肠部分或全层脱出是直肠脱垂的主要症状，早期排便时直肠黏膜脱出，便后自行复位；随着病情的发展，直肠全层甚至部分乙状结肠脱出，甚至咳嗽、负重、行路、下蹲时也会脱出，而且不易复位，需要用手推回复位。

（二）出血

一般无出血症状，偶尔大便干燥时，擦伤黏膜有滴血，粪便带血或手纸拭擦时有血，但出血量较少。

（三）潮湿

由于直肠脱出没有及时复位，或者反复脱出导致的肛门括约肌松弛，黏液自肛内溢出刺激肛周皮肤而引起，并导致瘙痒。

（四）坠胀

由于黏膜下脱，引起直肠或结肠套叠，压迫肛门部，产生坠胀，有的还感觉股部和腰骶部酸胀。

（五）嵌顿

直肠脱出未能及时复位，局部静脉回流受阻，肠黏膜和肠壁炎症肿胀可导致嵌顿。嵌顿后黏膜逐渐变成暗红色，甚至出现表浅黏膜糜烂、坏死，或者脱垂肠段因肛门括约肌收缩而绞窄坏死。患者疼痛、坠胀、出血等症状加剧，发生肠梗阻症状。

（六）其他

部分患者合并有便秘的症状，长期脱垂可以伴发大便失禁。

四、诊断及鉴别诊断

直肠外脱垂诊断不难，患者蹲下或俯卧折刀位做模拟排便动作，脱垂即可出现。部分脱垂的特征是脱出物为圆形、红色、表面光滑的肿物，黏膜呈放射状皱襞且质软，排便后可自行缩回。完全脱垂，则脱出较长，脱出物呈宝塔样或球形，表面可见环状的直肠黏膜皱襞。

直肠指诊括约肌松弛无力，部分脱垂患者仅触及两层折叠的黏膜，若为完全脱垂，因是两层肠壁折叠则感觉较厚。如脱垂内有小肠，有时可听到肠鸣音。如肛管没有脱垂，肛门和脱出肠管之间有环状深沟。应行结肠镜检查除外结肠疾病。排便造影也是有效的诊断手段，特别对直肠有阻塞及排便不全感的患者，可直观地观察到肠套叠、不典型的直肠黏膜内脱垂、直肠和骶骨间距增大，还可以除外是否伴有巨结肠、大便失禁、肛管直肠角异常、会阴下降和耻骨直肠肌收缩异常等。如有条件也可进行 MRI 动态盆底功能检查。

直肠黏膜脱垂需特别注意与环状内痔的鉴别。除病史不同外，环状内痔脱垂时，可见到充血肥大的痔块，呈梅花状，易出血，且在痔块之间出现凹陷的正常黏膜。直肠指诊括约肌收缩较正常，而直肠黏膜脱垂则松弛，这是一个重要的鉴别点。尽管不常见，直肠肿瘤也可以引起直肠套叠，且直肠癌和直肠脱垂均好发于老年人，因此在手术治疗前行肠镜或钡剂灌肠检查有助于鉴别诊断。

五、治疗

（一）非手术治疗

儿童直肠脱垂大多为部分脱垂，随着小儿的生长发育、骶骨弯曲度的形成，在积极改善体质、治疗诱发因素如便秘后，直肠脱垂多可自愈。如脱出时间长，脱垂充血、水肿，应取俯卧位或侧卧位,立即手法复位,将脱垂推入肛门,恢复后应做直肠指诊,将脱垂肠管推到括约肌上方。手法复位后,用纱布顶在肛门部,再将两臀部用胶布固定,可防止因啼哭或因腹压增高而于短期内再发。若患病时间较长,上述方法不见效,可采用注射疗法。方法:将 5% 石炭酸植物油注射于直肠黏膜下或直肠周围一圈,分 4～5 处注射,每处注射 2mL,总量 10mL。可经肛门镜在直视下将药物注射到黏膜下层,使黏膜与肌层粘连;或者经肛周皮肤,在直肠指诊下做直肠周围注射,使直肠与周围粘连固定。在非手术治疗中,纠正便秘,养成规律性排便习惯和注意会阴部锻炼是必要的基础治疗。

(二)手术治疗

成年人的直肠脱垂多需手术治疗,文献报道的手术方式超过 100 种,但大多数目前已经不采用。目前常用的主要包括以下几方面:缩窄肛门口、消除 Douglas 窝、修补盆底、切除脱出的肠管(经腹、经会阴均可)、固定或悬吊直肠,或者上述方法联合应用。

应特别注意针对患者的具体病情和检查缺陷制订手术方案,首先选择简单的方式。对成年人部分脱垂或轻度完全脱垂,若括约肌张力正常或稍弱,可行硬化剂注射治疗、胶圈套扎治疗、痔切除、促使黏膜和黏膜下粘连。若括约肌松弛,可考虑做肛门环缩小术或括约肌成形术。有时对同一患者需要联合采用几种手术治疗。目前临床常用的方法如下:

1.脱垂肠管切除术

①经会阴部手术:适用于老年不宜经腹手术者,脱垂时间长,不能复位或肠管发生坏死者。优点在于创伤小、易耐受、能同时消除宽大而深在的盆腔窝,并切除冗长的肠管、病死率低;但本法仍有一定的并发症,如吻合口瘘、盆腔脓肿等,复发率也较高。常用的有 Delorme 手术、Altemeier 手术及其改良术式。②直肠前切除术:采用经腹切除乙状结肠甚至部分直肠,然后再将直肠壁与骶骨或耻骨骨膜固定。手术中还可以采用消除 Douglus 窝、缝合紧缩肛提肌和修补松弛的盆底等方法。该方法特别适合于直肠脱垂合并便秘或者乙状结肠冗长的患者,该手术效果好,术后复发率低,是目前治疗直肠脱垂较为满意的手术方式。

2.直肠悬吊及固定术

①Ripstein 手术:该手术方式较简单,经腹切开直肠两侧腹膜,将直肠后壁游离到尾骨尖,提高直肠。用宽 5cm 的矩形网片围绕上部直肠前方,并固定于骶骨隆凸下的骶前筋膜和骨膜,将悬带边缘缝于直肠前壁及其侧壁,不修补盆底。最后缝合直肠两侧腹膜切口及腹壁各层。术后的并发症包括大肠梗阻、骶前出血、狭窄、粘连性小肠梗阻、感染和悬带滑脱等。该手术方式可以改善大便失禁的症状,但该手术最突出的并发症为新发的便秘(15%)或原有的便秘症状加重,故有学者建议术前伴发便秘的患者不适宜行 Ripstein 手术,另外,采用可吸收的脱细胞生物补片可能有益于减少上述情况。②Ivalon 海绵植入术。此术又称 Well 手术或直肠后方悬吊固定术,由于直肠前方不放置网片,术后肠梗阻和便秘的发生率低。方法:经腹游离直肠至肛门直肠环的后壁,用不吸收缝线将半圆形 Ivalon 海绵薄片缝合在骶骨凹内,将直肠向上拉,并放于 Ivalon 薄片前面,或者仅与游离的直肠缝合包绕,不与骶骨缝合,避免骶前出血。将 Ivalon 海绵与直肠侧壁缝合,直肠前壁保持开放 2～3cm 宽间隙,避免肠腔狭窄。最后以盆腔腹膜遮盖海绵片和直肠,目的是使直肠与骶骨固定、防止肠套叠形成,病死率及复发率均较低。该手术最主要的并发症为术后盆腔脓肿发生率高。采用可吸收的脱细胞生物补片

代替海绵,可加强上提效果,并减少盆腔脓肿。③将直肠悬吊在骶骨上。早期 Orr 用两条大腿阔筋膜(每条宽约 2cm,长约 10cm)将阔筋膜带的一端缝于抬高后的直肠前外侧壁,另一端缝合固定骶骨岬上,达到悬吊目的。近年来主张用尼龙或丝绸带或由腹直肌前鞘取下两条筋膜代替阔筋膜。采用可吸收的脱细胞生物补片是更好的选择。④直肠前壁折叠术。经腹游离提高直肠,将乙状结肠下段向上提起,在直肠上端和乙状结肠下端前壁浆肌层做数层横行折叠缝合,每层用丝线间断缝合 5～6 针。每折叠一层可缩短直肠前壁 2～3cm,每两层折叠相隔 2cm,肠壁折叠长度一般为脱垂 2 倍,一般折叠以不超过 5 层为宜。由于折叠直肠前壁,使直肠缩短、变硬,并与骶部固定(有时将直肠侧壁缝合固定于骶前筋膜),既解决了直肠本身病变,也加固了乙状结肠、直肠交界处的固定点,符合其肠套叠起源的观点。

3.肛门圈缩小术

又称 Thiersch 修复,将宽 1.5cm 筋膜式尼龙网带或硅橡胶网带置于肛管周围,使肛门缩小制止直肠脱垂。仅适用于老年和身体衰弱者。术后易发生感染和粪便嵌塞,复发率较高。

值得特别指出的是:①因病例数有限,上述方法并无较好的循证医学支持,应在综合考虑病情、技术条件的情况下,谨慎选择手术方法。②既往采用的各类合成材料类补片,因可导致盆腔和直肠侵蚀、僵硬或变形,可能是症状加重的重要因素,应吸收新技术进步的成果,采用完全可吸收的脱细胞生物补片。③在具体选择术式时,应汲取经肛手术 TaTME 的技术进步,适当应用于本病。

第四章　肝胆胰脾外科疾病

第一节　肝良性肿瘤

肝良性肿瘤是一类常见的肝脏疾病,与肝原发性和继发性恶性肿瘤较难区分。肝良性肿瘤多由腹部其他脏器疾病合并肝脏疾病行影像学检查时被发现。临床早期诊疗肝良性肿瘤具有一定困难。肝良性肿瘤的发病原因尚不明确,多数可能为先天性。由于肿瘤生长缓慢,一般无临床症状,只有当肿块足够大或压迫到邻近组织脏器时才会引起不适症状。当肝良性肿瘤出现罕见并发症时,如组织坏死、血栓形成、出血或者破裂等,可出现急性临床症状。

肝良性肿瘤患者的常规肝功能实验室检查一般都正常,除非病灶压迫到肝内胆管或胆总管,才表现出异常,这对临床医生诊断有指导意义。良性肿瘤的出血、坏死等并发症可导致血清转氨酶升高。肿瘤标志物的升高及红细胞增多、高糖血症、高钙血症等并发症在良性肿瘤非常罕见。

影像学检查可显示肝肿瘤的特征性征象。超声、计算机断层扫描、磁共振成像是基本的检查方法,且相互补充。近年来,正电子发射体层摄影也逐步应用于临床。腹部超声用于区分囊性与实性病灶。增强 CT 和 MRI 不仅能发现病灶的数目及大小,而且对病变的形态特征能进一步显示。现代影像学技术很容易鉴别肝血管瘤与局灶性结节性增生,但对于鉴别肝血管瘤和高分化肝细胞肝癌仍有一定难度。

病理活检仅用于需要手术治疗及通过活检结果决定治疗方案的患者。怀疑患有肝血管瘤、肝血管内皮瘤、肝囊肿,是肝活检术的禁忌证。对可疑的血供丰富的实性肿瘤行穿刺活检及细针抽吸细胞学活检,可能导致出血及穿刺通道的肿瘤种植等并发症。肝血管瘤病理检查可见纤维化的肝组织,而局灶性结节性增生则可能发现硬化肝组织,肝腺瘤的活检标本可能被误诊为正常肝组织,这些都很难与高分化肝细胞肝癌区分。对于不明肿瘤性质的患者,肝深部病灶的穿刺活检或浅表病灶的腹腔镜下活检都是必要的。

外科医生对肝良性肿瘤的大体标本、临床表现、发病机制应该熟练掌握,因为不同的疾病治疗方案完全不同,如肝局灶性结节性增生定期复查即可,而肝细胞腺瘤则需手术切除。大部分有症状的肝良性肿瘤需手术切除,然而,在无明确适应证的情况下行肝病损切除,手术风险很大。

一、肝海绵状血管瘤

(一)流行病学

肝血管瘤是最常见的原发性肝肿瘤。普通人群中,血管瘤的发病率为 0.4%～20%,通常因非特异性腹部不适于检查过程中偶然发现。血管瘤可发生于任何年龄,30~50 岁的女性常见。国外相关文献报道女男比例不一,低者 1.2∶1.0,高者为 6∶1。肝血管瘤可分为小的毛细血管瘤和较大的海绵状血管瘤,前者较为少见,无重要临床意义,后者主要见于成年人,很少引起症状,有自发破裂的可能。国外报道,尸检中肝海绵状血管瘤的检出率为 0.35%~7.00%,在肝活检中发现率为 2%,占良性肿瘤的 41.6%~70.0%。

(二)病因和发病机制

肝海绵状血管瘤被认为是由血管扩张所致的血管畸形病变,大部分是先天性的,不会发生恶变,确切的病理发生机制尚不清楚,有以下学说:

1.发育异常学说

目前普遍认为在胚胎发育过程中,由于血管发育异常,引起肿瘤样增生而形成血管瘤。有些血管瘤在出生时即存在,或者在出生后不久即能看到,亦说明为先天发育异常所致。

2.其他学说

毛细血管组织感染后变形,导致毛细血管扩张;肝组织局部坏死后血管扩张形成空泡状,其周围血管充血、扩张;肝内区域性血液循环停滞,致使血管形成海绵状扩张;肝内出血后,血肿机化、血管再通后形成血管扩张。

(三)病理

肝海绵状血管瘤大小不一,最小直径者仅为数毫米,大者可超过 20cm。成年人肝海绵状血管瘤常为单发,多发者约占 40%,肝左、右叶的发生率相等。多发者可占据整个肝,又称肝血管瘤病。肝海绵状血管瘤肉眼观为紫红色或蓝紫色,可呈不规则分叶状,质地柔软,边界清楚,有囊性感,亦可坚实较硬。肝海绵状血管瘤一般位于肝包膜下,也可深居于肝实质内,常与Glisson 鞘紧密相连。肝表面可呈凹陷或隆起,与周围肝实质分界明显,一般不伴有肝硬化。肝海绵状血管瘤切面呈蜂窝状,内充满血液。显微镜下可见血管瘤由不同宽度的纤维间隔和海绵样血窦组成,血窦内壁是扁平的内皮细胞。小的血管瘤可能转变为完全纤维性的结构,表现为单个纤维性结节,提示肝内硬化性血管瘤,偶尔会误诊为恶性纤维性肿瘤。

(四)临床表现

本病的临床表现随肿瘤大小、发生部位、生长速度、患者全身情况及肝组织损害程度不同而异。本病发展缓慢,病程可达数年至数十年之久。肿瘤小时毫无症状,多在体检时被发现或因其他疾病行剖腹探查时发现,大血管瘤一般也无症状。若肿瘤较大牵拉肝被膜或压迫邻近脏器时,可出现上腹隐痛、餐后饱胀、恶心呕吐等症状,上述症状多在 1~3 周后自然消失,少数可持续存在。因血管瘤自发性破裂大出血或因瘤蒂扭转而发生急腹症者极为少见,儿童患者的血管瘤破裂倾向要高于成年人。也有因肿瘤巨大,在肝内形成动静脉瘘,因回心血量增多,引起充血性心力衰竭者。巨大血管瘤患者少数会因血管瘤内凝血或纤溶亢进出现消耗性凝血障碍、血小板减少或紫癜的任何血管病变,即 Kasabach-Merritt 综合征(KMS)。体检时,大的血管瘤可触到随呼吸而动的腹部包块,与肝关系密切,肿瘤表面光滑、质软或中等硬度,有压缩感、弹性感,可能有轻压痛,偶尔能听到血管杂音。

(五)辅助检查

1.实验室检查

实验室检查结果多数在正常范围,肿瘤迅速增大压迫胆管或有血栓形成时,肝功能检查可出现异常,有部分巨大肝海绵状血管瘤患者可出现红细胞、白细胞、血小板计数减少或纤维蛋白原减少。

2.影像学检查

(1)B型超声:直径在4cm以下的肝小血管瘤可表现如下:①高回声型:最常见的类型,约占80%,此型血管窦壁厚,间隔主要是纤维组织,血窦减少,反射界面多,故出现密集的高回声结节,结节呈圆形或椭圆形,边界清楚,中心有间隔,内部回声均匀。②低回声型:约占11%。血窦壁薄,血窦稍大反射界面相对少,多呈低回声肿瘤。③混合型:约占9%,其内部为高和低回声不规则的混合,光点较粗糙,有明确的边界,多见于稍大的血管瘤。直径>4cm的中等大的血管瘤倾向于混合型,无明确的边界,其间有多个网眼状或蜂窝状低密度透声区。巨大的肝海绵状血管瘤表现为实质性不均匀的强回声条索和斑片,有形态不规则和大小不等的液性区与之混杂存在。

(2)计算机体层摄影:CT平扫图像上呈现均匀一致的低密度区,在快速注入造影剂做增强显像时则出现由瘤体周边向中心逐渐密度增高,可形成"环形""斑片状"高密度区,这些高密度区逐步弥散、扩大、融合。延迟扫描可见肿瘤完全填充,由高密度逐步变为等密度。

(3)磁共振成像:据统计,MRI对肝良、恶性占位性病变的鉴别诊断正确率超过90%。通常在T_1加权像上,肝血管瘤为低信号,稍大的血管瘤信号可稍有不均匀,在T_2加权像上,肝血管瘤则具有非常高的信号强度,此点与肝癌的表现不同,后者在T_1加权像上信号中等偏低,在T_2加权像上呈中等偏高。

(4)血管造影:由于海绵状血管瘤是肝动脉末梢的畸形,其结构由"海绵状"的血窦组成,其中无正常血管、胆管及肝细胞,无动静脉瘘的特点,促使造影剂进入瘤体较快,而弥散慢,排出时间长,呈"快进慢出"征。<10cm的肝血管瘤常表现为"爆米花状",由于肿瘤中心血流缓慢而呈"C"或"环"状;巨大血管瘤供应动脉较粗,动脉期表现为"血树枝"或"腊梅花"状,实质期呈"雪片状",大结节呈"米花团"状。

(六)诊断及鉴别诊断

由于存在内出血的风险,经皮穿刺极为危险,有出血致死的报道。运用影像学检查方法,可诊断绝大多数的肝海绵状血管瘤,个别诊断疑难者可考虑腹腔镜直视下穿刺活检。本病主要与肝癌或其他良性病变相鉴别。

1.原发性肝癌

原发性肝癌AFP阳性者不难与血管瘤相区别,但对AFP阴性的原发性肝癌,特别是小肝癌(直径≤5cm),因其临床症状不明显,有时很难与小血管瘤鉴别,值得重视。一般肝癌患者多有肝炎、肝硬化史。腹部能触及肿块者其质地较硬,表面高低不平,无压缩性。影像学检查有助于两者的鉴别(表4-1-1)。

表 4-1-1　肝海绵状血管瘤与原发性肝癌的鉴别

鉴别要点	肝海绵状血管瘤	原发性肝癌
性别	女性多见,约占60%	男性多见,约占80%
病程	较长	较短

鉴别要点	肝海绵状血管瘤	原发性肝癌
合并肝硬化	极少	常见,占 80% 以上
B 型超声	回声增强的光团密度均匀,边界清楚,无声晕	不均匀低回声区,多有声晕
CT	平扫为均匀一致的低密度肿块,增强后肿块迅速由周边向中心强化且持续时间较长	平扫为不均匀的低密度肿块,增强扫描后虽然有增强,但是仍为相对低密度灶
肝动脉造影	显影早,消失慢	可见肿瘤血管及肿瘤染色,可出现肿瘤包绕动脉征

2.肝局灶性结节状增生

肝局灶性结节状增生(FNH)是发病率仅次于肝血管瘤的肝良性肿瘤,多见于 20～30 岁年轻女性。绝大多数患者无症状,肿瘤较大者可因 Glisson 包膜受到牵拉出现右上腹不适、饱胀、恶心、呕吐等症状。AFP 一般不升高。多数 FNH 经影像学检查可确诊。彩色多普勒 B 型超声可见中央瘢痕呈向外放射的辐轮样结构,内有丰富血流信号;腹部增强 CT 更具诊断价值,动脉期 FNH 迅速增强,但中央瘢痕表现为低密度,门脉期 FNH 呈等密度或低密度,中央瘢痕区因造影剂积聚表现为高密度。MRI 平扫常常不能显示特征性的中央星形瘢痕,不易与其他肿瘤鉴别,增强 MRI 诊断价值与增强 CT 相似。FNH 极少有恶变报道,无症状者可观察随访。

3.肝非寄生虫性囊肿

孤立单发肝囊肿易与肝海绵状血管瘤鉴别,只有少数多囊肝可能与肝海绵状血管瘤混淆。多囊肝 50% 以上合并多囊肾,病变大多满布肝,B 型超声、CT 示病变为大小不等,边界光滑、完整的囊腔,可能有家族遗传因素。

4.肝包虫病

患者多有牧区生活史,或者羊、犬接触史,肝包虫皮内试验(Casoni 试验)阳性,血嗜酸性粒细胞计数增高。

(七)治疗

肝血管瘤的治疗指征及方式选择仍存在较多争议,治疗指征及具体治疗方案需依据临床症状、肿瘤大小、发生部位、生长速度、性质及患者个体情况等因素综合判断。对诊断明确、生长缓慢的肝血管瘤可定期观察而不必急于手术,患者的"思想负担"并非治疗的适应证。目前对肝血管瘤呈现过度治疗的趋势,真正需要外科治疗的患者所占比例<20%。

目前普遍认为,肝血管瘤手术切除的绝对适应证为血管瘤破裂出血、肿瘤迅速增大或出现 KMS,而非瘤体的绝对大小。本病自发性或外伤性破裂出血者极为少见,但其病死率达 60% 以上,因此瘤体位于肝边缘,具有潜在破裂风险者,可考虑择期手术切除;肿物性质无法排除恶性可能且合并慢性肝炎病史或肿瘤标志物阳性者,可在与患者充分沟通后,选择手术治疗。对于年龄超过 60 岁,尤其合并其他器官严重病变者,以定期观察为主。

肝血管瘤患者符合上述治疗指征时,以外科治疗为首选。肝血管瘤的外科治疗包括手术切除、肝动脉栓塞术、射频消融(RFA)、放射治疗、微波固化术、冷冻和硬化剂注射治疗等多种方式。手术切除包括肝血管瘤包膜外剥除术、解剖性肝切除术、腹腔镜肝血管瘤手术和肝血管瘤缝扎术等,是外科治疗的首选。非手术治疗以肝动脉栓塞及 RFA 等最常见。非手术治疗效果有限,且存在与手术治疗相同的并发症,因此并不作为常规治疗推荐,临床应用时应依据患者具体情况进行个体化选择。

1.肝血管瘤包膜外剥除术

血管瘤与周围肝组织之间有一层薄的纤维包膜,肝血管瘤包膜外剥除术即沿该界面剥脱血管瘤,在完整切除病灶同时达到控制出血及最大限度保留正常肝组织的目的,是治疗肝血管瘤的理想术式。

2.解剖性肝切除术

对于累及肝内重要结构的巨大肝血管瘤,肝血管瘤包膜外剥除术或不规则肝叶切除术会导致出现术中创面止血困难、术后出血及胆汁漏等并发症。解剖性肝切除术是治疗此类巨大肝血管瘤的有效方法,但是要同时切除部分正常肝组织。解剖性肝切除术可分为肝段切除、肝叶切除、半肝切除和多肝叶切除等,应根据肿瘤大小、发生部位和周围重要结构毗邻关系等选择具体术式。因该术式手术难度大,术后并发症多,术前需准确评估肝储备功能及肿瘤、胆管与大血管等重要结构的相互关系,尽可能提高手术安全性。

3.腹腔镜肝血管瘤手术

现代外科手术逐渐趋向于微创化,近年腹腔镜肝血管瘤手术发展迅速。腹腔镜手术具备创伤小、恢复快等特点,但受到肿瘤大小、发生部位的限制。对于肝尾状叶和肝中叶等特殊部位的肝血管瘤,行手术易发生大出血,故行腹腔镜手术尚有一定难度和风险。由于术中间隙分辨和止血困难,腹腔镜肝血管瘤切除不宜沿瘤体包膜行血管瘤剥除,采用规则性肝切除术是有效、可靠、安全的选择。

4.肝血管瘤缝扎术

肝血管瘤缝扎术适用于多发、散在肝表面的小血管瘤,是一种安全、有效、简便的治疗方法。由于缝扎术术后存在一定的复发率,近年应用逐渐减少。

5.肝动脉栓塞术

肝血管瘤主要由肝动脉供血,肝动脉栓塞术治疗肝血管瘤成为一种有效的方法。栓塞剂到达异常的血管后,破坏内皮细胞,使血液有形成分崩解淤积,导致广泛的血栓形成,继发萎缩和纤维化。肝动脉栓塞术能够暂时控制病情,但不是根治性治疗措施,且栓塞后可引发肝内胆管坏死、肝脓肿、胆汁性肝硬化和肝叶萎缩等严重并发症,在临床应用上有一定的局限。

6.射频消融

RFA 是在超声引导、腹腔镜、开腹等条件下,利用高频电流的热效应使肿瘤组织发生凝固性坏死。RFA 适用于位于肝表面,远离肝门、膈肌、胆囊和肠管等的小血管瘤,具有微创、简便等特点。由于 RFA 治疗有发生部位的限制,而且对体积较大的肝血管瘤治疗不彻底,易复发,临床上主要应用于有心理负担的小肝血管瘤患者。

(八)预后

本病为良性病,发展缓慢,无恶变倾向,一般预后良好。但由于某种原因,如妊娠或剧烈运动等促使瘤体迅速增大,或者因外伤可使肿瘤破裂,危及生命。带蒂的肝海绵状血管瘤可发生蒂部扭转,引起肿瘤坏死、疼痛等。有个别患者因血管瘤巨大发生血小板减少、纤维蛋白原减少而导致凝血功能障碍,引发出血性疾病而死亡;血管瘤有动静脉瘘,因回心血量增多和心脏负担加重导致心力衰竭而死亡。

二、肝局灶性结节性增生

肝局灶性结节性增生是仅次于肝血管瘤的肝良性肿瘤之一,占肝原发肿瘤的 8%、在人群中的患病率约为 0.9%。FNH 通常无症状及并发症,亦无恶变可能,一般情况下只需随访观察,只有在诊断不明确或者有症状时才需手术切除。

(一)病因与病理

1.病因

目前认为,FNH 是肝实质对先天存在的动脉血管畸形的增生性反应,而非真正意义上的肿瘤。临床上,FNH 偶与血管瘤等血管异常病变伴发也支持先天性血管异常病变学说。也有研究者认为 FNH 的发病可能与雌激素有关。

2.病理

FNH 通常单发、大小多<5cm,病灶边界清楚,无包膜,多位于肝包膜下,在肝表面形成脐凹,甚至突出表面呈蒂状。病理一般分为经典型和非经典型两种类型,经典型特征为异常的结节样结构、畸形的血管、增生的胆管,切面中央可见星状的瘢痕纤维组织,形成间隔向四周放射而分割肿块。中央瘢痕包含有畸形的血管结构,异常增粗的动脉纤维间隔不断分支,供应各结节。非典型有毛细血管扩张型、细胞不规则型、混合增生及腺瘤型,此型缺乏异常结构的结节或畸形的血管,多数病例大体表现为不均匀的腺瘤球样改变,分叶轮廓不清,缺乏肉眼可见的瘢痕。

(二)诊断

1.临床表现

绝大多数 FNH 患者无临床症状,只有不到 1/3 的患者因为轻微的上腹疼痛不适或有腹部肿块等就诊,通常情况下 FNH 是在剖腹手术或体检时偶然发生。

2.影像学检查

FNH 的术前诊断及鉴别诊断主要依靠影像学检查,超声、CT、MRI 及血管造影等有助于病变的定性与定位,但都有一定的局限性,联合应用可以提高其确诊率。

(1)超声:FNH 通常表现为轻微的低回声或等回声,很少为高回声,经常可见到分叶状轮廓及低回声声晕,而肿块内部回声分布均匀,可有点线状增强,边缘清晰,无包膜,星状瘢痕为轻微的高回声。彩色多普勒超声显示病灶中央有粗大的动脉向四周呈放射状,动脉血流速高而阻力低为 FNH 的特征性表现。85%~90% 的 FNH 超声造影表现动脉期早期增强,病灶中央动脉向四周呈放射状灌注,动脉晚期病变为均匀的高回声,门脉期及血窦期为轻微高回声或等回声,中央瘢痕在动脉期及门静脉期都是低回声。

(2)CT:平扫为低密度或等密度占位,有 1/3 的患者在肿块中央可见低密度星状瘢痕;89%~100%病变增强后动脉期即出现快速、显著、均匀的强化,中央瘢痕为低密度或轻微高密度,延迟期多数病灶为等密度,中央瘢痕可呈等密度或高密度。

(3)MRI:除瘢痕信号均匀外,T_1WI 为等信号或稍低信号,T_2WI 为等或稍高信号;注射 Gd-DTPA(造影剂)后有两种典型的动态增强方式:①无瘢痕的 FNH 在动脉期明显增强,门静脉期和延迟期轻至中度增强或呈等或稍低信号;②有瘢痕的 FNH 在动脉期明显增强(瘢痕无增强),门静脉期轻至中度增强或呈等或稍低信号,门静脉期和延迟期瘢痕逐渐增强。FNH 不典型影像表现为有多发病灶,存在假包膜,无瘢痕,出血和不均匀增强等。

约有 50% 的患者可见中央瘢痕,其 T_1 加权像为低信号,T_2 加权像高信号。超顺磁性物质的靶细胞分别为库普弗细胞和肝细胞,这些造影剂可以用来证实肝细胞源性病变,在 FNH 病灶内的库普弗细胞摄取造影剂后 T_2 加权像信号强度降低。

(4)血管造影:FNH 显示为多血管肿块,表现为中央动脉供血并向周边放射性灌注,肝实质期染色均匀,门静脉期呈现充盈缺损,病变不侵犯肝门静脉,无血管渗漏及动静脉瘘。

(5)核素检查:采用 ^{99m}Tc 硫胶闪烁照相,有 50%～70% 的 FNH 显示硫胶浓集,可与不含库普弗细胞的肝癌、肝细胞腺瘤等鉴别。

3.病理检查

病理检查是诊断 FNH 的金标准,穿刺或小块活检由于取材局限通常不能包括重要组织成分,难以作出正确诊断;对于非典型 FNH 可能由于缺乏 FNH 的典型病理特征,即使手术切除标本也难与肝细胞腺瘤及高分化肝癌鉴别,需要结合临床及实验室检查才能作出诊断。

(1)典型的 FNH 切面常见中央星状瘢痕,肿块内无出血、坏死。周围肝组织无肝硬化可作为诊断 FNH 的基本判断。镜下表现为纤维分隔的结节增生性肝细胞团,肝细胞分化良性,一般无明确的异型。纤维间隔内可见数量不等、分布不均的增生小胆管,部分呈簇状分布,常伴有数量不等的淋巴细胞浸润。在纤维瘢痕和纤维间隔内常有畸形血管,是本病的重要组织学特征之一。

(2)非经典型 FNH 分为 3 个亚型:①毛细血管扩张型,大体结节状表现不明显,切面缺乏星状瘢痕,组织学主要表现为短小的纤维间隔内有较多的扩张血管,血管内膜增生不明显,而血管肌层增厚,类似于血管瘤,矮小的纤维间隔内常可见毛细胆管增生。②混合细胞型,病变区域内见少许纤维间隔及少量畸形血管,主要表现为肝细胞实质性增生,类似于肝细胞腺瘤,病灶易见增生的胆管,而另一部分区域类似毛细血管扩张型 FNH。③伴肝细胞不典型增生型,可具有上述同类型组织成分的表现,主要表现为肝细胞增大、细胞核深染、核形不规则,常见多核,核仁显著,并见核分裂象。

(三)诊疗风险的防范

FNH 是没有恶变倾向的良性病变,并且并发症少见,对于其治疗已形成以下共识:FNH 的观察随访是安全的,一旦诊断明确应避免手术;只有在肿瘤生长或组织诊断不明确的情况下才行手术切除。

对诊断明确并有临床症状的 FNH 可采用动脉栓塞、射频消融、高强度聚焦超声等在内的微创治疗方法。对少数肿块巨大或多灶性 FNH 引起肝衰竭者,可考虑肝移植。

对于剖腹探查中偶然发现的 FNH,应根据肿块的大小、部位、患者病情及术者的经验来决定是否同时采取手术。对无症状的 FNH,最好仅做简单的肝组织活检。有关妊娠与 FNH 并发症发生的危险性尚无定论,对于希望妊娠的妇女,无必要行预防性切除。

1.FNH 与肝常见占位性病变的鉴别

病理诊断须与肝细胞腺瘤、肝腺瘤样结节增生、高分化肝细胞癌、肝纤维板层癌等肝占位性病变相鉴别。与后几种肝占位性病变相比,FNH 的典型或非典型性病理表现有中央纤维瘢痕、厚壁畸形血管、增生小胆管和增生性肝细胞结节等;免疫组化染色 CD34 微血管主要围绕纤维间隔边缘,结节中央血管密度增生不明显,CD143 表达降低。

2.FNH 破裂出血

文献报道 FNH 破裂出血患者均为女性。FNH 破裂出血误诊率高达 80%,多诊断为肝腺瘤或肝癌破裂出血。诊断时应重视 FNH 出血的可能,出血处理以手术切除为主;如手术难度较大者不宜勉强急诊切除病灶,以止血抢救生命为主。病灶破裂出血比较局限,血流动力学稳定者以非手术治疗为主,待准备充分后再手术切除病变。此外,还可以考虑行血管造影并行动脉栓塞止血,然后尽早手术切除病变,防止再次出血。

三、肝细胞腺瘤

肝细胞腺瘤(HCA),是临床较为少见的肝良性肿瘤,目前多认为起源于肝实质细胞,也有学者认为起源于肝始祖细胞,女性的发病率约为 1/10000。

(一)病因和发病机制

HCA 的发生可能是由于:①长期口服服避孕药可能使肝细胞坏死,促使肝细胞增生导致 HCA 发生;②继发于肝硬化或其他病症,如梅毒、病毒、静脉充血等所致的代偿性肝细胞结节增生;③源于胚胎发育期与正常组织结构脱离联系的孤立性肝胚胎细胞团;④一些代谢性疾病、药物导致的广泛肝损害和血管扩张可能引起 HCA 的发生,如糖原代谢病、Fanconi 贫血、Hurler 病、严重混合性免疫缺陷病、糖尿病、半乳糖血症等病症和皮质类固醇、达那唑、卡马西平等药物。

(二)病理

据肝细胞核因子 1α(HNF1α)和 β-catenin 是否有变异和组织学上是否存在炎症,将 HCA 分为 3 种类型:①伴有 HNF1α 基因突变的 HCA;②伴有 β-catenin 基因突变的 HCA;③伴有或不伴有炎症的 HCA。其中伴有 HNF1α 基因突变的 HCA 占 30%～50%,病理表现主要为显著的脂肪变性,但缺乏细胞学异常且无炎性浸润。该型患者的发病年龄较轻,部分患者伴糖尿病、多有腺瘤的家族史。伴有 β-catenin 基因突变的 HCA 发生率为 10%～15%,较常见细胞学异常和假性腺瘤形成。无 HNF1α 或 β-catenin 基因突变而伴有炎性浸润的肿瘤约占35%,类似于毛细血管扩张型 HCA。无任何特征的 HCA 发病率低于 5%～10%。有学者发现,在 β-catenin 基因突变的 HCA 中 46% 发生了腺瘤与癌变间临界病变相关的肝细胞肝癌,而在炎性病变或 HNF1α 基因突变 HCA 中没有或极少发生肝细胞癌,故伴有 β-catenin 基因突变的 HCA 具有最大的恶变风险。

(三)诊断

HCA 早期肿瘤较小,患者无肝炎、肝硬化病史,症状和体征无特异性,化验检查甲胎蛋白正常,诊断主要依靠超声、CT、MRI 等。

1.超声检查

超声可见病灶边界清晰、血供丰富,肿瘤内回声不均,周边有声晕,其中小的 HCA 多呈分布均匀的低回声,大的 HCA 病灶内可见丰富的斑点状及条状血流信号,呈"彩球征",瘤周可测及条状大支血流环绕肿瘤走行或分支进入瘤内;脉冲多普勒可测及持续低速静脉频谱及低速低阻动脉频谱。超声造影可见动脉相,早期可见包膜下纤曲走行进入瘤内的粗大滋养动脉分支显影,后表现为均匀快速高增强,造影全过程肿瘤包膜局部呈持续高增强。

2.CT

平扫典型表现呈等密度或略低密度影,边界清楚,瘤体内可有更低密度的出血坏死区,合并新鲜出血时则出现高密度影。增强扫描动脉期明显强化,门静脉期呈略高密度或等密度影,延迟期为等密度。

3.MRI

T_1 加权像和 T_2 加权像典型表现为混杂不均匀等信号或高信号影,较大 HCA 信号不均匀,病灶周围纤维组织增生形成包膜。如合并糖原贮积症,T_1 加权像及 T_2 加权像呈高信号。亚急性出血灶在 MRI 在 T_1 加权像及 T_2 加权像上表现为明显高信号。

(四)治疗

由于 HCA 有恶变倾向,且易发生破裂出血,故经诊断后应早期行手术治疗。但也有学者认为,瘤体直径<5cm 或 AFP 正常者可以随访,直径>5cm 或 AFP 升高者应及时手术。手术根据肿瘤部位、大小选择肝叶、肝段或不规则肝切除术,若肿瘤包膜完整、位置表浅可沿包膜分离切除肿瘤,若肿瘤较大,位于第一、二肝门或紧邻腔静脉,估计难以完整切除者可行包膜内肿瘤剔除术;若肿瘤巨大、位置深在,紧贴肝门和大血管,无法切除者可结扎患者肝叶肝动脉,同时用明胶海绵等行动脉栓塞。对于多发 HCA,可将大的主瘤切除,其余小瘤逐一剔除;无法手术切除完全的多发性 HCA 可行肝动脉结扎或肝动脉栓塞术,已致肝功能不全或有癌变倾向者,可行肝移植术。也可经皮射频消融治疗 HCA。HCA 破裂出血者,手术并发症多,死亡高,应首选选择性肝动脉栓塞术。有口服避孕药史且肿瘤较小者可停服避孕药后观察肿瘤变化。

(五)诊疗风险的防范

HCA 诊断上应与高分化肝细胞肝癌中、FNH 相鉴别,三者治疗和预后不同。FNH 具有其特征性星状瘢痕组织,该组织将肝组织分隔成结节状,并且增强扫描延迟期多强化;应用钆造影剂增强扫描时 1～3 小时后 FNH 为高信号。肝癌患者多有肝炎、肝硬化病史,60%～70%的患者 AFP 升高,CT 及 MRI 检查可鉴别。对于 HCA 细针穿刺诊断价值有限,应避免。对于 HCA 破裂出血者如上所述应先行肝动脉栓塞治疗,如出血停止则待二期手术切除。邻近肝内及肝外大血管或不能完整切除者不可强求切除,可行肝动脉结扎或栓塞。

四、肝内胆管囊性肿瘤

肝内胆管囊性肿瘤(BCTs),可发生于肝内外胆管任何部位。瘤体呈球形,外表光滑,直径为2.5～25cm,多在10cm以上,中年女性多见。影像检查的广泛普及使肝囊性病变的检出率明显提高。BCTs包括肝内胆管囊腺瘤(BCA)及肝内胆管囊腺癌(BCAC)。囊腺瘤及囊腺癌是少见的肝恶性上皮性肿瘤,约占肝囊性病变的5%,肝恶性肿瘤的0.41%,BCTs有恶变可能需要手术切除。

(一)发病机制

目前肝内胆管囊性肿瘤起源的具体机制尚不明确。有研究认为囊腺瘤是先天性的胆管畸变错构、肝内胆管囊肿恶变或胚胎时期异位胆囊发展而来。

(二)病理

1.大体表现

BCTs大部分位于肝内,极少位于肝外,常为单发的巨大囊性病变,被较厚的纤维组织包裹,含有多个与胆管不相通的囊腔(图4-1-1)。囊壁明显增厚、界限清晰,可见附壁增生结节。有研究者统计9例BCAC的病理结果显示:2例为单房,7例为多房;病变直径为4.5～18.5cm,平均11.8cm;6例位于左半肝,3例位于右半肝;6例腔内为黏液,1例为血性液体;囊腔内均可见菜花样附壁结节,其中5例局限在囊腔内部,另外4例呈浸润性生长,突破纤维囊壁侵犯肝实质及相邻膈肌。

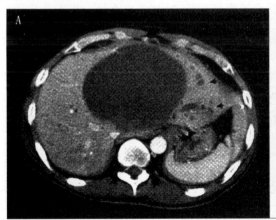
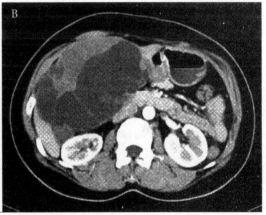

图4-1-1 肝内胆管囊性肿瘤

可见增厚的纤维囊腔,内壁附着表面不规则的增生结节

2.镜下表现

对于BCAC,镜下可见分化良好的乳头状囊腺癌细胞,其间可见纤维血管基质。癌细胞为立方状或柱状,细胞核分层及有丝分裂象明显(图4-1-2)。囊壁富含疏松的纤维组织、炎性细胞浸润及充满含铁血红素的巨噬细胞。肿瘤细胞可表现为不同程度的周围浸润,如向邻近的肝窦、淋巴结、神经的浸润。按照肿瘤是否向周围侵犯及临床预后的不同特点,有学者将BCAC患者分为两型:①非浸润型:无周围肝实质及器官的浸润,术后3年生存率80%(4/5);②浸润型:肿瘤侵犯周围脏器包括膈肌、肝组织,术后1年生存率75%,3年生存率0。但是两者的免疫组织化学及病理学特点没有明显差异。上述分型有利于准确诊断、决定治疗方案及预后的评估。非浸润型4例患者术后无肿瘤复发,提示囊腺癌增厚的囊壁能够限制肿瘤细胞的转移,实施适当的外科手术可使患者长期存活。浸润型有3例术后存活超过1年,优于肝内

胆管细胞癌(平均存活 7 个月)。肝内胆管囊腺癌的病理特点与肝内胆管细胞癌相似,如可出现 CEA、组织多肽抗原(TPA)及 CA19-9 的阳性染色等。肝内胆管细胞癌组织的 CEA 染色明显强于正常胆管,肝内胆管囊腺癌也表现出类似特点。CEA 染色及分布明显强于正常胆管细胞,这是与肝内其他囊性病变相鉴别的要点。

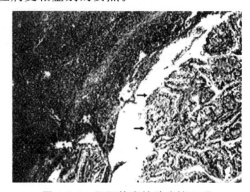

图 4-1-2　肝胆管囊性肿瘤镜下观

囊壁胆道染色,可见柱状细胞及变异的细胞核(箭头所指)

(三)诊断

肝内胆管囊腺瘤好发于中年女性;肝内胆管囊腺癌好发于 60 岁左右女性。患者平均年龄 55 岁(25～67 岁),男女比例为 2:1。

1.症状与体征

BCTs 进展缓慢,囊肿较小时无明显不适,均为偶然发现。症状取决于病变大小、位置。腹部包块、腹胀伴腹痛为最常见症状。患者通常不伴有肝硬化及肝内胆管结石;胰、肾均不伴囊性病变。此外,肿瘤恶变可以导致水肿、黄疸。如果肿瘤增长迅速或伴有囊内出血、感染可引起新发症状如腹痛加重、寒战及发热等。

2.化验检查

无特异性肿瘤标记物能够确诊 BCTs。有研究显示,BCAC 患者术前碱性磷酸酶(ALP)、天门冬氨酸氨基转移酶明显升高且有统计学意义。虽然 CA19-9 在 BCAC 组高于 BCA 组但没有统计学差异。抽取肝内胆管囊性肿瘤囊液进行分析发现肿瘤标记物 CEA 水平升高。只在个别 BCAC 患者囊液中观察到了不典型细胞,且没有特异性。

3.影像学检查

(1)超声表现:腹部多普勒超声为首选检查手段,不仅能够发现肝内无回声团块,内有乳头状突起或者低回声团块伴分隔囊腔,而且可以测量囊壁厚度,甚至可以探查膈膜血流。

(2)CT:BCTs 好发于左半肝,原因是肿瘤起源于胚胎时期的胆囊。多表现为单发囊肿,有学者观察 7 例 BCAC 全部为单发性囊肿。囊液密度一般<30Hu,但每个囊腔的密度可以不同,取决于囊内物质,如黏液、血浆、出血坏死物等。既往研究表明,BCTs 的影像学特点为大囊肿有分隔、多个囊腔、囊壁增厚、钙化不规则;囊腔内可见附壁结节或乳头状突起;增强扫描时囊壁无明显强化;膈膜及囊腔内附壁结节明显强化(图 4-1-3)。由于 BCTs 的压迫可导致肿瘤远侧肝内胆管扩张(图 4-1-4)。CT 不仅能够评价肿瘤的位置、大小,还有助于决定手术方式。

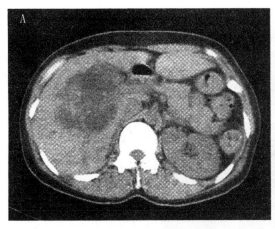
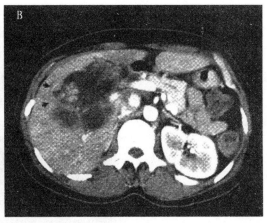

图 4-1-3　BCAC 的附壁结节

A.CT 平扫发现孤立囊肿占据左肝叶;B.CT 增强扫描显示囊腔内乳头状附壁结节(黑色箭头所指),没有早期强化

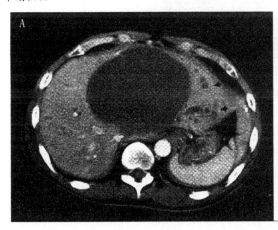
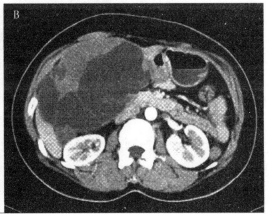

图 4-1-4　BCAC 孤立囊肿合并肝内胆管扩张

A.CT 增强扫描发现肝内胆管扩张(黑色箭头所指);B.另一例 BCAC 表现为大囊腔内包含多边形的小囊

(3)MRI:T_1 加权像显示囊腔低信号;T_2 加权像显示囊腔高信号。如肿瘤出血则 T_1 加权像表现为高信号。一般来说,BCA 与 BCAC 单纯从影像学上很难鉴别。

(4)PET/CT:糖代谢显像剂[18]氟-脱氧葡萄糖(^{18}F-FDG)可以通过观察组织内脱氧葡萄糖(FDG)摄取量确定其占位病变的性质,恶性肿瘤高摄取 FDG 是因为高表达的葡萄糖转运受体、高水平的己糖激酶和低水平的葡萄糖-6-磷酸化酶等因素导致 FDG 聚集并滞留在肿瘤细胞内从而使肿瘤细胞得以显像,且恶性肿瘤 FDG 摄取量明显高于正常组织及良性病变。有文献报道了 PET/CT 诊断肝内胆管囊腺癌的特点(图 4-1-5),但均为个案报道,尚需积累临床资料。

4.穿刺化验检查

文献表明,囊液 CEA、CA19-9 水平有助于确诊 BCTs。但也有学者认为囊液 CEA、CA19-9 的诊断不够精确,穿刺过程中有导致肿瘤转移的风险,因此术前不行细针穿刺囊液生化及病理检查。此外,囊液肿瘤标记物数值偏差较大。术前囊液分析较少,大部分数据为术中超声定位细针穿刺所得,且需要稳定的试剂、浓度及操作,才能获得比较客观的结果。83.3%的 BCTs 及 75%的单纯肝囊肿 CEA、CA19-9 浓度均可超过正常值,而只有 50%BCAC 的 CEA 明显升高,可见 CEA 及 CA19-9 的特异性均较差。血浆与囊液的肿瘤标记物浓度无相关性。囊液的细胞学检查极少获得阳性结果。还有研究报道,术前 7 例 BCAC 患者进行了肝脏细针穿刺活检病理检查,其中 3 例发现恶性肿瘤细胞但没有特异性,仅有 1 例在超声定位下穿刺后诊断为 BCAC。因此认为囊液穿刺细胞、生化检查对诊断及良恶性的判定无明显帮助。

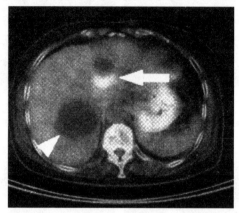

图 4-1-5　肝胆管囊性肿瘤 PET/CT 表现

可见肝左叶肿物外周 FDG 的强烈吸收(白色三角所指),表现为高代谢病灶,术后证实为 BCAC,肝右叶囊性占位为肝囊肿没有 FDG 的浓聚(白色箭头所指)

(四)治疗

一旦诊断为 BCTs 即应该施行外科手术完整切除囊肿。根据肿瘤的部位及大小行肝叶切除或不规则切除。

相对于原发性肝癌及肝内胆管细胞癌而言,BCAC 远处转移少见,预后较好。也有文献总结 9 例 BCAC 患者的治疗及结果:肝叶切除者 5 例;囊肿及肝组织不规则切除者 2 例;1 例未手术仅行药物化疗;1 例开腹探查时发现囊腺癌已经广泛转移未进一步手术;3 年生存率为 50%。Jeong Kyun Seo 等研究了 20 例 BCTs 患者,其中囊腺瘤 13 例,囊腺癌 7 例。9 例 (69.2%)囊腺瘤患者在确诊后 1 年内行手术治疗;所有囊腺癌患者确诊后 1 个月内均行手术治疗。平均随访 29 个月后,1 例 BCAC 患者因腹腔转移死亡,其余患者均无复发转移。随访 13 例 BCA 患者平均 78.5 个月(18～118 个月)没有发现 BCA 恶变为 BGAC。但 Ishak 将肝内胆管囊腺瘤与肝内胆管囊腺癌对比后,认为肝内胆管囊腺癌是由肝内胆管囊腺瘤恶变而来的。

(五)诊疗风险的防范

1.诊断方面

(1)肝内胆管囊腺瘤与肝内胆管囊腺癌的鉴别诊断

出现上腹胀痛、腹部包块、发热、黄疸等症状;超声及 CT 检查发现肝囊性占位性病变;囊肿壁厚,可见膈膜将其分为多个囊腔,膈膜内可有钙化,增强 CT 扫描可被强化。如符合上述特点可以诊断为 BCA。

有研究显示,85.7%的 BCAC 有附壁结节,明显高于 BCA 组(P<0.01);BCAC 囊液密度不均、合并肿瘤远侧肝内胆管扩张比例均高于 BCA。单变量 Logistic 回归分析显示附壁结

节、合并胆管扩张是肿瘤恶变的危险因素。但也有学者认为附壁结节、胆管扩张的存在与BCAC的相关性尚存在争议。

（2）与其他囊性占位的鉴别诊断

①单纯性肝囊肿：肝单纯性囊肿与BCTs的大小没有差别。单纯性肝囊肿囊液为浆液性清亮液体；BCTs囊液富含蛋白、黏液、胶冻样物质，甚至出现血水、脓液。通常BCTs与单纯性肝囊肿容易鉴别，但个别肝囊肿影像学特点类似于肝内胆管囊腺瘤，容易被误诊为BCTs。有文献总结了4家医院的病例资料，比较20例BCTs及19例类似BCTs的单纯性肝囊肿特点后发现，BCTs出现临床症状的比例高于单纯性肝囊肿；附壁结节、肝左叶囊肿、ALP升高提示BCTs的可能性较大。此外还观察到65％（13/20）的BCTs可见合并肝内胆管扩张。

②肝脓肿：肝脓肿液化坏死也可以表现为囊性病变，但通常有感染中毒症状并且在短期内有明显的影像学变化，即从实性占位变为囊性占位。20％的肝脓肿可见气液平面，是特征性变化。此外肝脓肿周边水肿带早期强化也有别于BCTs。

③肝包虫病：患者常有牧区居住史，腹部平片可见右季肋区明显钙化灶，超声可见单囊或多囊，CT见囊腔内密度不均，条索状结节状钙化。结合包虫皮试实验可鉴别此病。

④囊性转移瘤：大部分肝转移瘤为实性，如果肿瘤生长过快可部分或全部囊变，常见于神经内分泌肿瘤、肉瘤、黑色素瘤等。囊性转移瘤其囊壁亦不规则，厚薄不均，有时也可以见到壁结节，增强扫描也可见囊壁及壁结节的强化，与胆管囊腺癌相似。但转移瘤常为多发，大小不一，瘤周水肿，无纤维组织分隔，细针穿刺结合原发肿瘤病史不难鉴别。

2.治疗方面

BCTs患者多不伴有肝硬化等慢性肝病，因此，手术可切除性较高，可行囊肿及邻近肝组织不规则切除或肝叶切除术，文献均未提及附加局部淋巴结清扫。除术中发现肿瘤晚期远处转移者外，大部分BCTs患者手术后预后良好。

胆道引流不仅可以缓解症状，而且可以为进一步明确诊断提供有效帮助。精确定位对于肝内胆管囊腺瘤治疗策略的制定至关重要，完整切除肿瘤是最佳治疗方案，可有效防止其复发；全肝多发囊腺瘤可以通过分期处理得到较好的短期疗效。

但应在诊断时应注意与肝囊肿、囊性转移瘤、肝脓肿的鉴别，这几种疾病的治疗与肝内胆管囊性肿瘤的治疗存在明显差别，预后也存在很大不同。

五、肝囊肿

肝囊肿通俗点说就是肝中的"水泡"。绝大多数肝囊肿都是先天性的，即因先天发育的某些异常导致了肝囊肿形成。后天性的因素少有，如在牧区，人们染上了包囊虫病，在肝中便会产生寄生虫性囊肿。外伤、炎症，甚至肿瘤也可以引起肝囊肿。囊肿可以是单发的，小至0.2cm；也可以多到十来个、几十个，甚至也可有一个是大至几十厘米的。多发性肝囊肿患者有时还合并其他内脏的囊肿，如伴发肾囊肿、肺囊肿及偶有胰囊肿、脾囊肿等。

（一）病因

肝囊肿病因大多数系肝内小胆管发育障碍所致，单发性肝囊肿的发生是由异位胆管造成的。肝囊肿生长缓慢,所以可能长期或终身无症状,其临床表现也因囊肿位置、大小、数目以及有无压迫邻近器官和有无并发症而异。

1.潴留性肝囊肿

为肝内某个胆小管由于炎症、水肿、瘢痕或结石阻塞引起分泌增多,或胆汁潴留引起,多为单个。病变囊内充满血液或胆汁,包膜为纤维组织,为单发性假性囊肿。

2.先天性肝囊肿

由于肝内胆管和淋巴管胚胎时发育障碍,或胎儿期患胆管炎,肝内小胆管闭塞,近端呈囊性扩大及肝内胆管变性,局部增生阻塞而成,多为多发。

(二)诊断

1.症状与体征

肝囊肿是指肝的局部组织呈囊性肿大,对人体的健康影响不大。体积较小时,没有明显症状,常常在腹部超声检查或腹部手术时发现,不需要治疗。

当囊肿过大时,可出现消化不良、恶心、呕吐和右上腹不适或疼痛等症状。可采用以下治疗方法,如手术开窗引流、切除囊壁,也可经超声引导穿刺引流后,再注入无水乙醇使囊壁硬化,疗效均较满意。

少数肝囊肿可出现以下状况,如囊肿破裂、囊内出血、感染或短期内生长迅速有恶变倾向等,因此对于所有肝囊肿需要定期检查观察,必要时施行手术治疗。

2.影像学检查

在影像诊断中超声波检查最为重要。在肝囊肿的定性方面,一般认为超声波检查比 CT 更准确。但在全面了解囊肿的大小、数目、位置以及肝和肝周围的有关脏器时,特别是对于需行手术治疗的巨大肝囊肿患者,CT 检查对于手术的指导作用显然优于超声。一般情况下,肝囊肿患者并不需要做彩色超声及磁共振成像检查。化验检查对肝囊肿的诊断价值不大。通常,肝囊肿并不会导致肝功能的异常。但有时为了鉴别诊断,做某些血液检查仍然是必要的,特别是血液甲胎蛋白检查,以排除原发性肝癌。

3.肝囊肿的并发症

(1)囊肿感染:囊肿感染是多囊肝的少见并发症。患者近期内有过腹部手术史,肾移植和慢性炎症为其危险因素。临床表现有:发热、右上腹痛、红细胞沉降率加快、血白细胞增多;近50%的患者伴血清碱性磷酸酶升高,而较少患者有胆红素及谷草转氨酶的升高,绝大多数以大肠埃希菌感染为主;CT 片发现囊肿内有气泡形成提示感染,但如果近期有囊肿穿刺史或含气的胆管相通,CT 上亦显示看到气体,囊肿穿刺抽液有利于诊断,治疗以囊液引流加抗生素治疗为主。

(2)其他并发症:可并发肝静脉流出道阻塞、梗阻性黄疸,部分患者伴有先天性纤维化。发病年龄从出生至 24 岁,常伴有脾大及门静脉高压表现。

(三)治疗

单发性巨大囊肿可考虑穿刺引流或切除。多发性囊肿可考虑部分肝切除术;囊肿破裂感染可应用抗生素治疗。多数肝囊肿一般无临床症状,当囊肿长大到一定程度,可能会压迫胃肠道而引起症状,如上腹不适饱胀;也有因囊肿继发细菌感染出现腹痛、发热而需要治疗的。

(四)诊疗风险的防范

1.肝囊肿是否需要治疗

多数肝囊肿对人体的健康影响不大,只需要定期随诊就可以了。是否需要治疗主要是根据下面的情况而定:如巨大肝囊肿可能压迫邻近的器官或肝内的胆管,引起相应的症状和体征;或压迫胃而引起嗳气、腹胀、食欲缺乏。

少数严重多发的肝囊肿,同时伴有肝纤维化和门静脉高压者,会造成肝功能损害,门静脉高压可能引起上消化道大出血,因此需要积极治疗。

有少数的肝囊肿患者,其囊肿和胆道系统有交通,细菌能通过胆道系统进入到囊肿内而引起感染,这样感染容易复发,且可能引起胆管炎,个别病毒例也可能癌变,应尽早手术切除。如随访过程中发现囊肿壁增厚,或者化验血有 CA19-9 糖抗原、癌胚抗原升高者,应及时手术切除。

2.肝囊肿随访注意事项

(1)肝囊肿大多是先天性的,有的单独一个,也有多个的,有的还合并肾囊肿。一般来说肝囊肿对人体健康没有多大影响,应告知患者不必紧张。

(2)多个的小囊肿,在 B 超或 CT 检查时有时发现得多,有时发现得少,主要是因为检查设备有局限性或检查者的仔细程度不一样,囊肿数目的多少与临床症状、预后并无关系。

(3)对于直径过大的肝囊肿,对肝本身或周围的器官有压迫症状的或有炎症的应及时治疗,可行穿刺针吸出其中的液体,但易复发;也可手术行肝囊肿开窗术打开以减轻压力。

(4)超声与 CT 诊断肝囊肿十分可靠,一般不必做更多的检查。

(5)肝囊肿并不影响患者的工作与生活,当体检发现肝囊肿时不需要治疗。另外,肝囊肿不会癌变,告知患者不必有心理压力。

第二节 肝细胞癌

肝细胞癌(HCC)是威胁人类健康的主要肿瘤之一。全球发病率逐年增长,已超过 62.6 万/年,居于恶性肿瘤的第 5 位,死亡接近 60 万/年,位居肿瘤相关死亡的第 3 位。肝癌在我国高发,我国发病人数约占全球的 55%,我国肝细胞癌的年死亡率为 20.37/10 万,在恶性肿瘤死亡顺位中占第 2 位,在城市中仅次于肺癌;在农村中仅次于胃癌。HCC 疗效不尽如人意的最主要原因是诊断较晚。70%~80% 的 HCC 患者发现时已到晚期,不能进行有效的根治性治疗。由于血清甲胎蛋白的临床应用和各种影像学技术的进步,特别是 AFP 和超声显像用于肝癌高危人群的监测,使肝癌能够在无症状和体征的亚临床期作出诊断,加之外科手术技术的成熟,以及各种局部治疗等非手术治疗方法的发展,使肝癌的预后较过去有了明显提高。但是,目前 HCC 总的治疗状况仍然是手术根治率低、复发率高、预后差。

一、流行病学

肝细胞癌是危害我国人民健康的主要的恶性肿瘤,其恶性程度高,预后差。2002 年全球最新统计,肝癌发病率在常见癌症中排行第 6 位,而病死率则排第 3 位,每年发病人数为 62.6 万例,新增 5.7%,共有 59.8 万例死亡,其中 82% 的病例在发展中国家,中国占其中的 55%。20 世纪末 10 年,其发病率持续增长,在东南亚和中非地区原发性肝癌发病率是欧美的 5 倍以上,我国每年约有 11 万人死于肝癌,其中男性 8 万,女性 3 万。占全世界肝癌年死亡数的 45%。肝癌发病中位年龄逐渐年轻化,如非洲为 30～40 岁,我国为 40～50 岁,美国为 55～65 岁。

在我国,根据 27 个省(市、区)1990—1992 年抽样地区居民恶性肿瘤病死率分析,我国肝癌高发于江苏、福建、广东、广西等东南沿海地区的江、河、海口与岛屿,如著名的肝癌高发区江苏启东、福建同安、广东顺德、广西扶绥等,其死亡率达 30/10 万以上。我国肝癌男女比约 3:1。

二、病因

本病在世界任何地区都有发现,任何原因导致的慢性肝病都可能在肝癌发生和发展过程中起着重要的作用。流行病学和实验研究均表明病毒性肝炎与肝细胞癌的发生有着特定的关系,目前比较明确的与肝癌有关系的病毒性肝炎有乙型肝炎和丙型肝炎。在我国,以乙型肝炎与肝癌关系最为密切,90% 的肝癌患者中有乙型肝炎病毒(HBV)感染背景。

(一)病毒性肝炎

1.乙型肝炎病毒与肝癌的相关性表现在以下几点

(1)肝细胞癌与乙型肝炎表面抗原(HBsAg)携带者的发生率相关,原发性肝癌高发的地区同时也是 HBsAg 携带率较高的地区。我国人群中 HBsAg 的携带率约为 10%,全国有 1.2 亿 HBV 携带者,每年尚有约 100 万新生儿因其母亲为携带者而感染 HBV。

(2)肝癌患者的慢性 HBV 感染的发生率明显高于对照人群。

(3)在有肝癌病史的家族中,其成员也多为 HBsAg 阳性慢性肝炎或肝硬化患者。说明除了可能的遗传因素外,HBV 感染仍是主要的致癌因素。

(4)分子生物学研究发现肝癌细胞的 DNA 中整合有 HBV-DNA 的碱基序列。HBV 的基因组为两条成环状互补的 DNA 链。HBV-DNA 的基因组包含 S 区、X 基因、C 区及 P 基因。S 区编码 HBsAg;X 基因编码乙型肝炎 X 抗原(HBxAg),C 区编码乙型肝炎核心抗原(HBcAg)及乙型肝炎 e 抗原(HBeAg)。HBV-DNA 整合到肝细胞的 DNA 后,可能通过与癌基因和(或)抑癌基因的相互作用,从而激活癌基因和(或)导致抑癌基因的失活而致癌。综上所述,HBV 感染是导致肝癌发生的重要因素。尽管有大量线索提示 HBV 与肝癌的关系密切,但是 HBV 导致肝癌发生的确切机制和过程仍不十分清楚。

2.丙型肝炎病毒与肝癌的关系近年受到重视

丙型肝炎与乙型肝炎相似,也可发生慢性肝炎和肝硬化,并在此基础上产生肝癌。我国肝癌患 HCV 感染率仍然较低,且其中有一部分为双重感染,提示 HCV 感染尚不是我国肝癌的主要病因。但近年来,与输血和使用生物制品有关的 HCV 感染案例有增多趋势,并可能导致某些 HBsAg 阴性肝癌的发生,因此对 HCV 的预防和诊治不容忽视。

（二）黄曲霉毒素

黄曲霉毒素(AF)与肝癌的关系在动物实验中已得到证实,黄曲霉毒素中以黄曲霉毒素 B1 的肝毒性最高。其与人类肝癌的关系主要来自流行病学的证据,流行病调查发现黄曲霉毒素污染地区居民肝癌的发病率较其他地区为高。黄曲霉毒素在肝内很快转化为具有活性的物质,其代谢产物据认为是一种环氧化物,可与 DNA 分子的鸟嘌呤碱基在 N7 位共价键结合,干扰 DNA 的正常转录。

（三）环境因素

在我国肝癌高发的江苏启东、广西扶绥、上海南汇等地的流行病学调查表明,饮用池塘水人群的肝癌发病率高,饮用深井水、河水人群的肝癌发病率低,这可能与池塘水受蓝绿藻产生的微囊藻毒素污染有关。高发地区水土中硝酸盐及亚硝酸盐的含量较高,水源中铜、锌、镍含量高,钼含量较低。在某地区发现肝癌的发病率与土壤及农作物中缺硒有关,美国也曾报道肝癌的发病率与环境中的硒含量呈负相关,这些微量元素与肝癌之间的关系尚待进一步研究。

三、病 理

（一）外观分型

1.大体分型如下

(1)弥漫型:癌结节弥漫分布全肝。

(2)巨块型:瘤体直径＞10cm。

(3)块状型:瘤体直径为 5～10cm,根据肿块数量和形态,又分为单块型、融合块状型和多块状型。

(4)结节型:瘤体直径为 3～5cm,根据结节数量和形态,又可分为单结节型、融合结节型和多结节型。

(5)小癌型:瘤体直径＜3cm,边界清晰。

2.按肿瘤大小可分为

(1)微小肝癌:瘤体直径≤2cm。

(2)小肝癌:瘤体直径＞2cm,≤5cm。

(3)大肝癌:瘤体直径＞5cm,≤10cm。

(4)巨大肝癌:瘤体直径大于 10cm。

3.根据肝癌生长方式可分为

膨胀型、浸润型、混合型、弥漫型和特殊型。

（二）组织学分型

肝细胞癌典型特征是细胞呈多边形,呈颗粒状,为嗜酸性,排列成索状或假叶状,同一病例中有时可见结节性增生、腺瘤和肝癌等不同病变同时存在,且常伴有肝硬化。1954 年,Edmondson 根据分化好坏将肝细胞癌分为Ⅰ～Ⅳ级,但分化好和分化差的小肝癌其预后并无肯定的差别。

Edmondson-Steiner 分级法如下：

1.Ⅰ级

癌细胞呈高分化状态，核质比接近正常。

2.Ⅱ级

癌细胞中度分化，但核质比增加，核染色更深。

3.Ⅲ级

癌细胞分化较差，核质比更高，核异质明显，核分裂多见。

4.Ⅳ级

癌细胞分化最差，胞质少，核染色质浓染，细胞形状极不规则，排列松散。

(三)肝癌的临床分型分期

1997 年国际抗癌联盟对肝癌的 TNM 分期建立在详细的临床检查基础上，对评价治疗和判定预后有较好的参考价值。TNM 分期的具体标准如下。

1.TNM 临床分期

(1)T：原发肿瘤。

①T_x：原发瘤无法被估价。

②T_0：无原发瘤的依据。

③T_1：单发瘤，最大直径≤2cm，无血管侵犯。

④T_2：单发瘤，最大直径≤2cm，但有血管侵犯；或多发瘤，局限于肝的一叶，最大直径≤2cm，无血管侵犯；或单发瘤的最大直径＞2cm，但无血管侵犯。

⑤T_3：单发瘤，最大直径＞2cm，有血管侵犯；或多发瘤，局限于肝的一叶，最大直径≤2cm，有血管侵犯；或多发瘤，局限于肝的一叶，其中任何一个病灶＞2cm 伴有或不伴有血管侵犯。

⑥T_4：多发瘤超过肝的一叶；或单发(或多发)瘤侵及肝门静脉或肝静脉的主要分支；或肿瘤直接侵犯除胆囊外的其他邻近脏器；或肿瘤已破裂致血腹。

(2)N：局部淋巴结。

①N_x：局部淋巴结无法被估价。

②N_0：局部淋巴结无侵犯。

③N_1：局部淋巴结转移。

(3)M：远处转移。

①M_x：远处转移无法被估价。

②M_0：无远处转移。

③M_1：已有远处转移。

2.TNM 的病理分期

T、N、M 的病理分期与临床 T、N、M 分期相对应。N_0 指的是不少于检查 3 个被切除的局部淋巴结。

分期组别如下：

(1)Ⅰ期：$T_1N_0M_0$。

（2）Ⅱ期：$T_2N_0M_0$。

（3）ⅢA期：$T3N_0M_0$。

（4）ⅢB期：$T_1N_1M_0$；$T_2N_1M_0$；$T_3N_1M_0$。

（5）ⅣA期：T_4任何NM_0。

（6）ⅣB期：任何T任何NM_1。

（四）肝癌的转移

肝癌转移的发生率与疾病的病程发展、肿瘤的生物学特性以及机体的免疫功能等因素密切相关，有肝内转移和肝外转移。转移的途径有血行播散、淋巴道转移、直接浸润和种植转移。医源性转移多与手术操作有关，肝癌破裂可导致腹腔内广泛转移。

1.肝内转移

肝细胞癌中含有丰富的血窦，癌细胞有血窦内生长的趋势，并经此侵犯肝门静脉分支，形成肝门静脉癌栓，导致肝内播散。多先在同侧肝内播散，然后累及对侧肝。晚期病例常见癌栓波及肝门静脉的主要分支或主干，引起或加重门静脉高压。肝癌分化程度高，有明显包膜，呈膨胀型生长者转移发生率低；而分化组织内纤维基质多，血窦较少，则不易发生肝内转移。有学者报道无肝硬化肝癌的转移率显著高于肝硬化肝癌的转移率，分别为60.9%和8.3%。如肝癌局部单核及T淋巴细胞浸润多，机体免疫功能好，则可阻遏癌细胞的生长和转移。

2.肝外转移

由于肿瘤细胞的侵袭，肝内门静脉和肝静脉内可有癌栓形成，因此约1/3的肝癌病例可有肝外的远处转移；以邻近的淋巴结和肺内最多，肋骨或脊柱次之。肝外转移癌细胞多通过肝静脉进入体循环从而转移至全身各部。最常见的转移部位为肺，占50%左右，其次为骨、肾上腺、肾、皮肤、肌肉、脑等。肺部转移可为单个结节，也可为某一肺叶内的多个结节，甚至肺内呈弥散分布的多个小圆形病灶。早期常无明显症状，晚期可出现咳嗽、痰中带血、气急、胸痛等。骨转移多见于脊椎骨、髂骨、肋骨、股骨及颅骨等处，表现为疼痛、局部肿胀和功能障碍等，偶见病理性骨折。

3.淋巴转移

以肝门淋巴结最为常见，晚期可转移至胰头、腹腔、腹主动脉、腹膜后、胃、纵隔、气管隆嵴、颈部及锁骨上淋巴结。肝癌也可直接蔓延、浸润至邻近器官组织。右肝膈顶部肝癌可直接浸润横膈，右肝下段癌则易侵犯结肠，中肝叶下段肝癌常侵犯胆囊；左外叶肝癌多侵犯胃壁小弯侧。

4.腹膜种植性转移

除常见于肝癌结节破裂外，手术操作中不注意无瘤技术所致的医源性种植也不少见。

四、诊断

（一）症状与体征

原发性肝癌的临床病象极不典型，其症状一般多不明显，特别是在病程早期。通常5cm以下小肝癌约70%无症状，无症状的亚临床肝癌亦70%左右为小肝癌。症状一旦出现，说明肿瘤已经较大,其病势的进展则多迅速,通常在数周内即呈现恶病质,往往在几个月至1年内即衰竭死亡。临床病象主要是两个方面:①肝硬化的表现,如腹水、侧支循环的发生,呕血及肢体的水肿等;②肿瘤本身所产生的症状,如体重减轻、周身乏力、肝区疼痛及肝增大等。

1.分型

根据患者的年龄不同、病变之类型各异,是否并有肝硬化等其他病变亦不一定,故总的临床表现亦可以有甚大差别。一般患者可以分为4个类型:

(1)肝硬化型:患者原有肝硬化症状,但近期出现肝区疼痛、肝增大、肝功能衰退等现象;或者患者新近发生类似肝硬化的症状如食欲缺乏、贫血、消瘦、腹水、黄疸等,而肝增大则不明显。

(2)肝脓肿型:患者有明显的肝增大,且有显著的肝区疼痛,发展迅速和伴有发热及继发性贫血现象,极似肝的单发性脓肿。

(3)肝肿瘤型:此型较典型,患者本属健康而突然出现肝大及其他症状,无疑为一种恶性肿瘤。

(4)癌转移型:临床上仅有癌肿远处转移之表现,而原发病灶不显著,不能区别是肝癌或其他癌肿;即使肝增大者亦往往不能鉴别是原发性还是继发性的肝癌。

上述几种类型以肝肿瘤型最为多见,约50%的患者是以上腹部肿块为主诉,其次则为肝脓肿型,约1/3以上的病例有上腹部疼痛和肝增大。肝癌的发生虽与肝硬化有密切关系,但临床上肝癌患者有明显肝硬化症状者却不如想象中之多见。

2.症状

癌患者虽有上述各种不同的临床表现,但其症状则主要表现在全身和消化系统两个方面。60%~80%的患者有身体消瘦、食欲缺乏、肝区疼痛及局部肿块等症状。其次如乏力、腹胀、发热、腹泻等亦较常见,30%~50%的患者有此现象;而黄疸和腹水则较国外报道者少,仅约20%的患者有此症状。此外还可以有恶心、呕吐、水肿、皮肤或黏膜出血、呕血及便血等症状。

3.体征

患者入院时约50%有明显的慢性病容。阳性体征中以肝增大最具特征:几乎每个病例都有肝大,一般在肋下5~10cm处,少数可达脐平面以下。有时于右上腹或中上腹可见饱满或隆起,扪之有大小不等的结节(或肿块)存在于肝表面,质多坚硬,并伴有各种程度的压痛和腹肌痉挛,有时局部体征极似肝脓肿。唯当腹内有大量腹水或血腹和广泛性的腹膜转移时,可使肝的检查发生困难,而上述的体征就不明显。约1/3的患者伴有脾大,多数仅恰可叩及,少数亦可显著肿大至脐部以下。20%的患者有黄疸,大多为轻、中度。其余肝硬化的体征如腹水、腹壁静脉曲张、蜘蛛痣及皮肤黏膜出血等亦时能发现;其中腹水尤属常见,约40%的患者可能有之。

(二)并发症

原发性肝癌的并发症可由肝癌本身或并存的肝硬化所引起。这些并发症往往也是导致或促进患者死亡的原因。

1.癌结节破裂出血

肝癌可因肿瘤发展、坏死软化而自行破裂,也可因外力、腹内压增高(如剧烈咳嗽、用力排便等)或在体检后发生破裂。巨块型肝癌发生破裂的机会较结节型多见。当肝癌破裂后,患者有剧烈腹痛、腹胀及出冷汗,严重时可发生休克。肝癌因破裂小所致的内出血量少,往往可被大网膜黏着而自行止血,3～5天后症状即能自行缓解。体检时可发现腹部有压痛、反跳痛和肌紧张,重者脉搏细速、血压低、腹部膨胀、有移动性浊音等。肝癌破裂引起的大出血可在短期内导致患者死亡。如手术止血,部分患者可延长生命。也有早期小癌结节破裂经手术切除而长期生存者。

2.肝性脑病

肝性脑病通常为肝癌终末期的并发症,这是由肝癌或同时合并的肝硬化导致肝实质广泛的严重破坏所致。肝癌出现肝性脑病,其预后远较其他肝病并发的肝性脑病更为严重。损害肝的药物、出血、感染、电解质紊乱、大量利尿药的应用或放腹水等常为诱发肝性脑病的因素。

3.消化道出血

大多数患者因肝硬化或癌栓导致肝门静脉高压,引起食管胃底静脉曲张破裂而出血。患者常因出血性休克或诱发肝性脑病而死亡。此外,晚期肝癌患者亦可因胃肠道黏膜糜烂、溃疡加上凝血功能障碍而引起广泛渗血等现象。

4.其他并发症

原发性肝癌因长期消耗,机体抵抗力减弱或长期卧床等而易并发各种感染,尤其在化疗或放疗所致白细胞减少的情况下,更易出现肺炎、败血症及真菌感染等并发症。靠近膈面的肝癌可直接浸润,或通过淋巴、血液转移引起血性胸腔积液。也可因癌破裂或直接向腹腔浸润、播散而出现血性腹水。

(三)化验检查

近年来用于肝癌检测的血清标记物主要有:①甲胎蛋白及其异质体;②GP73蛋白;③各种血清酶,如γ谷氨酰转肽酶同工酶Ⅱ(GGT-Ⅱ)、碱性磷酸酶同工酶Ⅰ(ALP-Ⅰ)、岩藻糖苷酶、5'-核苷酸磷酸二酯酶同工酶Ⅴ(5'-NPD-Ⅴ)。其中AFP的诊断价值最大。对于AFP阴性肝癌的诊断,以上几种血清标记物联合应用,具有一定的诊断价值。

1.甲胎蛋白及其异质体

甲胎蛋白由Bergstrand和Czar于1956年在人胎儿血清中首次发现,为一种胚胎专一性甲种球蛋白,由胚肝实质细胞和卵黄囊细胞合成。1963年,Abelev首先发现小鼠接种肝癌可合成AFP,随后Tatarinov在原发性肝癌患者血清中检测到AFP,并由此广泛地应用于临床和普查。此外,妊娠、活动性肝病、生殖腺胚胎性肿瘤、继发性肝癌和消化道癌中的少数也可呈血清AFP阳性。1977年,全国第1届肝癌协作会议提出单项AFP检测诊断原发性肝癌的标准:AFP对流法阳性或定量$\geqslant 400\mu g/L$,持续2个月以上,并能排除妊娠、活动性肝病、生殖腺胚胎性肿瘤者,可诊断为原发性肝癌。

AFP的临床应用价值在于:①AFP为临床诊断原发性肝癌高度专一性的指标。临床发现有60%～70%的原发性肝癌AFP升高,如按标准诊断,假阳性率仅为2%。②鉴别诊断原发性肝癌与其他肝病。③通过普查,早期发现肝癌。④评价手术或其他疗法的疗效,判断预后。AFP阳性肝癌根治性切除的,AFP在术后1～2个月转阴。术后AFP不能降至正常或降而复升者,提示有癌细胞残存。观察肝癌患者经其他疗法后的AFP变化,亦可判断疗效和估计预后。

2.GP73蛋白

存在于高尔基体的一种跨膜蛋白,Kladney等人于2000年首先发现其存在于正常人肝组织中,GP73 主要由胆管内皮细胞表达,而肝细胞表达很少甚至不表达。Block 等人于 2005 年首先提出,在肝癌患者血清中,GP73 水平显著升高。近年米,国内研究也证实 GP73 蛋白在肝细胞癌患者血清中显著升高,血清 GP73 蛋白对肝细胞癌的诊断亦是一个较好的检测指标,具有较好的敏感度和特异度,且均高于 AFP。

3.γ 谷氨酰转肽酶同工酶Ⅱ

应用聚丙烯酰胺梯度凝胶电泳可将 GGT 分离出 12～13 条区带,其中 GGT-Ⅱ和Ⅱ带是肝癌特异性同工酶带。GGT-Ⅱ对肝癌诊断的阳性率 25％～75％,且与 AFP 无关。国内有学者报道其对肝癌的敏感性为 79.7％,优于 AFP,特异性为 96.4％,与 AFP 接近,是诊断肝癌较好的标记物之一。

4.岩藻糖苷酶

岩藻糖苷酶是一种广泛存在于人和动物组织液中的溶酶体水解酶。可用分光光度比色法或荧光比色法检测其活性,正常值为 450mmol/(mL·h)。肝细胞癌患者血清中岩藻糖苷酶活性显著高于肝硬化和继发性肝癌。但岩藻糖苷酶高亦可见于病毒性肝炎、糖尿病、突眼性甲状腺肿及胃肠道癌肿。其诊断敏感性为 75％,特异性为 90％。

5.碱性磷酸酶同工酶Ⅰ

ALP 增高多见于中、晚期肝癌,小肝癌中仅占 12％。ALP-Ⅰ对肝癌的诊断特异性高达98.6％,但敏感性较低,仅 16.7％。ALP-Ⅰ有助于少数 AFP 阴性肝癌的诊断。

6.5'-核苷酸磷酸二酯酶同工酶Ⅴ

5'-NPD-V 是一种非核酸酶,其活性与肝癌的生长速度相平行。在 AFP 阳性肝癌中阳性率为 84.6％～85.7％,AFP 阴性肝癌其阳性率为 76％,但转移肝癌可达 72％～98％,良性肝病的假阳性率仅为 8.3％～13.3％,可供鉴别。

(四)影像学检查

1.超声检查

超声检查为非侵入性检查,对人体组织无任何不良影响,其操作简单、直观准确、费用低廉、方便无创、广泛普及,可用于肝癌的普查和治疗后随访。实时超声造影对于小肝癌的鉴别诊断具有重要的临床价值,常用于肝癌的早期发现和诊断,对于肝癌与肝囊肿和肝血管瘤的鉴别诊断较有参考价值,而术中超声直接在开腹后的肝表面探查,避免了超声衰减和腹壁、肋骨的干扰,可发现术前 CT、超声检查皆未发现的肝内小病灶。超声造影(CEUS)诊断肝细胞癌是目前一种重要的新型影像诊断技术,CEUS 又称增强超声成像,是能实时检测肝细胞癌的组织血流动态改变特征的有效方法。CEUS 是在普通超声的基础上,经静脉注射超声造影剂,可以观察肿瘤的血液灌注和微血管网分布状况,从而有助于更准确地判断病灶的血供特点。但是,超声检查容易受到检查者经验、手法和细致程度的影响。

2.CT

CT 是一种安全、无创伤、高分辨力的检查方法。对肝癌的定位诊断很有价值。CT 能显示肿瘤的大小、位置、数目及与周围脏器和大血管的关系,可检出 1cm 左右的早期肝癌。并有助于了解是否伴发肝外转移,如肝门淋巴结、胰头后淋巴结等。结合增强扫描可以判断病变的性质,对肝癌与肝血管瘤的鉴别有较大的价值。平扫下肝癌多为低密度占位,边缘清晰或模糊,部分有包膜的肝癌可显示晕圈征。较大的肝癌可见更低密度的坏死区,少数肝癌可见钙化。肝癌在动脉期尤以注药 20 秒内强化最为明显,癌灶密度高于周围肝组织。30～40 秒后造影剂进入细胞间隙转入实质期,病灶又恢复为低密度,显示更为清晰。近年快速发展起来的肝 CT 灌注成像(HCTPI)技术,特别是 64 层螺旋 CT 全肝灌注成像,具有扫描范围广、空间分辨力高、血流测量准以及可重复性强等优点,临床实践证明其在肝癌的诊断中具有重要意义。

3.MRI

MRI 是在发现磁共振现象的基础上发展起来的一种新型医学影像学技术。MRI 具有较高的软组织分辨力,多序列、多参数成像,对直径≤3.0cm 的肝细胞癌检出率甚至高于螺旋 CT,常规 MRI 平扫检出率为 70%～80%,加用动态增强扫描可以使检出率达 90% 以上,在检测和鉴别肉瘤样肝细胞癌(SHCC)上,MRI 拥有比 CT 更多的优势,包括更高的软组织对比度和血管内对比剂的敏感性以及更多类型的序列。与 CT 相比,其优点为无电离辐射,能获得横断面、冠状面、矢状面 3 种图像,对肿瘤与肝内血管的关系显示更佳;对软组织的分辨力高;对肝癌、肝血管瘤、囊肿及局灶性结节性增生等良性病变的鉴别价值优于 CT。国外报道 MRI 对＞2cm 的肝癌的检出率为 97.5%,＜2cm 者为 33.3%,检出最小的肝癌为 1.5cm。近年有采用钆离子螯合剂作对比增强剂成像,提高了 MRI 对微小病灶的检出率,并有助于肿瘤性质的判断。原发性肝癌在 T_1 加权像上多为低信号占位,少数可为等信号或高信号,坏死液化信号更低;伴有出血或脂肪变性则局部呈高信号区;钙化表现为低信号。在 T_2 加权像上,绝大多数肝癌表现为强度不均的高信号区,少数可呈等信号区;液化坏死区信号强度很高;钙化则为点状低信号。肝门静脉或肝静脉癌栓在 T_1 加权像和质子密度像上呈稍高的信号;在 T_2 加权像上为较低的信号强度。假包膜在 T_1 加权像上表现为肿瘤周围的低信号带,在 T_2 加权像上内层纤维组织为低信号带,外层丰富的受压的小血管或胆管则为高信号带。MRI 的 T_1 加权像可显示清晰的肝血管解剖,对指导手术有很大的参考价值。

4.数字减影血管造影(DSA)

DSA 对小肝癌的定位诊断是目前各种方法中最优者。其诊断阳性率为 90% 以上,可显示 0.5～1.0cm 的微小肿瘤。但由于肝动脉造影为一侵入性检查,故不列为首选。其应用指征为:①临床高度怀疑肝癌或 AFP 阳性而其他影像检查正常者。②其他影像学检查疑有肝占位病变但结果不一致或难以确定病变性质者。③术前怀疑有 1～2cm 的子灶需做 CTA 以确定位置和数目指导手术者。④肝癌行肝动脉栓塞化疗者。原发性肝癌的肝动脉造影主要特征为早期动脉相肿瘤血管团,肿瘤实质期染色,动脉变形、移位、增粗,动、静脉瘘,肿瘤包绕动脉征以及“池状”或“湖状”造影剂充盈区等。

5.正电子发射体层成像及单光子发射计算机体层显像(SPECT)

SPCET、PET、PET/CT 多种示踪剂显像等技术能利用病变细胞内各种物质代谢的原理显像病变组织,能在肝细胞形态结构未出现明显改变前探测出其功能上的变化,对 SHCC 的早期监测,良、恶性肿瘤的鉴别,分化程度的判断及转移灶的发现有着较高的临床价值。以核素标记的 AFP 或抗人肝癌单抗行放射免疫显像等新技术,使肝癌的检出率有所提高,可检出最小约 2cm 的癌灶。

（五）肝穿刺活体组织检查

肝穿刺活检对确定诊断有一定帮助。但由于其阳性率不高，可能导致出血、癌肿破裂和针道转移等，一般不作为常规方法。对无法确诊的肝内小占位，在 B 超下行细针穿刺活检，可望获得病理学证据。

（六）原发性肝癌的诊断标准

1.病理诊断

单凭发病史、症状和体征及各种化验资料分析，最多仅能获得本病的拟诊，而确切的诊断则有赖于病理检查和癌细胞的发现，临床上大多通过肝穿刺、腹水或胸腔积液中找癌细胞、锁骨上或其他淋巴结或转移性结节之活组织检查、腹腔镜检查以及剖腹探查等不同的方法来达到确定诊断的目的。

2.临床诊断

2001 年 9 月在广州召开的第 8 届全国肝癌学术会议上正式通过了"原发性肝癌的临床诊断标准"，介绍如下：①AFP≥400μg/L，能排除妊娠、生殖系胚胎源性肿瘤、活动性肝病及转移性肝癌，并能触及肿大、坚硬及有大结节状肿块的肝或影像学检查有肝癌特征的占位性病变者。②AFP<400μg/L，能排除妊娠、生殖系胚胎源性肿瘤、活动性肝病及转移性肝癌，并有两种影像学检查有肝癌特征的占位性病变或有两种肝癌标记物［异常凝血酶原（DCP）、GGT-Ⅱ、AFU 及 CA19-9 等］阳性及一种影像学检查有肝癌特征的占位性病变者。③有肝癌的临床表现并有肯定的肝外转移病灶（包括肉眼可见的血性腹水或在其中发现癌细胞）并能排除转移性肝癌者。

五、治疗

对于 HCC 的治疗方案可选择范围很广，如肝移植、肝切除、消融、化疗、全身治疗等。选择合适的诊疗方案需要由多学科诊疗小组，涉及肝胆胰外科医生、介入放射专家、肿瘤专家以及肝病专家，联合做出决策。

肝移植、肝切除和消融是传统的有效治疗 HCC 的方式，然而当有潜在肝脏疾病表现时（通常是肝硬化），只有肝移植能够在治疗潜在肝病的同时有效兼顾 HCC。而肿瘤复发的治疗方案与其他治疗方案基本一致。

对于没有合并肝硬化的患者，肝切除是 HCC 理想的治疗方案，然而有机会接受肝切除的 HCC 患者只占少部分。对于合并肝硬化的患者，治疗决策的制订更具挑战性，应综合考虑肿瘤的侵袭转移、正常肝的状况及患者的一般情况。

（一）正常肝的肝细胞癌

对于没有或存在少许纤维化的 HCC 患者，治疗选择为部分肝切除。正常肝具有很强的再生能力，能耐受较大范围的肝部分除术。肝切除围术期死亡率和并发症发生率分别为 1％和 15％，5 年生存率为 30％～50％。但是，伴有代谢综合征的患者术后死亡的风险有所升高。HCC 淋巴结转移的发生率为 15％，合并肝硬化为 5％，因而推荐进行淋巴结切除术，但不推荐辅助化疗。肿瘤复发的早期诊断及治疗可能提高生存率，因而推荐进行有规律的随访，建议每间隔 6 个月进行胸、腹部 CT 检查。

其他侵入性治疗对 HCC 的作用有限。由于肿瘤在诊断时经常已经发展至较大直径,经皮消融通常不作为备选治疗方案。肝移植围术期的死亡率为 10%,并且需要接受长期免疫抑制治疗,远期疗效与其他手术切除的病例相比并没有显著差异。最近有一项基于欧洲 38 所移植中心的多中心研究显示,其中只有 105 例 HCC 的余肝组织是正常肝。当解剖困难、预留肝组织体积不足及肿瘤复发不宜切除时,不应采用部分肝切除,而首选肝移植。在没有大血管及淋巴结转移,不考虑肿瘤大小及异变的情况下,患者的 5 年生存率为 59%。

(二)肝硬化患者肝细胞癌的肝切除

1.肝切除

(1)局限性:对于肝硬化患者而言,HCC 的肝切除存在以下局限性:①20%~60%的患者在确诊 HCC 时即为多发肿瘤,而肝切除术一般只适用于单发肿瘤;②肝硬化是发生术后并发症的高危因素;③肿瘤切除需保留足够的切缘,因此必须具备足够的预留肝体积;④由于肝硬化的持续存在,术后不可避免出现肿瘤复发。

(2)手术风险及患者选择:凝血障碍、门静脉高压、肝衰竭、余肝再生等因素使肝硬化患者的手术切除风险升高。在 20 世纪 90 年代,在院死亡率高达 10%(在某些地区死亡率更高)。近年来,由于患者选择性、手术技术及围术期管理的提高,其结果有所改善。尽管一些大宗报道中并没有提及死亡率,但在国家调查或登记系统中死亡率为 4%~6%,结果较无肝硬化患者或其他恶性肿瘤仍然偏高。

只能对 Child-Pugh 评分为 A 级的患者实施手术是肝切除术的准则之一。Child-Pugh 评分为 B 级或 C 级的患者,肝切除术是禁止的,因为即使只是行小范围的肝切除手术或剖腹探查术,这类患者都有出现早期肝衰竭的风险。由于肝实质再生的能力受损,即使是 Child-Pugh 评分为 A 级的患者仍有较高风险出现术后肝衰竭,尤其是在大范围肝切除之后,这与肝纤维化的等级有关。术后肝衰竭多发生于具有临床危害的广泛性肝纤维化或肝硬化的患者中。一般情况下,在大范围肝切除术后,凝血酶原时间、血清胆红素都有所升高,分别于术后第 1、第 3~5 天达到峰值,5~7 天内重新恢复正常水平。对于肝硬化患者而言,这两项指标的恢复时间将有所延长。术后第 5 天,若凝血酶原时间高于正常值的 50%,同时合并血清胆红素>50μmol/L,则术后死亡率接近 50%。

因此,对于 Child-Pugh 评分为 A 级的患者还需其他选择标准。在日本,多采用吲哚菁绿(ICG)试验。先静脉注射 ICG0.5mg/kg,而后通过测定外周血中残留 ICG 的量来评估肝功能,尤其是注射后 15 分钟测定的 ICG 含量(15 分钟滞留率,ICG-R15)。ICG-R15 的正常值是10%。对肝硬化患者而言,当 ICG-R15≤22%时,可行小范围肝切除术;当 ICG-R15<14%~17%时,才可行大范围肝切除术。相反,在欧洲和美国,主要选择没有显著门静脉高压和细胞溶解的患者。这要求患者没有食管静脉曲张、脾大、门体分流(包括脐静脉)或腹水(包括影像学检查),同时血小板计数>100×10⁹/L。有些人甚至主张采用有创手段行门静脉压力梯度测定(HVPG),要求其值<10mmHg。一些研究显示,正常血清胆红素和非显著性门静脉高压是肝切除术后预后良好最有效的预测因子。最近有研究显示,终末期肝病模型(MELD)评分及血小板减少症不仅与术后死亡率、发病率相关,同时还与远期生存情况相关,而不论 Child-

Pugh 分级和肿瘤的特征如何。

在过去的 5 年中,如何最佳地保证残余肝功能这一问题引起了业界广泛的兴趣。包括以下几点:①选择性入肝血流阻断;②避免过度游离肝;③运用 CT 评估预留肝体积(RLV)。对于慢性肝病患者,只有保证 RLV 大于总肝体积的 40%,才可施行大范围肝切除术。若患者不满足此条件,则术前需行门静脉栓塞术(PVE)以增加 RLV,更重要的是,可以以此评估术前的肝再生功能。当准备行右半肝切除时(RLV 偏小是最常见的风险),在超声引导下经皮穿刺将无水乙醇注入门静脉右支。2~6 周内,右肝将萎缩,而残余的左肝将代偿性肥大。鉴于此法的有效性,PVE(单独使用或联合经动脉化疗栓塞术)几乎已成为合并肝硬化患者行右肝切除的术前常用手段。若栓塞门静脉右支后,左肝没有增生肥大,表明肝不具备再生功能。此时应禁忌行肝切除术。越来越多的证据表明,不能仅靠肝体积的大小反映肝功能,因此对于 RLV 功能的评估也日益受到关注。

(3)技术:越来越多的证据表明,解剖性肝切除术(相对于单纯肿瘤切除术)、扩大切缘(相对于有限切缘)可提高患者术后的长期生存率,且不会增加围术期风险。这是因为肿瘤的微血管侵犯,其发生率与肿瘤直径、分化程度密切相关。一些回顾性研究结果显示,相较于局部肝切除术,解剖性肝切除患者的总体生存率和无瘤生存率可提高约 20%。至于肿瘤切缘的影响问题,在一组前瞻性对照研究中得出了以下结果:手术切缘 2cm 的患者 5 年生存率为 75%,切缘 1cm 者仅 49%。这两个概念并不是绝对的,在治疗中应该作为考虑因素,尤其是对于直径 2~5cm 的肿瘤。

腹腔镜 HCC 肝切除术越来越受到人们的关注。尽管尚未被完全证实,但腹腔镜肝切除术可以具有以下优点:减少术中出血、减少术后并发症的发生、减少术后止痛药物的使用及缩短住院时间。而对肝硬化患者而言,其优势更加明显,既可以降低术后腹水的发生及其危害,也可以为将来可能进行的肝移植术提供方便(腹腔镜手术术后腹腔粘连情况较轻)。

(4)肝切除的预后:最大宗的研究报道来自于日本肝癌研究协会,通过对 1992 年至 2003 年 11631 名实施肝切除的肝硬化患者的分析,其 1、3、5 和 10 年生存率分别为 87%、66%、48% 和 21%。通过与全世界其他团体的研究比较发现,西方国家与亚洲的结果并无差异。预后的独立影响因素包括年龄、肝损害程度、AFP、肿瘤直径、肿瘤数目、血管侵犯及外科切缘。对于 Child-Pugh A 级且肿瘤包膜完好、直径≤2cm 的患者,其 5 年生存率高达 68%。即使将来把更大的肿瘤纳入研究,这些数据也会逐渐改善,这与肿瘤复发后积极治疗的手段关系密切。

(5)肿瘤复发的治疗:合并肝硬化的 HCC 患者肝切除术后最常见的死亡原因是肿瘤复发,其 1、3、5 年复发率分别为 40%、60%、80%。然而,由于手术以后背景疾病(肝硬化)的持续存在,即使随访周期延长至 10 年以上,仍旧存在 HCC 复发的可能。当再次发现新发肝占位时,往往很难区分究竟是原来肝肿瘤的复发还是肝新生的肿瘤。前者一般发生于术后 2 年内,且具备以下主要危险因素:血管侵犯、组织分化程度低、肿瘤多发、合并卫星灶。而肝新生肿瘤一般发生较晚,主要危险因素与原发性 HCC 相同。分子分型结果显示,前者所占比例为 60%~70%,而后者为 30%~40%。在复发性 HCC 患者中,50% 为肝内多发占位,而 15% 出现远处转移,尤其易出现肺、肾上腺或骨转移。在肝硬化患者中,仅出现肝外复发灶而不合并肝内病灶的病例并不多见。解剖性肝切除和 2cm 肝切缘对术后生存的改善起关键作用。

鉴于目前尚无明确证据显示新辅助或辅助治疗可降低肿瘤复发风险,故对以下治疗不予推荐,包括:术前肝动脉栓塞术、新辅助或辅助化疗、碘(^{131}I)油内照射、过继免疫疗法、维A酸、干扰素,尽管其中一些方法起初显示的结果颇为喜人。碘(^{131}I)油内照射是辅助治疗的手段之一,有人对此开展了一项随机试验,最新随访数据显示:术后7年内碘(^{131}I)油内照射可延长患者生存期及无瘤生存期。这项研究中的患者多合并有HBV感染,其比例高达88%。3篇最近发表的meta分析均支持应用干扰素以降低HCC复发风险,但是这些研究的质量均较低,因其在患病人群、干扰素的应用方法、治疗计划持续时间,以及结果是否由于病毒抑制所致等方面均不一样。现在并无研究证实维A酸在预防HCC复发方面的有效性。抗血管生成治疗也尚需进一步研究。

肝移植无疑是预防肿瘤复发最有效的手段,而这种方法仅适用于某些特定患者。除此之外还有两种重要的方法。首先,要控制潜在慢性肝病,这既可以改善预后,也可能减少肿瘤复发。其次,对于术后患者积极地进行复查,一旦发现肿瘤复发后,并立即积极地进行治疗。如果复发灶仅限于肝,再次肝切除术、消融治疗、化疗栓塞以及肝移植等手段都可考虑应用。

2.肝移植

(1)原理:HCC是唯一可以通过移植技术使患者获得长期生存的肿瘤。实施肝移植(LT)可去除所有检测到的和未检测到的肿瘤结节以及在硬化肝的所有癌前病变。因此,肝移植对于HCC患者是最有吸引力的治疗选择,它可以同时治疗潜在的肝硬化,并可预防术后近期或远期与门静脉高压和肝衰竭相关的并发症。

(2)患者选择:肝移植在大多数HCC高发地区并不是轻易可采用的。即使其可采用,也会存在供体短缺的问题。因此,肝移植只能在小部分HCC患者中完成(在大多数西方国家中不足5%)。如果HCC患者的预期生存与因其他适应证而进行移植患者的预期生存大致相同,那么这些HCC患者可被考虑为肝移植的潜在候选者。如果严格执行选择标准,上述目的有可能达到,否则HCC患者有因肿瘤复发而死亡的高风险。这些标准包括:①HCC局限于肝(例如没有肝外疾病,包括淋巴结);②没有血管侵犯;③肿瘤负荷有限。

肿瘤负荷最开始被定义为直径<5cm的单发肿瘤或者直径<3cm的2个或3个肿瘤(所谓的米兰标准)。通过采取这些标准,肝移植术后5年生存率在60%~75%。有人认为这些标准太严格,因而提出了扩展标准。在这些扩展标准中最广为人知、有效的是加州大学旧金山分校(UCSF)标准,即单发肿瘤直径<6.5cm,或者3个以内肿瘤,最大直径不超过4.5cm且总直径<8cm。其他标准考虑肿瘤分化不良或者血清高(或者迅速升高的)AFP浓度。2012年举办的一个国际共识会议推荐了一个对米兰标准有限扩展的标准(译者注:会议在2010年举办,2012年发表相关论文,会议仍推荐米兰标准为选择患者的基准,但是有研究表明适度扩展即UCSF标准,仍可获得相当的生存率)。基于分子表达研究以预测肿瘤生物学行为而不是肿瘤形态学,是这个领域现阶段的研究目标。

(3)候选名单上患者的治疗:在欧洲和美国,从登记名单到移植的平均时间常常大于12个月。超过25%的患者可能因疾病进展而从等待名单上剔除。为避免患者退出移植候选名单,已陆续出现了三种方法:

活体肝移植(LDLT)是一种供肝的替代来源,但有它自己的缺点,包括供体的固有风险、小肝综合征风险以及只有25%～30%的移植候选者有潜在合适的供体。活体肝移植有实施迅速的优点,可避免患者退出移植候选名单。但是近期在西方国家,因为分配政策的改变,实施活体肝移植的数量有所下降,且呈现支持尸体器官移植的趋势。

在美国和欧洲,已开始相继执行移植物分配的新规定。美国于2012年执行的终末期肝病模型(MELD)器官分配政策已经对于在米兰标准内的HCC移植候选者给予优先权。因此他们等待时间被缩短,避免了活体肝移植的需求。类似的政策已经在其他国家(如法国和英国)开始执行。

为避免在等待名单上的患者因肿瘤进展超出移植标准,切除、消融或者化疗栓塞治疗已被广泛应用。有一些证据表明,这些治疗可能降低移植候选名单退出率,但结局是否和在米兰标准内或者超过米兰标准的患者相同仍然未知。这些治疗对于降级或者移植术后生存的影响也是未知的。切除相对于消融或化疗栓塞的一个特别优点是,它可以提供肿瘤的病理学特点。但是,当呈现不良预后因子时应该支持或是不支持移植尚不清楚。

3.肝动脉栓塞化疗

(1)技术:相对于肝实质,HCC接受几乎100%的肝动脉供血。当供血动脉阻塞后,肿瘤会有缺血损伤从而导致广泛坏死。随着超选择性栓塞技术的进展,对可能促进肿瘤血管形成的附属动脉(如膈动脉或者乳腺动脉),应给予更多的关注,它们也应该被栓塞以达到对肿瘤足够的控制。注射碘油常常和肝动脉栓塞化疗(TACE)联合以提高栓塞有效性。在CT上可呈现出高密度的碘油,在正常的肝实质中可以被清除,但是在恶性肿瘤中会滞留几周到1年多的时间。这种与明显不良反应没有关联的累积效应可被应用于靶向细胞毒药物的治疗,并且增加它们在肿瘤细胞的浓度。最近,药物洗脱珠(DC-beats)装配多柔比星得到发展。这项技术比传统的TACE更贵,但是初步的结果表明其有良好的治疗反应,可延缓肿瘤进展。TACE联合抗血管生成的治疗正在评估当中。

(2)禁忌证:TACE不应该在肝功能失代偿、胆道梗阻、胆肠吻合以及肾功能不全的患者中实施。除非仅限于个别肝段,且TACE也可以超选择的方式在一个有限的肿瘤体积上实行,否则门静脉栓塞也是一个禁忌证。

(3)发病率和死亡率:如果严格控制禁忌证,TACE的死亡率小于1%。总的来说,超过75%的患者会发生以发热、腹痛、恶心及血清转氨酶浓度上升为特征的栓塞后综合征。这些不能通过抗生素或者抗炎药物预防的症状,往往有自限性,持续不超过1周。少于5%的患者会发生更严重的并发症,包括(以发生率从高到低排序):胆囊炎或胆囊梗死、胃或十二指肠壁坏死以及急性胰腺炎。随着超选择性栓塞的应用,这些并发症与栓塞后综合征已越来越少见。肝脓肿非常少见,发生率在0.3%,但是它通常伴随着高死亡率。主要的危险因子有胆肠吻合、巨大肿瘤以及存在门静脉血栓的病史。

(4)疗效监测:TACE的有效性可以CT的方式评估,以肿瘤动脉血供的消失以及肿瘤直径减小为特征。但是这些特征不一定会同时出现。例如,肿瘤直径减小可能伴随着持续存在的血管化(残留肿瘤);然而,尽管肿瘤在大小上没有明显减小,但密集碘油沉积且没有残留血管化可能提示完全的肿瘤坏死(图4-2-1)。

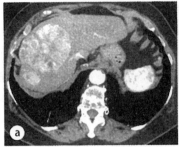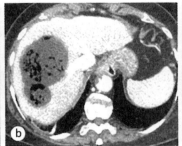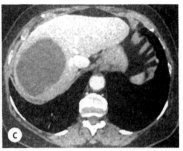

图 4-2-1　微球体化疗栓塞治疗 HCC

（a）治疗之前。（b）栓塞治疗 2 周后：注意坏死的部分。（c）栓塞治疗 2 年后：肿瘤残余部分的图像，但它是无血管的，证实了完全的局部控制

（5）有效性：一项 A 级证据提示 TACE 可提高生存率。一项纳入日本全国范围内的前瞻性研究报道显示，中位生存时间为 34 个月，1、3、5、7 年的生存率分别是 82%、47%、26% 和 16%。生存率的独立预测因素包括（以发生率从高到低排序）：肝损伤的程度、门静脉侵犯、最大肿瘤直径、肿瘤结节的数量以及血清 AFP 水平。

4.经皮局部消融治疗

（1）技术：局部治疗是经皮穿刺向肿瘤内直接注射损伤剂或者注入能源的治疗方式。损伤剂包括化学药品如乙醇（经皮乙醇注射，PEI）或者乙酸。注入能源的目的在于用射频、微波或者间质激光光凝增加温度，或者降低温度（冷冻消融术）。不可逆电穿孔是一种新的与热量无关的消融治疗技术，其用高压直流电在细胞膜表面制造纳米孔，从而导致细胞死亡。射频消融（RFA）是这些技术中最有效的方法，它通过定位于肿瘤的针状电极（15～18G）利用电磁能量转换成热能，同时患者通过大腿部的接地板形成一个电路。射频从尖端发出，导致离子振动和摩擦热，从而引起凝固性坏死而导致细胞死亡。目的是在足够的时间内对整个肿瘤维持 55～100℃的温度。检测阻抗是重要的，因为过多的热量会导致组织灼伤、组织阻抗增加以及能量吸收减少。

（2）优点和缺点：上述的消融方法创伤性小，保护了正常肝实质，没有全身不良反应，避免了大范围肝脏手术引起的死亡率和并发症率。另外，只有肿瘤小于 5cm 才可能治疗成功。因为病灶直径越小，局部控制的可能性就越大。因为重复穿刺的需要，多发肿瘤（3 个以上）也是一个局限性。此外，多发肿瘤是多病灶肿瘤形成或血管侵犯的结果，因此单一病灶治疗不可能很有效。显而易见，这些消融方法的共同要求是通过超声使肿瘤清晰、可视化及安全地使穿刺针到达肿瘤。因此，位于 4、7 和 8 段上部的等回声 HCC 或肿瘤，以及延伸到脾后缘的左外侧叶边缘肿瘤，可能不适合采用此种治疗。最后，不管哪项技术，穿刺针不应直接穿入肿瘤而是经过肝实质到达肿瘤，这样可以预防腹膜内出血或者肿瘤细胞播撒。一些表面或者突起肿瘤是不可能用消融治疗的。近期，一个经验丰富的治疗小组报道，在理论上适用于消融的患者中，多达 1/3 因在超声下无法显示 HCC、热损伤的危险或者缺乏安全路径而无法实施消融治疗。

（3）禁忌证和局限性：消融的禁忌证包括导致腹膜内出血的肉眼腹水、不可被纠正的凝血功能障碍、胆肠吻合或者内镜下括约肌切除（与胆道细菌感染相关，因此有脓肿形成的危险）的

既往史。其他禁忌证(相对乙醇注射更常见于射频或微波)来自于从肿瘤到结肠、十二指肠、胃或者胆道汇合处,这些部位在加热过程中可能受到损伤或形成穿孔。与微波消融不同,RFA对于装有起搏器的患者是绝对禁忌的。RFA的有效性看起来也比微波消融更易受血管蒂近端的影响(所谓的冷却效应)。然而,PEI是一项既快速又便宜的技术,且可在浅镇静状态下完成。RFA更昂贵,并因为持续时间长(20~90分钟)且较痛苦,需在全身麻醉状态下完成。微波消融也是在全身麻醉状态下完成,但是过程很迅速。

消融的死亡率低于1%,并发症发生率低于10%。最常见的并发症是胸腔积液和节段性肝内胆管扩张,它们没有影响或者影响很小。严重并发症包括脓肿形成、毗邻器官穿孔以及腹膜内出血。肿瘤播散的发生率在5%以下。危险因素包括肿瘤位于被膜下以及肿瘤组织学分化不良。在退针时凝结穿刺针道可降低这种风险。

(4)方法和边缘:消融不仅要以肿瘤为目标,而且要达到一个安全的边缘以控制卫星灶。这些卫星灶的发生率以及它们和主病灶的距离随着主病灶的增大而增加。相对于高分化肿瘤,低分化肿瘤卫星病灶的发生率和距离也增加。对于一个测量直径为3cm的HCC,它的安全边缘最少应该是5mm,因此消融的直径应该是4cm,这很容易被热能消融而不是化学药物消融达到。进一步改善肿瘤和边缘控制的方法包括多极消融(环绕肿瘤放置多根探针)以及联合TACE的消融。疗效可通过CT或MRI在不早于消融术后1个月的时间内评估。RFA可能导致肿瘤外围纤维组织环(在MRI或CT延迟相呈富血供),这应避免被误认为是残留的肿瘤组织。后期随访依赖于每3个月的影像学检查以确保增强对比没有复发迹象。

(5)适应证:经皮消融治疗最开始在不适合切除手术的患者中使用。目前EASLD和AASLD都已经推荐这项技术。随后,新辅助疗法被用于肝移植候选者以及肝切除术后的复发治疗。

随着消融疗效的提升及技术提高和患者的选择,它同样也被考虑作为手术的替代疗法甚至是在特定情况下的一线治疗。一项大型多中心2期临床研究报道,在2cm以下的HCC患者中,消融后有97%的患者达到完全反应状态,5年生存率达到68%。两项随机对照研究证实,消融和切除对于早期HCC患者没有差异。

然而,就3年生存率和局部控制而言,meta分析仍支持手术切除而不是消融。另外一个担忧是在美国和意大利,最近出现了以消融量增加作为HCC治疗手段的短暂趋势。与其他治疗手段不同,消融手术的生存率是降低的。这些情况提示HCC消融适应证的扩展应给予严格评估。

(三)其他姑息性治疗

1.传统的系统化疗

在过去,系统化疗的价值极低,因为仅有小部分HCC患者可能通过使用传统药物获得部分疗效或有价值的缓解。因此,除临床试验以外,对于不可切除的HCC患者使用化疗是不合理的。

2.靶向抗血管生成治疗

索拉非尼以酪氨酸激酶血管内皮生长因子(VEGF)受体2、3和血小板源性生长因子(PDGF)受体β为目标,发挥抗血管生成的作用。在初期的3期双盲对照临床试验中,在有组织学证明的进展期肿瘤、肝功能 Child-PughA 级的患者,治疗组的中位时间是 10.7 个月,而在安慰剂组是 7.9 个月($P = 0.00058$),并且在中位时间到肿瘤进展分别是 24 周和 12 周($P = 0.000007$)。索拉非尼在进展期 HCC(不可切除或者转移)中的有效性,已在亚洲开展的一项包含了大多数 HBV 相关性 HCC 患者的随机安慰剂对照试验,以及一项超过 3000 名患者参与的大型 4 期临床研究中被证明。索拉非尼的不良反应包括腹泻(39%)、手足综合征(21%)、厌食(14%)和脱发(14%)。抗肿瘤效应、药代动力学参数和安全性参数在 Child-Pugh A 和 B 级患者中相似。这些结果确立了在 Child-Pugh A(或 B)级晚期 HCC 患者中,索拉非尼应作为标准治疗。其他评估联合或者序贯疗法的试验正在进行中。

作用于其他信号通路的药物已经在 2 期临床试验中评估,包括贝伐单抗和舒尼替尼。抗 EGFR 药物如塔西法和西妥昔单抗也表现出有希望的结果。对于这些治疗,禁忌证包括冠状动脉疾病、心力衰竭、高血压以及 Child B 或 C 级肝硬化。

3.放射性栓塞

外照射放疗在 HCC 方面价值有限,因为正常的肝实质对于射线更加敏感。因此,更大的兴趣转向了于肝动脉注射放射性同位素如 ^{131}I 碘油或者 ^{90}Y 标记的微球(放射性栓塞),这种方法使肿瘤内传送的药物增加且降低了毒性。上述药物在没有并发门静脉血栓的 HCC 患者中的疗效与化学药物栓塞相当;但是在门静脉受侵犯的 HCC 患者中,疗效优于化学药物栓塞。^{90}Y 标记的微球是更新的方法,一项 2 期临床试验表明:^{90}Y 标记的微球是安全有效的,特别是对于并发门静脉血栓的患者。虽然近期有三项研究已经重复出上述临床结果,但是由于缺乏比较 ^{90}Y 标记微球、TACE 以及其他治疗方法的随机对照研究,这种昂贵的治疗方法在临床尚无法实施。

4.其他治疗

抗雄激素、抗雌激素以及生长抑素类似物曾经被提出,但是现在认为无效。

(四)和慢性肝病相关的简单肝细胞癌

治疗方案的制订需要考虑到治疗的可行性。

当有条件施行肝移植时,首选肝移植,此时需要关注患者肝脏疾病的进展程度、年龄及是否具备相应的条件。如果行肝移植需要长时间的等待(>6 个月),此时应优先选择肝切除术、肝肿瘤消融治疗或是 TACE 治疗。

如果肝移植不可行或非肝移植适应证,则考虑行肝切除术。限制因素包括肝肿瘤的数目(理想状况是病灶单发)、肝脏基础疾病的严重程度(肝功能评分 Child-Pugh A 级,无血细胞减少、门静脉高压及 ICG 试验受损的表现)。若考虑行右半肝切除术,则术前需评估是否需行 PVE(行或不行 TACE)。

如果由于肝基础疾病严重而无法耐受肝切除术,且肝病灶单发(或病灶数目≤3 个),肿瘤大小≤3～5cm,则可以选择肝肿瘤消融治疗。对于≤2cm 的单发肿瘤,RFA 可作为肝切除术的替代而成为一线治疗方案。

如果肝切除术及 RFA 都无法施行,此时如果患者没有腹水或肝衰竭(尤其是血清胆红素≤50μmol/L),而且肿瘤无广泛侵犯(无血管侵犯或肝外转移),可以考虑行 TACE 治疗。

其余的患者如果没有肝衰竭和血管源性疾病,目前推荐抗血管生成治疗。

按照这种治疗决策,HCC 患者适合行肝移植治疗的比例≤5％,行肝切除术的比例占10％～15％,肝肿瘤消融治疗占 15％～20％,TACE 治疗占 30％～40％。

(五)复杂肝细胞癌的治疗

1.肝细胞癌合并肉眼门静脉侵犯

这是行肝移植术和肝肿瘤消融治疗的禁忌证。以前认为这也是 TACE 治疗的禁忌证(有导致肝坏死的风险)。目前如果栓子局限于部分肝叶或是更少,而且栓塞范围经过高度选择的话,通过减少药物剂量及仅行部分动脉栓塞(而不是全部),也可施行 TACE 治疗。如果栓子没有侵入门静脉主干,可以考虑行外科手术切除。放疗栓塞及抗血管生成治疗也是合适的治疗选择。

2.肝细胞癌合并肉眼肝静脉侵犯

这可能预示着患者预后更差,因为癌栓可能进展而侵入下腔静脉。当栓子局限于肝静脉,能够通过外科手术切除时,推荐行手术切除治疗。然而,这存在术后 6～12 个月出现肺部转移的高度风险。如果癌栓扩展至下腔静脉或是右心房,通常没有有效的治疗手段。

3.肝细胞癌破裂

除非患者出现肿瘤多发、门静脉栓塞和肝衰竭等终末期表现,否则都应该进行积极的治疗。治疗的首要目的是止血。理想方式为动脉栓塞,随后再行肝切除术,可能使患者获得长期生存。事实上:①肿瘤破裂不一定都会引起出血,但有时出血是因为肿瘤与其相邻的肝实质之间的动脉破裂所致;②即使肿瘤破裂,不一定都会发生肿瘤细胞的腹膜种植转移。

第三节　肝内胆管细胞癌

肝内胆管细胞癌(ICC)又称周围胆管癌,是仅次于 HCC 的第二常见的原发性肝癌。肿瘤来源于周围肝内胆管,这将其与来源于肝门部胆管的肿瘤及来源于胆总管的胆管上皮癌区分开来。

直到 20 世纪 80 年代末,仍然没有找到能够准确判断胆管来源的腺癌的免疫组织化学标志物,因此 ICC 常常被认为可能是来源于未知的腺癌肝转移。目前通过免疫染色可以明确诊断,其表现为 CK7 阳性和 CK20 阴性(结直肠癌转移表现为 CK7 阴性,而 CK20 阳性)。

ICC 总体预后欠佳。有时不惜一切代价行手术切除是其唯一的治疗选择。然而,最近一个特殊的临床分期系统的应用证明了化疗有效,并能显著提高治疗效果。

一、流行病学

肝内胆管细胞癌的高发年龄是 55～75 岁,45 岁以下少见(<10％)。

ICC 的发病率和病死率存在地域性差异。世界范围内,大部分流行病学数据中,ICC 与原发性肝细胞癌(HCC)被归为同一类疾病统计计算,发病率为第 6 位,病死率为第 3 位。并且近几年来,ICC 发病率呈上升趋势。80％的 ICC 患者在发展中国家,中国占 55％。2008 年,据统计美国有 18410 例原发性肝癌和肝内胆管细胞癌患者。2000—2004 年,ICC 的年龄调整发病率为 0.062‰人。统计结果显示虽然 1995—2004 年,美国大部分肿瘤发病率和死亡率均呈下降趋势,但 HCC 和 ICC 的发病率上升较快,在所有恶性肿瘤中病死率升至第 1 位,发病率升至第 2 位。其中 ICC 占肝内恶性肿瘤总体病死率的 10%～15%。英国 ICC 患者的病死率增长趋势也很明显,成为原发性肝恶性肿瘤的主要死因,甚至超过了 HCC。澳大利亚的发病率则相对较低。

ICC 在不同种族之间也存在差异。Mclean 和 Patel 利用美国癌症流行病学调查及最终结果的数据进行研究,结果显示:年龄调整患病率最高的是西班牙人(1.22/10 万),最低是黑种人(0.3/10 万);年龄调整病死率在美国的印第安人、阿拉斯加本地人、亚洲人和太平洋岛居民比其他组要高,但是除了美国印第安人和太平洋岛居民的病死率在以每年 0.2% 的速度下降外,其他组年病死率都在以 >3.5% 的速度上升,其中 40～49 岁西班牙女性的病死率上升最快。

二、病因

ICC 的危险因素主要有先天性胆总管囊肿、慢性炎症性肠病、原发性硬化性胆管炎、寄生虫感染、化学致癌物(二氧化钍和亚硝胺等)、遗传因素、胆汁性肝硬化、胆石症、酒精性肝病和非特异性肝硬化。近期新发现的病因包括糖尿病、甲状腺毒症、慢性胰腺炎、肥胖症、慢性非酒精性肝病、丙型肝炎病毒感染及乙型肝炎病毒(HBV)感染。此外,慢性伤寒带菌者和吸烟者 ICC 的发病率均有所增加。目前,还有一些 ICC 患者的发病原因不能用上述因素解释。具体发病机制如下。

1.干细胞学说

一些癌肿可能起源于肿瘤干细胞,它们由正常干细胞癌变而成。因此,HCC 和 ICC 可能来自相同的肝前体细胞株。有学者已在人类混合型肝癌中培养出一个细胞株(KMCH-2),它在不同环境下可以表现出 HCC 或 ICC 的特点。

2.肝炎病毒作用

HBV 与 ICC 发病机制之间的关系虽没有完全明确,但 HBVx 基因编码的 HBx 蛋白在致癌过程中起一定作用。HBx 蛋白可以激活端粒反转录酶转录子的表达,从而导致胆管癌发生。

3.慢性炎症刺激

癌的发生是一个多步过程,异常增生、发育异常最后发展成癌。新生物在转化成具有侵蚀性的 ICC 之前,有两种不同的损害过程,第一种是非典型性胆管上皮扁平或小乳头状生长,称为"胆管发育不良",在 WHO 肿瘤分型中用胆管上皮内瘤来描述这种损害;另一种是胆管内乳头状瘤。这些结构具有特殊的微管核心,黏蛋白常分泌过剩,有恶变的潜能。

4.基因学研究

有学者通过微点阵的研究(5 例正常的胆管上皮、11 例外科手术切除的胆管癌上皮细胞、9 例胆管癌细胞株)揭示:282 个基因表达高于正常的 3 倍,并提出了几种可能引起这些基因高表达的途径。另外,一个小样本研究(n＝25)分析证明:与正常的胆管上皮细胞相比,ICC 有52 个基因表达上调,421 个基因表达下调;同时证实有 30 个基因与其淋巴侵犯有关。为了进一步证实 ICC 的病因和危险因素的相关分子机制,尚需扩大样本深入研究。

三、病理

除了用解剖位置命名分类以外,研究者也应用形态学、组织学特征来定义 ICC。日本肝癌学组根据肝内胆管细胞癌的大体表现将其分为肿块型、管周浸润型、管内生长型和混合型。肿块型最多见,灰白色,呈分叶状、边界不规则、膨胀性生长,内部有较多纤维结缔组织,质地坚硬,可通过肝门静脉系统侵犯肝形成卫星结节,淋巴结转移较常见。管周浸润型主要沿胆管壁的长轴浸润性生长,并向肝门部侵犯,呈树枝状或长条状。管壁向心性增厚、管腔狭窄,外周胆管继发扩张,常合并肝内胆管结石。管内生长型呈乳头状、息肉状向胆管腔内生长,如分泌大量黏液则造成局部胆管显著扩张,通常不侵犯胆管壁和肝实质,淋巴结转移少见,恶性度低,预后好。

组织学上,ICC 常为分化较好的腺癌,有丰富纤维基质。肿块型与管周浸润型多为高或低分化的管状腺癌,管内型多为乳头状腺癌。

四、诊断

(一)症状与体征

早期 ICC 通常没有症状;在进展期,患者往往因为转氨酶升高或影像学异常而就诊。疾病的后期主要表现为:疲劳、乏力、体重减轻、腹痛及贫血。值得注意的是只有不到 28％的患者出现黄疸,因此 ICC 也被称为"无黄疸的肝内肿瘤"。

(二)血清学检查

没有特异性的肿瘤标记物能够将 ICC 定性诊断,CA19-9、AFP 最为常用。在急性胆管炎、酒精性肝病及其他肿瘤(胰腺、胃肠来源的肿瘤)CA19-9 也会升高,因此特异性不高。日本学者的研究发现,ICC 患者血清 CA19-9 浓度升高与患者预后显著相关。43 例 CA19-9 升高的 ICC 患者术后中位生存期为 14 个月,而 CA19-9 正常的患者中位生存期长达 21 个月,两者相比有显著差异,提示 CA19-9 升高者预后较差。11 例术前 CA19-9＞1000U/mL 的患者均在1 年内死亡。该研究还发现,13 例有淋巴结转移的患者术前血清 CA19-9 均升高,这说明血清CA19-9 升高是 ICC 预后不良的指标。

(三)影像学检查

1.超声

(1)肿块型:呈不规则分叶状,多无周边声晕,边界模糊,内部回声高低不等。瘤周可见卫星病灶及扩张胆管。常见肝门淋巴结肿大及肝门静脉受侵,但较少形成癌栓。彩色多普勒超声见肿块内血供较少,呈零星分布的点状血流信号,频谱多普勒可见动脉或门静脉样血流。

(2)管周浸润型:多表现为管壁不规则增厚,边界不清,将扩张胆管包绕其内。肿瘤趋向于肝门部蔓延,如果侵及二级分支可致肝内胆管普遍扩张。如合并肝内胆管结石,肿块内可见强回声伴后方声影。

(3)管内生长型:肿瘤似囊性病变,集中于 2、3 级胆管部位,囊壁不规则增厚、隆起,壁内见等或高回声结节状、乳头状突出的肿物,内部回声不均,表面不平。如产生大量黏液可见囊内漂浮的点状回声。

近年来,实时超声造影技术的出现使超声能像增强 CT 或 MRI 一样,连续动态地观测病灶的血流灌注状态,提高定性诊断能力。有研究发现实时超声造影能正确诊断 94% 的 ICC 患者,明显优于普通超声。超声造影动脉期可表现为 3 种不同的增强模式,分别为:整个瘤体不均匀高增强、周边不规则环状高增强及肿瘤不均匀低增强。结果与增强 CT 或 MRI 相似。但所有 ICC 超声造影显示门静脉期及延迟期表现为低增强,与增强 CT 或 MRI 延迟增强不同。

2.CT

ICC 的 CT 特征性表现为肿瘤实质延迟强化,肿瘤周围卫星灶,肝门部淋巴结增大。

(1)肿块型:平扫表现为分叶状、不规则低密度肿物,无包膜。肿块内或周围可见胆管扩张形成的条索状更低密度影。增强扫描早期肿瘤周边轻度、不完全环形强化,密度高于同层肝组织。中央部分不增强或轻度网格状、结节状强化,低于同层正常肝组织。延迟增强为特征性表现,即在注射造影剂后 3~9 分钟或更长时间,肿瘤才开始强化,强化程度高于同层肝组织,造影剂进入及流出肿瘤均较慢,表现为"慢进慢出"的特点。病变外周主要由大量的恶性肿瘤细胞和少数纤维组织构成,而在中央区主要由纤维组织构成,造影剂进入纤维组织相对缓慢,但在其中存留时间较长,因此,动脉期肿块周边轻度强化,中央无明显强化。如果肿瘤中央低密度区主要为坏死组织或肿瘤细胞分泌的黏液等构成,则肿块整体始终无明显强化,仅内部可见轻度线样或网格样强化。肝叶萎缩是常见的伴随征象,这可能与胆管阻塞或门脉受侵影响血供有关。

(2)管周浸润型:常仅见局部胆管壁不规则增厚,管腔狭窄,界限不清,远端胆管扩张。增强扫描呈树枝状或长条状强化。偶见点片状高密度结石影。因肿瘤内纤维间质较丰富,浸润生长牵拉局部肝包膜导致肝表面回缩内陷。

(3)管内生长型:可见胆管内乳头状、分叶状肿物,增强扫描有强化,密度比肝实质稍低,因此型不含丰富的纤维组织成分故无延迟期强化。有时胆管显著扩张呈囊状,表现为无强化、边界清晰的更低密度区。

3.正电子发射计算机断层成像

ICC 具有恶性肿瘤的共同特征,如新陈代谢活跃、葡萄糖摄取异常增高等,表现为高代谢灶。PET 主要用于了解肿瘤全身累及范围、临床分期、疗效评价及监测复发等。

对 ICC 进行影像学检查有两个目的,即定性诊断和分期诊断。临床上可根据不同的目的选择不同的影像学检查方法。在定性诊断方面,按照性价高低比可考虑遵循以下诊断程序:普通超声→实时超声造影→增强 CT/MRI。通过超声、CT 及 MRI 基本能够确诊 ICC。由于癌肿位于肝内,因此不需要内镜逆行胰胆管造影(ERCP)或 MRCP 检查。分期诊断则以螺旋 CT (MDCT)或 PET 为首选,其次为 CT 或 MRI,超声检查的分期诊断能力目前尚存争议。

(四)TNM 分期

目前最常用的是美国癌症分期委员会(AJCC)分期(第 6 版),见表 4-3-1(肝内胆管细胞癌的 TNM 分期与原发性肝细胞癌相同)。

表 4-3-1　美国癌症分期委员会(AJCC)原发性肝癌 TNM 分期

肝癌(包括肝内胆管细胞癌)分期(AJCC)	
分期	定义
原发肿瘤(T)	
Tx	不能评估原发肿瘤
T_0	没有原发肿瘤的证据
T_1	肿瘤孤立、无血管侵犯
T_2	孤立的肿瘤有血管侵犯或者肿瘤多发但每一个均<5cm
T_3	肿瘤多发,且任一直径超过 5cm 或者肿瘤侵及肝门静脉、肝静脉主要分支
局部淋巴结(N)	
Nx	不能评估局部淋巴结
N_0	局部淋巴结无转移
N_1	局部淋巴结有转移
远处转移(M)	
Mx	不能评估远隔转移
M_0	无远隔转移
M_1	有远隔转移
	分级
Ⅰ	$T_1 N_0 M_0$
Ⅱ	$T_2 N_0 M_0$
ⅢA	$T_3 N_0 M_0$
ⅢB	$T_4 N_0 M_1$
ⅢC	任何 $TN_1 M_0$
Ⅳ	任何 T 任何 NM_1

五、治疗

肝内胆管细胞癌容易早期局部播散和淋巴结转移,其预后较原发性肝癌差,肝切除手术是首选治疗方法。由于肿瘤在发现时多处于进展期,因此可切除性为 18％～70％。在不同的治疗中心,手术切除后 1 年生存率为 35％～86％、3 年生存率为 20％～51.8％、5 年生存率为 20.5％～40％。中位生存时间为 12～37.4 个月。

(一)影响预后的因素

局部淋巴结阳性、肝切缘阳性、血管受侵犯、肿瘤巨大等征象提示预后不佳。此外,肿瘤的分型也对预后有一定影响。肿块型 ICC 如果伴有肝门部胆管的浸润,不仅会导致黄疸,还可引起肝门静脉受侵、局部淋巴结转移，手术不易切净，因此 5 年生存率、中位生存时间均较低。我国的研究结果显示，有淋巴结转移及肿瘤直径＞5cm 是影响 ICC 患者术后生存的独立危险因素。

（二）手术指征

（1）以往认为如果术前检查提示局部淋巴结肿大，常常预示此类患者手术不能根治并且预后很差，是手术的相对禁忌证。但是近年研究表明，ICC 的临床特点就是淋巴结转移常见。即便是姑息性手术，仍然可以改善预后，手术后长期生存的病例亦不少见。并且某些类型的ICC，虽然有淋巴结转移，却生长缓慢，呈现低度恶性。因此对局部淋巴结阳性的病例有选择地进行手术治疗是可行的，但如果患者同时伴有肝内转移，则手术不能延长生存期。

（2）随着血管重建技术的成熟，临近或紧贴大血管的 ICC 或门脉左、右支闭塞已不再是手术禁忌证；即使手术紧贴血管切除肿瘤，难以保证切缘阴性，仍可以显著改善预后。

（三）手术方式

1.手术切除范围

ICC 可沿 Glisson 鞘向肝实质扩散、转移、浸润，或沿肝窦生长，或在淋巴管和肝门静脉分支内形成癌栓向肝内、外转移，因此手术切缘阳性率较高。目前的多数研究资料显示，ICC 手术的切缘阳性率为 17%～38%，且手术切缘情况是影响患者术后生存的重要因素。无论区域淋巴结是否阳性，ICC 术后复发多出现于肝内原手术区域附近。因此，鉴于 ICC 患者多无肝硬化、肝功能较好，手术可选择行规则或扩大肝切除，而不是超过肿瘤 2cm 的肝不规则切除，以期手术切缘阴性。对于拟行根治性切除的 ICC，如果病灶较大，为防止术后出现肝衰竭，术前可行肝门静脉栓塞，诱导健侧肝的增生增大。此外，如果术中发现病灶不能切除，术中应用^{125}I 治疗也有一定疗效。

2.淋巴结清扫

ICC 具有显著的经淋巴道转移的特性。由于多数患者无特异的临床症状，发现 ICC 时病变已属于进展期，出现淋巴结转移的概率更高。因此部分日本学者建议 ICC 的标准术式应该包括淋巴结清扫。但有证据显示与没有清扫淋巴结的对照组相比，清扫组的预后并没有改善。其原因在于患者术后肝内复发多见。如果没有同时对肝内转移病灶进行控制，生存率改善并不明显；并且，一旦出现淋巴结转移，常预示病期较晚，转移病灶的范围可能已经超过手术清扫区域，根治性清扫较为困难。因此也有日本学者建议根据谨慎的术前影像评估以及仔细的术中探查（包括可疑淋巴结术中冷冻检查）结果决定是否清扫。其原因为：①如前所述目前没有充分的证据支持清扫淋巴结能够改善预后。其本人没有常规清扫淋巴结仍取得了较好的生存率结果。②目前 PET、CT 等影像检查技术日臻完善，术前检查结合术中探查能够发现大多数的局部阳性淋巴结；如果临床评估未发现可疑淋巴结，对这类患者实施清扫后，术后病理的阳性检出率很低。进一步的研究认为不同类型的 ICC 生物学表现不同。从病理上来看，肿块型ICC 与 HCC 均来源于肝多能干细胞，具有同源性，因此肿块型 ICC 与 HCC 具有相似的生物学特性。早期的肿块型 ICC 可以侵入肝门静脉系统，导致肝内转移，类似 HCC；但是当其变大，则可进一步侵入 Glisson 系统，通过淋巴管转移。管壁浸润型主要经 Glisson 系统通过淋巴管播散；腔内型 ICC 则与前两者明显不同，几乎没有淋巴结转移，也极少复发，其术后生存时间也明显好于另外两类。因此,建议依据 ICC 的亚型选择是否需要淋巴结清扫。较小的肿块型 ICC 不需要清扫淋巴结;管壁浸润型和已经侵入 Glisson 系统的肿块型 ICC 应清扫肝门淋巴结并切除部分肝外胆管;腔内型 ICC 治疗原则应区别于另外两种 ICC,但是否清扫淋巴结有待进一步证实。我国学者分别对规则性肝叶切除组中淋巴结(包括肝门以及肝十二指肠韧带淋巴结)清扫与未清扫组以及规则性肝叶切除组与肿瘤局部切除组做 Log-rank 统计分析,结果有统计学意义。因此认为对 ICC 的手术,规则性肝叶切除附加淋巴结清扫应为合理的手术方式。

3.淋巴结清扫方式

日本肝癌学会引用胃癌的淋巴结分组数字标记,把肝内胆管细胞癌的区域淋巴结分为三站。并依据左肝和右肝淋巴不同的引流途径规定,如果 ICC 位于左肝,其第一站淋巴结为 1、3、12;第二站 7、8、9、13;第三站 14、16。如果位于右肝,其第一站淋巴结为 12;第二站为 7、8、9、13;第三站为 1、3、14、16。他们的研究发现,ICC 的淋巴结转移方式有其特殊性。首先表现在一旦出现转移就很少局限在第一站淋巴结。此外,ICC 还可以表现为跳跃式转移。如日本学者报道 12 例患者中有 6 例无肝十二指肠韧带淋巴结(第一站)转移,但是却有贲门及肝总动脉淋巴结(第二站)转移。上述资料均来自日本学者,他们据此认为手术应该至少清扫到第二站淋巴结。为了彻底的清扫淋巴结,部分日本学者建议联合肝外胆管切除甚至对部分患者行联合胰腺十二指肠切除等复杂术式,但其生存率并没有明显提高。

4.复发后的再切除

ICC 手术后肝内复发多见,这也是影响患者预后的关键因素。鉴于复发后的再切除取得了很好的效果,大部分学者建议对术后超过 1 年发现肿瘤复发的部分可切除患者(考虑到复发 ICC 的大小及数目等)实施手术。

5.肝移植

一项国外的研究显示:在 50 例 ICC 患者中,32 例手术切除,平均生存时间为 12.8 个月;18 例行肝移植,平均生存时间为 5 个月。目前,大多数学者主张可以根治性切除的 ICC,应首选根治性切除;已发生肝外转移者是肝移植的绝对禁忌证。但对那些未发生远处转移的无法局部根治性切除的胆管癌患者,能否采取肝移植治疗方式尚存在一定争议。一般认为,ICC 的淋巴结转移率高,肝移植并不适宜。早期一些实施肝移植的对象多为晚期病例,此类患者预后极差。美国 Mayo 中心报道采用新辅助放化疗结合肝移植治疗 71 例 HCC 患者,术后患者 1 年、3 年、5 年生存率分别达到 92%、82% 和 82%;肿瘤复发率分别为 0、5% 和 12%,明显优于手术切除组(1 年、3 年、5 年生存率分别为 82%、48% 和 21%)。可见,肝移植术后辅以恰当的化疗对于预防肿瘤复发,延长复发患者的生存时间均具有积极意义。总之,目前认为肝移植只适用于高度选择的 ICC 早期患者或者谨慎的临床试验,并建议联合综合性的辅助治疗如术后放化疗等以改善预后。

(四)介入治疗

有研究认为 ICC 为乏血供肿瘤,因此介入治疗无明显效果。然而最近有研究显示,ICC 可表现为血管内皮生长因子-C(VEGF-C)的高表达,且有 72%～100% 的患者血管造影显示肿瘤的部分或全部区域为高血供。因此,介入治疗在理论上有效,并且有研究结果表明介入治疗有可能延长 ICC 患者的生存期。已有一些国外治疗小组开展动脉介入栓塞化疗,患者的平均生存期为 12～26 个月。考虑到介入的治疗时间(术前或术后)、介入次数以及药物选择均不一致,因此其结论的可靠性有待商榷。目前对介入治疗效果的前瞻性研究也正在进行中。

(五)其他治疗

1.放射治疗

不能延长或改善 ICC 患者的生存时间和生活质量。

2.化疗

总体而言并不能增加 ICC 的生存期,因此效果不佳。在获得可靠的临床验证结果之前,不推荐术后辅助化疗。

3.免疫治疗

有报道称一种白介素-4(IL-4)结合的假单胞菌外毒素(IL-4-PE)可以有效治疗人类胆管癌。在动物模型中 IL-4-PE 可以诱导肿瘤细胞逆转,延长带瘤小鼠的生存期。IL-4-PE 的安全性已经被不同临床前期药理和毒性的研究所评定,但是还没有投入临床运用,其效果也有待临床检验。

第四节　转移性肝癌

转移性肝癌在临床上极为常见,在西方国家,转移性肝癌和原发性肝癌的比例约为 20∶1在我国,两者发生概率相近。转移途径如下:

①经门静脉:肝内转移的最主要途径,是其他途径引起肝转移的 7 倍。以来源于胃肠道原发癌最为多见。②经肝动脉:肺癌和肺内形成的癌栓,可进入体循环,经肝动脉血流于肝内形成转移。③经淋巴道:此路径少见,胆囊癌可沿胆囊窝淋巴管扩展至肝内。

肝转移结节通常位于肝表面,大小不等。结节中央因坏死可出现脐样凹陷。除结节型外,肝转移瘤偶尔也可表现为弥漫浸润型。多数转移瘤为少血供肿瘤,仅 4%～7% 为富血供,多见于绒毛膜上皮癌、肉瘤、恶性胰岛细胞瘤、肾癌、乳腺癌及类癌等。钙化可见于结直肠癌、卵巢、乳腺及肺等,尤其以结直肠黏液腺癌为著。

消化道恶性肿瘤是转移性肝癌最常见的原发病灶,其中以结直肠癌最为多见。结直肠癌肝转移最常发生于原发灶切除后的 2 年内,通常没有症状;少数患者可有上腹隐痛。尽管有淋巴结转移的患者更易出现肝转移,但各个期别的结直肠癌均可发生肝转移,40%～50% 的经手术切除的结直肠癌病例最终出现肝转移。20%～25% 新发的结直肠癌病例存在肝转移。

一、结、直肠癌肝转移

近年来,结、直肠癌的发病率逐年升高,已位居我国常见恶性肿瘤的第 4 位。肝是结、直肠癌血行转移最主要的靶器官。有 15%～25% 结、直肠癌患者在确诊时即合并有肝转移。而另15%～25% 的患者将在结、直肠癌原发灶根治术后发生肝转移;其中绝大多数(80%～90%)的肝转移灶无法获得根治性切除。而且,结、直肠癌肝转移(CRLM)也是结、直肠癌患者最主要的死亡原因。肝转移灶无法切除患者的中位生存期仅6.9个月,5年生存率接近0。因此如何提高结、直肠癌肝转移的诊断和综合治疗水平,改善患者预后,延长患者生存期,是当今我们研究的重点和热点。不少国家将CRLM作为一个单独疾病来对待。如欧洲成立了结、直肠转移治疗组(ECMTG)并制定了关于CRLM的共识;英国、加拿大、西班牙均对此有专家共识,而我国的临床工作者们也总结国内外先进经验和最新进展,于2010年编写了《结直肠癌肝转移诊断和综合治疗指南(V2010)》,用以指导我国CRLM的诊断和治疗。

（一）定义

按照国际通用分类,CRLM可以分为两类。①同时性肝转移:结、直肠癌确诊时发现的或结、直肠癌原发灶根治性切除术后6个月内发生的肝转移;②异时性肝转移:结、直肠癌根治术后6个月后发生的肝转移。考虑到结、直肠癌确诊时合并肝转移与结、直肠癌原发灶根治术后的肝转移在诊断和治疗上有较大差异。

（二）发病机制

结、直肠癌肝转移是一个多环节、多步骤复杂的动态过程。近年来人们在结、直肠癌肝转移的机制方面已经做了很多研究工作,证实了一些可能控制此过程中的关键分子,为治疗和预测结、直肠癌肝转移的新靶点提供诸多新的思路,比如蛋白水解酶、黏附分子、β-干扰素、胰岛素样生长因子、细胞外信号调节激酶等;但其具体的发生机制,有待于进一步明确。

（三）临床表现

结、直肠癌肝转移患者的临床表现除了原发灶的症状之外,其余的和原发性肝癌患者相似,但较后者发展慢,症状也轻;早期可能没有症状,随着瘤体的生长,可出现肝区或者上腹部的不适、甚至出现腹部包块;晚期患者可出现贫血、腹水等,当转移瘤压迫胆总管时,可出现皮肤、巩膜黄染;当腔静脉受压时会出现下肢肿胀及腹壁静脉曲张;大多数患者肝功能基本正常,但有部分患者可出现肝功能指标和肿瘤标记物的异常,同时,影像学检查(B超、CT、MRI等)能发现肝占位。

（四）诊断

1.结、直肠癌确诊时肝转移的诊断

(1)实验室检查:患者可先出现血清谷氨酰转肽酶(γ-GT)升高,不到10%的患者血清丙氨酸转氨酶(ALT)和胆红素升高,对诊断有价值;研究表明碱性磷酸酶(AKP)、乳酸脱氢酶(LDH)、γ-GT、天门冬氨酸转氨酶(AST)和癌胚抗原(CEA)对诊断和检测肝转移更有价值。

(2)影像学检查:对已确诊结、直肠癌的患者,常规应进行肝超声和(或)增强CT检查,必要时加行MRI检查;PET-CT检查不作为常规推荐,可在病情需要时酌情应用。

①超声检查:是目前应用最为广泛,首选的肝转移的筛查方法。其可表现为多种影像特征:无回声、低回声、强回声、强回声伴声影、混合性回声等;此外,还可以在超声引导下行肝穿刺活检。

②CT检查:是目前诊断肝转移最精确的影像学方法。平扫表现为肝实质内多发散在结节状低密度灶,边界清晰或模糊,有时可见钙化。常规增强扫描时,部分病灶出现边缘性环形

强化,部分病灶也可无强化。病灶中央无强化区为圆形或不规则坏死,对于转移灶,即使＜1cm 的病灶,也可存在中心圆形或者不规则坏死,此为肝转移灶特征性表现。坏死性转移灶根据灶内坏死形态和程度不同可表现出:瞳孔征、厚环征、薄环征、液-液平征、壁上结节征等征象。动态增强扫描时,动脉期结节出现环形强化,而门脉期强化范围无扩大为转移灶的重要特点。部分病灶可出现"牛眼征",即病灶中央低密度坏死区周围伴环状强化,环外另见一圈低密度带,病理上,环形强化区位肿瘤组织,外带为受压的肝细胞和肝窦。

③MRI 检查:平扫时,T_1WI 多数转移灶呈低信号,中心见更低信号坏死区,T_2WI 多呈高信号,中心坏死区信号更高;增强时多数病灶呈不均匀或环形强化,中心坏死区无强化,部分富血供转移瘤可表现为均匀强化,延迟后呈低或等信号。

④PET-CT 检查:PET-CT 已逐步成为检测 CRLM 及其术前分期的重要诊断工具。尽管它有着很高的灵敏度,但其特异性较低,易产生假阳性结果。同时该检查也存在着费用较高、病灶定位较差等缺点,因此 PET-CT 检查不作为常规推荐。

(3)肝转移灶的经皮针刺活检:仅限于病情需要时应用。

(4)结、直肠癌手术中必须常规探查肝:以进一步排除肝转移的可能,对可疑的肝结节必要时可考虑术中活检。

2.结、直肠癌原发灶根治术后肝转移的诊断

结、直肠癌根治术后的患者,应根据术前肿瘤标记物的升高情况,定期检测 CEA 等肿瘤标记物;同时,应定期随访肝超声和(或)增强 CT 扫描,怀疑肝转移的患者应加行肝 MRI 检查,PET-CT 扫描不作为常规推荐。

(五)治疗

1.手术治疗

手术完全切除肝转移灶仍是目前能治愈结、直肠癌肝转移的最佳方法,故符合条件的患者均应在适当的时候接受手术治疗。对部分最初肝转移灶无法切除的患者应经多学科讨论慎重决定转化性化疗,创造一切机会使之转化为可切除病灶,适时接受手术治疗。

(1)适应证:随着技术的进步,肝转移灶的大小、数目、部位、分布等已不再是影响判断结、直肠癌肝转移患者是否适宜手术的单一决定因素。目前主要应从以下 3 个方面来判断。①结、直肠癌原发灶能够或已经根治性切除;②根据肝解剖学基础和病灶范围肝转移灶可完全(R0)切除,且要求保留足够的肝功能,肝残留容积 30%～50%;③患者全身状况允许,没有不可切除的肝外转移病变。

(2)禁忌证:①结、直肠癌原发灶不能取得根治性切除;②出现不能切除的肝外转移;③预计术后残余肝容积不够;④患者全身状况不能耐受手术。

(3)结、直肠癌确诊时合并肝转移的手术治疗

①结、直肠癌原发灶和肝转移灶一期同步切除:如下情况,建议结、直肠癌原发灶和肝转移灶同步切除。a.肝转移灶小且多位于周边或局限于半肝;b.肝切除量低于 50%;c.肝门部淋巴结、腹腔或其他远处转移均可手术切除。

②结、直肠癌原发灶和肝转移灶二期分阶段切除:如下情况,建议结、直肠癌原发灶和肝转移灶二期分阶段切除。a.术前评估不能满足一期同步切除条件的患者,建议先手术切除结、直

肠癌原发病灶,二期分阶段切除肝转移灶,时机选择在结、直肠癌根治术后 4～6 周;b.若在肝转移灶手术前进行治疗,肝转移灶的切除可延至原发灶切除后 3 个月内进行;c.急诊手术不推荐原发结、直肠癌和肝转移灶一期同步切除;d.可根治的复发性结、直肠癌伴有可切除肝转移灶倾向于进行二期分阶段切除肝转移灶。

(4)结、直肠癌根治术后肝转移的手术治疗:既往结、直肠原发灶为根治性切除且不伴有原发灶复发,肝转移灶能完全切除且肝切除量低于 70%(无肝硬化者),应予以手术切除肝转移灶,通常可先行新辅助化疗。

(5)肝转移灶手术方式的选择:①肝转移灶切除后至少保留 3 根肝静脉中的 1 根且残肝容积≥50%(同时性肝转移)或≥30%(异时性肝转移);②转移灶的手术切缘一般应有 1cm 正常肝组织,若转移灶位置特殊(如紧邻大血管)时则不必苛求,但仍应符合 R0 原则;③如是局限于左半或右半肝的较大肝转移灶且无肝硬化者,可行规则的半肝切除;④建议肝转移手术时采用术中超声检查,有助于发现术前影像学检查未能诊断的肝转移病灶。

(6)肝转移灶切除术后复发:在全身状况和肝条件允许的情况下,对于可切除的肝转移灶术后的复发病灶,可进行 2 次、3 次甚至多次的肝转移灶切除。

2.可切除结、直肠癌肝转移的新辅助及辅助治疗

(1)结、直肠癌确诊时合并肝转移的新辅助治疗:在原发灶无出血、梗阻或穿孔时可考虑应用新辅助治疗,方案可选 FOLFOX、FOLFIRI 或 CapeOX,也可联合分子靶向药物治疗;如贝伐珠单抗可能会带来肝手术中更多的出血和手术后更多的伤口问题,故建议手术时机应选择在最后一次使用贝伐珠单抗后的 6～8 周;而西妥昔单抗的治疗只在基因野生型的患者中应用;为减少化疗对肝手术的不利影响,新辅助化疗原则上不超过 6 个周期,一般建议2～3 个月完成并进行手术。

(2)结、直肠癌根治术后发生肝转移的新辅助治疗:①原发灶切除术后未接受过化疗的患者,或者发现肝转移 12 个月前已完成化疗的患者,可采用新辅助治疗(方法同上),时间 2～3 个月;②肝转移发现前 12 个月内接受过化疗的患者,新辅助化疗作用有限,可考虑直接切除肝转移灶,继而术后辅助治疗;也可考虑术前联合肝动脉灌注化疗。

(3)肝转移灶切除术后的辅助治疗:肝转移灶完全切除的患者均应接受术后辅助化疗;特别是没有进行过术前化疗及辅助化疗的患者,建议时间为 6 个月;也可考虑同时联合肝动脉灌注化疗和分子靶向药物治疗。

3.不可切除的结、直肠癌肝转移的综合治疗

结、直肠癌肝转移的综合治疗包括全身和介入化疗、分子靶向治疗以及针对肝病灶的局部治疗如射频消融、无水乙醇注射、放射治疗等。部分初诊无法切除的肝转移灶,经过系统的综合治疗后可转为适宜手术切除,其术后 5 年生存率与初始肝转移灶手术切除的患者相似;综合治疗也可明显延长无法手术的结、直肠癌肝转移患者的中位生存期,明显改善生存质量。

(1)治疗策略

①结、直肠癌确诊时合并无法手术切除的肝转移:a.结、直肠癌原发灶存在出血、梗阻或穿孔时,应先行切除结、直肠癌原发病灶,继而全身化疗(或加用肝动脉灌注化疗),可联合应用分子靶向治疗;每2～3 个周期治疗后,进行肝超声检查、增强 CT 和(或)MRI,予以评估,如果肝

转移灶转变成可切除时,即予以手术治疗;若肝转移灶仍不能切除,则继续进行综合治疗。b.结、直肠癌原发灶无出血、梗阻或穿孔时也可选择先行切除结、直肠癌的原发病灶,继而进一步治疗,具体方案同上;或者先行全身化疗(或加用肝动脉灌注化疗),时间为2~3个月,并可联用分子靶向治疗;如果转移灶转化成可切除时,即手术治疗(一期同步切除或分阶段切除原发病灶和肝转移灶);若肝转移灶仍不能切除,则视具体情况手术切除结、直肠癌原发病灶,术后继续对肝转移灶进行综合治疗。

②结、直肠癌术后发生的无法手术切除的肝转移:a.FOLFOX和FOLFIRI化疗方案是目前结、直肠癌肝转移的一线化疗方案,并可互为二线;在肝转移发生前12个月内使用过FOL-FOX作为辅助化疗的患者,应采用FOLFIRI方案,并可加用分子靶向治疗,或联用肝动脉灌注化疗。b.既往采用氟尿嘧啶/LV或单用卡培他滨治疗者、既往未化疗者或FOLFOX辅助化疗距今>12个月者,可采用FOLFOX或FOLFIRI化疗方案或既往有效的化疗方案,并可加用分子靶向药物治疗,或联用肝动脉灌注化疗;化疗有效,肝转移灶转为可切除的患者,即应接受肝转移灶切除手术,术后再予以辅助化疗;若肝转移灶仍不能切除,则应继续进行综合治疗。c.应用肝门静脉选择性地栓塞或结扎可以使肝转移灶切除术后预期剩余肝代偿性增大,增加手术切除的可能。此方法被用于预计手术切除后剩余肝体积不足30%的肝转移患者。

(2)治疗方法

①全身化疗和肝动脉灌注化疗:a.FOLFOX、FOLFIRI、CapeOX方案或联合分子靶向治疗,如果病情进展可以考虑互为二线,如果病情第二次进展,则可以改用分子靶向治疗(未用过此类药者)或进行最佳支持治疗。b.FU/LV联合分子靶向治疗可用于不能耐受伊立替康、奥沙利铂的患者。其不良反应低。但生存期也比上述方案短。如果病情进展,应改用FOLFOX、FOLFIRI或CapeOX(均可联合分子靶向治疗),病情再次进展时进行最佳支持治疗。c.对于最初联合化疗难以耐受的患者,推荐卡培他滨单药或氟尿嘧啶(LV)治疗,均可联合分子靶向治疗。d.上述治疗期间可在适当时机联合应用肝动脉灌注化疗,可能有助于延长总体生存,单纯肝动脉灌注化疗并不比全身化疗更具优势。

②分子靶向治疗:在结、直肠癌肝转移的治疗中加入分子靶向药物,其有效性已得到广泛的证实。目前认为,化疗联合应用靶向分子药物治疗是提高肝转移灶切除率的最有前景的治疗方法。如西妥昔单抗、贝伐珠单抗,尽管分子靶向药物的治疗效果可喜,但目前的研究资料不建议多种靶向药物联合应用。

③射频消融:现有资料表明,单独使用射频消融治疗肝转移的生存率仅略微高于其他非手术治疗者,目前仅作为化疗无效后的治疗选择或肝转移灶术后复发的治疗,建议应用时选择肝转移灶最大直径<3cm且一次消融最多3枚者。以下情况也可考虑射频消融。a.一般情况不适宜或不愿意接受手术治疗的可切除结、直肠癌肝转移患者推荐使用射频消融,射频消融的肝转移灶的最大直径<3cm且一次消融最多3枚;b.预期术后残余肝体积过小时,建议先切除部分较大的肝转移灶,对剩余直径<3cm的转移病灶进行射频消融。

④放射治疗:无法手术切除的肝转移灶,若全身化疗、肝动脉灌注化疗或射频消融无效,建议放射治疗,但不作常规推荐。

⑤其他治疗方法:包括无水乙醇瘤内注射、冷冻治疗和中医中药治疗等,但其疗效并不优

于上述各项治疗仅作为综合治疗的一部分应用。

(六)诊疗风险的防范

结、直肠癌肝转移的临床诊治已越来越受到我们的重视,许多临床试验表明,多学科综合治疗优于单一治疗,在综合治疗迅速发展的今天,多学科共同会诊和反复评价对于结、直肠肝转移者是必要的,这样才能制订出更好的适合患者病情的治疗方案,获得更佳的治疗效果;在CRLM的临床诊治过程中,我们需注意以下几个方面。

(1)明确外科手术切除是目前治愈结、直肠癌肝转移的最好疗法,应该千方百计争取施行;能切除的应积极切除,不能切除的争取化疗后切除,潜在可切除者争取采用最积极的新辅助化疗方案,并努力通过综合治疗,提高切除率,从而让患者得到更佳的治疗效果。

(2)术前活检。临床上为了明确肝转移诊断,常应用细针穿刺细胞学检查(FNA)。长期以来,我们认为沿针道种植非常罕见,发生率仅为 0.003%～0.007%,而有研究证实,种植转移发生率高达 10%～19%,术前行 FNA 的结、直肠癌肝转移患者,肝切除术后远期生存率比未行 FNA 者低,因此,根据目前的相关资料,有学者强烈推荐能切除的结、直肠癌肝转移不用FNA 诊断;在我国的 CRLM 诊疗指南中也仅限于病情需要时应用。

(3)新辅助化疗应注意化疗相关的肝损害。越来越多的证据表明,术前化疗与肝间质的病理改变有关。两种更为主要的肝损害为化疗相关性脂肪性肝炎和肝窦阻塞综合征,这两种肝损害,使肝切除术的并发症和手术死亡率增加。警惕靶向治疗药物的不良反应,比如贝伐单抗可能增加器官穿孔和出血的风险,也会延迟伤口愈合,所以肝切除前 6～8 周应停用此药。

(4)合理把握手术时机,避免过度新辅助化疗。辅助化疗有正面效应,可以提高肝切除率,但也有负面效应,产生不良反应。治疗过程中应该权衡用药类型和疗程长短,定期检测,一旦肝转移灶能切除即应马上切除,而不应等待化疗达到影像学最大效应(转移灶消失),而事实上,超过 80%影像学上消失的肝转移灶仍存在癌细胞。

(5)建立多学科专家组(MDT)的综合治疗模式(MDT 综合治疗模式),它是由来自两个以上相关学科、相对固定的专家组成工作组,针对某一器官或系统疾病,通过定期、定时、定址的会议,提出适合患者病情的、最恰当的诊疗方案,并由相关学科单独执行或多学科联合执行经MDT 讨论的诊疗方案的一种医疗模式。CRLM 的现代治疗策略应该由包括外科学、肿瘤内科学、放射学和病理学专家组成的多学科小组来决定;以患者为中心,以专家组为依托,多学科治疗措施有机结合。MDT 综合治疗模式的建立,有助于我们发挥更大的优势,给予患者更为全面的治疗,更好地避免诊疗风险,从而有效地提高患者的治疗效果,延长生存期。

二、神经内分泌肿瘤肝转移

神经内分泌肿瘤(NET)为起源于弥散性神经内分泌系统的一类肿瘤,是少见的临床疾病,近年来发病率有所增加,每年约 0.0525‰。此类肿瘤种类繁多,表现多样,早期症状不典型且缺乏特异性,而且可发生于全身各个部位,位置隐蔽,生长缓慢。常见于胃肠道(约67.5%),其次为呼吸系统(约 25.3%),少数发生于甲状腺、肾、卵巢、前列腺、乳房及皮肤等。最近研究表明,不同部位的 NET 发病率与种族、性别有关,欧美地区以空回肠、肺、直肠多见,亚太地区以直肠、肺、胰腺、胃多见;男性好发部位依次是小肠、直肠、胰腺,女性好发部位是肺、阑尾、胃。与其他恶性肿瘤相比,神经内分泌肿瘤进展缓慢,通常在诊断时已经发生转移,最常见的转移部位是肝。多项研究表明,转移是影响 NET 患者预后和生存期的重要因素,但即使发生转移,仍能存活较长时间;对于已经发生肿瘤转移者,如能手术切除原发灶及转移灶,则可降低肿瘤负荷,减轻肿瘤相关物质过量分泌引起的相应症状,从而提高患者的生存质量。

(一)发病机制

关于 NET 及其肝转移的发生、发展机制仍不明确。多数学者认为,家族遗传性的 NET,如Ⅰ型多发性神经内分泌肿瘤、VHL 综合征、神经纤维瘤病、结节性硬化症,它们的发病机制基本明确与染色体突变有关;散发型 NET 的发病及转移机制可能与染色体异常有关;且转移的发生与原发肿瘤的部位、肿瘤大小、分化程度均相关。当前,对于与 NET 发生、侵袭相关的癌基因、抑癌基因及信号转导途径已受到关注,并且系列研究成果已逐渐用于临床。

(二)分类

(1)世界卫生组织将神经内分泌肿瘤分为 5 种类型。①高分化内分泌瘤;②高分化内分泌癌;③低分化内分泌癌;④外分泌及内分泌混合型癌;⑤瘤样病变;根据肿瘤分泌的物质是否引起典型的临床症状可将其分为功能性肿瘤和无功能性肿瘤。

(2)神经内分泌肿瘤转移的判定。至少存在下列 3 种情况之一即为发生转移:①局部浸润至周围器官或组织;②存在淋巴结转移;③存在远处转移。

(三)临床表现

不同类型及不同部位的 NET,其临床表现不尽相同;比如功能性的胰腺 NET(胰岛素瘤)表现为 whipple 三联征;无功能性的胰腺 NET 表现为上腹疼痛、上腹部不适、黄疸、消瘦等;食管 NET 主要表现为吞咽困难、胸骨后不适等;直肠 NET 表现为排便习惯改变、便血、腹痛、肛门不适等;胃 NET 表现为上腹不适、疼痛,呕血、黑粪等;肺 NET 表现为咯血、咳嗽、发热、胸痛、呼吸困难等。很大一部分患者在初诊时,就发现有肝转移,有文献报道称:肝转移见于50%～75%的小肠类癌、80%～85%的胰腺 NET;其临床表现无特异性,部分患者可出现右上腹隐痛,乏力等表现,CT 检查可发现肝单发或多发占位;部分患者可发生"类癌综合征",包括腹痛、面色潮红、腹泻、哮喘、消瘦、周围性水肿、心脏病和糙皮病等,这些症状通常在类癌肿块较大或出现肝转移时出现,可能是因为类癌(分化较好的神经内分泌肿瘤)分泌活性物质(如:5-HT)的量超过自身降解及肝的代谢能力进入血流所致。

(四)诊断

1.实验室检查

(1)肝功能检查:部分患者可出现肝功能的损害,表现为转氨酶(ALT、AST)、胆红素(TBIL)、碱性磷酸酶(AKP)等升高,当肝弥漫性病变、肝功能严重受损时,还可出现清蛋白及凝血功能的下降。

(2)激素水平:对于功能性的 NET,都会出现特定的激素水平升高,而导致相应的临床症状;如:胰岛素瘤时,血清胰岛素浓度>36pmol/L,血清胰岛素水平和血糖比值>0.3;胃泌素瘤时,血清胃泌素浓度>1000ng/L。

（3）肿瘤标记物检查：常见的肿瘤标记物如 CEA、CA19-9 等，大多为正常；目前 NET 常用的诊断标记物包括：嗜铬蛋白 A（CgA）、人白细胞介素-6（IL-6）、可卡因-安非他明调节的转录蛋白免疫反应（CART-LI）等。研究表明，血浆中 CgA＞5000μg/mL 时，提示 NET 预后较差，同时 CgA 也可作为生长抑素类制剂治疗 NET 的疗效评估指标；血清 IL-6 对于早期诊断无功能性胰腺 NET 有一定意义，并可作为预后标记物；CART-LI 联合 CgA，可使 NET 的诊断敏感性提高至 85％～91％，尤其对胰腺恶性 NET 诊断，可提高至 95％。

2.影像学检查

（1）超声检查：是目前首选的肝转移筛查方法，其影像学表现跟其他类型的肝转移癌类似，表现为无回声、低回声、强回声、混合性回声等；此外，还可以在超声引导下行肝穿刺活检。

（2）CT 检查：神经内分泌肿瘤肝转移时，一般而言，大多为多发性或者弥漫性病变，肝的 CT 表现多样；平扫可表现为完全囊性、低或高密度。经治疗后，转移灶可发生钙化，实质部分发生坏死甚至形成囊肿，部分可引起肝包膜回缩；增强后动脉期病灶实质部分明显强化，静脉期可退至与肝实质等密度。

（3）MRI 检查：其影像学表现跟其他类型的肝转移癌类似，多数形态呈不规则、多发、大小不等的结块影，表现为长 T_1 低信号和长 T_2 高信号；增强时多数病灶呈不均匀或环形强化，中心坏死区无强化，部分富血供转移瘤可表现为均匀强化，延迟后呈低或等信号。

3.病理检查

病理检查是 NET 诊断的金标准，同时也可依据病理诊断标准，判断分化程度，区分良、恶性肿瘤；有研究表明，分化好的 NET 患者转移率要明显低于分化差者；此外，通过肿瘤大体标本测量发现，肿瘤大小是 NET 转移的重要预测因子之一，将 2cm 作为转移判断值，具有最佳的敏感度和特异度，肿瘤直径＞2cm 的 NET 转移率明显高于直径＜2cm 的 NET。

（五）治疗

1.手术治疗

目前，对于神经内分泌肿瘤肝转移的治疗而言，在排除远处多发转移和患者身体状况佳的情况下，同时满足肝转移灶小且多位于周边或局限于半肝，肝切除量低于 50％；首选同时切除原发灶、转移淋巴结和肝转移灶，术后进行综合治疗。如患者情况无法耐受同期切除，可考虑先切除原发灶，二期切除转移灶。目前肝部分切除逐渐成为主要的手术方式。

大量的回顾性分析发现，对局部晚期或转移性胰腺神经内分泌肿瘤联合多脏器切除，不增加围术期并发症发生率和死亡率，行手术切除患者，可显著延长生存期；Sarmiento 等报道 23 例胰腺神经内分泌肿瘤肝转移患者，其中 9 例接受 R0/R1 切除，14 例接受肝转移灶减瘤切除（残留肿瘤体积＜10％），无围术期死亡，5 年存活率 71％，中位生存期 76 个月，症状控制率 24％；Norton 等统计了 16 例神经内分泌肿瘤肝转移的患者，施行手术治疗；均切除原发病灶，肝转移灶手术有肝叶切除或肝三段切除 6 例、楔形切除 10 例，加用射频治疗 2 例，切缘均阴性；中位随访期 32 个月，5 年生存率为 82％；Sarmiento 等报道行内分泌肿瘤肝转移灶切除 170 例，其中 R0 切除率 44％，5 年复发率 84％，经切除后（R1、R0）症状控制率达 96％，5 年存活率 61％；即使再次出现症状复发，相对未切除的患者，减瘤后的患者症状轻且较容易用生长抑素（SST）类制剂控制。

2.经超声定位肝转移灶局部治疗

包括射频消融、乙醇注射等,既可经皮穿刺亦可经腹腔镜实施。适用于肝多发转移,无法手术切除;或肝转移灶切除后再发生转移;或经介入治疗后病灶明显缩小的病例。一般要求单个病灶直径≤4cm且病灶不紧贴肝大血管。

3.介入治疗

如肝多发转移,无法手术切除,也不适合射频治疗,可以选择行经肝动脉介入治疗;包括肝动脉栓塞化疗(TACE)、单纯肝动脉栓塞(TAE)和单纯化疗药物灌注(TAI 或 TACP)等方式;大多数肝转移灶的血供比较丰富,且主要来源于肝动脉,而正常肝组织的供血主要来源于肝门静脉,这成为肝动脉化疗或栓塞治疗神经内分泌肿瘤肝转移的理论基础。文献报道的栓塞剂种类繁多,包括碘油、300～500μm PVA 微粒或 Embosphere 栓塞微球、明胶海绵颗粒、甚至 NBCA,ONYX 胶等,一般栓塞 2～3 个疗程达到最佳治疗效果,目前尚无不同栓塞剂治疗效果的比较研究。常用的细胞毒药物包括多柔比星、链佐星(链脲霉素)、丝裂霉素、氟尿嘧啶等,均已应用达 15 年之久。介入治疗的绝对禁忌证包括肝门静脉主干完全闭塞,肝衰竭,肝脓肿、既往胆肠吻合手术史;相对禁忌证包括肿瘤体积大于肝体积的 75%;肾减退。其主要不良反应为栓塞后综合征,发生于 90% 的患者,主要表现为疼痛、发热、肝酶增高,10% 的患者可出现严重不良反应:包括急性肝衰竭、急性肾衰竭、类癌危象、消化性溃疡出血、胆囊炎等。

研究表明,有 80% 接受栓塞化疗的患者可获得完全缓解或部分缓解,中位进展时间为 15 个月,5 年生存率为 50%;亦有文献表明,介入治疗在大部分患者中可改善症状,在 35%～40% 的患者中可观察到影像学的客观反应,经治后,患者的中位生存期为 23～36 个月。有学者研究发现,TACE 对肝内肿瘤负荷>75% 的肝转移癌的治疗效果,结果表明对于胰腺神经内分泌肿瘤肝转移,影像学有效率为 82%,临床有效率 65%,无进展生存期和总生存期分别达 9.2 个月和 17.9 个月,均显著高于黑色素瘤或胃肠道间质瘤肝转移。当然,对于肝内广泛转移的患者,应行分次栓塞,以避免发生急性肝衰竭和严重并发症。近年来,有中心使用含有[90]Y 的放射性微球进行放疗栓塞治疗肝转移癌取得了较好的效果。King 等使用 SIR-Sphere 配合肝动脉灌注氟尿嘧啶治疗 34 例不可切除的胰腺神经内分泌肿瘤肝转移患者,3 个月时临床有效率为 55%,6 个月时为 50%,影像改善率为 50%,总生存期达(29.4±3.4)个月;但放射性微球价格昂贵、不易获得,目前应用十分有限。

对于神经内分泌肿瘤肝转移,上述 3 种介入治疗方式,何种方式效果更好目前尚无明确结论。有研究比较了 TACE 和 TAE 对胰腺神经内分泌肿瘤肝转移的治疗效果,结论是两者无显著差异,TACE 既不增加治疗效果,也不导致额外风险;而 Gupta 等研究了 123 例胰腺神经内分泌肿瘤肝转移患者,包括 69 例类癌和 54 例胰岛细胞瘤,结果对类癌肝转移,TAE 的治疗效果优于 TACE,而对于胰岛细胞瘤,TACE 的有效率和患者生存期均优于 TAE。

4.全身化疗

化疗被认为是目前分化差、快速进展的神经内分泌肿瘤的治疗方法,对于分化好、生长较慢的肿瘤,如肿瘤年生长<25%,化疗益处十分有限。有文献报道,多药联合较单药治疗效果好。首选化疗药物为链佐星,单独应用的有效率为 26%,链佐星联合氟尿嘧啶的有效率为 68%,链佐星联合多柔比星有效率为 69%;可见,应采用联合方案化疗,以取得更好疗效。研

究显示,以链佐星为基础的联合化疗能提高神经内分泌肿瘤治疗的有效率,联合方案包括链佐星＋氟尿嘧啶、链佐星＋多柔比星、链佐星＋环磷酰胺,脲霉素＋氟尿嘧啶＋多柔比星等;联用干扰素(IFN)和生长抑素(SST)类制剂,可使单药治疗无效的肿瘤缩小率达35％;但目前多数关于化疗的疗效评价相关临床研究均为回顾性的,且由于评估的肿瘤为异源性,无统一完善的标准。

5.生物治疗

主要包括 IFN 和 SST 类制剂的治疗。IFN 被认为是低增殖肿瘤的首选治疗药物,也可与 SST 类似物联合治疗。其作用机制尚未明确,可能与抑制细胞增殖、免疫细胞介导的细胞毒作用、抑制血管生成及阻断细胞周期来减慢肿瘤生长有关。干扰素在症状和生物学反应方面可获得较高的有效率(80％),但也会带来相应的不良反应,如发热、白细胞减少等。目前常用的是 IFN-α,IFN 治疗类癌的有效率为 40％～60％,肿瘤缩小率为 10％～15％。最近有研究显示,IFN-β 对消化道神经内分泌肿瘤有更强的抑制作用。

SST 类似物通过与 SST 受体(SSTR)结合抑制多肽释放改善临床症状,改善患者的生活质量,同时阻断细胞周期的 G1 期,抑制肿瘤生长;另外还通过非 SSTR 依赖途径调节免疫、抑制血管形成、促进凋亡等阻止肿瘤细胞生长。有学者用长效 SST 类制剂治疗晚期无功能胰腺神经内分泌肿瘤,21 例患者中有 8 例病情稳定平均＞49 个月,13 例患者在 18 个月后病情进展;同一研究组的另一研究发现,转移性胰腺神经内分泌肿瘤患者,经 6 个月长效 SST 类制剂治疗反应良好的,3 年存活率 100％,而无反应的患者仅 52％。

6.肝移植

在目前肝移植供体缺乏的情况下,为神经内分泌肿瘤肝转移患者实施肝移植,有很大争议,必须要考虑到这类疾病进展缓慢的特点及权衡肝移植术和其他治疗方法的利弊而选择适当的治疗方案。然而近年来一些单中心和多中心的回顾性分析研究证明,虽然肝移植有很大的风险,但相比较其他类型的继发性恶性肿瘤而言,神经内分泌肿瘤肝转移患者肝移植术后可长期缓解症状,一部分患者甚至可得到治愈。

由于肝移植治疗效果的不确定性和较高的复发率,术前选择合适的患者及手术时机非常重要。对原发病灶局限伴广泛肝转移且全身情况良好的病例,经严格挑选可考虑行原发病灶切除加同种异体肝移植术。国外有学者建议神经内分泌肿瘤肝转移患者存在以下 3 种情况可行肝移植术:①肿瘤不能行治愈性切除或大部分切除;②肿瘤对药物或介入治疗无反应;③有引起生命危险的激素相关物质释放。他们还排除了低分化的神经内分泌肿瘤及分化良好但细胞增殖指数高(Ki-67＞10％)的肿瘤;依此标准,1997—2001 年共实施 9 例肝移植,随访时间为 4～45 个月;结果发现这组病例肝移植术后激素相关物质释放引起的相应症状完全消失,患者得到了一个相对较长的疾病缓解期,甚至有些患者可能治愈。

中华医学会外科学分会胰腺外科学组也于近年提出了胰腺内分泌肿瘤伴肝转移患者的肝移植指征:确定为内分泌肿瘤肝转移,胰腺,原发病灶可完整切除,肝双侧叶不可切除的多发转移灶,肿瘤 Ki-67＜10％(如 Ki-67＜5％,预后更好),无肝外转移和区域淋巴结转移,存在无法用药物控制的、明显影响患者生活质量的症状,无其他肝移植禁忌证。

（六）诊疗风险的防范

神经内分泌肿瘤肝转移是一种特殊类型的肝转移瘤，有别于其他恶性肿瘤肝转移，如总体恶性程度偏低，但即使发生转移，仍能存活较长时间；功能性 NET 患者在临床表现上可出现相关物质分泌过多引起的症状；NET 肝转移并不是肝移植的绝对禁忌证，能取得一定的效果等；在 NET 肝转移的临床诊治过程中，我们需注意以下几个方面。

（1）对于功能性 NET 肝转移，要特别注意相关肽类和神经胺类物质分泌过多所引起的临床症状，比如胰岛素分泌过多造成的低血糖症状（胰岛素瘤）；胃酸分泌过多造成的消化道溃疡、腹泻症状（胃泌素瘤）；5-HT 分泌过多造成腹痛、腹泻、面色潮红、哮喘、周围性水肿等类癌综合征（类癌）；当临床上出现典型症状时，一方面要积极对症处理，另一方面也是提示我们是否要考虑 NET 的存在。因此在临床上，我们要时刻警惕，出现症状，及时的分析原因，给予患者相应的治疗，避免诊疗风险。

（2）NET 的诊断需要结合临床表现、借助影像学检查、最终仍需病理明确；目前尚缺乏敏感性、特异性较高的 NET 诊断标记物；而判断是否存在肝转移，也主要是通过 B 超、CT、MRI 等检查；长期以来诊断恶性神经内分泌肿瘤的标准是出现转移或广泛浸润周围器官组织，到目前为止还没有找到敏感和特异的能够区分良恶性或预测恶性潜能的指标；因此，对于 NET 患者，不管良性还是恶性，都要定期随访，注意有无肝或其他部位转移，早发现，早诊治。

（3）在 NET 肝转移患者的治疗过程中，要时刻注意不良反应的发生，比如介入治疗的栓塞后综合征，大部分患者均可能发生，主要表现为疼痛、发热、肝酶增高，小部分患者甚至出现急性肝衰竭、急性肾衰竭、类癌危象、消化性溃疡出血等；SST 类制剂治疗的不良反应，如脂肪及维生素 A、维生素 D 吸收障碍以及腹泻、胆囊结石、高血糖等；一旦出现治疗不良反应，应积极对症治疗，避免进一步加重。

（4）对于肝移植治疗神经内分泌肿瘤肝转移患者，目前虽有不同的意见，但当内科治疗及介入治疗无效且不能施行肝转移瘤切除术时，肝移植仍是最好的选择；而且由于肝移植术后能够有效地缓解症状及可能得到治愈，故而即使在目前供肝短缺的情况下，选择合适的患者实施肝移植术还是值得的；但是在临床工作中一定要严格把握此类患者的肝移植适应证，否则既浪费了肝源，又不能有效缓解症状。

三、胃肠道间质瘤

胃肠道间质瘤（GISTs）最常见于 Cajal 细胞间质来源的胃肠道充质肿瘤。10％～80％的胃肠道间质瘤具有突变的 c-Kit 原癌基因，导致酪氨酸激酶受体的激活，从而导致细胞无法调节地生长。2/3 的 c-Kit 基因突变位于外显子 11。C-Kit 基因外显子 9 和血小板源性生长因子受体（PDG-FRA）突变包括调节受体抑制剂敏感性的野生型激酶激活域，占了 GISTs 另外的 5％～10％。

原发性胃肠道间质瘤中，胃肠道恶性肿瘤占了 1％。GISTs 来源于胃部占 55％，小肠来源占 35％，结直肠来源占 10％，食管来源占 5％，剩余的可出现在其他部分如胆囊、阑尾和肠系膜。原发性肿瘤通常被分为从低风险到高风险的四种预后类型，依据为病灶的位置、病灶的大小和核分裂项的数目。外科手术仍是治疗原发性胃肠道间质瘤的金标准。

甲磺酸伊马替尼是一种选择性酪氨酸激酶抑制剂,可以彻底改变无法切除的胃肠道间质瘤的治疗。对伊马替尼治疗反应最好的是具有 c-Kit 基因外显子 11 突变的肿瘤,而有外显子 11 或者是血小板源性生长因子受体基因突变的患者有更高的治疗抵抗性。即使是微观下切缘阴性的外科完整切除,术后患者的复发率仍高达 50%。将伊马替尼作为辅助治疗的研究已在美国外科学会肿瘤组进行了安慰剂对照临床 III 期试验(Z9001),选取的患者为切除肿瘤大小 3cm 或以上。统计分析结果表明,治疗组无复发 1 年生存率(RFS)为 98%,安慰剂组为 83%,故研究表明伊马替尼应作为一种辅助治疗方法。当前,出现了许多计算图表来指导筛选出那些被认为具有高复发风险的患者。

由于伊马替尼的出现,对于胃肠道间质瘤转移的治疗模式也因此改变了。胃肠道间质瘤的复发通常伴随着两种转移模式中的一种,一种是伴有腹膜疾病的局部复发,另一种是肝内实质的转移。许多复发的转移性胃肠道间质瘤患者将伊马替尼作为一线治疗,临床反应率达到 80%。治疗反应常是持续的,通常中位生存期达到 48 个月。但是许多患者到最后会有伊马替尼耐药性,或者因为基因二次突变而导致疾病恶化。二线用药舒尼替尼和三线用药尼罗替尼及马赛替尼,对于伊马替尼抵抗的患者很有治疗前景。

在已经服用伊马替尼的一小部分 GISTs 患者中,疾病会呈现出恶化,他们孤立的结节病灶在之前的肿瘤肿块持续生长。此类局部进展的患者与那些满足标准疾病进展标准的患者中位生存期相同。但目前还没有对于此类病变切除的基本原理。对于疾病稳定或者对伊马替尼有反应的患者,外科治疗的受益还不明确。

总之,胃肠道间质瘤肝转移患者很少经受得起外科切除。因此,伊马替尼常作为转移疾病的一线治疗。若疾病恶化,则通过增加二线药物如舒尼替尼的剂量来调整治疗。若肿瘤破裂或出血,外科治疗或是动脉栓塞需急诊施行。

四、乳腺癌

乳腺癌伴肝转移的外科治疗一直饱受争议。普遍认为乳腺癌发生肝转移表明肿瘤已广泛扩散,行肝转移灶切除术无意义。然而,近年来,外科手术开始应用于乳腺癌伴孤立性肝转移的治疗,但由于目前的研究结果多是基于回顾性的临床分析且数据存在一定异质性,难以提供具有说服力的结论。

尽管乳腺癌是常见的恶性肿瘤,但孤立性肝转移仅占转移性乳腺癌的 7%。Sakamoto 等曾报道在 1100 例 18 岁以上的乳腺癌患者中,只有 34 例可行局限性肝转移灶切除。目前,在这类转移性患者中如何选择适宜的手术患者还存在很多争议。一些中心认为这只适用于局限于肝转移的患者,而有些中心则建议适宜更广泛的人群。总而言之,外科手术在乳腺癌伴肝转移中的应用还未达成统一标准。

尽管手术适应证的选择标准不一,行乳腺癌肝转移灶切除术的患者 5 年生存率有着截然不同的两种报道。一些学者报道 5 年生存率只有 25% 左右,另一些学者则报道可达 45%～60%。而且这种差异不能用研究设计或治疗影响等解释,也许这和肿瘤的生物特性或者出版者的偏好有关。此外,患者的 5 年无病生存率明显低于总体生存率,这都提示在这类患者中,肝转移灶切除术起到的是减瘤作用而非有效治疗。

五、卵巢癌

上皮性卵巢癌是最常见的卵巢恶性肿瘤,手术治疗和以铂类为基础的化疗一直是最主要的治疗方法。然而,大部分患者在行化疗 24~36 个月后会出现耐药性。Ⅲ~Ⅳ期的晚期卵巢癌患者中位生存期只有 3.5 年。目前,对于术后肿瘤残余灶<1cm 的晚期卵巢癌患者建议行减瘤手术。已证实腹腔内化疗较静脉化疗更能提高患者的生存率,这也是许多大型医疗中心将来的治疗方向,而且患者只有在行最大限度的减瘤手术后才适宜行腹腔化疗。成功的减瘤手术在晚期卵巢癌治疗中是极其关键的一步。

近期一项以Ⅱ~Ⅳ期卵巢癌患者为对象,比较腹腔化疗和静脉化疗疗效的Ⅱ期临床试验正在进行中,初步的研究结果表明,对于残余灶>2cm 而未达标准的减瘤手术患者,腹腔化疗毒副作用更小,治疗效果更佳。此外,许多非随机观察研究报道了各类程度不一的减瘤手术联合腹腔热灌注化疗(HIPEC)在腹膜转移癌治疗中的疗效。这些结果初步排除了任何明确的治疗建议。

首次减瘤手术后的生存状况与残余灶量、疾病分期和肿瘤分化程度呈负相关。同样,转移性卵巢癌患者行肝转移灶切除术后的生存状况依赖于最佳的减瘤手术、切缘阴性状态、盆腔疾病较腹部严重和更长的肿瘤复发间隔时间。经导管肝动脉化疗栓塞(TACE)为不可切除的肝脏疾病的局部治疗控制提供了一种极具潜力和希望的治疗选择。

六、肾细胞癌

肾细胞癌常常被归入内科肿瘤,是泌尿系统中最致命的肿瘤。20%~30%的肾癌患者伴有全身转移症状,此外,20%~40%行肾切除术后的患者病情会进一步发展,不足 5%的患者转移灶局限于肝。白细胞介素-2 和 α-干扰素早已用于转移性肾癌患者的一线治疗。一项Ⅲ期临床试验证实,在当前的治疗方案中加入舒尼替尼能进一步延长患者的无进展生存期。

目前,肝转移灶切除术应用于转移性肾癌治疗的数据仅来源于回顾性研究。近期荷兰进行了一项研究,评估 33 例肾癌伴肝转移患者在行肝转移灶切除术或射频消融治疗后的生存状况。结果显示,未行手术治疗的患者 5 年无进展生存率和总体生存率分别是 11%和 43%,中位生存期则是 33 个月。异时性转移和完整切除可作为预后因子。

Staehler 等报道了一项关于肾癌伴肝转移患者 12 年的回顾性比较研究。在此次研究中,将 68 例行手术治疗的患者与 20 例虽可行手术治疗却拒绝的患者进行了比较,且绝大多数患者转移病灶仅局限于肝,结果发现 5 年生存率分别是 62%和 29%。研究提示,预后较好的因子包括肝转移灶的完整切除、切缘阴性、首次手术后较长的肿瘤复发间隔时间,以及转移灶主要局限于肝左叶等。随着外科技术的不断提高和肝转移灶治疗方法的优化,将来的前瞻性研究会进一步显示肝转移灶切除术在转移性肾癌中的治疗作用。此外,具有循证学支持的手术联合舒尼替尼或索拉非尼的治疗策略有望推出。

七、黑色素瘤

转移性黑色素瘤患者预后极差。据美国癌症联合会(AJCC)报道,Ⅳ期黑色素瘤患者的平均生存期只有6~9个月。在Ⅳ期患者中,胃肠道和肝转移占2%~4%,而且已证实姑息性放疗和全身性化疗很大程度上并不能带来生存优势。尽管报道称α-干扰素和白细胞介素-2等生物治疗有一定疗效,但它们不能长久使用并伴有严重的毒副作用。有研究发现,对黑色素瘤患者行肺部、软组织或腹部的转移灶切除术,治疗结果满意,这为选择手术治疗的适宜患者提供了依据。

关于肝转移灶切除术在转移性黑色素瘤中应用的依据非常少,主要是来源于大量非结直肠癌伴肝转移病例的亚组分析。近期一项回顾性研究评估了一家澳大利亚医疗中心在过去20年里收治的转移性黑色素瘤患者,23例患者中有13例进行了肝转移灶切除术。行切除术后,无疾病间隔期平均可达49个月,3年总体生存率也有40%,中位生存期则有21个月,且很大程度上受到转移灶数目和转移部位的影响。而原先观察到肿瘤复发的中位间隔期只有14个月。这项研究的潜在差异最可能是因为这些患者进行了完整的转移灶切除术。

近来,肝切除术与术后肿瘤浸润淋巴细胞(TIL)的理论得到了进一步研究。TIL涉及肝转移灶在切除后进行萃取,以及作为浸润淋巴细胞与白细胞介素-2间接体内治疗的场所。将行完整转移灶切除术的患者与术后残余病灶接受TIL治疗的患者进行比较,发现TIL治疗组3年随访生存率达53%,且无肝外转移的孤立性肝转移有较好的预后。

转移性黑色素瘤的生物学行为部分上取决于原发肿瘤部位。皮肤黑色素瘤比眼黑色素瘤要更为常见,它们都可转移至肝,但模式和自然病程截然不同。与皮肤黑色素瘤相比,眼黑色素瘤肝转移更为常见,但多为孤立性病灶。肝转移灶切除术应用于严格筛选的非皮肤黑色素瘤患者表现出更多可喜的结果。Pawlik等报道眼黑色素瘤患者行肝转移灶切除术后5年生存率可达21%,但皮肤黑色素瘤患者无5年生存者。但在行切除术的患者中,有75%出现了肿瘤复发现象,且复发率在眼黑色素瘤与皮肤黑色素瘤患者中相似。

八、非结直肠的胃肠道腺癌

非结直肠的胃肠道腺癌的肝转移可来源于食管、胃、胰腺、胆囊、胆胰壶腹、小肠和远端胆管等。肝转移灶切除术在这些肿瘤的应用饱受争议,相关文献报道也极少。

转移性食管癌常广泛扩散转移。当有多个转移病灶时,5年生存率只有3%~5%;但若只局限于肝,则为7%~8%。国外文献曾报道了两例孤立性、同时性肝转移灶行手术切除的案例。在这两个案例中,肝转移灶切除术均与食管切除术同期进行,并行肝动脉化疗。两例患者各在术后6个月和7个月发生了肝多发转移现象,复发率可能与他们对化疗的反应性相关,他们在术后14个月和18个月仍存活。虽然很少可行,但肝切除术联合肝动脉化疗也许能给对化疗敏感的食管癌伴孤立性肝转移灶的患者带来一定的生存获益。

胃腺癌是全球第二位最常见的致死性癌症,约9%的患者会发生肝转移,一般呈二项分布。肝转移患者的5年生存率从0到10%不等,手术治疗在其中的效果暂不明确。近期的一项研究称对于同时性或异时性的孤立性肝转移灶,若可完整切除则行手术治疗;若病灶＜5cm,则考虑行射频消融治疗(RFA)。此研究中,患者5年生存率为27%,中位生存期则达48个月。相比之下,未行上述治疗的患者5年生存率为0,中位生存期也只有9个月。这与之前公布的研究结果形成明显对比,这些数据提示孤立性肝转移灶也许是原发肿瘤浸润浆膜外一个独立的预测因子。

原发性的小肠恶性肿瘤极其少见。根据组织学上的亚组分析,它占胃肠道恶性肿瘤的2%。小肠腺癌(SBA)占大多数,其中5%见于家族性腺瘤性息肉病(FAP)。鉴于小肠腺癌非特异性的临床表现和影像学检查、内镜等在小肠检查中的应用限制,约80%的患者在发现时已属晚期。此外,小肠腺癌的低发病率限制了对其肿瘤播散的本质研究,进而限制了其治疗方法的发展。一项法国的多中心回顾性研究以无进展生存期(PFS)和总生存期(OS)为研究终点,对93例晚期小肠腺癌患者各种化疗方案疗效的差异进行了比较。疗效最佳的FOLFOX方案的PFS和OS分别是6.6个月和15.1个月。常提示预后不佳的因子有以WHO基线为标准的患者不良状态、高CA19-9或CEA水平及肿瘤原发于十二指肠等。对于外科治疗有助于延长小肠腺癌伴肝转移患者PFS的报道目前只有1例,这例家族性腺瘤性息肉病患者在进行新辅助化疗和手术治疗后,PFS达到了3年。正因为如此,相信将来的研究会对肝转移灶切除术在转移性小肠腺癌中的应用提供进一步的指导意见。

按组织学分类,90%的胰腺癌是胰腺导管腺癌(PDAC),预后极差。在过去50里,胰腺导管腺癌一直是西方国家中第十位最常见的癌症,致死率则高居第四位。胰腺导管腺癌的临床表现无特异性,故发现时往往已是晚期。近年来,虽然化疗、外科技术以及对肿瘤认识的不断提高,但对提高其生存率收效甚微。当前,只有15%～20%的胰腺导管腺癌患者可行手术切除,而其中5年生存率为20%;不可切除的患者5年生存率则只有5%,中位生存期也只有6～9个月。鉴于在局部可切除病变中如此不佳的预后,外科治疗在转移性病变是被禁止的。Yamada等评估了局部切除在非神经内分泌胰腺癌中的疗效,包括5例胰腺导管腺癌、1例胰腺导管鳞状细胞癌和1例胰腺囊腺癌。对于那些肝内转移病灶可完全切除,原发肿瘤部位能进行有效控制,并且肝是唯一转移部位的患者,予以外科治疗。结果显示5年生存率达到了16.7%。然而有5例患者出现了肿瘤复发现象,并在4～52个月内死亡。预后因素似乎与肿瘤从原发部位进展至转移部位的间隔时间及转移灶切缘是否阴性相关。尽管作者高度认可肝转移灶切除术在转移性胰腺导管腺癌治疗中的潜力,但也承认这需要进一步的研究来证实。

九、睾丸癌

转移灶切除术在化疗失败的非精原细胞瘤型睾丸癌中的疗效已被认可。尽管很难将活跃的残余肿瘤与治疗后的纤维灶或坏死灶进行区别,但通过外科切除达到痊愈的概率非常高。残存的畸胎瘤有向肉瘤突变的可能,而一旦突变,淋巴结清扫术和内脏切除术则不可避免,尽管有证据显示放疗对此有效。从确诊肝转移起,10年生存率为62%。

一家医疗机构对过去20年里进行肝转移灶切除术的57例患者进行了评价,证实手术治疗肝转移病灶是安全有效的,其主要是取决于残余病灶的组织学特性。基于肝肿瘤的存在及类型,40%～70%的患者在起初20个月里会保持无疾病状态。研究提示,预后不佳的因素有切除标本中肿瘤细胞活跃、转移灶直径＞3cm及原发肿瘤是胚胎癌。

十、尿路上皮癌

关于肝转移灶切除术在转移性尿路上皮癌中应用的数据很少，也无相关研究证实它的疗效。在原发性尿路上皮癌患者中，30％会发生复发，75％会发生远处转移。有报道称，肺、脑、肾上腺、小肠、淋巴结等伴有突变的转移病灶在行手术切除与辅助化疗后，5年生存率可达28％。转移灶切除术已被应用于姑息性治疗。

十一、肺癌

转移性肺癌的治疗主要依赖于放疗和化疗。尽管手术在肝转移灶的治疗仍充满争议，但绝大多数都见于非结直肠、非神经内分泌性的肿瘤。在肺癌中，肝转移多见于右肺非小细胞癌伴骨转移的患者。一小部分案例显示对于那些经过严格筛选的伴有一个或两个肝转移灶的患者，手术切除能带来一定程度的生存获益。尽管如此，外科手术、RFA、TAE/TACE等治疗手段在肺癌中的疗效，凭当前的循证学依据仍不能做出正确评价。

十二、肾上腺皮质肿瘤

肾上腺皮质肿瘤伴肝转移较罕见，文献报道中对此的治疗也不尽相同，案例报道中也未明显指出手术或消融治疗在其中的疗效。一般认为，肝转移灶为异时性且原发与转移病灶的无疾病间隔时间在1年以上的患者，也许能从手术治疗中获益。

十三、子宫内膜癌

转移性子宫内膜癌常常是多发转移，很少能通过手术有效治疗。近期的一项单中心研究报道了5例转移性子宫内膜癌患者在行首次切除术后11个月到10年里发生了肝转移，所有患者都接受了肝转移灶切除术，无病生存期在8~66个月。基于这些结果，作者建议决心接受外科治疗的转移性子宫内膜癌患者要咨询肝脏手术专家的意见。其他一些报道患者有较长生存期的案例，则主要见于非结直肠、非神经内分泌性质肿瘤伴发肝转移。

第五节　肝脓肿

一、细菌性肝脓肿

细菌感染是肝脓肿最常见的病因。细菌性肝脓肿通常指由化脓性细菌引起的感染，故亦称化脓性肝脓肿。

（一）流行病学

本病病原菌可来自胆道疾病（占16％~40％），门静脉血行感染（占8％~24％），经肝动脉血行感染(报道不一,最多者为 45%),直接感染者少见,隐匿感染占 10%～15%。致病菌以革兰阴性菌最多见,在美国和欧洲国家,肝脓肿的主要病原菌为链球菌和大肠埃希菌,在我国和亚洲地区,肺炎克雷伯菌引起的肝脓肿逐渐增多,目前已取代大肠埃希菌成为导致肝脓肿的主要病原菌。粪链球菌和变形杆菌次之;革兰阳性菌以金黄色葡萄球菌最常见。临床常见多种细菌的混合感染。细菌性肝脓肿 70%～83% 发生于肝右叶,这与门静脉分支走行有关。左叶者占 10%～16%;左右叶均感染者占 6%～14%。少数细菌性肝脓肿患者的肺、肾、脑及脾等亦可有小脓肿。尽管目前对本病的认识、诊断和治疗方法都有所改进,但病死率仍达 30%～65%,其中多发性肝脓肿的病死率为 50%～88%,而孤立性肝脓肿的病死率为 12.5%～31.0%。本病多见于男性,男女比例约为 1.5∶1.0。但目前的许多报道指出,本病的性别差异已不明显,这可能与女性胆道疾患发生率较高,而胆源性肝脓肿在化脓性肝脓肿发生中占主导地位有关。

本病可发生于任何年龄,但中年以上者约占 70%。

(二)病因

肝由于接受肝动脉和门静脉双重血液供应,并通过胆道与肠道相通,发生感染的概率高。但是在正常情况下由于肝的血液循环丰富和单核巨噬细胞系统的强大吞噬作用,可以杀伤入侵的细菌并且阻止其生长,不易形成肝脓肿;但是如各种原因导致机体抵抗力下降时,或当某些原因造成胆道梗阻时,入侵的细菌超过肝对其的清除作用,便可以在肝重新生长引起肝感染,进一步发展形成脓肿。化脓性肝脓肿是一种继发性病变,病原菌可由下列途径进入肝。

1.胆道系统

这是目前最主要的侵入途径,也是细菌性肝脓肿最常见的病因。因各种原因导致的胆道梗阻及胆汁淤积,细菌可沿胆道逆行至肝,定植、感染并形成脓肿。胆道疾病引起的肝脓肿占肝脓肿发病率的 21.6%～51.5%,其中以肝胆管结石及胆道恶性肿瘤较为常见,其余为胆道蛔虫病、医源性胆道损伤或胆道梗阻等。胆道疾病引起的肝脓肿常为多发性,以肝左叶多见。

2.门静脉系统

胃肠道的血液经门静脉系统回流,因此,消化道的感染性疾病,如坏疽性阑尾炎、憩室炎、内痔感染、胰腺脓肿、溃疡性结肠炎及化脓性盆腔炎等均可引起门静脉属支的化脓性门静脉炎,脱落的脓毒性栓子上行进入肝形成肝脓肿。结直肠恶性肿瘤可显著增加细菌性肝脓肿的风险。未经治疗的阑尾炎曾被认为是细菌性肝脓肿的主要病因,但近年来由于抗生素的应用及有效治疗手段的发展,这种途径的感染已大为减少。

3.肝动脉

体内任何部位的化脓性疾病,如急性上呼吸道感染、亚急性细菌性心内膜炎、骨髓炎和痈等,病原菌由体循环经肝动脉侵入肝。当机体抵抗力低下时,细菌可在肝内繁殖形成多发性肝脓肿,多见于小儿败血症。

4.淋巴系统

与肝相邻部位的感染如化脓性胆囊炎、膈下脓肿、肾周围脓肿、胃及十二指肠穿孔等,病原菌可经淋巴系统进入肝,亦可直接侵及肝。

5.肝外伤后继发感染

开放性肝外伤时,细菌从创口进入肝或随异物直接从外界带入肝引发脓肿。闭合性肝外伤时,特别是中心型肝损伤患者,可在肝内形成血肿,易导致内源性细菌感染,尤其是合并肝内小胆管损伤,感染的概率更高。

6.医源性感染

近年来,由于临床上开展了许多肝手术及侵入性诊疗技术,如肝穿刺活检术、经皮肝穿刺胆管造影(PTC)、内镜逆行胰胆管造影(ERCP),操作过程中有可能将病原菌带入肝形成肝的化脓性感染。肝手术时由于局部止血不彻底或术后引流不畅,形成肝内积血积液时均可引起肝脓肿。

7.其他

有一些原因不明的肝脓肿,如隐源性肝脓肿,可能肝内存在隐匿性病变。当机体抵抗力减弱时,隐匿病灶"复燃",病菌开始在肝内繁殖,导致肝的炎症和脓肿。Ranson指出,25%的隐源性肝脓肿患者伴有糖尿病。

(三)病理

细菌性肝脓肿的病理变化与细菌的感染途径、种类、数量、毒性、患者全身情况和治疗及时与否等因素密切相关。化脓性细菌侵入肝后,发生炎症反应,形成许多小脓肿,在适当的治疗下,散在的小脓肿多能吸收机化,但在病灶较密集部位由于肝组织的破坏,小的脓肿可融合成一个或数个较大的脓肿。细菌性肝脓肿可以是多发的,也可以是单发的。从病因角度来看,血源性感染者常为多发性,病灶多见于右叶或累及全肝;胆源性肝脓肿亦常为多发且与胆管相通;外伤性和隐源性脓肿多属单发性。细菌性肝脓肿常有肝大,重量增加,肝包膜有炎性改变,常与周围脏器如膈肌、网膜粘连,脓腔大小不一,相互融合,坏死区域可构成蜂窝状外观。显微镜下见门静脉炎症,静脉壁有炎症细胞浸润,管腔内存在白细胞及细胞碎片,脓腔内含有坏死组织。由化脓性胆管炎所致的多发性脓肿,脓腔内有胆汁性脓液。当脓肿转为慢性后,周围肉芽组织和纤维组织增生,脓肿周围形成一定厚度的纤维组织膜。肝脓肿可侵蚀并穿破邻近脏器,可向膈上穿入胸腔,造成脓肿-肺-支气管瘘;可穿入腹腔导致化脓性腹膜炎;胆源性脓肿可并发胆道出血,脓肿愈合后,可能因门静脉血栓形成而导致门静脉高压症。由于肝血供丰富,肝脓肿形成发展过程中,大量细菌毒素被吸收,临床上可表现为严重的全身毒血症,如寒战、高热,甚至中毒性休克等一系列全身性感染的表现。

(四)临床表现

细菌性肝脓肿并无典型的临床表现,急性期常被原发疾病的症状所掩盖,一般起病较急,全身脓毒性反应显著。

1.寒战和高热

寒战和高热是最常见的症状。患者在发病初期骤感寒战,继而高热,热型呈弛张型,体温在38~40℃,最高可达41℃,伴有大量出汗,脉率增快,一日数次,反复发作。

2.肝区疼痛

由于肝大和肝被膜急性膨胀,肝区出现持续性钝痛;出现的时间可在其他症状之前或之后,亦可与其他症状同时出现,疼痛剧烈者常提示单发性脓肿;疼痛早期为持续性钝痛,后期可呈剧烈锐痛,随呼吸加重者提示脓肿位于肝膈顶部;疼痛可向右肩部放射,左肝脓肿也可向左肩部放射;炎症刺激膈肌或感染向胸膜、肺扩散,可出现胸痛或刺激性咳嗽及呼吸困难。

3.乏力、食欲缺乏、恶心和呕吐

由于伴有全身毒性反应及持续消耗,患者可出现乏力、食欲缺乏、恶心、呕吐等消化道症状。少数患者还可出现腹泻、腹胀及顽固性呃逆等症状。

4.侵袭综合征

肺炎克雷伯菌引起的肝脓肿更易产生侵袭综合征,不仅表现为肝的感染,肝外脏器如肺、中枢神经系统和眼部都是常见的肝外侵及器官,眼内炎和脑膜炎是两个最常见的肝外感染表现,如伴有肺栓塞或脓胸,病死率显著增加。

5.体征

肝区压痛和肝大最常见。右下胸部和肝区叩击痛;若脓肿移行于肝表面,则其相应部位的皮肤呈红肿,且可触及波动性肿块。右上腹肌紧张,右季肋部饱满,肋间水肿并有触痛。左肝脓肿时上述症状出现于剑突下。并发于胆道梗阻的肝脓肿患者常出现黄疸。其他原因的肝脓肿,一旦出现黄疸,表示病情严重,预后不良。少数患者可出现右侧反应性胸膜炎和胸腔积液,可查及肺底呼吸音减弱、啰音和叩诊浊音等。晚期患者可出现腹水,这可能是由于门静脉炎及周围脓肿的压迫影响门静脉循环及肝功能,或者长期消耗导致营养性低蛋白血症引起。

(五)诊断

1.病史及体征

在急性肠道或胆道感染的患者中,突然发生寒战、高热、肝区疼痛、压痛和叩击痛等,应高度怀疑本病,做进一步详细检查。

2.实验室检查

白细胞计数明显升高,并可出现核左移或中毒颗粒,丙氨酸转氨酶、碱性磷酸酶升高,其他肝功能检查也可出现异常。

3.B型超声

B型超声检查是诊断肝脓肿最方便、简单又无痛苦的方法,可显示肝内液性暗区,区内有"絮状回声"并可显示脓肿部位、大小及距体表深度,并可探查脓腔部位以确定穿刺点和进针方向,或者为手术引流提供进路。此外,可供术后动态观察及追踪随访。B型超声能分辨肝内直径2cm以上的脓肿病灶,可作为首选检查方法,其诊断阳性率可达96%以上。

4.腹部X线片和CT

腹部X线片可见肝阴影增大、右侧膈肌升高和活动受限,肋膈角模糊或少量胸腔积液,右下肺不张或有浸润,以及膈下有液气面等。肝脓肿在CT图像上均表现为密度减低区,吸收系数介于肝囊肿和肝肿瘤。CT可直接显示肝脓肿的大小、范围、数目及位置,但费用昂贵。

5.其他

如放射性核素肝扫描、选择性腹腔动脉造影等对肝脓肿的诊断有一定价值。但这些检查复杂、费时,因此,急性期患者最好选用操作简便、安全、无创伤性的B型超声检查。

(六)鉴别诊断

1.阿米巴性肝脓肿

阿米巴性肝脓肿的临床症状和体征与细菌性肝脓肿有许多相似之处,但两者的治疗原则有本质上的差别,前者以抗阿米巴和穿刺抽脓为主,后者以控制感染和手术治疗为主,故在治疗前应明确诊断,阿米巴肝脓肿常有阿米巴肠炎和脓血便的病史,发生肝脓肿后病程较长,全身情况尚可,但贫血较明显。肝显著肿大,肋间水肿,局部隆起和压痛较明显。若粪便中找到阿米巴原虫或滋养体,更有助于诊断。此外,诊断性肝脓肿穿刺液为"巧克力"样,可找到阿米巴滋养体。

2.胆囊炎、胆石症

此类疾病有典型的右上腹绞痛和反复发作的病史,疼痛放射至右肩或肩胛部,右上腹肌紧张,胆囊区压痛明显或触及肿大的胆囊,X线片检查无膈肌抬高,运动正常。B型超声检查有助于鉴别诊断。

3.肝囊肿合并感染

这些患者多数在未合并感染前已明确诊断。对既往未明确诊断的患者合并感染时,需详细询问病史和仔细检查,亦能加以鉴别。

4.膈下脓肿

膈下脓肿往往有腹膜炎或上腹部手术后感染史,脓毒血症和局部体征较化脓性肝脓肿轻,主要表现为胸痛,深呼吸时疼痛加重。X线检查见膈肌抬高、僵硬、运动受限明显,或者膈下出现气液平。B型超声可发现膈下有液性暗区。但当肝脓肿穿破合并膈下感染者,鉴别诊断比较困难。

5.原发性肝癌

巨块型肝癌中心区液化坏死且继发感染时易与肝脓肿相混淆。但肝癌患者的病史、发病过程及体征等均与肝脓肿不同,如能结合病史、B型超声和甲胎蛋白(AFP)检测,一般不难鉴别。

6.胰腺脓肿

胰腺脓肿有急性胰腺炎病史,脓肿症状之外尚有胰腺功能不良的表现;无肝大、触痛;B型超声及CT等影像学检查可辅助诊断并定位。

(七)并发症

细菌性肝脓肿如得不到及时、有效的治疗,脓肿破溃后向各个脏器穿破可引起严重并发症。右肝脓肿可向膈下间隙穿破形成膈下脓肿,亦可再穿破膈肌形成脓肿,甚至能穿破肺组织至支气管,脓液从气管排出,形成支气管胸膜瘘;如脓肿同时穿破胆道则形成支气管胆瘘。左肝脓肿可穿破入心包,发生心包积脓,严重者可发生心包填塞。脓肿可向下穿破入腹腔引起腹膜炎。有少数病例,脓肿穿破入胃、大肠,甚至门静脉、下腔静脉等;若同时穿破门静脉或胆道,大量血液由胆道排入十二指肠,可表现为上消化道大出血。细菌性肝脓肿一旦出现并发症,病死率成倍增加。

(八)治疗

细菌性肝脓肿是一种继发疾病,如能及早重视治疗原发病灶可起到预防的作用。即便在肝感染的早期,如能及时给予大剂量抗生素治疗,加强全身支持疗法,也可防止病情进展。

1.药物治疗

对急性期,已形成而未局限的肝脓肿或多发性小脓肿,宜采用此法治疗。即在治疗原发病灶的同时,使用大剂量有效抗生素和全身支持治疗,以控制炎症,促使脓肿吸收自愈。全身支持疗法很重要,由于本病的患者中毒症状严重,全身状况较差,故在应用大剂量抗生素的同时积极补液,纠正水、电解质紊乱,给予维生素 B、维生素 C、维生素 K,反复多次输入少量新鲜血液和血浆以纠正低蛋白血症,改善肝功能和输注免疫球蛋白。目前多主张有计划地联合应用抗生素,如先选用对需氧菌和厌氧菌均有效的药物,根据细菌培养和药敏结果再选用敏感抗生素。多数患者可望治愈,部分脓肿可局限化,为进一步治疗提供良好的前提。多发性小脓肿经全身抗生素治疗不能控制时,可考虑在肝动脉或门静脉内置管滴注抗生素。

2.B超引导下经皮穿刺抽脓或置管引流术

B超引导下经皮穿刺抽脓或置管引流术适用于单个较大的脓肿,在 B 超引导下以粗针穿刺脓腔,抽吸脓液后反复注入生理盐水冲洗,直至抽出液体清亮,拔出穿刺针。亦可在反复冲洗吸净脓液后,置入引流管,以备术后冲洗引流用,至脓腔直径<1.5cm 时拔除。这种方法简便,创伤小,疗效亦满意。特别适用于年老体虚及危重患者。操作时应注意:①选择脓肿距体表最近点穿刺,同时避开胆囊、胸腔或大血管;②穿刺的方向对准脓腔的最大径;③多发性脓肿应分别定位穿刺。但是这种方法并不能完全替代手术,原因是:①如脓液黏稠,会造成引流不畅;②引流管过粗易导致组织或脓腔壁出血;③对多分隔脓腔引流不彻底;④不能同时处理原发病灶;⑤厚壁脓肿经抽脓或引流后,脓肿壁不易塌陷。

3.手术疗法

(1)脓肿切开引流术:适用于脓肿较大或经非手术疗法治疗后全身中毒症状仍然较重或出现并发症者,如脓肿穿入腹腔引起腹膜炎或穿入胆道等。常用的手术途径有以下几种。①经腹腔切开引流术:取右肋缘下斜切口,进入腹腔后,明确脓肿部位,用湿盐水垫保护术野四周以免脓液污染腹腔。先试穿刺抽得脓液后,沿针头方向用直血管钳插入脓腔,排出脓液,再用手指伸进脓腔,轻轻分离腔内间隔组织,用生理盐水反复冲洗脓腔。吸净后,脓腔内放置双套管负压吸引。脓腔内及引流管周围用大网膜覆盖,引流管自腹壁戳口引出。脓液送细菌培养。这种入路的优点是病灶定位准确,引流充分,可同时探查并处理原发病灶,是目前临床最常用的手术方式。②腹膜外脓肿切开引流术:位于肝右前叶和左外叶的肝脓肿,与前腹膜已发生紧密粘连,可采用前侧腹膜外入路引流脓液。方法是做右肋缘下斜切口或右腹直肌切口,在腹膜外间隙,用手指推开肌层直达脓肿部位。此处腹膜有明显的水肿,穿刺抽出脓液后处理方法同上。③后侧脓肿切开引流术:适用于肝右叶膈顶部或后侧脓肿。患者左侧卧位,左侧腰部垫一沙袋。沿右侧第12肋稍偏外侧做一切口,切除一段肋骨,在第 1 腰椎棘突水平的肋骨床区做一横切口,显露膈肌。有时需将膈肌切开到达肾后脂肪囊区。用手指沿肾后脂肪囊向上分离,显露肾上极与肝下面的腹膜后间隙直达脓肿。将穿刺针沿手指方向刺入脓腔,抽得脓液后,用长弯血管钳顺穿刺方向插入脓腔,排出脓液。用手指扩大引流口,冲洗脓液后,置入双套管或多孔乳胶管引流,切口部分缝合。

(2)肝叶切除术。适用于:①病期长的慢性厚壁脓肿,切开引流后脓肿壁不塌陷,长期留有无效腔,伤口经久不愈合者;②肝脓肿切开引流后,留有窦道长期不愈者;③合并某肝段胆管结石,因肝内反复感染、组织破坏、萎缩,失去正常生理功能者;④肝左外叶内多发脓肿致使肝组织严重破坏者。肝叶切除治疗肝脓肿应注意术中避免感染扩散到术野或腹腔,特别对肝断面的处理要细致妥善,术野的引流要通畅,一旦局部感染,将导致肝断面的胆瘘、出血等并发症。肝脓肿急诊切除肝叶,有使炎症扩散的风险,应严格掌握手术指征。

(九)预后

本病的预后与年龄、身体素质、原发病、脓肿数目、治疗及时与合理及有无并发症等密切相关。有报道多发性肝脓肿的病死率明显高于单发性肝脓肿。年龄超过 50 岁患者的病死率为 79%,而 50 岁以下患者为 53%,手术病死率为 10%～33%。全身情况较差,肝功能明显损害及合并严重并发症者预后较差。

二、阿米巴性肝脓肿

阿米巴性肝脓肿是指由阿米巴原虫侵及肝脏所形成的肝脓肿。通常并发于治疗不及时的阿米巴肠病,主要见于热带、亚热带地区。由于对阿米巴肠病诊断和治疗方面的进步,在我国阿米巴性肝脓肿已越来越少。阿米巴性肝脓肿多为单发,以肝右叶,尤其是右顶叶常见。典型的阿米巴性肝脓肿,其脓液呈巧克力样,无臭味,由坏死、液化的肝组织和白细胞组成,其内很少能找到阿米巴滋养体,阿米巴滋养体主要位于脓肿壁上。当阿米巴性肝脓肿合并细菌感染时,其脓液为黄色或黄绿色,常有恶臭。

(一)诊断标准

1.临床表现

阿米巴性肝脓肿的临床表现与病程、脓肿大小及部位、有无并发症有关。常有食欲不振、腹胀、恶心、呕吐,腹泻、痢疾等症状。

较为特异的表现如下。

(1)大多缓慢起病,有不规则发热、盗汗等症状,发热以间歇型或弛张型居多,有并发症时体温常达 39℃以上,并可呈双峰热。体温大多午后上升,傍晚达高峰,夜间热退时伴大汗。

(2)肝区痛为本病之重要症状,呈持续性钝痛,深呼吸及体位变更时增剧,夜间疼痛常更明显。右叶顶部脓肿可刺激右侧膈肌,引起右肩痛,或压迫右下肺引起肺炎或胸膜炎征象,如气急、咳嗽、肺底迫右下肺引起肺炎或胸膜炎征象,如气急、咳嗽、肺底浊音界升高,肺底闻及湿啰音,局部有胸膜摩擦音等。脓肿位于肝下部时可引起右上腹痛和右腰痛。

(3)肝脏往往呈弥漫性肿大,病变所在部位有明显的局限性压痛及叩击痛,肝脏下缘钝圆,质韧。

(4)黄疸少见且多轻微,多发性脓肿中黄疸的发生率较高。

(5)慢性病例呈衰竭状态,消瘦、贫血、营养性水肿,发热反不明显。部分晚期患者肝肿大质坚,局部隆起,易误为肝癌。

2.诊断要点

(1)继发于阿米巴痢疾后,有一部分患者痢疾史不明显。

(2)起病较缓慢,病程较长,表现为长期不规则发热、乏力、肝区疼痛,体检可发现肝肿大、肝区叩痛,贫血较明显。

(3)如无继发细菌感染,血液细菌培养为阴性,但血清学阿米巴抗体检测为阳性。

(4)部分患者新鲜粪便中可找到阿米巴滋养体。肝穿刺常可抽得棕褐色脓液,有时可找到阿米巴滋养体,若无混合感染,细菌培养为阴性。

(5)抗阿米巴药物治疗有效。

(6)结肠镜检查可见结肠有特征性凸凹不平的坏死溃疡灶或愈合后瘢痕,自溃疡面取材做镜检可找到阿米巴滋养体。

(7)腹部B超检查可见肝内不均质的液性暗区,与周围肝组织分界清楚。

(8)除外细菌性肝脓肿及肝癌。

(二)治疗原则

1.非手术治疗

以抗阿米巴药物治疗和支持治疗为主,常用的药物有甲硝唑、氯喹啉和盐酸吐根碱。对脓肿较大、症状较重者,应在抗阿米巴药物治疗下反复行肝穿刺吸脓。

2.手术治疗

(1)闭式引流术:对病情较重、脓腔较大、积脓较多者,脓肿位于右半肝表浅部位者,或多次穿刺吸脓后脓液不见减少者,可在抗阿米巴药物治疗的同时行闭式引流术。

(2)切开引流术:经抗阿米巴药物治疗及穿刺排脓后高热不退者;伴有继发性细菌感染,经综合治疗不能控制者;脓肿穿破入胸腔或腹腔,并发脓胸及腹膜炎者;左外叶肝脓肿,穿刺易损伤腹腔内脏器或污染腹腔者;脓肿位置较深,不易穿刺吸脓者。以上患者适用。

(3)肝叶切除术:对慢性厚壁脓肿、药物和引流治疗效果不佳者,可行肝叶切除术。

第六节　胆结石

一、胆囊结石

(一)诊断

1.症状

反复发作急性胆囊炎、慢性胆囊炎、胆绞痛。常发生于进食油腻食物后。可无临床症状。

2.体检

急性胆囊炎发作时,可有右上腹压痛,肌紧张,Murphy征阳性,有时可扪及肿大胆囊。胆绞痛时可无阳性体征。

3.实验室检查

急性胆囊炎发作时,血常规表现为白细胞及中性粒细胞计数增高。

4.辅助检查

B超检查可发现胆石光团及声影,胆囊壁厚、毛糙、胆囊肿大或萎缩。

(二)治疗原则

有症状的胆囊结石应行胆囊切除术。无症状的胆囊结石在以下情况也应手术治疗:①萎缩胆囊等胆囊无功能;②合并糖尿病;③瓷性胆囊;④直径大于2.5cm的胆囊结石;⑤充满型胆囊结石。

二、肝外胆管结石

肝外胆管结石多位于胆总管的中下段。随着结石的增多、增大和胆总管扩张、结石堆积或上下移动,常累及肝总管。肝外胆管结石的含义实际上应包括肝总管在内的整个肝外胆管结石。肝外胆管结石的来源分为原发性和继发性。原发性肝外胆管结石为原发性胆管结石的组成部分,它可在胆总管中形成,或原发于肝内胆管的结石下降落入胆总管。继发性肝外胆管结石是指原发于胆囊内的结石通过胆囊管下降到胆总管。

(一)病因

1.原发性肝外胆管结石

发生在肝外胆管的原发性胆管结石,病因和形成机制尚未完全明了。研究结果认为这种结石的生成与胆道感染、胆汁淤滞、胆道寄生虫病有密切关系。结石外观多呈棕黑色、质软、易碎、形状各异、大小及数目不一,有的状如细沙或不成形的泥样,故有"泥沙样结石"之称。这种结石的组成是以胆红素钙为主的色素性结石。经分析其主要成分为胆红素、胆绿素和少量胆固醇以及钙、钠、钾、磷、镁等矿物质和多种微量元素。在矿物质中以钙离子的含量最高并易与胆红素结合成胆红素钙。此外,尚有多种蛋白质及黏蛋白构成网状支架;有的在显微镜下可见寄生虫的壳皮、虫卵和细菌聚集等。

2.继发性肝外胆管结石

其形状、大小、性状基本上与同存的胆囊结石相同或相似,数量多少不一、可为单发或多发,若胆囊内多发结石的直径较小、并有胆囊管明显扩张者,结石可以大量进入胆总管、肝总管或左右肝管。

(二)病理

肝外胆管结石的病理变化决定于两个因素。①梗阻是否完全:视结石的大小和部位而有不同,亦与胆总管括约肌的功能状态有关;②有无续发感染:常视结石的成因和性质而异,其炎症的范围和严重性亦有较大差别。由结石而引起的胆总管阻塞通常是不完全或间歇性的,因结石在胆道内可以移动或滑动;但有时也可造成完全性的急性梗阻,这与结石所处的部位有关。自胆囊进入胆总管的继发性结石虽然体积较小,但所引起的梗阻常呈急性,特别是当结石嵌顿在壶腹部时,可能造成一时性的完全梗阻。相反,如为胆总管原发性结石,因系逐渐长大,后期虽可至巨大的程度,但因胆总管可有相应的代偿性扩张,一般不致引起完全梗阻,有时甚至可以完全没有梗阻症状。结石若位于胆总管中段,一般仅有不完全梗阻。结石嵌顿在壶腹部或阻塞在肝管内时,可引起完全性梗阻。结石阻塞胆总管后,胆汁的排出首先受到障碍,于是已经通过肝细胞的胆红素将重新回入血液中,形成梗阻性黄疸。感染的程度取决于病程的长短和胆道是否有梗阻及梗阻程度。一般早期感染较轻。当胆石的阻塞与胆管黏膜的炎症水肿相互作用,导致胆总管之急性完全性阻塞时,阻塞部位以上的胆管中的脓液和细菌毒素将被迅速吸收入血液循环(所谓胆血反流),导致急性梗阻性化脓性胆管炎,患者可因严重的中毒性休克而死亡。偶尔,肝外胆管结石并发感染后还可以导致胆管穿孔发生胆汁性腹膜炎。

（三）诊断

1.症状与体征

肝外胆管结石的临床表现及病情的轻、重、危,完全取决于结石阻塞时的程度和有无胆道感染。阵发性上腹部胆绞痛,寒战发热和黄疸三者并存(夏科三联征),是结石阻塞继发胆道感染的典型表现。由于胆总管扩张,加上胆囊收缩、胆总管蠕动,可使结石移位或排除。一旦梗阻解除,胆汁不流通的症状即缓解。若胆道感染严重,并发急性梗阻性化脓性胆管炎时,病情发展迅速,近50%患者很快出现烦躁、谵语或嗜睡、昏迷以及血压下降和酸中毒等感染性休克表现,如不及时治疗,常在1~2天甚至数小时内因循环衰竭而死亡。多数患者有一次或多次急、慢性胆囊炎发作史或胆道蛔虫病史,而后在一次剧烈的胆绞痛后出现黄疸,表示结石已进入胆总管,或在胆总管内形成后已发生嵌顿和阻塞。胆石所致的胆道阻塞通常是不完全和非持续性的,完全性阻塞毕竟较少见,因此约有20%患者可以不感右上腹绞痛,约40%的患者虽有绞痛但无黄疸,其余患者则多数在腹痛发生后数小时至1~2天开始有黄疸,且持续数天后即可逐渐消退。如胆总管内结石不能排出至十二指肠,则腹痛势必再发,并可再度出现黄疸,且复发的次数往往愈趋频繁,程度亦多愈加严重。但也有少数病例在一次发作后相隔10余年不再复发,至下次发作时胆总管内之结石已大至直径1~2cm,或者发作时仅有轻微腹痛而不复出现黄疸者。少数病例于某次发作后可致胆道完全阻塞,黄疸持续不见消退,颜色甚深呈黄绿色,皮肤瘙痒显著,粪便呈陶土色,且有明显消瘦现象。此类患者胆道探查时往往可见巨大的结石嵌顿在壶腹部,或有多量泥沙样结石壅塞在胆总管或肝管内。少数情况术中胆总管内见不到结石,大多因胆管内压力过大或由于麻醉后括约肌松弛而自行排入肠内。然而,在结石移动的过程中,患者多有反复的胆绞痛发作史,发作时除阻塞外常并有胆道感染症状,胆囊不肿大,一般较易与胰头部癌区别。患者发作时多无腹肌强直,但上腹部或右上腹可有轻度触痛。肝增大,质地坚实,稍有触痛,胆囊则多不可扪及。脾时有增大,多数患者黄疸明显,病容憔悴,神情抑郁,时有消瘦现象。若出现并发症则有相应的体征,如黄疸和休克征等。

2.化验与影像学检查

(1)化验检查:可见白细胞总数升高、中性粒细胞分类升高,肝功能检查可见ALT、AST、ALP、GGT及总胆红素、直接胆红素升高等。若胆管梗阻时间较长、黄疸或短期内反复发作胆管炎使肝功明显受损,可出现低蛋白血症和贫血征象。

(2)X线平片:胆总管的原发结石和继发结石,分别是以胆色素和胆固醇为主的混合结石,故X线平片不能显示。

(3)超声检查:对胆囊结石的准确率达98%,但因受十二指肠等空腔脏器的影响,对肝外胆管结石的准确率仅为50%左右,特别对十二指肠后段胆管难以显示,假阳性及假阴性率均较高。

(4)CT:对肝外胆管结石的诊断优于超声,准确率可达80%左右,但难以显示胆管系统病理改变和结石数量、大小、分布等状况。

(5)ERCP、PTC:均可清晰显示胆管系统的全貌,能比较准确提供肝内外胆管和胆囊结石的大小、数量、位置以及肝内外胆管扩张、狭窄等病理改变状况,是获得术前准确诊断最重要的检查方法。ERCP基本无创、并发症较少,PTC为有创、并发症稍多,可根据患者和病变的具体情况选择。一般情况下多选择 ERCP 检查。

(6)磁共振胆胰管造影(MRCP):可以良好显示胆、胰管的管道系统,并且无创、不需造影剂,但虽能显示胆总管内结石,但不如 ERCP 或 PTC 的影像清晰。

3.并发症

(1)急性化脓性胆管炎:是原发性胆管结石最常见的并发症,又称胆道感染,原发性胆管结石的临床表现大多与它有关。急性化脓性胆管炎主要表现为右上腹痛、寒战高热和黄疸,引起胆道感染的常见细菌为革兰阴性杆菌或是厌氧菌(以大肠埃希菌为多见),更常是混合性感染。当结石嵌顿于胆管下端即出现急性化脓性胆管炎,经过消炎解痉治疗,局部炎症水肿消退,结石浮动,嵌顿解除,上述症状和体征消退,因而表现为波动性黄疸。超声可发现肝内外胆管扩张或胆管结石;可有白细胞增多等实验室发现。一般认为急性化脓性胆管炎应先进行消炎解痉利胆补液治疗,症状缓解后再行择期手术。但在非手术治疗过程中要严密观察,一旦出现急性梗阻性化脓性胆管炎,应考虑手术。

(2)胆源性肝脓肿:由于肝胆管结石并发感染未能及时手术引流或肝内小肝管结石嵌顿所致化脓性小胆管炎,炎症波及周围组织而形成,以多发性小脓肿多见,可有右上腹痛也可能没有腹痛,表现为寒战、高热,为弛张热型,黄疸可有可无,病程一般较长。本病经过短期非手术治疗未能奏效,应手术引流胆道。若为弥漫性小脓肿,引流胆道即可;若为单个大脓肿或多发性脓肿外尚有较大的脓肿时,除做胆道引流外,同时要行脓肿引流。

(3)胆道出血:是原发性胆管结石的较严重的并发症。

(4)胆源性肝硬化:是原发性胆管结石的晚期并发症,属于晚期胆道病。严重时伴有门静脉高压、脾大及脾功能亢进。除有肝胆管结石的症状外,还有肝硬化和门静脉高压的表现。如果患者无门静脉高压症,则应尽早行胆道探查术,将肝内结石尽量取净,一部分患者肝功能可望恢复。若伴有门静脉高压症则处理较复杂困难,患者情况允许可一期行胆道探查取石和脾切除手术,然后再行彻底的肝胆管结石手术来处理复杂的肝内病变。否则应行分期手术,首先做胆道探查取石,再次行门静脉高压手术,最后处理复杂的肝胆管手术。这类患者病情重,处理困难,病死率高,有时不管怎样做手术都预后极差。因而对于肝胆管结石最好在没有出现症状或才出现症状时即行手术,以减少肝功能损害。

(5)胆管癌:大多数学者认为胆管癌的发生与原发性胆管结石有关。特别是肝内胆管结石并感染者发生肝内胆管细胞癌较多,又称胆管细胞型肝癌。往往被原发性胆管结石的症状所掩盖,术前容易漏诊。原发性胆管结石患者近来出现上腹痛发作频繁并加剧,且局限于某一个部位。腹部查体右上腹或剑突下明显压痛,尚可扪及有压痛的包块,应怀疑此病。进一步做超声和 CT 检查可同时发现肝内结石及肝内局限性或弥漫性占位性病变,基本可明确诊断。这类患者一般 AFP 为阴性。由于为肝胆管结石反复炎症纤维化增生所致,胆管细胞型肝癌多为硬癌,内有较多的纤维结缔组织。主要为局部浸润性生长,肝内跳跃性转移及远处转移较少。

(6)胆源性胰腺炎:原发性胆管结石合并急性胰腺炎大大少于继发性胆管结石,可能与原发性胆管结石患者大多存在 Oddi 括约肌呈松弛状态有关。

(四)治疗

肝外胆管结石患者多因出现疼痛、发热或黄疸等急性胆管炎发作时就诊。急性炎症期手术,难以明确结石位置、数量和胆道系统的病理改变,不宜进行复杂的手术处理,需要再手术的机会较多。但若梗阻和炎症严重,非手术治疗常难以奏效。因此急诊情况下恰当掌握手术与非手术治疗的关系,具有重要性。一般情况下,应尽量避免急诊手术。采用非手术措施,控制急性炎症期,待症状缓解后,择期手术为宜。经强有力的抗感染、抗休克、静脉输液保持水、电解质和酸碱平衡、营养支持和对症治疗,PTCD 或经内镜乳头切开取石,放置鼻胆管引流减压,多能奏效。经非手术非手术治疗 12～24 小时,不见好转或继续加重,如持续典型的夏科三联征或出现休克、神志障碍等严重急性梗阻性化脓性重症胆管炎表现者,应及时行胆道探查减压。肝外胆管结石外科治疗原则和目的主要是取净结石、解除梗阻、胆流通畅、防止感染。

1.十二指肠镜的应用

(1)内镜下乳头括约肌切开术(EST):EST 已成为较为安全、成熟的技术。对于肝外胆管结石,85％的病例可通过 EST 进行清除。与传统开腹手术比较,具有痛苦少、恢复快、不受多次手术后胆管周围粘连和年老体弱等因素限制的优点。除全身状况极差者,食管、幽门、十二指肠球部狭窄,十二指肠镜无法通过者,患有严重凝血机制障碍及出血性疾病患者外,均可采用该术式。EST 成功率 79％～98％,结石清除率 75％～96％,联合应用利胆排石中药可提高EST 取石疗效。EST 也存在一定的并发症:如高淀粉酶血症、急性胰腺炎、出血、穿孔、胆道感染等。行 EST 取石,肝外胆管结石直径在 1.5cm 以下者,多采用取石网篮钳取结石;泥沙样结石可用气囊拖石;当结石直径≥1.5cm 时,特别是胆总管末端不呈圆柱状扩张者;乳头小而纵皱襞又短或无纵皱襞以及乳头旁大憩室,切开范围明显小于结石横径者;伴胆总管末端炎性狭窄,且 EST 后仍有狭窄段残留,或伴继发性硬化性胆管炎者,采用内镜机械碎石(EML)为宜,碎石后再用网篮或气囊取出结石。EML 可在 X 线透视下进行,用碎石网篮套住结石,利用其上的金属外壳与网篮间的切割作用将结石压碎。EML 的成功率在 79％～90％,失败的原因多为结石填塞胆总管。

(2)内镜下乳头气囊扩张术(EPBD):是除 EST 外内镜治疗肝外胆管结石的又一选择。EPBD 优点是操作相对简单,侵入性少,减少了出血和穿孔的危险并能长期保存括约肌功能,而括约肌功能的保存对于减少肝外胆管结石的复发、胆管炎、胆囊炎等远期并发症具有临床意义。不足之处是术后胆道感染及胰腺炎发生率不低于 EST,甚至高于 EST。有学者认为EPBD 只是引起无症状高淀粉酶血症发生率升高,而不是胰腺炎。对于单纯的肝外胆管结石,EPBD 与 EST 取石效果相当,但中远期结石的复发率 EPBD 明显低于 EST。

(3)内镜下鼻胆管引流术(ENBD):并发症少且多不严重。ENBD 把诊断和治疗有机地融合于一体,其独特的临床价值。①对合并生命征不平稳、无法耐受取石的重症患者,特别是合并 AOSC 者,ENBD 可迅速解除胆道梗阻、降低胆道压力、减少内毒霉素及细菌代谢产物的吸收,从而改善患者的内环境、败血症、低血压状态,为二期治疗创造条件。②为二期腹腔镜下胆总管探查术(LCBDE)中寻找胆总管提供标记,LCBDE 中胆总管可一期缝合,保持其完整性,避免传统手术胆总管 T 管引流所致的大量胆汁丢失及其并发症;鼻胆引流管起到术后胆总管支架作用;无论 EST、网篮或胆道镜下碎石后取石,均不同程度导致胆管的擦伤和热灼伤,炎性渗出可通过鼻胆管得到了充分的引流,加速创面愈合;术后通过鼻胆管的再次造影,了解胆管情况,为进一步彻底治疗提供依据,避免再次手术的盲目性。③对于有明显手术禁忌证者,如内镜取石失败、ENBD 成功；则可解除胆道梗阻，缓解症状。

2.开腹胆总管探查取石

因术式自身的优点仍然是治疗肝外胆管结石的主要手段：①手术对器械及麻醉的要求相对较低，能在广大基层医院广泛开展；②手术方式成熟，并发症发生率较低；③对有上腹部手术史或粘连严重者或许是唯一选择；④术中可充分发挥术者手指的触觉优势能做更完善的肝实质、胰头等上腹部脏器的探查。

3.腹腔镜胆总管探查取石术

主要适于单纯性肝外胆管结石，并经术前或术中胆道造影证明确无胆管系统狭窄和肝内胆管多发结石者。因此这一方法多数为继发性肝外胆管结石行腹腔镜胆囊切除术时探查胆总管。切开胆总管后多数需要经腹壁戳孔放入纤维胆道镜用取石网篮套取结石，难度较大，需要有熟练的腹腔镜手术基础。取出结石后可根据具体情况决定直接缝合胆总管切口或放置 T形管引流。

4.中西医结合非手术治疗

一般性胆管炎发作在有力的抗感染、非手术治疗过程中使用一些中药方剂疏肝、利胆、解痉、止痛作为辅助治疗，有一定效果。中西医结合排石法，对于结石小、数量少、不伴胆管狭窄、Oddi 括约肌功能正常者，曾有排石成功的报道。但较大的结石，不能排出，多发结石难以排净，并易再发。特别是明显胆管梗阻并发重症胆管炎、不明结石数量和大小、是否存在胆管狭窄等情况下，经非手术治疗不能在短时间内缓解、好转者，仍应及时进行胆总管手术探查引流，以免发展成严重的胆源性感染性休克等严重后果。

三、肝胆管结石病

肝胆管结石病即原发性肝胆管结石，特指始发于肝内胆管系统的结石，不包括胆囊内排降并上移至肝内胆管的结石，也不包括继发于损伤性胆管狭窄、胆管囊肿、胆管解剖变异等其他胆道疾病所致胆汁淤滞和胆道炎症而形成的肝胆管结石。它一般为胆红素结石，可单独存在，也可与肝外胆管结石并存。肝胆管结石病不仅是常见病，而且可导致严重的并发症，是良性胆道疾病死亡的重要原因。

（一）病因

肝胆管结石病的病因目前还不完全清楚。肝内结石的形成与胆道慢性炎症、细菌感染、胆道蛔虫、胆汁淤滞、营养不良等因素有关。胆管内慢性炎症是导致结石形成的重要因素，胆汁淤滞是结石形成的必要条件，胆流滞缓并有胆道慢性炎症最易形成肝内胆管结石。

（二）病理

1.基本病理改变

胆道梗阻、胆道感染和肝实质破坏。受累区域的肝胆管扩张、胆管呈环状或节段性狭窄；管壁增厚、胆管壁及周围纤维组织增生并慢性炎症细胞浸润；汇管区大量炎性细胞浸润和纤维细胞增生，伴有肝实质损害，严重者形成肝段或肝叶的纤维化萎缩和功能丧失。合并胆道感染时可造成胆源性脓毒症、肝脓肿、膈下脓肿、胆管支气管瘘及胆道出血等严重并发症。有

2.0%～9.0%的肝胆管结石病例在病程后期可并发肝胆管癌。

2.临床病理特点

肝胆管结石病的重要临床病理特点是:①结石沿肝内病变胆管树呈区段性分布。②结石多并存不同程度的肝胆管狭窄,胆管狭窄是引起结石形成和复发的重要因素。肝胆管结石合并一级分支以上肝管的狭窄时易导致受累肝段或亚肝段萎缩;合并双侧肝门部肝管狭窄者,晚期常发生胆汁性肝硬化及胆源性门静脉高压症。③由于长期反复发作的胆道梗阻和(或)感染可导致肝胆管结石病变区域内胆管树、伴行血管以及肝实质弥漫性不可逆性损害,包括胆管壁结构破坏、多发性胆管狭窄和不规则性胆管扩张、胆管积脓、肝门静脉及肝动脉小分支狭窄、肝实质纤维化和萎缩、慢性肝脓肿、继发性肝内胆管细胞癌等毁损性病变,这类病变只能通过手术切除才能得到有效的控制。④在肝胆管结石病的病变范围内肝组织发生萎缩,其余正常肝组织发生增生肥大,形成肝脏萎缩增生性改变即萎缩-增生复合征。这一病理特征对于正确判断肝胆管结石的病变部位和选择合理治疗方法具有重要意义。

3.分型

根据结石在肝内的分布、相应肝管和肝的病变程度以及合并肝外胆管结石的情况分为2个主要类型和1个附加型。

(1)Ⅰ型:区域型,结石沿肝内胆管树局限性分布于一个或数个肝段内,常合并病变区段肝管的狭窄及受累肝段的萎缩。临床表现可为静止型、梗阻型或胆管炎型。

(2)Ⅱ型:弥漫型,结石遍布双侧肝叶胆管内,根据肝实质病变情况,又分为3种亚型。

①Ⅱa型:弥漫型不伴有明显的肝实质纤维化和萎缩。

②Ⅱb型:弥漫型伴有区域性肝实质纤维化和萎缩,通常合并萎缩肝区段主肝管的狭窄。

③Ⅱc型:弥漫型伴有肝实质广泛性纤维化而形成继发性胆汁性肝硬化和门静脉高压症,通常伴有左右肝管或汇合部以下胆管的严重狭窄。

(3)E型:附加型,指合并肝外胆管结石。根据胆管下端Oddi括约肌功能状态,又分为3个亚型。

①Ea:胆管下端正常。

②Eb:胆管下端松弛。

③Ec:胆管下端狭窄。

(三)诊断

1.临床表现

肝内胆管结石病因其病变程度及病理类型的不同,临床表现可以是多样性的,如早期无明显临床症状的局限于肝内胆管某段肝管内的结石,至后期遍及肝内外胆管系统甚至并发胆汁性肝硬化、肝萎缩、肝脓肿等。

(1)症状:肝内胆管结石在病程间歇期可无症状或仅表现为上腹轻度不适。急性期的临床表现主要是急性胆管炎,包括胆道梗阻三联征(疼痛、黄疸、寒战发热)、重症胆管炎的五联症(胆道梗阻三联征＋休克、精神症状)。在无合并肝外胆管结石的患者,当一侧或一叶的肝内胆管结石造成半肝或某一肝段的肝内胆管梗阻并继发感染时,可出现畏寒、发热等全身感染症状;部分患者在出现精神症状和休克等急性重症胆管炎的表现时,仍可无明显的腹痛和黄疸。

(2)体征:查体可有压痛、并可扪及肝不对称性增大,易误诊为肝脓肿或肝炎。肝内胆管结石的临床表现以间断性右上腹痛伴发热为主要特点。无感染症状时,患者可自觉全身发热,往往无明显黄疸。但部分患者胆道感染使整个胆道系统梗阻时会出现黄疸表现。

(3)临床特点:①发病年龄30～50岁;②上腹部疼痛,可能为典型胆绞痛或持续性胀痛,有的患者疼痛不明显,而寒战发热非常厉害,周期发作;③可有长期的胆道病史,或伴有寒战发热、黄疸的急性胆管炎史;④患侧肝区及下胸部有经常性疼痛不适,常放射至背、肩部;⑤一侧肝管梗阻时,可无黄疸或黄疸甚轻;⑥合并有重症胆管炎时,全身情况比较严重,且急性发作后恢复较慢;⑦检查时,肝区压痛和叩击痛明显,肝呈不对称性增大并有压痛;⑧全身状况受影响明显,90％患者有低蛋白血症,1/3患者有明显贫血;⑨晚期有肝、脾大及门静脉高压表现。

2.影像学检查

肝内胆管结石的诊断,除了在临床上提高对本病的认识外,确诊主要依靠影像学的检查发现,主要有超声、胆道X线检查、CT、PTCD、ERCP、胆道子母镜、MRCP、胆道镜等。

(1)超声:为无创性检查,方便易行,是肝内胆管结石诊断的首选方法,一般估计诊断准确率为50％～70％。肝内胆管结石的超声图像变化较多,一般要求在结石远端的胆管有扩张才能作出肝内胆管结石的诊断,因为肝内管道系统的钙化也可有结石样的影像表现。肝内胆管结石的诊断不受肠道气体的干扰,诊断的准确性优于肝外胆管结石,诊断正确率70％～80％。但肝内胆管分支较多,不仔细扫描易漏诊,而且应与肝内钙化点相鉴别。术中超声(术中于肝脏面、膈面全面超声扫描)可提高肝内胆管结石的诊断率达91％,残石率降至9％。

(2)CT:肝内胆管结石多为含胆红素钙的色素性结石,CT能清楚地显示出来,诊断符合率为50％～60％。CT还能显示出肝门的位置、胆管扩张及肝肥大、萎缩的变化,系统地观察各个层面CT照片,可以了解结石在肝内胆管分布的情况。

(3)磁共振胆胰管造影(MRCP):不同于ERCP的无创性检查,影像清晰度略逊于ERCP,对肝内胆管结石有较大诊断价值。

(4)胆道造影:胆道造影(包括PTC、ERCP、TCG)是用于肝内胆管结石诊断的经典方法,一般均能作出正确的诊断,PTC、ERCP、TCG的诊断符合率为80％～90％、70％～80％、60％～70％。X线胆道造影应满足诊断和手术的需要。

①经皮经肝穿刺胆道造影(PTC、PTCD):PTC、PTCD穿刺路径有前路、后路、侧路三种,以侧路成功率高,并发症少,操作方便,造影时影像清晰。对超声诊断肝内胆管结石者,PTC、PTCD有很好的鉴别诊断价值,尤其是超声引导下PTC,成功率较高。

②逆行胰胆管造影(ERCP):ERCP对肝内胆管结石具有较高的诊断价值,可清晰显示肝内胆管结石,确定结石的部位、大小、数量,肝内胆管的狭窄或远端扩张。需注意以下几点:a.ERCP时,注入造影剂要充足,充分显示肝内胆管,才能明确诊断肝内胆管结石;b.在ERCP胆管显影后,可头低足高位、俯卧位,使肝内胆管充分被造影剂灌注和显影;c.可使用带气囊的导管,在ERCP胆管显影后,把位于十二指肠乳头部位的气囊充气或充水,堵住乳头,使造影剂不会流入肠道,肝内胆管充分显示。

③胆道子母镜:通过母镜的活检管道放入较细的子镜。母镜的活检管道直径5.5mm,子

镜的外径 4.5mm。只用母镜行 ERCP,然后对十二指肠乳头做高频电切(ECT),一般是小切开 0.5～1.0cm 或对十二指肠乳头行扩张,便于子镜进入胆总管,可直接观察胆总管、1～2 级肝内胆管。可判断肝内胆管结石是否存在及大小、部位、数量,肝内胆管是否有狭窄、扩张等。胆道镜包括术前、术中、术后三种方式。术前胆道镜是先行 PTC,每周更换较粗的导管,5～6 周后窦道形成。然后从窦道进镜,直视肝内胆管,可诊断肝内胆管结石,并行取石治疗。术中胆道镜是在手术中切开胆总管,从切口进镜观察肝内胆管结石并行取石治疗。术后胆道镜是经手术后"T"管形成的窦道进镜(一般术后 6 周),诊断肝内胆管结石并治疗。胆道镜检查对肝内胆管结石明确的诊断及治疗价值。

(5)胆道测压:通过胆道测压可以了解胆汁通过胆道排泄是否正常,但对于某一分支肝内胆管结石胆道测压的临床意义不大;对左右肝管接近肝门部位的结石伴胆管狭窄,可发现胆汁排泄不良、在病变上方引起胆管扩张、胆汁潴留,胆道压力增高。现在已有电子胆道测压仪精确的测量胆管内的压力,应根据病情选择使用。

(6)核素闪耀扫描:常用核素^{99m}Tc,静脉注入后经网状内皮系统摄取后,排泄入胆道。扫描时可分层、定点,获得三维图像,显示与邻近结构的关系,对诊断提供较好的依据。但对肝内胆管结石的诊断不理想。

(7)选择性腹腔动脉造影:观察动脉血管是否存在移位、受压、中断及异常血管影。对于鉴别诊断肝胆管癌、胆囊癌效果好,但对肝内胆管结石的诊断不理想。因动脉造影有一定的设备要求,操作烦琐,技术条件要求高,故不作为肝内胆管结石的首选方法。

(四)治疗

肝胆管结石的治疗主要靠外科手术,原则是去除病灶,取尽结石,矫正狭窄,通畅引流,防止复发。针对肝胆管结石病复杂的肝内外胆道及肝病变有多种手术和非手术治疗方法,应根据肝内胆管结石数量及分布范围、肝管狭窄的部位和程度、肝的病理改变、肝功能状态及患者的全身状况,制定针对具体病例的个体化治疗方案并选择合适的手术方法。

1.选择手术方法应遵循的原则

(1)肝胆管结石病的外科治疗应以根治性清除病灶为主要目标。

(2)对于Ⅰ型肝胆管结石,应首选病变肝段规则性切除以达到治愈的目的。对于肝和胆道病变广泛的Ⅱa 型和Ⅲb 型结石常需联合多种术式和辅助方法进行治疗,对于其中Ⅱb 型结石充分切除区段性病灶是保证联合手术治疗效果的前提条件。对于合并胆汁性肝硬化但肝功能仍处于代偿状态的Ⅱc 型结石应根据胆道病变的复杂性、肝硬化及门静脉高压症严重程度等选择同期或分期胆道手术与门脉减压手术来处理合并存在的胆道、肝和肝门静脉系统病变。对于肝功能陷于失代偿的Ⅱc 型结石,肝移植术是唯一有效的治疗方法。

(3)主要肝胆管的狭窄必须修复矫正,但胆管空肠 Roux-en-Y 吻合术和胆管空肠吻合术的适应证应严格掌握。对于肝内病变已经去除,其下游胆管内结石已清除,肝门部肝管无狭窄,结石无复发危险的病例,应避免采用此类术式。

(4)对于结石残留或有复发可能的病例,可在术中设置连通胆道的空肠皮下盲袢,作为术后胆道镜取石的通路。

2.肝胆管结石的手术方法

(1)胆管切开取石术:是治疗肝胆管结石系统手术中的基本手段。单纯胆道取石引流手术多用于急症和重症病例,旨在暂时通畅胆流、控制胆道感染、改善肝功能以挽救患者生命或为二期确定性手术做准备。只有对少数结石数量较少且受累的肝管及肝病变轻微、取尽结石后肝内外无残留病灶、胆管无狭窄通过联合切开肝门部胆管和肝胆管以及经肝实质切开肝内胆管,直视下探查结合术中胆道造影、术中超声、术中胆道镜检查可全面了解胆道结石的部位、数量、胆管狭窄梗阻及胆管下端的通畅情况。经肝外胆管途径盲目的器械取石是肝胆管结石手术后高残留结石率的重要原因。充分切开肝门部胆管狭窄,必要时切开二级肝管可在直视下去除主要肝管的结石,结合胆道镜明视下取石,能有效地清除肝管内结石,显著降低结石残留率。

(2)肝部分切除术:切除病变肝段以最大限度地清除含有结石、狭窄及扩张胆管的病灶,是治疗肝内胆管结石的最有效手段。手术适应证包括Ⅰ型及Ⅱb型肝胆管结石。对于区域型结石,切除含结石的肝段或肝叶;对于弥漫型结石,切除局限于肝段或肝叶的区域性毁损病灶。需切除的区域性毁损病变主要包括:肝叶或肝段萎缩;难以取净的多发性结石;难以纠治的肝管狭窄或囊性扩张;合并慢性肝脓肿;合并肝内胆管细胞癌。肝胆管结石的肝切除范围主要取决于结石分布及毁损性病变范围。肝胆管结石的病变范围是沿病变胆管树呈节段性分布的,因此其肝叶切除要求以肝段、肝叶为单位作规则性切除,以完整切除病变胆管树及所引流的肝脏区域。这是取得优良疗效的基本条件和关键。无论是针对区域型肝内胆管结石时病变肝段或弥漫型肝内胆管结石时毁损性病灶,肝切除范围不够,遗留病变,常是术后并发症及症状复发的根源。对于左肝管系统的广泛结石,应选择规则性左半肝切除,不应将只切除肝左外叶而联合胆管空肠吻合术作为首选术式。如果只施行肝左外叶切除,必然遗留了左内叶肝管结石、病变肝组织和左肝管狭窄,而通过肝外胆管及肝断面上左肝管残端途径取石几乎不可能全部清除散布于左内叶第二级和第三级肝管内的结石,术后症状复发则难以避免。对于局限于左外叶且合并左肝管主干内的结石,在切除病变肝段、取除其下游肝管内结石后即可达到有效治疗目的,无须做左半肝切除。针对右肝内胆管结石的规则性右肝切除常有较大的技术困难。肝右叶结石时,右肝萎缩,而左肝代偿增大,使第一肝门以及肝段或叶间裂以下腔静脉为中轴向右后上方旋转移位;肝右叶与膈肌、腹后壁、邻近组织及肝后下腔静脉之间常形成紧密粘连,给游离肝右叶特别是分离右后叶与下腔静脉之间的粘连、显露肝门区以及正确判断肝段切除平面造成困难。手术时需借助影像学诊断方法准确判断肝胆管和肝病变区域以及病肝切除范围,且需对肝内胆管结石和狭窄所致胆系及肝脏的复杂病变有深入的认识及较丰富的肝胆道外科手术经验。对于分布在双侧肝叶的区域性结石伴引流肝段萎缩的病例,在预留残肝功能体积足够的条件下,可同时做规则性双侧病变肝段切除。

(3)肝门部胆管狭窄修复重建术:由于肝门部胆管狭窄病变类型比较复杂,常需结合多种手术方法进行治疗,常用治疗肝门部胆管狭窄的手术方法主要有以下3类。

①胆管狭窄成形、空肠Roux-en-Y吻合术:适用于肝内病灶和上游肝管狭窄已去除的肝门部胆管狭窄病例。在充分切开肝门部狭窄胆管并进行原位整形的基础上,以Roux-en-Y空肠袢与胆管切口侧-侧吻合修复胆管缺损。对有结石残留或复发可能的病例,可将空肠袢残端

顺位埋置于皮下作为术后取石的通路。但胆-肠吻合术缺乏 Oddi 括约肌对胆系的控制功能，在上游肝管狭窄未纠正和肝内结石未取净的情况下行不恰当的胆肠内引流可引发或加重胆道感染等严重并发症。目前尚无确实的证据表明各种在胆管空肠吻合口或空肠襟上附加抗反流措施能有效防止肠液向胆管的反流，不建议做此类附加手术。

②胆管狭窄成形、游离空肠段吻合术：适用于肝内病灶和上游肝管狭窄已去除，尚有结石残留或有结石复发可能而胆管下端通畅的病例。充分切开肝门部胆管狭窄并进行原位整形，截取长度适当的游离空肠段，用其输出端与胆管切口进行端-侧吻合，修复胆管壁的缺损，将其输入端关闭并顺位埋置于皮下，作为日后用胆道镜清除残留或复发结石的通路。尚可用胆囊代替空肠段来完成本手术。

③胆管狭窄成形、组织补片修复术：适用于肝内病灶及上游肝管狭窄已去除，结石已取尽且无复发可能，而只存在肝门部胆管轻度狭窄的病例。充分切开狭窄段及其两端的胆管，切除瘢痕化的胆管组织，缝合肝胆管瓣形成胆管的后壁，胆管前壁的缺损用带血运的肝圆韧带瓣、胆囊瓣、胃瓣、空肠瓣或其他自体组织补片修复。

（4）肝移植术：合于肝脏和胆管系统均已发生弥漫性不可逆损害和衰竭的Ⅱc 型肝胆管结石。

第七节　胰腺癌

胰腺癌是一种发病隐匿、发展迅速、治疗效果及预后极差的消化道恶性肿瘤。2012 年全球胰腺癌新发病例 33.8 万例（男性 17.8 万例，女性 16.0 万例），占全部癌新发病例的 2.4%。目前胰腺癌居常见癌症死因的第 4 位，居消化道癌症死因的第 2 位，仅次于大肠癌。胰腺癌诊断后的 5 年总体生存率约为 7.7%。胰腺癌的发病率与年龄呈正相关，60～80 岁者占发病患者数的 80%，男性发病率略高于女性。胰腺癌多发生于胰头部，占 60%～70%，其次是体尾部，全胰癌较少见。

一、解剖学

胰腺分为头、颈、体、尾 4 部，右侧为头部，嵌于十二指肠肠襟内，中间为体部，横过第 1～2 腰椎的前方，左端为狭细的尾部，靠近脾门，全长 12～15cm，宽 3～4cm，厚 1.5～2.5cm。除头部外，其余部分横断面呈三角形。胰腺前面被腹后壁腹膜遮盖，隔网膜囊与胃后壁相对。胰头上、右、下三面均被十二指肠环绕，有时十二指肠降部内侧也有一部分被胰腺组织所覆盖。

二、病因病理

（一）病因学

1.吸烟

吸烟是公认的胰腺癌的危险因素；高蛋白、高胆固醇饮食可促进胰腺癌的发生；糖尿病也被认为是胰腺癌的危险因素;家族性胰腺癌罕见。

2.胰腺癌高危人群

中华医学会胰腺外科学组提出的胰腺癌高危人群如下。

①年龄:>40 岁,有上腹部非特异性不适。②家族史:有胰腺癌家族史者。③糖尿病史:突发糖尿病者,特别是不典型糖尿病,年龄在 60 岁以上,缺乏家族史,无肥胖,很快形成胰岛素抵抗者,40%的胰腺癌患者在确诊时伴有糖尿病。④慢性胰腺炎:目前认为 CP 在小部分患者中是一个重要的癌前病变,特别是慢性家族性胰腺炎和慢性钙化性胰腺炎。⑤癌前病变:导管内乳头状黏液瘤亦属癌前病变。⑥家族史:患有家族性腺瘤息肉病者。⑦手术史:良性病变行远端胃大部切除者,特别是术后 20 年以上的人群。⑧烟酒暴露史:胰腺癌的高危因素有吸烟、大量饮酒及长期接触有害化学物质等。

(二)病理学

1.导管腺癌

80%~90%的胰腺癌为导管腺癌,系从导管的立方上皮细胞发生而来,这种癌的特点为长而致密的纤维性硬癌或硬纤维癌,肿瘤硬实,浸润性强而没有明显界限。切面常呈灰白色。小胰腺癌指肿瘤最大瘤径<2cm,无论有无淋巴结转移;早期胰腺癌是指肿瘤直径<2cm,无淋巴结转移,无胰腺被膜浸润和胰腺后方浸润,没有血管和邻近脏器侵犯的Ⅰ期癌,或者是肿瘤直径<1cm 的微小胰腺癌、胰腺原位癌、胰腺导管内癌。

2.特殊的导管腺癌

泡沫腺体型、大导管型、空泡型、实性巢状型。胰腺癌细胞特别容易侵犯神经和神经周围淋巴管。

3.胰头癌

远处转移较少而局部浸润早,常早期浸润胆总管、门静脉和转移至局部淋巴结,晚期可转移至肝。而胰体尾癌易侵入血管,尤其是脾静脉,而且易发生广泛的远处转移。

三、临床分期

根据美国肿瘤联合委员会(AJCC)公布的第 8 版 TNM 分期系统(表 4-7-1、表 4-7-2),对该疾病进行以下分期。

表 4-7-1　AJCC 第 8 版 TNM 分期定义

分期	定义
原发肿瘤(T)	
Tx	原发肿瘤无法评估
T0	无原发肿瘤证据
Tis	原位癌
T_1	肿瘤最大径≤2cm
T_2	肿瘤最大径>2.0cm,且≤4.0cm

分期	定义
T_3	肿瘤最大径＞4.0cm
T_4	肿瘤无论大小,侵犯腹腔干、肠系膜上动脉和(或)肝总动脉
区域淋巴结(N)	
Nx	淋巴结转移无法评估
N_0	无区域淋巴结转移
N_1	1~3枚区域淋巴结转移
N_2	4枚以上区域淋巴结转移
远处转移(M)	
M_0	无远处转移
M_1	有远处转移

表4-7-2　UICC/AJCC 胰腺癌 TNM 分期系统

分期	标准		
0期	Tis	0	M_0
ⅠA期	T_1	N_0	M_0
ⅠB期	T_2	N_0	M_0
ⅡA期	T_3	N_0	M_0
ⅡB期	T_1、T_2、T_3	N_1	M_0
Ⅲ期	任何 T	任何 N2	M_0
	T_4	任何 N	M_0
Ⅳ期	任何 T	任何 N	M_1

四、临床表现

(一)临床症状

1.腹痛

腹痛是胰腺癌的常见或首发症状,约出现在 2/3 以上的患者中,腹痛通常表现为上腹部持续性疼痛,与进食无关。胰腺癌疼痛的主要原因是肿块压迫胰管,使胰管呈不同程度的梗阻、扩张、扭曲及压力增高,引起上腹部持续或间歇性疼痛。胰腺癌的腹痛有以下几个特点。①疼痛,胰头癌疼痛位置偏右,胰体尾癌疼痛位置偏左;②疼痛为持续性进行性加剧的钝痛或钻痛;③在部分患者,坐位或前倾或屈膝侧卧位等使腹壁前屈的位置可以有所缓解,出现这种情况提示脊柱前方的腹膜后神经已经受到侵犯;④腰背部疼痛的出现通常与腹痛伴随发生。

2.黄疸

约 50% 以上的胰腺癌患者可以出现黄疸,大部分病例的黄疸是胰头癌压迫或浸润胆总管所致,约 10% 是胰体尾癌转移至肝门部由增大的淋巴结压迫所致。黄疸的特征为肝外阻塞性黄疸,持续性进行性加深,伴皮肤瘙痒、尿色加深及白陶土样大便。

3.消瘦

绝大多数的胰腺癌患者都会有不同程度的体重减轻,此症状虽然不是胰腺癌的特异性表现,但其发生频率高于腹痛和黄疸,故应给予足够的重视。

4.消化道症状

最常见的是食欲缺乏和消化不良,其他还有恶心、呕吐、腹胀、腹泻、便秘等,晚期可以出现脂肪泻。

5.神经精神症状

部分胰腺癌患者表现出抑郁、焦虑、个性狂躁等神经精神障碍,其中以抑郁最为常见,可能与顽固性腹痛、失眠等有关,其机制尚未完全阐明。

6.糖尿病

许多研究均提示胰腺癌与糖尿病的关系密切。胰腺癌患者合并糖尿病的临床特点如下。①发病年龄相对较大,常>60 岁,女性多见;②无糖尿病家族史;③无多饮、多食、多尿的三多症状,短期内体重下降较明显;④起病时常有腹痛或腹部不适感。

7.其他表现

多数胰腺癌患者有持续或间歇性低热,少数还可以有急腹症表现。晚期胰腺癌患者可发生血栓性静脉炎或动静脉血栓形成,以髂静脉、股静脉栓塞最为多见,在胰体尾癌患者多见,可能与肿瘤分泌某些促凝物质有关。

(二)体征

早期胰腺癌一般无明显体征。典型的胰腺癌可见消瘦、上腹部压痛和黄疸,可出现肝大、胆囊增大库瓦西耶征(Courvoisier 征)、胰腺肿块和血管杂音。晚期胰腺癌患者可有腹水,少数患者还可有左锁骨上淋巴结肿大。

1.肝大

胰腺癌患者出现梗阻性黄疸后,约半数会出现不同程度的肝大,主要是肝外胆管梗阻、胆汁淤积、肝内胆管和毛细胆管扩张致肝大。

2.胆囊大

约 50% 的胰腺癌患者可触及增大的胆囊,这通常与胆总管下段梗阻有关。临床上对梗阻性黄疸伴有胆囊增大而无压痛者称为 Courvoisier 征,此对胰头癌具有诊断意义。

3.腹部肿块

胰腺为腹膜后器官,通常难以触及,若胰腺癌时可以触及肿块则多为晚期。肿块的位置通常位于剑突和脐连线中点略偏左或偏右,边界不规则,表面有结节感,质硬,大多较固定,可以有轻压痛,并可传导腹主动脉的搏动。

4.腹水

一般出现在胰腺癌的晚期,多为肿瘤腹膜转移所致,亦可由肿瘤压迫门静脉或因门静脉、肝静脉发生血栓所致。腹水的淀粉酶含量较高,此时的腹水并不意味着肿瘤晚期,不可轻易放弃手术机会。

5.脾大

当肿瘤压迫脾静脉或脾静脉血栓形成时,可出现脾大及胰源性门静脉高压的表现,以胰体尾癌多见,多提示肿瘤为中晚期。

6.其他体征

其他体征包括上腹部压痛、腹部听诊血管杂音、游走性血栓性静脉炎及皮下脂肪坏死形成的结节等。

五、辅助检查

(一)生物化学检查

1.血、尿淀粉酶和脂肪酶

胰腺癌导致胰管梗阻的早期,血、尿淀粉酶和脂肪酶可升高,对胰腺癌早期诊断有一定价值。

2.血糖和糖耐量

由于肿瘤破坏胰岛细胞,约40%的胰腺癌患者中可出现血糖升高及糖耐量异常。

3.肝功能

胰腺癌伴胆道梗阻患者的血清胆红素可升高,且常超过 $427\mu mol/L$,高于胆石症、CP 所致的胆道梗阻。氨基转移酶和碱性磷酸酶多明显升高。

4.胰腺外分泌功能

约80%的胰腺癌患者可出现外分泌功能低下。胰头癌引起的胰管梗阻比胰体尾癌严重,因而胰腺分泌障碍也比较明显。

(二)肿瘤标志物

1.CA19-9

CA19-9 是一种糖类抗原,其结构为唾液酸化乳-N-岩藻乳糖,其抗原决定簇位于 CA19-9 的糖链部分,与 Lewis 血型系统有关,是胰腺癌最常用的一种标志物,目前已广泛应用于临床。近年研究提示 CA19-9 对胰腺癌的灵敏度为 79%～81%,特异度为 82%～90%,其结果优于 CEA。血清 CA19-9 水平作为诊断胰腺癌最有效的肿瘤标志物,可用于胰腺癌与其他良性疾病鉴别和评价胰腺癌复发、手术及放化疗效果的指标;但其早期诊断胰腺癌的灵敏度较低,难以独立解决早期诊断问题。

CA19-9 特异性较低,部分胰腺癌患者血清 CA19-9 水平在正常范围内;3%～7%的胰腺癌患者为 Lewis 抗原阴性血型结构的患者,这类患者不表达 CA19-9,故即使罹患胰腺癌,CA19-9 亦不升高。当无症状人群的血清 CA19-9 升高时,只有低于 1%的人会最终诊断为胰腺癌。

2.癌胚抗原

癌胚抗原(CEA)是一种酸性糖蛋白,在胰腺癌患者血清中有较高的表达率(50%～85%),但其特异性低,增高也见于其他消化道肿瘤,因此也限制了其应用价值。

3.CA24-2

CA24-2 是一种唾液酸化的黏蛋白类型的糖抗原。与 CA19-9 相比,两者对诊断胰腺癌的敏感性无显著区别。

4.其他肿瘤标志物

胰腺癌的其他辅助诊断标志物包括胰腺癌胚抗原及 CA50 等。近年研究致力于寻找新型胰腺癌标志物,包括 micro RNA 在内的一批标志物对于胰腺癌诊断的效果正在进行临床或临床前的验证。

(三)影像学检查

1.腹部超声

对疑为胰腺癌患者进行筛查的一种检查方式,可发现胆道系统扩张、胰管扩张,肿瘤直径在 1cm 以上者。该方法的优点在于安全、无创;不足在于受操作者经验及胃肠道气体影响较大,故敏感性及特异性不高;彩色多普勒血流显像可直接地显示胰腺癌患者的门静脉、肠系膜上动静脉、脾静脉和腹主动脉等胰腺周围血管与胰腺的解剖关系。超声导向经皮胰管造影可以了解胰管形态、直径、走行等。术中超声定位活检可迅速明确诊断。

2.胰腺 CT

胰腺 CT 检查作为一种无创的影像学检查方法,可清楚地显示胰腺的轮廓和内部结构,对胰腺癌的诊断准确性高,是诊断胰腺癌及进行分期的首选影像学手段。胰腺癌的 CT 表现分为直接征象、间接征象和周围浸润征象。直接征象主要为胰腺肿块,可边界不清,呈等密度或不均匀稍低密度改变,增强后有轻度不均匀强化,但强化程度低于正常胰腺,近年来薄层 CT 的应用,增加了对胰腺肿块的检测灵敏度,由于胰腺癌的血供相对较少,动态或螺旋 CT 易检出<2cm 的小胰腺癌。间接征象包括胰管和胆总管扩张。周围浸润征象包括肿瘤侵犯血管、胰周脂肪层消失、侵犯胰腺周围结构、淋巴结转移(常发生在腹腔动脉和肠系膜上动脉周围)、远处器官转移(胰腺癌易发生早期血行转移,常转移至肝和肺)。

3.胰腺 MRI

在对病情评估上与胰腺 CT 具有同等重要性,胰腺 MRI 影像学表现亦可分为直接征象、间接征象和周围浸润征象。直接征象包括胰头部肿块表现为胰头增大,局限于钩突部的胰头癌表现为钩突饱满、增大,失去正常的锐角三角形形态。间接征象包括胆道系统全程扩张,胆总管远端呈不规则的充盈缺损或杯口状闭塞。由于胰腺癌侵犯胰腺包膜和周围网膜组织,高信号脂肪内出现低信号的网条状影,称为胰脂肪征。周围浸润征象可提示对周围脏器的侵犯情况,特别是在检测有无肝转移灶方面具有较高的灵敏感度和特异性。

4.内镜超声

内镜超声是另一种评估胰腺癌病情程度及范围的检查手段,特别是判断周围血管累及、门静脉及肠系膜上静脉累及、淋巴结转移等方面具有一定优势。该项检查受操作者经验及技术水平影响较大。

5.PET/CT

胰腺癌组织的测量标化摄取率(SUR)明显高于良性病变及正常胰腺组织。PET 可显示早期胰腺癌,并可显示肝及远处器官的转移,腹部可以测出 0.5cm 的转移淋巴结。该项检查可用于术前评估是否存在远处转移,特别对有原发灶较大、可疑有区域淋巴结转移及 CA19-9 显著升高的患者,应推荐该检查。对于治疗有效者,首先表现为病灶的 FDG 代谢率降低,然后是体积缩小。PET/CT 鉴别肿瘤复发及手术后改变的情况优于 CT。

6.内镜逆行性胆胰管造影

ERCP 检查不但能够提供胰腺癌影像学的间接征象,如主胰管狭窄、管壁僵硬、扩张、中断、移位及不显影等,而且能够观察十二指肠乳头及其周围情况,并可取胰液做脱落细胞检查。

7.经皮肝胆管穿刺引流

经皮肝胆管穿刺引流(PTCD)主要用于梗阻性黄疸患者。PTCD 的目的是引流胆道梗阻者的胆汁,减轻黄疸,保护肝、肾等器官的功能。一般认为梗阻性黄疸时若血浆总胆红素浓度高于 $256\mu mol/L$,即可进行 PTCD。PTCD 的主要作用如下。①术前进一步了解梗阻部位的解剖和病理关系。②经皮经肝的介入放射治疗技术,如胆管引流、胆总管支架置入、结石套取等的重要引导步骤。

8.磁共振胰胆管成像

MRCP 可评估胆管、胰管等情况,可能出现的表现如下。①胆管扩张、截断或远端梗阻。②胰管受累,呈不规则狭窄和梗阻,远端胰管扩张。③"双管征"。胆总管和主胰管扩张同时存在称为"双管征",具有一定的特征性。④梗阻近端的胆总管扩张,扭曲呈水平位,并向中线偏移,呈牵拉状。

9.放射性核素扫描

放射性核素显像可同时观察胰腺的形态和功能,为胰腺癌提供了一种简便、无创的诊断方法,对胰腺癌的早期诊断具有重要的价值。胰腺肿瘤的放射性核素诊断主要有 2 类。胰腺背景显像或胰腺肿瘤的"阴性显像";肿瘤特异性显像或称为"阳性显像"。

10.X 线检查

传统 X 线检查不能直接显示胰腺的轮廓及病变,只能通过胰腺周围消化道器官的影像学形态改变间接提示胰腺病变,诊断限度较大,已被敏感性较高的其他影像学检查所代替。

六、诊断及鉴别诊断

（一）诊断

根据临床症状、体征及影像学表现,胰头癌主要表现为无痛性阻塞性黄疸,进行性加重,伴消瘦、白陶土样大便,查体可以发现无痛增大的胆囊,结合 CT 检查和 CA19-9 升高,诊断并不困难。胰体尾癌临床症状不明显,一般没有明显的黄疸,CA19-9 升高也不明显,只能依靠 CT 等影像学检查进行诊断。

（二）鉴别诊断

1.壶腹部癌

壶腹部癌可以表现为阻塞性黄疸、消瘦、CA19-9 升高,CT 提示壶腹部占位,但是壶腹部癌黄疸出现比较早,且表现为间歇性黄疸,常合并胆道感染,大便隐血可为阳性。主要靠

ERCP 进行鉴别,明确诊断。

2.胆总管结石

胆总管结石一般表现为查科三联征(Charcot 三联征),即腹痛、寒战高热、黄疸。查体可以发现右上腹压痛,有时可以触及肿大触痛的胆囊,B 型超声和 MRI 可以显示胆总管内的结石,故鉴别诊断并不困难。

3.胰腺良性肿瘤

胰腺良性肿瘤一般不会出现黄疸,无明显消瘦,CA 系列不升高,CT 表现大多有完整的包膜,和周围胰腺组织界限较清楚,无侵袭性生长。胰腺内分泌肿瘤还可有血清内分泌激素水平的升高。

4.急性及慢性胰腺炎

AP 有发病诱因,可出现明显的腹痛,部分还有恶心、呕吐的消化道症状,腹部有明显压痛和反跳痛,血、尿淀粉酶明显升高,AP 时血常规明显升高,而 CA 系列变化不大。影像学检查显示胰腺均匀增大。慢性胰腺炎一般有反复发作的急性胰腺炎病史,可以有胰腺增大,淀粉酶升高不明显。

七、胰十二指肠切除术

胰十二指肠切除术是治疗胰腺头颈部癌、壶腹部癌、十二指肠癌及胆管下端癌的典型手术方法,胆囊癌及胆管癌的扩大根治手术亦常合并施行胰十二指肠切除。以往胰十二指肠切除术的手术病死率较高,平均约为 15%,但在近 10 年来,手术病死率已有明显下降,不少报告手术病死率已降低至 5% 以下,甚至为 0;手术后并发症发生率亦有明显下降,这主要得益于严格手术患者的选择;加强手术患者的术前准备,手术后完全肠外营养(TPN)的应用,无疑也是降低术后胰瘘的危险性的主要措施,使胰瘘并发症已经并不致命;胰腺外科技术的进步,更多的患者在胰外科专门小组接受手术,故手术病死率一般较低。

胰十二指肠切除术仍然是一种复杂而有较高的并发症率和一定手术病死率的手术,故一般只用于胰、胆、十二指肠区恶性肿瘤的"治愈"性切除,而不作为姑息性目的的手术,偶尔亦用于治疗一些良性病变,但此时需要权衡手术利弊,严格掌握。常见的手术指征:壶腹部癌及壶腹周围癌;早期胰头癌;十二指肠癌;胰十二指肠区的良性肿瘤和良性疾病无法与癌区别或必须切除以求治愈者。

当前,胰十二指肠切除术手术方法已较定型,手术步骤分为解剖性探查、器官切除和胃肠重建三个主要方面。

1.解剖性探查

恶性肿瘤施行胰十二指肠切除术,关键是首先要搞清楚肠系膜上静脉-门静脉与肿瘤的解剖关系,因其所处位置深在,需要进行深入的解剖分离才能最后确定治愈性切除术的可行性。

开腹后,检查有无腹水并留样做脱落细胞学检查。注意腹膜、肠系膜、网膜表面及盆腔腹膜、肝表面等处有无种植转移癌结节。如发现已有腹膜腔转移时,表明不宜行胰十二指肠切除术,应选择姑息性手术,如胆-肠、胃-肠短路手术。

提起横结肠，检查横结肠系膜根部和小肠系膜根部有无转移淋巴结。切开胃结肠韧带，打开小网膜囊，观察胰腺前面及肿瘤侵犯范围和小网膜囊内有无转移。

检查肝十二指肠韧带、胰腺上缘肝动脉周围、腹腔动脉周围、腹主动脉旁有无肿大淋巴结。

切开十二指肠外侧腹膜，游离十二指肠第二、三段及胰头后方至腹主动脉左缘，检查十二指肠后淋巴结和肿瘤向腹膜后侵犯情况。

切开胰腺下缘腹膜，分离肠系膜上静脉-门静脉与胰背面间隙，有时可从其下缘伸进一手指至胰腺上缘处，检查有无门静脉受侵犯。

游离胆囊，在胆囊管与胆总管交接上方切断肝总管，近端以无创伤钳钳闭，为避免胆汁外流污染，下端胆管予以结扎。

向内侧切开肝十二指肠韧带，分离出胃十二指肠动脉，双重结扎后切断。

在十二指肠上方分出门静脉的前壁，向下通至胰颈背面，可与从胰下缘向上分离的手指"会师"。

至此，胰十二指肠切除的解剖分离步骤便告完成，可以判定门静脉（和肠系膜上静脉）是否受侵和受侵的程度以及施行"治愈"性切除的可行性。如果发现不宜施行切除术，此时尚可以改行姑息性手术，将胆管断端与空肠吻合达到引流目的。

2.器官切除

在决定施行典型的 Whipple 手术时，首先切断胃体，约切除 50％ 的胃组织，按 Hofmeister 方法处理余胃，留待胃肠重建；将胃远端翻至右侧，继而在门静脉左前方切断胰腺，注意找出胰管，内置一适当的导管，将胰液引流至手术野外。考虑胰腺颈部处于胰头和胰体部血供的分界线，最好是在门静脉的左侧 1.5～2.0cm 处切断胰腺，并保护胰背动脉，确保残胰断端的动脉血供。胰腺断面上的出血处宜逐一缝扎，最好不要用电凝止血。

需要细致分离、结扎、切断从钩突及胰头回流至门静脉的小静脉支，这是比较关键的步骤。若门静脉有部分受侵犯，可在用无创血管钳控制门静脉下，部分切除门静脉壁再修复，或切除一段门静脉后重新吻合。

十二指肠切除的范围视肿瘤部位和手术方式而定。当采用保留幽门的胰十二指肠切除术时，保留十二指肠第一段，在离幽门 2cm 处切断十二指肠；采用典型的 Whipple 手术时，则行连同胃窦的十二指肠切除。十二指肠远端应完全切除至十二指肠空肠曲，典型的 Whipple 手术需要切除上端空肠约 15cm，空肠切除虽不一定需要，但应注意小肠系膜上端的淋巴结转移。

3.消化道重建

胰十二指肠切除术时，消化道重建包括胰、胆、胃和空肠吻合。胆、胰瘘是手术后最常见而危险的并发症，许多手术改革都是放在胰肠吻合的方法上。

胰十二指肠切除术后消化道重建，一般是按照胰-胆-胃-空肠吻合的顺序，胰空肠吻合的方法，有采用 Child 提出的胰空肠对端吻合形式，或 Whipple 的胰管空肠端侧吻合方式，二者在手术结果和预防胰瘘形成效果上均接近。此外，是由美国 Lahey Clinic 的一些作者提出的结合方法，即胰腺-空肠端侧吻合法。手术方式的选择，主要应根据手术者的经验和局部的情况来决定。

一般多采用端-侧胰管空肠黏膜吻合的方法，在手术时胰管内放置支架，留于空肠内或经空肠引出体外，引流管穿出空肠的位置应在胰肠吻合的上游，避免手术后在支架管通过肠壁处形成胰漏。但是，是否用胰管支架，文献上仍有不同的意见。根据 Roder 报道的经验，放置胰管引流的病例($n=44$)的手术后胰漏($n=3$)为 6.8%，而未放置引流的($n=41$)手术后胰漏($n=12$)为 29.3%，并且其中 2 例合并出血，均为再次施行补救性全胰切除术后死于全身性脓毒症。我们认为胰管引流仍然是一项安全措施，因为除了转流胰液外，尚可以避免胰管梗阻。

胃空肠吻合放在胰、胆空肠吻合的下游，若行保留幽门的胰十二指肠切除术，十二指肠空肠吻合应注意保持十二指肠端的血运良好，缝合时勿损伤幽门环。鉴于保留幽门胰十二指肠切除术后有胃排空迟缓的趋向，在手术时放置一暂时性胃造瘘管，以供手术后调整胃内潴留。保留幽门胰十二指肠切除术后最常见的并发症是胃排空延迟，因而影响手术后早期的恢复。Tani 在一组随机分为结肠前和结肠后十二指肠空肠吻合的保留幽门胰十二指肠切除术病例中，发现前者的胃潴留率明显降低，表现为胃减压管放置的时间更短（4.2 天比 18.9 天），但其原因尚不清楚，结果亦有待证实。

胰十二指肠切除术后腹腔内引流放置是减少手术后胆、胰瘘的威胁性的重要措施，并且亦是必需的。引流途径宜短，胰（左）、胆（右）手术部位的引流应隔开，胰-肠吻合处的引流应经左上腹引出，而胆-肠吻合处的引流则经右上腹引出。最常见的错误是将胰-肠吻合处的引流从右上腹部引出，结果当发生胰漏时，使整个手术区域均遭受胰酶的影响。日本作者 Kawai 在连续 104 例胰十二指肠切除术中，前瞻性地分为手术后 4 天拔除引流和 8 天时拔除引流两组，结果认为早拔引流者有更多优点，表现为胰漏（3.6%比 23%）、腹腔内感染及积液（7.7%比 38%）较低；4 天拔引流者培养细菌生长 4%而 7 天时拔引流者为 31%，说明腹腔引流应早拔除（当无胰漏或腹腔内感染时）。虽然亦有学者提出不同的观点，认为放置负压吸引引流反而增加胰十二指肠切除术后胰漏和腹腔内脓肿，故不主张常规地置放引流，但此观点并未能被普遍接受。

当前，胰漏仍然是胰十二指肠切除术后的严重并发症并且是围手术期死亡的主要原因。因而在对残留的胰腺的处的方法，一直引起众多的关注，以往有过许多旨在减少胰漏发生的措施，包括：胰空肠吻合的改良措施，端-端或端-侧；套入或胰管黏膜吻合；空肠袢或另做 Y 形肠袢；胰管支架、胰腺结扎、胰腺缝合或纤维蛋白胶堵塞胰管等，但尚缺乏充分的资料证明哪一种方法是最好的。自 20 世纪 80 年代以来，有提出胰胃吻合可能较少地发生胰漏的观点，其优点在于：因为残留胰腺在胃后，所以胰胃吻合在技术比较容易；胃液呈酸性可使胰酶灭活；在空肠袢上减少一个吻合口。以往在一些病例数较少的系列报道中，虽然多数作者认为胰胃吻合有利，但尚缺乏大系列的随机性临床资料的对比分析。

在防止胰十二指肠切除术后胰漏，胰空肠吻合或胰胃吻合哪个更好？虽然胰十二指肠切除术时胰胃吻合重建在 1946 年时已被提出作为替代方法，自 1952 年以来便有使用报道，但一直未被广泛应用，其中的原因亦与不同的医学中心、不同的作者、不同的系列病例的经验不容易互相比较有关；另外是对胰漏的定义亦不一致、缺乏对胰胃吻合远期病理生理效应的了解、时间的因素和手术者的因素等。因此，在对比胰胃和胰空肠两种吻合方法时，在相同时间、相同的手术者的前瞻性随机研究就显得很重要了。由于文献上的观点比较分歧，所以最好是从当前的较大系列的报道中窥察其间的差别。

法国的 Fabre 等自 1990 年来 10 年间通过连续 160 例胰十二指肠切除术胰胃吻合的前瞻性观察,吻合是单层的间断缝合,胰管细小者放支架。胰漏的界定为手术后引流液淀粉酶高于血浆淀粉酶水平 5 倍以上,引流量＞50mL/d,或经过瘘管造影证实者。胃潴留指手术后鼻胃管放置＞10 天或因呕吐而需重新放置者。结果:住院死亡率为 3%($n=5$),总并发症发生率为 31%,胰漏发生率为 2%($n=4$),胃潴留发生率为 22%,再手术率为 12%($n=19$,其中有 7 例为胰腺断端出血),作者已把胰胃吻合作为常规的手术方式,并且强调一些技术上的要点:①剩余的胰腺必须从脾静脉游离开使其能直立与胃后壁吻合;②残留胰腺端必须达到彻底止血;③通过胃后壁上小切口将胰腺插入到胃内,一层可吸收线缝合固定;④胰管细者放支架管。对胰腺断端止血主张用缝扎而不用电凝。总之,胰胃吻合术是一个安全的、低并发症的手术方法。

英国的 Payne 报道从 1991—2002 年 100 例胰十二指肠切除术胰管胃黏膜吻合术,胰管胃黏膜吻合用两层缝合法,胃上只切开一个小孔(2～5mm)将胃黏膜与胰管吻合,胰管内放支架至胃腔,6 周后自行脱落或经胃镜取出。胰漏的定义是手术后第 3 天时测定淀粉酶含量高于正常的 3 倍(不计较引流液量多少),若淀粉酶活性低于正常值的 3 倍,则于手术后第 4 天时拔除腹腔引流管。结果全组患者并未发生胰漏,只有 1 例手术后第 18 天时死于坏死性小肠炎(与难辨梭状杆菌感染有关),手术后 60 天内死亡率为 1%,故作者推崇胰管胃黏膜吻合术。

日本的作者亦有认为胰十二指肠切除术时胰胃吻合可获得较好的结果,特别是在防止胰漏方面。Takano 等比较某地的两所医院从 1994—1999 年间 142 例胰十二指肠切除术(一个医院做 PJ,69 例;另一医院做 PG,73 例,均由同一个手术组施行)的两种吻合方法,胰腺断端止血后不缝合,胰管游离 4～5mm,放入支架管后结扎。胰管-空肠端侧黏膜两层缝合,胰管导管经空肠引出体外(PJ);胰断端与胃后壁两层套入吻合,支架管经胃前壁引出体外(PG)。胆管经肝置管引流。胰漏的定义是指手术后第 7 天时引流液中淀粉酶浓度＞1000 单位/升,或在第 7 天时通过胰管及胆管造影证明有漏;若无胰漏,术后第 21 天时拔除胰管支架。结果:两组患者的情况基本相当,PJ 组 9 例(13%)发生胰漏、3 例腹腔内出血、4 例腹腔内脓肿、2 例胆漏、2 例死亡(与胰漏有关);而 PG 组则无这些并发症但有 2 例发生胃内出血。文中强调的特点是手术者至少有 15 年以上的胰腺外科经验和胰管内放支架引流管。

但是,比较胰十二指肠切除术时胰胃吻合或胰空肠吻合更少发生胰漏的问题上,Yeo 等比较美国 Johns Hopkins 医院 1993—1995 年间的胰十二指肠切除术 145 例,随机分为胰胃和胰空肠吻合组,所有的吻合均采用两层缝合,胰管内不放支架或堵塞,腹腔内闭式吸引引流;胰漏定义为手术 10 天后腹腔引流液＞50mL/d、淀粉酶含量升高。结果全组的胰漏发生率为 11.7%,其中胰胃组为 12.3%,胰空肠组为 11.1%;当发生胰漏之后,均使住院日明显延长;通过单因素回归分析,发现壶腹或十二指肠病变、胰腺质地软、较长的手术时间、较多的手术中输血量和手术者经验尚不够丰富者均有意义;多因素分析则认为经验不够丰富和壶腹十二指肠病变与胰漏有关。

一般单纯从单篇的经验报道常难于做出结论,因为影响手术结果有很多因素难于比较。在经验丰富的外科医生,胰漏的发生率很低,所以难于做出比较。另外是对"胰漏",不同作者所下的定义不同。法国 Duffas 通过一项多中心的随机分析,在 149 例患者中,胰胃吻合($n=$

81)，胰空肠吻合（$n=68$），每组患者发生腹腔内并发症的发生率均为 34％。全组患者有 17 例死亡（11％），其中 14 例（82.3％）均与腹腔内并发症有关；胰胃吻合与胰空肠吻合方法间的死亡率上无差异（12％比 10％）；胰漏发生率胰胃组为 16％（$n=13$），胰空肠组为 21％（$n=14$）；腹腔内出血胰胃组 14％（$n=11$），胰空肠组为 12％（$n=8$）；再次手术胰胃组为 19％（$n=15$），胰空肠组 22％（$n=15$），故在两组不同手术方法之间并无明显差异。作者所采用的胰漏的定义界定为：①化学检查上，渗出液中（不计容量多少）含淀粉酶为超过正常 4 倍连续 3 天以上；②临床上若有显示吻合口漏的影像学发现。从单因素分析的结果，危险因素包括：①年龄＞70 岁；②胰外病变；③胰腺质地正常；④胰管直径＜3mm；⑤手术时间＞6 小时；⑥医疗单位特点的影响。从多因素分析的结果，胰漏危险因素为手术时间＞6 小时、胰外病变；死亡率的危险因素与患者年龄＞70 岁有关。

意大利 Verona 的 Bassi 等从 2002—2004 年的 208 例胰十二指肠切除术患者中，选出 151 例胰腺质地柔软、胰管直径＜5mm 的病例随机施行 PJ（$n=82$）或 PG（$n=69$）吻合，用单层间断非吸收性线缝合，术后用生长抑素 1 周；胰漏的定义是引流出高淀粉酶含量的液体及通过窦道造影证实。结果：PG 的胰漏发生率为 13％，而 PJ 的胰漏为 16％，两组间并无明显差别；手术死亡率为 0.6％；只是在胆漏、腹腔内积液、总的并发症数 P 组明显高于 PG 组，达到的结论是两种手术均是安全的，可以根据病变情况和手术者的习惯选用。

总之，在减少胰十二指肠切除术后胰漏发生的问题上，胰胃吻合并不比胰空肠吻合术更优越，关键仍然是手术者因素在起作用。

在胰胃吻合后的远期病理生理效应上亦受到相当的关注。胃的酸性微环境会给残留胰腺带来什么样的影响呢？ Lemaire 等对 19 例胰十二指肠切除胰胃吻合术后进行中位数为期 3 年的随访观察，发现几乎全部患者均有明显的胰外分泌缺乏（虽然无糖尿病）、胰管扩张、胰腺实质变薄（CT 图像）。但是亦有报道认为 PG 与 PJ 比较，残留胰腺的改变并不明显，因而需要有进一步研究的必要。

胰管结扎或堵塞亦曾用为降低胰漏的危害性的措施。胰腺断端缝合和胰管结扎通常一定会发生胰漏和手术后胰外分泌功能丧失，但此时的胰漏和胰肠吻合后裂开形成的胰漏有本质上的不同，因为前者的胰液未曾与肠液接触，仍然保持在酶原状态，无组织消化活性。例如以色列的 Reissman 在 18 例胰十二指肠切除术病例中采用结扎胰管及残胰断面缝合，放置负压吸引引流，有 17 例发生了胰皮肤瘘，胰外瘘闭合的时间平均为 73.4 天，但其并发症和死亡率均明显低于胰肠吻合对照组。胰外分泌丧失可经口服胰酶替代。

胰瘘亦可发生于胰腺体尾部切除。胰腺体尾部癌较胰头癌少见，某医院 1987—1999 年间胰腺癌 203 例，其中体尾部癌 42 例，占 20.69％，手术切除 12 例（28.5％）。因此，相对而言，胰腺体尾部癌切除少于胰头癌的胰十二指肠切除，若能早期手术，亦可以获得一定的治疗效果。

关于胰腺体尾部癌切除术，胰漏仍然是手术后的重要并发症，并且其发生率在文献上报道的差别很大（0～60.9％），说明手术结果可能与对残端胰管及胰腺的处理方法不同有一定关系。常规的手术方法是胰管断端以非吸收性线双重结扎并褥式缝合胰腺实质断端。Knaebel 等通过 meta 分析，从 262 篇报道中检出 10 篇（包括各种原因的胰腺体尾部切除术）符合标准者作为分析，胰漏的发生率 0～60.9％，由于病例数少、手术方法不同、胰漏的定义不一，所以尚未能获得肯定的结果,不过,用钉合器的方法处理胰腺残端时,与手工缝合法相比较,似乎有简单、快、胰漏发生较少的好处。另有用超声刀切断胰腺、胰管单独结扎,胰漏发生率最低的报道,不过仍然由于病例数少、手术费时,未见广泛使用。

胰体尾部切除术(或称远端胰腺切除,切除肠系膜上静脉左侧的胰腺,常连同脾脏切除)除用于胰腺癌外,亦用于胰腺各类良性的病变,包括胰外伤。Lillemoe 报道似乎是国际上最大的一组胰体尾切除术单中心的经验,在美国约翰霍普金斯医院自 1994 至 1997 年共施行此类手术 235 例,其中包括慢性胰腺炎(24%)、良性胰腺囊腺瘤(22%)、胰癌(18%)、神经内分泌肿瘤(14%)、假性胰腺囊肿(6%)、囊腺癌(3%)及其他的诊断(13%)。结果:30 天内死亡率 0.9%,总并发症发生率为 31%,其中最常见的并发症有新发生的胰岛素依赖型糖尿病(8%)、胰漏(5%)(胰断端处理最常用缝合方法)、腹腔内脓肿(4%)、手术后出血(4%)、手术后再次手术率6%。因此,总的说来胰体尾部切除术是安全的。

治疗胰头及壶腹周围癌的胰十二指肠切除术,至今仍然有相当的手术后并发症发生率和手术死亡率,其关键均与手术后胰漏发生有关,因而多年来研究的热点均集中在对残留胰腺及胰管的处理上。临床上实践已证明,胰腺与空肠的端-端套入或胰管与空肠的端-侧吻合在手术后近期和远期的结果上均无差别。胰腺断面的处理有褥式缝合、连续缝合、纤维蛋白胶封闭、结扎或捆绑,欲以阻止胰腺断面上小胰管的渗漏。对胰管的处理则有结扎、堵塞、完全外引流、胰管与空肠吻合、胰管空肠黏膜吻合、胰腺空肠吻合等。总的趋向是胰管空肠黏膜吻合往往能得到更好的结果。当前,胰漏的发生率已下降、发生胰漏后的危险性已减少,再次手术率亦已降低。从大量的文献报道中,亦看到不同中心、不同方法、不同作者之间的差别很大,说明应该遵循的总的手术原则是:在处理胰腺断端上,应小心操作减少创伤、细心止血、注意胰腺断端的血循环、胰管支撑以防梗阻、避免缝合后有张力、充分引流。在因为发生了胰漏而再次手术的患者中,常可见吻合处空肠的肠壁水肿、增厚、发硬,胰头水肿、肿大,甚至呈炎症、出血的改变,胰肠吻合口裂开、血肿形成等。因此,胰十二指肠切除术后胰漏和吻合口裂开的发生,并不单纯是限于哪一种手术方法,而是整体的外科手术的质量问题,亦说明并发症的发生与手术者的专业水准有关。

八、胰十二指肠切除术的围手术期处理

胰十二指肠切除是一项手术时间较长、复杂的重大手术,手术前患者常有显著的黄疸、消瘦、营养不良,所以手术后的并发症发生率较高,故在围手期处理上,除了相同于一般的上腹部重大手术的处理外,应特别注意及时发现并发症,如出血、腹腔内积液、感染、胰漏或胆漏、胃肠道功能恢复和营养补给。营养支持特别重要,营养支持的改进亦是近年来胰十二指肠切除术死亡率下降的重要原因。关于营养补给的途径问题,近年来更受到重视。

(一)营养支持

营养支持在胰腺癌胰十二指肠切除术后处理上特别重要,特别是在那些手术后出现并发症的患者。近年来胰十二指肠切除术的手术死亡率明显降低,就是在发生胰漏的情况下,也不像以往那样危险了,这亦与营养支持的改进有关。近来更注意手术后早期肠内营养的重要性

和其在应用上的一些不良反应的问题。

但是,胰腺手术后早期肠内营养仍有待认真分析和正确地实施。

当前的一种观点是对胰十二指肠切除术患者,手术后 2～3 天当肠蠕动恢复时,便施行肠内喂养。此观点有待考证。

关于全肠外营养(TPN),胰腺癌切除围手术期处理中最值得关注的是营养支持,因为患者常有营养缺乏、经历重大手术、身患癌症的多重问题,需要及时加强营养。首先需要明确的是胰十二指肠切除术后全肠外营养(TPN)是否有好处。

Brennan 对 117 例施行胰腺癌切除的患者,根据接受或不接受辅助性 TPN 进行随机分组。TPN 配方为每天每 1 千克体重 1g 蛋白,非蛋白质热卡为(30～35)kcal/(kg・d),70% 热能来自葡萄糖,脂肪提供 30%。手术后辅助营养从第 1 天便开始,直至能口服营养达 1000cal/d。对照组按常规用葡萄糖盐水。病例中 94% 为施行胰十二指肠切除术。但观察的结果却出乎意料之外,即接受 TPN 者反而有更多的严重并发症,主要是感染性并发症:

但是,文献上的资料却证明手术后 TPN 对胃肠外科有好处,这似乎与胰十二指肠切除术的结果相矛盾,因而作者提出的观点认为可能胰腺的手术范围广泛,故手术后有更多的腹腔内渗出,而 TPN 能增加肠菌外移,亦即是增加腹腔内感染的机会。然而,在该论文的讨论中,Stanley J.Dudrick 指出本组的病例只有轻或中度的营养不良,而配方成分中脂肪太多,可能抑制免疫,按 Dudrick 的做法,脂肪只提供热能的 5%～10%,在常规的手术后处理之下,辅助性肠外营养可能比完全肠外营养收效更好。这也是当前对无并发症的胰十二指肠切除术后的做法。静脉内脂肪乳剂对胰腺内、外分泌的影响,Matsuno 等在 5 例胰十二指肠切除术后的患者和 5 只带慢性胰瘘的实验犬,静脉内输注 10% Intralipid,在人体使胰液分泌量增加 18.3%,碳酸氢根排出增加 27.5%;在实验犬中,分泌量增加 8.9% 而碳酸氢根排出增加 7.6%、淀粉酶排出增加 26.1%;其他内分泌指标只有轻度改变。

胰十二指肠切除术是一项重大而带有较多并发症的手术,同时,不论是何种病因,都涉及营养支持及不同的营养支持途径的问题。Gianotti 通过前瞻性随机分组试验,在 212 例胰十二指肠切除术病例中,比较等热卡、等氮量标准的肠内营养配方(n=73)、免疫营养(内含精氨酸、omega-3 脂肪酸及 RNA 强化)(n=71)或 TPN 组(n=68)与手术后中性多核细胞吞噬活性、IL-2 受体、C 反应蛋白、术后并发症和住院时间的关系进行研究。空肠营养管在离胃空肠吻合口 30cm 处置入 30cm。手术后 6 小时开始喂养,最初为 10mL/h,4 天以后渐增至 25kcal/kg,维持至能口服 800cal/d。结果:经肠内营养的患者,59.7% 无不良反应,40.3%(58 例)有腹胀、腹痛、腹泻、呕吐,其中 39 例需要减慢或停止灌入,腹泻在胰管堵塞手术病例组中更常见。肠内营养组并不增加胰漏或胆漏的发生率;接受免疫营养的患者,免疫学指标似有较早恢复、较少感染性并发症、较短住院时间的效果。此试验结果至少说明胰十二指肠切除术后早期肠内喂养是可行的,但亦有一定的副反应。

正常情况下,胃的排空功能受着多种因素的影响,有的是兴奋性,有的是抑制性的;胃运动的反馈性调节存在于胃的本身,亦发生于小肠的反馈性调节,主要在上部小肠。胃运动的神经调节包括自主神经调节、肠神经系统的调节(肠道管壁的内在神经网络),由埋在胃肠壁内的神经细胞体及其突起组成,通过神经细胞突起的联系,肠神经节形成两类主要的神经节丛,即肌间神经丛和黏膜下神经丛；中枢神经系统对胃肠道运动的调节亦起有重要作用。在体液性调节方面，胃肠道激素对胃运动的调节是一个很复杂的网络，目前已知 CCK 延迟胃排空，当肠内营养时向空肠内灌注营养素（氨基酸、寡肽、脂肪酸），可使血循环中 CCK 活性水平升高。虽然十二指肠黏膜对胃的分泌和运动起到更强的反馈性调控作用，但空肠黏膜亦起到一定的作用，在胰十二指肠切除术时，当十二指肠被切除后，空肠对胃分泌、运动功能的生理调控的取代作用，尚较少了解。胰十二指肠切除术后，空肠对肠内喂养的反应，可能需要一个适应性的过程。胰十二指肠切除术切除了十二指肠，亦即是去除了小肠蠕动的起搏点，故在手术后肯定对小肠蠕动发生影响，特别是在手术后的早期。实验研究提示十二指肠切除后影响空肠在空腹时的运动活动；犬在 Whipple 手术后表现为空肠蠕动的慢速度推进。LeBlanc-Louvry 等观察 Whipple 手术（胰管空肠吻合或胰胃吻合）后输入与输出空肠袢的运动，结果是在胰十二指肠切除术后的头 3 个月内，上部空肠的运动功能受到明显影响，主要是在收缩的幅度、运动速率减慢、Ⅲ期的推进性收缩模式的改变，因而手术后的早期肠内喂养应该适应空肠的生理状况，不能操之过急。手术后早期肠内营养有可能预防肠黏膜的萎缩、保护肠黏膜屏障，因而可以对抗肠内菌外移。但是，早期肠内营养亦可能有其固有的缺点。Martignoni 通过 64 例胰十二指肠切除术是否使用肠内营养与手术后胃排空延迟的分组观察，空肠内喂养从手术后第 1 天开始，灌注 300～500mL 的营养液，随后渐增至能口服 1500kcal/d。延迟胃排空的定义设定为：鼻胃管留置＞10 天、术后第 5 天之后曾连续 3 天有呕吐、第 5 天时水剂上消化造影显示胃排空障碍。试验结果显示早期肠内营养者胃排空延迟的发病率（57％）明显高于未用肠内营养者（16％），因而鼻胃管留置的时间亦延长（11.1 天比 4.0 天），虽然两组间其他并发症发病率无任何差别，但接受早期肠内营养者的住院时间亦延长（27.1 天比 18.9 天）。

在生理状况下，胃的蠕动功能受到复杂的神经内分泌的影响。由于中断了胃与肠道的神经的连续性和切除了胃肠运动的起搏点——十二指肠，胰十二指肠切除术后常发生胃的排空延迟，通常称之为"胃瘫"，在保留幽门的胰十二指肠切除术后的发生率更高，有的可高达 30％；人的进食习惯是周期性的，若手术后施行持续空肠内喂养，有可能通过反馈调控作用，更加重胃潴留。van Berge Henegouwen 在荷兰 Amsterdam 医学科学中心（1995—1996）将 57 例保留幽门胰十二指肠切除术患者中随机分为持续空肠喂养和周期性空肠喂养（1125kcal/18h，夜间休息）组，两组患者均给予等热卡和等氮量。结果：持续喂养组鼻胃管留置时间为 9.1 天，周期性喂养组为 6.7 天（未达到显著差异）；但首次进正常饮食的时间（15.7 比 12.2）、住院时间（21.4 比 17.5）及术后第 10 天时血浆 CCK、PP 水平增加及小肠通过时间在持续喂养组均显著延长（$P<0.05$）。故在胰十二指肠切除术后施行周期性的间断性肠内喂养更符合生理。

由于胰十二指肠切除术围手术期的营养支持的资料比较零星，最近，Goonetilleke 等收集有关 10 篇文献，共 571 例的应用研究报道，总的认为胰腺切除手术患者，术前多数已经有营养不良，故术前营养支持有用武之地，术后常规的 TPN 反而使并发症发生率增高，术后肠内营养可降低感染性并发症，而周期性肠内营养更可以降低胃滞留的发生率（与持续性肠内营养比较），但看来尚有不少细节问题尚未得到澄清。

综合地来说，当前对胰腺切除手术后早期肠内营养的优点表现在降低感染性并发症的发生率。肠道是身体从外界吸取营养的器官亦是身体的重要防御器官,在肠黏膜下有丰富的淋巴组织,称之为黏膜相关淋巴组织(MALT),构成了黏膜免疫系统(MIS),估计约占肠黏膜的25%由淋巴组织构成。肠道的黏膜下的淋巴组织,肠细胞的密切接触和分泌黏液、肠管的运动与排放,构成了肠道屏障功能,防止肠道内菌群移位。肠黏膜屏障功能的维持本身,依靠充足的营养供应,包括充足的动脉血供和肠腔内营养物质,其中谷氨酰胺和食物中的纤维是肠黏膜的特异性营养物质。所以胰十二指肠切除术后早期恢复肠内营养应是一项合理措施,但对其实施的细节和有关早期肠内营养对残余胰腺的影响上,还有待于深入的研究。

胰十二指肠切除术后早期肠内营养的严重并发症值得注意者是小肠坏死。Messiner 回顾 5 例患者(3 例胰十二指肠切除,2 例胰十二指肠外伤)小肠管饲以纤维基础的肠内营养,再手术时发现 4 例坏死的小肠段内导管堵塞,手术结果 2 例死亡,3 例活存但住院期大为延长。另有报道 2 例保留幽门胰十二指肠切除术后早期经针穿刺空肠喂养管喂食,发生感染和小肠坏死,临床症状为术后早期出现腹胀和脓毒症,诊断依靠特征性的腹部 CT,2 例均经手术切除坏死小肠治愈。当出现腹胀和感染征时应立即停止肠内营养,腹部 CT 可提供诊断依据。

当胰、胆管梗阻致肠道内缺乏胆汁-胰液时,可以反馈引起胰腺泡细胞的过度刺激,此反应认为是通过神经内分泌途径。神经因素主要是副交感神经通路,作用于胰腺泡细胞上的胆碱能受体的刺激;内分泌因素方面则主要通过十二指肠黏膜分泌的缩胆囊素(CCK)作用于胰腺泡细胞的 CCK-A 受体。Samuel 通过结扎大鼠的胆、胰管可引起胰腺泡细胞的过度刺激(6 小时后胰腺匀浆中的淀粉酶活性增高),但此现象可因向十二指肠内灌注新鲜大鼠胆胰液减轻;胆、胰管结扎后,给予副交感神经兴奋药卡巴胆碱,可刺激腺泡细胞分泌和加重胰腺炎的组织学改变而不为十二指肠内灌注胆汁-胰液所抑制,因而提出胆胰管阻塞及副交感神经兴奋刺激腺泡分泌和加重胰腺炎病变有互相增强作用。此种现象亦宜引起对胰十二指切除术后早期肠内喂养时的注意,因为此时常有胰管的阻塞或半阻塞。

(二)腹腔引流与胰癌复发

虽然近年来一些学者认为胰十二指肠切除术后常规的腹腔内引流是引起感染、腹腔内脓肿、胰漏的危险因素,但是,普遍的趋向仍然认为妥善放置的腹腔内引流仍然是手术的安全因素之一。引流虽然不能防止胰漏的发生,若使用不当(非低位引流、直接接触吻合口或主要切口、放置时间过长、不恰当地向腹腔内注药、灌洗等),反而可能增加并发症,这亦已成共识。腹腔引流除了能及早发现出血、消化道吻合口漏之外,亦可以通过对引流液的脱落细胞学检查,及早预测癌局部复发的可能性,因而可以采取一些预防性措施。胰腺癌胰十二指肠切除术后胰床的局部癌复发率很高。Ishikawa 对 58 例进展期胰导管癌的 58 例 R0 级胰十二指肠切除术患者,腹腔引流液的癌细胞阳性率为 28%;R1 级切除的阳性率为 75%;R2 级切除的阳性率为 67%;R0 级切除术中,引流液阴性的患者,1、3 年存活率为 90%、55%;而在引流液为阳性者,1、3 年存活率分别为 56%和 14%。在胰十二指肠切除术时的广泛解剖、分离,使组织中的微转移灶癌细胞脱落成为日后局部癌复发的来源,应是有理论上和事实上的依据。因而手术后的辅助性局部放射治疗很有必要,特别是在那些腹腔引流液癌细胞为阳性的患者。

九、胰十二指肠切除术并发症的处理

胰头癌和壶腹部周围癌胰十二指肠切除术后的主要严重并发症,有腹腔内感染、胰瘘、出血、胆瘘、胃潴留和其他的腹腔手术后并发症,其中以胰瘘最常见且往往病情严重,并成为腹腔内感染、出血等的始因。

(一)胰瘘

胰十二指肠切除术后并发胰瘘平均约发生在手术后第 5 天,主要临床表现为患者体温升高、心率加快、腹膜刺激征、腹痛和呼吸紧迫;不少患者合并有左侧胸膜腔积液。

预防胰瘘的最有效方法是全胰切除术。当前胰十二指肠切除术的手术后胰瘘的发病率有所降低,疾病的严重后果亦有减轻,但胰瘘的发生仍然难以完全避免。胰十二指肠切除术后胰瘘的发生率,按手术后 1 周内,每天引流出富含淀粉酶的液体>50mL 计算,根据报道的资料大致为 5%~25%,但亦有连续数十例的胰十二指肠切除术而不发生胰漏者。Warren 报告的253 例胰十二指肠切除术中胰瘘总的发生率为 16%,在开始的 100 例,胰瘘的发生率为 25%,但在随后下降至 12%。国内的胰十二指肠切除术后胰瘘的发生率约为 13%,近年来亦有下降趋向。

对胰十二指肠切除术后的胰瘘,最重要的是预防。以往许多外科学家曾提出各种各样的技术改革,如胰空肠的对端套入、空肠折叠缝合、胰胃吻合、胰管引流、结扎、胰腺与一单独的空肠段吻合等,均未能有效地防止胰瘘。胰管内注入纤维蛋白胶封堵或在胰肠吻合口上用纤维蛋白胶加强,亦未能有效地降低手术后胰漏的发生率。另外,有提议用可吸收的合成缝线连续缝合胰管与空肠黏膜层,同样,连续缝合胰断端与空肠的浆肌层,有防止发生胰漏的效果;还有主张用胰-空肠套入时的捆绑术等。看来,重要的是熟练的操作、规范的手术和重视手术操作中的细节,才能有效地预防胰瘘。Greene 在实验犬比较几种常用的胰肠吻合手术方法(包括胰胃吻合),结果以胰管对空肠黏膜对黏膜吻合的效果最好,吻合口能保持通畅并最少发生胰瘘。近来奥曲肽的使用,亦未能完全防止手术后胰瘘的发生。

当前已有大量的关于胰十二指肠切除术后临床分析的报道和各种改良的手术细节,但结果尚难形成统一的意见,不过已有一些共同的体会包括:胰-肠重建吻合时要求准确、轻柔的精良的外科技术;胰腺实质纤维化和胰管扩张(例如原有胰管梗阻)有利于胰管空肠吻合,手术后胰漏的发生率也较低;胰腺柔软、质脆、胰管直径<3mm(无胰管梗阻)者手术后胰漏的发生率高,宜用套入的方法吻合。胰管内支架引流是有益的。

为避免手术后胰瘘的发生和降低发生胰瘘时的危害性可以采用以下措施:

(1)胰管对空肠黏膜的吻合要细致,在典型的 Whipple 手术时,特别强调这一点。

(2)胰腺空肠吻合时,应避免张力。如在 Child 术式,若胰腺的体积较大,可使空肠段膨胀血循环受压致肠壁缺血,易发生裂开和胰瘘。若残胰较大时,可用空肠的侧壁套入法。胰腺残端套入应达 3~4cm,过浅容易裂开,因此要求细致地游离胰腺断端,避免创伤。

(3)胰管内放置导管,将胰液引出至肠外。

(4)胰管引流应从与空肠吻合的上游引出,因空肠造瘘口处有可能形成胰、胆瘘口。

（5）胰腺残端应充分游离（约 3cm）至腹主动脉左缘，以便于吻合，胰肠吻合的上角是最常发生裂开、漏、出血的部位。

（6）使用 4 根引流，右侧 2 根放在胆肠吻合附近，从右腹部引出；左侧 2 根引流放在胃后壁胰肠吻合上缘，从左上腹部引出。主要切口分层缝合，不要接触引流物。

（7）每日测定腹腔引流液的淀粉酶含量。

（8）可用生长抑素八肽抑制胰腺分泌 5～10 天，特别是对胰管细、胰腺组织结构尚较正常者。此时胰漏发生的机会较大，生长抑素可减少胰液分泌量但不抑制胰酶量，可以与山莨菪碱合用；由于胰液分泌量减少，发生胰漏时胰液在腹腔内积存量减少，可形成一较局限的瘘道而不是一个大腔，较容易处理。

（9）术后 1 周时，超声检查左、右上腹部有无积液。

（10）腹腔引流物拔除时间需待食后无胰瘘现象，一般为 1 周以后；若有胰瘘或胆瘘，则要酌情处理。

若已发生胰瘘，则需调整引流管或加负压吸引，维持引流通畅，防止胰液在腹腔内滞留，同时加强全肠道外营养，胰瘘多可自行闭合。对超过 5% 的胰瘘，同时合并腹腔内感染、出血时，需要再手术改善引流；若证实为胰肠吻合口破裂时，应及时行补救性的全胰切除术。van Berge 分析 269 例胰十二指肠切除术，29 例发生胰瘘，占 11%，其中 21 例用引流处理，8 例于手术后中位数时间 5.5 天时行早期的补救性全胰切除术（胰瘘发生时间平均为术后第 5 天）。结果再切除术组无死亡，而引流组死亡率为 38%，故认为在有严重的胰肠吻合口瘘时，宜在早期施行补救性全胰切除术；此措施的关键是在于"早"，特别是当局部感染尚较轻时，若到晚期，补救全胰切除术的死亡率很高。补救性全胰切除术仍是技术上较复杂的手术，若患者的全身情况欠佳，手术风险仍然较大。同时，全胰腺切除后亦必然会造成处理上较困难的糖尿病。我国某医院有学者曾报道在以往的 10 年中胰十二指肠切除术后胰肠吻合口断裂 12 例，皆采用离断吻合，空肠及胰腺残端分别缝闭保留残胰的简便处理，结果术后并发症发生率虽然高达 75%，然而 10 例得以生存且后期无糖尿出现，故在早期未有明显感染时，尚不失为简单有效的措施；但是在随后的一些报道中，此法处理结果的失败率仍较高。因此，对较轻的手术后胰漏，可以采用介入性超声或放射下置管引流，但当发生胰肠吻合裂开及严重的胰漏时，补救性全胰切除术的结果较好，但是，要在未发生严重感染及其他并发症之前及早施行手术。

腹腔内感染是胰十二指肠切除术后的常见并发症，约 50% 的手术后腹腔内脓肿是由于胰肠吻合口瘘所致。对此种患者，可先行超声引导下经皮置管引流，若临床上中毒症状不能很快改善，应早行开放手术；当发现有胰肠吻合破裂及瘘时，亦宜及时行补救性全胰切除术。

胰空肠吻合瘘时，胰液中消化酶被激活，故有强烈的组织消化作用，引起感染、出血，病程经过常较严重；但在胰腺部分切除术时的胰瘘，如发生于胰体尾部切除或胰外伤后，胰液中的蛋白酶原未经激活，临床经过则较平稳，一般经过引流后，胰瘘可在 3 个月内闭合。

（二）出血

出血是胰十二指肠切除术后的严重并发症，其发生率仅次于胰瘘，一般约为 2%～18%。手术后出血包括消化道出血和腹腔内出血，当出血量大时，常需再次手术处理。Trede 的 285 例胰十二指肠切除术中，16 例术后出血，占 5.6%；12 例再次开腹手术，其中 1 例死亡。美国

Lahey 和 Mayo 医院 403 例胰十二指肠切除术,有 54 例术后出血,其中半数死亡,故术后出血常是严重并发症,预示可能有严重后果。胰十二指肠切除术后大量出血有早期与后期之分,手术后 24 小时内出血者,多与手术技术的缺陷有关,因而多需要即时再次手术处理;手术后晚期出血者,常与并发症的发生有关,称为延期性大量出血(DMH)。延期性大出血可以发生于胃肠道亦可以来自胃肠道外,常表现为腹腔引流管出血。胰腺癌切除术后出血,亦可能与手术前患者的长时间梗阻性黄疸有关,但是,手术前 PTCD 并未能有效地降低此项并发症。

1.消化道出血

胰十二指肠切除术后上消化道出血最常见的是来自胃肠吻合口出血,但有时亦可由于应激性溃疡出血。术前有重度梗阻性黄疸的患者,术后开始进食后的应激性溃疡出血以往较为常见;目前在注意预防之后,围手术期使用 H_2 受体拮抗剂和保护胃黏膜药物,应激性溃疡出血现已较少见。此外是吻合口的出血。胰十二指肠切除术时,胃肠吻合、胰肠吻合、胆肠吻合口都可能发生出血。因此,当手术后发生上消化道大量出血时,重要的是首先做急诊胃镜检查以除外胃黏膜和胃肠吻合口出血,判定出血的来源,若发现出血部位,可采用止血夹、激光或注射疗法止血。若胃镜检查未能发现出血,应即行选择性血管造影以确定出血来源并施行栓塞止血;当出血量大而未能停止时,应再次手术止血。手术时可切开胃前壁检查吻合口,并在吻合缘上以合成可吸收缝线连续缝合止血。

消化道出血亦可来自消化道之外,如出血来自胃十二指肠动脉残端的假性动脉瘤穿破至空肠段内;或来自胆管后方肝十二指肠韧带上出血,穿破至胆肠吻合口内。Braasch 曾对 31 例胰十二指肠切除术后出血的出血部位进行分析,其中来自胃肠道者 18 例,腹腔内出血 10 例,二者皆有 3 例;12 例曾行再次手术,出血来自胃肠吻合口(4 例)、边缘性溃疡(1 例)、胃小弯溃疡(1 例)、胃十二指肠动脉(3 例)、胰床(1 例)、肠系膜上静脉(1 例)、门静脉(1 例),未明者 1 例。

为了避免发生吻合口出血,一般应做到:胃断端的血管以丝线做黏膜下缝扎止血;胰腺断端血管出血分别用丝线缝扎止血;胰断端避免浸泡在胃肠消化液中;注意缝扎胆管后壁上的小动脉出血。

2.腹腔内出血

可分为由于技术上的原因引起的原发性出血,以及由于胰瘘、感染、血管破溃的继发性出血;前者的预防在于提高胰腺切除术的技术,而后者的预防则在于早期发现和及早处理胰瘘。胰十二指肠切除术后所发生的胰漏,开始时通常采用保守治疗,多数情况下可以闭合;但是在后期(1~3 周),可发生腹腔内大出血,即所谓延期性大出血,一般病情危重并可致患者的死亡。有一些患者,在大量出血之前可能从腹腔引流管或胃肠减压管中间断地有少量出血,但往往能暂时自停,这可能是随后大量出血的先兆,临床上称为"先兆出血"(前哨出血);在此时,患者的血流动力学多尚能保持在稳定状态,故亦是选择介入性血管造影栓塞的良好时机。

胰酶原的激活、消化、局部感染均是发生大出血的原因。另一方面是手术和血管本身的因素,例如手术中对血管的损伤、根治性切除时广泛的淋巴结清扫和软组织切除时的血管"骨骼化"处理、血管壁损伤、血管的切除和吻合等,均易于在合并手术后胰漏时继发大量的腹腔内出血。有学者对连续 402 例胰十二指肠切除术的分析,指出临床上感染现象和胰漏中存在胆汁是胰漏后期并发大出血的危险因素,值得临床上注意。

胃十二指肠动脉是胰十二指肠切除术时需要切断的最粗的一根动脉,亦是胰十二指肠切除术后大出血的最常见部位,它一般发自肝总动脉,当胰头肿大时,分离和显露有时较为困难。结扎切断胃十二指肠动脉时,断端应尽量留长,丝线双重结扎,不能过于靠近肝总动脉,特别是在老年和有动脉硬化患者,因结扎处的血管可能断裂或在后期形成假性动脉瘤(搏动性血肿)而破裂出血。因此应在结扎线之间切断血管而不要用止血钳钳夹后切断血管,因后者可能使动脉的中层断裂、回缩,手术后发生假性动脉瘤及出血。胃十二指肠动脉的断端应以网膜妥为覆盖,使其与胰肠吻合处隔离,预防一旦发生胰瘘和感染时受到腐蚀。肝右动脉有时来源于肠系膜上动脉(约占17%),此时,肝右动脉行走于胰头后方,斜行至门静脉后,沿胆总管的右后侧上行至胆囊三角。来自肠系膜上动脉的肝右动脉在经胰头后方时易被胰头癌侵犯,或在胰十二指肠切除术时易被损伤出血或影响肝脏的血供。鉴定的方法是以左手示指伸至小网膜孔,若发现胆总管右后方有动脉搏动,表明有异位起始的肝右动脉。

胰十二指肠下动脉是胰十二指肠切除术中管径仅次于胃十二指肠动脉的血管,自肠系膜上动脉发出,随胰头的"系膜"至胰头后,因位置深在,单独分离结扎有时不易。临床上常是将血管连同胰头的系膜一起钳夹切断,此处常有发生手术中和手术后出血的危险。因为切断胰头的"系膜"时,需要将胰头和十二指肠用力向右方牵引,才能得到必要的显露。因此,当有技术或器械上的原因时,切断的血管回缩至门静脉的深面,再难以辨清血管的残留,只得大块缝扎止血,故此处常是手术中出血的原因,手术后也可能再出血。比较理想和使胰腺钩突部能完整地切除的方法,是将门静脉牵起,显露肠系膜上动脉前壁,剪开动脉的外鞘,便可将动脉与"系膜"分离;然后再由上而下逐步切断系膜上的神经纤维组织和血管。这样做手术的时间可能略长一些,但更为安全而彻底。

较少见的是游离十二指肠第三、四段时系膜上的出血,因该处为小肠系膜根部所阻挡,术中未能及时发现;有时因使用电凝切割,术后发生出血,因此在胰腺手术时,应尽量避免使用电凝。

手术后的早期的大量腹腔内出血往往是技术上的原因,故应及时再手术止血。对于手术后的"先兆性"出血,应提高警惕,并抓紧机会施行动脉内介入处理,因为一些血管性病理改变如假性动脉瘤等在出血的间隙期也能显示。胰十二指肠切除术后延期大出血者,若病情允许,可先行经皮选择性动脉造影术以求发现出血的来源和施以栓塞术,但成功的机会可能并不很大。若出血量大,应行再次手术才能挽救患者生命,不宜过分延迟,长时间的休克状态下将给患者造成不可恢复的损害;特别是在原有重症梗阻性黄疸的患者,持续的低血压可发生急性肾功能衰竭。

在手术5天以后发生腹腔内出血并从腹腔引流管流出血液者,常是伴同有胰瘘(胰空肠吻合口裂开)、局部感染,此种情况特别令人担心。在一些患者中,选择性动脉造影可能显示一条较大动脉支受腐蚀或有一个假性动脉瘤,典型的例如在切断的胃十二指肠动脉的残端、脾动脉的分支,有时亦可能有腹膜后的广泛炎症、组织坏死及出血,此时亦宜用补救性全胰切除术以求挽救患者生命。早期的手术干预往往能达到止血和明确出血的来源,但是往往亦遇见出血虽然停止,但患者最终仍死于严重的感染和脓毒性。

（三）胆瘘

胰十二指肠切除术后发生单纯的胆瘘并不多见,胆瘘常与胰瘘合并存在。通过 T 形管逆行胆道造影,可以了解胆瘘的情况。若无胆肠吻合口的断离,支撑引流管仍然在位时,胆瘘多能愈合;如果吻合口已经破裂分离,则需要待病情稳定时再施行手术。

（四）感染

感染是胰腺癌胰十二指肠切除术后的严重并发症之一,常见的是腹部切口感染、腹腔内液体积存及感染,更常见的是合并于胰漏和(或)胆漏时的感染。原有胆道细菌污染者,如见于手术前曾施行胆管支架手术减轻黄疸者,手术后感染性并发症发生率升高,并且感染的菌种常和胆管污染的菌种是一致的。腹腔内感染对胰十二指肠切除术后的恢复过程起着不良的影响。在施行胰十二指肠切除术的患者中,80％的胆道细菌感染来源于手术前的内镜置管,54％为多菌种的混合感染,手术后的感染性并发症发生率也更高,感染细菌多为对围手术期使用的抗生素耐药因此,对于曾用介入性内镜处理的患者,应特别注意围手术期抗生素的选择与应用。关于手术前胆管支架减轻黄疸的常规应用问题,历来都有正反方面的争论,文献上报道的意见亦颇不一致。一篇分析认为手术前胆管引流并无实际好处,不宜常规使用,但这并不否定在特殊情况下使用,如重度黄疸患者需要施行扩大范围的胰腺切除手术或当患者的全身状况不佳需要延期手术时。

（五）胆管狭窄

胰十二指肠切除术后晚期的胆肠吻合口狭窄并出现黄疸,虽然并不是一个很常见的并发症,但当发生在胰腺及壶腹部周围癌的手术后患者,首先是一个诊断和鉴别诊断问题,并关系到处理方法的选择。假如认为黄疸是癌的复发所致,患者亦多已出院休养,故常影响某些彻底性治疗方法的选择。最近来自美国约翰霍普金斯医院的一篇回顾性分析对此问题有较好的说明。House 分析该医院 1995—2003 年的 1595 例胰十二指肠切除术病例,其中 392 例为良性病,1203 例为恶性病(二者间的手术后胆管狭窄发病率无区别,均为 2.6％,自手术后至黄疸出现的中位数时间为 13 个月,在两组间亦无区别)。经单因素分析结果,认为胆管狭窄与手术前经皮胆道置管引流及手术后胆管内支架有关而与手术后的放射一化疗无关。在因壶腹周围恶性疾病手术的 32 例中,只 3 例为癌复发,占 9％,而此 3 例在手术前均属于胆管腺癌的组织病理学诊断。从此项大量资料分析的结果,作者认为胰十二指肠切除术后的胆管狭窄性黄疸是少见的,并且极大多数的狭窄属于胆-肠吻合口狭窄的良性狭窄,影像上的表现为吻合处的突然截断而非胆管的长段性的狭窄,90％的病变经皮球囊扩张后可以缓解,所以不应将胰十二指肠切除术后出现黄疸都视为恶性肿瘤复发。引起后期狭窄的原因可能与胆管断端的缺血有关,如手术中用"无创"血管钳夹持胆管避免胆汁外溢、手术前的胆管引流、手术后胆管内支架、腹腔引流管招致的感染等。因此,当时对胰十二指肠切除术中的一些细节问题均需要从新思考。

（六）其他并发症

其他尚有一些常见的与手术有关的并发症,如腹腔内感染、脓肿形成、胃肠吻合口瘘、胃滞留等,有时亦需再施行手术处理。手术后胃排空延迟是胰十二指肠切除术后的常见并发症,特别是多见于保留幽门的胰十二指肠切除术。Cameron 报告,美国 Johns Hopkins 医疗中心的

145 例胰十二指肠切除术中,无手术死亡,但并发症率达 52％,其中胃潴留占 36％,70 岁以上的老年患者手术后胃潴留并发症发生率高于年龄在 70 岁以下者,分别为 46％和 32％。胃潴留的定义一般是指手术后需要胃减压多于 10 天者。

胰十二指肠切除术后发生胃潴留的原因可能由于:

(1)十二指肠蠕动的起搏点被切除和切断了胃与十二指肠间的神经联系以致胃无力。

(2)胃幽门窦肌肉因受缺血损伤。

(3)十二指肠切除后致胃动素水平下降。

(4)腹腔内并发症致胃蠕动功能紊乱。

(5)胃空肠 Roux-en-Y 式吻合术后引起的胃潴留。

临床上在手术后早期使用红霉素制剂有一定治疗作用,因红霉素可与胃壁的胃动素受体结合,起到胃动素激动剂的作用。据美国 Johns Hopkins 医疗中心的经验,在 118 例胰十二指肠切除术患者,从手术后第 3 天至第 10 天,每天使用红霉素 200mg 静脉内注射,每 6 小时 1 次,手术后 10 天时行胃排空放射性核素扫描检查,结果提示经治疗后有显著的降低胃潴留和改善固体食物通过的作用。

第八节　胰腺炎

一、急性胰腺炎

急性胰腺炎是发生于胰腺的炎症性疾病,为外科常见的急腹症之一。其严重程度不一,可从胰腺轻度水肿到胰腺出血坏死,严重时导致器官功能衰竭和脓毒症,甚至死亡。本病可发生于任何年龄,其高发年龄为 40～60 岁,女性稍多于男性。发病因素多而复杂,在我国以胆源性占首位,其次为酒精性和高血脂性,其他原因还包括外伤、药物和 ERCP 等,尚有少数原因不明。诱发因素常与高脂饮食及饮酒有关。

急性胰腺炎按病理改变可分为急性水肿型胰腺炎和急性出血坏死性胰腺炎;按病因可分为胆源性胰腺炎、酒精性胰腺炎、高脂血症性胰腺炎、外伤性胰腺炎、药物性胰腺炎、ERCP 术后胰腺炎、妊娠胰腺炎及特发性胰腺炎等;按病情严重程度分为轻型急性胰腺炎和重症急性胰腺炎。

(一)诊断标准

1.临床表现

(1)症状

①腹痛:突发性上腹剧痛,多向左腰背部放射,腰部可呈束带样疼痛,胆源性胰腺炎腹痛也可起源于左侧,多数患者有暴饮暴食、酗酒、高脂饮食的诱因。

②腹胀:腹胀与腹痛同时存在,程度多较严重,其对患者困扰程度甚至超过腹痛。

③恶心、呕吐:开始较早,呕吐后不能使疼痛缓解。

④发热:开始在 38℃左右,若继发感染,常出现弛张型高热;若合并胆道感染,可有寒战高热。

⑤休克:部分严重患者有不同程度的休克表现。

⑥呼吸困难:严重患者可表现为呼吸频率增快、呼吸浅快等呼吸困难的临床表现。

⑦少尿:严重患者可出现少尿甚至无尿。

(2)体征

①患者有不同程度的腹膜刺激症状,压痛、反跳痛和肌紧张多位于左上腹,严重者可波及全腹。

②出血性坏死型胰腺炎患者表现为脐周皮下出现淤斑(Cullen 征)或者腰胁部皮下出现淤斑(Grey-Turner 征)。

③患者多有明显肠胀气,肠鸣音减弱,部分病例移动性浊音阳性。

④合并胆道梗阻或者胰头水肿压迫胆道可出现黄疸。

⑤水肿型胰腺炎血压、脉搏、呼吸多无变化;出血坏死性胰腺炎时可有血压下降、脉搏和呼吸加快,甚至出现休克。

2.诊断要点

(1)症状和体征

①临床上具有突发性上腹剧痛、腹胀、恶心呕吐,伴有不同程度的腹膜刺激征。

②重症患者合并有多器官功能损伤的表现,如休克、呼吸困难、少尿或无尿及意识障碍等。

(2)实验室检查

①血清淀粉酶发病 2 小时后开始升高,24 小时到达高峰,可持续 4～5 天,超过正常值 2 倍以上才有诊断意义。

②尿淀粉酶发病 24 小时后开始升高,可持续 1～2 周,升高 2 倍以上才有诊断意义。

③血清钙常降低,若低于 2mmol/L,提示病情较为严重。

④血脂肪酶有较高特异性。

⑤白细胞计数增高多在 $12×10^9$/L 以上。

⑥血糖测定血糖升高较为常见,若血糖持续升高难以下降,提示病情较重。

⑦变性血红蛋白、弹力蛋白酶、载脂蛋白 A_2(Apo-A_2),以及 C 反应蛋白有助于胰腺坏死的诊断。

⑧动脉血氧分析 PaO_2＜8.0kPa(60mmHg),若同时呼吸率＞35 次/分,要考虑急性呼吸窘迫综合(ARDS)的可能。

⑨诊断性腹腔穿刺急性出血坏死性胰腺炎可见红褐色腹腔积液,同时可通过其性状与消化道穿孔等急腹症进行鉴别诊断。

(3)影像学检查

①B 超检查:急性胰腺炎时往往腹胀严重,不利于 B 超检查,但应检查以下项目:包括胰腺肿大程度、有无囊性病变、腹腔渗液、有无胆囊和胆道结石、胆管有无扩张等,可以作为辅助诊断手段之一。

②腹部 X 线平片:可见横结肠、胃等充气扩张,或有左侧膈肌上升,左下胸腔积液等。

③CT:动态增强 CT 是目前诊断胰腺坏死及胰外病变的首选检查。主要表现为胰腺肿大,胰腺部分区域密度减低,胰周边缘模糊,严重者出现小网膜囊、肾周区、结肠后区和肠系膜血管根部区等水肿或密度改变。在增强的情况下可以更为容易判断密度减低的坏死区。根据CT 表现可做 Balthazar 评分及分级。

CT 严重程度指数＝急性胰腺炎分级＋胰腺坏死程度

严重度分为 3 级:Ⅰ级:0～3 分;Ⅱ级:4～6 分;Ⅲ级:7～10 分。Ⅱ级以上为重症。

(4)急性胰腺炎的临床诊断与分级标准

①急性胰腺炎没有局部并发症和脏器功能不全者,属于轻型急性胰腺炎,仅出现极轻微的脏器功能紊乱,没有严重的腹膜炎体征,对及时液体治疗反应良好,临床体征和实验室检查迅速恢复正常。

②急性胰腺炎伴有功能障碍,或合并坏死、脓肿或假性囊肿等局部并发症,腹膜刺激征明显者属于重症急性胰腺炎。在重症急性胰腺炎中没有脏器功能障碍者属Ⅰ级,有脏器功能障碍者属Ⅱ级。凡有条件的单位,对重症急性胰腺炎的严重程度还可以采用临床 APACHE Ⅱ评分(＞8 分)及 Balthazar CT 分级(＞Ⅱ级)。

(5)重症急性胰腺炎病程分期的临床特点重症急性胰腺炎临床病程通常分 3 期。

①急性反应期:自发病至 2 周左右,主要并发症有休克、肾功能衰竭、呼吸功能衰竭、胰性脑病等。

②全身感染期:2 周～2 个月,以全身细菌感染、深部真菌感染(后期)或双重感染为其主要临床表现。

③腹膜后残腔感染期:时间在发病 2～3 个月以后,主要临床表现为全身营养不良,存在后腹膜残腔,通常引流不畅,少数患者伴有消化道瘘。

所有的重症急性胰腺炎患者均有急性反应期,继发感染则进入全身感染期,若做手术治疗而引流不畅则进入腹膜后残腔感染期。

(二)治疗原则

1.轻型急性胰腺炎的治疗

原则是尽量减少胰液分泌,即胰腺休息疗法。防止感染,防止向重症发展。

(1)禁食、胃肠减压。

(2)抑制胰液分泌及抗胰酶的药物应用如生长抑素、氟尿嘧啶、尿蛋白酶抑制剂等。

(3)制酸剂的使用,如 H_2 受体拮抗剂和质子泵抑制剂。

(4)镇痛和解痉。

(5)支持治疗每日输液应根据液体出入量计算,维护水电解质平衡。

(6)合并有明显感染征象的患者可考虑使用能够透过血胰屏障的药物,如喹诺酮和头孢三代抗生素等。一般不需要预防性抗感染治疗。

(7)中医中药治疗。

2.急性胆源性胰腺炎的治疗

(1)胆道无梗阻并以胆囊疾病为主的类型:主要先采用非手术治疗,方法与治疗轻型急性胰腺炎相同。待急性炎症消退后,再计划处理胆道病变,如做择期胆囊手术,避免再次发作。

（2）胆道有梗阻并以胆道疾病为主的类型:若在保守治疗无效,考虑急性胆管炎发展为化脓性胆管炎的可能时,应急诊手术解除胆道梗阻,如胆总管切开取出结石、T形管引流,可同时切除胆囊。手术中在处理好胆道病变后,再沿胃结肠韧带打开小网膜腔,探查胰腺,做小网膜腔灌洗引流。若技术条件允许,可考虑行内镜下Oddi括约肌切开取石和鼻胆管引流术。有时胆道梗阻的表现不典型、胆道轻度扩张及肝功能指标轻度升高均应引起注意。

（3）临床症状以胰腺炎为主的类型:这类胰腺病变往往都属于重症急性胰腺炎伴有感染病例,需要控制患者全身情况后择期手术,在处理胰腺病变以后,再处理胆道病变,探查胆总管,并做胆道引流。

3.重症急性胰腺炎的治疗

根据不同临床病程分期,治疗重点均有不同。对于无重症监护和影像介入条件的市县级医院,对于此类患者应在明确诊断后及时转诊至有相关诊疗经验及设备的上级医院,以提高救治成功率。

（1）急性反应期:以液体复苏、器官功能监测与维护为主,同时强调早期肠内营养支持,防治肠道菌群移位和条件致病菌感染。

①积极进行重症监护及早期目标指导的液体复苏治疗,纠正毛细血管渗漏导致的血流动力学异常。早期液体复苏的目标为平均动脉压>65mmHg,尿量>0.5mL/h,中心静脉压8～12mmHg;有条件医院可监测中心静脉血氧饱和度（$ScvO_2$）、经皮氧分压、胃黏膜pH及外周微循环激光多普勒。

②通过膀胱压间接监测腹腔压力,必要时行血液滤过治疗（CVVH）以减少液体在第三间隙的积聚并廓清炎性细胞因子,减轻脏器水肿。

③肾功能不全时行肾替代治疗（CRRT）。

④有早期ARDS症状时,进行呼吸机支持治疗。

⑤可在B超引导下行腹腔穿刺引流。

⑥在起病3～5天以调整代谢紊乱为主,急性反应缓解以后可考虑开始肠外营养支持;在肠道功能部分恢复以后,可开始联合肠内营养。肠内营养以半要素或者要素饮食为主,逐渐过渡到全肠内营养,直至经口进食。

⑦在发病2周内出现感染征象者多考虑呼吸道和尿道感染,应通过细菌培养来明确病原菌,并根据药敏实验选择敏感抗生素。

（2）全身感染期

①对有感染征象的患者,积极采集腹腔引流物、深部痰液、尿液及深静脉导管等临床标本进行细菌培养及药敏试验,有针对性地选择敏感的、能透过血-胰屏障的抗生素。广谱抗生素使用1周以上要警惕二重感染及深部真菌感染;根据药敏更换抗生素和选用敏感抗真菌药物。

②结合临床征象做动态CT监测,有条件时在CT或B超引导下穿刺获取胰腺组织以明确感染性坏死。对于非感染性胰腺组织的患者以积极的支持治疗和微创穿刺引流为主,待假性囊肿形成后行手术治疗较好。对于感染性胰腺坏死病例,在支持治疗同时根据药敏选择合适抗生素,同时可行CT或超引导微创引流,在患者全身情况稳定的状况下等待坏死组织充分

液化并与周围正常组织分界清楚,以期一次手术彻底清除坏死感染病灶,手术时机通常在6周以后。如患者情况迅速恶化,或积极抗生素治疗仍无缓解,也需及时考虑行胰腺坏死组织清除术。

③对于估计恢复病程较长的病例,在清除术后可做空肠造瘘并在术后早期开始肠内营养。

④术中可放置多根引流,通过引流管可以进行腹腔灌洗,减少有害物质的吸收。如果术中肠管胀气或水肿严重,可行损伤控制性手术,不必强行关腹,可以腹膜补片暂时封闭腹腔,待日后肠管水肿、肠胀气消退二次关闭腹腔,避免腹腔间隔综合征的发生,加重对机体的损害。

(3)腹膜后残余感染期腹腔出血、胰瘘和肠瘘在此期较为常见。对于腹腔出血可通过增强CT和血管造影明确出血部位及血管,并进行栓塞治疗,对于多次栓塞治疗无效患者可考虑手术缝扎止血。对于肠瘘可通过加强全身支持疗法,改善营养状况,多数患者可以愈合。对于胰瘘可采用生长抑素和生长激素序贯疗法进行保守治疗,必要时可行手术治疗。

4.局部并发症的治疗原则

(1)急性液体积聚可在CT及B超引导下行穿刺引流,以减轻腹腔压力及引流坏死组织和毒性渗出物。中药皮硝外敷可加速其吸收,500g皮硝装在棉布袋内做腹部大面积外敷,每天更换2次。

(2)急性胰腺假性囊肿对于直径小于6cm的囊肿,通常无明显临床症状,可随访观察。若出现直径大于6cm且有压迫症状或继发感染,可行胃镜下双J管引流、腹腔镜下内引流或手术引流。

二、慢性胰腺炎

慢性胰腺炎顾名思义是指胰腺的慢性炎症病变,和急性胰腺炎相似,慢性胰腺炎并不是单一的疾病,而是由许多损伤性因素慢性作用于胰腺的结果,最后的结局均是发生进行性的胰腺组织结构破坏和内、外分泌功能的丧失。慢性胰腺炎有明显的地区性特点,不同的国家、地区发病率不一样,还受社会因素和生活环境的影响。临床上最常见的轻型急性胰腺炎常是一自律性疾病,急性期发作过去之后,胰腺可能恢复至正常,因此认为慢性胰腺炎一般并不是急性胰腺炎的延续,甚至不少作者认为是两种不同的疾病。但是,近年来的一些研究提示,急性坏死性胰腺炎愈合过程中可过渡至全部的或局限性的慢性胰腺炎。慢性胰腺炎本身一般不是外科性疾病,外科治疗主要是解决慢性胰腺炎时所发生的并发症,例如持续的剧烈疼痛、胰管梗阻、慢性假性胰腺囊肿、胆道梗阻、不能与恶性病变区别的胰腺肿块等。

(一)分类

1963年,在法国马赛举行的第一届国际胰腺炎分类会议上,曾将胰腺炎分成急性胰腺炎、急性复发性胰腺炎、慢性胰腺炎、慢性复发性胰腺炎。此分类方法对当时的临床工作起到一定的指导作用。随着对胰腺炎了解的深入,昔日的分类方法已不适合需要。1984年,在法国马赛举行的第二届国际胰腺炎分类会议上,将胰腺炎只分为急性胰腺炎和慢性胰腺炎,不再使用急性复发性胰腺炎及慢性复发性胰腺炎。直到目前的临床检测水平尚不好区分复发的急性胰腺炎或在慢性胰腺炎基础上的急性发作,并且此种区分也缺乏明显的临床意义。

第二届国际胰腺炎分类会议上着重对慢性胰腺炎的分类标准做了说明:临床上慢性胰腺炎的特点是常有复发性的或持续性的腹痛(虽然有的慢性胰腺炎亦无腹痛)和胰功能不全(如脂肪泻和糖尿病)。从病理学上,慢性胰腺炎的特点是胰腺呈不规则的纤维硬化伴有局限性、节段性或弥漫性的永久性的胰外分泌腺实质破坏。这种改变可同时有程度不等的胰导管扩张。胰管扩张可能并无明显的阻塞原因,但最常见的是合并有胰管狭窄、导管内蛋白栓及结石(钙化)。胰腺组织呈慢性炎性细胞浸润、水肿及局灶性坏死,囊肿或假性囊肿(与胰管交通或不交通)并非少见。胰岛结构一般能保存较长时间。

当临床上诊断为慢性胰腺炎时,对其多样化的特点可以作附加说明:例如慢性胰腺炎伴有局灶性坏死;慢性胰腺炎伴有节段性或弥漫性纤维化;慢性胰腺炎伴有或无胰腺钙化或结石等。

阻塞性慢性胰腺炎可以认为是一特殊类型的慢性胰腺炎,常由于主胰管梗阻引起,在梗阻远端的胰管扩张,胰腺外分泌腺萎缩,胰腺实质呈一致性的纤维增生性改变。阻塞性慢性胰腺炎病因的特点是胰管梗阻,若梗阻能较早解除,胰腺实质可以得到较好恢复,这与典型的慢性胰腺炎(如常见的酒精性慢性胰腺炎)呈进行性的胰腺实质损毁性改变者不同。阻塞性慢性胰腺炎可发生于 Oddi 括约肌和胰管开口的狭窄及堵塞。国内常见到的慢性胰腺炎多属于阻塞性慢性胰腺炎,常与胆道病变、胆胰管汇合变异等因素有关,但近年来可能由于生活方式的改变和饮酒习惯的普遍,酒精性慢性胰腺炎的患者也见增多。

在国际胰腺炎分类会议中,根据西方国家的慢性胰腺炎的常见类型,往往把急性胰腺炎与慢性胰腺炎作为两种不同的疾病,急性胰腺炎一般并不转化成为慢性胰腺炎,二者之间的关系表现为:①不同的病因;②不同的致病过程;③不同的病理;④不同的结果。

然而,在临床上常见急性坏死性胰腺炎患者在后期出现胰腺功能不全、假性胰腺囊肿、胰腺钙化、疼痛等症状。德国病理学家 Kloppel 对 73 例酒精性慢性胰腺炎经长达平均 12 年的观察和手术标本及尸检的研究,指出临床上酒精性急性坏死性胰腺炎多次发作后,亦可因胰头部组织坏死和纤维瘢痕组织形成产生主胰管梗阻改变,而梗阻以上胰管引流的区域,可以发生胰管扩张、胰腺实质的进行性纤维化、萎缩、钙化的慢性胰腺炎特点。若胰管梗阻发生在胰体部,则可以导致胰体尾部的慢性胰腺炎改变。实际上,急性胰腺炎与慢性胰腺炎间并不存在不可超越的界限。动物实验制造的急性胰腺炎模型,当主要胰导管为纤维瘢痕组织所阻塞时,在胰管阻塞部以上的引流区域便出现慢性胰腺炎的组织病理学改变。Kloppel 提出的急性胰腺炎时的间质脂肪坏死、出血,致小叶间纤维化、小叶间胰管受累,发生狭窄;狭窄处以上胰管扩张、潴留,蛋白栓形成,可致胰管结石、钙化,胰实质细胞萎缩、纤维化而成为慢性胰腺炎。

因此,慢性胰腺炎分类中的另一类型可认为是继发于急性胰腺炎之后。急性胰腺炎后的阻塞性慢性胰腺炎多是发生在左侧并有一定的临床特征。法国的 Laugler 在报告 7 例坏死后假性胰腺囊肿(只 1 例为酒精性胰腺炎,其余为胆石性或外伤性急性胰腺炎)愈合过程中并发的慢性阻塞性胰腺炎时,提出其临床特征包括:①一次急性胰腺炎发作;②症状平息期约 2~5个月;③腹痛症状再发与形成假性囊肿有关;经过处理、手术或自然过程;④症状再度缓解;⑤第二次腹痛再发,一般较轻,并且逐渐减轻,影像检查显示阻塞部上游胰管扩张,胰体尾部逐渐萎缩至最后症状消除;阻塞部下游胰腺正常。

(二)病理

文献上所指的典型的慢性胰腺炎是指进行性的、不可恢复的内外分泌功能结构受到破坏的疾病,大多数是发生在酒精性胰腺炎的基础上,在其达到最后阶段之前,有各种程度和形式的进行性改变。从当前的研究,慢性胰腺炎更多是急性胰腺病变的结局而不是另外的一种独立的病症。Kloppel 试图从病理形态学上阐明急性胰腺炎与慢性胰腺炎间的关系。

1.慢性胰腺炎多呈局灶性的病变

慢性胰腺炎的纤维化过程对胰腺实质的影响一般是不均匀的,一部分呈小叶周围纤维化或为结构正常;但是,在另一部分,其中却夹杂有严重的小叶周围及小叶内的纤维化改变;这种局灶性的慢性胰腺炎改变若是由于急性胰腺炎所致,那么,急性胰腺炎也必然是局灶性的。然而临床上往往认为急性胰腺炎的改变是弥漫性的。事实上,急性坏死性胰腺炎除了大片的组织坏死之外,往往在表面上看来似乎是出血坏死,而在实质内却只是灶性的出血坏死,甚至有时手术中看来胰腺已经发黑、肿胀,但病情恢复后的逆行胰管造影却为正常的管道分布,说明在急性坏死期并非全部的胰腺实质均已受到破坏。临床上所见的急性坏死性胰腺炎亦常是局灶性的或是区域性的,有时主要是在胰腺的头部,有时则在胰腺的体尾部,而以后者的情况居多,并且不同的病例中各有差异,原因可能与胰管解剖学上的生理性"狭窄"有一定关系。

急性坏死性胰腺炎的临床病理表现与后期时胰腺的改变有时为何缺乏相关性?例如在急性坏死性胰腺炎手术时发现胰腺的发黑、肿胀和大量的胰周坏死组织,但当患者恢复后,胰腺的外表和胰管造影又趋正常,其原因是急性期时多为脂肪坏死、出血和间质的急性炎症,但未累及胰腺腺体而腺体实质并非广泛地被破坏和坏死,故出现此种表面外观上与内部损坏性改变不符合的现象,而并不是胰腺实质坏死后再生。

2.胆石性胰腺炎与慢性胰腺炎

胆石性慢性胰腺炎可继发于多次结石性急性胰腺炎发作之后,复发性胰腺炎可致胰腺间质纤维性增生,但多属较轻,一般不发展成为典型的慢性胰腺炎、实质纤维化、胰腺钙化、结石。所以,常认为合并于胆结石的慢性胰腺炎与慢性酗酒的典型的慢性胰腺炎和胰腺破坏是属于两种不同的类别。

结石在 Vater 壶腹嵌顿、Oddi 括约肌开口狭窄、胆胰管开口畸形、先天性环状胰腺、胆总管囊肿等所致的胆胰管开口阻塞,可以发生梗阻性慢性胰腺炎。梗阻性慢性胰腺炎是属于一种特殊类型的慢性胰腺炎,此时,若梗阻部位在胰管开口,将引起全程的胰管扩张,胰实质萎缩、纤维化,甚少发生胰腺钙化;当梗阻解除后,胰腺外分泌功能可得到一定恢复,胰腺内分泌受影响较晚。同样情况可见于胆胰管汇合畸形梗阻。若胰管梗阻的位置在胰体部,则可发生体尾部的慢性胰腺炎,胰头部则保持正常,此情况多发生在急性胰腺炎之后。

3.急性坏死性胰腺炎与慢性胰腺炎的非均一性

急性胰腺炎的胰周坏死组织是腹膜后的纤维脂肪组织,其坏死范围与胰腺实质坏死可能并不成比例,当有广泛的胰周组织坏死而胰腺只有局灶性坏死时,结果可表现为胰周的假性囊肿,在坏死组织清除和病变愈合之后,胰腺可能表现正常或只有轻度的纤维化改变,ERCP 胰管亦可能呈现正常形态,一般并不发展成为慢性胰腺炎;只有当胰周组织坏死合并有大块的胰腺坏死及主胰管破坏、阻塞时,愈合后发生主胰管的纤维性狭窄及梗阻,最后才会发展成为慢性胰腺炎。

4.慢性胰腺炎的分期

慢性胰腺炎的临床诊断和疾病的分期尚缺乏一个可靠的标准,特别是在疾病的早期。一般认为胰管系统及其二级分支显像是诊断慢性胰腺炎的"金标准"。胰管显像可用内镜逆行胰管造影(ERP)来完成,但此检查需要特殊设备与技术,有可能发生造影后的急性胰腺炎(约4%),或插管技术上的失败。晚近的磁共振胆胰管成像(MRCP)的成功应用,可以避免显影失败和并发症发生,但其空间分辨率不如 ERP,特别是在病情早期,当胰管的改变较轻时。

慢性胰腺炎分期主要是根据胰管系统和胰腺实质破坏的程度,目前尚无统一的分类标准,剑桥的分类标准可供参考(表 4-8-1)。

表 4-8-1　慢性胰腺炎的形态学分期(Cambridge 分类)

改变	ERCP	CTUS
正常	MPD 正常	MPD<2mm
	无不正常 LSBs	胰腺正常大小形态
可疑	MPD 正常	实质均匀
	<3 不正常 LSBs	有以下改变之一:①MPD 2~4mm;②增大小于正常的 2 倍;③实质不均匀
轻度	MPD 正常	LSBs 有 2~4 项:①MPD 2~4mm;②轻度肿大;③实质不均匀;④小囊肿
	>3 不正常	直径<10mm
		MPD 不规则
中度	MPD 改变	局灶性急性胰腺炎
	LSBs 改变	MPD 壁回声增强,MPD 壁改变,腺体不规则
重度	以上改变加以下 1 项以上的改变:①囊肿直径>10mm;②胰管内填空缺损;③结石;④MPD 阻塞、狭窄;⑤MPD 重度不规则;⑥侵犯邻近脏器

注:MPD=主胰管;LSB=胰管侧支;局灶性指<1/3 的胰腺。

应用 ERCP 作为胰管显像和慢性胰腺炎分期的方法时应注意:①年龄老龄化的胰管形象改变可能类似慢性胰腺炎时的改变;②急性胰腺炎对胰管的影响可能持续较长时间;③不同观察者间的诊断标准可能有差别。

(三)临床表现

慢性胰腺炎并不是一种单一的疾病,而可能是由多种因素所造成的胰实质破坏、胰管梗阻、胰腺纤维化以致胰内、外分泌功能丧失和出现多种并发症,如假性囊肿、消化功能障碍、糖尿病、胰源性区域性门静脉高压、上消化道出血、剧烈疼痛等。一般认为,在慢性胰腺炎基础上发生胰腺癌的机会比正常人增加,但对其间的关系尚不清楚。慢性胰腺炎临床表现特点往往受其原发疾病和存在的并发病种类所影响,外科治疗亦常是针对所出现的并发症。

根据原发疾病的主要特点,分为酒精性、胆源性、梗阻性、外伤性(多伴有主胰管的断裂、假性胰腺囊肿形成、胰管狭窄和梗阻)和原因不明的慢性胰腺炎。急性坏死性胰腺炎、假性胰腺囊肿、慢性胰腺炎可能引起位于胰腺背面的脾静脉血栓形成和继发性的左侧门静脉高压症,在少数患者中可发生上消化道出血。例如,一位青年男性患者,因车祸发生腹部创伤和胰腺断裂伤。手术后发生胰腺假性囊肿,曾行胰腺假性囊肿与胃大弯后壁吻合术,手术后,曾有约 6 个月的症状好转,后来,发生上腹部胀痛、上消化道出血。曾行胃镜检查,发现重度的胃底静脉曲张,原胰腺囊肿与胃的吻合口已闭塞。近因上腹部剧烈疼痛、膨胀感而入某医院。由于腹痛症状严重,故再次施行手术治疗。手术时分离腹腔内粘连,将横结肠推开后,找出厚壁的假性胰腺囊肿,穿刺抽吸,却意外地发现其中液体为血液。因而将临床诊断修正为胰腺假性囊肿囊内出血,手术时结扎、切断囊肿后壁上脾动、静脉。手术后约半年,未再有上消化道出血,但患者诉上腹部膨胀感并逐渐加重。再入院检查发现假性胰腺囊肿复发,脾仍肿大,胃底静脉曲张明显。行脾穿刺造影,观察到脾胃区的大量侧支循环血管,于是,再施行脾切除及假性胰腺囊肿 Roux-en-Y 空肠内引流术,手术后患者康复。

酒精性慢性胰腺炎经常表现出典型的慢性胰腺炎临床症状:反复发作的胰腺炎,进行性加重的腹痛,进行性的胰内、外分泌功能破坏而致胰腺损毁,慢性胰腺炎的并发症,如胰腺钙化、结石、假性胰腺囊肿、胰源性腹水、胰头肿块、胆总管狭窄、十二指肠通过受阻等。胰腺损毁性病变的程度及其临床进程,在各病例之间差别很大,主要依据患者胰腺实质受破坏的程度、病程和反复发作的频率等。在有些患者主要表现为持续而剧烈的疼痛,而剧烈疼痛是慢性胰腺炎患者接受外科治疗的最常见原因。

引起慢性胰腺炎剧烈疼痛的原因较多,近年来经过手术中胰管内压力和随后的内镜胰管内压力的测量,以及通过经皮胰腺实质测压技术,认为慢性胰腺炎的疼痛与胰组织间液压和胰管内压升高有关,因而经过手术将胰管引流减压后,有约 75% 的患者能收到缓解疼痛的效果。近年来注意到慢性胰腺炎患者肠腔内缺乏胰蛋白酶,因而提出肠腔内胰蛋白酶对胰液分泌的负反馈调控理论,即增加肠腔内胰蛋白酶浓度,抑制胰液分泌,降低胰管内压力,以减轻慢性胰腺炎的疼痛。临床上给予胰酶制剂试验治疗时,在部分经过其他止痛药物治疗无效果的患者中可收到缓解症状的效果。究其原因,认为肠内缺乏胰蛋白酶活性时可能致使缩胆囊素(CCK)(通过胆碱能神经通道)对胰腺发生过度刺激而使胰管及腺体内组织压力升高。但是,Mossner 从最近的前瞻性临床试验研究并未发现猪胰提取物对慢性胰腺炎疼痛有明显的疗效。

对慢性胰腺炎疼痛的另一解释是:从慢性胰腺炎的病理组织切片上发现神经纤维的数量明显增多,并伴有慢性炎性细胞浸润和神经束膜破坏,因而认为缺乏神经束膜保护的神经纤维易受炎性介质甚至胰酶的刺激,这种情况称为胰腺炎相关神经炎。在解释慢性胰腺炎的疼痛问题时,胰内高压和神经炎两种学说间可以有相通之处。

胆源性慢性胰腺炎常缺乏典型慢性胰腺炎的症状,并且临床症状一般程度较轻,最常见的改变是合并 Oddi 括约肌狭窄和胰管开口阻塞的梗阻性慢性胰腺炎,伴有胰管全程扩张和胰腺腺体纤维化萎缩,此时剧烈的疼痛症状属少见。

其他类型的慢性胰腺炎症状多不典型。

影像学诊断是目前诊断慢性胰腺炎最主要的依据,胰腺可呈增生或萎缩,胰管一般扩张和呈不规则的改变,但是亦有胰管不扩张或扩张不显著的。结石、钙化、囊肿等改变在超声和 CT 图像上亦易于发现。但是,在胰头部的肿块型慢性胰腺炎可能难于与肿瘤结节区别,甚至在手术中鉴别亦常有困难。

（四）外科治疗

典型的慢性胰腺炎是胰腺的慢性进行性损毁过程，已经损毁和纤维瘢痕化的胰组织难以再恢复，故在治疗上一向是以内科治疗为主，外科治疗常是用于有并发症和需用手术终止疾病的发展过程者，如对于梗阻性慢性胰腺炎的减压引流手术。

慢性胰腺炎手术治疗应考虑对引发慢性胰腺炎的各种因素的控制，如在酒精性慢性胰腺炎的患者，若不能配合严加戒酒，则手术后病程仍然会继续发展。原则上外科手术治疗应达到：①减轻或消除症状；②治疗并发症；③解除胰、胆管和消化道梗阻；④保存胰腺功能，特别是内分泌功能。

手术用于：有症状的假性胰腺囊肿；胰瘘、脓肿；胰性腹水；脾静脉栓塞和消化道出血；胆管、十二指肠梗阻；不能排除恶变；难以忍受的持续性疼痛等。对于单纯表现为胰腺钙化、胰管结石并无明显症状者；单纯的胰管扩张；外分泌功能障碍者，并不是必要手术的指征；当慢性胰腺炎合并有门静脉和肠系膜上静脉阻塞时，手术常是很困难的，亦是很有危险性的。

由于不同原因的慢性胰腺炎的临床病理过程不尽相同，故手术方式的选择，应该分别对待。慢性胰腺炎本身并不是一种恶性疾病，病情的发展可能是缓慢的，手术的选择常是从治疗对患者的健康恢复效果来做出比较。例如在酒精性慢性胰腺炎，若患者不能坚持戒酒，则手术后胰腺结构将继续因酗酒受到进行性破坏，最终导致胰腺内、外分泌功能损毁。因此，对酒精性慢性胰腺炎的手术是放在解除其并发症上，例如常见的并发症中的持续剧烈疼痛。事实上，慢性胰腺炎的剧烈疼痛多与胰腺有一定残留的外分泌功能有关，当病变达到后期，胰腺的外分泌结构因完全受破坏而致损毁，疼痛便自然逐渐减轻甚至消失。在慢性胰腺炎晚期，由于胰外分泌腺体已全被破坏，疼痛亦随之减轻，此时便没有必要以手术止痛了。因而用手术方法治疗慢性胰腺炎的疼痛需要考虑手术的时机和是否尚属必要。在典型的酒精性慢性胰腺炎患者中，并非全部患者均需施行手术，亦可能只占少数。

在酒精性慢性胰腺炎，其病变过程仍然始发于胰管的阻塞，包括小的胰管分支、节段性的胰管阻塞和主胰管阻塞，合并胰腺钙化、胰管结石是常见的；有的患者伴有胰管扩张，有的则否，这种胰管阻塞是否会成为胰腺破坏持续发展的因素，或者在解除了胰管梗阻后，残余的内、外分泌（特别是内分泌）功能能否得到保护？这些问题是关系到对患者是否需要手术和手术时机选择需要考虑到的，应该引起外科上的关注。

一些临床研究表明，在酒精性慢性胰腺炎患者，若有明显的胰管扩张，而胰腺的结构和功能尚未达到完全损毁的程度，施行胰管空肠吻合减压术后，能明显推迟胰腺功能损毁的进程。例如，Prinz 报告引流手术对慢性胰腺炎的保护作用，在 87 例患者中术后平均随访 7.9 年，除了 34 例已原有糖尿病之外，53 例中 11 例发生糖尿病，其中 8 例需要胰岛素，2/3 的患者手术后不需要胰酶治疗。又如 Nealon 对比 30 例酒精性慢性胰腺炎经过胰管纵切开空肠侧侧吻合术与 38 例未做引流手术的患者，发现后者有 71% 发展成为严重的慢性胰腺炎，而在前者只有 16%，不管患者在手术后是否已经戒酒。因此，酒精性慢性胰腺炎当伴有胰管全程明显扩张时，也可考虑做胰管的引流手术，以达到保存胰腺的功能，虽然当时尚无剧烈的疼痛症状或其他严重并发症。

梗阻性慢性胰腺炎是一特殊类型的慢性胰腺炎，胰腺内、外分泌功能一般保存得较好，引流减压后可使胰腺功能恢复,并且解除了梗阻因素,故一般均作为外科手术(括约肌切开、胰管空肠吻合术)的指征。

(五)手术的选择

对慢性胰腺炎的理想手术应是能更有效地消除疼痛和尽可能保存更多的胰腺组织以保护其内、外分泌功能。当前尚无一个能完全满足此要求的手术,故外科医生不能以单一的手术方式来治疗各类型慢性胰腺炎,而应根据每一位患者的状况而高度个体化。慢性胰腺炎手术治疗的方式总的分为两类,即胰腺引流和胰腺切除术。当前总的趋向是尽量保存胰腺组织功能;全胰、胰十二指肠切除的应用已减少;梗阻性慢性胰腺炎宜早期手术;更多的用保守性切除、内镜支撑、胰腺自体移植;围手术期使用奥曲肽可望减少胰瘘并发症。

由于当前对慢性胰腺炎疼痛发生的原因尚不了解,手术方法常是根据胰腺病理特点,因人而异,然而治疗的结果,尚难完全满意。JordanJr 总结连续 239 例患者因慢性胰腺炎疼痛而施行各种手术的结果,经过平均为 4 年的随访时间,各种手术止痛的满意程度分别为:胰十二指肠切除术 71%,胰管空肠侧侧吻合 68%,远端胰腺切除术 69%,85%～95% 的远端胰腺切除术 69%,囊肿肠道内引流术 51%,括约肌成形术 44%。各种手术中似乎以胰十二指肠切除术的结果较好,其中有些患者曾行其他手术失败。其次是胰管空肠侧侧吻合术后的效果较好,但要求有胰管明显扩张的先决条件。85%～95% 远端胰腺切除的止痛效果并不更好,并且其结果与全胰切除术相同,不免造成脆性糖尿病,故应避免使用。

1.胰管引流术

胰管引流术可以保存胰腺组织,而且手术方法较简单,已成为慢性胰腺炎伴有胰管明显扩张者首选的手术方法。胰腺引流手术方法多年来曾经过不断的革新。最初是 DuVal 和 Zollinger 的脾脏与胰尾切除胰尾空肠吻合术以逆行引流胰管;Puestow 在 DuVal 手术基础上,增加胰管切开和胰腺空肠吻合术,但由于手术创伤大,需切除脾脏及胰尾,远期效果不够好,现已基本不再使用。Partington-Rochelle 将胰管空肠吻合术改为从胰腺表面纵行全程切开胰管与 Roux-en-Y 空肠袢吻合,此手术方法简单,做到广泛切开胰管,引流的效果好,手术效果也较好。Partington 手术的关键问题是胰管的扩张度,管径过细的胰管不能做到满意的吻合,手术亦困难,手术效果不佳。因此,当胰管的直径仅为 2～3mm(相当于正常的宽度)时,一般不宜采用胰管空肠吻合术;当胰管的直径约为 5mm 时,部分人赞成作为手术适应证。我们认为胰管直径在 5mm 以上时,可选择胰管空肠吻合术,吻合后加用内支撑引流。当胰管直径达 7mm 时,大多数属手术指征;而胰管直径达 10mm 时,可以得到在技术上最完美的胰管空肠吻合术。

做什么样的手术,一般是根据胰管扩张的程度作为选择不同手术方法的重要指标。ERCP 是显示胰管的重要方法,不仅可以正确显示胰管的扩张程度,还能显示梗阻的部位和胰管本身和管腔内的病变。但 ERCP 有高度检查技术依赖性。晚近的磁共振胆胰管造影(MRCP)可以用无创伤方法显示胆胰管的形态,基本上代替了 ERCP。此外,超声检查虽然可以诊断胰管扩张与否,但其高度依赖人的因素,并且难于先后重复对比,还受周围空腔脏器充气情况的影响,一般只能提供参考的资料。

当前最常用的方法是动态薄层(层厚 3mm)CT 扫描,此法可以全长显示胰管(从十二指肠至脾门），同时显示胆管、胰腺肿块、囊肿、钙化、结石等，当结果满意时，便可以不必做 ERCP 检查。若 CT 检查不能确定胰管的状态时，则可用 MRCP 或 ERCP 检查。

纵行胰管切开—胰管空肠吻合术，对术前胰管扩张明显者具有止痛效果，70％～80％有满意结果。Prinz 在 200 多例慢性胰腺炎患者中，手术死亡率为 3.5％，手术并发症率 20％，其中 100 例平均随访 7.9 年，疼痛完全消失占 37％，明显缓解者 45％。世界上各地的报道亦有相似的结果。胰管引流手术不影响胰腺的残留功能。

胰管引流手术的要点是进行胰管的全程切开，长 6～8cm，即切开从胰头至胰尾的胰管，若切开不足，会遗留症状和扩张的胰管节段。最常遇到的困难是胰头部增大及胰管内有结石不易清除。为了解决胰头部肿块及结石，Frey 提出联合胰头部组织剜除的手术方法，可以同时解决胰头部肿块和它对胆总管下端的压迫。将切下的胰头组织送病理检查，以及时发现隐性的胰腺癌。据 Prinz 的经验，在 200 例患者中，有 4 例在术后 1 年内死于胰腺癌（2％）。梗阻性慢性胰腺炎经引流手术后效果较好，但酒精性慢性胰腺炎患者，远期效果并不乐观，其原因是可能患者继续酗酒，或戒酒后因心血管疾病、胰腺癌等原因死亡，因此类患者经常是重烟瘾者。

我国的慢性胰腺炎多属于梗阻性类型，常合并有胆胰管出口梗阻、先天性畸形、胰管结石等，胰腺实质的损坏一般较轻，在施行胰管空肠吻合术后，胰腺功能恢复一般较为满意。对于一些乳头部、胰管开口部狭窄的患者，也可以在内镜下行乳头切开和胰管开口切开，并向胰管内放支撑导管引流。若胰管狭窄段较长者，长期支撑的效果亦常不够满意。Cremer 在 1986—1989 年间对 75 例慢性胰腺炎患者行内镜下乳头切开及胰管支撑，使用 10F 导管，94％的患者疼痛得到缓解。但导管需要每年更换 1 次，其中有 15％的患者改为施行手术，29％改用自扩性支架，因而对胰管狭窄患者，难于用长期放置支架解决。

2.胰腺切除术

实践证明，切除慢性病变的胰腺组织是治疗慢性胰腺炎疼痛最有效的手术方法。但是常规的胰腺切除术和胰十二指肠切除术（胰头部病变），由于所遗留的胰腺组织量少，所以无疑会造成手术后的胰内、外分泌功能缺乏而致胰岛素依赖型糖尿病和消化功能障碍。因此，在目前情况下，应限制胰腺的切除量并保存消化道的完整。用于治疗慢性胰腺炎的胰腺切除术种类包括：40％～80％胰腺切除术；80％～90％胰腺切除术；典型的 Whipple 手术；保留幽门胰十二指肠切除术；保留十二指肠胰头切除术；全胰切除术。胰腺切除量的多少主要应根据胰腺病变范围而定。较常做的是胰腺体尾部病变和合并囊肿时的左侧胰腺切除，以及合并有胰头肿大时的典型 Whipple 手术。当前，切除术主要是针对有严重症状而胰管不扩张不能行胰管空肠吻合术者，或虽然曾行胰管空肠吻合术而收效不明显的患者，这些患者，在做 Whipple 手术之后，往往可得到明显效果。

近年来，由于认识到慢性胰腺炎手术治疗上保存胰腺组织的重要性，故大范围的胰腺切除和胰十二指肠切除术的应用已日见减少，就是在需要做胰头部切除的情况下（如胰头肿块不除外肿瘤、胰管不扩张），亦强调保留十二指肠对维护消化道功能的积极意义，故有时只做保留十二指肠的胰头切除术而不做典型的 Whipple 手术。德国学者在 102 例慢性胰腺炎囊肿患者，47 例做了切除胰头保留十二指肠手术（占 46％），无一例做胰十二指肠切除术。保留十二指肠的意义在于：①保存正常的胃肠生理调节；②降低手术后晚期时的溃疡病发生率；③保存肠-胰岛轴的完整;④保存"葡萄糖-肠"对胰岛 B 细胞分泌的刺激。

然而,事实上,胰十二指肠切除术仍是治疗胰头部病变的有效手术,特别是对疑有癌变和引流手术后失败者,Whipple 手术尚不能完全放弃。慢性胰腺炎是一良性性质的病变,没有必要做广泛的十二指肠切除,因此,保存幽门的胰十二指肠切除术,与典型的 Whipple 手术相比,其优越性是显而易见的,亦是目前手术治疗上的选择。国内合并严重并发症的酒精性慢性胰腺炎者较少,尚无大宗的治疗经验报告。

胰腺切除是一种创伤大的手术,有较高的早期手术后并发症(如手术后胰瘘)和后期的并发症(糖尿病),在选择治疗方法时,这些因素均应该加以考虑。近年采用的胰管堵塞方法有可能减少手术后胰瘘,但远期效果尚无定论。围手术期使用奥曲肽有可能减少术后胰瘘,但报告的结果并不完全一致。总之,对于复杂的酒精性慢性胰腺炎的手术选择和预后的评估需要高度的个体化,尚难做出统一的规定。

3.慢性胰腺炎囊肿手术

慢性胰腺炎,除了引起严重的疼痛需要手术外,慢性囊肿和其并发症亦常是手术的原因。慢性胰腺炎的囊肿亦属于假性胰腺囊肿,来源于复发性的急性胰腺炎发作、组织坏死、囊肿形成,囊肿常伴有胰管阻塞,或囊肿与胰管沟通。急性胰腺炎时假性囊肿形成常是小网膜囊内积液,故二者间有一定的区别。

急性胰腺炎囊肿亦可以有主胰管阻塞和梗阻性慢性胰腺炎,更常见于创伤性急性胰腺炎及囊肿之后。

胰腺炎的假性囊肿可有不同的处理方法。

(1)急性坏死性胰腺炎后的急性假性囊肿或小网膜囊积液,如无症状,可先行保守观察治疗,一般观察 6 周,若囊肿无明显消退或有增大,囊肿周围已形成反应性包膜,可考虑手术囊肿内引流。

(2)对急性囊肿可以在超声引导下行经皮穿刺抽液,亦可行经皮穿刺导管引流,穿刺引流只宜用于急性囊肿,若囊液淀粉酶值不升高,表明无胰管沟通,穿刺引流可能有效。对于伴有胰腺及腹膜后无菌坏死的急性囊肿不宜行穿刺置引流,因效果不好并且招致感染。

(3)慢性胰腺炎囊肿与胰管交通,故很少自行消退,当囊肿直径>4cm 时,宜用手术,手术亦最易成功。

(4)慢性潴留性囊肿同时有慢性胰腺炎和胰管狭窄,经皮穿刺引流为禁忌,手术囊肿内引流的复发率高,故宜用囊肿切除(位于尾部囊肿)或胰管、囊肿切开内引流术。

慢性胰腺炎囊肿的手术包括囊肿肠道内引流术、胰管引流术、囊肿切除术等。

慢性胰腺炎囊肿较常合并脾静脉阻塞,造成脾胃区门静脉高压症,胃底静脉曲张,间或发生上消化道出血。

4.辅助治疗

慢性胰腺炎的辅助治疗包括禁酒、饮食调节、营养补充、糖尿病治疗、胰酶补充及康复治疗。

慢性胰腺炎胰管阻塞时,胰外分泌首先发生障碍。当临床上出现胰腺消化功能障碍时,说明有胰管阻塞或胰腺泡分泌功能已受到显著破坏。慢性胰腺炎的临床病理特征是进行性地表失胰腺的分泌、消化、吸收功能,估计胰腺实质的 90%～95% 受破坏后,才出现明显的临床症状。酒精性慢性胰腺炎时,消化吸收功能障碍一般出现在病程的后期,常在慢性胰腺炎临床症状出现后 10 年左右,最早出现脂肪的消化吸收障碍。餐后脂肪吸收障碍造成脂肪泻和一些脂溶性维生素缺乏。胰脂肪酶缺乏是造成此结果的原因。若餐后十二指肠腔内能保持脂肪酶的浓度 40～60U/mL(相当于每餐 25000～40000U 脂肪酶),便可以防止脂肪泻。但若使用无保护的胰酶制剂,脂肪酶将在胃内受胃酸作用而被破坏,在肠道亦受胰蛋白酶的作用而被分解,故口服时的剂量需比实际需要量 >5～10 倍,每天频繁的大量吞服药片亦成为患者的负担。肠溶性胰酶胶囊可起到保护作用,但不易从胃通过,需要等待到消化后期;长期使用 H_2 受体拮抗剂(雷尼替丁)或奥美拉唑以降低胃酸亦是一可行的方法。近年来推出的有保护层的胰酶微粒.微粒直径 <1～2mm,是一较好的剂型,随每次进餐服用,能有效地控制脂肪泻。实验研究提示,小肠腔内胰蛋白酶的浓度可通过负反馈性调节胰酶分泌,当肠腔内蛋白酶缺乏时,可刺激胰腺泡分泌(通过 CCK 和副交感神经纤维),因而加重胰组织间和胰管内压力,加剧疼痛。在慢性胰腺炎早期服用胰蛋白酶制剂可能有一定的缓解症状的作用,但到后期,此作用便不明显。然而,近来的一些前瞻性研究结果对此治疗概念亦产生疑问。

第九节　脾破裂

正常脾包膜仅 1～2mm 厚,脾实质内间质较少,柔软脆弱,故易在直接或间接暴力作用下破裂。有慢性病理改变(如血吸虫病、疟疾、黑热病、传染性单核细胞增多症、淋巴瘤等)的脾更易破裂。脾损伤 20%～30% 合并有其他内脏伤,按其频数依次为左胸、左肾、颅脑、肝及胃肠道等。这些多器官伤表明损伤严重,也增加了治疗的复杂性,故其并发症及死亡率较单纯脾破裂有显著的增加。

一、病因

脾破裂依病因分成两大类。

1.外伤性破裂

占绝大多数,都有明确的外伤史,裂伤部位以脾的外侧凸面为多,也可在内侧脾门处,主要取决于暴力作用的方向和部位。

外伤性脾破裂又可分为:

(1)闭合性腹外伤,脾破裂,临床上占多数,多为钝性伤所致,如交通事故、钝性打击、坠落伤等。

(2)开放性腹外伤,脾破裂,如刀刺伤、火器伤等,和平时期较少见。

2.自发性破裂

更少见,且主要发生在病理性肿大的脾;如仔细询问病史,多数仍有一定的诱因,如剧烈咳嗽、打喷嚏或突然体位改变等。

根据损伤的范围,脾破裂可分为中央型破裂(破在脾实质深部)、被膜下破裂(破在脾实质周边部分)和真性破裂(破损累及被膜)3 种。前两种因被膜完整,出血量受到限制,故临床上并无明显出血征象而不易被发现。如未被发现,可形成血肿而最终被吸收。但有些血肿(特别是被膜下血肿)在某些微弱外力影响下,可以突然转为真性破裂,导致诊治中措手不及的局面,这种情况常发生于外伤后 1~2 周,应予警惕。

临床所见脾破裂,约 85% 是真性破裂,破裂部位较多见于脾上极及膈面。破裂如发生在脏面,尤其是邻近脾门者,有撕裂脾蒂的可能,在这种情况下,出血量大,患者可迅速发生休克,甚至未及抢救以致死亡。

二、临床表现

脾破裂的临床表现常随脾外伤的程度、部位、出血的数量与速度,以及有无合并伤等而表现不同。97% 有腹痛及腹部压痛,以左腹上区最为明显;88.4% 有腹肌紧张,而由于左膈下血液或脾包膜紧张刺激,30%~70% 的患者会出现左肩牵涉痛,有的可先以血腹症状出现,30%~40% 可检得左上腹脾浊音区扩大(Balance 征)。

三、诊断及鉴别诊断

据观察,脾破裂大部分有明显的外伤史。腹腔诊断性穿刺或灌洗阳性者更可作为重要的诊断依据。少数病例症状不典型,会发生诊断困难,若患者情况允许,可进行 B 型超声波检查,会发现脾外形缺损、左上腹积血或包膜下积血的征象。腹部 CT 也可发现脾裂口及脾内或脾区积血图像。选择性脾动脉造影更可显示脾破裂及出血。当然,外伤性脾破裂患者绝大多数属重危急诊,一般不宜做过多的搬动检查,以免造成继发性大出血,故 B 超、CT 检查等只能在特殊情况下采用,不宜作为常规的诊断检查。

脾破裂中,有 10%~20% 的病例会表现为延迟性脾破裂,或由于无明确外伤史而称为自发性脾破裂。延迟性脾破裂多发生于腹部闭合伤后,其形成的原因如下。

(1)外伤仅造成了脾的包膜下或中心性破裂,先引起脾内血肿,继而由于血肿增大、内压增高或体位活动,再造成脾包膜破裂而有内出血症状。

(2)外伤造成脾膈面或侧面的小破裂,出血量少,血凝块堵住裂口而暂时止血,此后由于体位活动或血凝块纤溶亢进而引起继发性出血。由于脾包膜平滑肌发育极差,无自动收缩能力,故脾破裂出血少有自止的倾向。延迟性脾破裂多于伤后 2 周以内出现,但也有报道外伤 1 年后再次破裂出血的,故脾破裂非手术治疗的成功率亦需予以慎重评价。

自发性脾破裂是指无明显外伤史的情况下出现的脾破裂,一般多发生在原有脾病变的患者。由于脾被膜菲薄、实质脆弱又原有病变,故在弯腰、转体,或日常生活中的轻微冲撞、咳嗽等,甚至熟睡时的转侧都可发生脾破裂。这种类型的脾破裂,由于无明显外伤史,且在失血性休克出现之前,常有多种症状和体征,有的以口渴、乏力为主诉,有的以腹胀为主诉,血腹体征也常不典型,故极易延误诊断而增加并发症及死亡率。

四、治疗

(一)急诊抢救

1.迅速明确诊断

迅速询问外伤史,做全面而有重点的体检,初步估计病情,常规腹穿以明确诊断。立即施行抢救(心肺复苏、监护、气道、静脉开放等)。

2.建立静脉通道,及时抗休克

肝、脾外伤者常伴有不同程度的失血性休克,及时补充血容量、应用血管活性药是纠正休克的基本措施。迅速建立 2 条以上的静脉通道,建立中心静脉穿刺通道。

3.及时给氧,畅通呼吸道

早期充分给氧可提高组织含氧量,改善机体缺氧状态。遇腹外伤尤其伴出血、低氧血症患者,应迅速取出活动性义齿、碎牙、血块等异物,给予 6～8L/min 吸氧,注意吸痰,伴有脑外伤昏迷患者要防止呕吐、窒息及舌后坠,呼吸困难持续加重者予以气管插管进行机械通气,必要时气管切开。对于合并肋骨骨折、血气胸患者,要严密观察呼吸频率、节律变化以及缺氧程度,已行胸腔闭式引流患者,要注意观察吸引瓶负压、引流量等。

4.做好输血及术前准备

在建立静脉通路后立即采血、配血、输晶体液,尽快补充血容量,留置导尿、胃肠减压。

5.处理合并伤

同时有脑外伤昏迷的肝、脾破裂患者要适当控制含钠溶液,以防脑水肿发生;对合并肾脏损伤的患者,要留置导尿管观察泌尿情况,对血尿质和量变化的观察有助于了解泌尿系统损伤程度以及肾功能了解;合并血气胸者及时置管引流,观察引流液颜色、性质、数量,保证引流畅通;开放性骨折及伤口应清创缝合、加压包扎,待病情稳定后再行处理。

(二)手术

及时手术是抢救腹腔大出血休克的最根本的措施。当前的对于创伤急救的理念是损伤控制,损伤控制外科(DCS)是指有系统的 3 个阶段,用以阻断由失血引起的致命性一系列级联事件。①立即手术,用最简单的方法控制出血和污染;②ICU 复苏,包括纠正低温、凝血障碍和酸中毒,呼吸支持;③当患者生理条件允许时实施腹部确定性手术。

1.手术

肝外伤仍为腹部伤的主要死因,肝后静脉损伤死亡率可达 60％～80％。清创性或规则性肝切除是处理严重肝外伤的主要方法。部分肝后静脉损伤可接受转流或全肝血流阻断下切除半肝显露和修补静脉,其余可选择改良肝周填塞法。

脾外伤自 20 世纪 50 年代 King 等强调其免疫功能以来,开展了种种保脾或自体脾组织移植手术,但对危重患者,脾切除因其止血迅速彻底而仍常被选用。

对胰头部和十二指肠降段同时毁损的胰十二指肠联合伤,仍是腹部创伤治疗上一个难题。急诊胰十二指肠切除术死亡率高、成功率低,仅在迫不得已时施行。对此,近年更多主张行多处充分引流,需要时后期重建,这亦是 DCS 在此类患者的实践。

2.ICU 复苏、监护、治疗

一旦腹腔临时关闭,应立即开始 ICU 复苏,包括液体复苏、机械通气、复温、纠正酸中毒及凝血障碍。在强力预防感染、治疗腹部创伤并发症的同时,积极配合其他相关科室医师继续检查遗漏损伤部位,并行相应处理。对于凝血功能的恢复,主要过程应在术后 24～72 小时。

3.确定性手术

当患者血流动力学稳定,体温恢复,无凝血功能障碍,即可考虑进行确定性手术,通常在首次手术后 24～48 小时进行,但这个时限不是唯一的,只要患者情况不允许,就不建议进入再次确定性手术治疗。手术的目的包括清除填塞物,充分腹腔探查并重新评价损伤程度,广泛冲洗并放置引流,恢复胃肠道的连续性,建立肠内营养通路等。

(三)非手术治疗

下列两种情况可考虑非手术治疗:①凝血功能严重不全者;②出血速度较慢,经非手术治疗血压平稳,出血逐渐减少停止者。非手术治疗包括输血、止血、扩容、抗感染等。

非手术治疗时应注意:①引流管引出量不能完全反映出血量,应结合症状、体征及床边 B 超检查;②对凝血功能不良者尽量输新鲜血,适当加用凝血酶原复合物等;③腹腔积血包裹不能吸收,或有感染可能者,可待病情平稳后,在 B 超引导下穿刺引流。

多数出血患者即使保守治疗成功,也会因腹腔积血不能完全清除或吸收而发生继发感染。感染性并发症比出血处理更为棘手。因此,我们认为遇有下列情况需积极手术治疗:①术后引流管引出大量新鲜血或在短时间内出现明显腹胀和重度休克者;②手术后低血压需每 4 小时输血 600～800mL 或以上才能维持有效血液循环或输血后循环状况一度改善又再趋恶化时;③高龄患者术后发生出血应及早手术,以免导致不可逆损害。

(四)围术期治疗

延迟性复苏或限制性(低压)复苏是近年休克治疗讨论热点。在行剖腹手术控制大出血之前,采用传统的强制性快速大量输液,除可能使由于低血压、血浓缩流速变慢和破口处血凝块形成等因素造成的本已减缓或暂止的出血突发加重,断送手术机会外,还会导致过负荷补液,诱发心力衰竭、ARDS 和脑水肿等。因此,延迟性复苏的观点逐渐被更多的外科医师接受。在未手术前,先输平衡液和适量输血,使血细胞比容维持在 20% 左右,动脉收缩压<90mmHg。适当增加血容量和流速,减少代偿红细胞总数,提高携氧能力;因血液稀释使再出血时红细胞的丢失相对较少;又不至加重出血。控制出血后,再及时补足失血。

腹腔间隙综合征(ACS)是腹部创伤术后严重并发症之一,行膀胱压监测可早期发现,必要时行腹部减压术;对急诊剖腹术后的腹部张力高的患者勿强行正规关腹,可用输液袋、硅胶片等行减张缝合暂时性关腹。

消耗性凝血病、低温和代谢性酸中毒这一致死三联征,是术后早期主要死因;而创伤组织感染或休克后肠道黏膜屏障功能下降引发肠道内源性感染导致的全身炎症反应综合征(SIRS)和多脏器功能不全综合征(MODS)则是后期主要死因,应尽早采取综合防治措施。

对于重度腹部创伤的患者,由于在创伤和手术的应激状态下机体呈超高代谢状态,儿茶酚胺及皮质激素等分泌增加,在应激激素介导下即出现高血糖症,另外,机体供应能量此时主要依赖于氧化分解体内的脂肪和蛋白质,容易出现脂肪酸的利用增加、蛋白质分解加速、热能供应不足和负氮平衡,血浆蛋白下降,此时分解代谢高于合成代谢。

虽然重度腹部创伤患者手术后的应激状态下处于负氮平衡,按照常规的治疗方案,应进行高热量、高氮的营养补充,但这可能会进一步增加机体的负担。近几年来有研究表明,严重创伤应激、大手术后等高代谢患者,较高能量与营养底物的供给对患者不利,相反可能增加并发症发生率,对患者造成不利的临床结局,在腹部重度创伤患者术后早期应用低氮、低热量肠外营养支持在短期内是一种安全、有效的治疗方法。

第十节　脾脓肿

一、概述

脾脓肿虽少见但是一种严重的疾病。在伴有多发脓肿的免疫抑制患者中,脾脓肿的死亡率约占 80％;而既往健康人群患有脾脓肿时其死亡率为 15％～20％。革兰阳性球菌如金黄色葡萄球菌、链球菌、肠球菌以及革兰阴性肠道菌群是较为常见的病原菌。其他一些如结核分枝杆菌、放线菌也是脾脓肿多见的感染病原菌。

二、病因

1.转移性脓肿

多发生在已有感染存在并导致菌血症或败血症者,可使脾脏的固有防御能力下降而发生脓肿,约占 75％。

2.原发性脾脏脓肿

脾脏的梗死、多发闭合性外伤合并血肿、开放性外伤以及脾囊肿(尤其是寄生虫引起的囊肿)均可由于组织坏死液化感染而形成脓肿,占 10％～15％。

3.邻近脏器的化脓性感染直接侵及脾脏

如胰腺炎、胃肠道穿孔等,占 5％～10％。

4.原因不明的脾脓肿。

三、临床表现

多数患者临床表现不典型,发热是其最主要的临床表现。典型的脾脓肿三联征为:发热、左上腹痛和脾肿大。除典型的临床表现外还有纳差等全身症状。多数患者有膈肌抬高伴左侧反应性胸膜炎。约有 50％患者有腹部不适、脾肿大。大部分患者均有某种先驱感染史,以后出现败血症。典型的临床表现有:①腹痛:患者以持续性左上腹钝痛或胀痛为主诉伴呼吸或活动时疼痛加重。25％～39％的患者有左肩部放射痛,表示炎症侵犯膈肌;②畏寒、发热:几乎所有患者均有寒战、高热,体温多达到 38℃～39℃或更高,呈弛张热或稽留热型。发热与畏寒是转移性脓肿的前驱症状;③脾肿大:患者左上腹可触及肿大脾脏,局部压痛、反跳痛及肌紧张,左上腹或左季肋部局限性皮肤水肿;④纳差、乏力等全身症状。

四、诊断

脾脓肿临床少见,误诊率较高,部分病例需术后确诊。但随着影像学的广泛应用,诊断率有了明显提高。目前,脾脓肿的诊断依据主要有以下几点:①有近期感染史或正患有感染性疾病;②出现寒战、高热,左上腹及左季肋部疼痛伴脾肿大;③既往有脾区外伤或脾栓塞史;④白细胞升高,血培养阳性;⑤B超、CT及X线等检查可见异常密度影。

辅助检查:

1.血常规检查

可见白细胞计数升高。

2.CT或B超

对脾脓肿的诊断价值较高。早期未液化可见较脾脏稍高密度影,脓肿形成后可见脾肿大及液性暗区,同时可以确定脓肿的大小、部位及性质。增强CT扫描可见脾脏内均一的低密度影周围不强化。2/3的成人脾脓肿为单发灶,另有1/3的患者为多发脾脓肿,在儿童则相反。

3.血液系统检查

主要表现为白细胞计数增高。约有85%患者白细胞增高,核左移伴中毒颗粒。白细胞增高主要以中性粒细胞增高为主,部分严重病例白细胞可降低,提示感染严重,预后较差。

4.超声检查

腹部B超是脾脓肿的首选诊断方法。特征为脾肿大,脾内回声增强,脾实质内出现形态不规则的无回声区,壁较厚、粗糙、边缘不整齐,脓肿内有气体生成时,可有强回声光点、光斑反射,彩色多普勒可显示脓肿的厚壁上丰富的血流信号,动态观察,脾内无回声区域可进行性增大。

5.同位素扫描

可明确脾脓肿的大小及部位,属无创检查。

6.脾动脉造影

可见脾增大,动脉期脾内有一无血管区的膨胀性肿块,脾血管移位、变直或分开,毛细血管期,脓肿呈现边缘不规则且模糊的充盈缺损。

五、鉴别诊断

根据脾脓肿发展过程需鉴别的疾病有所不同,分为:

1.早期未液化时应鉴别的疾病

(1)脾恶性淋巴瘤:脾脏较常见的恶性肿瘤,可为脾脏原发,也可以继发于全身淋巴瘤的晚期,以后者多见。在淋巴瘤临床表现基础上合并脾脏增大,上腹部不适及左上腹痛,可出现腹水、白细胞和血小板减少。淋巴结活检有意义,声像图可表现为脾肿大,实质回声略低于正常脾脏,脾实质内出现单发或多发的低回声区,边界不规则,内部也可以发生液化,形成可间杂无回声与较强回声区。

（2）其他脾脏肿瘤：多数是转移瘤，以血行播散为主，大部分有原发灶症状。

（3）脾结核：少见，常为全身粟粒性结核的一部分。临床表现以结核中毒症状为主，伴上腹部疼痛。根据不同时期脾结核影像学改变，可有早期变性时表现为低回声，发生干酪样坏死，化脓早期时为高回声，液化后无回声。

2.液化后应鉴别的疾病

（1）脾囊肿：脾囊肿较常见可分为先天性和寄生虫（棘虫等）性囊肿。先天性囊肿常见，临床多无明显特异性症状，往往在查体时超声下发现形态规则的圆形或椭圆形无回声区，囊壁薄、光滑、透声性好、后方回声增强。囊肿合并感染同脾脓肿症状相似不宜鉴别。

（2）脾血肿：脾血肿常有左上腹部外伤史，以摔伤、外伤为主，血液刺激脾脏包膜引起左上腹疼痛，重者可有失血性休克等临床表现。分为脾真性破裂、脾包膜下血肿和脾实质内血肿。超声下见脾脏无回声区。

六、治疗

良好的支持治疗及应用广谱抗生素是治疗的基础，而特效治疗是脾切除，故诊断一旦明确，应积极做好术前准备，及早手术。延误诊断和延迟手术是造成脾脓肿死亡的主要原因。

手术应争取做脾切除，一般脾周围都会有不同程度的粘连，若分离有困难，应先游离脾胃韧带，控制脾蒂后切除脾。腹内以抗生素溶液冲洗后，于脾窝留置引流管。脾与周围组织有广泛的致密粘连，切除确有困难者，可改用脓肿引流术，但疗效不如脾切除满意。降低手术死亡率的关键是及早诊断，积极的支持治疗，强有力的广谱抗生素及充分的术前准备，然后及时做脾切除。脾切除具体手术操作如下所述。

1.麻醉的选择

脾位于左上腹的背侧，经腹切口显得深而远，良好的暴露及顺利的操作，必须依赖于良好的麻醉，要求止痛完善及腹肌充分松弛，否则胃肠鼓胀于手术野，脾各韧带的游离难以顺利进行，更难以进行可靠的缝扎，术者常被迫徒手盲目分离脾肾韧带强行托脾，易造成大出血甚至撕裂脾蒂，导致严重后果。故良好的麻醉是手术的基本条件，一般可选用硬膜外麻醉或复合麻醉。

2.切口的选择

脾切除术的切口可选用上腹纵切口、左下腹肋缘下斜切口或胸腹联合切口。

（1）上腹纵切口：包括上腹正中切口、左旁正中切口及经腹直肌切口，起自剑突或肋缘，下至脐下 3～5cm。本切口组织损伤少，操作简捷，出血少，适用于急诊或一般脾切除。纵切口中以经腹直肌切口暴露最好，组织愈合也好，应用最普遍，在广泛粘连的脾手术中，又可改变成胸腹联合切口，或加一横切口成"T"形或"L"形，以便完成困难的脾切除术。上腹正中切口则用于腹部损伤，疑有内脏多处伤者，可兼顾右腹脏器的探查处理。

（2）左肋缘下斜切口：切口自剑突右侧沿肋缘下 3cm 直达左腋中线。这种切口在暴露脾的脆面、胃底贲门区比纵切口为佳，尤其在身材粗壮的患者更宜采用。但这种切口须横断腹上区的所有肌肉及神经，腹肌功能恢复较纵切口差，仅用于肠面可能有粘连的病例。

（3）胸腹联合切口：一般先做经腹直肌切口探查，如发现脾与膈或脾与左肝有广泛的血管性粘连，为改善手术野的暴露，减少大出血的危险，切口向左第7或第8肋间延伸，切断肋软骨及肋间肌，剪开膈肌，直达脾的膈面。在门静脉高压症，这种切口也可顺利完成 Sugiura 的门奇离断术。这种切口需加做气管内插管，损伤也较大，仅在少数情况中采用。

3.粘连巨脾的手术

脾是一个血窦样器官，实质柔软脆弱，通过各韧带与周围组织器官有广泛的血管性交通，出血是手术的最大危险，尤其在门静脉高压的情况下，脾更易与膈面、侧腹壁粘连形成侧支循环，切脾手术出血的危险性就更大。具体方法如下所述。

（1）扩大切口：根据探查结果，可考虑做胸腹联合切口或"T"形、"L"形切口。

（2）控制脾蒂或结扎脾动脉：粘连脾的分离一般由浅入深，先易后难，先打开胃脾韧带，在胰腺上沿找到脾动脉表浅处分离结扎，减少脾的动脉血供，脾的体积也会相应缩小，便于操作，减少出血。一般可在分离脾胃韧带及脾结肠韧带之后，在胰尾下缘剪开后腹膜，术者以示指在胰尾与脾蒂的背面沿疏松组织仔细地向上分离，直至脾动静脉及整个脾蒂在拇指和示指的控制之下。分离时必须轻柔，严防损伤脾静脉及侧支血管引起出血；若有可能，将胰尾从脾蒂分开后，可用粗丝线结扎脾动脉，若与胰尾分离困难，则可用一细条带先行结扎控制出血。

（3）分离脾周粘连：脾与侧腹壁的粘连一般可逐步钳夹结扎分离，由前缘到下极的脾结肠韧带游离完成后，则可把脾向内上推移以暴露脾肾韧带，也逐步做钳夹分离，并尽可能在明视下分离切断脾胃韧带及胃短动静脉；肠面及肝面的粘连应尽可能采用逐步分离结扎的方法以确保安全。多数情况下，可采用脾包膜下剥离的方法处理，即在肝膈面粘连处，切开脾包膜，剥离脾，立即以大块纱布巾填塞压迫膈面的剥离面，托出脾。若有可能，可把脾包膜对合缝合以消灭粗糙面。仔细检查各剥离面，尤其是胃底、贲门区及脾膈韧带区位置深，常被胃底所掩盖，应把胃底向内推开，彻底缝扎该处的剥离面。此外，脾肾韧带的剥离面也常需缝扎止血。

脾切除术后常规在脾窝处留置橡皮引流管，以引出残血或渗血，并便于观察有无继续出血情况。引流管一般存留24~48小时后拔去。

4.脾切除术后持续发热问题

脾切除术后，有持续38℃以上发热的病例较其他腹部手术后多见。切脾术后持续发热主要原因是感染，诱因是：①脾窝积血；②大量缝扎，异物存留及组织坏死增加；③脾切除术后感染的易感性增高；④胰尾损伤、结扎坏死等。故脾切除术后持续发热首先应考虑是腹内感染，应多次测定血白细胞，包括胸部在内的全身体格检查。若出现胸腔积液、左肺感染、左肋间饱满压痛，或左上腹压痛、左腰背部压痛等，都是膈下感染的征象，若患者诉左胸腹部或左腰背部胀痛不适，也提示有膈下感染。应做胸腹透视及拍摄胸腹部平片检查，若可见液气平面或膈下积液、左胸积液等，都提示为膈下脓肿，应在穿刺确诊后给予引流。近年来采用B型超声图检查，可获得较准确的定位，并可在B超引导下做穿刺，穿刺抽得脓液后应做细菌培养加抗生素敏感试验以选用有效的抗生素。脓肿经保守治疗无效者都应做切开引流，一般采用背部第11肋间切口，经胸膜外直达脓腔引流。

持续发热的另一个原因是栓塞性静脉炎，脾切除术后，脾静脉成一长的盲管，加上脾切除术后血小板的急剧上升，脾静脉不可避免地会有血栓形成，导致持续的发热。若脾静脉血栓延至门静脉可以引起高热、腹痛、腹胀、腹水、血便、黄疸等门静脉栓塞症的表现。故在术后血小板升高达 $500 \times 10^9/L$ 以上者,应考虑应用水杨酸制剂以抑制血小板聚集和血栓形成。手术后持续发热是否由脾切除后免疫功能紊乱所引起,目前尚无定论。

总之,脾切除术后发热大多数是由于感染、吸收热、血栓形成等原因引起,应竭力寻找原因,进行处理。对少数"不明原因"者,可采用吲哚美辛等退热药加抗生素治疗,持续 1～2 周,停药后若反复发热,仍应考虑有潜在感染病灶,若停药后体温正常,则可认为是原因不明的"脾热"。

第五章　血管外科疾病

第一节　单纯性下肢静脉曲张

单纯性下肢静脉曲张指深静脉无病理改变,仅为下肢浅静脉瓣膜关闭不全,使静脉内血液倒流,远端静脉淤滞,继而病变静脉扩张、变性、出现不规则膨出和扭曲。

一、诊断标准

1.临床表现

(1)下肢浅表静脉曲张,即大、小隐静脉及其属支迂曲和扩张,站立时明显,平卧后消失。

(2)久立后患肢沉重,酸胀,易疲劳,平卧休息后可减轻;病情轻者可无明显不适。

(3)病情进展时,可出现患肢轻度肿胀但多局限于踝部和足背部,也可有足靴区皮肤营养障碍如皮肤色素沉着、皮肤和皮下组织硬结、湿疹甚至经久不愈性溃疡。

(4)合并浅静脉炎时可出现局部红、肿、热、痛,可扪及红肿的条索。

(5)部分患者可合并患肢的皮炎如湿疹或神经性皮炎。

(6)大隐静脉瓣膜功能不全,而 Perthes 试验可了解深静脉通畅情况。

2.诊断要点

(1)有典型的临床表现如浅静脉曲张,行走或久立后患肢沉重、酸胀等,严重者可出现下肢尤其是足靴区皮肤营养障碍即皮肤色素沉着,甚至经久不愈性溃疡。

(2)可合并浅静脉炎时或皮炎等。

(3)大隐静脉瓣膜功能不全,而 Perthes 试验可了解深静脉通畅情况。

(4)血管彩超可见大、小隐静脉瓣膜关闭不全,深静脉通畅。

(5)静脉造影可鉴别浅静脉曲张为单纯性下肢静脉曲张,抑或是原发性深静脉瓣膜功能不全,或下肢深静脉血栓形成后遗症的表现。

二、治疗

1.非手术治疗

根据病情的需要选用不同型号的循序减压弹力袜,以达到促进血液回流和防止倒流的目的。服用黄酮类及七叶皂苷类药物有助于缓解酸胀和水肿等症状。非手术治疗适用于:①静脉曲张较轻而症状不明显者。②妊娠期妇女。③手术耐受力极差者。

2.硬化剂注射治疗

利用硬化剂注入空虚的曲张静脉引起炎症反应使之闭塞。适用于局部静脉曲张较轻和术后残留曲张静脉。常用的硬化剂有 5% 鱼肝油酸钠、3% 十四羟基硫酸钠和 5% 油酸乙醇胺溶液。

3.手术治疗

传统的手术方法是大隐(小隐)静脉高位结扎和曲张静脉剥脱术。近年来开展的激光腔内闭合术、旋切刨吸术、射频消融闭合术和电凝闭合等术式均取得良好的疗效。

三、并发症及其处理

1.血栓性浅静脉炎

曲张静脉内血流缓慢,易形成血栓并发非感染性炎症。也可因细菌侵入引发感染性炎症。表现为局部红肿、皮温升高、曲张静脉呈条索或结节状,触之疼痛。可嘱患者卧床休息,抬高患肢,应用抗生素治疗。炎症消退后,行手术治疗。

2.溃疡形成

足靴区在皮肤破损后会引起难愈性溃疡,常合并感染。可给予创面湿敷,抗感染治疗。较大或较深的溃疡,应在感染控制后,及时手术治疗。必要时可行溃疡植皮术。

3.曲张静脉破裂出血

曲张静脉管壁薄,周围缺少组织支持,外伤引起出血后难于自行停止。可行局部加压包扎,也可缝扎止血,以后再行手术治疗。

第二节　下肢深静脉血栓形成

血液在静脉系统内由液态转化为固态,不但阻塞回流,而且引起静脉壁的炎性改变称为静脉血栓形成或者血栓性静脉炎。最常见于下肢。

一、诊断标准

1.临床表现

部分轻度下肢深静脉血栓形成患者可无明显症状,当血栓导致血管壁及其周围组织炎症反应,尤其是血栓堵塞静脉管腔,造成静脉血液同流障碍后,依据病变部位不同,可形成各异的临床表现。

(1)下肢肿胀:绝大多数为突发单侧下肢肿胀,如血栓延伸进下腔静脉后可造成双侧下肢肿胀。如血栓仅累及膝下静脉或肌肉静脉丛也可肿胀不明显。因左髂静脉易受右髂动脉骑跨压迫(Cockett 综合征),因而左下肢静脉血栓形成发生率远高于右侧。

(2)下肢疼痛:主要是血栓激发静脉壁炎症反应和血栓远端静脉急剧扩张,刺激血管壁内末梢神经感受器所致。尤其以肌肉静脉丛血栓形成者更易表现为小腿腓肠肌活动后疼痛,而髂股静脉血栓形成者发生疼痛者则较为少见。

(3)可有浅静脉扩张:这主要是深静脉血栓形成后的继发性代偿反应。

(4)全身反应:少数患者可有体温升高,但一般不超过38.5°,也可有脉率增快、白细胞计数增多等。如下肢静脉血栓不断蔓延累及下肢整个深静脉、浅静脉及其属支者,少数可导致强烈的动脉痉挛,称之为股青肿,出现系列下肢缺血性临床表现如患肢发凉、发绀,皮肤出现水疱,足背动脉搏动减弱或消失,甚至出现肢体坏疽或休克表现。

2.诊断要点

(1)症状和体征

①主要表现:为一侧肢体突然肿胀。尤其是卧床患者、有血液高凝状态或患肢有静脉穿刺或输刺激性药物者更应怀疑此病。

②周围型:又称为小腿肌肉静脉丛血栓形成。此类患者临床表现可不明显,可仅有患肢轻度肿胀,小腿轻度疼痛,Homan征可呈阳性。

③中央型:也称髂股静脉血栓形成。患肢肿胀明显,也可有患肢轻度疼痛。

④混合型:全下肢深静脉包括小腿肌肉静脉丛均有血栓形成。如为周围型发展所致,则前期表现较轻,而后突然肿胀。如为中央型扩展所致,则临床表现与中央型不易鉴别。

⑤股青肿:如广泛深静脉血栓形成导致动脉强烈痉挛,临床上表现为在肢体肿胀的基础上出现患肢剧烈疼痛,皮温下降,皮肤呈暗紫色,患肢动脉搏动减弱或消失。

(2)辅助检查

①彩色多普勒超声检查:是判断下肢深静脉血栓形成的主要手段。

②放射性核素检查:对于彩超不易发现的小腿肌肉静脉丛血栓形成和怀疑有肺栓塞者有较大帮助。

③静脉造影:多不主张,因此检查可能加重深静脉血栓形成,现多已彩超所替代。

二、治疗

1.非手术治疗

(1)一般处理:卧床休息1~2周,抬高患肢。

(2)祛聚药物:目的是扩充血容量,降低血黏度,减少血小板聚集。常用药物有阿司匹林、双嘧达莫、右旋糖酐、丹参等。

(3)抗凝药物:降低机体凝血功能,防止新血栓再形成。目前临床常用低分子肝素(相对分子质量<6000)皮下注射。优点是不需监测凝血功能,出血并发症较少。待血栓稳定后,改用香豆素衍生物(如华法林)口服2个月或更长时间。

(4)溶栓药物:激活血浆中的纤溶酶原成为纤溶酶,使血栓中的纤维蛋白裂解,达到血栓溶解的目的。溶栓药物有尿激酶(UK)、链激酶(SK)、组织型纤溶酶原激活剂(t-PA)等,可外周静脉点滴给药,也可深静脉置管给药。在血栓形成早期给药效果更佳。溶栓过程中应监测凝血功能,防止出血的发生。

2.手术治疗

一般不必手术取栓。但严重髂股静脉血栓,特别是出现股青肿者,适用取栓术。

3.下腔静脉滤器置入术

此治疗目的是预防血栓脱落造成致命性的肺栓塞,需掌握适应证。滤器有永久性和可回收性两种。

第六章　泌尿外科疾病

第一节　尿路感染

一、上尿路感染

上尿路感染严格意义上包括肾脏的感染和输尿管的感染,但单纯的输尿管感染临床上几乎不存在,故只讲解肾脏及肾周的感染。

(一)急性肾盂肾炎

肾盂肾炎是常见病,女性多于男性,有两种感染途径:①上行性感染:细菌可由输尿管进入肾盂再侵入肾实质。②血行性感染:细菌由血流到肾小管从肾小管蔓延到肾盂。

1.病因

肾盂肾炎感染的细菌主要来自尿路上行感染。当用各种医疗操作时细菌可由体外带入,经尿道上行感染。但更常见的是会阴部的肠道细菌经尿道、膀胱、输尿管至肾脏。尿路梗阻是急性肾盂肾炎最常见的诱因。肾盂肾炎经常是由革兰氏阴性杆菌所引起,其中大肠杆菌最为常见,其次是变形杆菌、克雷伯杆菌、产气杆菌、绿脓杆菌等;革兰氏阳性细菌约占20%,常见的为链球菌和葡萄球菌。血行性感染仅约占30%,多为葡萄球菌感染。

2.病理

急性肾盂肾炎可侵犯单侧或双侧肾脏,肾盂肾盏黏膜充血、水肿、表面有脓性分泌物,黏膜下可有细小的脓肿。肾乳头,可见大小不一,尖端指向肾乳头,基底伸向肾皮质的楔形炎症病灶。病灶内肾小管腔中有脓性分泌物,间质内有白细胞浸润和小脓肿形成,炎症严重时可有广泛性出血。较大的炎症病灶愈合后可留下瘢痕,肾小球一般无形态改变。

3.临床表现

本病常发生于生育年龄妇女,主要表现为尿频、尿急、尿痛等膀胱刺激症状,腰痛或下腹部痛、肋脊角及输尿管点压痛,肾区压痛和叩痛。另外有全身感染症状,如寒战、发热、头痛、恶心、呕吐、食欲不振等。

4.诊断

本病有典型的临床表现,尿液检查有白细胞、红细胞、蛋白质、管型和细菌,尿细菌培养每毫升尿有菌落 10^5 以上,血白细胞计数升高,中性粒细胞增多明显,确定诊断不困难。临床上急性肾盂肾炎常伴膀胱炎,有时不易区别。然而,下尿路感染很少有寒战、发热等全身症状。

5.治疗

(1)全身支持治疗:急性肾盂肾炎患者有高热,可卧床休息给予足够营养补充液体,维持尿量每日在1500mL以上。膀胱刺激症状明显者,可给予解痉药物。

(2)抗菌药物治疗:首先收集尿液做尿沉渣涂片、细菌培养和抗生素敏感试验。急性肾盂肾炎病情较急需要及时处理,在细菌培养尚未明确前根据尿涂片染色结果,采用毒性小的广谱抗生素治疗。如为革兰氏阳性球菌选用万古霉素,革兰氏阴性杆菌可选用头孢菌素、广谱青霉素、氨基糖苷类抗生素,或者给予复方新诺明、喹诺酮类药物。根据尿液细菌培养结果和对抗生素敏感情况选用有效抗菌药物。病情较重者需抗菌药物联合应用。抗菌药物的使用应持续到体温正常,全身症状消失,细菌培养阴性后2周。

(二)肾积脓

肾实质感染所致广泛的化脓性病变,或尿路梗阻后肾盂肾盏积水、感染而形成一个积聚脓液的囊腔称为肾积脓。致病菌有革兰氏阳性球菌、革兰氏阴性杆菌或结核杆菌。多在肾结石、肾结核、肾盂肾炎、肾积水等疾病的基础上,并发化脓性感染而形成。

临床表现:主要为全身感染症状,如畏寒、高热,腰部疼痛并有肿块,病程长者可消瘦、贫血。如尿路为不完全性梗阻、脓液沿输尿管排入膀胱而出现膀胱炎症状,膀胱镜检查可见患侧输尿管口喷脓尿。B超显示为肾盂积脓。排泄性尿路造影或放射性核素肾图提示患侧肾功能减退或丧失。

治疗:应注意加强营养,抗感染,纠正水、电解质紊乱,并施行脓肾造瘘术。如患肾功能已丧失,而对侧肾功能正常,可做患肾切除术。

(三)肾皮质多发性脓肿

肾皮质形成多发性小脓肿,称为肾疖;小脓肿融合扩大而成大块化脓组织称为肾痈。致病菌大多为金黄色葡萄球菌,亦有大肠杆菌和变形杆菌等。大多数患者由于疖、痈、龋齿、扁桃体炎等远处炎性病灶,经血运播散引起。在病理上病变发展可从肾皮质向外破溃形成肾周围脓肿。

临床表现:主要为畏寒、发热、腰部疼痛、肌紧张、肋脊角叩痛,无膀胱刺激症状,病程为1~2周。如肾痈破溃侵入肾周围间隙,则全身和局部症状明显加重。血白细胞计数升高,中性粒细胞增加。尿镜检无脓尿或菌尿。但是,当脓肿与集合系统相通后可出现脓尿和菌尿,尿液涂片革兰氏染色可找到致病菌,尿细菌培养为阳性。血培养有细菌生长。B超和CT均可显示脓肿,在超声引导下针刺抽吸取得脓液可确诊。若肾痈形成或并发肾周围脓肿,需施行切开引流术。早期肾皮质脓肿应及时应用抗生素。

(四)肾周围炎

肾周围组织的化脓性炎症称肾周围炎,若形成脓肿称肾周围脓肿。致病菌以金黄色葡萄球菌及大肠杆菌多见,病变位于肾固有筋膜与肾周筋膜之间,多由肾痈、肾表面脓肿直接感染所致。细菌从淋巴管和血运途径传播则很少见。

临床表现:主要为畏寒、发热、腰部疼痛和肌紧张,局部压痛明显。血白细胞计数及中性粒细胞上升。由于肾周围炎多伴有肾实质感染,尿常规检查可见脓细胞。单纯肾周围炎尿常规无异常。若脓肿溃破,沿腰大肌扩展,刺激腰大肌使髋关节屈曲不能伸展,脊柱弯向患侧。B超和CT可显示肾周围脓肿,在超声引导下作肾周围穿刺,可抽得脓液。若未形成脓肿,治疗首选敏感的抗生素和局部热敷,如有脓肿形成,应做穿刺或切开引流。

二、下尿路感染

(一)急性细菌性膀胱炎

急性细菌性膀胱炎多见于青年女性,多为上行感染,很少由血行感染及淋巴感染所致,男性患者常合并有急性前列腺炎、良性前列腺增生、包皮炎、尿道狭窄、尿结石、肾感染等诱发因素。致病菌多数为大肠杆菌。

1.临床表现和体征

急性细菌性膀胱炎临床表现的主要特点是:发病突然,尿痛、尿频、尿急的膀胱刺激三联征明显,全身症状不明显。某些患者甚至因排尿时的尿道烧灼感不敢排尿。可伴有终末血尿或全程血尿,甚至有血块排出。可伴有急迫性尿失禁。体温正常或低热。耻骨上膀胱区可有压痛,但无腰部压痛。

2.诊断和鉴别诊断

尿沉渣检查可见白细胞增多,也可有红细胞。尿道有分泌物也应作涂片细菌学检查。膀胱炎应与其他以排尿改变为主要症状的疾病鉴别,包括阴道炎、尿道炎等。阴道炎有排尿刺激症状伴阴道刺激症状,常有阴道分泌物排出且恶臭。尿道炎有尿频、尿急,但不如膀胱炎明显,有尿道脓性分泌物。

3.治疗

(1)全身治疗:多饮水,口服碳酸氢钠碱化尿液,减少尿路刺激。可使用颠茄、阿托品,或者使用热敷、热水坐浴等方法解除膀胱痉挛。

(2)抗菌药物应用:可选用复方新诺明、头孢菌素类、喹诺酮类等药物。近年,口服单剂磷霉素治疗单纯性膀胱炎也取得了良好效果,缩短了患者的治疗疗程,节省了患者的费用。

(二)慢性细菌性膀胱炎

慢性细菌性膀胱炎是上尿路急性感染的迁移或慢性感染所致,亦可诱发或继发于某些下尿路病变,如良性前列腺增生、慢性前列腺炎、尿道狭窄、结石或异物、尿道旁腺炎等。

临床表现以反复发作或持续存在的尿频、尿急、尿痛,并有耻骨上膀胱区不适。诊断根据病史和临床表现诊断不难,但必须考虑反复发作或持续存在的原因,否则难以彻底治疗。

治疗方法包括:应用抗菌药物,保持排尿通畅,处理诱发尿路感染的病因。病程较长,抵抗力弱者,应全身支持,加强营养。

(三)尿道炎

尿道炎的致病菌包括革兰阴性菌和革兰阳性菌。其中通过性接触传播途径,由淋球菌或非淋球菌的病原体所致的急、慢性尿道炎较为常见,属性传播疾病。

第二节　尿石症

一、概述

尿石症的形成机制尚未完全清楚,有多种学说,肾钙化斑、过饱和结晶、结石基质、晶体抑制物质、异质促进成核学说是结石形成的基本学说。许多资料显示,尿路结石可能是多种影响因素所致。

(一)病因学

影响结石形成的危险因素很多,性别和年龄、种族、遗传、环境因素、饮食习惯和职业对结石的形成影响很大。身体的代谢异常、尿路梗阻、感染、异物和药物的使用是结石形成的常见原因。重视上述问题,能够减少结石的形成和复发。

1.代谢异常

(1)尿液酸碱度:在碱性尿中易形成磷酸镁铵及磷酸盐沉淀,在酸性尿中易形成尿酸和胱氨酸结晶。

(2)高钙血症:引起高钙血症的常见疾病包括甲状旁腺功能亢进、乳碱综合征、结节病或类肉瘤病、维生素 D 中毒、恶性肿瘤、皮质醇增多、甲状腺功能亢进、嗜铬细胞瘤、肾上腺功能不全、服用噻嗪类利尿药、急性肾小管坏死恢复期、多发性骨髓瘤、甲状腺功能减退和维生素 A 中毒等。

(3)高钙尿症:原发性高尿钙症分 3 型:吸收性高钙尿症、肾性高钙尿症和重吸收性高钙尿症。一些明确的代谢性疾病也引起继发性高钙尿症及尿路含钙结石形成,如肾小管酸中毒、长期卧床、甲状腺功能亢进和维生素 D 中毒等。

(4)高草酸尿症:原发性高草酸尿症很少见。继发性高草酸尿症的原因包括维生素 C 摄入过多、饮食中草酸及其前体物质过量摄入、饮食中钙的摄入减少、肠原性高草酸尿症和维生素 B_6 缺乏等。

(5)高尿酸尿症:与嘌呤代谢异常有关。

(6)胱氨酸尿症:与遗传性疾病有关。

(7)低枸橼酸尿症和低镁尿症:抑制结石形成的因子减少,有利于结石的形成。

2.局部因素

尿路梗阻、感染和尿路异物存在是诱发结石形成主要局部因素,梗阻可以导致感染和结石形成,而结石作为尿路中的异物,会加重梗阻和感染的程度。容易引起尿路结石形成的梗阻性疾病包括机械性梗阻和动力性梗阻两大类。其中肾盂输尿管连接部狭窄、膀胱颈部狭窄、海绵肾、肾输尿管畸形、输尿管膨出、肾囊肿、肾盏憩室和马蹄肾等是常见的机械梗阻性疾病。容易引起尿液滞留,诱发结石形成。神经源性膀胱和先天性巨输尿管属于动力梗阻性疾病,同样造成尿液滞留,促进结石形成。

3.药物相关因素

药物引起的肾结石占所有结石 1%～2%,分为两大类:一类是尿液中浓度高而溶解度低的药物,包括氨苯蝶啶、治疗 HIV 感染的药物(如茚地那韦)、硅酸镁和磺胺类等药物,本身就是结石的成分。另一类为能够诱发结石形成的药物,包括乙酰唑胺、维生素 D、维生素 C 和皮质醇激素等,在代谢过程中诱发其他成分结石的形成。

(二)结石分类

结石由晶体和基质组成。晶体占结石 97%,是结石的主体成分;基质约占 3%,是一种类似尿黏蛋白的物质。根据结石的化学成分可分为五大类:草酸钙结石、磷酸钙结石、尿酸结石、磷酸铵镁结石及胱氨酸结石。多数结石是混合性结石,含有两种以上成分,以其中一种为结石主体。含钙结石(包括草酸钙结石和磷酸钙结石)最多见,约占 90%。

(三)成石机制

尿石症的形成机制尚未完全明确,普遍认为多种因素共同作用形成结石,其中,尿液中成石物质浓度过饱和是结石形成过程中最重要的驱动力。结石形成经过以下几个步骤:①晶核形成:尿液中外来颗粒诱发晶核形成,即异质成核。②结晶生长:过饱和尿液中的离子不断沉积到晶核表面,结合到晶格中,使晶体长大。这些晶体可以经过肾盂排出体外。③结晶聚集:尿液中的晶核或结晶借助电学或化学的驱动力相互聚合成较大的晶体颗粒。④结晶滞留:晶体-细胞相互作用,是结石形成的重要步骤之一。结晶及其聚合体通过基质的黏合作用附着于受损的肾小管上皮细胞,或通过结晶与细胞之间电荷的作用介导了晶体与细胞表面吸附,并使晶体陷于细胞内,逐渐长大,最终形成临床结石,含钙结石的形成除了尿液过饱和外,还取决于尿饱和度与结晶抑制因子之间的平衡。结石抑制因子如枸橼酸盐、焦磷酸盐和镁等通过直接抑制和间接抑制作用抑制结石形成。尿中结晶抑制因子降低是含钙结石形成的条件之一。非钙结石如尿酸、胱氨酸、磷酸镁铵结石单纯尿液过饱和就是结石形成的充分条件。

(四)病理生理

尿路结石在肾和膀胱内形成,输尿管结石和尿道结石是结石排出过程中停留该处所致。输尿管有三个生理狭窄处,即肾盂输尿管连接处、输尿管跨过髂血管处及输尿管膀胱壁段。结石沿输尿管移动,常停留或嵌顿于三个生理狭窄处,并以输尿管下三分之一处最多见。

尿路结石可引起尿路直接损伤、梗阻、感染或恶性变。所有这些病理生理改变与结石部位、大小、数目、继发炎症和梗阻程度等有关。结石阻塞尿路后最为重要的病理生理改变是肾积水和肾功能损害。可引起急性完全性尿路梗阻或慢性不完全性尿路梗阻。前者在及时解除梗阻后,不影响肾功能;后者往往导致肾积水,使肾实质萎缩、肾功能不全。

二、肾结石

(一)临床表现

肾结石可长期存在而无症状,特别是较大的结石,较小的结石活动范围大,容易进入肾盂输尿管连接部或输尿管,临床可出现疼痛和血尿。肾结石引起的疼痛可分为钝痛和绞痛。40%~50% 的患者,都有间歇发作的疼痛史。疼痛常位于肋脊角、腰部和腹部,多数呈阵发性,亦可为持续性疼痛。疼痛时,可能仅表现为腰部酸胀或不适,活动或劳动可促使疼痛发作或加重。肾结石绞痛呈严重刀割样痛,常突然发作,疼痛常放射至下腹部、腹股沟、股内侧,女性则放射至阴唇部位。肾绞痛发作时患者呈急性病容,蜷曲在床,双手紧压腹部或腰部,甚至在床上翻滚、呻吟。肾绞痛严重时,患者面色苍白,全身出冷汗,脉细速,甚至血压下降。虚脱状态时多伴恶心、呕吐、腹胀、便秘。发作常持续数小时,但亦可数分钟即自行缓解,但缓解后数日仍可感虚弱无力、腰部酸胀隐痛。绞痛发作时尿量减少,绞痛缓解后可有多尿现象。血尿是肾结石另一主要症状,疼痛时往往伴发肉眼血尿或镜下血尿,以后者居多。大量肉眼血尿并不多见,体力活动后血尿可加重。

(二)诊断

肾结石的诊断一般不难,通过病史、体格检查和必要的 X 线摄片、化验检查,多数病例可以确诊。诊断肾结石时应了解结石的大小、数目、形态、部位、有无梗阻或感染、肾功能情况、成分及潜在病因。

1.病史

仔细询问病史常可获得很有价值的资料,如疼痛的性质、位置和放射的部位,腹痛后尿化验有无红细胞等。患者可能有各种代谢性疾病的病史,如痛风、胱氨酸尿、长骨囊性病变或病理骨折、慢性泌尿系统感染及肾钙质沉着等。如有以上病情则需做深入的代谢检查,否则只做常规检查。另外要仔细了解有无饮食异常史、长期服用药物史、体液流失史及慢性泌尿系统感染史。循证医学表明:有诊断价值的病史并不多见,35%～40%肾结石的病史不够清楚,症状也不明显,但有患肾结石病家族史的患者其发病率较正常人多 4 倍。

2.体格检查

无尿路感染者一般无发热。绞痛发作时,患者躯体屈曲、腹肌紧张、肋脊角可有压痛及局部肌紧张、叩击痛,静止期仅有患侧脊肋角叩击痛。

3.实验室检查

(1)血清检查:测定钙、磷、尿酸、血浆蛋白、血二氧化碳结合力、钾、钠、氯、尿素氮、肌酐等。

(2)尿液检查

①尿常规:蛋白阴性或微量、酸碱度因结石成分不同而异。镜检多有红细胞,如合并感染,可见到脓细胞。有时尿中可见到肾结石的特殊结晶和结晶团块。

②尿培养及细菌药物敏感试验。

③24 小时尿定量分析:测定尿总量、钙、磷、尿酸、草酸、胱氨酸、镁、钠、氧化物、枸橼酸、硫酸盐、pH 值等 2 次,第 1 次在正常工作饮食时,在矫正饮食 1 周后再做第 2 次。

④结石成分分析:尿结石由晶体和基质两类物质组成,其中晶体成分占绝大部分。用现代物理化学方法分析尿结石,已测到约 30 种晶体成分,如某种晶体成分的含量达 90%,即称为纯结石。纯结石较少见,结石多以混合形式出现,但往往以一种晶体成分为主。基质是所有尿结石共有的成分,是一种黏蛋白复合物,可能来源有肾小球滤过液、肾小管表面的糖蛋白、坏死的小管细胞膜、肾小管分泌物、肾小管基质、间质组织和细菌等。

(3)影像学检查

①尿路平片:90%以上的肾结石在 X 线片上显影,显影的深浅和结石的化学成分、大小和厚度有关。不同成分的肾结石按其显影的满意程度依次排列为草酸钙、磷酸钙和磷酸镁铵、胱氨酸、含钙尿酸盐。纯尿酸结石不显影。

②静脉尿路造影:可了解肾盏、肾盂形态及肾功能状态。阴性结石在显影的肾盂内表现为透明区,类似占位性病变。另外可以帮助了解肾脏的功能及输尿管是否有梗阻。

③膀胱镜检查和逆行肾盂造影:适用于静脉尿路造影后仍诊断不明的病例。

④B超检查:有助于对囊性、占位性、积水、结石等病变的诊断,特别是对无症状而较大的鹿角状结石及X线不显影的尿酸结石意义更大。

⑤放射性核素扫描及肾图:不仅可显示结石而且也能表明梗阻和肾功能损害的程度,肾图可提示梗阻。

⑥CT检查:对X线不显影的尿酸结石可以确诊。

⑦核磁共振水成像:可了解梗阻时肾积水的影像。

(三)治疗

1.病因治疗

少数患者能找到形成结石的病因,如甲状旁腺功能亢进(主要是甲状旁腺瘤),只要切除腺瘤,原有的尿路结石会自行溶解、消失。尿路梗阻者,只要解除梗阻,可以避免结石复发。

2.排石治疗

临床上绝大多数尿路结石可以通过微创的治疗方法将结石粉碎并排出体外,只有少数比较小的尿路结石可以选择药物排石。

(1)排石治疗的适应证:①结石直径小于0.6cm;②结石表面光滑;③结石以下尿路无梗阻;④结石未引起尿路完全梗阻,停留于局部少于2周;⑤特殊成分的结石,如尿酸结石和胱氨酸结石推荐采用排石疗法;⑥经皮肾镜、输尿管镜碎石及ESWL术后的辅助治疗。

(2)排石方法:包括一般方法、中医中药、溶石疗法和中西医结合等方法。①每日饮水2000~3000mL,昼夜均匀。②双氯芬酸钠栓剂肛塞:双氯芬酸钠能够减轻输尿管水肿,减少疼痛发作风险,促进结石排出,推荐应用于输尿管结石。③口服α受体阻滞剂或钙离子通道拮抗剂可使输尿管下段平滑肌松弛,促进输尿管结石排出。④中医中药:治疗以清热利湿,通淋排石为主,常用的成药有尿石通等,常用的方剂如八正散、三金排石汤和四逆散等。针灸疗法无循证医学的证据,可以作为辅助疗法。⑤溶石疗法:尿酸结石,口服别嘌呤醇、枸橼酸氢钾钠或碳酸氢钠片;胱氨酸结石,亦可口服枸橼酸氢钾钠或碳酸氢钠片。⑥根据结石部位的不同选择体位排石。

3.体外冲击波碎石(ESWL)

通过X线或B超对结石进行定位,利用高能冲击波聚焦后作用于结石,使结石裂解,直至粉碎成细砂,随尿液排出体外。直径小于2cm的肾结石应首选ESWL治疗。

4.经皮肾镜取石或碎石术(PCNL)

经腰背部细针穿刺直达肾盏或肾盂,扩张并建立皮肤至肾内的通道,插放肾镜,直视下取石或碎石。适用于所有需开放手术干预的肾结石,包括完全性和不完全性鹿角结石、直径达到2cm的肾结石、有症状的肾盏或憩室内结石、体外冲击波难以粉碎及治疗失败的结石。

5.腹腔镜输尿管取石(LUL)

20世纪90年代,由于腹腔镜系统设备和手术器械的进步,开始用腹腔镜施行输尿管切开取石,并得到推广应用。手术途径有经腹腔和经后腹腔两种。

6.开放手术治疗

过去大多数尿石症采用开放手术取石,但是手术给患者造成较大的创伤,尤其是复杂性肾结石一次不易取尽,手术难度大,危险性增加,甚至有发生肾功能衰竭和失肾的可能。由于腔内泌尿外科技术的普遍开展,临床已经逐渐少用。

(四)预防

尿路结石形成的影响因素很多,结石发病率和复发率高,因而合适的预防措施有重要意义。

1.大量饮水

可增加尿量,稀释尿中形成结石物质的浓度,减少晶体沉积,也有利于结石排出。除日间多饮水外,每夜加饮水 1 次,保持夜间尿液呈稀释状态,可以减少晶体形成。成人 24 小时尿量在 2000mL 以上,这是一项很重要的预防措施。

2.调节饮食

根据结石成分、代谢状态等调节食物构成。高钙摄入者应减少含钙食物的摄入量,少用牛奶、奶制品、豆制品、巧克力、坚果类食品。草酸盐结石的患者应限制浓茶、菠菜、番茄、芦笋、花生等的摄入。高尿酸的患者应避免高嘌呤食物如动物内脏。

3.特殊性预防

只有在进行了完整的代谢状态检查后才可采用以下预防方法。草酸盐结石患者可口服 B 族维生素以减少草酸盐排出;口服氧化镁可增加尿中草酸溶解度。尿酸结石患者可口服别嘌呤醇和碳酸氢钠,以抑制结石形成。伴甲状旁腺功能亢进者,必须摘除腺瘤或增生组织。有尿路梗阻、尿路异物,尿路感染或长期卧床等,应及时治疗,以避免结石发生。

三、输尿管结石

输尿管结石多是肾内形成而降入输尿管,原发于输尿管的结石是很少见,所以输尿管结石与肾结石的病因相同,但结石进入输尿管后逐渐变成枣核形。

(一)临床表现

本病男性多于女性,20～40 岁发病率最高。输尿管结石和肾结石的症状基本相同。输尿管上中段结石引起的输尿管绞痛的特点是一侧腰痛和镜下血尿,疼痛多呈绞痛性质,可放射至下腹部、睾丸或阴唇。血尿一般较轻微,大多数仅有镜下血尿。恶心、呕吐也是常见的症状。膀胱壁段结石可引起尿频、尿急、尿痛,可能与输尿管下端肌肉与后尿道相连有关。输尿管结石常引起同侧肾积水和感染,可能肾区及输尿管走行部位有压痛。

(二)诊断

一侧肾绞痛发作和镜下血尿是重要线索,如继发感染则血白细胞升高。X 线检查时,90% 以上输尿管结石均能在 X 线片上显影。螺旋 CT 扫描,能更精确地发现阴性结石。B 超检查可发现肾积水甚至肾皮质变薄,输尿管结石易受操作者水平、肠道气体等的干扰。静脉尿路造影能了解结石部位肾功能损坏程度及梗阻情况,且可了解对侧肾脏功能。膀胱镜检查,可在以下情况时采用:①需要行输尿管镜检查或逆行输尿管造影;②了解输尿管结石是否已降入膀胱;③需剪开输尿管口排出结石。

(三)治疗

目前治疗输尿管结石的方法有体外冲击波碎石术(ESWL)、输尿管镜或肾镜碎石术、腹腔镜及开放手术、排石治疗和药物治疗。绝大部分输尿管结石通过 ESWL 和输尿管肾镜碎石术治疗均可取得满意的疗效。

1.病因治疗

见肾结石病因治疗。

2.排石治疗

直径 0.4～0.6cm 或个别达 1.0cm 的结石采用中西医结合疗法,有可能排出,但是患者需耐受排石的痛苦。值得注意的是只有纯尿酸结石才能通过口服溶石药物溶石。尿酸结石如行逆行输尿管插管到达结石上方,可行碱性药物局部灌注溶石,较口服溶石药溶石速度更快。

3.体外冲击波碎石术

大多数输尿管结石行原位碎石治疗即可获得满意疗效,并发症和不良反应的发生率较低。由于输尿管结石在尿路管腔内往往处于相对嵌顿的状态,与同等大小的肾结石相比,粉碎的难度较大。因此,ESWL 治疗输尿管结石通常需要较高的冲击波能量和更多的冲击次数。对于复杂的结石,需联合应用 ESWL 和其他微创治疗方式(如输尿管支架或输尿管镜碎石术)。对直径不足 1.0cm 的上段输尿管结石首选 ESWL,直径大于 1.0cm 的结石可选择 ESWL、输尿管镜(URS)和 PNL 取石;对中下段输尿管结石可选用 ESWL 和 URS。

4.输尿管镜取石术(URS)

输尿管镜下取石或碎石应根据结石的部位、大小、成分(密度)、合并感染情况、可供使用的仪器设备、泌尿外科医师的技术水平与临床经验以及患者本身的条件和意愿等综合考虑。适应证:①输尿管中、下段结石;②ESWL 失败后的输尿管上段结石;③ESWL 后的"石街";④结石并发可疑的尿路上皮肿瘤;⑤X 线阴性的输尿管结石;⑥停留时间长的嵌顿性结石而 ESWL 困难者。禁忌证:①未纠正的全身出血性疾病;②严重心脏疾病和肺功能不全,无法承受手术者;③未控制的糖尿病和高血压者;④盆腔游走肾或重度肾下垂者;⑤脊柱严重后凸或侧弯畸形、极肥胖或不能耐受俯卧位者亦为相对禁忌证,但可以采用仰卧、侧卧或仰卧斜位等体位进行手术;⑥服用阿司匹林、华法林等抗凝药物者,需停药 2 周,复查凝血功能正常才可以进行手术。

5.开放手术和腹腔镜治疗

开放性手术仅用在 ESWL 和输尿管镜碎石、取石治疗失败或输尿管镜取石或 ESWL 存在着禁忌证的情况下。有条件的情况下可选择后腹腔镜下的输尿管切开取石。

四、膀胱结石

(一)流行病学及病因

营养不良尤其是缺乏动物蛋白质的摄入成为发病的主要原因。我国在新中国成立前和新中国成立初期膀胱结石的发病率也较高,目前膀胱结石总的发生率明显降低,一般男、女比例为 10：1,主要见于 50 岁以上的老人,这主要是由于男性尿道长、细且较弯曲加之老年前列腺增生易造成梗阻而诱发结石。此外,膀胱内异物、代谢性疾病、膀胱外翻、尿路感染、寄生虫、代膀胱手术或妇科手术等都是形成膀胱结石的原因。

(二)诊断

膀胱结石的诊断,主要是根据病史、体检、B 超检查、X 线检查,必要时做膀胱镜检查。虽然不少病例可根据典型症状,如疼痛的特征、排尿时突然尿流中断和终末血尿,作出初步诊断,但这些症状绝非膀胱结石所独有。在无条件做辅助检查时,经尿道插一金属探条至膀胱,可探出金属撞击结石的特殊感觉和声响。一般尿常规检查可发现尿中有红细胞或脓细胞。在超声检查时结石表现为强回声伴有明显的声影,并随着当体位的改变而位置发生变动。通常大多数结石不透 X 线,平片上不仅可知有无结石且可显示出结石的大小、数目、形状和位置。膀胱镜检查是诊断膀胱结石最可靠的方法,不仅可直接观察结石的具体特征,而且可发现有无其他病变,如前列腺增生、膀胱憩室、炎症改变及癌变等。

(三)治疗

膀胱结石的治疗必须遵循两个原则,一是除去结石,二是纠正形成结石的原因,如前列腺增生、膀胱异物和憩室,尿道狭窄等。

1.体外冲击波碎石

膀胱结石也可行俯卧位冲击波碎石治疗,最大可处理直径 7cm 的结石,但碎石前需放置导尿管。

2.手术治疗

(1)经尿道膀胱镜取石或碎石:大多数结石可先用碎石钳机械碎石,后将碎石取出,适用于结石小于 3cm 者。较大的结石需采用液电、超声、激光或气压弹道碎石。

(2)耻骨上膀胱切开取石术:为传统的开放手术方式。有下列情况者更宜行手术:①儿童;②结石过大过硬者;③有前列腺增生或尿道梗阻者;④膀胱憩室内结石;⑤围绕膀胱异物的结石;⑥膀胱有严重炎症或肿瘤者;⑦有严重肾脏并发症者;⑧有输尿管反流者;⑨全身情况差不宜作长时间手术操作者。

五、尿道结石

尿道结石绝大多数来自肾和膀胱,有尿道狭窄、尿道憩室及异物存在时亦可致尿道结石,多见于男性。多数尿道结石位于前尿道。典型症状为排尿困难,点滴状排尿,伴疼痛,重者可发生急性尿潴留及会阴部剧痛。前尿道结石可沿尿道扪及。后尿道结石经直肠指检可触及。B 超和 X 线检查有助于明确诊断。位于尿道舟状的结石,可向尿道内注入无菌石蜡油,而后可轻轻地推挤,或用小钳子取出。前尿道结石采用阴茎根阻滞麻醉下,压迫结石近端尿道,阻止结石后退。注入无菌石蜡油,再轻轻地向尿道远端推挤、钩取或钳出。处理切忌粗暴,尽量不行尿道切开取石,以免尿道狭窄。后尿道结石可用尿道探条将结石轻轻地推入膀胱,再按膀胱结石处理。

第三节　肾肿瘤

肾肿瘤是泌尿系统较常见的肿瘤之一,多为恶性,发病率仅次于膀胱癌,临床上常见恶性肾肿瘤包括肾细胞癌(RCC)、尿路上皮癌、肾母细胞瘤及肾转移癌等。成人肾肿瘤中常见的是肾癌,肾盂癌相对少见。婴幼儿中最常见的恶性实体肿瘤是肾母细胞瘤。良性肾肿瘤有肾血管平滑肌脂肪瘤、肾纤维瘤、肾脂肪瘤等。

一、肾癌

肾癌又称肾细胞癌(RCC)、肾腺癌等,是起源于肾实质泌尿小管上皮系统的恶性肿瘤,占肾脏恶性肿瘤的80%～90%。引起肾癌的病因至今尚未明确,其发病可能与吸烟、肥胖、职业接触(如石棉、皮革等)、遗传因素(如抑癌基因缺失)等有关。

(一)病理

1.大体

绝大多数肾癌发生于一侧肾脏,常为单个肿瘤,10%～20%为多发病灶,多发病灶病例常见于遗传性肾癌以及肾乳头状腺癌。肿瘤多位于肾脏上、下两极,瘤体大小差异较大,常有假包膜与周围肾组织相隔。双侧发病者仅占散发性肾癌的2%～4%。

2.分类

2004年WHO对肾细胞癌病理组织学分类进行了修改,包括肾透明细胞癌、肾乳头状腺癌(Ⅰ型和Ⅱ型)、肾嫌色细胞癌、未分类肾细胞癌、Bellini集合管癌、甲状腺髓样癌、多房囊性肾细胞癌、Xp11易位性肾癌、神经母细胞瘤伴发的癌、黏液性管状及梭形细胞癌。

3.组织学分级

1997年WHO推荐将肾癌分级为高分化、低分化和未分化。

4.分期

(1)分期原则:此分期适用于肾细胞癌,并需经组织病理学证实。

以下是TNM分期的评估流程:

T分期　体格检查和影像学检查

N分期　体格检查和影像学检查

M分期　体格检查和影像学检查

(2)区域淋巴结:区域淋巴结为肾门、腹主动脉旁和下腔静脉旁淋巴结。单、双侧不影响N分期。

(3)TNM临床分期

T:原发肿瘤

TX　原发肿瘤无法评估

T_0　无原发肿瘤证据

T_1　肿瘤局限于肾脏,最大径≤7cm

T_{1a}　肿瘤最大径≤4cm

T_{1b}　肿瘤最大径>4cm,但≤7cm

T_2　肿瘤局限于肾脏,最大径>7cm

T_{2a}　肿瘤最大径>7cm,但≤10cm

T_{2b}　肿瘤局限于肾脏,最大径>10cm

T_3　肿瘤侵及大静脉或除同侧肾上腺外的肾周组织,但未超过肾周筋膜

T_{3a}　肿瘤侵及肾静脉或肾静脉分支,或肿瘤侵入肾盂肾盏系统或侵犯肾周脂肪和(或)肾窦脂肪(肾盂旁脂肪),但是未超过肾周筋膜

T_{3b}　肿瘤侵及横膈膜下的下腔静脉

T_{3c}　肿瘤侵及横膈膜上的下腔静脉或侵及下腔静脉壁

T_4　肿瘤侵透肾周筋膜,包括侵及邻近肿瘤的同侧肾上腺

N:区域淋巴结

NX　区域淋巴结转移无法确定

N_0　无区域淋巴结转移

N_1　有区域淋巴结转移

M:远处转移

M_0　无远处转移

M_1　有远处转移

(4)pTNM:pT 和 pN 分期与 T 和 N 分期相对应。

(二)临床表现

肾癌缺乏早期临床表现,晚期出现血尿、腰痛、腹部肿块(肾癌三联征)。晚期还可出现副瘤综合征,表现为高血压、贫血、体重减轻、恶病质、发热、红细胞增多症、肝功能异常、高钙血症、高血糖、血沉增快、神经肌肉病变、淀粉样变性、溢乳症、凝血机制异常等改变。如有肾癌转移,可出现骨痛、骨折、咳嗽、咯血等症状。转移的脏器发生率由高至低依次为肺脏转移、骨转移、肝脏转移、肾上腺转移、皮肤转移、脑转移、其他部位转移等。

(三)诊断

肾癌的临床诊断主要依靠影像学检查,确诊则需依靠病理学检查。

1.实验室检查

测定尿素氮、肌酐、肝功能、全血细胞计数、血红蛋白、血钙、血糖、血沉、碱性磷酸酶和乳酸脱氢酶。

2.影像学检查

B超检查是简便而无创伤的检查方法,常表现为不均质的中低回声实性肿块,体积小的肾癌有时表现为高回声。胸部 X 线检查主要排除是否有肺转移。泌尿系统平片及造影可见肾外形增大,偶见肿瘤散在钙化。静脉尿路造影可见肾盏、肾盂因肿瘤挤压或侵犯,出现不规则变形、狭窄、拉长、移位或充盈缺损。肿瘤较大、破坏严重时患肾不显影,做逆行肾盂造影可显示患肾情况。CT 是目前诊断肾癌最可靠的影像学方法,表现为肾实质内不均质肿块,平扫CT 值略低于或与肾实质相似,增强扫描后,肿瘤不如正常肾实质增强明显。核磁共振对肾癌

诊断的准确性与 CT 相仿,T_1 加权像肾癌常表现为不均质的低信号或等信号;T_2 加权像则表现为高信号改变,在显示邻近器官有无侵犯、静脉癌栓方面优于 CT。

3.肾穿刺活检

对不能手术的晚期肾癌患者,需化疗或其他治疗前为明确诊断可选择肾穿刺活检获取病理诊断。

(四)治疗

根治性肾切除术是肾癌最主要的治疗方法。切口可以经第 11 肋间或经腹途径,须充分暴露,首先结扎肾蒂血管可减少出血和癌细胞的扩散。近年来应用腹腔镜行肾癌根治切除术,具有创伤小、术后恢复快等优点。切除范围包括患肾、肾周脂肪及肾周筋膜、区域肿大淋巴结,肿瘤已累及肾上腺时,需切除同侧肾上腺组织,有肾静脉癌栓应同时取出。肿瘤体积较大,术前作肾动脉栓塞治疗,可减少术中出血。对位于肾上、下极直径 3cm 的肾癌,可考虑做保留肾单位的肾部分切除术。应用生物制剂干扰素-α、白细胞介素-2 等免疫治疗,对预防和治疗转移癌有一定疗效。肾癌对放射治疗及化学治疗不敏感。近年来分子靶向药物(索拉非尼)成为治疗晚期肾癌的新手段。

二、肾母细胞瘤

肾母细胞瘤又称肾胚胎瘤、肾胚细胞瘤、肾脏混合瘤或 Wilms 瘤,是小儿泌尿系统中最常见的恶性肿瘤,约占小儿恶性实体肿瘤的 8%。在 5 岁以下儿童中,占泌尿、男性生殖系统恶性肿瘤的 80%。少数新生儿亦可生长肾母细胞瘤,成人病例罕见。男、女发病率大致相同。

(一)病理

肾母细胞瘤是从胚胎性肾组织发生,由间质、上皮和胚芽三种成分组成的恶性混合瘤。间质组织占肿瘤绝大部分,包括腺体、神经、分化程度不同的胶原结缔组织、平滑肌和横纹肌纤维、脂肪及软骨等成分。肿瘤发生于肾实质中的任何部位,但以肾中央及上极较多见,它有一层纤维性假膜与正常肾组织分开界限分明。肿瘤常呈椭圆形或圆形,表面规则或略有分叶状,肿瘤本身也具有一层包膜,往往被肿瘤细胞浸润,当肿瘤生长较大后肾脏即被挤压变形,有时呈帽状覆盖在肿瘤上。肿瘤大者可重达 2~4kg,肿瘤质地较坚实,但到较晚期瘤内发生坏死、出血,有囊腔形成则部分软化。肿瘤切面呈鱼肉样白色,出血和坏死处则呈棕红色。肿瘤突破肾包膜后,可广泛侵犯周围组织和器官。转移途径同肾癌,经淋巴转移至肾蒂及主动脉旁淋巴结,血行转移可播散至全身多个部位,以肺转移最常见,其次为肝,也可以转移至脑等组织。

(二)临床表现

大多患儿在无意中发现腹部肿块就诊,肿块位于一侧季肋部呈椭圆形,表面光滑平整质地坚实无压痛边缘内侧和下界清楚,上界被肋缘所遮蔽多不能触及,双手腹腰触诊可感到腰部被肿瘤填充,肿瘤比较固定,不能移动。肿块大小不一,较大的可占全腹的 1/3~1/2。偶尔患儿可有骤然的发作性疼痛,常为肿瘤内突然出血所致,有时可有无痛性间歇全程血尿。患儿往往有消化道症状。当肾动脉受压或者肿瘤本身产生升压物质可引起血压升高。

(三)诊断

小儿发现上腹部较光滑的肿块,即应想到肾母细胞瘤的可能,结合 B 超、CT 或者 MRI 等检查可诊断。

（四）治疗

肾母细胞瘤是应用综合治疗效果最好的小儿恶性实体肿瘤。治疗以手术为主。肾母细胞瘤对放疗相当敏感，术前放疗可使肿瘤缩小而使外科手术较为方便和安全，术后放疗于术后当天即可开始。常用化疗药物有放线菌素 D、长春新碱和阿霉素等。放线菌素 D 术后当日开始应用，每日静脉注射 $15\mu g/kg$，连续 5 日，总剂量 $75\mu g/kg$ 为 1 个疗程。每次剂量不能超过 $500\mu g$。长春新碱术后当日开始，每周静脉注射 $1.5mg/m^2$。1 次剂量不能超过 $2mg/m^2$。阿霉素术后第 6 周开始应用，每日静脉注射 $20mg/m^2$，连续 3 日为 1 个疗程。此后在第 4.5 个月、7.5 个月、10.5 个月和 13.5 个月重复注射。做全腹、全胸或胸腹部放疗者剂量减半，仅放射局部者可用全量。体重低于 10kg 的婴幼儿剂量亦减半使用。

三、肾盂肿瘤

泌尿系统从肾盏、肾盂、输尿管、膀胱及后尿道均被覆尿路上皮，发生肿瘤的病因、病理相似。肾盂肿瘤约占尿路上皮肿瘤的 5%，其中 90% 以上为尿路上皮肿瘤。

（一）病理

肾盂肿瘤良性肿瘤为移行细胞乳头状瘤和内翻乳头状瘤，恶性的多见为尿路上皮细胞癌、鳞癌、腺癌。多数为尿路上皮细胞乳头状肿瘤，可单发，亦可多发。肿瘤细胞分化和基底的浸润程度有很大差别，中等分化的乳头状细胞癌最常见。肿瘤沿肾盂黏膜扩散，可逆行侵犯肾集合管，偶可侵及肾实质，常有早期淋巴转移。鳞状细胞癌和腺癌罕见。

（二）临床表现

发病年龄大多数为 40～70 岁。男女比例约 2：1。早期即可出现间歇无痛性肉眼血尿，偶可出现条形样血块，少数为显微镜下血尿。1/3 的患者有腰部钝痛，偶因血块堵塞输尿管引起肾绞痛。

（三）诊断

肾盂癌体征常不明显，通过以下检查诊断并不困难。取新鲜尿标本或逆行插管收集患侧肾盂尿行尿细胞学检查，可以发现癌细胞。静脉尿路造影可发现肾盂内充盈缺损。膀胱镜检查有时可见输尿管口喷血或发现同时存在的膀胱肿瘤。逆行肾盂造影可进一步了解肾盂充盈缺损改变。B 超、CT、MRI 检查对肾盂癌的诊断及与其他疾病的鉴别诊断有重要价值。必要时行输尿管肾镜检查，有时可直接观察到肿瘤并可活检做病理检查。

（四）治疗

标准的手术方法是切除患侧肾及全长输尿管，包括输尿管开口部位的膀胱壁。孤立肾或对侧肾功能已受损，经活检细胞分化良好、无浸润的带蒂乳头状肿瘤，可做局部切除。个别小的、分化好的肾盂肿瘤也可通过内镜手术切除或激光电烧灼。

第七章 疝

第一节 腹股沟疝

腹股沟区是前外下腹壁一个三角区域,其下界为腹股沟韧带,内界为腹直肌外缘,上界为髂前上棘至腹直肌外侧缘的一条水平线。发生于腹股沟区的腹外疝统称为腹股沟疝。腹股沟疝有斜疝、直疝2种。腹股沟斜疝从腹壁下动脉外侧的腹股沟管内环突出,向内、向下、向前斜行经过腹股沟管,出腹股沟管外环达体表。在男性,疝块还可继续向疝囊方向发展;在女性,则终止于大阴唇。腹股沟直疝系从腹壁下动脉内侧的腹股沟三角直接由后向前突出于体表疝,它不经过内环,很少进入阴囊。

2003年,中华医学会外科分会疝和腹壁学组对成年人腹股沟疝进行分型。根据疝环缺损大小、疝环周围腹横筋膜的坚实程度和腹股沟管后壁的完整性,把其分为Ⅰ、Ⅱ、Ⅲ、Ⅳ型。Ⅰ型:疝环缺损直径≤1.5cm(约1指尖),疝环周围筋膜有张力,腹股沟管后壁完整。Ⅱ型:疝环缺损最大直径1.5~3.0cm(约2指尖),疝环周围腹横筋膜存在,但薄且张力降低,腹股沟管后壁已不完整。Ⅲ型:疝环缺损直径≥3.0cm(大于2指尖),疝环周围腹横筋膜薄而无张力或已萎缩,腹股沟管后壁缺损。Ⅳ型:复发疝。

一、流行病学

斜疝是最常见的腹外疝,发病率约占腹外疝总数的90%,占腹股沟疝的95%。腹股沟疝患者男性多于女性,男女发病率之比约为15:1,右侧发病多于左侧。

二、腹股沟区解剖

(一)腹股沟区解剖层次

腹股沟区解剖由浅而深,有以下各层。①皮肤、皮下组织和浅筋膜。②腹外斜肌:其在髂前上棘与脐之间连线以下移行为腱膜,即腹外斜肌腱膜。该腱膜下缘在髂前上棘至耻骨结节之间向后、向上返折并增厚形成腹股沟韧带(Pauport韧带)。韧带内侧端一小部分纤维又向后、向下转折而形成腔隙韧带,又称陷窝韧带(Gimbernat韧带),它填充着腹股沟韧带和耻骨梳之间的交角,其边缘呈弧形,为股环的内侧缘。腔隙韧带向外侧延续的部分附着于耻骨梳,为耻骨梳韧带。从耻骨结节开始,腹股沟韧带的部分纤维在精索后向上向内走行.并与对侧纤维在白线交错,形成股股沟反转韧带(Colles韧带,图7-1-1)。腹外斜肌腱膜纤维在耻骨结节上外方形成一个三角形的裂隙,即腹股沟管浅环(外环或皮下环)。腱膜深面与腹内斜肌之间有髂腹下神经及髂腹股沟神经通过,在手术时应避免其损伤。③腹内斜肌和腹横肌:腹内斜肌在此区起自腹股沟韧带外侧的1/2。肌纤维向内下走行,其下缘呈弓状越过精索前方、上方,在精索内后侧止于耻骨结节。腹横肌在此区起自腹股沟韧带外侧1/3,其下缘也呈弓状越过精索前上方,在精索内后侧与腹内斜肌融合形成腹股沟镰(或称联合腱),也止于耻骨结节。存在真正联合腱的比例有争议,但是大多数外科医师认为仅＜10％的患者存在真正联合腱。④腹横筋膜:位于腹横肌深面。其下面部分的外侧1/2附着于腹股沟韧带,内侧1/2附着于耻骨梳韧带。腹横筋膜与包裹腹横肌膜和腹内斜肌的筋膜在弓状下缘融合,形成弓状腱膜结构,称为腹横肌腱膜弓。腹横筋膜至腹股沟韧带向后的游离缘处加厚形成髂耻束(Thomson韧带),在腹腔镜疝修补术中特别重视腹横肌腱膜弓和髂耻束。在腹股沟韧带中点上方2cm、腹壁下动脉外侧处,男性精索和女性子宫圆韧带穿过腹横筋膜而造成一个卵圆形裂隙,即为腹股沟管深环(内环或腹环)。腹横筋膜由此向下包绕精索,成为精索内筋膜。深环内侧的腹横筋膜组织增厚,称凹间韧带(interofoveolar韧带,图7-1-1)。在腹股沟韧带内侧1/2,腹横筋膜还覆盖着股动、静脉,并在腹股沟韧带后方伴随这些血管下行至股部。⑤腹膜外脂肪和腹膜壁层:腹膜外脂肪位于腹横筋膜和壁腹膜之间,腹股沟区脂肪组织较多,向后与腹膜后间隙的疏松结缔组织相连续。腹膜外脂肪和壁腹膜较易剥离,这也成为经腹膜外入路的手术操作空间。

　　上述可见,在腹内斜肌和腹横肌的弓状下缘于腹股沟韧带之间有一定空隙存在,在腹股沟内侧1/2部分,腹壁强度较为薄弱,这就是腹外疝好发于腹股沟区的重要原因。

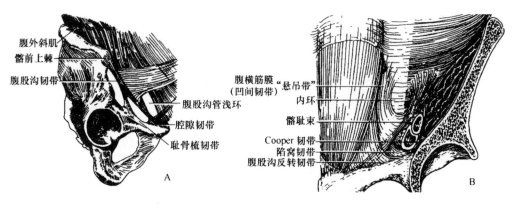

图7-1-1　腹股沟区韧带

A.前面观;B.后面观

(二)腹股沟管解剖

　　腹股沟管位于腹前壁、腹沟韧带内上方,大体相当于腹内斜肌、腹横肌弓状下缘于腹股沟韧带之间的间隙。成年人腹股沟管的长度为4～5cm。腹股沟管的内口即深环,外口即浅环。它们的大小一般可容1指尖。以内环为起点,腹股沟管的走向由外向内、由上向下、由深向浅斜行。腹股沟管的前壁有皮肤、皮下组织和腹外斜肌腱膜,但外侧1/3部分尚有腹内斜肌覆盖;管的后壁为腹横筋膜和腹膜,其内侧1/3尚有腹股沟镰;上壁为腹内斜肌、腹横肌的弓状下缘;下壁为腹股沟韧带和腔隙韧带。女性腹股沟内有子宫圆韧带通过,男性则有精索通过。

（三）直疝三角

直疝三角的外侧边是腹壁下动脉,内侧边为腹直肌外侧缘,底边为腹股沟韧带。此处腹壁缺乏完整的腹肌覆盖,且腹横筋膜较周围部分为薄,故易发生疝。腹股沟直疝在此由后向前突出,故称直疝三角(Hesselbach 三角,海氏三角,图 7-1-2)。直疝三角与腹股沟深环之间有腹壁下动脉和凹间韧带相隔。直疝三角的最初描述定义下壁为耻骨梳韧带,为了使采用传统前入路进行疝修补的外科医师更加容易分辨该区域,因而修改边界,用腹股沟韧带替换耻骨梳韧带。

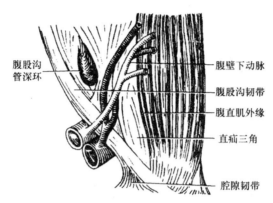

图 7-1-2　直疝三角（后面观）

（四）耻骨肌孔

法国医师 Fruchard 将腹股沟区的薄弱区描述为耻骨肌孔(图 7-1-3),各型腹股沟疝均发生在此区域。其边界如下:上界为腹横肌弓状下缘,外侧界为髂腰肌,内侧界是腹直肌外侧缘,下界是耻骨上支。熟悉耻骨肌孔的知识对于实施有效的腹腔镜腹股沟疝修补术具有重要的意义。

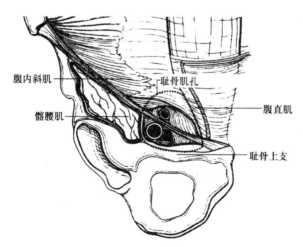

图 7-1-3　耻骨肌孔（右侧前面观）

（五）腹股沟区神经

腹股沟区神经有髂腹下神经、髂腹股沟神经及生殖股神经。髂腹下神经来自第 12 肋神经及第 1 腰神经。髂腹股沟神经来自第 1 腰神经。这二支神经均在腹股沟管上方 2.0～2.5cm

处,穿过腹内斜肌,走行于腹外斜肌与腹内斜肌之间。髂腹下神经在外环上方 2.5cm 处穿过腹外斜肌腱膜,分布于耻骨上区域。髂腹股沟神经位于髂腹下神经的下方,在腹股沟管中沿精索的前外侧走行出外环,分布于阴囊(或大阴唇)前部、阴茎根部和大腿内侧的皮肤。生殖神经来自骶神经丛,其生殖支沿精索的内侧穿出,含有运动纤维及感觉纤维,分配于睾提肌、阴茎、阴囊肉膜及皮肤(图 7-1-4)。

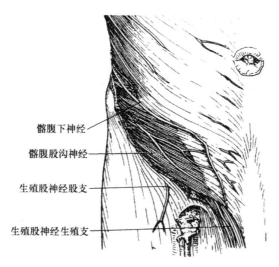

图 7-1-4　腹股沟区神经

三、病因与病理

腹股沟斜疝有先天性和后天性之分(图 7-1-5)。

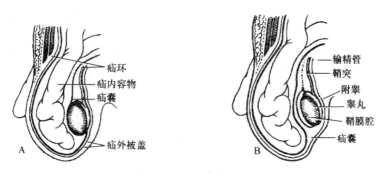

图 7-1-5　腹股沟斜疝

A.先天性腹股沟斜疝;B.后天性腹股沟斜疝

(一)先天性解剖异常

胚胎早期,睾丸位于腹膜后第 2～3 腰椎旁,以后逐渐下降,同时在未来的腹股沟管深处带动腹膜、腹横筋膜及各肌经腹股沟管逐渐下移,并推动皮肤形成阴囊。随之下移的腹膜形成一鞘突,睾丸紧贴在其后壁。鞘突下段在婴儿出生后不久成为睾丸固有鞘膜,其余部分自行萎缩闭锁而遗留一纤维索带。例如,鞘突不闭锁或闭锁不完全成为先天性斜疝的疝囊。右侧睾丸下降比左侧略晚,鞘突闭锁也较迟,故右侧腹股沟疝较多。

（二）后天性腹壁薄弱或缺损

任何腹外疝都存在腹横筋膜不同程度的薄弱或缺损。此外，腹横肌和腹内斜肌发育不全对发病也起着重要作用。腹横筋膜和腹横肌的收缩可把凹间韧带牵向上外方，而在腹内斜肌深面关闭腹股沟深环。腹横筋膜或腹横肌发育不全，这一保护作用就不能发挥，因而容易发生疝。腹肌松弛时弓状下缘与腹股沟韧带是分离的，但在腹内斜肌收缩时，弓状下缘被拉直向腹股沟韧带靠拢，有利于覆盖精索并加强腹股沟管前壁。因此，腹内斜肌弓状下缘发育不全或位置偏高易发生腹股沟疝（特别是直疝）。

（三）生理因素

年老、体衰、肥胖、腹肌缺乏锻炼等情况常使腹壁肌力减退而诱发腹股沟疝。胶原代谢异常与腹外疝的关系如前所述。

四、临床表现

不同类型的腹股沟疝好发于不同年龄段。斜疝多发于青壮年，直疝多见于老年。先天性腹股沟斜疝多见于婴幼儿，但有时见于老年人。

易复性疝腹股沟区有肿块和偶有胀痛感。斜疝肿块通常在行走、咳嗽等腹压增高时出现，于休息、平卧或推送后消失。发病早期，肿块并不明显，只在患者咳嗽、憋气或擤鼻时，腹股沟管投影区腹壁略显膨隆；有明确肿块也仅局限于内环和腹股沟投影区。早期肿块外形多呈圆形或长轴平行于腹股沟管的椭圆形。当疝块突至外环之外时，呈现梨形。最终，疝块进入阴囊。

在疝块未显现时，用手置于内环处，嘱患者咳嗽，常可在此有膨胀性冲击感或疝内容物顶出且滑入阴囊感并出现肿块。内容物为肠管时，触按肿块柔软光滑，较大时还能叩出鼓音。如内容物为大网膜，则肿块多坚韧且叩之呈浊音。令患者平卧，用手回纳疝块过程中，可听到肠管回纳时的咕噜声。回纳后，用手指可探知外环扩大松弛，此时可感到咳嗽时疝块的冲击。如在疝块回纳后用手指压住内环投影区，嘱患者站立咳嗽，斜疝疝块不能突出；一旦手指移开，可见疝块随咳嗽突出。疝门明显扩大者，指压时疝块仍可突出。

腹股沟直疝常见于年老体弱者，主要临床表现是当患者直立时，在腹股沟内侧端、耻骨结节上外方出现一半球形肿块，并不伴有疼痛或其他症状。直疝患者平卧后疝块多能自行消失。疝块通常并不下坠至阴囊。直疝极少发生嵌顿。

腹股沟疝诊断不困难，但确定是腹股沟斜疝还是直疝，有时并不容易。近年有采用疝造影术进行诊断者，可提高术前的确诊率。

难复性斜疝在临床表现方面除胀痛稍重外，主要特点是疝块不能完全回纳。滑动性斜疝块除不能完全回纳外，尚有"消化不良"和便秘等症状。滑动性斜疝多见于右侧，左右发病率之比约为1∶6。滑动性斜疝虽不多见，但滑入疝囊的盲肠或乙状结肠可能在疝修补手术时被误认为疝囊的一部分而被切开，应特别注意。

嵌顿性疝通常发生在斜疝，腹内压骤增，如强力劳动或排便等是其主要原因。嵌顿疝表现为疝块突然增大并伴有进行性加重的胀痛。平卧或用手推送不能使疝块回纳。肿块紧张发硬,且有明显触痛。嵌顿物如为肠袢,局部疼痛明显,可伴有腹部绞痛、恶心、呕吐、停止排便排气、腹胀等机械性肠梗阻的表现;如为大网膜,局部疼痛常较轻微。疝一旦嵌顿,自行回纳的概率较低,多数患者的症状逐步加重。如不及时处理,终将发展成为绞窄性疝。肠壁疝嵌顿时,由于局部肿块不明显,又不一定有肠梗阻表现,容易被忽略。

绞窄性疝的临床症状多较严重。但在肠袢坏死穿孔时,疼痛可因疝块压力骤降而暂时有所缓解。因此,疼痛减轻而肿块仍在者,不可认为是病情好转。绞窄时间较长者,由于疝内容物发生感染,侵及周围组织,引起疝外被盖组织的急性炎症。严重者可发生脓毒症。

腹股沟直疝主要临床表现是当患者直立时,在腹股沟内侧端、耻骨结节外上方出现一半球形肿物,并不伴有疼痛或其他症状。直疝囊颈宽大,疝内容物又直接从后向前顶出,故平卧后疝块多能自行缓解,不需用手推送复位。直疝通常不坠入阴囊,极少发生嵌顿。疝内容物常为小肠或大网膜。膀胱有时可进入疝囊,成为滑动性直疝。此时膀胱成为疝囊的一部分,手术时应予以注意。

五、辅助检查

(一)B 型超声

在诊断腹股沟隐匿疝和股股沟区疼痛方面,B 型超声检查为首选方法,让患者取仰卧位或站立位做 Valsalva 动作或咳嗽时检查,可诊断隐匿疝、腹股沟疝和股疝。

(二)CT

CT 检查可精确评估包括疝在内的腹壁疾病,腹股沟疝行 CT 检查可显示腹股沟团块样结构。多层螺旋 CT 扫描的重建技术能清晰显示腹壁下血管,可明确诊断直疝和斜疝。腹股沟韧带、股静脉及长收肌为标志,股管也能被显示,故可诊断股疝。

(三)MRI

MRI 检查可用于评估腹股沟区疼痛和肿块,MRI 检查股股沟疝时可直观地显示股股沟管和股管内疝囊。

六、诊断及鉴别诊断

(一)诊断

腹股沟疝诊断一般不困难,但临床确定是腹股沟斜疝还是直疝(表 7-1-1),有时并不容易。

表 7-1-1　斜疝和直疝的鉴别

鉴别要点	斜疝	直疝
发病年龄	多见于儿童及青壮年	多见于老年
突出途径	经腹股沟管突出,可进入阴囊	由直疝三角突出,不进入阴囊
疝块外形	椭圆或梨形,上部呈带蒂状	半球形,基底较宽
回纳疝块后压住内环	疝块不再突出	疝块仍可突出
精索与疝囊的关系	精索在疝囊后方	精索在疝囊前外方

鉴别要点	斜疝	直疝
疝囊颈与腹壁下动脉关系	疝囊颈在腹壁下动脉外侧	疝囊颈腹壁下动脉内侧
嵌顿概率	较高	极低

（二）鉴别诊断

腹股沟疝的诊断虽然较容易,但是需与以下常见的疾病相鉴别。

1.睾丸鞘膜积液

鞘膜积液呈现的肿块全局限在阴囊内,其上界可以清楚地摸到;用透光试验检查肿块,鞘膜积液多为透光(阳性),而疝块则不能透光。但幼儿的疝块,因组织菲薄,常能透光,勿与鞘膜积液混淆。腹股沟疝时,可在肿块后方扪及实质感的睾丸;鞘膜积液时,睾丸在积液中间,故肿块各方均呈囊性而不能扪及实质感的睾丸。

2.交通性鞘膜积液

肿块外形与睾丸鞘膜积液相似。于每天起床后或站立活动时肿块缓慢地出现并增大。平卧或睡觉后肿块逐渐减小,挤压肿块,其体积可逐渐缩小。透光试验为阳性。

3.精索鞘膜积液

肿块较小,在腹股沟管内,牵拉同侧睾丸可见肿块移动。

4.隐睾

腹股沟管内下降不全的睾丸可被误诊为斜疝或精索鞘膜积液。隐睾肿块较小,挤压时可出现特有的胀痛感觉,如患侧阴囊内睾丸缺如,则诊断更为明确。

5.急性肠梗阻

肠管被嵌顿的疝可伴发急性肠梗阻,但不应仅满足于肠梗阻的诊断而忽略疝的存在,尤其是患者比较肥胖或疝块比较小时,更容易发生这类问题导致治疗上的失误。

七、腹股沟疝手术的围手术期处理与术式选择

（一）术前准备

在腹股沟疝的手术问题上,一般医生和患者都认为是个小手术,这种观念是长期形成的。然而正是由于腹股沟疝手术相对安全并形成这种观念,一旦发生重大的并发症是很难让患者家属接受的,因此术前充分的准备就显得尤为重要。目前疝和腹壁外科已经成为一个独立的专科,与胃肠外科及肝胆外科等一样,是普外科的重要亚专科。客观而言,多数腹股沟疝手术无须特殊的术前准备,但也存在严重围手术期并发症的情况,特别是当前腹腔镜手术逐渐增多的情况下,应该重视腹股沟疝的围手术期处理问题。

1.治疗对腹股沟疝发生和复发有直接影响的疾病

(1)肺部疾病:慢性咳嗽是腹股沟疝的病因之一,长期慢性咳嗽可以导致腹股沟疝的发生,也是腹股沟疝术后复发的原因之一,因此术前最好治愈慢性咳嗽,但有些特殊病因的咳嗽治疗困难,难以完全治愈,术前应尽量达到慢性咳嗽可控制的水平。吸烟是慢性咳嗽的重要原因,并且吸烟影响胶原代谢,也是腹股沟疝的病因之一,因此术前需要劝说患者戒烟。

（2）便秘的治疗：便秘可引起腹内压的增高，可导致术后腹股沟疝的复发，并且便秘随着年龄增长而逐渐增加，与腹股沟疝的发病规律相似。便秘的治疗也是普外科和消化内科的疑难问题，病因在很多情况下是不清楚的，治疗困难，甚至终生无法治愈，因此便秘的治疗虽然对腹股沟疝的治疗非常重要，但部分便秘病例经过众多努力和系统的治疗也无法治愈，只能通过药物治疗暂时缓解便秘的症状。因此在腹股沟疝合并便秘的围手术期治疗中，如果要求完全彻底治愈便秘，在实际的医疗上很难达到，但在手术前，便秘的症状经药物治疗等手段可以得到缓解。

（3）前列腺增生症：前列腺增生症使患者排尿困难，也会导致腹内压增高和导致腹股沟疝术后的复发，另外如果前列腺增生症没有得到控制，手术后尿潴留发生率也会增加。然而，与便秘不同，前列腺增生症有多种治疗手段，包括药物和手术治疗，术前治疗并不困难，因此建议在尽量控制病情后再进行手术。

（4）腹水的控制：腹水导致的持续腹内压增高容易导致腹股沟疝复发。常见的原因是肝硬化引起的腹水，术前可通过输注白蛋白、利尿等措施控制腹水。肝硬化导致腹水的另外一个问题是腹股沟疝手术后其病情仍然在发展，最后不免再次产生腹水，导致腹股沟疝复发和（或）其他类型腹外疝的发生。对于肝硬化顽固性腹水的情况，手术后不免很快复发，一般不主张手术，如果出现特殊情况，如疝囊有破裂的风险等必须进行手术的情况，手术前需要行经颈静脉肝内门体分流术，控制腹水后再行治疗。但如果腹水是由于恶性肿瘤导致，一般已经是癌症的终末期，进行腹股沟疝的择期手术意义不大，建议放弃择期手术。Child 评分为 C 级时，应该避免手术，对于肝硬化腹水合并腹股沟疝的急诊手术报道不多，但是在肝硬化腹水合并腹壁疝的急诊手术中，复发率和死亡率较高。

2.基础疾病的治疗

（1）心血管疾病：对于高血压病，如果血压在 160/100mmHg 以下，无须特殊处理；血压过高时，麻醉和手术应激影响增大，因此需要将血压控制在理想的水平。心肌梗死是围手术期死亡的重要原因之一，应该在病情稳定，无发作 6 个月以上进行手术，特殊情况应在无发作 3 个月以上进行手术。对于有心力衰竭的情况，应在心力衰竭完全控制 3～4 周后再实施手术。其他的心血管问题也应按照常规进行相应处理。

（2）呼吸功能的障碍：对于一般的腹股沟疝患者，呼吸功能影响不大，可以不做特殊准备，但对于巨大的腹股沟疝或双侧较大的腹股沟疝，疝囊内容物回纳后，可能导致腹内压的增高而影响呼吸。进行手术者则可以进行呼吸锻炼、化痰等处理，必要时请呼吸内科医生协助治疗。

（3）肝脏、肾脏疾病：除前面提到的肝硬化腹水或肝功能 Child 评分 C 级外，其他原因一般不直接对腹股沟疝手术产生影响。轻度的肝功能损害，无须进行准备，中重度的肝脏功能损害，应进行必要的内科治疗，包括输注浓缩血小板和纤维素等。对于传染性肝脏疾病，最好在控制其传染性后再进行手术。肾脏疾病使身体对麻醉手术创伤的负担加重，但对腹股沟疝手术的影响较小，当然为了手术的安全，术前也应进行相应的准备。对于存在肾脏问题的患者，特殊情况是，腹股沟疝的手术是否会影响腹膜透析的进行，腹股沟疝的腹膜前修补术至少在围手术期和网片未与身体融合之前不应该进行腹膜透析。但是具体应该多长时间不进行腹膜透析，有学者没有体会，也没有相关的文献报道。如果为减少风险，可以进行局部麻醉。

（4）糖尿病：糖尿病会影响手术的耐受力，增加感染的机会。对于血糖控制，传统上应该将血糖控制在 5.6～11.2mmol/L，也就是尿糖＋～＋＋。围手术期应该采用胰岛素进行控制，并定期监测血糖。对于血糖的控制，近年的研究都表明应激后将血糖控制在一个较低的水平，如 6.1mol/L，可以给患者带来更多的益处。腹股沟疝手术属于择期手术，可以从容地进行术前准备，如无特殊情况，充分做好血糖控制后再考虑手术问题。

3.巨大腹股沟疝的处理

腹股沟疝一般难以达到巨大切口疝的体积，但巨大的腹股沟疝或较大的双侧腹股沟疝，如果内容物突然回纳，造成腹内压短时间升高，形成腹腔筋膜室综合征，对呼吸系统、心血管系统、泌尿系统、中枢神经系统、门体循环内脏系统都会造成较大的影响，因此不适合立即手术，应该参照切口疝的治疗进行准备。最简单的办法是：可以在疝内容物回纳后采用疝气带防止继续脱出，一天可以进行多次，每次持续的时间根据患者个人的感受决定，以患者能够忍受为原则，直至患者完全适应后再进行手术，有条件可以采用人工气腹技术。双侧腹股沟疝建议分期进行，一般建议至少间隔 24 小时。

4.潜在的致命危险——胃食管反流

胃食管反流在疝和腹壁外科一直不受重视，在巨大腹股沟疝或切口疝内容物回纳后，腹内压增高，会加重食管反流。胃食管反流有时候是一种致死性疾病，其原理是：酸性的胃内容物可以通过反流进入气管，酸性的物质对呼吸道形成强烈刺激，引起后气管激惹和痉挛，导致呼吸窘迫而造成严重的影响而死亡。因此，对于临床上有反酸、胃灼热症状的患者应该警惕，但是有临床症状的患者只是该类患者的冰山一角，有的患者甚至被误诊为"顽固性哮喘"而长期治疗无效。

5.抗生素的应用问题

（1）抗生素使用混乱：抗生素在国内的应用十分混乱，近年由于加强了对抗生素的应用管理，抗生素的应用逐渐规范。但是临床医生仍然存在一些疑问或者疑虑：①在外科的基本原则上，植入异物的手术可以应用抗生素，但同时在抗生素的管理上一般不允许在腹股沟疝手术前后使用抗生素；②有的学者在临床实践中发现，按照管理规范不使用抗生素后，临床所见的术后感染病例有所增多。对于第一个疑问，即在植入物的手术中使用抗生素的原则，同样存在于国外，这个原则只是一般性原则，对于体积较大或长度较长的植入物，在操作过程中被污染的风险较高，可以使用抗生素。但腹股沟疝手术中使用的网片体积小，进行严格的无菌操作被污染的概率极低，不主张常规使用抗生素。对于第二个问题，限制抗生素使用后，腹股沟疝术后感染病例增多，这种情况只是医生的一种主观的体会，未经过严格的调查。在国内特殊的医患关系背景下，在潜意识的层面上放大了医生的这种体会，不能作为依据。另外发生这种情况的可能性与无菌术的执行不到位的可能性更大，严格的无菌操作应该执行到位。

（2）指南的主张：欧洲的指南一般不主张常规应用抗生素，只有存在高危因素，如复发疝、老年人、糖尿病、接受免疫抑制药物治疗、某些外科因素（手术时间长或放置引流管）等情况时，才推荐预防性应用抗生素。中华医学会外科学分会疝和腹壁外科学组制定的指南，其中也有类似的提法，但指出对于预防性应用抗生素的问题目前存在争议。需要指出的是，抗生素的滥用是个社会问题，不单纯是医院或医生的问题。有的情况下使用抗生素，只是医生表明自己已经将所有措施做到极致了,如果手术后发生感染,与医生的执业行为无关;另外,这是在国内特殊的医患关系背景下的一种特殊现象,需要国家和社会的引导。

(二)腹股沟疝术式选择的原则

当今医学是循证医学的时代,循证医学的基本原则是:医生对患者的诊断、治疗、预防、康复和其他决策应该建立在当前最佳临床研究证据、临床专业知识技能以及患者的需求三者结合的基础上。对手术方式的选择必须遵循以下原则:首先符合循证医学原则,其次是医学伦理学原则,最后是医疗的成本问题,也就是卫生经济学原则。

1.循证医学的问题

最佳临床证据——手术的"微创"问题:Minimally Invasive Surgery 和 Minimal Access Surgery,在国内一般翻译为"微创外科",但是 Invasive 是侵入的意思,Minimally Invasive Surgery 直接的翻译是"最小侵入性外科",Access 是通路的意思,Minimal Access Surgery 直接的翻译是"最小的通路外科",采用汉语的表达习惯,可翻译为"微小切口技术",可见腹腔镜技术并不等同于微创技术,"微创外科"的翻译存在概念性的误导问题。腹腔镜技术实际上是微小切口技术。腹腔镜手术并不等同于微创手术,两者具有完全不同的概念。准确地说,微创外科技术是一种理念,包括腹腔镜技术、开放的手术技术及麻醉等各种减少创伤引起的负面病理生理学的措施,而腹腔镜技术只是一种单纯的技术。腹腔镜技术在某些手术中属于微创手术,比如腹腔镜胆囊切除术就是毫无争议的微创手术,但腹腔镜下的腹股沟疝手术并不是微创手术。主要依据是:①腹腔镜手术需要使用全身麻醉,对心肺等影响大;②腹腔镜手术的分离创面并不比开放性手术小;③一般而言腹腔镜手术的时间更长,接受麻醉和手术创伤的影响更明显;④腹腔镜手术会增加气腹引起的并发症,其他并发症发生率也较开放性手术高;⑤一般而言腹腔镜手术的复发率稍高。相对而言,局麻下的开放性手术创伤更小,如:局麻对全身几乎没有影响,局麻手术时间更短,局麻患者术前、术后即刻都可以进行正常的生活,无须特殊的监护和护理。另外椎管内麻醉,如腰麻和硬膜外阻滞麻醉,对全身也有一定的影响,并且尿潴留的发生率增加。因此从循证医学最佳临床证据的角度考虑,首选局麻下的开放性手术。但有学者认为腹腔镜在下列领域具有优势,例如双侧腹股沟疝手术,腹股沟疝合并慢性腹痛需要同时检查腹腔、盆腔的情况,以及用于发现隐匿疝时。然而,隐匿疝与鞘突未闭是很难鉴别的,所谓的隐匿疝相当数量可能是鞘突未闭,在前面的章节中已经讨论了鞘突未闭与隐匿疝的区别,鞘突未闭并不是后天性腹股沟疝的病因。

2.医学伦理问题

国内的医学教育普遍缺乏人文和伦理的教育,因此部分医务人员对伦理的理解也不全面,认为医学伦理只存在于器官移植和截肢等手术中,实际医学伦理存在于临床实践的每个领域。腹股沟疝手术对男性而言,涉及对输精管的影响,包括手术、网片及瘢痕对输精管的压迫等,产生射精疼痛和无精症的问题,而影响男性生育,但这个问题并没有得到普遍认可。腹腔镜下的后入路手术,由于涉及输精管的游离和腹壁化,以及网片与输精管的接触面积更大,因此更容易产生射精疼痛和无精症,而 Lichtenstein 手术对输精管的影响最小。对于腹股沟疝的各种无张力修补术,已经有大量的临床研究表明,开放性的加强腹股沟管后壁的手术与腹腔镜下的后入路手术不存在疗效上的差别。在同等疗效的情况下,选择术式时对男性生育影响的考虑就是医学伦理问题。

医学伦理学最核心的问题是最优化原则和知情同意原则,最优化原则就是最有利于患者的原则,考虑到射精疼痛和无精症,在腹股沟疝无张力修补术中 Lichtenstein 手术无疑最符合医学伦理原则,特别是对于有生育要求的男性患者更是如此。知情同意原则即需要尊重患者的知情权,实事求是地告知患者各种术式的优缺点,由患者自愿选择,遵循"公开、理解、自愿"的原则,不能根据医生的专业偏好去诱导患者的选择,同时需要确定患者在做出选择时已经确实理解各种手术的利弊。人的医疗选择是多样化的,在履行知情同意原则的情况下,患者有权选择符合自己需求的术式。

3.卫生经济学的问题

受习惯性观念的影响,人们认为腹腔镜手术恢复快、疼痛轻,具有更好的卫生经济学优势。但腹股沟疝手术治疗有其特殊性,不完全符合这种习惯性的观念,考虑到随访等长期费用,腹腔镜手术也更高。对于开放性手术,硬膜外麻醉比局麻成本更高。每个国家和地区每年都有大量的腹股沟疝手术需要开展,是一个重要的社会经济学问题,政府还需考虑直接的非医疗成本(如监管医保系统的各种花费)和间接成本(如患者休假对生产力的影响)等,在卫生经济学的角度,局麻下的腹股沟疝手术无疑是最理想的选择。一项医疗服务的选择,作为患者当然希望得到最好的资源,包括最好的住院条件、最好的医生、最好的药物、最好的材料(网片)。但患者无尽的欲望有时是受到制约的,对于医院而言,需要考虑经营的成本。昂贵的腹腔镜设备和高级网片,在目前医疗保险按单病种付费的基础上,如果完全满足患者的要求,长此以往将无法支撑医院的经营,对于社会而言,也是个无法承受的负担。

4.腹股沟疝组织修补术的问题

对于青年腹股沟疝,是否需要使用修补网片进行无张力修补术是个有争议的问题,Bassini 手术和 Shouldice 手术在历史上以其良好的治疗效果而著称,在当前的医疗条件下,是否仍然以其作为青年腹股沟疝的主要术式尚需要重新审视。在当前的医疗条件下,青年腹股沟疝在历史上有不同的流行病学问题,以前的青年腹股沟疝多数是儿童腹股沟疝的延续,先天的发育因素为主要的因素,自身组织良好就可以达到良好的效果。当前的青年腹股沟疝多数是青年时期开始发病的腹股沟疝,胶原代谢异常等非先天发育因素作为病因的比例较大,这些因素很难准确评估,因此组织修补术的效果可能不如历史上的手术效果好。如何把握手术式的选择,需要临床医生个体化的评估。

5.总结

手术的选择,首先应该是有手术适应证,然后根据综合循证医学、医学伦理学及卫生经济学原则,选择合理的术式。但不同地区有不同的就医文化,不同的社会群体也有不同的需求,不同医院或医学中心对自己的学科有不同的规划,多元化的选择是必然的,但必须切实履行知情同意制度。

(三)手术后的随访

手术后的随访是腹股沟疝治疗的一部分,其重要的意义之一是总结经验,特别是复发或有并发症病例的经验总结,随访资料是重要的科研依据之一。一般而言,手术后第一次随访的时间为手术后 4 周,根据手术后的具体情况,可以在手术后 6~12 个月再随访一次,如无异常,可以不必再进行常规的随访。如果出现并发症,如血肿、神经痛等,即根据具体的情况决定随访的时间和频率。随访的主要内容根据手术的类型和患者的具体病情决定,一般包括是否复发,有无腹股沟疼痛、异物感,血肿的出现和消失时间,血肿的吸收情况,以及与之有关的因素,如吸烟或者戒烟的情况等。Kockerling 等指出:如果要得出实际的复发率,腹股沟疝 10 年随访的复发病例只占复发病例的 57.46%,10 年后复发率虽然减少,但仍有复发,甚至 50 年以后也有复发,因此需要随访 50 年以上。因此目前随访时间相对较短的情况下得出的复发率,与实际的复发率存在一定的差异。

八、Shouldice 修补术

(一)概述

腹股沟疝的组织修补术是将疝缺损两边的组织拉拢缝合的手术方式,由于拉合后缝合区域存在明显的张力,因此属于有张力修补术。

腹股沟疝组织修补术历史悠久,但由于初期对解剖和腹股沟疝的发生机制认识不足,术后复发率超过一半。真正意义上成功的组织修补术源于 1884 年现代疝修补术之父 Edoardo Bassini(1844—1924 年)首创的 Bassini 手术,包括高位结扎疝囊、游离精索、切开腹横筋膜、修补内环和加强腹股沟管后壁等多个步骤。他推荐采用间断缝合把腹股沟镰和腹横筋膜在精索后方缝合到腹股沟韧带的斜面上,也就是加强了腹股沟管的后壁。可以说,现代所有改良的有张力疝修补术都是源于 Bassini 手术。由此,腹股沟疝修补术才从以往一种失败率很高的手术变成一种成功率较高的手术。

在 Bassini 修补术问世后的 100 多年,组织修补术是主流术式,并先后涌现出 200 多种手术方法,最具典型意义的手术,如 1889 年的 Halsted 手术;1890 年的 Furguson 手术和 1948 年的 McVay 手术。1889 年,William Steward Halsted 报道了两种疝修补术,这两种手术修补的部位与 Bassini 手术相似,但在 Halsted Ⅰ 式中精索位于皮下,Halsted Ⅱ 式中精索位于修补的部位之下,他主张不进行精索骨骼化以避免造成鞘膜积液和睾丸萎缩。1890 年,Alexander Hugh Ferguson 建议在疝修补术中不要处理精索,他称其为"神圣之路"。这是与 Bassini 手术的最大区别。1948 年,Chester McVay 建议把腹股沟镰缝合到耻骨梳韧带上来修补腹股沟疝。加拿大的 Edward Earle Shouldice(1891—1965 年)医生也对腹股沟疝的有张力修补手术做出极大贡献。1945 年他报道了采用叠瓦式连续缝合的方法修补腹股沟疝。1953 年,Shouldice 医院完成了 8317 例疝修补术,10 年总体复发率仅为 0.8%。1945 年至 2003 年,已有超过 28 万患者在 Shouldice 医院接受了这种疝修补术。2010 年,Shouldice 手术的精彩图片展示在 BJUInternational 杂志上。

近二十多年来随着材料学的迅速发展和手术理念的转变,外科医生开始更多地使用材料进行腹股沟疝的修补手术,目前无论是在欧美发达国家还是在中国,采用补片进行的腹股沟疝无张力修补术是手术治疗的主流,手术方法也是多种多样。但是,组织修补术作为一种补充治疗手段依然具有存在的价值。

位于加拿大多伦多的 Shouldice 医院是当今世界上唯一一家坚持用自体组织缝合方法治

疗腹股沟疝的医院,由 Edward Earle Shouldice 医生于 1945 年创建。他基于腹股沟的解剖特点,研究了众多缝合修补方法,设计了 Shouldice 修补术,这是一种既不用人工材料,又减少缝合张力的手术方式。使用至今已有 70 多年的历史,也是疝外科医生仍能接受的唯一一种有张力修补术,在疝外科发展史上有其独特地位。

Shouldice 医院坚持不使用补片也有其理论。他们认为补片(特别是聚丙烯)是疼痛的常见原因,其中有一些需要通过再手术取出,类似问题还有感染。而纯组织修复,如果手术指征把握得当,手术实施规范,也能获得与补片修补一样好的效果,不会引发慢性疼痛综合征。但不得不承认,Shouldice 手术也存在"孤芳自赏"的状况,除了 Shouldice 医院,近年来全球任何单位都没有采用 Shouldice 手术的大宗临床报道。近几年倒是加拿大疝协会在其年度会议期间举办了网络教室介绍 Shouldice 医院和 Shouldice 疝修补术,颇受欢迎。

(二)手术步骤

(1)术前镇静:术前 90 分钟口服地西泮(10～20mg),术前 45 分钟使用盐酸哌替啶(25～100mg)。茶苯海明通常用于预防恶心。在后续的改进中还引入了吗啡和吗啡缓释片。目前更主张使用短效、对意识影响小的静脉药物,以避免长时间术后镇静,预防患者步态不稳和跌倒。

(2)局部麻醉:铺单后注射局麻药物。使用 1%～2% 盐酸普鲁卡因,2～5 分钟内迅速起效。最大剂量为 100mL(2%)或 200mL(1%)。用 1～2mL 的普鲁卡因打起皮丘,然后沿预定切口注入 30～50mL。老年患者要减少麻醉药用量。在老年或有心血管疾病的患者中不使用肾上腺素。

(3)切开皮肤、皮下:在耻骨结节到髂前上棘的连线上,从耻骨结节向外延伸,平行于腹股沟韧带做 9～10cm 切口。逐层切开皮肤、皮下组织、浅筋膜和深筋膜,结扎皮下出血点,牵开切口,显露腹外斜肌腱膜和外环口。

(4)切开腹外斜肌腱膜:在腹外斜肌腱膜深面再注射 20～30mL 局麻药物并使其充分浸润。沿腹外斜肌腱膜纤维将其切开,切口从外环到内环外侧 2～3cm,腹外斜肌腱膜分别向两侧游离足够的范围以显露下方扩张的腹股沟管。避免损伤后方的髂腹股沟神经。

腹外斜肌腱膜的外侧瓣在止血钳的钳夹下轻轻向前拉紧。薄的筛状筋膜从股动脉水平切开至耻骨结节。该步骤可以探查发现可能存在的股血管前疝或股疝以及股环脂肪垫。

(5)切开提睾肌:在精索中间部分的前方纵行切开提睾肌纤维,切口从耻骨结节水平延伸至内环。提睾肌分开形成两瓣:①内侧瓣纤薄,可以完全切除;②外侧瓣厚实,包含精索血管和生殖股神经的生殖支。后者用两个血管钳钳夹,在钳子中间切开,每个残端用可吸收线双重结扎。内侧端在耻骨附近悬吊睾丸。外侧端与稍后修补的第一轮缝合的最后一针缝线合并,之后再回转进行第二轮缝合,双重结扎使缝合进针时不会导致任何出血。提睾肌残端像围巾一样紧贴环绕精索。此时应是提睾肌的肌肉纤维(而不是缝线)环绕精索形成新的内环。

(6)暴露内环,寻找并处理疝囊:清晰显示解剖结构后,下一步需暴露出内环并仔细寻找疝囊。如果是斜疝的话,疝囊在精索内侧,游离之。疝囊可还纳入腹膜前间隙,特别是基底较宽那种。因切除疝囊可能导致一定程度的术后疼痛,故可以游离疝囊并简单还纳,不会导致复发,还可以减少术后疼痛。一些医生认为没必要行疝囊高位结扎。如果没找到斜疝疝囊,在近端可以看到腹膜的小月牙形反折（鞘状突）。如果发现精索脂肪瘤则应小心将其切除，但不要剥除精索间质的脂肪。即使是大的滑疝也无须打开疝囊，可以游离和复位。对于直疝，随着腹股沟管后壁充分显露，疝囊都会变得清楚可见。

（7）切开腹股沟管后壁：从腹股沟内环的内侧开始，在后壁做一小切口，允许插入剪刀头并将切口延伸至耻骨结节，注意不要损伤腹壁下血管。腹股沟管后壁其实由两层结构组成，前一层较厚，后一层纤薄、透明，必须切开以显露下方透亮的腹膜前脂肪，这才真正进入了腹膜前间隙。此时，切开的腹股沟管后壁内侧部分会显示全厚度的腹内斜肌和腹横肌，腹直肌外侧缘也变得清晰可见。

一些外科医生选择不进入腹膜前间隙。在这种情况下，用两指检查股环上方和位于腹股沟韧带下方的股环内口可以确定有无股疝。示指从上方插入内环，此时内环可能已经很宽；或是从内环口稍内侧将腹股沟管后壁切开1cm，然后深入手指进行上述的探查。

（8）重建腹股沟管后壁：重建的目的是获得坚实的腹股沟管后壁。为此，使用两根不锈钢丝（规格32或34）。

每条钢丝缝合两轮进行修补。第一轮缝合从耻骨结节内侧开始。在这里，缝线从外侧穿入髂耻束，然后和菲薄的腹横肌筋膜、腹横肌、腹内斜肌（三层），还有腹直肌的外侧边缘缝合在一起（图7-1-6）。起针后打结留下长一点的尾线，以便和第二轮返回的缝线打结。

由于第一轮缝合从内向外进行，将内侧的三层与外侧的髂耻束缝合在一起，距离内侧瓣的边缘深面约1cni处被提起缝合，以此方式向内环方向缝合，到达半路时腹直肌的外侧缘已经远离了此处缝合路径，所以剩下部分就只是缝合髂耻束和三层结构（内侧瓣）的深面，一直缝合到达内环位置（图7-1-7）。

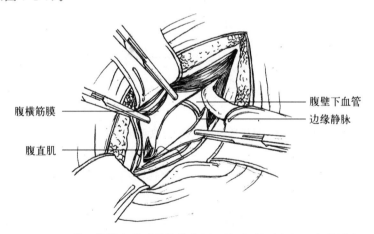

腹横筋膜　　　　　　　　　　　　　　　　　腹壁下血管

腹直肌　　　　　　　　　　　　　　　　　　边缘静脉

图 7-1-6　第一轮缝合从耻骨结节内侧开始，打结后留长一点的尾线

在内环处缝线反转形成第二轮缝合，此处要将提睾肌的外侧残端缝合在三层结构（内侧瓣）下方（图7-1-8）。

随后向耻骨结节方向，将三层结构（内侧瓣）的游离缘与腹股沟韧带缝合。在耻骨结节附近，金属缝线与原来留下的长尾线打结（图7-1-9）。

使用第二条金属缝线完成第三轮和第四轮缝合。第三轮从内环开始，穿过内侧瓣三层结构的内侧边，然后与外侧（延续形成腹股沟韧带的）腹外斜肌腱膜的内边缝合在一起，同样留下长一点的线尾。第三轮缝合平行于第二轮缝线但更表浅，从而形成两条人造的腹股沟韧带（图 7-1-10）。

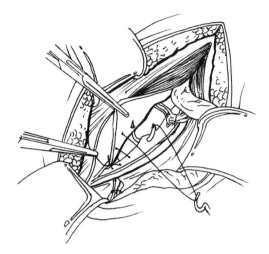

图 7-1-7　第一轮缝合从内侧开始向内环方向缝合

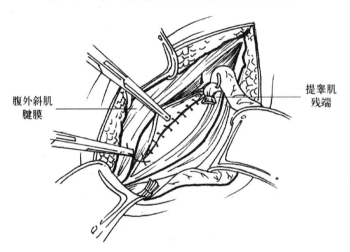

腹外斜肌腱膜

提睾肌残端

图 7-1-8　第一轮缝合的最后一步，将提睾肌外侧残端（在两道结扎线之间进针）缝合到三层结构（内侧瓣）的下方

在耻骨结节，缝线将反转形成第四轮缝合，缝合指向内环。在开始第四轮缝合时，金属线要缝合腹外斜肌腱膜的最低部分（2～3cm）的边缘，并将其缝合展开在新的腹股沟后壁的内侧部分。此处缝合不确切容易复发。然后第四轮缝线向内环口方向行进，将全新的内侧三层结构缝合在腹外斜肌腱膜的内侧缘，犹如再次形成另一条腹股沟韧带。在内环水平缝线与第三轮缝合留下的线尾打结（图 7-1-11、图 7-1-12）。

（9）复位精索，缝合腹外斜肌腱膜和皮肤将精索复位在正常的解剖位置，并且用可吸收线在精索上方缝合腹外斜肌腱膜。用可吸收线关闭皮下组织，皮肤用 Michel 夹关闭，其中一半在 24 小时内取下，另一半在 48 小时后取下。患者在第 3 天出院。

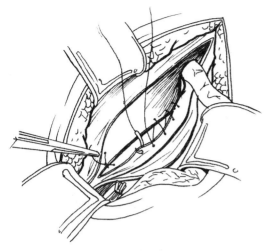

图 7-1-9 继续第二轮缝合并在耻骨结节附近打结

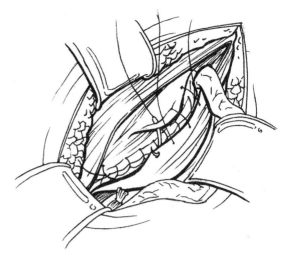

图 7-1-10 第三轮缝合从内环开始向耻骨行进
反转朝向内环方向开始第四轮缝合

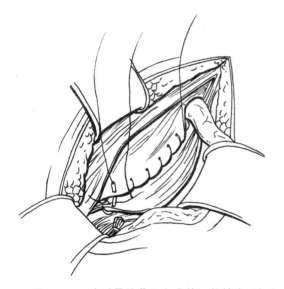

图 7-1-11 在耻骨结节处完成第三轮缝合,随后

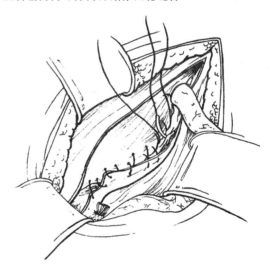

图 7-1-12 在内环处结束第四轮缝合

(三)手术要点和注意事项

(1)在分离腹股沟管后壁时,切口始于内环的内侧,切开腹股沟管后壁的前后叶(腹横筋膜),并延伸至耻骨嵴。进入腹膜前间隙,通过识别湿润的、闪亮的腹膜前脂肪很容易判断进入是否正确。游离腹膜前间隙的主要目的是为了仔细探查有无隐匿疝(股疝、膀胱旁疝、膀胱上疝、低位半月线疝)。

(2)如果没找到疝囊,须常规在精索内侧寻找腹膜突出物。如果确认有腹膜突出,则向突出物注射盐酸普鲁卡因,然后游离并还纳入腹膜前间隙。此举能够解释斜疝疝囊的缺失,同时避免遗漏内侧的直疝或其他小疝囊,不然会导致将来复发,或者可能成为隐匿性疝和疼痛的原因。

(3)在腹外斜肌腱膜最下面纤维的下方,可以看到一层薄而透明的筛状筋膜。它是大腿阔筋膜向内侧的延续。从股动脉水平小心地切开到耻骨结节,就可以很容易探查到有无股疝、前股疝或股脂肪垫的存在。可在股疝开口下方横断股环脂肪垫,将残端留在股环内,并缝合固定此脂肪团以维持其网塞效果。

(4)Shouldice修补术将提睾肌标准化地分为两部分:外侧端在内环处像围巾一样缠绕精索,以帮助在精索周围创建新的、舒适的内环。内侧端锚定在耻骨附近以悬吊睾丸,避免睾丸下垂,并且随着时间推移,避免今后阴囊下垂所致的不美观和不舒服。当提睾肌被分开时,每个残端都被双重结扎,在后续的缝合操作中缝针可以缝在两道结扎线之间,不会引起出血。

(5)Shouldice修补术采用不锈钢丝作为缝合材料,这最早是1941年由Jones提出。丝线经常被排出体外,形成慢性感染性窦道,促成了不锈钢丝的使用。不锈钢丝的另一个优点是,即使在感染的情况下也无须取出。当然,不锈钢丝也有两个缺点:金属线可能扭结并且失去拉伸强度而断裂,另一个缺点是金属线的尾端(规格32～34)非常尖锐并且可能穿透皮肤。即使两副手套也无法完全保护术者。使用聚丙烯缝线结果也很好。推荐缝合针距间隔小于1cm。

(四)总体评价

目前Shouldice医院每年平均收治7000名患者。Shouldice医院几十年来一直恪守他们的原则——"meshfree""tensionfree"和"costfree",这也是Shouldice手术的灵魂,最大限度地发挥了组织缝合技术的优势,减少手术成本,提高患者满意度。

Shouldice手术的并发症也非常少。因为手术在局麻下施行,患者术后可以早期下床活动。对于预期存在感染的患者,无论是肺部、泌尿生殖系统、上呼吸道还是皮肤等,都会主动取消手术并延迟入院,直至临床感染症状消失。

Shouldice医院位于多伦多市郊一幢占地面积不大的小楼里,只有80余张病床和五个手术间,医生不到10位,在医疗费用不断增长的今天,Shouldice修补手术以每位患者30美元左右的耗材费用(包含了所有必要的耗材,例如面罩、帽子、手套、针头、注射器、药物、手术刀片和缝线等)实施手术,确实也是一个传奇。

九、Lichtenstein修补术

早在1944—1959年间,Don Acquaviva和Zagdoun及Sordinas三位法国医生就先后尝试使用尼龙网片进行腹股沟疝的修补,我们从这些方法中可见到现今Lichtenstein手术的雏形,但当时文献仅是个案报道,并无随访结果,所以并未引起广泛关注。1984年,美国以Lichtenstein医生为主的团队(Irving Lichtenstein、Alex Schulman和Parviz Amid)开展了一项在腹横筋膜前放置聚丙烯网片修补腹股沟疝的临床研究,并做了完整的系统评估和预后跟踪随访,术后整体复发率<1%。至1986年,Lichtenstein医生正式提出了"无张力"疝修补(的概念,并以他的名字命名了这一术式,这是一个里程碑意义的转折点。随着病例数的不断积累,他们总结经验、分析缺陷,于1989年建立了一套完整的Lichtenstein手术标准流程及原则,并定期进行更新改进直至今日。虽然这一术式已经走过了三十余年的历程,但时至今日,在美国洛杉矶以Lichtenstein命名的疝专科医院,仍以这唯一术式每年治疗数以千计的患者。在世界各地,Lichtenstein术式仍是当今治疗腹股沟疝的主流术式。

(一)手术步骤

(1)自耻骨结节与髂前上棘连线中点上方2cm处至耻骨结节,做一长5～6cm的切口,进

一步经 Scarpa 筋膜向下切开脂肪层,直至显露腹外斜肌腱膜(图 7-1-13)。

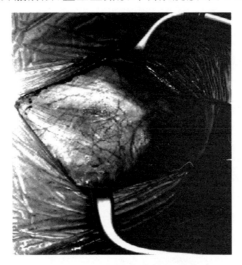

图 7-1-13 显露腹外斜肌腱膜

(2)从外环开始沿纤维方向切开腹外斜肌腱膜,使其成为上、下两叶,切开时注意辨识及保护好沿精索走行的髂腹股沟神经。游离下叶直至显露腹股沟韧带支撑缘;游离上叶直至显露腹内斜肌腱膜,注意辨识保护髂腹下神经(图 7-1-14)。

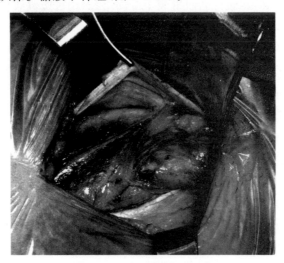

图 7-1-14 保护髂腹下神经

(3)垂直向上提起精索,自耻骨结节起,用"花生米"等方法在直视下将精索从腹股沟管底部游离开来,向内侧处应超越耻骨结节约 2cm,向外侧应至内环下缘水平。用较细的导尿管穿过精索,以便在之后解剖、网片放置时,能将精索从腹股沟管底部充分提起。整个游离过程中,注意保护髂腹股沟神经、提睾肌、精索血管及生殖股神经生殖支。

(4)近内环处纵向切开少许提睾肌,寻找是否存在斜疝疝囊。找到斜疝疝囊后,将其从精索上剥离下来,至略超越疝囊颈一些,无须高位结扎,直接将疝囊倒置回纳入腹膜前间隙。小的斜疝疝囊可完全剥离;大的非滑动性斜疝,疝囊可在中部横断,近端疝囊剥离、缝合关闭后回纳入腹膜前间隙,远端疝囊彻底止血后给予旷置;而对于大的滑动性斜疝疝囊,疝囊横断的部位应尽量在产生滑动部位更远一点的地方。如内环很大,需修补至正常大小。

(5)提起精索,探查腹股沟管底部是否存在直疝疝囊。对于窄颈直疝,可经荷包缝合后倒置回纳;对于宽颈直疝,可沿缺损长轴,通过连续缝合拉拢腹横筋膜回纳疝囊。

(6)在腹股沟管底部靠近耻骨结节和腹股沟韧带处的腹横筋膜上,做一纵向小切口探查股管,判断是否存有股疝。此步骤是否作为常规项,以及如存有股疝将如何进行修补,会在之后的手术要点段落中进行详述。

(7)一张网片裁剪成(7~8)cm×15cm大小,类似鞋垫形状,其头端下侧裁剪角度略小以适合腹股沟韧带与耻骨结节所形成的角,而其上侧角略大,使网片能覆盖到部分附在耻骨结节上的腹直肌鞘上。向上牵拉精索,将网片头端插入至精索后耻骨结节上方,超越并完整覆盖住耻骨结节1~2cm。网片头端上侧角用单股不可吸收线(2-0)缝合固定于部分附到耻骨结节的腹直肌鞘上。此针可单独缝合,也可作为连续缝合的第一针,接着缝线跨过耻骨结节表面,从网片头端下侧角开始,将网片下缘与腹股沟韧带支撑缘进行连续缝合固定,直至内环下缘水平打结结束。

(8)从网片尾端开始,纵向剪开网片至内环下缘水平,形成两个尾端,上尾宽(占2/3)、下尾窄(占1/3)。将上尾从精索下方拉向患者头侧方,使精索处于两尾之间,将宽尾置于窄尾之上交叉重叠,并用血管钳夹在适当的地方。

(9)将精索向下拉,同时将腹外斜肌腱膜上叶向上拉,用可吸收线将网片上缘与腹直肌鞘、腹内斜肌腱膜部分做间断缝合固定。最后拉紧两尾,在先前连续缝合结束处的外侧、内环上缘水平处,将重叠两尾的下缘用单股不可吸收线一针缝合到腹股沟韧带支撑缘上。网片两尾应至少超过内环5cm,多余部分可适当剪去,然后将尾端塞入腹外斜肌腱膜下。

(10)可吸收线连续缝合腹外斜肌腱膜。

(11)可吸收线间断缝合皮下脂肪层。

(12)可吸收线皮内缝合皮肤。

(二)手术要点和注意事项

1.麻醉

对于成人可复性腹股沟疝,首选局麻。因为其安全、经济、有效,且无诸如恶心、呕吐、尿潴留等全身麻醉的不良反应。如果疝块巨大且不能回纳,也可选用腰麻、硬膜外麻醉或全麻。近几年出现的区域阻滞麻醉,也不失为一好办法,但在巨大难复性疝中应谨慎选择。

2.网片材料及大小

考虑到术后复发、慢性疼痛、感染、异物感及网片皱缩等综合因素,首选单股、大网孔轻量型聚丙烯网片。聚酯类网片具备与聚丙烯类相似的修补作用和抗感染能力,可作为次选,但目前国内可获品种较少。聚四氟乙烯类网片最大的问题是一旦发生感染,不易引流,大多数感染最终需取出网片才能得以控制,因此目前临床上已很少应用。纵观整个 Lichtenstein 手术的发展,网片裁剪后的大小倾向于宽度越来越大,从一开始的 5cm×16cm,到现如今的(7~8)cm×15cm,这样可进一步减少术后因聚丙烯网片皱缩、移位而导致的复发。对于年轻或有生育要求的腹股沟疝患者,可以采用生物补片进行修补,考虑到生物补片术后的可吸收及膨隆特性,仅仅行 Lichtenstein 手术是不够的,建议再加行一个腹横筋膜重叠缝合,以减少术后复发或膨隆,不建议加行 Bassini 手术,因为这违背了"无张力"原则。

3.缝线

除网片下缘与腹股沟韧带支撑缘的固定缝线为单股聚丙烯缝线外,术中其他运用的缝线,包括结扎线,均建议应用可吸收线。也有人建议术中所有缝线均采用可吸收线。

4.第一间隙游离

第一间隙的游离范围应迎合将置入网片的大小[(7~8)cm×15cm],而不是任意裁剪网片来迎合随意游离出的范围。内侧应游离到超越耻骨结节 1~2cm 处,并且内上方应显露附在耻骨结节上部分腹直肌鞘以便网片覆盖;外侧需游离至内环上缘水平以上至少 5cm 处;下方需显露腹股沟韧带支撑缘(此缘系腹股沟韧带最下方的那束韧带纤维,是所有腹股沟韧带纤维中最能承受张力的那一束,也是除髂耻束外,最接近腹股沟管底部水平的可选固定处),网片下缘于此固定,可避免固定在髂耻束上可能伤及其下股血管引起大出血的风险;上方需显露腹内斜肌腱膜,并达到置入网片的宽度。有了足够的宽度,就可以探查是否并存有腹壁间裂隙疝和低位半月线疝。

5.神经的处理

整个手术过程应细致操作,仔细辨识、保护好髂腹下神经、髂腹股沟神经和生殖股神经生殖支,这样可使术后慢性疼痛发生率低于 1%。没有必要主动刻意地解剖出三根神经的全部走向,这既增加神经受损并与网片直接接触的机会,又加重了神经周围瘢痕化的程度。

(1)髂腹下神经:在游离腹外斜肌腱膜上叶显露腹内斜肌腱膜的同时,很易分辨出在腹内斜肌腱膜上走行的髂腹下神经,尽可能减少网片上缘的固定针数,且尽可能缝合固定在腹内斜肌腱膜上,而不是腹内斜肌上。这是因为该神经在穿出腹内斜肌前,有一段走行在肌肉内的髂腹下神经肌内段,这是术中最易被缝扎损伤到的一段神经。如遇神经恰经过网片上缘,可在网片上剪一豁口容它通过。如该神经确实影响网片的铺展或发现已在术中受损,可行切除(此被称为"实用性神经切除术")。切除后的神经残端需用可吸收线结扎后就近埋藏于附近肌肉内,避免神经纤维与聚丙烯类网片接触后形成网片瘤引起慢性疼痛。腹股沟区的髂腹下神经属感觉神经,据文献报道,术中切除髂腹下神经后 1 年,约有 1/4 的患者局部有麻木感,但并不引起他们的抱怨。

(2)髂腹股沟神经:该神经沿精索走行但不支配提睾肌,没必要在术中去刻意解剖它。大面积剥离斜疝疝囊、较大范围切断提睾肌都可伤及此神经,但似乎损伤也并不带来什么严重的后果,反倒是放置网片时,如果两尾交叉对精索卡压严重的话,可能会带来术后的长期疼痛。

(3)生殖股神经生殖支:该神经很细,位于精索下方不易分辨,常通过其上方毗邻的那根较粗的精索外静脉来帮助辨识,因精索外静脉似一"蓝线"走行在神经之上极易识别。游离精索时最易损伤到此神经,所以精索的游离应在直视下细致进行,任何试图用手指作为手术器械的操作都是极其粗暴而不可取的。值得注意的是,提睾肌是由生殖股神经生殖支支配的,这也帮助解释了一些术者认为术中并没有大范围损伤到提睾肌的患者,为什么术后会出现"不明原因"的术侧睾丸下垂,很有可能是术中伤及了该神经。

6.疝囊的处理

(1)斜疝:对于小的斜疝疝囊,完整高位游离后,直接回纳入腹膜前间隙,没必要再行高位结扎,不结扎并不会增加复发的机会。因为腹膜神经丰富,结扎反而会引起术后急性疼痛继而转为慢性疼痛。对于大的斜疝疝囊,横断前一定要先明确是否为滑疝。如是,横断要在滑动处的远处进行。横断后旷置的远端,一要彻底止血,二要开口足够大,如果开口小,可适当切开疝囊前壁,防止术后阴囊积液,有时果断放置闭式引流是可取的。巨大的斜疝疝囊,其底部常与睾丸鞘膜黏合紧密,不提倡常规剥离。如尝试剥离,常会损伤到睾丸鞘膜引起出血,由于睾丸鞘膜血供丰富,单纯电凝止血是不够的,而应给予结扎或缝扎。

(2)直疝:无论是荷包缝合还是沿纵轴缝合,进针和出针处均应在腹横筋膜上,严格遵循"无张力"原则,只需拉拢腹横筋膜即可,至于加强腹股沟管底部,那是网片的事。

7.内环修补

疝囊处理后,内环以恰好容精索通过为佳。如果内环很大,可以通过一到二针 Marcy 缝合来修补重塑。Marcy 缝合是指缝合内环内外两侧切开的腹横筋膜或将切开的内环内侧腹横筋膜与腹股沟韧带支撑缘缝合。

8.网片固定

并不是缝合针数越多,网片固定就越牢靠,复发机会就越少。网片下缘与腹股沟韧带支撑缘的连续缝合不必收线太紧,两尾重叠从而产生一个由网片形成的"内环"(网片内环),固定前需拉紧两尾,确认仅容精索和止血钳尖端通过即可。这样就在解剖内环和网片内环间,形成一个由网片包绕精索的"隧道",这是 Lichtenstein 手术预防斜疝复发的重要步骤。网片下缘固定到内环上缘水平即可,因为再往外是神经丰富区,依次存在有股神经、生殖股神经生殖支、股皮神经前支及外侧支。网片头端上侧角应覆盖到部分腹直肌鞘,尽量减少网片上缘的固定针数,固定尽量在腹内斜肌腱膜上而不是腹内斜肌上。最近已有更多文章描述,为进一步减少网片上缘的固定针数而替代用胶水固定,理论上蛋白胶为首选,但其昂贵,故亦可用医用化学胶代替。但医用化学胶毕竟是异物,有学者就有一例术后以化学胶为中心感染灶的慢性感染病例,最终付出了取出网片的代价,因此如使用医用化学胶固定时,建议点到为止,切忌越多越好。虽然文献报道,使用胶水固定和缝合固定比较,在术后短期疼痛和复发率上并无显著差异,但其防止神经损伤的优势是不容忽视的。另外,放置固定后的网片,不应是平整服帖地紧贴于腹股沟管后壁,而是应像支了顶帐篷似的微微前凸,这一方面为术后聚丙烯材料的皱缩留有余地,另一方面是为了践行 Lichtenstein 手术术后不仅仅在平卧时,而且在直立甚至运动时,更是在若干年后网片发生皱缩时,始终保持"无张力"的原则。

9.股疝的探查和处理

对于男性斜疝、直疝患者,无须常规探查股疝;但对于所有女性患者,应常规探查。Lichtenstein 手术因不能修补/防御股疝而曾受到腹膜前修补手术的"攻击",但事实上,通过合理的裁剪网片,它同样能达到修补/防御股疝的效果。在维持原有网片宽度的情况下,下缘向外再裁剪出一个三角形延伸区,延伸区下缘与耻骨梳韧带固定,延伸区上缘虚线处仍与腹股沟韧带支撑缘固定,这样就可以修补/防御股疝。

(三)总体评价

1987 年,Lichtenstein 报道了他的个人经验,共 6321 例病例,随访时间 2～14 年,随访率 91%,复发率为 0.7%。30 多年来,有关这一式的标准流程还在不断更新完善,术后复发率在进一步降低。纵观该术式 30 多年的发展,可以用"更大、更轻、更少"六字来概括,"更大"是指网片宽度在一点点增大;"更轻"是指网片更趋于轻量型,聚丙烯含量更少;"更少"是指网片的固定针数趋于更少,运用各种胶水固定,甚至现在已有商品化的免缝合自固定网片。2014年在欧洲疝学会(EHS)发布的最新成人腹股沟疝治疗指南中,将 Lichtenstein 手术评价为现今最好、最受欢迎的术式,采用该术式修补原发性、单侧、有症状的腹股沟疝,得到了最高级别证据(1A)和最高级别推荐(A)的支持。其实,单就从 Lichtenstein 手术之后出现的各种术式都来拿它做对照研究这一点,就足以说明一切。

和开放腹膜前手术比较,复发、慢性疼痛等并发症发生率虽并无差异,但后者因进入到腹膜前间隙,抢占并破坏了以后万一复发用来修补的区域、前列腺疾病需手术和髂血管需手术的重要途径,尤其棘手的是腹膜前间隙植入网片后腹股沟区的慢性疼痛令人担忧。和腔镜技术比较,复发、慢性疼痛等并发症发生率也无差异,但这些比较都是在疝专业医师中进行的。相对来说,Lichtenstein 手术学习曲线短、创伤小、可以在局麻下开展日间手术,而腔镜技术术后虽然急性疼痛更少、日常活动恢复更快,但还需考虑到费用、手术本身以及全麻所增加的不良事件、学习曲线长、腹膜前间隙受破坏等因素。除此之外,术者的经验也至关重要,在术前全面权衡、评估后,选择术者最有经验、最擅长的术式,获得的结果可能会更好。

最后给出最新欧洲疝学会指南的 A 级推荐:"对于成人单侧和双侧原发性腹股沟疝,Lichtenstein 手术和腹腔镜修补术都值得推荐,但后者需在具备专业技能的情况下进行。"就学者本人学习和开展 Lichtenstein 手术后的个人感受——Lichtenstein 手术易学,但求精致和完美却不易。

十、腹股沟疝开放腹膜前修补术

腹股沟区疝包括直疝、斜疝和股疝。1956 年法国医生 Fruchaud 提出"肌耻骨孔"(MPO)概念,MPO 区域包括了内环、直疝三角、股环三个薄弱环节,是腹股沟区疝发生的解剖基础,基于这样的解剖认识,通过加强 MPO 修复腹股沟区疝的手术方式应运而生,这种术式最为显著的特点是可以同时修复和加强产生斜疝、直疝与股疝的解剖薄弱点。由于腹股沟区的腹膜前间隙是个相对乏血管且易于分离的潜在腔隙,因此将补片置于腹膜前加强 MPO 从而修补腹股沟疝的手术方式统称为腹膜前修补术。腹膜前修补术式可分为开放和腔镜两种方式。

(一)概述

追溯开放腹膜前修补术的历史,最为熟知的两个相关经典术式是 Stoppa 手术和 Kugel 手术,这两种手术的具体方式及适应证在许多著作上都有详述,本章不再赘述。现代的开放腹股沟疝腹膜前修补术的术式演化也多与这两种术式的技术相关,尤其与 Kugel 手术相关度更大。Kugel 手术是在 1999 年由 Robert D.Kugel 报道的,特点是手术入路不经过腹股沟管,而是在耻骨结节与髂前上棘连线中点做横切口,切开腹外斜肌腱膜,钝性分离腹内斜肌和腹横肌,切开腹横筋膜进入腹膜前间隙。Kugel 手术由于其入路不是疝外科医师习惯的经腹股沟管的解剖入路,同时由于 Lichtenstein 手术的广泛使用,因而 Kugel 手术被疝外科医师接受并采用的程度并不高。然而由于腔镜腹膜前术式(TEP/TAPP)所展示的腹膜前修补术的显著优点,以及基于对腹膜前修补的进一步认识,国内疝外科医师对 Kugel 手术做了许多改良,最为成功并被接纳的是手术入路改为大家熟悉的经腹股沟管入路。许多国内疝外科医师先后报道了大量开放腹膜前手术的临床研究,手术技术也有各自特点。本章主要详述一种开放腹膜前腹股沟疝修补术——局部麻醉下小切口腹膜前修补术(LAMP)的手术步骤及技术要点。

(二)手术步骤

1.切口选择

我们的切口与常规斜切口有所不同,是自髂前上棘-耻骨结节连线的中点上方 1cm 处(内环口体表投影)向内侧沿自然皮纹做切口,长度约 3cm(根据体型可适当延长或缩短)。

2.进入腹股沟管

依次切开皮肤、浅筋膜(注意此层内静脉)、深筋膜,暴露腹外斜肌腱膜。沿腱膜纤维走向切开腹外斜肌腱膜,上端需暴露内环口及弓状缘,下端至外环口附近(可不打开环口)。

3.腹股沟管内疝囊的解剖与游离

略作腹外斜肌腱膜的游离,利于拉钩即可,将暴露的髂腹下及髂腹股沟神经予以保护(游离牵开),在精索内侧纵行切开提睾肌,寻找疝囊。若为斜疝,游离疝囊(疝囊较大可予以横断),直接将疝囊从精索上分离,而不是去解剖精索。注意精索血管及输精管的保护,直至游离疝囊高位至内环口。若为直疝,则沿精索至内环口,寻找有无鞘突结构,在其内侧寻找腹壁下血管(腹壁下血管内侧为覆盖有腹横筋膜的直疝疝囊)。

4.精索腹壁化(或称去腹膜化)

钝性分离精索与疝囊(鞘突结构),深入内环口水平以下 6cm,使得精索结构完全腹壁化。

5.腹膜前空间的建立

电刀在疝囊颈部(鞘突结构)环形切开腹横筋膜,确认在腹壁下血管下方进入正确的腹膜前空间。提起牵引疝囊,手指进入腹壁下血管下方的腹膜前空间做钝性分离,并与先前精索壁化的空间相通,完整建立腹膜前空间。腹膜前空间建立的标志:内侧分离至腹直肌(探查直疝三角有无疝环/薄弱,有无直疝);下方分离至耻骨梳下 2cm(探查股环处有无缺损,有无股疝);上方深入弓状缘上方超过 5cm;外侧至髂腰肌。

6.补片置入与放置

选择 13cm×10cm 的椭圆形补片,置入腹膜前空间,修补 MPO。若为直疝,可将补片与耻骨梳缝合一针固定。补片可用卵圆钳纵向夹持,两侧边缘向上翻,与耻骨梳平行方向置入腹膜前,其前端达到耻骨联合后方,退出卵圆钳,将补片后端置入腹膜前空间,然后将补片推平覆盖 MPO。

(三)手术要点和注意事项

(1)切口必须以内环投影为起始点,确保内环的充分暴露。

(2)进入腹股沟管,直接切开提睾肌寻找游离疝囊,尽量少解剖精索结构。

(3)腹膜前空间游离必须充分,达到 MPO 的解剖范围。

(4)直疝手术也可从内环口进入腹膜前间隙,游离直疝疝囊及腹膜前间隙。

(5)补片建议尺寸在 13cm×10cm 左右,不宜过小,保证充分覆盖 MPO。

(6)较大直疝,建议将补片与耻骨梳韧带缝合固定一针。

(7)本手术可在局麻下实施。

这个术式来自腹膜前修补术的解剖概念,虽然是开放术式,但是需要熟练掌握 TEP/TAPP 手术后,才能对于腹膜前空间的解剖有感性及理性的正确认识,从而在这个术式上建立正确及充分的腹膜前空间。然而由于腹股沟疝在老年患者中多发,老年腹股沟疝患者常常有心、肺、脑等方面的并发症,限制了全身麻醉的使用,也因此难以实施 TEP/TAPP 术式。本术式可以在局麻下实施,规避了全身麻醉的风险,手术适用范围增大,手术安全性提高。基于手术理念、技巧及麻醉方式的一些改变,我们赋予这个术式新的技术名称:局麻下小切口腹膜前修补术(LAMP)。

第二节 脐疝

发生于脐部的腹外疝统称为脐疝,它是最常见的中线筋膜缺损。在所有的疝病中,脐疝的报道约占 10%,虽然不如腹股沟疝发病率高,但是脐疝可引起较明显的并发症。脐疝是常见的儿童外科疾病,仅次于鞘膜积液和腹股沟疝。

一、解剖学及病因

腹壁的胚胎发育过程非常复杂。腹壁和肠道的发育始自妊娠第 3 周直至第 12 周。发育过程中,体腔囊消失后,脐管形成,脐疝通过腹壁脐孔闭合过程中的薄弱缺损而形成。脐缺损筋膜缘在胚胎期的第 3 周形成。闭塞的脐动静脉和脐尿管包含于脐下部以形成保护,而脐上部的薄腱膜存在潜在的弱点,易形成疝。

婴儿脐疝多属先天发病,是由于出生时脐环未闭,可表现为啼哭时脐疝脱出,安静时肿块消失,极少发生嵌顿和绞窄。成年人脐疝通常为后天性,以脐旁疝为主,发病率远低于婴儿脐疝。女性脐疝的发病率通常为男性的 3~5 倍。脐旁疝的发生是白线和脐筋膜缺损的结果,脐筋膜是腹横筋膜的直接延伸。脐旁疝的疝门并非脐环而是紧靠脐环上缘或下缘的白线上的裂隙或缺损处,最常发生的位置是在脐上白线处,但也可发生在脐下。它们可与脐疝同时发生,也可是多发,尤其是存在腹直肌分离时。

小儿腹压增高的常见原因多是啼哭,而成年人多为怀孕,恶性肿瘤、腹水和过度肥胖。儿童脐疝和成年人脐疝无明显关系,通常仅 10% 的成年人脐疝患者在儿时即有此病。

脐疝早期疝内容物多为大网膜,继而可有横结肠或小肠疝出。成年人脐疝内容物易与疝囊粘连而转为难复性疝。

二、临床表现

婴儿脐疝可在脐带脱落后数天或数周脐部出现一半球状肿块,婴儿哭或用力时脐部表现为锥形突出,当压脐部时可能有腹部钝痛或疼痛,嵌顿者不多,并发症非常少见。肿块多位于脐环右上部,疝环直径大小常在 1cm 左右,很少超过 2cm。

成年人脐疝通常表现为脐部可复性包块,包块两侧以腹直肌鞘内侧为缘,前界以白线为缘,后界以脐筋膜为缘构成脐管突出。因此,这类疝易于嵌顿和绞窄。如果疝病史较长,筋膜常有多处缺损。患者因受突出大网膜及疝本身重量的牵扯可有上腹不适或隐痛,并有咳嗽冲击感;由于对胃或横结肠牵拉,可能出现胃肠症状;有部分肠梗阻者可出现腹部绞痛;若疝囊巨大,可包含多个脏器,从而出现相关的一系列症状。病史长的病例,甚至可发现邻近皮肤表面糜烂和感染。

三、诊断及鉴别诊断

婴儿脐疝结合症状、体征多可做出诊断,如果诊断可疑,动态超声可用来确定诊断。需与其他发育异常相鉴别,其中最重要的是脐膨出。在后者,脐带是在薄化的无血管双层透明囊的顶端。囊本身不为皮肤所覆盖,但可见周边的皮肤向囊上行走一个短的距离。在完整的囊内小肠可移动而无粘连或炎症。另外,脐肉芽肿是一种脐部亚急性感染,可用硝酸银治疗。如果治疗2~3次不见效,应考虑脐息肉、脐肠系膜管、脐尿管等。脐肠系膜管和脐尿管残留物也可在脐内产生囊块。同时,也应排除转移瘤的可能。但在儿童中,这种情况罕见。

成年人脐疝诊断较易,较大的疝由于大网膜粘连于疝囊,常难于还纳。若疝病史较长,常有多处筋膜缺损。

四、脐疝的开放修补术

(一)组织缝合

临床脐疝十分常见,在美国每年约有175 000例择期脐疝修补手术,其中近一半通过组织缝合修补完成。一直以来,缝合修补治疗脐疝被认为复发率极高。但Dalenback等随访144例缝合修补的脐疝患者(其中94%的患者疝环径不超过3cm,平均随访时间70个月),临床复发率仅为7/144(4.9%)。Berqer RL等对比126例聚丙烯补片腹膜前修补与266例缝合修补的脐疝病例发现,两组复发率为5.6% vs.7.5%,无统计学差异,但使用网片修补组浅表感染和浆液肿发生率明显增高。这些数据表明,即使当今,组织缝合在脐疝修补中仍具有相当重地位。组织缝合主要包括直接缝合和Mayo折叠。

1.直接缝合

(1)手术步骤

①围绕脐疝基底部作横弧形皮肤切口,达腹白线及腹直肌前鞘。

②沿疝环四周分离脂肪组织至疝囊颈部。

③在接近疝囊颈部切开疝囊,分离和还纳疝内容物。

④切断疝囊颈部,将疝囊连同紧密粘连难以分离的大网膜一并切除,显露疝环。

⑤间断或8字缝合关闭疝环。

⑥缝合皮下组织和皮肤。

(2)手术要点和注意事项:在关闭疝环时,缝线建议采用不可吸收缝线或慢吸收线如PDS-Ⅱ。缝合时进针及出针点应超过疝环边缘1cm。对于较小的疝囊可不必打开,直接将疝囊还纳腹腔后关闭疝环,但此时应注意缝合过程中勿损伤肠管。游离疝囊过程中,应注意避免脐部皮肤破损,在疝囊前方分离时可用止血钳试探脐的深度。疝缺损内嵌顿的脂肪须回纳,必要时切除。

(3)总结评价:用直接缝合关闭疝环的方式修补脐疝,手术简单,手术时间短,术后短期恢复快;因无须过多分离,手术可在局麻或半身麻醉下,对全身状况要求不高;剥离面少,因此局部积液和感染的机会也不高;保留脐孔也确保了术后外形的美观;无须修补材料,整体费用低。缺点主要是术后复发率偏高,应当在术前进行充分的告知。术后复发率与疝环直径大小有明显的相关性,缝合修补时疝环缺损不宜超过 2~3cm。

2.Mayo 折叠缝合

Mayo 折叠缝合治疗脐疝最早描述于 1901 年,手术特点是将腹直肌前鞘作横向重叠,并作两排的横向水平褥式缝合。此方法流行了很多年,据报道复发率高达 10%~20%。至今仍有临床外科医生对这一术式不断进行改进。Tunio 报道采用 Mayo 术式修补脐疝.术后随访 36 个月,总体复发率为 7%(3/43)。

(1)手术步骤

①围绕脐疝基底部作横行梭形皮肤切口(切除脐),达腹白线及腹直肌前鞘。

②沿疝环四周分离脂肪组织至疝囊颈部。

③在接近疝囊颈部切开疝囊,分离和还纳疝内容物。

④切断疝囊颈部,将疝囊连同紧密粘连难以分离的大网膜和多余的皮下脂肪组织皮肤一并梭形切除。

⑤打开两侧腹直肌鞘,显露前后鞘、腹直肌和腹膜,将腹膜、后鞘作为一层缝合,两侧腹直肌前鞘做一定程度游离,并在水平方向将一侧前鞘覆盖于对侧作重叠缝合。

⑥缝合皮下组织和皮肤。

(2)手术要点和注意事项:手术要点在于疝环周围的充分游离,显露双侧腹直肌及前后鞘结构。缝合时正确的层次对合以及腹直肌前鞘的充分游离和足够的重叠(4cm 左右)是手术成功的关键。分离时应注意充分止血,尤其是肌层,必要时可在腹直肌后鞘表面放置负压引流。

(3)总结评价:Mayo 折叠对于缺损部位的加强相较直接缝合似乎更为牢靠,但这种横向重叠缝合无论中间部分如何加强,越靠侧面重叠越少,而侧角处更无法重叠,这可能是日后复发的一大因素;由于对腹壁缺损作张力性加强,因此术后疼痛多见;切口大、需切除脐孔,术后美观度差;手术创伤相对较大,血肿或浆液肿以及切口感染的发生率也会增加。与直接缝合相比,手术比较耗时,且对术者有一定技术要求,所以术式使用上目前远不如直接缝合广泛。但对于一些疝环偏大(2~5cm),不能或不愿使用补片的患者来说,也许是一不错的选择。对于一些上腹壁疝或是小的切口疝,亦可采用这一术式。而对疝环直径大于 5cm 的脐疝,更多建议使用修补材料进行加强。

(二)开放 Onlay 修补

在脐疝修补中是否需要使用补片至今仍是一个存在争论的问题。虽然多项前瞻性研究表明合成材料的使用与组织缝合修补相比可明显降低脐疝术后的复发率,但使用材料同时也会增加浆液肿和手术部位感染的机会。而外科医生一旦决定使用补片,补片种类的选择以及补片放置的层次则是必须考虑的问题。目前对于脐疝采用何种补片以及放置于哪一层次为最佳尚无临床共识。Onlay术式将补片置于皮下与腹直肌前鞘之间,是外科医生最易握的补片放置方式之一。

1.手术步骤

(1)围绕脐疝基底部作横行梭形皮肤切口(切除脐),达腹白线及腹直肌前鞘。

(2)沿疝环四周分离脂肪组织至疝囊颈部。

(3)在接近疝囊颈部切开疝囊,分离和还纳疝内容物。

(4)切断疝囊颈部,将疝囊连同紧密粘连难以分离的大网膜和多余的皮下脂肪组织皮肤一并梭形切除。

(5)缝合关闭疝环缺损。

(6)充分游离腹直肌鞘前方与皮下组织间的间隙,补片平整放置在该间隙内,间断缝合固定补片。

(7)缝合皮下组织和皮肤。

2.手术要点和注意事项

手术要点主要在于在皮下脂肪与腹直肌前鞘之间建立足够补片放置的空间,补片大小应足以在各个方向上超过缺损边缘3～5cm,补片应放置平整,避免卷曲。由于前鞘游离范围相对较大,可以在补片表面放置负压引流,以减少皮下积液和血肿。手术应注意无菌操作,防止切口感染。建议采用轻量大网孔的聚丙烯平片。

3.总结评价

开放Onlay这一术式相对于其他放置补片的术式来说比较简单,易于掌握,学习曲线短;术后1.7%～4.1%的复发率相对也可以接受。缺点是补片放置于缺损前方,不符合疝修补力学原则,疝环缺损较大时容易复发;补片位于皮下间隙,一旦发生切口感染,伤口敞开后补片将直接暴露,必要时可能需要取出补片;脐孔切除使手术更为简单,但术后疼痛明显、美观度差。由于无须使用防粘连补片,手术费用相对较低。适用于腹膜前间隙难于分离者。

(三)开放网塞修补

脐疝开放网塞修补的原理与腹股沟疝的疝环充填式无张力疝修补相同。将疝囊推入腹腔内,网塞充填于疝环凹陷,边缘与周围筋膜固定,再另用一张平片覆盖于网塞的表面、腹直肌前鞘的前方。Sinha SN等回顾性分析34例接受网塞修补2年以上的脐疝患者,术后仅1例发生浆液肿,复发也仅有1例。但目前很少有前瞻性临床对照研究来比较网塞修复与其他修补术式的优劣。

1.手术步骤

(1)脐下半弧形绕脐切口(保留脐)。

(2)分离疝囊同Mayo法,无须打开疝囊,将疝囊还纳。

(3)将网塞置入疝环并与周围筋膜组织缝合固定(对于疝环较小的可适当修剪网塞)。

(4)沿疝环的四周在皮下脂肪与腹直肌前鞘之间游离出足够间隙,将网片的平片部分覆盖于网塞表面,覆盖范围超出疝环边缘3～5cm并在0、3、6、9点贯穿缝合至腹直肌前鞘以固定补片,网塞与平片缝合1针消除两者间隙并防止移位。

（5）酌情于平片表面放置引流,逐层关闭。

2.手术要点和注意事项

手术要点首先在于疝囊必须充分游离至疝环位置,以使疝囊可以充分返纳腹腔,疝囊内有嵌顿内容物时应打开疝囊,还纳或切除内容物后缝合疝囊。所有疝囊的破口必须关闭,要确保网塞不会直接暴露于腹腔。网塞以及平片的选择要根据疝环缺损的大小而定。网塞与疝环边缘固定处应没有张力,平片大小足够,放置应平整。补片选择上可以使用传统聚丙烯网塞,对于疝环直径不超过3cm时可以考虑超普网塞(UPP)。由于保留脐孔,还须注意对脐部血运以及皮肤的保护,脐孔皮肤与腹直肌前鞘缝合3～4针,避免无效腔残留。

3.总结评价

利用网塞技术修补脐疝,从理论上加强了疝环处的组织强度,又加固了前壁,从而可能会减少复发。从方法上来说,无须腹膜前间隙的游离,操作不算复杂;不需要使用防粘连补片,经济费用得以控制;但腹直肌前鞘表面仍需人为创建足够大的补片空间,增加了皮下积液及血肿的风险;而一旦因为感染需要去除补片时网塞的存在也使再次手术分外复杂;网塞可能会造成部分患者术后的异物感以及可能发生迁移和导致肠瘘。如今,正如网塞技术在腹股沟疝修补中的地位日渐下降,这一技术可能在脐疝修补中也很难成为主流。

（四）开放 Sublay 修补

脐疝开放 Sublay 术式要求把补片放置于腹膜前间隙,即腹直肌后方与腹膜之间的间隙,这个间隙包括腹膜与腹直肌后鞘之间的间隙以及腹直肌后方与腹直肌后鞘之间的间隙,也称肌后间隙。腹膜前间隙被认为是补片放置相对较为理想的层次,在切口疝的开放和腔镜手术中的使用也是越来越多。Zarmpis 等采用 Proceed 补片腹膜前修补 40 例脐疝,随访 30 个月,总体并发症率 10.3%但并不严重,复发率 2.6%;Porrero 等随访 934 例脐疝手术患者,发现缝合修补组与 Ventralex 腹膜前修补组在并发症发生率和再手术率上无统计学差异,缝合修补组复发率更高:6.5% vs.3.2%,但无显著统计学差异。对于直径小于 1cm 的脐疝,缝合修补组的复发率和再手术率反而明显优于 Ventralex 腹膜前修补组;Bessa 等通过一项前瞻性随机对照研究表明,脐疝 Onlay 与 Sublay 修补两组在术后并发症,如疼痛、血清肿、切口感染、复发等,发生率并无显著性差异,两组复发率均为 5%(随访期 6～42 个月,平均 22 个月)。因此,在脐疝修补中 Sublay 术式的地位和适应证仍有待于进一步探讨。

1.手术步骤

（1）全麻或持续硬膜外麻醉。

（2）取脐下横弧形切口或脐旁直切口(保留肚脐),切开皮肤、皮下组织直至腹直肌前鞘。

（3）充分游离疝囊,距疝环一定距离(根据疝环大小)切开疝囊,将疝内容物还纳。如果疝内容物为大网膜且有粘连,可将部分大网膜切除,同时切除多余疝囊。

（4）连续缝合关闭腹膜。

（5）距离脐环外侧约 1cm 处环形切开腹直肌前鞘和腹白线,沿疝环向四周潜行游离出腹膜前间隙。

（6）将补片修剪为合适大小后,置入分离好的腹膜前间隙内并充分展平。补片边缘要超出疝环周围 3～5cm,用 2-0 的 Prolene 缝线将网片间断缝合固定于白线和后鞘。

（7）补片表面放置负压引流。

（8）将两侧切开的腹直肌前鞘与皮下作适当游离，在补片前方缝合关闭，关闭时可将补片与前鞘作适当缝合固定。

（9）缝合皮下组织和皮肤。

2.手术要点和注意事项

手术要点在于游离出足以放置补片的腹膜前间隙。将补片放置于腹膜与腹直肌后鞘之间间隙时，任何腹膜的破损必须用可吸收缝线进行关闭，以免补片与腹腔直接接触。若腹膜特别薄弱或是与腹直肌后鞘紧密粘连难以分离时，可以充分游离腹直肌与腹直肌后鞘之间的肌后间隙，放置补片前可先行关闭两侧腹直肌后鞘。游离时应避免肌层的出血，空间应保证补片能平整放置并超出疝环周围3～5cm。建议常规在补片表面放置高负压引流。腹直肌前鞘关闭前两侧应作适当游离，以免关闭时张力过高致使补片卷曲。术后常规腹部加压包扎以使补片与腹壁充分贴合，应减少腹内压增高因素防止复发。补片建议使用轻量大网孔聚丙烯平片，Kugel补片有记忆弹力环易于放置，而部分学者则更倾向于放置防粘连补片如Proceed、Ventralex、C-QUR V等。

3.总结评价

与Onlay和IPOM相比，补片放置于腹膜前间隙更符合腹壁的解剖和生理，位置更加理想，也更加符合无张力的原则，腹腔内压力可以使补片紧贴于腹直肌鞘的后壁而不易移位，修补的效果也更加确切。与Onlay相比无须在皮下作广泛游离，补片位置更深，补片相关感染的机会，异物感和术后疼痛方面也有优势。与IPOM相比，无须常规使用防粘连补片，更为经济；且减少了补片移位、粘连、侵蚀的风险。手术可于持续硬膜外麻醉下进行，对于全麻风险较高的患者也可选用。缺点是对技术操作有一定要求，且疝环缺损过大时，腹膜前间隙需作大范围的游离从而增加血肿或浆液肿的发生机会，手术创伤也较大。在复发率方面，还需更多的临床数据来进一步检验Sublay术式在脐疝修补中是否更具优势。

（五）开放IPOM修补

IPOM是紧贴腹膜将补片放置于腹腔内以达到从后方修补疝缺损的手术方式，这种手术方式腔镜有其独到的优势。补片放置于腹腔，因此其腹腔面通常会加上一层防粘连涂层以隔绝肠管，常用的补片有Ventralex（RI）、PROCEED（NJ）、C-QUR V（NH）等，这类补片大多设计有定位吊带以便于展平和固定补片。Berrevoet等将Ventralex补片用于开放IPOM修补直径＜3cm的脐疝，长期随访复发率为8.3％，高于Sublay肌后间隙修补组的3.6％的复发率，但并无显著统计学差异。Voeller G则认为补片放置和固定技术是导致复发的主要原因，他同样采用Ventralex开放IPOM修补脐疝200例，仅报告1例复发。

1.手术步骤（以Ventralex补片为例）

（1）脐疝表面绕脐做横弧形切口。

（2）分离疝囊。

（3）在接近疝囊颈部切开疝囊，游离和还纳疝内容物，并切除多余的疝囊。

（4）用手指清扫腹膜下面的粘连或肠管，在切口周围清扫出足够的空间放置补片。

（5）补片经水湿润1～3秒后，经切口放入腹腔。

（6）展开补片，轻轻拉起补片定位吊带，使补片平贴在腹壁上。

（7）检查确认补片紧贴于腹壁，无肠管夹入其间。

（8）轻轻分开两根定位吊带，通过手指及定位指袋充分展平补片（图7-2-1）。

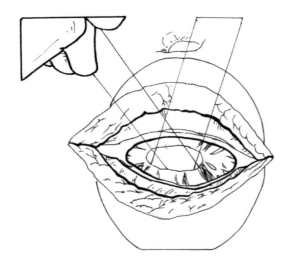

图7-2-1 轻轻分开两根定位吊带，通过手指及定位指袋充分展平补片，以确保补片平贴腹壁

（9）"U"形缝合2～4针，将前层聚丙烯定位指袋固定于筋膜（图7-2-2）。

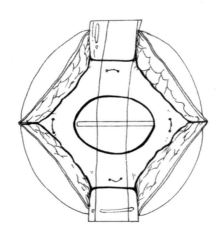

图7-2-2 补片四周缝合筋膜与前层聚丙烯定位指袋以固定补片

（10）将定位吊带缝合至切口边缘，剪除并丢弃筋膜水平固定线以上多余的定位带（图7-2-3）。

（11）补片前方完全关闭筋膜，然后关闭皮下组织、皮肤（图7-2-4）。

2.手术要点和注意事项

有别于腹腔镜IPOM在直视下展平和固定补片，开放时多靠手指感觉和手术经验完成，这也成为决定手术成功与否的关键；展铺补片时应确保补片与腹壁之间无肠管或网膜夹入；牵拉定位带时不应过分用力使补片卷曲；固定补片时应尽量接近边缘缝合，且只缝合筋膜与前层定位指袋，如缝合过深可能会损伤肠管。补片应尽量减少手指触碰，以免增加感染机会或损伤防粘连涂层。

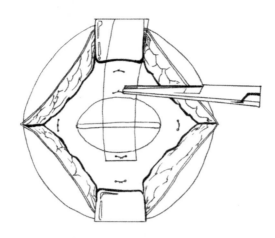

图 7-2-3　将定位吊带缝合至切口边缘,剪除多余部分

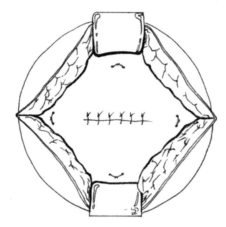

图 7-2-4　补片前方关闭筋膜

3.总结评价

脐疝开放 IPOM 从疝环后方进行修补符合疝修补原则,操作并不复杂,手术时间短,短期恢复快。由于必须使用防粘连补片,因此整体费用比较高;补片的放置和固定没有腔镜视野下直观,因此更依赖于手术经验;对于疝环缺损较大的脐疝,补片平铺和固定难以通过小切口完成,不建议采用;补片的皱缩、移位、边缘的卷曲可能导致术后复发、疼痛以及肠管相关的严重并发症;手术要求补片腹腔面具有防粘连性能,但目前还没有真正完全意义上的防粘连补片,各类补片依然存在侵蚀、移位的风险;在复发率方面,开放 IPOM 也不够令人满意。由于绝大多数脐疝疝环直径并不超过 2cm,因此对于有经验的外科医生来说,脐疝开放 IPOM 也不失为一种选择,特别是对于一些腹膜前间隙遭到破坏、腹膜薄而容易破损、全身情况较差难以耐受全麻的患者。

五、脐疝的腹腔镜修补术

脐疝的治疗与其他腹壁疝一样经历了传统缝合修补、开放补片修补和小切口开放式肌后修补术(MILOS)及腹腔镜补片修补三个发展阶段。随着外科微创技术的不断进步,腹腔镜已经被广泛应用于疝修补术,自 20 世纪 90 年代以来一直受到欢迎。尽管腹腔镜手术取得了重大进展,目前只有四分之一的脐疝修补是通过腹腔镜进行的。1993 年 LeBlanc 等提出 LVHR 以来,因为其微创和技术简单,迅速在全世界范围内流传。介绍两种方法:一种是腹腔内修补术 IPOM,防粘连补片置入腹腔内,适用于疝缺损在 3cm 以上的脐疝;第二种是完全腔镜下 Sublay 修补(TES 术),补片置入腹直肌后间隙,适用于任何类型的脐疝。腹腔感染、腹膜炎、不能耐受全麻的患者是腹腔镜手术的绝对禁忌证。

腹腔镜脐疝修补具有:①手术创伤小,术后疼痛轻,术后恢复快,住院时间短。②手术相关部位事件(SSO)的风险低,切口远离脐部,术后切口感染发生率低,切口血肿,血清肿发生率低。③可进行腹腔镜其他联合手术。④可作为一个器官保留脐部,满足美观要求。⑤在急性或慢性嵌顿的情况下应用,可以更好评估肠道活力。

(一)术前评估和准备

CT 是脐疝诊断的金标准.并有助于检查疝内容物除肠以外的腹部结构(例如,网膜,腹膜前脂肪)。此外,CT 有助于区分腹直肌分离和其他腹壁疝,不同的疝手术方式不同。

老年患者术前行肺功能检测和心超,侧重于改善有肺部疾病患者的氧合情况;术前戒烟超过 3~4 周;减重;糖尿病患者血糖控制;改善营养状况;感染控制(如果存在感染)。这些措施有助于最大限度降低术后并发症和手术相关部位事件(SSO)。疝缺损较大患者术前给予 2 周左右的腹带加压包扎。

在手术前 1 天及手术当天,给予皮下注射肝素用于深静脉血栓预防。术前禁食 12 小时,术前肠道准备。

麻醉选择:气管插管或静吸复合全身麻醉。患者于仰卧位,手臂在臂板上向外延伸不超过 70°。当预期进行广泛的粘连松解并且根据手术的复杂性和预期的手术持续时间,决定是否留置 Foley 导尿管和术前是否预防应用抗生素。术前根据体检在患者腹部画出脐疝缺损的范围。在手术台上整个腹壁以标准无菌方式消毒。

(二)腹腔内补片修补术

目前,脐疝的腔镜修补大部分是依赖于 IPOM 修补。

1.手术步骤

(1)大多数腹腔镜脐疝修补术的 Trocar 放置位置采用三孔法,通常选择左侧腹部,监视器放置于术者对侧。放置 Trocar 时使每个布孔部位之间有足够的空间,并且布孔远离脐疝缺损,以便于解剖和修补。应根据疝环的缺损大小选择进入腹部的部位,同时应避免之前有腹部手术史致密粘连的区域。对于较小的脐疝,可以选择右上或左上象限部位,而对于较大的脐疝,可能需要通过右下或左下象限进入(图 7-2-5)。

(2)第一套管放置前可使用 Veress 气腹针来建立 CO_2 气腹,目前可使用可视 Trocar 作为第一套管直接进入腹腔。或者可以使用开放式切口技术进行第一观察套管置入。通常使用 10mm 的 30°或 45°腹腔镜。

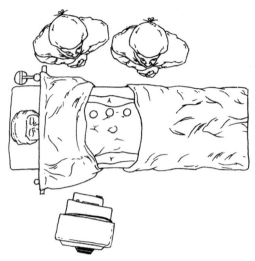

图 7-2-5　Trocar 布局和术者站位

（3）腹腔充分探查，确保 Veress 气腹针或第一个套管放置时不会发生医源性肠或血管损伤。对于中线缺损明显，需要从腹壁切开脐韧带和镰状韧带。这可以对腹壁和筋膜进行全面探视，以确保在将补片放置到位至少超过疝缺损边缘 4～5cm。在直接可视下放置另外二到三个套管。其中一个应为 10mm 或 12mm 套管，用于放置补片。

（4）部分脐疝有不同程度的疝内容物和疝囊的粘连，必要的粘连松解后，无损伤抓钳用于轻柔地送回疝内容物。当应用补片时，补片放置腹腔内并且延伸超过腹直肌的外侧缘，并让补片表面均匀分布腹内压力。补片放置至少超过疝缺损边缘 4～5cm。确定疝缺损大小的方法是在缺损的四个边缘处测量，并测量这些边缘之间的距离。这用于补片放入腹腔之前确定补片尺寸。随后将标记做在体外腹壁四个相对应的边缘处，以保证补片植入腹腔后能被固定在正确的位置上。

（5）使用具有面向脏面防粘连补片，如 Proceed 补片。较小的脐疝只需在补片的中央缝一根线用于中央悬吊定位。补片放入腹腔后，在体外的相应部位穿入钩线针，将补片中央的带线钩出体外，一可以保证补片正确的覆盖缺损，二可以将补片悬吊在腹壁上以方便固定补片。较大的脐疝可以在补片的四个角上各缝上一根 2-0 的 Prolene 缝线，每根缝线打结后都预留缝线两端 10～15cm 以备用，这些缝线将用于补片在腹壁下表面的初始固定。

（6）在腹腔镜修补时缝合疝环可以防止补片和皮下组织之间形成血清肿、降低复发率及膨出的发生率。部分医生的经验是没有必要关闭小疝环。

（7）然后将补片卷成烟卷状，并使用抓钳通过 10mm 或 12mm Trocar 将补片送入腹腔。一旦进入腹腔，补片就以适当的方向展开，其中防粘连层朝向腹腔脏面。固定方式：①经皮全层缝合固定：预先在补片的边缘缝上数根 Prolene 缝线，在体外相应部位做 2mm 切口，分两次间距 2～3mm 穿入钩线针，将每个点的缝线分别钩出腹外，于皮下打结，将补片固定于腹壁；②疝固定装置固定：使用"双冠"技术，用可吸收钉枪或 5mm 螺旋钉将补片固定在腹壁上。缝线固定与术后疼痛明确有关，仅用于大的缺损。

（三）完全腔镜下 Sublay 技术（TES 术）

气管插管全麻，患者取平卧分腿位，留置导尿管，腔镜显示屏置于患者右侧偏头侧位。

1.概述

能用于腹壁疝修补的有五层:Onlay(肌前修补)、Inlay(肌间修补)、Sublay(肌后后鞘前修补)、Extraperitoneal(腹膜前修补)和IPOM(腹腔内置片修补术)。其中Sublay和IPOM使用比较广泛。1993年LeBlanc等提出IPOM手术以来,因为其微创和技术简单,迅速在全世界范围内流传。但因为是腹腔内操作,增加了腹腔脏器和血管损伤风险,同时需要使用昂贵的防粘连补片。Sublay修补补片放置的层面在腹直肌后间隙,这是一个具有良好血运的层面,补片能与前方的腹直肌以及后方的腹直肌后鞘良好贴合,有利于组织长入。总之,脐疝治疗模式至今尚未达成共识,但基于补片加强的TES技术毫无疑问已成为脐疝修复重建中重要的一部分,其应用显著降低了脐疝患者的复发与并发症发生。TES具有以下优点:①完全腔镜操作,体现微创优势;②无须进入腹腔操作,减少内脏损伤风险;③补片置于腹壁层面,最大限度减少腹腔内异物相关并发症;④无须有创固定,减少术后疼痛;⑤无须使用昂贵的防粘连补片和钉枪,节约医疗成本。目前,TES技术还处在不断地发展与完善中,相信随着新技术与新治疗理念的出现,作为腹壁重建重要手段的TES技术必将会得到更大的改进,并获得更广泛的推广与普及。

2.手术步骤

(1)建立下腹腹膜前间隙(可采用经典TEP法建腔),使用镜推法,初步建立Retzius间隙后,在耻骨上做12mm孔作为第二观察孔,两侧半月线与弓状线交界处,分别做5mm操作孔。完成布孔后,将第一观察孔和第一操作孔缝闭。也可以采取耻骨上直接建腔法,耻骨联合上做12mm横切口,切开前鞘后将腹直肌向两侧稍分离,12mm Trocar置入下腹腹膜前间隙,采用镜推法,初步分离Retzius间隙,在两侧达半月线和弓状线处分别做5mm操作孔。完成建腔和布孔后,术者移步到患者足侧两腿间,准备进行类似反向TEP的操作。

(2)辨别后鞘,寻找肌后间隙,向头侧分离,辨认后鞘,两侧肌后间隙初步分离后,应可见左右后鞘在脐部融合,呈现"八"字结构。

(3)脐部处理,两侧后鞘融合处环形切开脐环,将脐疝内容物(多为网膜)还纳。

(4)切开后鞘,连通左右肌后间隙,越过脐部后,在靠近白线处分别向头侧纵向切开两侧后鞘的内缘,尽量避免损伤白线,腹膜破损可在后续缝合关闭。

(5)剑突周围区域的分离,继续向上分离,到达剑突附近,可见后鞘切缘之间是黄色脂肪垫(内含肝圆韧带),这是重要的解剖安全标志。如有需要(如缺损到剑突下)可越过剑突继续向上分离6～7cm,接近膈肌中心腱,此处为胸骨后间隙,为后续补片放置起重要承托作用。此步骤在常规脐疝时不需采用,但对大范围缺损应该实施。

(6)扩展肌后间隙,两侧肌后间隙的外侧边界为半月线,在半月线稍内侧缘有数支血管神经束穿行,注意辨识保护。

(7)重新连接两侧后鞘,使用1-0免打结缝线(倒刺线),自上而下连续缝合两侧后鞘,使其重新连接,其中包括脐部破损的腹膜也一并缝合关闭。

(8)关闭前筋膜破损,同理可使用免打结缝线连续缝合,但需要一定缝合技巧。

(9)补片置入,准备一张大网孔网片[(15～20)cm×15cm],左右向中心卷起并分别缝线固定,经12mm孔置入,补片上缘到达分离空间最上方,剪开缝线后使补片弹开铺平,完整覆盖整个肌后间隙。使用或不使用医用化学胶水固定补片。

(10)检查创面,止血,放置引流,术毕。

(四)术后护理

在术后第2天更换无菌外科敷料,以防止早期外科手术引起的污染。对于小脐疝修复(如疝环<3cm),可以在日间病房进行手术,患者可以在手术当天出院。对于需要补片加强和分离组织技术的较大脐疝,患者可以住院治疗,并且在肠功能恢复之前禁食。只要患者不进食,疼痛最初用静脉内麻醉泵进行管理。一旦患者饮食,就开始口服麻醉镇痛药。然后,在耐受的情况下进行饮食,并且只要口服止痛药提供足够的缓解,患者一旦排气就可出院。出院后,第一次术后随访在术后2周。

(五)并发症

SSO使24%至34%的患者再次接受手术,使术后病程复杂化。并发症包括疝复发、感染、血清肿形成、肠外瘘、伤口裂开和蜂窝织炎等。通常这些并发症可以保守治疗,但必要时可能需要诸如经皮穿刺引流或再次手术之类的干预。此外,这些并发症中,包括在伤口部位存在感染或污染,增加了疝复发的风险。因此,对这些患者需要密切随访,任何并发症的早期治疗对于长期安全是必要的。

(六)腹腔镜脐疝修补术的优点

(1)术后疼痛轻,术后恢复快,住院时间短。

(2)脐部是身体隐藏细菌的区域,腹腔镜脐疝修补术切口远离脐部,故术后切口感染发生率低。

(3)可进行联合手术:因大部分腹腔镜手术在脐部取切口,故通过脐疝缺损放入套管完成其他腹腔镜手术并同时完成脐疝修补。

(4)可保留脐部满足患者美观要求。

(七)腹腔镜脐疝修补术的缺点

虽然腹腔镜下脐疝修补术具有较多的优点但是也存在一些局限性。

(1)需要全身麻醉;对一些高龄,心肺功能欠佳的患者不能实施。

(2)手术费用高;腹腔镜脐疝IPOM修补术需要组织隔离补片、钉合器等特殊材料使得费用较高。

(3)需要腹腔镜设备及相关技术支持。

第三节　白线疝

白线疝是发生于腹壁中线的腹外疝,绝大多数为发生在剑突与脐之间的筋膜缺损,故也被称为上腹部疝。它仅次于脐疝,是第二常见的中线腱膜-筋膜层缺损。

一、解剖学及病因

白线由腹直肌鞘的腱膜组成,从剑突延至耻骨联合,是双侧腹直肌在中线的交汇部位,垂直贯穿腹壁。白线是前腹壁疝最好发部位。大多数开腹手术经正中切口进腹,故切口疝多位于该部位。同时,绝大多数原发性前腹壁疝经白线发生。脐上方白线较脐下方宽,白线区腹壁缺乏坚强的腹直肌的保护而强度较弱,因此,白线疝在脐上部发生率较高,下腹部两侧腹直肌靠得较紧密,白线部腹壁强度较高,故很少发生疝。在尸体解剖研究中发现,脐上白线的平均宽度约为 1.7cm,脐下约为 0.7cm。

白线在两侧腹直肌前、后鞘融合处的两侧肌鞘纤维交错成网状,这一结构可使白线做出形态和大小改变以适应在躯体活动或腹壁呼吸活动时的变化,如在伸长时白线变窄,缩短时变宽。但当腹胀时需同时伸长和展宽,较大的网眼成为白线上的薄弱点导致疝的发病。此种薄弱点可有多个同时存在,故白线疝可能多发。绝大多数白线疝为单发,体积小,偶尔体积较大。白线的浅表只有皮肤和皮下脂肪组织。在上腹区的白线深面是腹横筋膜、腹膜外脂肪、镰状韧带脂肪和腹膜。白线疝最初表现为腹膜前脂肪经白线凸出,随着病程进展,可形成中线皮下或腹直肌鞘裂隙处的疝囊。疝囊内通常为大网膜,肠管罕见。网膜突入疝囊可能发生粘连(约10%),但很少发生嵌顿。白线疝筋膜缺损直径从几毫米到几厘米不等,约 20% 的患者有多处筋膜缺损存在。白线疝的发生率尚不清楚,一般在儿童少见,好发于成年人,男女发病比约为 3:1。

遗传和吸烟对白线疝形成有一定影响,但腹腔压力增高是一个明确的因素,其与腹壁纤维抵抗力降低在疝发生的过程中共同起重要作用,故白线疝好发于体力活动多的青年男性和腹壁松弛的肥胖女性。

二、临床表现

白线疝的症状可与其体积大小不符。大部分(高达 75%)白线疝无症状。最常见的表现是包块,早期白线疝疝块小、无症状,但可在做腹部其他检查时摸到包块。有症状的疝主诉各不相间,而且许多似乎与疝无关。常见的症状包括:上腹钝痛、烧灼痛或痉挛性疼痛,有时放射到下腹部,背或胸部;恶心、进食后呕吐、腹胀、消化不良或偶尔便秘。典型疼痛是在用力时上腹痛,常于弯腰和站立时加重,仰卧位和俯卧位时减轻。白线疝的症状与腹腔内其他疾病的症状相似,如有症状的胆石症或消化性溃疡,故需行全面检查以排除其他原因导致的腹痛。

嵌顿多见于小疝,可发生在 50% 以上的病例中,但绞窄罕见。腹膜前脂肪嵌顿可导致脂肪绞窄,出现局部疼痛和水肿。由于疝内容物或神经血管束受压,患者通常在该部位有剧烈腹痛。腹内脏器的嵌顿和绞窄非常罕见,与器官嵌顿有关的症状也罕见。大多数白线疝较小,仅有腹膜前脂肪进入疝囊。然而疝的大小变化很大,大者可包含腹膜前脂肪、大网膜、胃、肝、结肠或小肠。

三、诊断及鉴别诊断

若白线疝的缺损足够大,可在中线上触及一个包块,则体格检查有助于明确诊断。对于难触摸到包块,尤其是肥胖患者,通常在白线有一个局部触痛区,甚至在疝被还纳后仍存在。当患者伸展,咳嗽或仰卧位抬头屈颈时肿块变的更明显,也可诊断白线疝。若需将白线疝与皮下肿瘤相鉴别,并查明上腹痛的真正病因,腹部超声和 CT 检查有助诊断。实时超声可显示疝囊内的肠管蠕动或 CT 检查显示肠袢内造影剂或空气构形。但最后的诊断仍需经外科探查确定。经以上方法,诊断应无困难,但实际上白线疝被漏诊或误诊为消化道疾病者不少见。这是因为白线疝发病率低、疝块小,故常被经验不足的医师所遗漏,尤其是在平卧位检查时,疝块已复位且疝门又小,以致不能发现问题。即使是平卧后疝块并未消失,因疝块小而且是腹膜前脂肪组织,容易与皮下脂肪相混淆可漏诊。因此,凡遇有上述症状的患者,应以一个手指顺白线自剑突至脐进行仔细触摸,才有可能触及其微小有压痛的肿块或白线上的缺损。对于肥胖患者更需仔细检查。如有疑问,应嘱患者坐起或站立进行检查,更易触及肿块。

四、治疗

(一)手术相关事项

1.手术适应证

(1)有症状的腹壁白线疝。

(2)虽无症状,但有美容要求者。

2.手术禁忌证

(1)年老体弱,或患有其他全身性严重疾病不能耐受手术者。

(2)合并有使 IAP 增高的慢性疾病控制不佳者。

(3)随着围术期处理方法的进展及手术技术和修补材料的发展,原有的手术禁忌证很多成了相对禁忌证。

3.术前特殊准备

(1)积极治疗患者并发症,如糖尿病、高血压、冠心病、慢性支气管炎等,包括戒烟、进行呼吸功能锻炼等,增加手术耐受力。

(2)要预先处理引起腹内压力增高的基础疾病,如慢性咳嗽、排尿困难、便秘等,避免和减少术后复发。

(3)术前根据情况决定是否留置尿管,排空膀胱。

(4)术前用划线笔标记疝的部位及范围。

4.麻醉方法和体位

首选全身麻醉,有利于术中还纳疝内容物及拉拢缝合缺损边缘,特殊情况可考虑椎管内麻醉或局部浸润麻醉。仰卧位。

5.术后注意事项

(1)切口须使用腹带加压包扎,同时应尽可能防治腹胀、剧烈咳嗽、呕吐、便秘等腹压增高的因素,必要时可行胃肠减压 2～3 天。

(2)对于高龄、巨大疝等,酌情卧床 1～2 周,然后逐渐增加活动量。

（二）手术方式

1.单纯缝合修补

（1）手术步骤

①沿疝部位做纵行腹部正中切口或横行切口，长度较疝病变边界大，切开皮肤，皮下组织，仔细往深处分离，直至辨认疝或其突破口。

②如无疝囊，游离凸出的脂肪组织与白线之间的粘连，推回腹膜前间隙。

③如有疝囊，应将疝囊与腹膜外脂肪及周围组织分离，直至显露疝囊颈部及两侧白线，分离疝囊颈部与白线间的粘连。如能确认疝囊与腹腔内脏器无粘连固定，将疝囊内翻，退入腹腔；疝囊较大或不能确认与腹腔内脏器的关系时，切开疝囊，注意避免损伤疝内容物，检查疝内容物，将其还纳回腹腔，游离疝囊，在腹膜平面结扎或缝扎，或间断，或连续缝合关闭腹膜，切除多余的疝囊，连同疝囊外凸出的脂肪一并切除。

④不可吸收线间断缝合白线。对于张力或缺损较大的，游离两侧腹直肌前鞘，将两侧前鞘的内叶重叠缝合以加强修补（Mayo 技术）。

⑤分层缝合皮下组织及皮肤，切口用腹带加压包扎。

（2）手术要点和注意事项

①较小的白线疝肿块小，或仅有腹膜外脂肪凸出，平卧时不易扪及白线缺损，因此术前应做好疝的部位及范围标记，便于术中切口设计。

②为加强缝合修补效果，可行 Mayo 折叠缝合。

（3）总结评价：直接缝合适用于白线缺损很小，缝合时无明显张力的白线疝，适用于单纯腹膜外脂肪凸出但无明显症状又有美容要求的疝，其优点是手术操作相对简单，切口相对较小，不需置入补片，术后感染风险低，缺点是术后复发的风险较补片修补高。

2.开放式补片修补技术

补片修补白线疝的术后复发风险明显低于单纯缝合修补，尤其是对疝较大、重建白线张力高的情况建议选择补片修补技术。对于开放式补片修补技术包括 Onlay 修补、Sublay 修补、IPOM 等方式。

（1）开放 Onlay 修补术：即在重建腹白线之后，置入补片，具体手术方式类似于腹壁切口疝的开放式补片前置技术，具体要点如下。

①游离疝囊要小心，切开时避免损伤疝内容物，还纳之前要分离好网膜肠管等与疝囊之间的粘连，还纳后要完全切除疝囊。

②应当在无张力条件下使用不可吸收线连续缝合关闭白线，如张力大，可使用 CST 技术。

③将腹直肌前鞘与皮下脂肪组织之间分离出合适的空间以置入补片，置入宽 8~10cm，超出缺损长 3~4cm 的补片，确保补片与缺损上下各有 3~4cm 重叠，使用不可吸收缝线缝合补片固定，再沿着中线连续缝合将补片固定于中线筋膜闭合切口上，防止补片移位。

（2）开放 Sublay 修补术：即在腹直肌后置入补片，具体手术方式类似于腹壁切口疝的开放式补片后置技术，具体要点如下。

①应从双侧腹直肌鞘内侧缘打开，暴露腹直肌的前后两面，分离出腹直肌后面和腹直肌后鞘前面的无血管区至腹直肌侧边线。

②使用不可吸收缝线连续缝合后鞘。

③应置入足够大的补片,宽约 10cm 以便使补片两边跨过中线 5cm,长度与缺损上下各有 3～4cm 重叠。使用可吸收缝线将补片周围和腹直肌后鞘间断缝合固定,防止补片移位。

④使用不可吸收线连续缝合关闭前鞘,如果渗出较多,在关闭前鞘之前,可在肌后位置放入引流管。

⑤注意无论缝合后鞘还是前鞘,均应降低缝合张力,可联合使用 CST 技术。

(3)开放 IPOM 修补术:即开放式腹膜内补片修补技术,要点如下:

①完整切除疝囊至腹直肌内侧缘。

②将皮下脂肪组织与筋膜层各方向分离出 3～4cm 的正常筋膜组织以便于缝合固定补片。

③根据缺损大小选择和修剪防粘连的复合补片或生物补片,使其在腹腔内完全铺展后与缺损各缘有 5cm 的重叠。

④补片铺展紧贴腹膜,并使用 2-0 双股 Prolene 缝线"U"形缝合固定补片于正常的筋膜组织。一般在 3、6、9、12 点位置固定,距离补片边缘 1cm。

⑤关闭补片上方筋膜层,将补片与有可能产生的皮下积液隔离,防止感染。

(4)总结评价:需要注意,无论使用哪种修补方式,都必须重建白线,关闭缺损,最好使用不可吸收缝线或缓慢吸收缝线以保证能维持组织强度 3 个月以上。围手术期应当使用抗生素预防感染,尤其是患者存在高龄、糖尿病、肥胖、抵抗力差等术后可能引起感染的危险因素时。切皮前应使用无菌贴膜减少皮肤表面接触深部术区及补片的机会从而降低感染率。术后均应加压包扎术区,并使用腹带,减少血清肿形成,多数不需要常规放置引流,除非有较大无效腔。如术中发现有肠损伤情况或术中有其他污染情况发生,应考虑放置生物补片或不放置补片。

对于术式的选择,Onlay 法可能较容易操作。目前尚没有足够的证据证明哪种方法更为优越,应根据术前资料及术中具体情况制定适合的手术方案。

3.腹腔镜补片修补技术

随着近几年腹腔镜疝修补技术的飞速发展,对于白线疝,几乎都可以使用腹腔镜下修补术,尤其是对于肥胖患者,具有切口并发症少、可发现开放手术容易忽略的隐匿疝等优势。常用术式为腹腔镜 IPOM,手术步骤类似于腹壁切口疝的腹腔镜 IPOM 技术。

(1)手术要点

①对于穿刺部位的选择:一般选择远离疝的部位穿刺便于手术操作,也可使用可视套管穿刺更安全。

②要充分暴露整个缺损,有时需要分离镰状韧带,以确保放置补片时补片与腹壁筋膜之间没有任何脂肪或网膜组织。

③对于筋膜缺损,采用钩针技术完整关闭。

④根据缺损大小选择和修剪补片,要求补片覆盖缺损边缘超过 5cm,如患者过度肥胖,则补片范围应尽量大。

⑤补片置入腹腔前要行标记:使用不可吸收缝线标记补片长轴及短轴的各中点,帮助辨别补片防粘连层的正反面及确定腹腔内放置补片的正确轴向。将补片按腹腔内修补位置于腹壁

外侧平铺于缺损处,在补片缝线处使用记号笔标记腹壁相应位置,便于正确固定补片位置,并沿补片周边每隔5cm做一个标记(两种标记需区分标记),然后将补片卷成管状送入腹腔。

⑥补片的固定:腹腔内展平补片,于皮肤记号笔标记处分别做1～2mm的小切口,经切口用缝线穿引器刺入腹腔,将对应的补片标记点上的缝线的一根线头拉出皮肤外,由同一切口从该穿刺点旁约1cm处再次穿入拉出缝线的另一根,使缺损正好被覆盖于补片正中位置并完全铺展,如位置不满意可行调节,然后收紧缝线打结。在距离补片边缘2～4mm处使用疝钉周圈固定补片,疝钉间距1～1.5cm,有条件的建议使用可吸收钉合钉。为确保修补的牢靠,可采用双圈或更密的固定。

(2)总结评价

①腹腔镜白线疝修补有其优越性,尤其是对肥胖患者,但应注意当可疑腹腔内感染时应慎重选择该术式。

②既往如有腹部手术史,会对腹腔镜操作造成影响,打孔位置需慎重选择,有经验的疝外科医师可以谨慎地行腹腔镜修补术。

③切皮前建议使用无菌贴膜减少感染发生率。

④补片上的缝线打结要收紧,否则难以保证有效的补片固定。有时可以在补片边缘固定2圈疝钉,从而不需要再次额外使用缝线固定。

⑤术后需加压包扎,持续使用腹带1周以上更好,可减少血清肿的发生。如发生血清肿,一般不需特殊处理,常可自行吸收,早期不建议穿刺抽吸,以免造成感染。

⑥近年来,有些学者在尝试或推广使用腹腔镜下的Sublay修补术:e-TEP或e-TAPP技术,也可用在白线疝的修补中。

第四节 其他疝

一、股疝

通过股环、股管、卵圆窝向大腿根部突出的腹外疝称为股疝。股疝比腹股沟疝更易发生嵌顿、绞窄等并发症,病死率更高需急诊手术,甚至肠切除。

(一)流行病学

股疝发病率居腹外疝第2位,它约占腹外疝发病总数的5%。股疝发生率女性多于男性,比例约为5:1。在女性患者中,股疝的发病率和年龄增长成正比,约有42%的股疝发生于65岁以上的女性。男性股疝患者多数有腹股沟疝修补手术史。对老年人而言,所有急诊施行疝修补术的病例中有44%为股疝。儿童偶发生股疝。

(二)解剖学

腹股沟韧带深面的空间被筋膜组织分成2个间隙,内侧间隙主要被股动脉和股静脉所占据。股静脉内侧有一长约1.5cm、上宽下窄而呈漏斗形的管状空隙,称为股管。股管内含有脂肪组织、疏松结缔组织和少数淋巴结。管的上口为股环,呈卵圆形,长径约 1.25cm(女性略大于男性),其内界为腔隙韧带外缘,外界为股静脉内侧壁,前缘为腹股沟韧带,后缘为耻骨梳韧带。股管下段弯向体表,管口为覆有筛板的卵圆窝,其中心点的投影在耻骨结节下方 4cm 略偏外侧处。卵圆窝是大腿阔筋膜上的一个空缺,其上缘呈镰状,组织较为坚韧(图 7-4-1)。

(三)病因

在腹内压增高的情况下,对着股管上口的腹膜,被下坠的腹内脏器推向下方,经股环向股管突出而形成股疝。女性因骨盆较宽大而平坦,联合肌腱和陷凹韧带较薄弱,股环大于男性,致股管上口宽大松弛,加之妊娠时腹压增高及腹壁组织的过度拉伸,使得女性股疝发病者明显多于男性。由于股管几乎是垂直的,疝块在卵圆窝处向前转折时形成一锐角,且股环本身较小,周围又多坚韧的韧带,因此股疝最易嵌顿。在腹外疝中,股疝嵌顿者最多,高达 60%。股疝一旦嵌顿,可迅速发展为绞窄性疝,应特别注意。

(四)临床表现

股疝常在腹股沟韧带下方卵圆窝处表现为一半球形的突起。平卧回纳内容物后,疝块有时并不完全消失。由于囊颈较狭小,咳嗽冲击感也不明显。易复性股疝的症状较轻,常不为患者所注意,肥胖者更易疏忽。一部分患者可在久站或咳嗽时感到患处胀痛,并有可复性肿块。

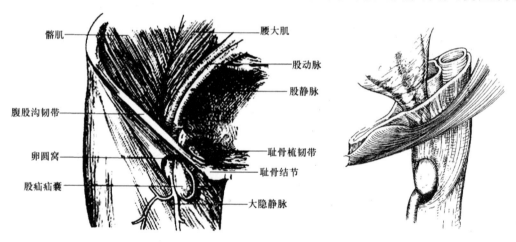

图 7-4-1　股疝疝囊的突出途径

股疝如发生嵌顿,除引起局部明显疼痛外,也常伴有较明显的机械性肠梗阻,严重者可以掩盖股疝的局部症状。

(五)诊断

股疝典型的临床表现是以疼痛和(或)腹股沟肿块(可以是无症状的)为主诉,体格检查大腿前内侧,腹股沟韧带下方可触及肿块,伴或不伴有触痛。辅助检查包括 B 型超声、CT、MRI,这些检查可帮助明确诊断,但临床诊断主要还是依靠体格检查。

(六)鉴别诊断

鉴别诊断包括腹股沟疝、脂肪瘤、肿大淋巴结、大隐静脉曲张结节样膨大和冷脓肿。

1.腹股沟疝

腹股沟疝位于腹股沟韧带的内上方,股环则位于腹股沟韧带的外下方。应注意的是,较大

的股疝除疝块的一部分位于腹股沟韧带下方外,一部分有可能在皮下伸展至腹股沟韧带上方
(表 7-4-1)。

表 7-4-1　腹股沟疝和股疝的鉴别

鉴别要点	腹股沟疝	股疝
与耻骨结节的关系	外上方	外下方
检查腹股沟韧带内侧时让患者咳嗽	疝出现腹股沟韧带上方	疝出现腹股沟韧带下方
按住长收肌的外侧,即股动脉内侧约 1 指宽处,让患者咳嗽	疝出现	疝保持回纳状态

2.脂肪瘤

股疝疝囊外常有一增厚的脂肪组织层,在疝内容物回纳后,局部肿块不一定完全消失。这种脂肪组织有被误诊为脂肪瘤的可能。两者的区别在于脂肪瘤的基底并不固定,活动度较大,股疝基底是固定且不能被推动的。

3.肿大淋巴结

淋巴结炎症多在同侧下肢、腹壁、外阴、会阴、臀部或肛部。找到原发感染灶或皮损,嵌顿性或绞窄性股疝则多有急性肠梗阻表现。

4.大隐静脉曲张结节样膨大

卵圆窝处结节样膨大的大隐静脉在站立或咳嗽时增大,平卧时消失,可能被误诊为易复性股疝。压迫股静脉近心端可以是结节样膨大增大。此外,下肢其他部分同时有静脉曲张对鉴别诊断有重要意义。

5.冷脓肿

最简单的鉴别方法是腹股沟韧带中点摸到股动脉的搏动,冷脓肿应在其外侧,偏髂窝处,且触之有波动感;而股疝则在其内侧。脊柱及髂窝区检查有助于进一步鉴别。

(七)治疗

股疝容易嵌顿,一旦嵌顿可迅速发展为绞窄性疝。同时,由于股疝好发于老年女性,一旦合并绞窄,因疝内容物缺血引起患者死亡的概率极高。因此,股疝诊断确定后,应及时进行手术治疗。嵌顿性疝或绞窄性股疝应进行紧急手术。

股疝是腹股沟疝的一种,和腹股沟斜疝从腹横筋膜的内环经腹股沟管突出或直疝直接从腹横筋膜缺损的直疝三角凸出一样,股疝也是以腹膜为疝囊,从腹横筋膜缺损处经耻骨肌孔突出的疝。因此,股疝的修补术也不可避免需要遵循和腹股沟疝修补术一样的原则,游离并切除疝囊,修补腹横筋膜的缺损,并通过缝合腱膜加强对缺损的修补。最常用的手术是 McVay 法,将腹横肌的肌腱缝合至耻骨肌线,进行股鞘重建。另一方法是在处理疝囊之后,在腹股沟韧带下方把腹股沟韧带、腔隙韧带和耻骨肌筋膜缝合在一起,借以关闭股环。

进行嵌顿性或绞窄性股疝手术时,因疝环较小,回纳疝内容物有一定困难。遇有这种情况时,可切断腹股沟韧带以扩大内环。但在疝内容物回纳后,应仔细修复已被切断的内环。

治疗股疝的 3 种经典手术路径:经股部手术路径、经腹股沟手术路径、经腹膜前手术路径。经股部这种低位手术路径适用于简单易回纳的股疝,特别是比较瘦的患者,以及只能施行局部麻醉的虚弱患者。经腹股沟手术路径对于同时存在同侧腹股沟疝的股疝患者下最佳的手术路

径,因为在修补股疝的同时可修补该侧腹股沟疝。腹膜前手术路径适用于存在股疝嵌顿或肠梗阻,已经施行过腹股沟手术,股疝合并腹股沟疝或双侧股疝的患者。目前更倾向应用生物材料行无张力股疝修补术或股疝的腹腔镜修补。

二、腹壁切口疝

腹内器官经手术切口所致缺损突出于体表者为切口疝。

(一)流行病学

临床上比较常见,占腹外疝的第 3 位。腹部手术切口获得一期愈合者,切口疝的发病率通常在 1% 以下;如切口发生感染,则发病率可达 10%;伤口裂开者高达 30%。

(二)解剖学

大多数腹壁疝出现在前腹壁,前腹壁中央的垂直线就是白线,半月线标志着腹直肌鞘的外缘。腹内斜肌在半月线处分成两层,在上 2/3 腹部腹内斜肌腱膜包绕腹直肌,而在下 1/3 腹部半月线所在区域被称为 Spigelian 筋膜,该处是疝好发部位之一。

由外向内构成前腹壁的各层结构依次为:皮肤、皮下组织层、肌腱膜层、腹横筋膜层。皮肤,前腹壁皮肤的天然弹力线或 Kraissl 线呈横向分布。在脐上这些线呈水平分布,在脐水平以下呈略向内下的斜向分布。沿着或平行于这些线做皮肤切口愈合后瘢痕形成少。皮下组织层在下腹部分为两层,浅层富含脂肪组织(又称 Campers 筋膜),深层则为一层致密的弹力纤维层(又称 Scarpa 筋膜)。肌腱膜层,由腹外斜肌、腹内斜肌及腹横肌组成,此三肌腱膜形成腹直肌鞘包绕腹直肌,位于腹中线两侧。在脐水平以下 4~5cm,腹外斜肌、腹内斜肌、腹横肌腱膜共同走行于腹直肌前方,只有腹横筋膜构成腹直肌后壁,形成弓状线,又称 Douglas 半月皱襞(图 7-4-2)。腹横筋膜层,腹横筋膜由两层结构构成,强韧的前层位腹横筋膜深面,并与腹横肌肌腱紧密融合,腹横筋膜后层较薄位于腹膜外脂肪前方,腹壁下血管走行于两层腹横筋膜双层间隙(Bogros 间隙)之中。腹膜前无张力疝修补术的补片就应该置入此处。

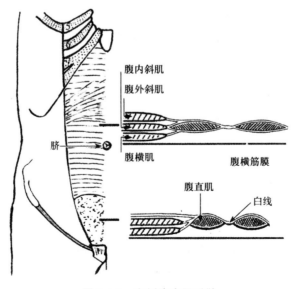

图 7-4-2　左侧腹直肌后鞘

（三）病因

1.切口感染

切口感染可使一些腹壁组织坏死形成薄弱区或缺损，这是切口疝发病率中最重要的原因。由感染引起的切口疝占总数的 50%。

2.引流物留置

留置引流物的腹部手术，多数有感染因素存在。当引流物选择或留置不当时，可使引流不畅而加重组织损害程度或延长引流物留置时间，另有一些引流管未及时拔除，这些都将影响引流空的愈合为切口疝提供发病概率。

3.切口选择

纵形切口的腹部手术后发生切口疝概率较高。做纵形切口时支配腹壁肌的肋间神经常常被切断（中线切口和旁正中切口可避免）。当切口长且 3 支以上神经被切断时，往往造成切口内侧腹肌萎缩无力而诱发切口疝。特别是下腹部直切口因腹直肌后鞘缺如而承受较大压力，更容易发生切口疝。前后两次手术用相隔一定距离而平行的纵行切口时，两切口之间的肌萎缩更明显。此外，除腹直肌外腹部各肌、腱膜、筋膜和腹直肌鞘的纤维基本都是横向走行的，被纵行切口切断的这些组织在缝合时很容易顺纤维方向被缝线割裂而出现裂口。即使当时已愈合，在尚未完全愈合前，仍可导致腹壁局部抗力下降。腹直肌虽然不受这一影响，但是腹壁肋间神经切断有损其强度。腹白线血供较差，且脐上段因两侧腹直肌内缘之间有一定距离而缺乏肌保护，故上腹部中线切口仍有并发切口疝者。

4.手术基本操作

粗糙而不规范的操作常是引起切口疝的原因。

5.麻醉配合和手术后护理

满意的肌肉松弛情况下腹部切口缝合效果最好。麻醉过浅使创缘难以拉拢，内脏不能静置腹内而干扰切口的缝合，此时也容易发生各种操作失误。气管内吸痰致强烈的咳嗽反应，造成缝合困难或缝合的内层裂开。手术后肠麻痹引起的腹胀、呼吸道感染和恶心呕吐时，腹肌的牵扯也是导致切口疝的诱因。

6.创口愈合不良

切口愈合不良的原因很多，如切口内血肿形成、肥胖、老龄、营养不良、腹内压过高、腹水、腹壁相对薄弱或某些药物（如皮质激素、免疫抑制药、抗凝药等）及疾病（糖尿病、器官功能不全与衰竭、黄疸）。创口愈合不良是腹壁切口疝发生的一个重要因素。

（四）临床表现和诊断

腹壁切口疝的主要症状是腹壁切口处逐渐膨隆，有肿块出现。肿块通常在站立或用力时更为明显，平卧休息则缩小或消失。较大的切口疝有腹部牵拉感，伴食欲减退、恶心、便秘、腹部隐痛等表现。多数切口疝无完整疝囊，疝内容物常可与腹膜外腹壁组织粘连而成为难复性疝，有时还伴有不完全性肠梗阻。

体检时可见切口瘢痕处肿块。有时疝内容物可达皮下。若内容物为肠管时可见到肠型和蠕动波，扪之可闻及肠管的咕噜声。肿块复位后，多数可扪及腹肌裂开而形成的疝环边缘。腹壁肋间神经损伤后腹肌薄弱所致切口疝，虽有局部膨隆，但无边缘清楚的肿块，也无明确疝环可扪及。切口疝很少发生嵌顿。

(五)分型

腹壁切口疝是一种临床表现多样化的疾病,由于腹部切口的多样性,目前尚无一种分型标准可以涵盖所有的情况。但腹壁切口疝分型有助于比较各种新的修补方法的效果。在分型时,必须要考虑一些重要的因素,包括切口的位置(耻骨上、剑突下)、切口形状(纵形的、横形的、斜形的、联合切口)、缺损的大小(水平和横向分为<5cm、5~10cm、>10cm)、疝复发的次数、可还纳性及临床症状。目前常用的切口疝分型标准如下。

1.国内分型

2003年中华医学会外科学会疝和腹壁外科学组将切口疝分为:①小切口疝,疝环最大距离<3cm;②中切口疝,疝环最大距离3~5cm;③大切口疝,疝环最大距离5~10cm;④巨大切口疝,疝环最大距离≥10cm。

2.国外分型

2001年欧洲疝学会的分型标准为:①小型切口疝,横径或纵径<3cm;②中型切口疝,横径或纵径5~10cm;③大型切口疝,横径或纵径>10cm。

(六)治疗

腹壁切口疝不能自愈,原则上均应手术治疗。其目的为关闭腹膜缺损,聚拢向两侧咧开的腹壁肌筋膜层,重建腹壁解剖结构及生理功能。手术时应尽量切除原有瘢痕组织。显露疝环,沿其边缘清楚地解剖出腹壁各层组织,并在各层之间进行一定范围的游离。疝内容物回纳后,在无张力的条件下拉拢疝环边缘,逐层细致地缝合健康的腹壁组织。随着生物材料在疝和腹壁外科的应用和推广,对缺损较大的切口疝,可通过开放手术或经腹腔镜内置假体网片及自体,肌膜组织进行修补,加强腹壁缺损。目前国内外主要使用人工合成材料修补腹壁切口疝。

1.肌前置网修补法

肌前置网修补法(又称Onlay术或Chevrel术,见图7-4-3)于1979年由Chevrel首先提出。

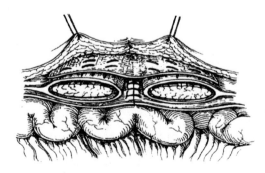

图7-4-3　Onlay术式示意图

手术方法:关闭疝囊后,缝合腹直肌前鞘及腹外斜肌腱膜,以合处为中心,将腹直肌前鞘及腹外斜肌腱膜与皮下组织游离。将补片置于腹直肌前鞘及腹外斜肌腱膜上方,补片边缘要覆盖肌筋膜缺损缘4cm以上,并用PDSⅡ线缝合固定。补片和组织之间要缝合固定两圈,补片外缘与组织间有张力的缝合一周,筋膜缺损缘及补片间再缝合一圈,组织和组织之间争取达到无张力关闭。为防止积液,手术后一定要放置闭式引流。

这种方法相对简单,尤其适用于肌筋膜后间隙难于分离的患者,并且最大限度地减少修补材料与腹腔脏器粘连。该手术优点是不进入腹腔,缺点是手术分离范围大、损伤大,术后易发生皮下积液各手术区不适感明显,补片易被腹压推起,会增加疝复发的可能性。

2.肌后筋膜前置网修补或腹膜前置补片修补法

Rives 在 30 多年前最先叙述了肌后筋膜前置网修补或腹膜前置补片修补法(又称 Sublay 或 Rives-Stoppa 术,见图 7-4-4),后来法国的 Stoppa 和美国 Wants 在手术方法上进行改进。

手术方法:在疝环处,于腹膜与腹直肌后鞘之间向周围分离,建立肌筋膜后方间隙。将补片置于此间隙中,各个方向超越缺损边缘 3～5cm。巨大切口疝无法关闭腹膜层时,需用大网膜作为脏器和补片之间的保护层,如果无大网膜覆则需要用复合材料做修补。

目前这种方法被认为是修补巨大切口疝的最理想方法。优点:补片紧贴腹肌后,便于结缔组织长入与其整合,使补片在腹壁内永久性固定而加固腹壁;补片边缘覆盖超过疝环边缘,腹内压对补片可产生压紧缝合效应,可有效防止疝复发;皮下浆液肿发生率及远期复发率较低。缺点:手术操作有一定难度,手术时间长,游离筋膜后方间隙创伤较大,易伤及腹直肌的血供。

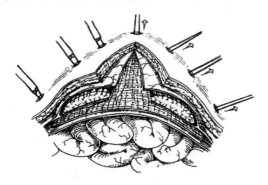

图 7-4-4　Sublay 术式示意图

3.缺损处直接补片置入法

缺损处直接补片置入法(Inlay 术)又称补片与筋缘连续缝合修补术。手术方法:打开疝囊游离粘连,切除疝环边缘所有瘢痕组织,测定缺损的横径。根据缺损大小修剪补片,补片与腱膜缺损边缘做连续缝合。此种方法复发率高,现已较少采用。

4.腹膜内置管修补法

腹膜内置管修补法(IPOM)的手术方法:进入腹腔后将防粘连补片置入腹膜腔内,将补片边缘缝合或钉枪固定于腹壁上,缺损周围的完整筋膜接触补片达 5cm。腹腔镜修补腹壁切口疝广义上说也属于腹膜内置网修补法。腹腔镜修补术避免了再次做大切口,并发症少,患者恢复快,减少了术后疼痛和平均住院时间,见图 7-4-5。

IPOM 的优点:手术操作较为简单,放置补片容易,不会形成血肿及浆液肿,感染率低。由于补片的一个面直接与腹腔脏器接触,需要使用防粘连或复合补片。

实质上,切口疝人工材料修补术不是真正的无张力疝修补术,它是一个减张手术,减的是组织与组织之间的张力,而组织和补片之间是存在张力的。手术后患者下地、咳嗽时,这种张力会使大多数患者感到切口周围疼痛明显,甚至持续一段时间,而切口疼痛并不明显。

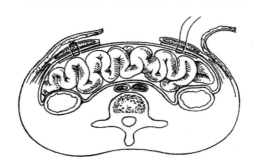

图 7-4-5 IPOM 术式示意图

预防感染和手术后腹胀对此类患者极为重要,修补成形后,应给予广谱抗菌药并用腹带捆缠腹部,直至创口愈合。

不能手术的患者可暂用腹带或弹性绷带捆绕腹部,并积极创造手术条件。

5.切口疝术后常见并发症

(1)伤口皮下血肿、积液:伤口皮下血肿、积液是严重的并发症,可以导致伤口裂开,造成补片外露和继发的补片感染。血肿往往是术中止血不严所引起的,而积液是由腹壁组织对补片的炎症反应和补片与组织间的无效腔造成的。因此,术中细致地止血、缝合皮下组织不留无效腔可以减少这些并发症的发生率。绝大多数文献都认为在伤口皮下放置引流是必要的,术后最好用腹带加压包扎 2 周。

(2)伤口感染:伤口感染多继发于皮下血肿或由植入缝线和补片等造成。一旦发生感染,对于使用单丝或双丝聚丙烯材质补片的患者来说,可以不用取出补片,通过引流感染区和局部换药大部分伤口就可愈合。对于使用其他材质补片(包括多丝聚丙烯、膨化聚四氟乙烯或复合补片)的患者来说,需要完全取出补片。预防性使用抗生素、术中严格无菌操作、细致地止血、使用不可吸收的单丝合成线固定补片可以有效减少感染发生率。

(3)复发:传统的直接修补手术的复发率为 30%～50%。使用人工材料修补的切口疝复发率明显地降低,2004 年美国疝学会年会报道,腹膜内置网片修补和腹腔镜修补的复发率为 2%～3%,明显低于其他方法(约 5%)。大部分学者认为,腹壁切口疝的复发与否与疝的大小无明显相关。复发的原因包括术中遗留缺损、补片放置位置不合适、补片不够大或缝合固定不够导致从补片边缘再发。另外,合并有前列腺增生、慢性便秘、慢性阻塞性肺疾病、吸烟或长期从事搬运重物等患者有复发的风险。术后用腹带加压包扎对预防复发有一定作用,一般建议术后继续打腹带 3～6 个月。在术后 6 个月内属于结缔组织愈合期,在此期间应避免所有剧烈运动和重体力劳动。

(4)腹腔间室综合征:切口疝术后最为急骤且危险的并发症,常见于巨大切口疝患者。原因是在没有充分准备的条件,手术贸然回纳多量疝内容物,升高腹内压,限制横膈运动,减少回心血量,引起呼吸、肾衰竭。

(5)其他并发症:肠粘连、肠瘘偶有报道,原因与使用的聚丙烯或聚酯补片直接与肠管接触有关,术中应尽量避免发生或使用防粘连补片。

三、半月线疝

(一)概述

腹横肌的外侧肌肉部分向腹中线方向逐步转化成腱膜组织,这些转化点连成一条弧线,就是半月线,这些腱膜组织再往内侧的延伸就是腹横肌腱膜,从半月线到腹直肌后鞘之间的组织我们称其为半月线筋膜或半月线腱膜(图 7-4-6)。在半环线以上,其直接融入腹直肌后鞘;在半环线以下,其与腹内斜肌腱膜一起融入腹直肌前鞘(图 7-4-7)。

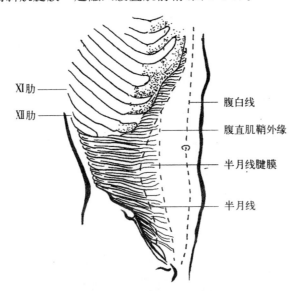

XI肋
XII肋
腹白线
腹直肌鞘外缘
半月线腱膜
半月线

图 7-4-6 半月线和半月线腱膜

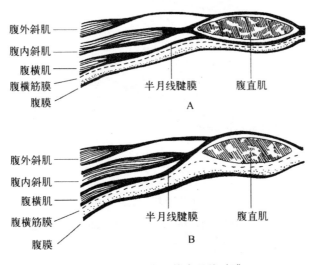

腹外斜肌
腹内斜肌
腹横肌
腹横筋膜
腹膜
半月线腱膜
腹直肌
A

腹外斜肌
腹内斜肌
腹横肌
腹横筋膜
腹膜
半月线腱膜
腹直肌
B

图 7-4-7 不同水平的半月线腱膜

A 半环线以上;B 半环线以下

半月线疝(又称 Spigelian 疝),是指经腹直肌鞘外侧,沿半月线的裂隙样缺损而发生的疝。最早描述半月线的是比利时解剖学家 Adriaanvander Spieghel,后人依据他的拉丁文姓名,命名半月线为 Spigelianline。半月线疝由 Klinkosch 在 1764 年首次描述。

半月线疝带是指髂嵴间连线向上 6cm 区域内的半月线区（图 7-4-8）。这一区域的半月线筋膜最宽，是半月线疝的好发区域，约 90% 的半月线疝发生在此区域内。半月线疝一般不大，疝囊大多在腹外斜肌腱膜与腹内斜肌的夹层中行进，呈扁平袋形，体检时不易辨认，但有时疝囊可在腹内斜肌后的后方，有时还可突破腹外斜肌腱膜而到皮下（图 7-4-9）。由于疝环较小，边缘坚硬，容易发生嵌顿。

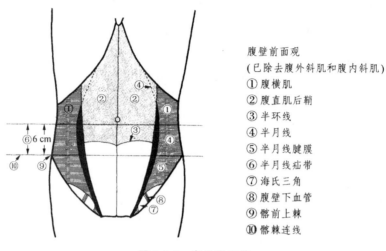

腹壁前面观
(已除去腹外斜肌和腹内斜肌)
① 腹横肌
② 腹直肌后鞘
③ 半环线
④ 半月线
⑤ 半月线腱膜
⑥ 半月线疝带
⑦ 海氏三角
⑧ 腹壁下血管
⑨ 髂前上棘
⑩ 髂棘连线

图 7-4-8　半月线疝带

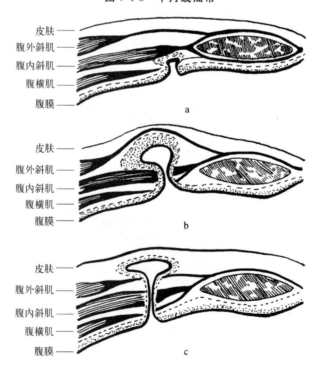

图 7-4-9　疝囊位于不同层次的半月线疝

a.疝囊位于腹内斜肌后方；b.疝囊位于腹外斜肌腱膜和腹内斜肌之间；c.疝囊位于腹外斜腱膜前方（注：b、c 两种情况多见于半环线以下，故图中没有腹直肌后鞘）

低位半月线疝是指位于 Hesselbach 三角内缘的半月线疝,由于没有腹直肌后鞘,这部分半月线仅融入前鞘。如果对低位半月线疝没有足够的认识,在临床诊疗过程中,很容易将其误诊为直疝,特别是伴有"嵌顿"时。因此,在手术过程中发现直疝时,要仔细检查疝环是否位于腹直肌鞘外缘附近,而且疝环周边(特别是外下侧)是否完整和坚韧。

先天性缺陷和后天医源性损伤是半月线疝的主要病因。传统的开放手术,术后切口未进行解剖学关闭,手术后缝线上的张力导致的慢性切割性损伤,以及腹腔镜手术的穿刺孔未关闭等,均是主要的医源性病因。但也有学者不同意将医源性半月线区疝纳入半月线疝的范围。

诊断:半月线区域内有肿物突出,肿物可以伴有或不伴有疼痛,影像学检查发现腹壁的半月线结构异常或出现缺损。在增加腹内压力时,腹壁出现肿块或肿块增大,伴有或不伴有内脏疝出。临床医生能够想到此病是诊断的基础。低位半月线疝的诊断常常需要在术中仔细辨认和确定。

半月线疝无法自愈,而且大多数半月线疝疝环较小,容易发生嵌顿。所以半月线疝一经诊断,应积极手术治疗。对一个经验丰富的疝外科医生来说,半月线疝的手术并不复杂。手术可分为开放手术和腔镜手术两大类。1992 年以前,半月线疝修补手术都是在开放下完成的。1992 年,Crater 和 Mizes 报道了第一例腹腔镜半月线疝修补手术。与腹股沟疝手术一样,开放手术包括直接缝合修补法和使用人工材料的无张力修补法,而腔镜手术包括 IPOM、TAPP、TEP 和单纯缺损关闭。由于半月线疝的发病率很低,只占所有腹壁疝的 $1\%\sim2\%$,所以目前都只是小样本的经验总结或者个案报道。我们很难客观地对这些手术方法进行系统的评论和比较。我们只能根据对文献和自己的手术体会来介绍一二。

(二)开放手术

1.有张力修补

(1)手术步骤

①在疝的体表处做一横行切口或纵行的旁正中切口,达腹外斜肌腱膜。

②切开腹外斜肌腱膜,游离疝囊和疝囊颈,并清除周围的粘连和脂肪组织。

③较大的疝囊,可以切开疝囊,回纳疝内容物后切除多余的疝囊组织,于疝囊颈部结扎或缝扎。如果疝囊较小,可以直接将疝囊游离后翻转回纳。

④用不可吸收缝线缝合关闭半月线筋膜上的缺损。

⑤缝合腹外斜肌腱膜。

⑥缝合皮下组织和皮肤。

⑦术后处理:局部腹带加压包扎 2～4 周。

(2)操作要点和注意事项:对于可以触及的半月线疝,可以选择疝块表面的横行切口;对于不可触及的半月线疝,术前要根据 B 超或 CT 做好定位,建议选择旁正中切口,便于术中延长切口探查,寻找疝囊。关闭疝环时一定要采用不可吸收缝线。

(3)总结评价:本方法技术难度低,无须特殊设备和材料,便于在基层医院开展。研究表明,大多数半月线疝的疝环直径≤2cm,直接缝合修补并不会导致复发率的增高。有张力修补术的主要缺点是术后疼痛明显。学者建议,疝环直径>2cm 的半月线疝,最好不要做有张力修补。

2.使用人工材料的无张力修补

与腹股沟疝一样,使用补片对半月线疝进行修补时可以做到无张力或低张力,从而减轻术后疼痛。

(1)手术步骤

①~③同有张力修补。

④于腹横肌/半月线腱膜后方游离腹膜前间隙,超过疝环边缘3cm以上。选用合适的补片置于腹膜前间隙。如果腹膜前间隙游离困难,也可以将补片放置于腹内斜肌和腹外斜肌之间。

⑤~⑦同有张力修补。

(2)操作要点和注意事项:充分游离腹膜前间隙是本手术的关键。由于这个部位的腹膜很薄,而且疝环处的腹膜往往有粘连,所以腹膜前间隙的分离比较困难。也可以将补片放置于腹外斜肌腱膜和腹内斜肌之间的层次。根据缺损的大小选择理想的补片非常重要。如果选择重量型补片,可以不用关闭疝环,从而避免张力缝合导致的疼痛。但我们不推荐用网塞进行修补。

(3)总结评价:无张力修补能够显著减轻术后疼痛。在疝环较大的情况下,可以降低复发率。

(三)腹腔镜手术

1.腹腔镜下单纯缺损关闭术

是最早报道的腹腔镜半月线疝修补术。可以在腹腔内侧缝合关闭缺损,也可以经腹壁穿刺、体内引导缝线、皮下打结关闭缺损。但是这种方法只适用于缺损较小的患者。

2.IPOM 术

IPOM 手术是开展最多的腹腔镜半月线疝修补手术,主要原因是操作简便,具体的操作方法与小的脐疝、切口疝的 IPOM 手术基本一致。

(1)手术步骤

①利用 Veress 针或开放的方法建立气腹。

②于疝的上方或对侧放置 Trocar,一般需要一个 12mm 的 Trocar 放置镜头,两个 5mm 的 Trocar 放置手术器械,具体位置可以根据疝的位置和术者的习惯来决定。

③松解并回纳疝囊内的大网膜或肠管。

④以不可吸收缝线,在腹腔内直接缝合,或通过体表穿刺悬吊缝合的方法,关闭疝环。

⑤将防粘连补片置入腹腔,中央对准疝环中心,防粘连的一面朝向肠管。补片边缘要超过疝环边缘5cm以上。利用疝钉将补片固定于腹壁。

⑥放气后关闭腹壁各穿刺口。

(2)手术要点和注意事项:对于位置较低的半月线疝,可以将 Trocar 布置在中上腹(类似一个抬高的 TAPP);对于位置较高的半月线疝,可以将 Trocar 布置在对侧腹部。如果是嵌顿疝,术中注意辨认疝囊内容物的血运,如发生绞窄坏死,或因分离粘连而造成肠管损伤的,建议及时中转开腹手术。建议在用补片修补缺损之前,尽可能关闭疝环,以减少术后复发的概率。如疝环较大,可以将补片与腹壁做四点悬吊固定。

（3）总结评价：IPOM 的优点在于技术难度较低，操作空间大，视野良好，因此可以适用于大多数的半月线疝，以及双侧半月线疝或合并有其他疝的情况。但是由于需要采用防粘连补片，因此费用较高。另外这项技术的并发症可能也是在几种手术方式中最严重的。虽然还没有文献报道补片或者疝钉导致的并发症，但是从切口疝的经验我们可以推断，这样的风险肯定是存在的。采用生物补片和可吸收疝钉或许可以降低这方面的风险。

3.TAPP 术

和腹股沟疝手术一样，由于 TAPP 术将补片放在腹膜前间隙，因此可以使用价格低廉的聚丙烯补片，对于难复性疝或者嵌顿性疝，外科医生可以在术中观察疝囊内容物的生命活力，同时也可以观察对侧腹壁有无半月线疝的存在。

（1）手术步骤

①同 IPOM。

②同 IPOM。

③于疝环上方约 3cm 处切开腹膜，游离腹膜前间隙。游离的腹膜瓣至少超过疝环边缘 3cm 以上。

④选择的网片至少要超过缺损边缘 3cm 以上，将网片置于分离好的腹膜前间隙。

⑤连续缝合关闭腹膜。

⑥放气后缝合关闭各穿刺口。

（2）手术要点和注意事项：TAPP 的难点在于游离腹膜瓣。对于低位半月线疝，由于后方为膀胱及其前方的腹膜外脂肪，因此游离类似腹股沟疝，相对容易；但在较高位置，后鞘后面的腹膜菲薄，完全游离后鞘后的腹膜并不容易。从后鞘前进入肌后间隙，然后切开后鞘、切断部分腹横肌也未尝不可。同时，半月线疝的疝环为坚韧半月线筋膜，而疝囊一般都比较薄，并且与疝外被盖组织（肌肉或腱膜）有粘连，因此在游离疝囊时需要有足够的耐心，在疝环水平横断疝囊也是一种选择。无须常规关闭疝环。如果疝环较大（≥2cm），建议用缝线或疝钉将补片与腹壁固定 2～4 个点。

（3）总结评价：TAPP 既可以在腹腔内观察疝内容物的情况，还可以处理对侧疝或其他问题，同时也避免了补片直接接触肠管而造成的风险，但也增加了技术难度。

4.TEP 术

TEP 手术不进入腹腔，完全在腹膜外进行操作，因此对腹内脏器的干扰最小，但是因为操作空间狭小，技术难度高，我们也只用于较小的低位半月线疝。

（1）手术步骤

①Trocar 布置基本同腹股沟疝，一般为纵向，采用中线三孔法。

②建立气腹后，利用镜头或气囊钝性分离中央区域的腹膜前间隙。

③向外侧拓展，对于在直疝三角边缘的低位半月线疝，可以在腹直肌外缘找到疝囊，通常可做到完全游离疝囊（这一操作过程类似于游离直疝疝囊），然后继续向外侧和向下方游离腹膜前间隙（游离范围建议等同于腹股沟疝）；对于位置稍高的，可以向外切开外侧后鞘后，在腹膜前间隙内找到疝囊，回纳或横断后游离间隙到距疝环边缘 3cm 以上。

④放置补片：直疝三角低位半月线疝放置同腹股沟疝；相对较高位置的补片需超过疝环边

缘 3cm 以上。

⑤放气后关闭各穿刺口。

（2）手术要点和注意事项：术中操作时尽量避免损伤腹膜，先建立尽可能大的空间再处理疝囊，这样即使疝囊破损，后续操作依旧可以进行。腹膜前游离的范围和补片放置的要点在手术步骤中已经描述。

（3）总结评价：纵观文献，TEP 开展的相对较少，技术要求更高。对较大的或者位置较高的半月线疝，我们并不推荐 TEP 方案。由于术中无法观测辨别疝内容物的血运状况，因而也不适合嵌顿疝。

四、腰疝

腰疝是一种罕见的疝，是指发生在腰部，从上腰三角或下腰三角，即经腹壁或后腹膜在 12 肋及髂嵴之间突出的疝，是发生在后外侧腹壁的组织缺损（图 7-4-10）。法国外科医生 Jean-Louis Petit 于 1738 年首次描述下腰三角疝，J.Grynfeltt 与 P.Lesshaft 分别于 1866 年和 1870 年描述了上腰三角疝。因上腰三角间隙较下腰三角间隙大，故上腰三角疝相对多见。

腰疝的发病原因分为先天性和后天性。其中先天性占 20%，多为胚胎时期腰背肌或筋膜发育不良所致。后天性又分为原发性和继发性。原发性常为高龄、肥胖、慢性咳嗽或重体力活动引起。继发性病例中创伤、感染、手术是主要原因。

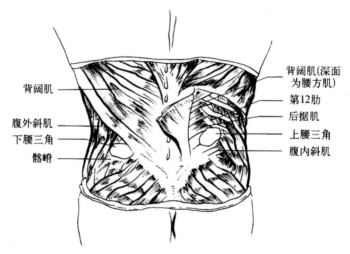

图 7-4-10　腰疝的解剖位置关系

治疗上包括非手术治疗及手术治疗。非手术治疗用于 2 岁以下的幼儿，没有明显症状的小腰疝，有明显手术禁忌的患者，可以暂用疝带局部加压治疗或弹性绷带紧束支托，以防止疝环进一步增大。除此以外成人腰疝不可自愈，手术仍是目前唯一的治愈方法。

手术方式有传统的 Dowd 手术，即疝囊高位结扎，修复腹横筋膜、腰部三角周围肌肉筋膜并行叠瓦状重叠缝合。但因手术张力高，术后患者常疼痛明显，现已很少开展。目前采用人工合成材料进行修补已成为腰疝的主要手术方式。其中 Sublay 修补是最理想的修补方式，其根据 Pascal 流体静力学说，利用腹内压均匀分在整个补片，使其贴附固定在腹壁上，修补牢固效果良好。开放 Sublay 修补、TEP、TAPP、TAPE 都是属于利用腹膜外间隙进行疝修补的术式。

(一)各类腰疝修补手术步骤详解

1.开放腹膜外手术(Sublay 修补)的手术步骤

(1)以疝环为中心,取平行于十二肋缘下斜切口,长 5～6cm,切开皮肤、皮下组织,找到疝囊及腹膜后脂肪,不常规切开疝囊。

(2)疝囊一般无须处理,提起疝囊,分离疝囊与疝环之间粘连。还纳疝囊及其内容物。

(3)于疝环周围潜行分离肌肉与腹膜后脂肪组织,采用手指结合粗纱布填塞法创建一略大于补片的袋状腹膜外间隙。

(4)置入相应大小的聚丙烯补片(轻量型最佳,术后不适感轻),充分展平补片,覆盖整个缺损区域。补片边缘应超过疝环 3～5cm。

(5)用 2-0 Prolene 缝线连续缝合关闭疝环,同时固定补片。若疝环缺损大(＞5cm)则可对补片边缘悬吊或缝合固定。

(6)补片前方不常规放置闭式负压引流,只有当疝囊大、术中分离面较大、渗血明显时才予以补片前放置引流管,待引流量≤10mL/d 时拔除引流管。逐层缝闭切口各层,常规腹带加压束缚。

2.腹腔镜 TAPE 手术步骤

(1)健侧卧位,腰疝对侧腹壁三戳孔置入腹腔镜及操作钳,压力为 15mmHg,探查腹腔。

(2)距离结肠边缘 1cm 左右沿 Toldt's 线切开结肠侧腹膜,将结肠向中央牵拉,进入腹膜外间隙。

(3)分离腹膜外间隙,暴露腰大肌和棘突肌群,显露疝缺损的后方。

(4)选择合适尺寸的防粘连补片,覆盖疝缺损。

(5)补片的后方用间断缝合或医用胶等方法与腰大肌和棘突肌群固定,补片的下方用疝钉或医用胶等方法与髂骨固定。如疝缺损下界超过髂嵴,则与耻骨梳韧带固定,补片其余部位也需与腹壁肌层固定。如疝缺损上方靠近肋缘,则补片需覆盖膈肌至少 5cm。

(6)采用间断缝合的方法将结肠边缘预留的侧腹膜缝合于补片上,恢复结肠间位器官的特性,利用结肠的自然归位加强疝缺损后方的固定。

(7)补片的后方植入在腹膜外间隙,补片的前方植入在腹腔内。

3.腹腔镜 TEP 手术步骤

(1)健侧卧位,取肋缘下 2cm,腋前线内侧 2cm 处做长 2cm 皮肤斜切口,钝性分开腹外、内斜肌,用手指在腹膜前脂肪前方做扇形钝性分离,可用橡胶手套制作气囊,置入后充气 400mL,扩张腹膜前间隙,或使用气囊扩张器如腹膜前扩张 PAJUNK 球囊系统,但价格昂贵。

(2)于 11 肋与脐水平线的交点处置入 10mm trocar,腋前线髂嵴内上 1cm 处置入 5mm trocar,肋缘下切口置入 10mm trocar,缝合切口筋膜以防漏气,注入 CO_2,压力为 13mmHg,镜下分离腹膜外间隙,后达腰大肌前缘,下达髂嵴内下 3cm,推开胸膜到第 9～10 肋处。

(3)显露疝环,游离并拖出疝囊及内容物,置入补片以完全覆盖疝环,边缘超过疝环 3～5cm。用 1-0Prolene 缝线分别于疝环、髂嵴、腰大肌前缘、第 11 肋缘各缝合固定 1 针。非危险区也可用疝钉固定。

4.腹腔镜 TAPP 手术步骤

(1)健侧卧位,腰疝对侧腹壁三戳孔置入腹腔镜及操作钳(穿刺孔呈等腰三角形分布,观察孔位于中间,距离疝缺损至少 9cm),气腹压力为 15mmHg,探查腹腔。

(2)沿结肠切开侧腹膜,向四周分离腹膜外间隙,充分暴露疝缺损的各个边界。

(3)植入足够大的补片(超过缺损边缘 3～5cm)进行修补并固定(缝合或疝钉)。

(4)缝合切开的腹膜。

5.改良 IPOM

除了腹膜外间隙置入补片的各类 Sublay 修补术外,经腔镜 IPOM 也多见诸报端。传统的 IPOM 在治疗腰疝时存在技术上的难点,因为腰疝属于边缘性腹壁疝,缺损后方往往被结肠阻挡,补片无法在腹腔内直接覆盖缺损的全部边缘。现介绍一种改良式 IPOM,其手术步骤如下:

(1)健侧卧位,腰疝对侧腹壁三戳孔置入腹腔镜及操作钳,压力为 15mmHg,探查腹腔。

(2)沿 Toldt's 线切开结肠侧腹膜,向中央牵拉结肠,显露疝缺损的后方。

(3)将足够大防粘连补片(超过缺损边缘 3～5cm)覆盖在腰大肌和棘突肌群上,补片与肌层或骨性组织固定。

(二)手术要点和注意事项

手术的基本要点在于创建合适大小的腹膜后间隙(除 IPOM),以及正确放置及固定补片。

(1)分离的腹膜后间隙应略大于补片,过大补片易移位,太小补片不易展平。

(2)术中应尽量将补片的边缘或防皱裙边展平,以避免术后可能出现的异物感。

(3)部分学者质疑单纯依靠腹内压是否能稳妥固定补片。因腰疝一般缺损不大,只要操作规范,补片面积足够大并保证展平,补片一般均可得到妥善固定。如果疝环缺损大(>5cm),可以考虑对补片缝合固定或使用钉枪/生物胶。固定时应注意避免损伤周围组织和器官,如上腰三角上界为第 12 肋,应避免刺破胸膜及前方的肾组织。

(4)术中应熟悉解剖,注意神经走行,避免其损伤而引起术后慢性疼痛。上腰三角前方走行的神经主要有肋下神经、髂腹下神经和髂腹股沟神经,三者由腰大肌外缘穿出后于腰方肌前方走行。

(5)术后常规腹带加压包扎 3 个月,鼓励早期下床活动,可利于补片的早期贴附和固定。

(6)术后 3 个月内避免咳嗽、便秘、举重物及参加重体力活动。

(三)总体评价

腰疝的修补与切口疝、腹股沟疝修补的原则是一致的,就是越接近腹膜的修补越牢固。开放腹膜后手术具有操作简单实用,易于开展,并发症少等优点,应优先选择。在各种腹腔镜腰疝修补术式中 TAPP 避免了缺损后方被结肠阻挡的技术难点。但对于缺损较大的腰疝,TAPP 有一定的困难,因为缺损上方的肋骨及下方的髂骨等骨性边界将限制腹膜外间隙的分离,使得补片无法与正常的肌层组织有足够的重叠覆盖。TEP 相当于开放 Sublay 修补,即腔镜下的完全腹膜外的 Sublay 修补(TES),技术上较为合理,可避开结肠的阻挡,又不干扰腹腔脏器,直接进入腹膜外间隙完成修补。但 TEP 建腔较困难,大多数关于 TEP 的文献报道中治疗的病例都是无手术史的先天性或原发性腰疝。但对于有手术史的继发性腰疝,腹膜外间隙往往有瘢痕粘连,较难建立有效的手术空间,实际操作难度大。改良的 IPOM 仍存在一定的局限性,即未将游离的结肠复位,恢复其间位器官的特性。补片后方未与肌层组织固定,故缺损后方的修补不够牢固。与 TAPP 相比,TAPE 所需分离的腹膜外间隙更少,补片的后方植入在腹膜外间隙,前方植入在腹腔内,避免了骨性边界对分离的阻碍,保证补片与周围肌层组织有足够的重叠覆盖。与 TEP 相比,TAPE 整个操作过程几乎均在腹腔内完成,无须建立封闭的腹膜外操作空间,避免了腹膜外间隙瘢痕粘连对手术空间建立的影响。与改良的 IPOM 相比,两者类似,但 TAPE 采用缝合或医用胶将补片的后方与腰大肌和棘突肌群固定,加强了疝缺损后方的抗张强度。同时将游离的结肠缝合于补片上,既恢复了结肠间位器官的解剖学特性,又利用结肠的自然归位加固了疝缺损后方薄弱区域的修复。

目前国内外对选择开放还是腔镜治疗腰疝存在争议。一些学者认为腹腔镜手术有较低的并发症发生率及更短的住院时间,与传统开放手术比有更好的疗效和预后。另一些学者则认为腹腔镜下腰疝修补虽然创伤小,恢复快,然而技术难度较高,且国外有学者报道可能增加手术并发症的风险。学者认为,腰疝的术式选择一般以开放 Sublay 为主,术中充分分离腹膜外间隙使补片充分展平是手术的要点。有丰富腹腔镜疝修补术经验的医师可以开展腔镜下腰疝修补术,但要严格控制手术适应证及操作时间,不要刻意追求腹腔镜手术而给患者造成更大的创伤。疝外科医生应当掌握多种手术方式,依据患者的不同情况选择最适合的个体化手术方案,同时要依照每种术式进行规范的手术。相信随着更多临床对照研究的开展,会给我们手术方案的选择提供有力的科学依据。

第八章　腹部损伤

第一节　腹腔脏器损伤

一、脾破裂

(一)流行病学

脾质地脆弱,是腹部内脏最容易受损伤的器官之一。脾损伤的发生率在各种腹部创伤中可达40%～50%。交通事故造成的脾破裂居首位(占50%～60%),其次为坠落伤、打击伤、刀伤等。在腹部开放性损伤中,脾破裂约占10%;在腹部闭合性损伤中,脾破裂占20%～40%。单纯脾破裂病死率约为10%,若合并多发伤,病死率可达15%～25%。

(二)病因与病理

根据损伤原因不同,脾破裂可分为外伤性、医源性和自发性破裂3类。外伤性脾损伤占85%以上,其中又可分为开放性和闭合性损伤2类。开放性脾损伤多由枪伤或锐器伤所致,多伴有邻近器官如胃、肠、横膈、胸膜等的损伤;闭合性脾损伤多由坠落、打击、挤压等直接或间接暴力造成。医源性损伤多因术中操作不当引起,如胃或左半结肠手术中过分牵拉胃脾韧带或脾结肠韧带、纤维结肠镜强行通过结肠脾曲、复苏时猛烈的胸外按压等。自发性脾破裂临床少见,多发生于病理性肿大的脾,如肝硬化、血吸虫病、疟疾、传染性单核细胞增多症和淋巴系统恶性疾病等。

按病理解剖不同,脾破裂可分为中央型破裂(破在脾实质深部)、被膜下破裂(破在脾实质周边部分)和真性破裂(破损累及被膜)3种。前2种因被膜完整,出血量受到限制,可形成血肿而最终被吸收。但血肿(特别是被膜下血肿)在微弱外力影响下,可以突然转为真性破裂,导致诊治中措手不及。真性破裂最为多见,破裂部位较多见于脾上极及膈面,有时在裂口对应部位有下位肋骨骨折存在。破裂如发生在脏面,尤其是邻近脾门者,有撕裂脾蒂的可能,可迅速导致休克,甚至死亡。

(三)分级

脾损伤分型分级目前尚未达成统一标准。国际上较常用的分级标准为1994年AAST制定的Ⅴ级标准(表8-1-1)。

表 8-1-1　脾损伤的分级

级别	损伤类型	损伤描述
Ⅰ	血肿	被膜下,<脾表面积10%

级别	损伤类型	损伤描述
	裂伤	被膜撕裂,实质裂伤深度<1cm
Ⅱ	血肿	被膜下,占脾表面积的10%~50%;或者实质内血肿直径<5cm
	裂伤	被膜撕裂,实质裂伤深度1~3cm,未累及脾小梁血管
Ⅲ	血肿	被膜下,>脾表面积50%或仍继续扩大;被膜下或实质内血肿破裂;或者实质内血肿直径≥5cm或继续扩大
	裂伤	实质裂伤深度>3cm或累及脾小梁血管
Ⅳ	血肿	实质内血肿破裂伴活动性出血
	裂伤	累及脾段或脾门血管,导致>25%脾组织失去血供
Ⅴ	裂伤	脾完全碎裂
	血管伤	脾门血管损伤,全脾失去血供

注:Ⅰ级和Ⅱ级脾损伤若为多发,则损伤程度增加1级

中华医学会外科学分会脾脏外科学组于2000年制定了我国脾损伤分级标准,具体如下:Ⅰ级,脾被膜下破裂或被膜及实质轻度损伤,手术所见脾破裂长度≤5.0cm,深度≤1.0cm。Ⅱ级,脾裂伤总长度>5.0cm,深度>1.0cm,但脾门未累及;或脾段血管受累。Ⅲ级,脾破裂伤及脾门部或脾部分离断;或脾叶血管受损。Ⅳ级,脾广泛破裂;或脾蒂、脾动静脉主干受损。

(四)临床表现

脾破裂的主要临床表现为腹痛、腹膜刺激征、腹腔内出血和出血性休克。临床症状的轻重主要取决于脾损伤的性质和程度、出血的速度和多少及有无其他脏器的合并伤或多发伤等。

仅有被膜下破裂或中央型破裂的患者,主要表现为左上腹疼痛,呼吸时可加剧;同时脾多有肿大,且具有压痛,腹肌紧张一般不明显,多无恶心、呕吐等症状。完全性破裂一旦发生后首先将有腹膜刺激症状。如出血较多散及全腹,可引起弥漫性腹痛,但仍以左季肋部为著。反射性呕吐较常见,特别是在起病初期。有时因血液刺激左侧膈肌,可引起左肩部(第4颈神经分布区)的牵涉痛,称为Kehr征。随后患者短时间内出现明显的出血症状,如口渴、心悸、耳鸣、四肢无力、血压下降等;严重者短时间内因出血过多、循环衰竭而死亡。

开放性脾破裂查体可于左下胸部、腹部或邻近部位发现伤口;闭合性脾破裂常在左上腹或邻近部位发现皮肤瘀斑或挫裂伤。腹部有不同程度的腹肌紧张、压痛、反跳痛等腹膜刺激征,以左上腹显著。如腹内出血较多,还可有移动性浊音。脾破裂时膈下积血或脾周血凝块存在,左上腹听诊呈固定性浊音,称Balance征。

脾被膜下破裂形成的血肿和少数真性脾破裂后被网膜等周围组织包裹形成的局限性血肿,可在36~48小时冲破被膜或血凝块而出现典型的出血和腹膜刺激症状,称为延迟性脾破裂。再次破裂一般发生在2周内,也有少数病例延迟至数月后发生。

(五)辅助检查

1.实验室检查

脾破裂出血时红细胞计数、血红蛋白、血细胞比容检测呈进行性下降,而白细胞计数可增至12×10^9/L,系急性出血的反应。

2.诊断性腹腔穿刺或腹腔灌洗

右侧腹腔穿刺所得阳性结果的可靠性较左侧腹腔穿刺大,因为左侧腹部有血块积存,易得阴性结果。腹腔穿刺阳性率可达90%以上,但阴性结果不能排除脾损伤,应进一步行诊断性腹腔灌洗。随着超声在临床上的广泛应用,诊断性腹腔灌洗的应用正逐渐减少,但仍是很准确的诊断方法。

3.X 线检查

X 线检查须在病情允许下进行。脾破裂时无论立位或平卧位腹部 X 线片,都可看到脾区阴影扩大,左侧膈肌抬高、活动受限,左侧肋膈角变钝等征象。如在 X 线钡餐后做胃肠道检查,可见胃被推向右前方、胃大弯呈锯齿状及结肠脾区推移向下等影像学改变。如腹内有积血,有时可见肠襻间隙增宽。

4.超声检查

超声操作简单、方便、经济,可动态监测脾损伤的发展与修复、愈合过程,是临床上对可疑脾损伤患者的首选方法。特别是对情况不稳定者,超声能对损伤部位和腹腔积血的多少做出快速判断,有助于临床快速决策。

5.CT 检查

CT 可对脾损伤进行量化分级,精确度高于超声检查,对临床表现不典型、胸腹部 X 线或腹部超声检查均未能明确诊断的闭合性腹部损伤病例,应进一步行肝脾 CT 检查。此外,CT 可以了解其他实质脏器如肝、胰腺的损伤情况,对诊断和治疗策略的选择有重要意义。增强CT 扫描能更好地显示脾损伤的严重程度。

6.诊断性剖腹探查术

少数病例既不能排除脾破裂可能,又无条件进行特殊检查,且病情有逐渐恶化的趋势,为了明确诊断和及时治疗,必要时可采用上腹部正中切口或经腹直肌切口的剖腹探查术。

(六)诊断及鉴别诊断

1.诊断

开放性损伤常伴其他脏器损伤,需早期进行剖腹探查。闭合性损伤根据外伤史及临床表现,一般诊断并不困难,特别是有移动性浊音者,诊断性腹腔穿刺抽出血液即可确诊。不完全性的或仅有轻度裂伤已被凝血块堵住的脾破裂,诊断实属不易;患者从休克早期中恢复而内出血现象尚不显著者,诊断也较困难。对此类患者,应提高警惕,严密观察,避免延误病情导致不良后果。临床医师需密切观察患者病情变化,包括腹痛范围是否扩大,腹膜刺激征是否加重,左肩是否疼痛,肠鸣音是否减弱,脉搏是否加快,红细胞计数、血红蛋白及血细胞比容是否持续性下降等情况,以及时发现有无内出血。自发性脾破裂诊断较困难,渐趋明显的内出血表现是主要线索。医源性脾损伤的诊断有赖于对患者情况的严密观察及医师的警觉性。

2.鉴别诊断

(1)肝损伤:肝损伤多发生在肝右叶,症状以右上腹部疼痛为主,可向右肩放射。诊断性腹腔穿刺抽出的血性液体常含有胆汁,超声和 CT 可排除。

(2)左肾损伤:左肾损伤主要表现为肉眼血尿、左腰部疼痛、腰肌紧张和左肾区叩击痛,偶尔可触及包块。轻者腹部 X 线片常无阳性发现,重者可见左肾阴影扩大、腰大肌阴影消失等改变。静脉肾盂造影可确定诊断。

（3）胰腺损伤：胰腺损伤多指胰腺体、尾部损伤。如腹腔穿刺所得血性液体及血、尿淀粉酶升高,应考虑胰腺损伤的可能。

（4）腹膜后巨大血肿：伤者左肋部疼痛、肿胀或皮下淤血、叩击痛,休克出现多缓慢,血红蛋白常在伤后 2～3 天降至最低,随后开始回升。腹部 X 线检查可见左侧腰大肌阴影模糊,健侧腹腔穿刺阴性。

（5）其他原因：肋骨骨折、腹腔内恶性肿瘤破裂或异位妊娠破裂出血等,也常需与脾破裂相鉴别。

需要强调的是,上述损伤有时可与脾损伤同时存在,因此证实有上述损伤时并不能除外脾损伤的可能。

（七）治疗

多年来,全脾切除术一直被认为是治疗脾损伤的经典术式。近年来随着对脾功能认识的不断深入及超声、CT 等影像学检查的提高和普及,诊疗观念也发生了相应变化。现代脾外科的观念不再是一味地切除脾,而是采用个体化的治疗原则。轻度损伤可以采用非手术治疗,而较重的损伤则需及时有效的手术治疗。

1.非手术治疗

目前关于非手术治疗的适应证国内学者基本达成以下共识：①暴力较轻的单纯性脾破裂。②无休克或轻度休克经快速输液 1000mL 后血流动力学稳定者。③脾损伤为Ⅰ级或Ⅱ级者;腹腔积血局限在脾周或估计出血量在 500mL 以内。④意识清楚,有利于观察病情变化及腹膜炎体征的检查。⑤没有腹腔内其他脏器的严重损伤。⑥具备中转手术与重症监护的条件。一般来说,病理性脾破裂及老年人不考虑非手术治疗。

非手术治疗的主要措施包括绝对卧床,禁食水,胃肠减压,输血补液,应用止血药与抗生素等。延迟性脾破裂一般发生在伤后 2 周,故治疗期间应严格卧床 2 周以上。非手术治疗期间应避免咳嗽、大力排便等增加腹压的因素,避免剧烈活动 6～8 周,避免肢体接触性体育运动至少 6 个月或直到 CT 显示陈旧性病灶完全吸收。

近年来,选择性血管栓塞技术已成为非手术治疗的重要手段。国外研究报道,血管造影经脾动脉栓塞作为脾损伤非手术治疗的辅助手段,保脾成功率达 97%。

需要强调的是,虽然脾功能固然重要,但绝非生命必需器官,因此非手术治疗应始终在"抢救生命第一,保留脾脏第二"的原则下进行。非手术治疗期间,如出现血压下降、心率加快、血红蛋白及血细胞比容进行性下降的患者,应及时中转手术。

2.手术治疗

（1）脾切除术

①全脾切除术：在脾损伤中,采用全脾切除的手术适应证为：a.全脾破裂或广泛性脾破裂,脾血供完全中断,无法修补或保留部分脾组织;b.病情危重,血流动力学不稳定;c.脾缝合修补术不能有效止血;d.存在危及生命的合并伤。术中在控制出血后,尚需检查有无其他脏器损伤,以免遗漏而影响预后。如腹内无其他脏器损伤,则腹内积血经收集过滤后,仍可用作自身输血。

②经腹腔镜全脾切除术：随着腹腔镜技术设备的不断改进及术者经验的积累,特别是随着"手助腹腔镜手术"的出现及逐渐普及,腹腔镜脾切除手术得到了长足发展。该术式在脾损伤

者中应用的适应证为:a.患者入院时生命体征相对稳定,无严重低血压;b.无其他器官和系统的严重并发症;c.无严重的胸部外伤(多发肋骨骨折、血气胸),无膈肌损伤,无脊柱、骨盆及四肢骨折,不影响术者体位的选择及变换。

(2)脾保留手术:最新的前瞻性研究表明,对于脾钝性损伤采用保脾措施治疗的患者早期感染率要低于脾全切除的患者,为保脾手术的必要性提供有力证据。对脾损伤患者行保留脾手术应遵循的原则为:①抢救生命第一,保留脾第二;②年龄越小越优先选择脾保留手术;③根据脾损伤程度、类型选择最佳术式;④联合多种术式更为安全实际;⑤脾保留手术后注意严密观察和随访患者;⑥老年患者、重要器官功能障碍、腹部复杂多发伤、凝血酶原时间显著延长者,首先考虑脾切除。

应用于脾损伤的脾保留手术主要包括:①脾破裂黏合凝固止血术(生物胶黏合止血和物理凝固止血);②脾破裂缝合修补术;③部分脾切除术;④全脾切除+自体脾组织片网膜囊内移植术;⑤带血管蒂自体脾组织移植术;⑥脾动脉结扎术。

(八)并发症

1.非手术治疗并发症

①再出血:常发生在伤后2周内,成年人较儿童多见,应手术治疗。②脾囊肿:常见于脾被膜下破裂,血液液化形成假性囊肿,若囊肿较小有完全吸收可能,囊肿较大者需作脾部分或全脾切除术。③脾脓肿:血肿感染所致,应早期手术。

2.全脾切除术后并发症

①胸部并发症:常见肺炎、肺不张和胸腔积液,患者多同时存在胸腹联合伤。②膈下积脓:常见原因为胃肠道、胰尾损伤、膈下积血和引流管所致的逆行感染。③发热:常发生在切脾后数周之内的不明原因发热,病理性切脾较创伤性切脾术后多见。④脾切除术后凶险性感染:发生时间不定,常在术后2年内,临床表现特点是起病急、畏寒、高热、低血压、休克、谵妄和弥散性血管内凝血等。治疗原则同一般脓毒症。⑤腹腔大出血。⑥血小板增多症和血栓形成:脾切除术后多有反应性血小板升高,但多能在术后2周至数月恢复正常。脾切除术后应预防性应用低分子右旋糖酐、低分子肝素和其他抗凝药。⑦胰腺损伤及胰漏:常见原因于处理脾蒂时误伤胰腺,如术后形成胰瘘,只要保持引流管通畅,多能自愈。

(九)预后

脾破裂的预后取决于破裂的程度、诊断的早晚及有无其他内脏损伤、术前准备是否恰当及手术方式与操作是否妥善。单纯脾破裂者,只要抢救及时,术式选择正确,操作细致,病死率可大大降低。

二、肝损伤

(一)流行病学

肝损伤在各种腹部损伤中占15%~20%。在开放性损伤中,肝是最容易受伤的器官之一;在闭合性腹部外伤中,其受伤概率仅次于脾。单纯性肝外伤病死率约为9%,交通事故钝性伤病死率为30%,合并多个脏器损伤和复杂性肝破裂的病死率可达50%,而合并大血管(肝后下腔静脉、主肝静脉、门静脉等)损伤者,病死率高达70%。可见,复杂肝外伤的处理对外科医师而言,仍十分棘手。

（二）分类和分级

1.肝损伤的分类

根据肝损伤时腹壁的完整性可分为：①开放性损伤，为锐器刺伤或火器穿透伤，此类损伤伴有胸腔或腹壁的开放性伤口。火器伤往往贯穿整个肝并可造成广泛的组织损坏。②闭合性损伤，多为钝性暴力作用的结果。暴力作用方式可以是直接的，如拳打、脚踢或其他钝器打击右季肋部；也可是间接暴力，如高处坠落时肝受反冲力而破裂或右季肋部受挤压时肝在压力的垂直面上破裂。闭合性损伤常合并腹内多脏器损伤。

根据病理形态分类如下。①肝被膜下破裂：此类肝损伤较少见，表现为肝实质的表面破裂而被膜完整，较小的血肿可自行吸收，一般可保守治疗。②真性破裂（或完全性破裂）：肝实质和被膜均破裂，但程度上差异较大，裂伤可能是浅表的，也可能是深处的，甚至有部分肝组织的离断和毁损，常引起出血、胆汁性腹膜炎。③中央型破裂：肝实质深部的肝组织损伤，而表层组织仍完整，可伴有胆管、血管的损伤，易引起广泛肝组织坏死、胆道出血，远期可形成肝脓肿。

2.肝损伤分级

肝损伤的分级方法，目前尚无统一标准。1994年美国创伤外科协会（AAST）提出如下肝外伤分级方法（表 8-1-2）。

表 8-1-2　肝损伤的分级

级别	损伤类型	损伤描述
Ⅰ	血肿	被膜下，<10%肝表面积
	裂伤	被膜撕裂，实质裂伤深度<1cm
Ⅱ	血肿	被膜下，占肝表面积 10%～50%；或者实质内血肿直径<10cm
	裂伤	被膜撕裂，实质裂伤深度 1～3cm，长度<10cm
Ⅲ	血肿	被膜下，>50%肝表面积或仍继续扩大；被膜下或实质内血肿破裂；或者实质内血肿直径>10cm 或继续扩大
	裂伤	实质裂伤深度>3cm
Ⅳ	裂伤	实质破裂累及 25%～75%肝叶；或者单一肝叶 1～3 个 Couinaud 肝段受累
	裂伤	实质破裂超过 75%肝叶；或者单一肝叶超过 3 个 Couinaud 肝段受累
Ⅴ	血管伤	近肝静脉损伤，即肝后下腔静脉/肝静脉主支
Ⅵ	血管伤	肝撕脱

注：Ⅰ级和Ⅱ级肝损伤若为多发，则损伤程度增加 1 级

国内有学者提出如下简洁、实用的肝外伤分级：Ⅰ级，裂伤深度不超过 3cm；Ⅱ级，伤及肝动脉、门静脉、肝胆管的 2～3 级分支；Ⅲ级，中央区伤，伤及肝动脉、门静脉、胆总管或其一级分支合并伤。

（三）临床表现

肝损伤的主要临床表现是腹腔内出血、休克和腹膜刺激征，症状随致伤原因、损伤程度及病理类型不同而异。真性破裂因大量出血而致休克；表现为面色苍白、出汗、口渴、脉快、血压下降、少尿，最后可因为循环衰竭而死亡。由于腹腔内出血及胆汁刺激腹膜，腹壁常伴剧烈疼

痛,并可因刺激膈肌而引起右肩部牵涉性疼痛和呃逆现象。中央型破裂和被膜下破裂如损伤较轻,出血较少,且只局限在肝被膜内,无腹膜刺激症状,仅右季肋部有疼痛表现。如血肿张力较大可出现延迟性破裂(伤后数小时或数天),表现为急性腹痛和内出血。如伴肝内胆管裂伤时,血液可流入胆道和十二指肠,表现为阵发性胆绞痛和上消化道出血。严重肝碎裂或合并肝大血管破裂时,可因迅速大量出血而短期内出现严重休克,患者往往因失血过多来不及抢救死亡。

腹部体征因损伤严重程度不一而各异,一般开放伤的创口有活动性出血,检查时要注意伤道的位置、形状、大小和深度。闭合伤病情复杂,患者可有腹部膨隆、全腹压痛、反跳痛、腹肌紧张。肝区有叩痛,腹部移动性浊音阳性。直肠指诊可发现直肠膀胱凹陷处饱满、触痛。肠鸣音减弱或消失。如肝外伤合并胸部或脑部等其他脏器损伤,则腹部体征可能被掩盖。

(四)辅助检查

1.实验室检查

动态监测红细胞、血红蛋白和血细胞比容,如有进行性下降表现,提示有内出血。

2.X线检查

肝被膜下血肿或肝内血肿时,X线片可见肝阴影扩大和右侧膈肌抬高。如同时发现膈下游离气体,提示合并空腔脏器损伤。

3.诊断性腹腔穿刺和腹腔灌洗

此法对肝等实质脏器裂伤诊断价值很大,实践证明其对肝外伤的诊断准确率为70%～90%。出血量少时可能有阴性结果,必要时需多次穿刺或行腹腔灌洗。但此法存在特异性低、误伤可能、操作烦琐等缺点,有逐渐被超声和CT取代的趋势。

4.超声

超声检查因其快速、高效准确、无创、可重复性等优点,常作为闭合性腹部外伤患者的首选检查方法。超声检查可见到肝损伤时肝被膜的连续性中断,肝被膜下血肿、肝中央型血肿、肝裂伤的深度和腹腔内积血等。随着超声造影技术的发展和新一代造影剂的研制成功,超声造影在临床上的应用越来越广泛。超声造影能准确显示肝血流灌注情况,已有学者将其应用于肝外伤的诊断和分级上。

5.计算机体层摄影

CT检查(尤其是增强CT)在肝外伤的诊断中可发现早期肝实质损伤,能较准确地发现肝破裂的部位和范围、肝内血肿、肝实质损伤或缺血性改变、腹腔内出血并评估出血量,并可据此对肝损伤进行精确分级。根据动态CT检查结果,可评估肝病情变化和转归。此外,CT检查还可明确腹腔内其他实质性脏器及腹膜后的损伤情况,缺点是不适合血流动力学不稳定的患者,且不易发现空腔脏器损伤。

6.肝动脉造影

对一些诊断确实困难的闭合性损伤,如怀疑肝内血肿,病情允许者可考虑选择性肝动脉造影术。此项检查可以全面了解肝外伤本身的情况,如肝实质挫伤、肝动脉破裂出血、肝动-静脉短路、假性动脉瘤、损伤肝的组织血供等,对了解肝损伤后肝门部血管的改变和侧支循环的建立情况有一定意义。但该检查操作复杂,且为有创检查,目前更多应用于非手术治疗的止血方面,行选择性肝动脉造影明确出血部位后,注入栓塞剂以控制出血。

7.腹腔镜技术

对于诊断困难者,腹腔镜探查可明确诊断;腔镜下还可进行纱布填塞、压迫止血、引流等治疗措施;此外,还可以发现一些超声和 CT 检查易漏诊的空腔脏器损伤和膈肌损伤,且能进行直接修补。腹腔镜技术的应用减少了不必要的手术探查,但同时存在空气栓塞、高碳酸血症等并发症风险。

(五)诊断及鉴别诊断

1.诊断

肝外伤的诊断首先要了解外伤史和受伤机制,再结合患者的症状、体征及影像学检查。而闭合性损伤的诊断则有一定难度,常需依赖超声、CT 等影像学检查,同时结合临床症状和体征综合考虑方能确诊。此外,诊断肝损伤的同时需高度注意有无合并其他脏器损伤,有时其他脏器合并伤会掩盖肝损伤的症状和体征,对诊断造成干扰。

2.鉴别诊断

(1)脾损伤:脾损伤者常表现为左上腹疼痛,有时像左肩部放射,失血量大时患者可有恶心、呕吐及面色苍白、脉搏细速、血压下降等休克表现。脾区有叩击痛,左上腹或全腹压痛、反跳痛,腹穿有不凝血。需注意的是肝外伤有时合并脾损伤。

(2)胰腺损伤:轻度胰腺损伤症状轻微,仅有上腹部不适,症状不典型。严重的胰腺损伤患者常伴有剧烈腹痛,出血量大时可出现失血性休克。结合患者外伤史(上腹部直接撞击或典型的方向盘挤压)、症状、体征、腹穿淀粉酶检测、影像学检查等,一般不难诊断。

(3)肾损伤:腰部外伤后出现肾区疼痛、腰肌紧张、血尿、排尿困难等症状时需怀疑肾损伤可能。常用辅助检查包括尿常规、腹部 X 线片、静脉肾盂造影等。

(4)空腔脏器损伤:空腔脏器损伤后消化液流入腹腔可引起腹膜刺激征,患者全腹压痛、反跳痛,腹肌紧张可呈板状腹,肠鸣音减弱或消失。X 线检查可见膈下游离气体,腹腔穿刺可见消化液,一般无不凝血。

(六)治疗

肝损伤的关键在于正确评估病情给出正确治疗。对于血流动力学不稳定者,要迅速扩容并紧急手术探查。对血流动力学稳定者,可行超声等辅助检查以进一步明确肝损伤的部位和严重程度及是否合并其他脏器损伤,并进行下一步治疗。

1.非手术治疗

近年来,由于影像学诊断技术的飞速发展,以及对肝外伤本质地深入理解,非手术治疗在肝外伤治疗中的地位日益提高。对血流动力学稳定的闭合性肝损伤采用非手术治疗是肝外伤治疗的重要进展之一。非战时的肝损伤约有 30% 可通过非手术方法治愈。

非手术治疗应具备如下要求:①入院时患者意识清楚,能正确回答医师的问题和配合体格检查;②血流动力学稳定,收缩压>90mmHg,脉率<100 次/分;③无腹膜炎体征;④超声或 CT 检查确定肝损伤程度为Ⅰ~Ⅲ级,Ⅳ级和Ⅴ级的严重肝损伤经重复 CT 检查确定创伤已稳定或好转,腹腔积血量未增加;⑤无其他内脏合并伤。以上这些的先决条件是有良好的监护条件及随时开腹探查、手术治疗为前提做保障。

一般的保守治疗方法包括:①绝对卧床休息2周以上;②禁食水,必要时胃肠减压;③快速补液,抗休克治疗;④适量应用止血药物,促凝药与抗纤溶药物联用;⑤预防感染、护肝治疗;⑥静脉营养支持。此外,肝动脉造影栓塞术也是治疗肝外伤的一种有效方法。

2.手术治疗

生命体征经液体复苏仍不稳定或需大量输血(>2000mL)才能维持血压者,应尽早行手术治疗。严重肝损伤者应立即手术,急诊室补液后急送手术室,避免一切不必要的检查。手术治疗的基本要求是彻底清创、确切止血、消除胆汁溢漏、清除失活的肝组织和建立通畅的引流。

(1)切口选择:明确仅有肝损伤者,可采用右肋缘下切口,以便显露和处理肝各部位的损伤;不能明确者,应经正中切口开腹,必要时切口可向各个方向延长。

(2)控制出血:手术止血主要针对伤后继续出血、血流动力学不稳定的严重肝外伤患者。初步控制肝出血的方法有肝门阻断(Pringle法)、双手压迫肝和纱布填塞法。常温下每次阻断肝血流的时间不宜超过30分钟,肝硬化等病理情况下,肝血流阻断时间每次不宜超过15分钟,若需控制更长时间,应分次进行。如肝门阻断后肝出血无明显减少,需考虑下腔静脉损伤或血管变异。

(3)清创缝合:缝合是治疗肝裂伤的最常用方法。边缘整齐的裂伤可做间断普通缝合或褥式缝合,并常规放置引流以防胆汁渗漏和感染。损伤严重者,应在缝合处和膈下分别放置引流。深在的裂伤不可仅作创缘的表浅缝合,否则肝实质内将形成一个充满血液、胆汁和坏死组织的无效腔,最终导致脓肿形成继发出血或胆道出血。此种创口必须认真探查,缝合损伤的血管和胆管,必要时可将胶管置入创口深处,再疏松缝合。创缘有失活组织者,需先行清除,再止血、缝合,但不必常规切除血运正常的创缘组织,以免伤及肝内重要管道。如缝合前将大网膜、吸收性明胶海绵或氧化纤维填入裂口,可提高止血效果并增强缝合的稳固性。此外,不整齐和创面大的挫裂伤,清除失活组织和缝扎创面上破裂的血管和胆管后,有时不可能对拢缝合,可用网膜覆盖创面并加以固定,放置双套管负压引流。

(4)纱布填塞法:对于裂口较深或肝组织有大块缺损而止血不满意、又无条件进行较大手术的患者,有时可在用大网膜、吸收性明胶海绵或止血粉填入裂口后,用长纱条按顺序填入裂口或肝周边达到压迫止血的目的。纱条尾端通过腹壁切口引出体外,术后3～5天开始分次轻柔地撤出。此法有引起脓毒症、胆瘘和继发性出血等并发症的可能,但可作为一种损伤控制措施,简单有效,能挽救一些濒危患者的生命。此外,在纱布和肝创面之间放置一层塑料薄膜或橡皮片可减少撤出纱布后的继发性出血。

(5)肝动脉结扎术:深在而复杂的肝裂伤经缝扎创面后仍不能控制出血时,宜行肝动脉结扎术。选择性结扎肝左或肝右动脉效果更好。如行选择性肝动脉结扎术仍有出血时,应怀疑存在变异的副肝右动脉、副肝左动脉。如行选择性肝右动脉结扎时,尽可能保留胆囊动脉,否则应切除胆囊,以免发生胆囊坏死。禁忌证包括起源于门静脉或肝后静脉的出血。

(6)肝切除术:严重碎裂性肝损伤的出血常难以控制,可行肝切除术清除无活力的肝组织以彻底止血。本法主要适用于:①肝组织严重碎裂;②伤及肝内主要血管和(或)胆管;③创伤造成大片肝组织失活;④无法控制的出血。外伤肝组织切除的原则应是在充分考虑肝解剖特点的基础上,彻底切除失活、坏死组织,结扎切面及损伤的血管和胆管,尽量保留正常的肝组织。因此,应在充分考虑肝解剖特点的基础上,施行清创式不规则性肝切除术。规则性肝叶切除因创伤大,不宜施行。

(7)肝损伤合并肝静脉或肝后段下腔静脉破裂的处理:此类损伤极为凶险,处理最为棘手,病死率高达80%。难以控制的大出血和空气栓塞是死亡的主要原因。需行全肝血流阻断,在直视下修补肝静脉和肝后下腔静脉;肝周纱布填塞也是处理近肝静脉损伤的有效方法。研究表明,周围组织对腔静脉有压迫止血作用,损伤血管可自行愈合。

(8)肝移植:肝移植是肝损伤的最后选择。少数严重肝损伤的患者因无法修复可考虑肝移植,但供肝来源限制肝移植在肝损伤中的作用。

(七)并发症

1.感染

感染最为常见,约占并发症的半数。异物、清除不彻底的血凝块和失活组织、创面胆管缝扎不完善、人工材料填塞、引流不充分或过早拔除引流管是发生肝脓肿、膈下或肝下脓肿和胆汁性腹膜炎的主要原因。治疗基本措施包括:建立通畅引流、加强抗生素治疗和全身支持治疗等,必要时可在超声或 CT 引导下经皮穿刺置管引流。

2.出血

非手术治疗者多为肝被膜下血肿迟发破裂引起,如出现血流动力学不稳定,应立即手术。术后再出血常见于填塞纱布拔除时、肝内血肿感染引起继发性出血或凝血功能障碍引起出血。如为后者,应立即输入新鲜冰冻血浆和血小板予以纠正。

3.胆瘘

主要原因为术中遗漏结扎肝创面上较大的胆管,失活肝组织液化、坏死或胆管结扎线脱落。治疗的关键是加强引流;长期不愈的外胆瘘,可行瘘管空肠 Roux-en-Y 吻合术或肝部分切除术。

4.胆道出血

胆道出血发生在伤后数天至数周,出血多源于损伤处动脉局部坏死、液化或感染并破溃至胆道,引起周期性上腹痛、黄疸、呕血及黑粪。选择性动脉栓塞效果确切,创伤小,是目前的首选方案。

三、肝外胆管损伤

(一)流行病学

由创伤引起的肝外胆道损伤较少见,占腹内脏器损伤的 3%～5%,多由穿透伤引起(占85%)。临床上,大多数胆道损伤为手术所致,最多见于胆囊切除术,尤其是腹腔镜胆囊切除术(LC)。自 LC 实施以来,胆道损伤的发生率有所增加,文献报道,胆道损伤在传统开腹胆囊切除术中的发生率为 0.1%～0.2%,LC 中的发生率为 0.6%～1.0%。

(二)病因与病理

胆道损伤原因可分为 2 类。一类是创伤性胆道损伤,由外伤如刀刺伤、火器伤、交通事故等引起,常合并上腹部多发伤。另一类为医源性胆道损伤,据报道,手术所致的胆道损伤 90%

来自于胆囊切除术,其中 34%是胆囊切除术中因出血而盲目钳夹所致;22%是由于局部粘连或先天性畸形等解剖因素引起,21%是由于胆管被结扎或缝扎,其他原因还包括牵拉不当、电灼伤等。

胆道损伤的基本病理改变:胆道梗阻、胆汁漏及胆汁性腹膜。损伤处远侧胆管炎性狭窄,近侧胆管增厚及扩张并向肝门回缩。胆道阻塞及反复胆管炎可导致严重肝实质损害、肝衰竭,甚至死亡。部分晚期损伤性胆管狭窄患者可形成继发性胆汁性肝硬化及门静脉高压症。

(三)分型

目前国内外胆道外科专家已提出 10 余种胆管损伤的分级系统。Bismuth 分型是依据损伤位置的高低和胆管汇合部的完整性将损伤性胆管狭窄分为 5 型,具体的分型方法如下。Ⅰ型,狭窄距肝总管起始部向远端 2cm 以上;Ⅱ型,狭窄距肝总管起始部向远端 2cm 以内;Ⅲ型,左右肝管汇合部狭窄;Ⅳ型,左或右肝管狭窄;Ⅴ型,左右肝管分支处狭窄并左右肝管分离。但该分型主要针对损伤性胆管狭窄,不包括常见的腹腔镜损伤。

中华医学会最新修订的《胆管损伤的诊断和治疗指南(2013 版)》基于胆管损伤的解剖部位、致伤因素和病变特征等因素将胆道损伤分为 3 型 4 类。其中Ⅱ型损伤即肝外胆管损伤,根据损伤解剖平面分为 4 个亚型:Ⅱ1 型,汇合部以下至十二指肠上缘的肝外胆管损伤;Ⅱ2 型,左右肝管汇合部损伤;Ⅱ3 型,一级肝管[左和(或)右肝管]损伤;Ⅱ4 型,二级肝管损伤。

(四)临床表现

由于外伤的情况不同,胆道损伤后出现的临床表现也不一样。一般情况下,外伤引起的胆道损伤,患者常表现为腹痛及不同程度的休克,如病情加重,可出现高热、黄疸、腹水等症状。医源性胆管损伤主要表现为术后的梗阻性黄疸、引流管引出胆汁或胆汁性腹膜炎表现。发生胆管狭窄的时间往往出现于术后 3 个月至 1 年,主要表现为梗阻性黄疸、反复发作的胆道感染、胆汁性肝硬化、胆管结石等。

(五)辅助检查及诊断

根据患者受伤或手术史,症状体征等,诊断一般不难。磁共振胰胆管造影(MRCP)可显示胆管狭窄部位、胆管扩张程度及是否合并结石,且操作简便、无创,是诊断胆道损伤的首选检查。此外,经内镜逆行胰胆管造影(ERCP)、经皮经肝胆道穿刺造影等检查均有助于明确诊断和确定损伤部位。

(六)治疗

腹部创伤所致肝外胆管损伤的处理,主要取决于伤情,如合并脏器损伤、失血量、腹腔污染及医疗技术条件等。对损伤重、失血多的患者应积极抗休克,同时迅速控制出血,修复或切除损伤脏器。

胆囊或胆囊管损伤,宜行胆囊切除术。胆总管破裂,应在裂口上方或下方另做切口置入 T 管,将短臂放过裂口作为支撑,进行修补。裂口处切忌放入 T 管,以免日后瘢痕狭窄。此情况下,T 管应留置 6 个月左右。胆总管完全断裂,远端缩至十二指肠后方,可游离切开十二指肠第二段,经壶腹部伸入探子作为引导。胆管两端对拢无张力者,可以 T 管为支架行端端吻合术,留置 T 管 9~12 个月;若对合困难,可进一步游离十二指肠第一、二段,上提胆总管;若仍有张力,不宜强行吻合。高位断裂者,宜行胆总管空肠 Roux-en-Y 吻合术;低位断裂者,行胆

(肝)总管十二指肠吻合,远端结扎。复杂的胆道损伤可先放置 T 管引流 3～4 个月,伤情稳定后再择期行胆道修复手术。

医源性胆管损伤,如术中发现,应仔细分离,认清损伤部位的解剖关系,参照上述胆管创伤处理方法进行修补。腹腔镜手术中损伤胆管,若为轻微胆管损伤造成的胆汁漏,可首选内镜下放置鼻胆管引流术(ENBD)管;损伤处缺损过大,不能原位修复,需行胆肠吻合。如术中未发现,术后当日或次日出现大量胆汁漏,应重新开腹探查处理。术后数日至更长时间才明确者,处理更为困难,且病死率和并发症发生率也高得多。只表现为阻塞性黄疸者,宜行 ERCP 或 MRCP 检查明确情况,若证实胆总管只被结扎,并无缺损,宜早期手术探查,争取行胆管端端吻合术或胆肠吻合术。以持续胆汁漏、胆汁性腹膜炎、肝下或膈下脓肿为主要表现者,确定已无法早期修复,只能加强引流,积极抗感染,胆瘘、胆管狭窄等问题留待后期解决。后期多需行胆管空肠 Roux-en-Y 吻合术。有成段胆管狭窄或缺损者,有时需剖开左右肝管汇合处,行肝门空肠吻合术。

胆管损伤后果严重,因此重在预防。实际上,医源性胆管损伤绝大多数是可以预防的。这要求手术时术者应集中注意力,操作要认真细致,并遵从规范的操作步骤。

(七)并发症

术后可发生胆道狭窄、胆汁漏、胆道出血、腹腔脓肿等并发症。其中胆道狭窄最常见,多在数月或数年后发生,表现为腹痛、黄疸、胆管结石及反复发作的胆管炎,晚期甚至出现胆汁性肝硬化。

(八)预后

由于胆管损伤的修复和愈合是以广泛的瘢痕形成和纤维化为特征,故肝外胆管损伤经适当的修补或吻合处理,术后也容易导致胆管狭窄,甚至完全闭塞,引发反复发作的胆管炎和阻塞性黄疸。

四、胃损伤

(一)诊断

1.病因

有外伤史,锐器吞入史,腹部手术史。

2.临床表现

(1)腹部剧痛,由上腹开始,弥漫到全腹。

(2)板状腹。

(3)肝浊音界消失。

(4)胃管引流出血样物。

3.实验室检查

白细胞增多,中性粒细胞增多。

4.辅助检查

(1)腹腔穿刺可见胃肠内容物样液体。

（2）腹部 B 超显示肝肾间隙,小网膜囊内出现无回声带。

（3）X 线平片:膈下出现新月形游离气体影。

（二）鉴别诊断

（1）十二指肠和胰腺损伤病情隐匿,常与胃后壁损伤鉴别困难。

（2）横结肠损伤,腹膜炎症状发生较晚,可与胃损伤鉴别。

（三）治疗原则

（1）剖腹探查,彻底检查,特别注意胃后壁,大小网膜附着处。

（2）缝合适合边缘整齐的裂口和边缘失活组织修剪后的裂口。

（3）胃部分切除适用于广泛胃损伤。

（4）放置腹腔引流管。

五、十二指肠损伤

（一）诊断

1.病因

外伤史,医源性损伤,异物损伤,化学损伤史。

2.临床表现

（1）十二指肠前壁损伤的临床表现同胃损伤相似,甚至更重。

（2）腹膜后十二指肠损伤破裂诊断较困难,伤后有一段病情缓解期,多于数小时至一天后病情恶化。

（3）腹膜后十二指肠损伤破裂可有以下表现:①右上腹或腰部持续性疼痛且进行性加重,可向右肩及睾丸放射;②右上腹明确的固定压痛;③右腰压痛;④腹部体征轻微而病情却不断恶化;⑤血清淀粉酶升高。

3.实验室检查

白细胞增多,中性粒细胞增多。

4.辅助检查

（1）X 线平片:可见腰大肌轮廓模糊,有时可见腹膜后花斑状改变。

（2）B 超:见腹膜后积液、血块。

（3）CT:显示右肾前间隙气泡更加清晰。

（4）上消化道造影:可见造影剂外溢。

（5）诊断性腹腔穿刺。

5.剖腹探查确定诊断

（二）鉴别诊断

（1）胃损伤与十二指肠前壁损伤相似,不易鉴别。

（2）胰腺特别是胰头损伤常和十二指肠损伤伴随发生。

（三）治疗原则

1.单纯修补术

适用于裂口不大,边缘整齐,对合良好无张力者。裂口旁放置腹腔引流,胃管超过裂口缝合处减压。有人主张胃空肠造瘘。

2.带蒂肠修补术

适合裂口较大、不能直接缝合者，可选取一小截带蒂肠管，经修剪后镶嵌缝合缺损处。

3.损伤肠管切除吻合术

十二指肠第三、四段严重损伤，不能缝合修补时，可将该肠管切除行端端吻合。

4.十二指肠憩室化

适用于十二指肠第一、二段严重损伤或同时伴有胰腺损伤。手术包括损伤修复加幽门旷置术，经上述修复方法或切除吻合无法修复损伤时，加做幽门荷包缝闭及胃空肠吻合。

5.胰十二指肠切除术

只宜用于十二指肠第二段严重破裂累及胰头，无法修复者。

6.保守治疗

适用于单纯十二指肠壁内血肿，包括胃肠减压、静脉营养支持。

7.腹腔放置引流管于破裂及吻合处。

8.应用广谱抗生素和营养支持。

六、胰腺损伤

(一)诊断

1.病因

有穿透伤，钝性伤病史(交通事故、瞬间暴力挤压胰腺)。

2.临床表现

(1)上腹疼痛伴腰部痛，亦可因膈肌受到刺激出现肩部疼痛。

(2)局限性或弥漫性腹膜炎。

(3)腹腔穿刺液淀粉酶极高有特殊诊断意义。但有约30%的胰腺创伤无淀粉酶升高。

3.实验室检查

白细胞增多，血尿淀粉酶升高。

4.辅助检查

(1)B超：胰腺回声不均和周围积血、积液。

(2)ERCP：常在手术前用来明确有无胰腺横断损伤。

(3)CT：有助于诊断及治疗的深入CT检查能够发现细小的横断面损伤和胰腺边缘的细微改变。

(二)鉴别诊断

(1)右上腹外伤常伴有十二指肠损伤同时发生。

(2)左上腹外伤应鉴别有无脾损伤。

(三)治疗原则

(1)行剖腹探查手术的患者，在麻醉的同时就应预防性使用抗生素。

(2)怀疑发生胰腺损伤时，必须进行仔细检查，包括切断胃结肠韧带打开后腹膜，按Kocher方法探查胰头及十二指肠。胰腺表面及周围的血肿必须切开检查，重点探查胰管有无破损、断裂。

(3)缝合修补,局部引流:包膜完整的胰腺损伤,仅做局部引流,不伴主胰管损伤的一般裂伤,试行缝合修补。

(4)胰腺近端缝合,远端切除术适用于胰颈、体、尾部严重挫伤或横断伤。

(5)胰头严重损伤,应行主胰管吻合或胰头断面缝闭或远端胰腺空肠 Roux-Y 吻合。

(6)术后充分有效的腹腔引流和胰管引流:烟卷引流可在数日后拔除。胰管引流应维持10 天以上。腹腔引流液应作淀粉酶的监测,以判断治疗是否有效。

(7)术后应用抑制胰腺及整个消化分泌的药物如抑肽酶、5-Fu、奥曲肽。

(8)术后应加强营养支持。

七、小肠与肠系膜损伤

(一)诊断

1.病因

外伤史:枪击伤、锐器伤、高处坠落、突然减速、手术分离粘连。

2.临床表现

(1)以腹膜炎为主,伴有系膜血管破裂则有失血的表现。

(2)腹痛可限于局部或累及全腹,伴恶心、呕吐、心悸、口渴等。

(3)腹膨隆,腹式呼吸减弱或消失。肠鸣音减弱消失。

(4)腹膜刺激征明显,小肠近端破裂可有板状腹。

(5)休克包括病情严重者,肠系膜血管破裂大量出血者。

3.实验室检查

白细胞增多,伴大量出血时红细胞减少,血红蛋白、血细胞比容下降。

4.辅助检查

(1)X 线:可有气腹,但膈下游离气体阴性不能除外小肠破裂。

(2)B 超:可见腹腔积液。

(3)腹腔穿刺和腹腔灌洗术:可抽出黄绿色小肠内容物。

(4)选择性动脉造影、CT 有时有助于诊断。

5.剖腹检查确定诊断。

(二)鉴别诊断

(1)胃和十二指肠损伤由于化学性刺激,腹膜炎出现较早。

(2)结肠损伤不易与小肠损伤鉴别,多在手术探查时明确诊断。

(3)腹部大血管损伤也可出现腹膜后血肿,应与肠系膜血管损伤鉴别。

(三)治疗原则

1.保守治疗

用于单纯性肠系膜挫伤。

2.横向缝合

边缘整齐裂伤。

3.肠切除

适用于：①缺损过大或纵形裂伤；②多处破裂集中在一小段肠管上；③肠管严重破损血运障碍；④肠壁内或系膜缘有大血肿；⑤系膜严重挫伤或断裂，或系膜与肠管间撕脱致血运障碍。

八、直肠肛管损伤

（一）诊断

1.病因

有致伤原因：火器伤、异物嵌入伤、医源性损伤（如发生在结直肠镜检时）。

2.临床表现

（1）腹膜反折以上直肠破裂，临床变化同结肠损伤。

（2）腹膜反折以下、肛提肌以上直肠损伤，临床表现：①血液从肛门排出；②会阴部、臀部、股部开放性伤口有粪便渗出；③尿液中有粪便残渣；④尿液从肛门排出。

（3）直肠指诊：指套有新鲜血迹，可扪到低位的破裂口。

3.实验室检查

血白细胞增多，严重时，红细胞减少，血红蛋白、血细胞比容下降。

4.辅助检查

（1）直肠镜检查：可直视低位直肠及肛管破裂。

（2）X线摄像：可了解有无骨折和异物存在。

（二）鉴别诊断

膀胱损伤时尿液流入腹腔可早期引起急性腹膜炎，可有血尿和尿外渗、尿瘘。

（三）治疗原则

（1）直肠和肛管损伤一旦确诊，尽早手术。

（2）一期缝合或切除后端端吻合，适于腹膜反折以上、全身和局部情况都好者。

（3）一期缝合或吻合加近端造口，适于腹膜反折以上、腹腔污染严重者。

（4）腹膜反折以下直肠损伤，应行乙状结肠造口，污染不重，创伤不大可行修补加直肠周围引流。

（5）浅表破口及损伤只需要清创缝合。

（6）损伤大而深及括约肌和直肠者，应行乙状结肠造口，清创时注意保护括约肌，伤口愈合后应注意定期扩肛。

（7）应用广谱抗生素。

九、结肠损伤

（一）诊断

1.病因

有外伤史或纤维结肠镜检查史。

2.临床表现

（1）主要是细菌性腹膜炎及全身感染中毒表现。

（2）严重腹痛、恶心、呕吐。

（3）黑便或便血。

（4）腹式呼吸减弱或消失，严重腹胀。

（5）对那些疑有结肠损伤的患者，反复观察病情是至为重要的，应由有经验的医师进行体格检查，每3～4小时检查一次。

3.实验室检查

血白细胞增多，严重出血至红细胞减少，血红蛋白、血细胞比容下降。

4.辅助检查

（1）B超：可见腹腔积液。

（2）腹穿或腹腔灌洗术：可抽出粪便或粪臭性液体，或抽出的淡色液证实为粪便性液体，即可确诊。当灌洗液中红细胞超过 $100×10^9/L$、胆红素或淀粉酶浓度超过血浆水平、发现细菌或食物残渣时，认为腹腔灌洗试验阳性。

（3）X线摄影：可见膈下游离气体，或腹膜后气肿。

（4）疑有结肠损伤者不宜行肠道造影。

（5）CT：对侧腹部或背部损伤的患者，三重对照（经静脉、口服、直肠给予造影剂）的CT扫描可明确被掩盖的损伤。

5.剖腹探查确定诊断。

6.腹腔镜探查术

在腹部损伤诊断中的作用仍在研究中。

（二）鉴别诊断

小肠损伤与结肠损伤不易鉴别，开放性腹部损伤时，两者可同时发生，而且是多发损伤，手术应仔细探查，防止遗漏。

（三）治疗原则

（1）凡疑有结肠损伤或已确诊者，应行剖腹探查。

（2）决定行开腹探查手术后，应尽快经静脉给予广谱抗生素，抗菌谱应包括肠道革兰阴性菌和厌氧菌。

（3）视患者全身状况及局部污染程度和发病时间决定是否能行一期修复或一期切除吻合术，否则应选用外置、造口等二期手术。

（4）术中彻底清除漏出的结肠内容物，大量盐水冲洗。

（5）盆腔放置引流，应用广谱抗生素、补液、营养支持。

第二节　腹膜后血肿

外伤性腹膜后血肿是腹部损伤的常见并发症，多系高处坠落、挤压、车祸等引起的腹膜后脏器损伤、骨盆或下段脊柱骨折和腹膜后血管损伤所致。因合并严重复合伤、出血性休克，病死率达35%～42%。随着工业迅速发展，交通、工伤等事故频发，其发病率也日益增多。

一、诊断

1.病因

有外伤史,高处坠落、挤压、车祸等。最常见的原因是骨盆及脊柱骨折,其次是腹膜后脏器(肾、十二指肠、胰腺等)和肌肉、血管等软组织损伤。

2.临床表现

(1)腹膜后出血,多在探查手术中发现。

(2)轻微腹痛,腰背痛,腹胀,肠鸣音减少及肠麻痹表现。

(3)晚期出血时侧腹膜和腰部瘀斑有诊断意义。

(4)盆腔巨大血肿时,直肠指诊可摸到柔软有波动感的触痛性包块。

(5)腹部大血管损伤时,伤口大量出血,进行性腹胀和极度休克,病情迅速恶化。多在现场或转运中死亡。

3.实验室检查

血白细胞增多,失血多时,红细胞、血红蛋白、血细胞比容下降。

4.辅助检查

(1)X 线示腰大肌影模糊。

(2)腹腔穿刺和腹腔灌洗,穿出血性液体或灌洗液有较多白细胞。

(3)腹部 B 超:腹膜腔游离液体,可见其他伴随脏器损伤。

(4)CT 检查有助于诊断,可见腹膜后血肿。

5.剖腹探查确定诊断。

二、治疗原则

(1)保守治疗:包括防治休克和感染,适用于:①实时 B 超检查血肿局限不再继续扩大;②一般情况好,症状轻;③脉搏、血压、体温正常;④WBC 正常者。

(2)剖腹探查:血肿继续扩大,病情不稳定,甚至恶化者。

(3)应尽可能明确血肿来源,术中发现上腹部或结肠旁的腹膜后血肿,必须切开探查,以除外有关脏器损伤。

第九章　普通外科疾病的腹腔镜治疗

第一节　腹腔镜胃手术

1987年,法国Mouret医师成功实施首例腹腔镜胆囊切除术(LC),开辟了微创外科发展的里程碑。腹腔镜外科的发展经历了3个阶段:即从最初的以LC为主的病变脏器的切除(20世纪90年代初期),到进行消化道良性病变的切除与功能修复(20世纪90年代中后期),发展至目前微创外科肿瘤的治疗(20世纪90年代末至今)。传统胃切除手术有100多年的历史,手术原则和目的已很明确;而腹腔镜胃切除手术是以微创为目的来完成治疗的一种手段,具有创伤小、痛苦少、恢复快及美容效果好等诸多优点,自1991年开展以来,就在不断发展和深入。1992年全腹腔镜下胃次全切除术成功以后,更将这一技术推向了新的高潮。腹腔镜技术虽然在国际范围内普及和发展仅有10多年的时间,但专科医师的观念已有了较大转变;且手术技巧日益成熟,并积累了丰富的经验;加之传统外科的原则和常规手术的基础,应用现代化的器械完成手术操作并不困难。腹腔镜胃切除及消化道重建,其操作步骤繁杂,使用的器械亦多,这就要求手术组成员能有良好的配合并熟悉所使用的专用器械及其正确的操作方法。

我国腹腔镜胃手术始于20世纪90年代初,在成功施行腹腔镜消化性溃疡穿孔修补术和腹腔镜高选迷走神经切断术等基础上,仇明于1993年成功施行了国内首例腹腔镜胃次全切除术。经过近10年的发展历程,随着临床经验的积累和操作器械的改进,腹腔镜胃手术在手术技术简化、手术费用降低以及临床治疗范围拓展等方面都取得了很大的进展。目前此项技术的临床应用在我国已进入了相对成熟和普及推广的新阶段。

一、腹腔镜远端胃切除术

(一)术前准备

1.术前评估项目

(1)全身状态:ECOG评分、身高、体重等。

(2)外周静脉血:血红蛋白、红细胞数、白细胞计数、淋巴细胞数、中性粒细胞数、中性粒细胞百分比、血小板计数等。

(3)血液生化学:白蛋白、前白蛋白、总胆红素、谷草转氨酶、谷丙转氨酶、肌酐、尿素氮、空腹血糖、反应蛋白等。

(4)血清肿瘤标志物:CEA、CA19-9、CA125、CA724。

(5)全腹部 CT(层厚 10mm 或以下),有条件的单位可行腹腔干动脉 CTA 检查,用于术前评估胃周血管变异。

(6)上消化道内镜检查及活检组织学检查,有条件单位可行超声内镜检查。

(7)胸片(正侧位)了解心肺情况,必要时行胸部 CT 检查。

(8)12 导联心电图。

2.术前管理

(1)有营养风险的患者术前实施肠内或肠外营养支持,调整患者营养状况,纠正贫血、低蛋白血症,监测血清白蛋白、电解质情况。

(2)对于高龄、吸烟、糖尿病、肥胖及有慢性心脑血管疾病或血栓栓塞等既往史的高危患者,推荐进行围手术期的低分子量肝素预防给药、使用下肢防血栓裤、积极下肢按摩、呼吸功能训练等预防措施。

(3)麻醉前准备:患者术前禁食、禁水 8 小时。

(4)预防性抗生素的使用原则:术前 30 分钟开始首次静脉滴注,推荐选择头孢二代抗生素,如对头孢类抗生素过敏(包括过敏史或使用后过敏),允许根据临床具体情况选择其他类型抗生素。

(5)合并幽门梗阻患者:术前充分胃肠减压;纠正水、电解质紊乱;予以 EN/TPN 营养支持;术前 3 天开始使用 10% 盐水洗胃(每天 2 次)。

(6)术前分期为 T_4 期或怀疑累及横结肠系膜或横结肠的患者,术前应行肠道准备。

(二)手术要点、难点及对策

1.常规设备及器械

(1)常规设备:高清摄像显示系统或 3D 摄像显示系统、全自动高流量气腹机、冲洗吸引装置、录像和图像存储设备。

(2)常规器械:30°镜头、5mm 和 12mm 套管穿刺器、分离钳、无损伤胃肠抓钳、剪刀、持针器、血管夹、施夹器、标本袋、荷包钳和切口保护装置。

(3)特殊设备:超声刀相关能量平台、电凝器等。

(4)特殊器械:各种型号直线切缝器和圆形吻合器。

2.麻醉及体位

均采取气管插管全身麻醉,患者取平卧位,两腿分开呈"大"字形,常规消毒铺巾,建立气腹,脐部下缘为观察孔。在双侧腹直肌外侧缘脐水平上 2cm 处置入 5mm 套管作为辅助操作孔;左右两侧锁骨中线与肋缘交点下方 2cm 分别置入 12mm 套管和 5mm 套管。左侧为主操作孔,右侧为辅助操作孔,协助暴露。术者位于患者左侧,助手位于患者右侧,扶镜手位于患者两腿中间。

3.手术无瘤操作原则

(1)术中应尽可能在血管根部结扎静脉、动脉,防止肿瘤经血循环播散,同时清扫淋巴结,然后分离切除标本。(2)术中操作轻柔,采用锐性分离,少用钝性分离,尽量不接触肿瘤,避免淋巴结破损,防止肿瘤扩散和局部种植。(3)针对浆膜层受侵犯的肿瘤,可采用覆盖或涂抹各类胶予以保护。

4.胃切除范围和淋巴结清扫范围

进展期胃癌应切除大网膜、远端胃大部、部分十二指肠球部。T_2期及以下胃癌可保留大网膜,在血管弓外3cm范围内清扫。局限型胃癌胃切缘距肿瘤应>3cm,浸润型胃癌切缘距肿瘤应>5cm。切缘可疑时应行术中切缘组织病理学检查。对于侵犯幽门管的肿瘤,十二指肠切缘距肿瘤应>3cm。

远端胃癌根治术中,D1淋巴结清扫包括第1、3、4sb、4d、5、6、7组淋巴结;D1+淋巴结清扫在D1淋巴结清扫范围基础上,清扫第8a、9组淋巴结;D2淋巴结清扫在D1淋巴结清扫范围基础上,清扫第8a、9、11p、12a组淋巴结。

5.手术要点及步骤

对于远端胃癌根治术行腹腔镜下分离,以D2淋巴结清扫为例,可遵循"分区操作、整块切除、合理重建"的原则,在进行胃周围淋巴结清扫时常规采用"8步6区法"的标准化手术流程:①腹、盆腔探查和腹水细胞学检查;②悬吊肝脏,暴露视野;③胃网膜左血管区域,分离切断胃网膜左血管,清扫第4sb组淋巴结;④横结肠系膜区域,分离横结肠系膜前叶右侧部分,必要时剥离胰腺被膜;⑤胃网膜右血管区域,显露胰头、十二指肠球部,离断胃网膜右动静脉,清扫第4d、6组淋巴结;⑥胰腺上缘左侧区域,分离切断胃左动静脉,清扫第7、9、11p组淋巴结;⑦胰腺上缘右侧区域,分离肝总动脉表面,清扫第8a、12a组淋巴结;⑧胃小弯区域,离断肝胃韧带,分离胃右动静脉并清扫肝十二指肠韧带周围的淋巴脂肪组织(第5、12a组淋巴结),游离至食管裂孔,暴露右侧膈肌角,清扫第1、3组淋巴结。

(1)腹水细胞学和腹腔探查:建立气腹和放置套管后,进入腹腔,如发现存在腹水直接取腹水行脱落细胞学检查。如无腹水,则将200mL生理盐水缓慢注入腹腔,在子宫直肠陷凹或膀胱直肠陷凹处对冲洗液收集采样,行细胞学检查。

常规探查腹腔和盆腔,检查有无肝脏、腹膜、肠系膜、盆腔等转移,确定病变部位及胃浆膜受侵情况,再次确定手术切除范围和淋巴结清扫范围。

(2)肝脏的悬吊:一般使用"荷包线悬吊"法,此方式制作简单,而且费用较低。

操作方式:患者取头高脚低15°~20°体位,助手持无损伤钳顶住膈肌脚附近,挑起肝左外叶,充分暴露小网膜,沿肝脏下缘切开肝胃韧带附着处。进针点取左侧锁骨中线与肋弓交点处。穿过腹壁,并穿过肝圆韧带;再经右侧锁骨中线与肋弓交点处附近穿出腹壁,用血管夹将荷包线与肝胃韧带残余部分固定,体外收紧荷包线,维持肝脏左叶部分张力进行悬吊并打结,注意避免悬吊过程中张力过大撕毁韧带组织,此时即可获得良好暴露。

(3)胃网膜左血管区域:该区域操作包括游离大网膜左侧,离断胃网膜左血管,离断部分脾胃韧带和胃短血管,清扫第4sb组淋巴结,并确定大弯侧切缘。第4sb组淋巴结位于大弯侧两层胃系膜之间,是沿胃网膜左动脉分布的淋巴结。与第10组淋巴结的分界线是胃网膜左动脉进入胃壁的第一支。

助手双手将大网膜向上提起展开,术者左手牵拉横结肠,形成三角牵拉,使大网膜处于紧绷状态。沿横结肠中部开始,于结肠上缘5mm处切开大网膜在横结肠上的附着处,向左分离大网膜至结肠脾曲。

分离至脾下极附近时,助手右手挡住胃后壁,左手向右上方提起脾胃韧带,术者左手向左下轻压胰尾和横结肠系膜,充分暴露脾胃韧带及脾门区域。在胰尾末端或脾脏下极附近可显露胃网膜左血管,向远心端裸化该血管1cm后,用血管夹夹闭后离断。然后继续向上离断1～2支胃短血管。将胃放回原位,助手双手牵拉胃壁将胃大弯侧展开,术者用左手牵拉大网膜,紧贴胃大弯分离大弯侧网膜及血管分支,向上分离至脾下极附近,彻底清扫第4sb组淋巴结,确定大弯近端侧切缘并裸化胃大弯。

注意在分离开始之前将大网膜向上翻起置于肝胃之间以便于后续暴露;助手牵拉脾胃韧带暴露胃网膜左血管时,动作要轻柔,避免撕裂脾下极。结扎胃网膜根部血管时,要避免损伤脾下极血管。

(4)横结肠系膜区域:该区域操作需分离横结肠系膜前叶右侧部分,将胃系膜和横结肠系膜分开,必要时沿间隙剥离胰腺被膜右侧部分。

助手将大网膜向上牵拉,术者牵拉横结肠,切断大网膜在横结肠右侧的附着部。分离横结肠系膜前叶时,助手左手向上向前方牵拉胃窦,右手提起系膜前叶及网膜组织,术者向下牵拉横结肠系膜,此时前后叶之间可形成一个钝角平面,有助于辨别胃系膜与横结肠系膜之间的融合间隙,沿融合间隙锐性分离右侧横结肠系膜前叶。对于胃后壁病灶已经侵犯浆膜层的病例,可以考虑沿横结肠系膜前叶分离层面继续向上方扩展,充分剥离胰腺被膜。

注意胃系膜和横结肠系膜融合间隙为无血管区,若反复出现渗血、出血,极有可能进入错误的层面,需重新寻找融合间隙进行游离。遇到可疑之处,需反复确认结肠系膜血管走行,避免损伤横结肠系膜及其血管。肥胖患者大网膜肥厚,横结肠常常被包裹,要钝性、锐性分离相结合,避免损伤结肠。若术中损伤结肠,应立即予以修补。

(5)胃网膜右血管区域:该区域操作包括充分显露胰头、十二指肠,离断胃网膜右动静脉,显露胃十二指肠动脉,分离十二指肠球部后壁,清扫第4d、6组淋巴结,必要时清扫第14v组淋巴结。

沿胃系膜与横结肠系膜之间的融合间隙继续分离,充分显露十二指肠球部和胰头组织。助手左手将胃窦部夹起并向头侧翻转,右手提拉已分离的脂肪组织,术者左手取止血纱条轻柔下压胰腺组织,确认下方胃结肠静脉干后,自胰十二指肠上前静脉(ASPDV)与胃网膜右静脉(RGEV)汇合处开始,沿胃网膜右静脉向上分离周围淋巴脂肪组织,于胰十二指肠上前静脉水平的上方结扎切断胃网膜右静脉。

助手左手夹住胃窦,右手挑起十二指肠球部后壁,术者下压胰腺组织,在十二指肠后壁与胰头之间游离,显露胃十二指肠动脉(GDA),判断胃网膜右动脉(RGEA)走行。助手右手牵拉其附近淋巴脂肪组织,沿胃网膜右动脉分离,于根部结扎切断。部分患者有幽门下动脉分支,此时也需进行离断处理。

第14v组淋巴结不属于D2淋巴结清扫范围,但对于第6组淋巴结有转移或高度可疑转移时,可考虑予以清扫。第14v组淋巴结上界为胰腺下缘,右侧界为胃网膜右静脉和胰十二指肠上前静脉汇合处,左侧界为肠系膜上静脉左侧,下界为结肠中静脉。

注意该区域操作时,因静脉壁较薄,动作要轻柔,避免钝性分离,防止静脉损伤出血。胰腺下缘常常存在小静脉直接汇入肠系膜上静脉,尽量避免离断这些小静脉,否则容易造成难以控制的出血。

（6）胰腺上方左侧区域：该区域操作包括离断胃左动脉和胃左静脉，清扫第 11p、7、9 组淋巴结。

助手左手夹起胃近端约 1/3 处的后壁，将胃胰皱襞向上翻转，右手牵拉已经分离的胰腺被膜前叶组织，术者左手用纱条轻压胰体。第 11p 组淋巴结右侧界为胃左动脉，左侧界为胃后动脉，下界为胰腺上缘，上界为膈肌脚，分离时首先显露脾动脉起始部，并向左侧细致地沿脾动脉分离，至胃后动脉分支处，并向头侧分离显露左侧膈肌脚，完成该组淋巴结清扫。

第 7 组淋巴结位于胃背侧系膜与胰腺被膜之间，从胃左动脉根部向上至胃分支之间的淋巴脂肪组织。助手夹起胃胰皱襞向上翻转，术者沿脾动脉根部向头侧分离，显露胃左动脉根部并予以结扎切断。继续沿着右侧膈肌脚和腹腔干周围软组织之间的界线分离后腹膜，从而完全清除第 9 组淋巴结。沿肝总动脉表面分离，显露胃左静脉并予以结扎切断，注意胃左静脉汇入门静脉有较多变异，术中需仔细辨认。

该区域操作时，助手暴露术野是手术的关键，团队成员要积极配合。脾动脉起始部位于腹主动脉表面，较其他血管位置恒定，首先解剖出脾动脉起始部，作为胰腺上缘清扫的突破口；脾动脉常走行在胰腺实质内，在清扫第 11p 组淋巴结时应注意周围脂肪组织与胰腺实质，避免损伤胰腺造成术后胰漏；胃左动脉要留有足够的残端进行离断，防止断端血管夹脱落。

（7）胰腺上方右侧区域：该区域操作包括在胰腺上缘显露肝总动脉起始部，向右分离至肝总动脉分叉处（肝固有动脉、胃十二指肠动脉），清扫第 8a 组淋巴结，分离第 5 组和第 12a 组淋巴结背侧面。

第 8a 组淋巴结位于肝总动脉起始部至胃十二指肠动脉发出点的肝总动脉前上方。助手左手夹起胃窦后壁向上牵拉，右手提起胰腺被膜组织。术者左手轻压胰腺，沿肝总动脉表面自左向右分离其前方和上方的淋巴脂肪组织，至胃十二指肠动脉和肝固有动脉分叉处。继续沿肝固有动脉表面向头侧分离，如发现胃右动脉根部，则将其结扎切断。分离肝十二指肠韧带右侧，显露门静脉左侧壁，充分游离第 5、12a 组淋巴结背侧面。

该区域操作时，沿已经剥离的胰腺被膜层面分离，可以迅速找到肝总动脉，分离时超声刀非工作面紧贴肝总动脉，必要时使用分离钳进行探查分离；对于少数肝总动脉缺如患者，则直接于门静脉表面清扫淋巴脂肪组织。清扫过程中若出现脾静脉或门静脉出血，切忌用抓钳钳夹出血点，应使用纱布压迫止血，必要时镜下进行缝扎，大量出血时要果断填压后中转开腹。

（8）胃小弯区域该区域操作包括清扫第 5、12a 组淋巴结，确定小弯侧切缘，裸化至贲门附近，清扫第 1、3 组淋巴结。

首先完成第 5、12a 组淋巴结清扫，将胃放平，助手提起幽门上脂肪组织，沿幽门上切开，并继续沿肝固有动脉右侧切开肝十二指肠韧带表面腹膜，沿肝固有动脉表面分离，显露胃右动静脉并结扎切断，切断肝十二指肠韧带靠近门静脉侧腹膜，显露门静脉左侧壁，完成清扫。

切开肝胃韧带至食管附近，切开膈肌脚表面腹膜。然后于胃小弯侧预定切缘处切开肝胃韧带前叶，紧贴胃壁，沿胃壁向肝胃韧带后叶方向游离，向上分离至贲门部，完成第 1、3 组淋巴结清扫。至此，远端胃癌 D2 淋巴结清扫全部完成。

（9）消化道重建：可以采用以下方式。小切口辅助消化道重建，是腹腔镜远端胃癌根治术后最常用的消化道重建方法；完全腹腔镜下消化道重建，因其准确定位肿瘤边界较困难，且对术者技术要求较高,临床应用受到限制。两种方式下,可采用的吻合方式有胃十二指肠吻合术(Billroth Ⅰ式吻合术)、胃空肠吻合术(Billroth Ⅱ式吻合术)、胃空肠 Roux-en-Y 吻合术和胃空肠非离断 Roux-en-Y 吻合术。手术结束前,重建气腹,再次检查腹腔,放置引流管,关腹。

(三)术后监测与处理

现代快速康复的理念在临床上逐渐得到推广,它通过多种模式的围手术期处理,控制病理生理变化,减少应激反应,维持机体生理状态,促进术后康复,减少并发症的发生率,缩短住院时间。除了术前宣教、合理的麻醉和手术方式外,术后康复治疗也尤为重要。

(1)术后第 2 天可拔除导尿管。如术后第 2 天胃管未见明显出血表现,可以拔出胃管。待肛门排气后恢复流质饮食,并逐渐过渡到半流质饮食和软食。

(2)术后 48 小时内预防性持续静脉镇痛。

(3)术后补液(包括葡萄糖、电解质、维生素等)或营养支持(肠内/肠外),总体上维持水、电解质平衡。尽早恢复经口饮食。

(4)鼓励患者术后早期活动。

(四)常见并发症的预防与处理

1.腹腔镜手术特有并发症的处理

(1)气腹相关并发症:术中、术后可能出现高碳酸血症或心、肺功能异常。术中严密监测气腹压力、观察套管位置,尽量避免出现广泛皮下气肿。术中保持良好的肌肉松弛度,尽量缩短手术时间。一旦出现上述情况应尽快结束手术,排除腹腔内残余的二氧化碳。

(2)穿刺相关并发症:建立气腹或套管穿刺入腹腔时,穿刺过程中提起腹壁并注意穿刺深度,避免损伤腹腔内血管及肠管,必要时行开放法建立气腹。

2.早期并发症

(1)术中损伤相邻脏器:术中可能损伤肝脏下极、胰腺、脾脏、十二指肠、横结肠等,选择正确的解剖层面进行分离,避免误伤。

(2)术中血管损伤:熟悉血管正常的解剖位置和变异情况,助手配合暴露正确的手术层次,熟练使用各种能量平台,团队密切配合,必要时中转开腹手术。

(3)腹腔内出血:术中选择正确的入路及层面是确保手术过程中安全性的前提,术后密切观察腹腔引流管,必要时再次手术止血。

(4)吻合口出血:术中采用合适的切缝器和吻合器,仔细观察,必要时使用 3-0 可吸收线进行全层缝合止血。一般术后吻合口出血经保守治疗可治愈。对于活动性出血患者,可进行消化内镜下止血或再次探查手术。

(5)吻合口漏:术中采用合适的吻合方式和吻合器械,按操作规范执行,离断过程中避免过度牵拉,以免残端张力过大,围手术期内及时纠正贫血及低蛋白血症。一旦发生吻合口漏应予以通畅引流,但凡发现引流不畅时,及时再次手术。术后 3 天以内的早期吻合口漏可采取缝合修补方式并进行充分引流,3 天以上中晚期吻合口漏建议行双套管引流。

(6)十二指肠残端漏:术中避免十二指肠裸化过程中能量平台的热损伤,离断过程中避免过度牵拉,以免残端张力过大。一旦发生十二指肠残端漏,应确保腹腔引流通畅,给予肠外营养支持、生长抑素等保守治疗;若发生引流不畅或合并其他并发症时,应及时进行手术引流。

（7）胰漏和胰腺炎：术后胰漏和胰腺炎偶发，围手术期内发生时应予以充分引流并使用生长抑素；若发现引流管引流不畅，应及时手术进行引流。

（8）淋巴漏：术中根据情况，妥善处理淋巴管的断端，如止血夹夹闭、能量平台的凝断等。发生淋巴漏时，应予以通畅引流、肠外营养或不含脂类的肠内营养支持，注意维持电解质平衡。

（9）肠梗阻：包括输入袢梗阻、输出袢梗阻和吻合口梗阻，多见于 Billroth Ⅱ式重建患者。重建过程中重视输入袢距离，维持无张力原则，考虑到术后水肿情况，建议距离 Treitz 韧带远端肠管 8～10cm 即可。术中使用医用几丁糖预防粘连，术后早期鼓励患者下床活动有助于降低肠梗阻发生。若保守治疗无效时，应及时考虑再次开腹行手术探查。

（10）术后胃瘫综合征：此并发症为术中彻底骨骼化分离的弊端，也是常见的 D2 清扫后常见的并发症，一旦发生应予以禁食、胃肠减压及肠外营养或肠内鼻空肠营养支持等保守治疗，一般 4～6 周可逐渐恢复。

3.术后远期并发症

术后远期并发症的观察项目具体包括切口/戳孔疝、胃切除术后综合征、倾倒综合征（早期、晚期）、吻合部狭窄、机械性肠梗阻等。

二、腹腔镜全胃切除术

（一）术前准备

术前准备同"腹腔镜远端胃切除术"。

（二）手术步骤

1.常规设备及器械

同"腹腔镜远端胃切除术"。

2.麻醉及体位

同"腹腔镜远端胃切除术"。术中游离胃底和脾门时，术者可以站在患者两腿之间，扶镜手站在患者右侧。可将患者体位适当改为头高脚低右倾位，方便暴露。

3.胃切除范围和淋巴结清扫范围

应切除大网膜、全胃、食管下段、十二指肠球部。食管切缘距肿瘤应＞3cm。D1 淋巴结清扫包括第 1～7 组淋巴结，如食管受累及，还应清扫第 110 组淋巴结；D1＋淋巴结清扫是在 D1 淋巴结清扫范围基础上，清扫第 8a、9、11p 组淋巴结，如食管受累及还应清扫第 110 组淋巴结；D2 淋巴结清扫是在 D1 淋巴结清扫的基础上，清扫第 8a、9、11p、12a 组淋巴结，如食管受累及还应清扫第 19、20、110、111 组淋巴结。

对胃中上部癌是否行脾门淋巴结清扫，可参考以下原则：①胃小弯侧癌由于很少转移至脾门，在探查脾门淋巴结无肿大情况下，可不行脾门淋巴结清扫。②胃上部大弯侧进展期癌，当第 4sb 组或第 11d 组淋巴结疑有转移或术中快速冷冻切片病理学检查结果显示有转移时，应考虑行第 10 组淋巴结清扫。对于是否应联合行脾切除术以彻底清扫第 10 组淋巴结，不同学者有不同观点，应具体参考手术切除范围和术中情况而定。

4.手术顺序

腹腔镜全胃切除 D2 淋巴结清扫是在腹腔镜远端胃切除 D2 淋巴结清扫的基础上,另外清扫第 2、11d、10、4sa 组淋巴结。如食管受累及还需要附加纵隔区域的淋巴结清扫。因此,借鉴腹腔镜远端胃切除术的"8 步 6 区法"的标准化手术流程,先完成第 1、3、4sb、4d、5、6、7、8a、9、11p、12a 组淋巴结的清扫,再进行脾门区域和贲门左区域的淋巴结清扫。

5.脾门区域淋巴结清扫

脾门区域淋巴结清扫包括第 10、11d 组和第 4sa 组淋巴结。以往脾门区淋巴结清扫常采用联合脾脏、胰体尾切除的方式进行。但近年的众多临床研究结果显示,联合脾脏、胰体尾切除术后胰漏、腹腔感染等并发症的发生率较高,而与保留脾胰的淋巴清扫手术相比,其在淋巴结清除率、术后生存率等方面并无优势。因此,现在多数学者不主张预防性切除脾脏,而对于中上部胃癌侵及胰体尾者,则应考虑行全胃联合脾脏、胰体尾切除;对于第 10、11 组淋巴结有转移时,可考虑联合脾切除。而很多学者对于脾门淋巴结清扫多采用保留脾脏的脾门清扫,并有多种入路。也可采用右侧入路,从脾动脉远端第 11d 组淋巴结清扫开始,向脾门逐次推进,由干到支,由下向上清扫脾动脉各个分支周围及脾门的淋巴脂肪组织(第 10 组淋巴结),同时逐次离断所有胃短血管直至脾门,清扫第 4sa 组淋巴结。

脾门清扫常用的入路有以下三种:

(1)右侧入路:日本、韩国学者多采用此入路。术中可以站在患者左侧或右侧。一种方式为沿胃大弯侧脾门区方向分离大网膜,离断网膜左血管,展开脾胃韧带,沿着脾脏表面离断胃短血管,清扫第 4sa 组淋巴结。以胰腺上缘的脾动脉为清扫起点,紧贴脾动脉干清扫第 11d 组淋巴结,并向脾门方向推进,清扫第 10 组淋巴结。另一种方式为自右向左分离大网膜,直至显露并于其根部离断胃网膜左血管及胃短血管,清扫第 4sa 组淋巴结。待食管横断后,显露并分离后腹膜与胰体的连接处,游离胰腺体尾,从胰后间隙暴露脾动静脉,清扫第 11d 组淋巴结,最后清扫脾门的第 10 组淋巴结。

(2)左侧入路:我国黄昌明等主张采用左侧入路,并将其清扫过程总结称为"黄氏三步法"。术者站在患者两腿之间,首先,显露并从根部离断胃网膜左血管。其次,以胃网膜左动脉断端为起点,向脾上极方向剥离并从根部离断胃短血管,清扫第 4sa 组淋巴结。紧贴脾血管终末支表面的解剖间隙,清扫第 10 组淋巴结。最后,显露胰腺上缘的脾血管主干并紧贴脾血管表面清扫第 11d 组淋巴结。

(3)胰后入路:我国有学者主张从胰体尾后间隙开始清扫。首先从胰体尾下缘进入疏松的胰后间隙,显露游离脾静脉并向远侧游离至血管二级分支。然后游离脾动脉,自右向左清扫第 11d 组淋巴结,并沿脾动脉向脾门清扫,直至清除第 10 组淋巴结。此入路优点是胰体尾后间隙结缔组织较为疏松,是较容易进入的无血管平面。充分解剖游离胰尾及脾门后方的间隙,此处即使损伤出血也容易控制,同时也易于牵拉形成张力,便于显露。

6.贲门左区域清扫

患者取头高脚低左侧抬高 20°～30°体位,助手牵拉胃底暴露,自脾上极沿膈肌向食管裂孔方向游离胃膈韧带裸化左侧食管,当到达左侧膈肌脚时,紧贴膈肌脚分离食管贲门处的淋巴脂肪结缔组织,勿损伤左膈下动脉。裸化食管过程紧贴食管操作,避免切开纵隔胸膜。尽量切断迷走神经干后再游离食管与膈肌裂孔间筋膜，以方便必要时清扫第 110、111 组淋巴结，并游离下段食管达 6cm 左右。

7.全胃切除后消化道重建

全胃切除以后消化道重建常采用食管空肠 Roux-en-Y 吻合，可以采用小切口辅助、腹腔镜辅助或全腹腔镜下行食管空肠吻合。小切口辅助吻合一般采用上腹部正中切口，采用荷包钳法离断食管，应用网形吻合器行食管空肠吻合此方法与传统开腹手术重建相似，安全可靠，应用较多。

对于腹腔镜辅助和全腹腔镜镜下消化道重建，国内外学者做了各种尝试，目前各种方式均有其利弊，需术者根据手术习惯和术中情况确定适合患者的安全有效的吻合方式，目前常用的方法如下：

(1)应用圆形吻合器行食管空肠吻合。腹腔镜下食管荷包缝合和抵钉座置入是其技术难点，往往需要借助特殊的器械、必要的技巧及成熟的团队配合完成。抵钉座放置的方法有反穿刺法、经口置入抵钉座法和荷包缝合法。

(2)应用直线切割缝合器行食管空肠吻合。常用方法有食管空肠功能性端端吻合(FETE)、食管空肠顺蠕动侧侧吻合(Overlap)和 π 形食管空肠吻合。

(三)术后监测与处理

术后监测与处理同"腹腔镜远端胃切除术"。

(四)术后常见并发症的预防与处理

术后常见并发症的预防与处理同"腹腔镜远端胃切除术"。

三、腹腔镜胃癌根治术中脾门淋巴结清扫技术

(一)术前准备

1.手术器械

包括高清摄像与显示系统、气腹机、冲洗吸引装置、录像和图像存储设备。腹腔镜常规器械，包括 5～12mm 套管穿刺针(套管)、分离钳、无损伤胃钳、肠钳、吸引器、剪刀、持针器、血管夹、可吸收夹及施夹器、钛夹钳和小纱布等。

2.术前准备与一般腹腔镜胃癌手术相似

①术前应纠正低蛋白血症及贫血；②并发幽门梗阻者应调整电解质紊乱，同时行胃肠减压以减轻胃壁水肿；③术前 2 天进软质半流质饮食，术前 1 天进流质饮食；④术前 1 天口服泻药，行肠道准备；⑤术前放置胃管及鼻饲管；⑥备皮，清洁脐垢。

3.脾门区域淋巴结清扫术

手术操作难度较大，对腹腔镜技术的要求较高，术者在具备一定腹腔镜操作经验后才能开展此区域淋巴结清扫，另外脾门区血管网错综复杂，术前可行 3DCT 血管重建以大致了解各血管走行，减少术中并发症。

4.麻醉

患者气管插管全身麻醉。

（二）手术要点、难点及对策

1.体位与套管放置

患者通常取仰卧位,两腿分开,呈"人"字形,然后取头高脚低 10°～20°并向右倾斜 20°～30°体位,使肠管和网膜移向右下腹,以利于脾门区术野的暴露。术者位于患者两腿之间,助手及扶镜手均位于患者右侧。通常采用五孔法,于脐孔下方约 1cm 处留置直径 10mm 套管作为观察孔;左侧腋前线肋缘下 2cm 处留置 12mm 套管作为主操作孔,左锁骨中线平脐上 2cm 置入 5mm 套管作为牵引孔;右侧锁骨中线平脐上 2cm 和右腋前线肋缘下 2cm 分别置入 5mm 套管作为助手操作孔。

2.手术相关解剖

（1）与脾门区域淋巴结清扫相关的动脉解剖

①脾动脉:发自腹腔干,沿胰腺上缘迂曲左行,途中发出进入胰腺的胰大动脉、胰尾动脉和数根分布于胰腺实质的小动脉;向胃后壁及胃大弯分出胃后动脉、胃短动脉和胃网膜左动脉。

②脾动脉的分支

a.脾叶动脉:即脾动脉在脾门处发出终末支,在解剖学上分为四型。

一支型:脾动脉在脾门处呈单干弓形,弯曲进入脾实质内。

二支型:脾动脉在脾门处分出脾上叶动脉和脾下叶动脉。

三支型:脾动脉在脾门处分出脾上叶动脉、脾中叶动脉和脾下叶动脉。

多支型:脾动脉在脾门处分出 4～7 支脾叶动脉进入脾脏。

b.脾极动脉:是指不经过脾门直接进入脾上极和（或）脾下极的动脉。脾上极动脉绝大多数起始于脾动脉干,极少数起始于脾叶动脉。脾下极动脉大多数起自胃网膜左动脉或脾下叶动脉,少数起自脾动脉干。

c.胃网膜左动脉:是脾动脉、脾下叶动脉或脾下极动脉的分支,胃网膜左动脉发出后,在胃脾韧带进入大网膜的前两层之间,由左向右沿胃大弯走行,沿途发出数条分支至胃前壁、胃后壁及大网膜,并与胃网膜右动脉形成胃大弯动脉弓。

d.胃短动脉:起自脾动脉主干或其分支,一般有 4～6 条,其中偶有个别分支起自胃网膜左动脉。胃短动脉均在胃脾韧带内,分布于胃底部的外侧。胃短血管越靠近脾上极其长度越短,在行全胃切除术时应予以重视。

e.胃后动脉:胃后动脉在胃后壁处,起自脾动脉主干及其分支,大多数起自脾动脉主干,少数起自脾上极动脉。胃后动脉出现的概率为 60.0%～80.0%,于网膜囊后伴同名静脉上行。

③脾动脉终末支类型:根据脾叶血管发出点与脾门的距离将脾门区血管分为集中型和分散型。集中型患者脾动脉常常在距脾门约 2cm 以内发出分支,脾动脉主干相对较长,脾叶动脉相对较短且集中。分散型患者脾动脉发出分支处与脾门的距离一般大于等于 2cm,其脾叶动脉分支较长且直径较细,常常伴有脾极动脉。

（2）与脾门区域淋巴结清扫相关的静脉解剖

①胃网膜左静脉:与同名动脉伴行,汇入脾静脉。

②脾静脉:由脾门处各脾叶静脉汇合而成,在行程中还接收脾极静脉、胰静脉支、胃短静脉、胃网膜左静脉及肠系膜下静脉等血液。其常与脾动脉伴行,但不如动脉迂曲。

3.手术步骤

采用"三步法"清扫脾门区域淋巴结。

第一步:脾下极区域淋巴结清扫。超声刀沿横结肠上缘向左分离大网膜至结肠脾曲,而后紧贴胰腺固有筋膜前方沿着胰腺的走行方向剥离胰腺被膜至胰尾上缘。超声刀在胰尾前方循筋膜延续方向打开胰腺前筋膜进入胰腺上缘的胰后间隙,接着沿胰后间隙进入脾肾韧带与胃脾韧带相延续的间隙,并于胃脾韧带的起始部显露脾血管主干末端,随后循脾血管末端分离、显露脾下叶血管或脾下极血管。助手右手提起该血管表面的淋巴脂肪组织,用超声刀的非功能面紧贴血管向远端分离,直至脾门处。在分离过程中,一般于脾下极附近的脾下叶动脉或脾下极动脉可显露胃网膜左血管根部。助手提起胃网膜左血管根部周围的脂肪结缔组织,用超声刀沿着该血管表面的解剖间隙将其裸化,并于该血管根部上血管夹后离断,完成第4sb组淋巴结清扫。此时,助手提起脾叶血管表面的脂肪结缔组织,用超声刀继续沿脾叶血管表面的解剖间隙小心、细致地向脾门方向钝性、锐性分离。分离过程中,可能遇到从脾叶血管发出的1～2支胃短血管。助手轻轻提起胃短血管,用超声刀细致地分离胃短血管周围的淋巴脂肪组织,裸化胃短血管后,于其根部上血管夹并离断。

第二步:脾动脉干区域淋巴结清扫。助手右手将脾动脉表面已经分离的淋巴脂肪组织向上方提拉,超声刀从脾动脉主干往脾门方向沿脾动脉表面的解剖间隙裸化脾动脉干至脾叶动脉的分支处,清扫脾动脉远侧端周围的淋巴脂肪组织。此时,常常会遇到由脾动脉发出的胃后血管,助手夹住胃后血管向上方牵引,超声刀紧贴脾动脉主干分离胃后血管周围的淋巴脂肪组织,于其根部上血管夹并离断,完成第11d组淋巴结的清扫。

第三步:脾上极区域淋巴结清扫。助手轻轻地提起胃脾韧带内脾血管分支表面的淋巴脂肪组织,用超声刀的非功能面紧贴着脾叶动脉及脾叶静脉表面的解剖间隙,小心、细致地钝性、锐性交替推剥及切割分离,将脾上极区域各血管分支完全裸化。此时,常有1～3支胃短动脉由脾叶动脉发出,走行在胃脾韧带内。助手应夹住胃短血管向上方牵引,超声刀紧贴胃短血管根部细致地解剖其周围淋巴脂肪组织,于根部上血管夹后予以离断。通常位于脾上极最后一支的胃短血管很短,使胃底紧贴脾门,若牵拉不当易撕裂出血。此时,助手应往右上方适当牵拉胃底以充分暴露该支血管,术者仔细分离其周围的脂肪结缔组织后于根部上血管夹并予以离断。

当胰尾位于脾下极并与脾门具有一定距离时,可以行脾门后方淋巴结清扫。助手左手以无损伤抓钳向腹侧提起脾叶血管,右手提起脾门后方的淋巴脂肪组织,术者左手下压Gerota筋膜,用超声刀沿Gerota筋膜表面分离脾门后方淋巴脂肪组织,并于脾血管的下方将该处淋巴结完整清扫。此处应注意清扫时超声刀分离平面不要超过Gerota筋膜以免引起出血。在清扫第10组淋巴结过程中需注意脾叶动脉分支数的变异,操作时避免损伤引起出血。至此完成脾门区第10、11d组淋巴结清扫。

4.要点分析

(1)手术入路的选择:可采用经左侧入路的脾门淋巴结清扫方法,即在胰尾部上缘分离胰腺被膜进入胰后间隙显露脾血管主干末端作为合理的操作入路。脾脏位置较固定,患者取头高脚低右倾体位,借助胃与网膜本身的重力作用可使脾门区暴露更充分,术者位于患者两腿间,在脾门淋巴结清扫过程中主刀的右手操作能更加灵活、方便。在脾门区域淋巴结清扫过程中,胃脾韧带可先不离断,这样的优点在于使助手可以充分牵拉胃脾韧带来暴露脾门,并保持良好的张力,有利于术者对脾门区血管进行解剖分离,并且一旦损伤脾血管或脾脏出血也方便术者迅速止血。同时,从根部离断胃网膜左血管及胃短血管等,沿脾叶动脉向脾动脉方向清扫第10、11d组淋巴结,使脾门区淋巴结同胃切除的标本一并切除,符合肿瘤整块切除的原则。

(2)合理的解剖间隙的选择:在胰尾前方循筋膜延续的方向打开胰腺前筋膜后,可以沿胰腺前筋膜后方的胰后间隙进入脾肾韧带间隙内,并且此间隙逐渐加大,循此间隙剥离可显露脾下极血管或脾下叶血管。因此,首先充分剥离横结肠系膜前叶及胰腺前筋膜后进入胰后间隙显露脾下极血管及部分脾血管主干,而后循筋膜走向分离脾肾韧带及胃脾韧带,从而完全显露脾动脉全程及其各级分支,之后紧贴血管间隙清扫脾动脉旁淋巴结和脾门淋巴结便可得心应手。起支持营养作用的相应血管和淋巴系统不论是否存在个体差异与变异,也必然走行于这些潜在间隙内。在腹腔镜下的清扫过程中可以更清晰地辨认胃周相关筋膜、筋膜间隙、血管及其分支,可以轻松地全程显露脾血管及其各级分支来顺利、高效地完成精确的脾动脉旁及脾门淋巴结的清扫,减少术中意外出血和脾脏及胰腺的损伤。

(3)脾门区后方淋巴结的清扫:脾脏与胰尾的关系亦十分密切,50.0%的人胰尾距脾门仅1cm左右;约30.0%的人胰尾与脾门直接接触,其中49.5%的人胰尾紧靠脾门中央,42.5%的人胰尾紧贴脾下极,8.3%的人胰尾紧贴脾脏的上极。因此,在清扫脾门区血管后方的淋巴结时,应该注意勿损伤胰尾。当胰尾位于脾下极区同时距离脾门一段距离的情况下,方能安全地清扫脾门区血管后方的淋巴结。清扫脾血管后方的淋巴脂肪组织时,助手左手用肠钳轻轻抓持或挡推脾叶血管,右手牵拉淋巴脂肪组织,可充分显露术野,术者将该区域淋巴脂肪组织向左下方牵拉,使手术操作区形成一定的张力,暴露出解剖间隙,便于术者清除脾门后方的淋巴脂肪组织。

(4)脾缺血的处理:脾脏缺血多由术中误切断脾脏供血分支所致,尤其是在清扫脾动脉干远端部分时,由脾动脉干发出的脾上极血管常被向上牵拉而似胃后血管。在离断此区域血管分支前应注意辨别,无法判断时,应先予以保留,继续向远端游离、裸化,明确其走行,切忌盲目离断血管。若手术出现脾脏局部缺血,如果缺血范围不超过50.0%,可不需行脾切除术。若缺血范围较大,应注意观察是否误断脾动脉或脾静脉,若发现脾脏血供障碍时应当机立断行脾脏切除术。有时,在淋巴结清扫过程中长时间压迫脾血管主干也会导致整个脾脏缺血而发生颜色改变,此时在终止压迫后,脾脏缺血可逐渐恢复。如果较长时间没有恢复,可行术中脾脏超声检查观察脾血供情况。

(5)出血的控制:控制出血是脾门淋巴结清扫的难点之一,特别是对于肥胖的患者,其体内脂肪组织多,空间暴露困难。这时常常采用的手术器械为吸引器、小纱布、钛夹和血管夹等。助手左手持抓钳向上提拉胃壁,张紧脾胃韧带协助暴露,另一手持吸引器小流量间断吸引,暴露出血点。如果出血量较大,助手不能很好暴露出血点时,术者迅速用较大的纱布压住出血点,暂时控制出血。助手用吸引器吸净出血后重新调整位置暴露出血点,术者在出血点上、下分别予以钛夹结扎止血。当脾脏损伤出血时,表面浅小的撕裂伤可出现较多的渗血,导致手术视野不清,可用上述方法压迫止血;若损伤较大难以止血者,应果断更换为双极电凝钩(功率为

90~100W),采用喷凝模式,沿出血面平行喷凝,使出血脾实质焦化结痂黏附而止血。

5.注意事项

(1)开始清扫脾门区域淋巴结前,应先将胃体尽量下推至右下方,再将大网膜翻转推送置于胃的前壁上方,让胃体和大网膜在手术操作过程中不容易遮挡视野。部分患者存在网膜组织与脾粘连的情况,助手牵拉胃体或大网膜时,需用力均匀,缓慢拖拉;若觉有阻力存在,切勿暴力牵拉,应寻找粘连的根部并松解。因此,在进行淋巴结清扫之前应先将脾胃韧带的粘连松解。

(2)在淋巴结清扫过程中,不能一次夹持太多组织,应采用步步为营的"蚕食法"切割分离,从而减少创面渗出。还应避免过度牵拉,使血管尚未完全凝闭即被拉断,造成难于控制的出血。

(3)虽然脾动脉的起始位置较固定(98.0%左右起自腹腔动脉),但是部分患者自腹腔动脉发出后会走行于胰腺实质内,且与胰腺的关系又有较大变化。其中,Ⅰ型占大多数,此型脾动脉可以完全显露并游离整支脾血管,因此血管周围的淋巴脂肪组织较容易清扫。但是其他类型(如Ⅱ型、Ⅲ型、Ⅳ型)均有部分脾动脉走行于胰腺组织内,清扫这些走行的脾动脉周围淋巴脂肪组织时,应注意其与胰腺实质的分界,切勿将胰腺组织当作淋巴结切除,导致术中出血及术后胰漏等并发症的发生。

(4)脾动脉在行程中,随年龄的变化其形态也在变化,儿童期的脾动脉走行较直,成人皆有不同程度的迂曲,迂曲严重者,脾动脉可呈袢状。迂曲越多,脾动脉的裸化就越困难,操作过程中需特别注意辨别迂曲的血管与淋巴结间的间隙,注意勿将迂曲的脾动脉主干当作肿大的淋巴结予以切除,导致出血或脾脏缺血。

(5)在暴露胃短血管时应分层分离胃脾韧带,先切开脾侧系膜,再切开内侧系膜,切忌用超声刀盲目夹持大量组织并离断,以免超声刀无法完全闭合血管引起出血。胃短血管起自脾叶动脉,因此在裸化脾叶动脉的过程中即可显露胃短血管,应在其根部予以离断。此时,胃短血管尚未出现分支及迂曲,其所需要离断的支数是最少的;越远离根部,胃短血管的分支越多,需要离断的血管及误损伤的概率也就越大。

(6)胃短血管越靠近脾上极其长度越短,尤其是最后一支胃短血管,通常很短,使得胃底紧贴脾脏。当淋巴结清扫至脾上极附近时,应该注意该支胃短血管的存在及特点,一方面应避免用力牵拉胃底,另一方面应将该血管裸化后离断,以免超声刀无法完全闭合血管引起出血。

(7)高 BMI 患者手术时,手术视野和手术空间的暴露被其腹腔内发育良好的大网膜及脂肪组织影响;同时,脂肪组织脆性高,在分离暴露时容易出血,可延长手术时间。故选择体重指数较小的病例有利于初学者缩短学习曲线。

(8)当脾血管分型为集中型时,其脾叶血管走行比分散型的长度较短且管径较粗,有利于淋巴结清扫,可缩短手术时间。因此,选择脾血管分型为集中型的病例有利于初学者缩短学习曲线。

(9)术前通过 3DCT 血管重建判断脾血管分布情况,可以使术者在手术操作过程中对变异血管做到心中有数,尽量避免不必要的损伤和出血,确保手术安全。

（三）术后监测与处理

1.镇痛

持续硬膜外置管麻醉泵镇痛或必要时给予哌替啶等镇痛药物。

2.监测

术后予以监测生命体征、腹腔引流情况。

3.体位

术后待麻醉清醒，血压平稳后改为半卧位，并积极活动肢体。有利于呼吸，减少肺部感染的机会。

4.饮食管理

术后待肛门排气后，可开始鼻饲流质饮食，逐步过渡到经口的流质、半流质饮食。

5.综合治疗

维持水、电解质平衡，给予肠外营养支持，并要及时给予抗生素对症处理。

（四）术后常见并发症的预防与处理

1.脾区出血

其发生与手术中损伤脾区血管、术后血管的结扎线或血管夹松脱、术后腹腔感染等相关，可密切监测生命体征、血红蛋白变化，进行扩容补液、输血等处理，保守治疗无效可予以介入或紧急手术治疗。

2.胰漏

其发生与手术中损伤胰腺组织直接相关。胰漏虽然少见，但是极易并发腹腔感染和脓肿，甚至造成严重全身性感染和腹腔大出血，直接威胁患者的生命，一旦出现胰漏，应保持腹腔双套管冲洗通畅并及时使用抑制胰腺分泌的药物，必要时实施外科手术引流和灌洗。

3.淋巴漏

术后淋巴漏的发生与忽视淋巴管断端的处理密切相关，一旦发生淋巴漏，应保持引流通畅，加强肠外营养支持并维持水、电解质平衡。绝大部分淋巴漏可以通过保守治疗好转，对于再次手术应持谨慎态度。

第二节　腹腔镜胰十二指肠切除术

腹腔镜胰头十二指肠切除术(LPD)无疑是腹腔镜腹部手术中难度最大的，原因不仅在于切除过程困难，而且要进行复杂的消化道重建。鉴于 LPD 手术难度大、风险高，要求术者拥有丰富的开腹胰腺手术经验和娴熟的腹腔镜操作技能。

一、适应证

(1)位于十二指肠球部、降部和横部的腺癌、神经内分泌癌。

(2)十二指肠降部胃肠间质瘤或其他良性肿瘤，预计切除或重建时难以保证十二指肠乳头部结构或功能完整。

（3）十二指肠毗邻器官肿瘤累及十二指肠，如结肠肝曲肿瘤或远端胃肿瘤累及十二指肠，难以通过十二指肠局部切除完成肿瘤完整切除。

二、禁忌证

1.绝对禁忌证

除开腹胰十二指肠切除术的禁忌证外，还包括不能耐受气腹或无法建立气腹者，以及腹腔内广泛粘连和难以显露、分离病灶者。

2.相对禁忌证

病灶紧贴或直接侵犯胰头周围大血管需行大范围血管切除置换者；病变过大，影响器官和重要组织结构的显露，无法安全行腹腔镜下操作者；超大体重指数影响腹腔镜操作者。

三、术前准备

（1）仔细分析内镜及影像学结果，明确病变部位及浸润深度。

（2）综合考虑病变的部位、数量、形状、临床分期、患者的全身状态，从而决定切除范围。

（3）上腹增强 CT 或血管成像，明确有无重要血管变异等情况。

（4）术前完善心肺、肝肾及凝血功能检查，如有水、电解质、酸碱平衡紊乱，贫血及相关脏器功能障碍者，应及时给予纠正。

（5）术前 1 天行肠道准备，术前常规留置胃管、导尿管，术前预防性使用抗生素。

（6）准备充足器械和耗材，如除腹腔镜下胃癌手术器械外，可加备双极电凝钳，充足的小号塑料夹，缝合血管或胰肠吻合用的不同型号 Prolene 线，合适管径的胰管支撑管等。

四、手术要点、难点及对策

1.患者体位、操作孔位置

患者取平卧分腿位，根据手术需要可调整患者头高脚低、左右倾斜等体位。

一般采用五孔法，呈"V"字形分布。穿刺套管大小合理布局非常重要，不仅要有利于组织的提拉、缝合，还要有利于切割闭合器、血管夹及带线缝针的转换和合理使用。

胰十二指肠切除术手术野范围较大，术者站位不必一成不变。可以根据手术部位而更换。在钩突切除、胰肠吻合时站在患者右侧操作较方便，而行胆肠吻合时一般站在患者左侧操作。

由于手术部位主要位于右上腹，以下手术步骤按术者站立于患者左侧，按自胃、十二指肠韧带、十二指肠降部、空肠、胰腺钩突等术野操作顺序来介绍。

以下内容按恶性肿瘤需要淋巴结清扫的手术方式作介绍，清扫范围包括手术切除标本内淋巴结，以及腹腔动脉根部右侧、肝总动脉周围、肝十二指肠韧带、肠系膜上动脉根部右侧范围内全部淋巴结。

2.术野的暴露

悬吊肝脏能获得满意的上腹暴露空间，可将大三角针制成雪橇针，通过上腹剑突周围皮肤,经皮两次穿刺进入腹腔,腹腔内线头经同一穿刺孔拖出体外打结后再拉入腹腔,应用塑料夹固定在肝胃韧带上缘进行悬吊。直接使用腹腔内缝针穿过肝胃韧带上缘悬吊,可以节约1～2枚塑料夹。

3.切开胃结肠韧带,离断胃

助手提起胃大弯,术者向下牵拉横结肠,在胃结肠韧带的左侧无血管区域切开,向左右两侧切开胃结肠韧带,向右进入胃结肠系膜融合间隙,沿着间隙将横结肠右半部分彻底地自胰腺表面松解下来,并与胃窦区域、十二指肠降部表面分离。

沿着右侧的 Toldt 线继续切开,松解结肠肝曲部,直至彻底地将横结肠右半自胃、胰、肾筋膜前层表面剥离。显露出胰头与十二指肠降部。

十二指肠降部癌手术一般不考虑保留幽门,为降低胃肠吻合口溃疡风险。胃离断方法同远端胃大部分切除术,切除远侧端 2/3,切割闭合胃时,合理选择钉仓高度,减少断端出血。残胃小弯侧应注意可靠止血。

若肿瘤与十二指肠球部距离较远,可考虑保留球部,应在距幽门至少 2cm 位置离断十二指肠。对于恶性肿瘤,保留幽门者建议术中行十二指肠切缘的快速冷冻病理检查,保证切缘的阴性,同时需注意对幽门上下第 5、6 组淋巴结进行清扫,并注意对胃大弯、胃小弯血管弓的保护。重建前应再次确认十二指肠球部断端色泽和血供情况。

切断胃结肠韧带右侧后,可能会出现右侧大网膜缺血,必要时应将缺血部分网膜切除。

4.Kocher 切口,离断胃十二指肠动脉,解剖肝十二指肠韧带

胰上区解剖与淋巴结清扫:将胃窦移至右上部,显露胰腺上方区域。在胰颈上缘切开胰腺背膜,显露、悬吊肝总动脉,将肝总动脉周围、腹腔动脉右侧淋巴脂肪神经组织掀起,与血管分离。沿腹腔动脉与膈肌脚交汇处,于右膈下动脉表面切开后腹膜,向右游离至下腔静脉表面,留待胰后分离时会师。

沿肝总动脉向肝固有动脉游离,显露出胃十二指肠动脉和胃右动脉,根部夹闭、离断胃十二指肠动脉和胃右动脉。肝十二指肠韧带内淋巴结清扫至左右胆管分叉水平。

自胆囊管和肝总管汇合水平以上离断胆管。胆管近端断端用动脉夹夹闭,以免胆汁持续外溢。累及胆总管下段的肿瘤需行术中快速冷冻切片检查以明确胆道切缘状态。

在门静脉悬吊和充分暴露下沿门静脉左缘切开环绕的神经淋巴组织,将其从前方或后方推移至右侧。

注意变异的右肝动脉通常走行于肝十二指肠韧带的右后部分,在切除第 12p、12b 组淋巴结时,应注意此种变异。

5.切断空肠,游离胰后间隙,清扫肠系膜上动脉根部

提起横结肠,确定空肠和 Treitz 韧带位置,紧贴空肠游离至 Treitz 韧带左侧缘,距 Treitz 韧带 10～15cm 处,应用合适高度钉仓的腹腔镜下直线切割闭合器离断空肠。

为避免重建时空肠祥牵拉至右上腹时系膜张力过大,可以沿肠管壁游离,增加空肠肠管切除长度。

如果十二指肠肿瘤位于横部,十二指肠升部系膜应从肠系膜上血管发出处切断。

夹持游离的空肠近端,将小肠系膜根部牵起,沿空肠和 Treitz 韧带后方分离十二指肠第

2、3段和胰头后方的疏松结缔组织,直达十二指肠降部外侧缘,与十二指肠外侧 Kocher 切口连通。在胰十二指肠后方紧贴下腔静脉、肾静脉并向头侧游离至肝尾叶下缘,此间隙左侧部分游离时紧贴腹主动脉,向头侧游离至肠系膜上动脉(SMA)汇入腹主动脉处,绕至 SMA 右缘再向头侧游离,切断腹腔神经丛右侧部分。如可行,尽量向头侧分离,与胰腺上方腹膜后切口汇合。若 SMA 根部清扫困难时留待胰腺切断后经横结肠前方沿 SMA 右侧游离、汇合。

胰十二指肠后方与肾前筋膜间为疏松结缔组织,内有较多淋巴管道。在肿瘤未直接累及此间隙时,术后病理检查也常可见切缘内肿瘤细胞。术中应在安全前提下尽量贴近后腹壁大血管进行分离。

于肠系膜血管根部切开十二指肠横部前方腹膜,沿横部前壁向头侧和右侧游离,可解剖出肠系膜内的 SMA 后壁,继续沿 SMA 后壁向头侧游离,将胰腺钩突左侧尖端与 SMA 分离。将肠系膜上动脉悬吊,钳夹、离断从肠系膜上动脉或空肠动脉第一支发出的胰十二指肠下动脉和静脉 1～2 个分支,清扫肠系膜上动脉右侧 180°的神经、淋巴结及结缔组织,自下而上清扫至肠系膜上动脉根部。至根部附近应注意变异的右肝动脉并加以保护。

6. 离断胰腺颈部,游离肠系膜上静脉、门静脉

分离胰颈下缘,于肠系膜上静脉(SMV)前方建立胰后隧道,胰腺宽厚或有阻塞性胰腺炎而致全程隧道建立困难患者无须强行建立,用悬吊带或在胰腺下缘缝扎悬吊胰颈后以超声刀、电刀或其他能量器械离断胰腺。至胰腺断端中上后方行细微钝性剥离,寻找出胰管,推荐使用剪刀离断胰管,其有利于进行胰腺吻合。胰腺离断后将断面仔细止血。必要时行胰腺切缘术中快速冷冻切片病理检查,保证胰腺切缘的阴性。

将空肠断端经肠系膜血管根部后方牵拉至右侧。沿横结肠系膜根部与胰头附着处解剖探查肠系膜上静脉,仔细钳夹、离断右副结肠血管,沿肠系膜上静脉右侧壁自下而上逐步结扎、离断胃结肠静脉干(Henle 干),将胰头和十二指肠牵向外上方,分离胰头至静脉的分支,夹闭切断,于胰头上缘和门静脉交汇处结扎胰十二指肠上静脉。至此,肿瘤切除与淋巴结清扫过程完成。

7. 消化道重建

消化道重建通常采用 Child 法,包括胰肠吻合、胆肠吻合和胃肠吻合;通常在残胃的输入襻、输出襻之间加行侧侧吻合。

消化道重建可在腹腔镜下或机器人手术下完成,也可通过辅助切口完成。推荐在学习曲线早期采用上腹部小切口开腹重建。以下介绍腹腔镜下吻合。

(1)胰腺空肠吻合:胰腺与消化道的重建方式主要包括胰肠吻合和胰胃吻合,以胰肠吻合为主。胰肠吻合方式中胰管对空肠黏膜是当前 LPD 的主要吻合方法,具体的吻合方式可据胰管口径和术者经验进行选择。

根据胰管口径大小置入胰管支撑管,常将输液器针尾塑料管剪侧孔,头端剪斜口后使用。对于细小胰管,可应用硬膜外导管。置管后缝合一针固定。

胰肠吻合的方式方法很多,目前多数是建立主胰管与空肠间通畅吻合。如胰腺断面位于胰颈部时,除主胰管外还存在小分支,因此,若主胰管与空肠吻合无渗漏,也不能完全避免术后胰漏的发生。针对胰管细小的患者,不直接行胰管吻合的术式值得关注和探索。

学者的常用方法：

①主胰管内置入合适管径的胰管支撑管，于胰管断端处结扎或缝扎固定，露出胰腺外的支撑管，一般为3～4cm，主要起支撑吻合口作用，不必摆放至胆肠吻合口远侧，胰液外引流方式可根据实际情况采用。

②在结肠后方，结肠中血管右侧系膜内开窗，将空肠段经此窗口牵至右上腹，自然摆放后肠管系膜需无明显张力。将空肠的对系膜侧靠近胰腺断端，选择合适吻合点，吻合后空肠断端距胰腺下缘2～3cm。

③胰肠吻合：按自远（头侧）至近顺序缝合。应用2-0 Prolene线，于胰腺上缘距胰腺断端0.8～1cm处进针，穿透胰腺全层，于后壁出针后，缝合对应位置如空肠对系膜缘偏后壁浆肌层，出针后再在近侧间隔约0.5cm处重新缝合浆肌层一针，倒转持针方向，于胰腺后壁距前一针约0.5cm处，距断端0.8～1cm处进针，穿透全层至胰腺前壁出针，然后缝合空肠对系膜缘偏前侧浆肌层两针，宽度与后壁对应。缝线用钛夹夹闭，最后一起收紧打结。

同样方法重复3～4针可完成空肠与胰腺缝合线留置。

此方法与陈孝平等报道的缝合方法相同，但为了便于腹腔镜下将胰腺断端包入空肠，改为先从胰腺进针，最后从空肠前缘浆肌层出针，收紧缝线打结时，可以更有效地将空肠壁牵拉覆盖在胰腺断端。

轻轻收紧缝线，根据胰管位置，选择合适的空肠开口，松开缝线后，在空肠上开一小口。应用3-0或4-0可吸收线，缝合胰管断端与空肠开口，根据胰管开口口径，于后壁缝合2～3针，收紧胰管头侧的胰腺全层与空肠的缝线，打结。将胰管支撑管送入空肠腔内，收紧胰管开口与空肠开口缝合线，打结。胰管空肠吻合口前壁缝合1～2针，打结后，收紧剩余胰腺空肠缝线并打结，完成胰腺空肠吻合。

(2)胆肠吻合：为减少腹腔镜下打结工作量，同时避免吻合口狭窄，腹腔镜下胆肠吻合通常采用前后各半圈单层连续缝合方法。使用可吸收倒刺线缝合更方便。在腹腔镜放大视野下缝合比经小切口手工缝合更有助于操作。针对胆管细小的患者及学习曲线处于早期阶段的医生，手术时可使用吻合口支撑管以预防胆瘘和狭窄。吻合口两侧肠管可缝合固定在Glisson鞘上以减轻吻合口可能承受的张力。注意胆肠吻合口与胰肠吻合口间肠管距离要适中。

(3)胃肠吻合：胃肠吻合方式主要包括腹腔镜下全手工缝合和直线切割闭合器进行残胃大弯侧与空肠侧侧吻合，或者经上腹小切口应用圆形吻合器完成吻合。

残胃与空肠侧侧吻合要点：将结肠肝曲翻向右肝下间隙，显露胆肠吻合口以下空肠袢，整理肠袢使之无张力自然走行向左上腹靠近残胃大弯，选择合适吻合位点，一般距胆肠吻合口50～60cm，对系膜侧开小口，另在残胃大弯侧距断缘约1cm处开小口，应用线性切缝器完成侧侧吻合，缝合共同开口。

一般可取标本的小切口，手工加行侧侧吻合。术后患者即使有胰漏，通常可以自由经口饮食。也因为此原因，考虑到经皮空肠营养管可能引发长远并发症，经皮空肠营养管不宜留置。

8.引流管的放置和标本取出

引流管的位置应能尽量充分引流积液。利用操作孔合理放置但要注意穿刺孔在腹壁内的走向不一定是引流管的最佳方向，因此常需要重新穿刺调整腹壁内侧面的出口位置，对于伴有阻塞性胰腺炎或其他原因引起术后胰漏、积液风险预计偏大的患者,宜另外选择更低位置放置引流管。引流术后穿刺难以到达的腹膜后区域。标本切除后应及时装袋保护,术后可从上腹部小切口取出。

考虑到胰十二指肠切除术后可能存在非计划再次手术的可能性,即使既往再手术率不高,也不宜将取标本的小辅助切口选择在远离术野的下腹部。

五、术后常见并发症的预防与处理

1.吻合口瘘

包括胃肠吻合口、胰肠吻合口、胆肠吻合口瘘。胃肠吻合口瘘一般罕见,胆肠吻合口漏少见,引流通畅时,一般较快自愈。

胰漏不少见,手术时应注意使吻合口无张力。胰腺缝线松紧适宜,过紧可能因为胰腺断端缺血而导致愈合不良,发生胰漏。保持腹腔引流管通畅,同时应用生长抑素,加强对症治疗,尤其是营养支持治疗,胰漏一般可以转化为瘘,逐步自愈。

胰漏如果引流不良,可能会腐蚀血管,发生严重的腹腔出血。胃十二指肠动脉断端出血一般可采用介入栓塞止血,但残端较短时,栓塞治疗应注意,以免肝脏血供受影响。为避免主要血管直接接触胰肠吻合口,学者常制备一条带血管大网膜片,垫于胰肠吻合口后方并固定。

2.出血

出血为胰十二指肠切除术后常见而严重的并发症。术中广泛的粘连松解及裸化血管,术后腹腔感染或吻合口瘘,腐蚀血管断端致使结扎线脱落,均可引起严重的出血。因此,术中吻合和止血结扎操作应可靠,术后避免感染,防止吻合口瘘,引流通畅是预防出血的关键。如为少量出血或创面渗血,可暂时给予止血、输血等保守治疗,并严密观察生命体征及引流量。如怀疑为动脉性出血,输血、补液多难以奏效,应立即请介入科会诊,首先采用动脉栓塞技术争取达到止血目的。但因同时合并感染,有时不易成功,栓塞无效者应采取手术止血。

3.胆管炎

胰十二指肠切除术后,可能发生反流性胆管炎,胆管结石和胆肠吻合口狭窄会进一步加重胆管炎症状。可以应用利胆药物如熊去氧胆酸治疗,严重时可能需要再次手术治疗。应用超声指引下的 PTCD 联合胆道镜的 PTCS 技术,也有一定的治疗价值。

4.淋巴漏

十二指肠肿瘤手术时,因为肿瘤的外侵、淋巴结的转移,使得淋巴管梗阻和扩张,手术清扫损伤粗大淋巴管的机会较大,特别是扩大清扫范围,进行腹主动脉周围淋巴切除时易损伤腹主动脉、下腔静脉及肠系膜血管周围的淋巴管网,导致术后淋巴漏。清扫第 12 组淋巴结时,需要切除肝固有动脉后方与门静脉左侧壁区域淋巴脂肪组织,若损伤肝脏淋巴管,术中即可观察到较多淡黄色淋巴液聚集,成胶冻状。

肠系膜血管根部清扫可损伤肠干主干,腹膜后切缘贴近腹主动脉和下腔静脉,可能损伤腰干,这些原因都造成了十二指肠手术后淋巴漏发生率的增加。腹腔镜手术中,高清放大的图像下,淋巴管道可能被观察到,因为淋巴管内有较多的瓣膜结构,管道粗细不均匀呈串珠样,切断后会漏出清亮液体或乳糜样液体。当术中解剖到淋巴主干可能行经的位置时,尽量做到精细解剖分离,切缘上发现的透明管状物应避免用力牵拉,仔细钳夹,稳妥夹闭。

5.胃肠吻合口梗阻

术后早期的消化道梗阻多因远端胃切除时胃肠吻合并发症引起。残胃无张力或吻合口炎症水肿引起的梗阻往往是暂时性的,在充分营养支持下,一般数周内可以好转。如果术中没有留置空肠营养管,可以进行胃镜检查,确定梗阻原因,同时留置空肠营养管。

第三节　腹腔镜结肠手术

结肠癌治疗是以外科手术为主的综合治疗,传统的结肠癌外科手术是大切口、直视下的肿瘤及其所属淋巴组织的切除术。而自 1991 年 Jacobs 等报道第 1 例腹腔镜结肠切除术后,腹腔镜逐渐被运用于结肠癌手术中。近年来随着腹腔镜技术自身的不断完善以及业界对该技术的更好运用与掌握,尤其是各种新器械的出现,使腹腔镜结肠手术有了更好的发展,并取得较好的临床疗效,其手术安全性、可行性、肿瘤根治性及近远期疗效已得到美国关于腹腔镜结肠癌手术的随机对照试验(RCT)结果的证实。该研究证实腹腔镜结肠癌手术与开腹手术 5 年总生存与无瘤生存率相同。这不仅解决了腹腔镜手术的肿瘤根治原则问题,而且为腹腔镜技术在结、直肠癌外科治疗领域中巩固了地位。

一、腹腔镜右半结肠切除术

(一)适应证
适应证为盲肠至右 1/3 的横结肠恶性肿瘤患者。

(二)禁忌证
禁忌证为不适合全身麻醉或气腹者,如严重心肺功能障碍,气腹可能导致血 CO_2 分压升高、血氧不足等。完全肠梗阻、多次腹部手术可能导致无法气腹或无法建立操作口等。

(三)术前准备
1.定性诊断

依据纤维结肠镜及活检病理。

2.定位诊断

腹部增强 CT、结肠造影、结肠 CT 虚拟成像。在完全腹腔镜手术中,由于缺乏手的触感,对应相当部分的患者,术者难以通过术中的外观或触摸得到定位。这就要求在术前一定要有准确的定位诊断,上述检查项目诊断较为客观,而且结肠 CT 重建可以发现小至 0.5cm 左右的结节。

3.排除远处脏器转移

血肿瘤标志物(如 CEA、CA19-9 等);胸腹盆的增强 CT 检查(或胸部 X 线、腹部超声等检查);必要时可行全身骨扫描;不推荐 PET-CT 作为常规检查方法。是否存在远处脏器转移,可能会改变整个病程的治疗策略。因此,术前发现是否存在远处转移、单一脏器还是多个脏器、可切除还是不可切除,这对整体治疗模式的选择至关重要。

4.肠道准备

结直肠手术前是否需行肠道准备或什么程度的肠道准备,当前还没有统一的定论。针对结直肠外科手术,目前多数的意见还是倾向进行常规的术前肠道准备,以期达到清洁肠道、减少术中污染、降低手术并发症的目的。

传统的逆行肠道准备如灌肠,存在以下诸多缺点:服用泻药、反复的灌肠容易使患者虚脱,加大患者痛苦;逆行灌肠难以使不全梗阻的患者达到预期的肠道清洁目的;高压逆行灌肠及肛门导管反复刺激低位的直肠肿瘤,均可增加肿瘤细胞脱落、转移的概率。鉴于此,逆行灌肠的方法已经基本弃用。

顺行肠道准备中,甘露醇制剂是一种高渗脱水剂,形成渗透性腹泻,并产生大量气体,其中含有可燃性气体,因此在内镜下或手术中使用电刀时应该慎重考虑这种方法。口服50%硫酸镁也是一种渗透性腹泻的肠道准备,产气不多。采用电解质溶液的全胃肠道灌洗是一种常用的方法,准备的时间短,但需放置胃管,灌注量大,可导致水钠潴留,避免在肾功能不全和肠梗阻的患者中使用。口服聚乙二醇是一种非吸收性的等渗灌肠方法,效果满意,准备时间短,不良反应少,是一种广泛适用的灌肠方法。在术前1～3天的肠道准备时间中,往往会限制患者的饮食摄入,为均衡和改善患者的营养状况,在此期间配合使用肠内营养制剂是必要的,这样可以维护患者的肠道蠕动、吸收功能,避免细菌移位,减少感染的可能性。

对于右半结肠手术,常规术前1天给予肠外营养,禁食不禁水,使用两次聚乙二醇。

患者因肿瘤等因素出现不全肠梗阻时应该慎重进行术前肠道准备,可提前5天开始少渣半流质饮食,同时配合使用液状石蜡等肠道润滑剂。如果梗阻情况有所缓解,再试行开始肠道准备,一旦再次出现梗阻时,应该根据具体情况,考虑急诊手术。对于完全梗阻的患者,不应强调术前肠道准备的重要性和必要性。

5.抗生素的使用

术前半小时从静脉注入针对革兰氏阴性菌和革兰氏阳性菌的广谱抗生素,术后不常规使用抗生素。

6.胃肠减压管

常规手术不放置胃管。合并肠梗阻的患者,酌情考虑胃肠减压。

7.相关辅助检查在右半结肠癌诊治过程中的作用

(1)纤维结肠镜:该检查可以提供直观的检查画面,了解肿瘤的外观和形态,同时可以提供肿瘤部位等参考信息,其重要价值在于它是目前唯一可以进行活检及病理的检查方法。纤维结肠镜的定位诊断价值在于肿瘤距离肛门的距离,一般而言距离越远,其定位的准确性越差。如果肿瘤不大或未累及浆膜,腹腔镜下可能无法准确判断肿瘤的位置,此时可以通过术中肠镜帮助定位。

(2)钡灌肠:钡灌肠检查是传统的结直肠检查方法,对肿瘤的位置可以提供直接且客观的信息,定位诊断准确率高,同时病变肠段的形态改变也可协助诊断肿瘤的性质。缺点是对于较小的肿瘤,其诊断的准确性较差,且检查前需要清洁肠道,检查后也需清洁肠道,排出钡剂后方能接受手术。

（3）结肠CT重建：结肠CT重建及虚拟结肠镜是一种新兴的结直肠检查方法。通过对充气后结肠的CT扫描层面进行虚拟重建，可以构建出结直肠的全貌，包括肠腔内外的视野情况。该检查与钡灌肠一样，能准确地判断肿瘤或病变肠段的位置，其优势还在于能了解肿瘤周围的浸润情况、淋巴结转移等，为手术方案的制订提供更多的信息。另外，该项检查进行前需要清洁肠道，检查时只需向结肠充气，其后无须再次肠道准备即可接受手术。

（4）血肿瘤标志物：40%～50%的结肠癌患者在初诊时发现血CEA、CA19-9的升高，所以结肠癌血清学没有特异性强的肿瘤标志物。但是，对于术后肿瘤复发或远处脏器转移时，血CEA和CA19-9往往升高，而且常在影像学证据出现之前升高，呈持续升高的模式。

（四）手术步骤

1.麻醉和体位

静脉麻醉、气管插管后，患者取平卧位，两腿分开；术者站于患者左侧，助手在患者右侧，扶镜手在两腿之间。气腹压力设置为12～14mmHg，采用四孔法或五孔法，先于患者左上腹的主操作孔建立气腹并置入电视镜，电视镜观察下，经耻骨联合上方3cm置入10mm Trocar，并将电视镜置换于此。分别置入其他Trocar，探查腹腔，看是否存在肝转移、腹膜、盆腔种植转移等。此时改变体位为头低脚高、右侧抬高位，横结肠和小肠可因重力坠向上腹部和左侧腹腔，以方便显露恒定的回结肠血管为宜。手术中主要根据体位的变化，改变肠自然管坠积方向，减少助手的牵拉。

2.手术主要步骤及注意事项

（1）解剖回结肠血管：在选择上述体位之后，小肠自然坠向左上腹部，然后将大网膜和横结肠稍微向头侧牵拉后即可显露小肠系膜和右结肠系膜的前叶。此时回结肠血管像山脊一般位于十二指肠水平段的下方，由于回结肠血管束的解剖走行相对恒定，在辨认之后将其提起，于其下方剪开腹膜（升结肠系膜前叶）可以较容易地解剖出Toldt间隙，游离血管根部并将其骨骼化，于起始部断离回结肠动静脉。也可以在此时离断回结肠血管或可在解剖出肠系膜上静脉之后离断。

（2）解剖肠系膜上静脉：根据回结肠静脉起始部的位置，可以解剖出肠系膜上静脉（SMV），再沿肠系膜上静脉向头侧解剖，剔除外科干（从回结肠静脉至胃结肠静脉这一段的SMV）及肠系膜上动脉前方的淋巴脂肪组织，并裸化外科干，分离出胃结肠干和结肠中动脉，如此可以达到中央淋巴结的清扫，即日本大肠癌研究会提倡的D3根治术和CME概念里的中央结扎。因右结肠动脉的出现率不高，不必在意它的存在与否，但是术者在解剖过程中应该意识到这一点。分离外科干的过程中相对容易，小心操作、仔细解剖，均可将没有属支的外科干游离；沿其向头侧解剖至胃结肠干时尤其谨慎，多数出血并发症发生于此。外科医生必须熟悉此处的解剖，了解胃结肠干大致出现的位置、各属支及变异的可能性。胃结肠干往往在收集胃网膜右静脉、结肠中静脉右支、右结肠静脉、胰十二指肠下静脉中的2～3个分支后，于胰腺颈体部下缘汇入肠系膜上静脉。在明确以上解剖结构之后，可以沿外科干分离出胃结肠干的主干，然后将其断离。各属支的解剖位置及变异情况也需留意，不经意的出血可能会因为不恰当的止血措施而导致破口撕裂、血管回缩而至难以处理的状况，状况轻者会模糊手术视野和解剖层次。接近外科干的出血,往往较为凶猛,建议迅速采取压迫措施后,转开腹手术,阻断血流后给予修补。

(3)结肠中动脉及其右支的解剖:扇形提起横结肠,可以看见肠系膜上血管表面的腹膜向头侧延伸时逐渐过渡成为横结肠系膜后叶,于此交界处解剖可以显露出下方的胰腺下缘。沿SMV向头侧解剖显露 Henle 干时,可以发现 SMA 发出的动脉分支,多数情况下向左横跨SMV,并发出分支,成为结肠中动脉的左支和右支。完全解剖后可以发现 SMA 的起始部位于胰腺下缘的下方。

(4)游离升结肠系膜后叶:升结肠系膜前叶和后叶在十二指肠表面相互融合,貌似一层,称为十二指肠前筋膜,也是右半结肠系膜的无血管窗。沿十二指肠前筋膜下方和 Toldt 筋膜向外侧解剖,此处的 Toldt 筋膜为融合的筋膜,其浅层为升结肠系膜后叶,深层为肾周脂肪的Gerota 筋膜。游离右结肠系膜后叶并保留其完整性;向头侧解剖时沿胰腺表面,穿透横结肠系膜根部(横结肠系膜前叶)进入胃网膜囊。

至此,完成了 D3 淋巴结清扫和根部断离右半结肠系膜,此时术野所显露的是十二指肠及环绕的胰腺头部、胰腺颈部、肠系膜上静脉,这些解剖结构的显露方能说明升结肠系膜附着处和右 1/2 横结肠系膜附着处的游离。

对于肝曲结肠较近的肿瘤,断离结肠中血管右支,保留胃大弯侧血管弓,并于中段断离横结肠及其系膜和相应大网膜。对于肝曲结肠较远的肿瘤,则于起始部断离结肠中血管,断离胃窦及幽门下方的胃大弯侧血管弓;建议断离胃网膜右血管并清扫幽门下淋巴结,在左 1/3 处断离横结肠及其系膜和相应大网膜。

(5)消化道重建:距离回盲部 10~15cm 外断离小肠,可以将游离的右半结肠经过右侧腹壁或绕脐的切口提至体外,根据肿瘤大小和肥胖程度决定切口大小,通常4~6cm 即可;在体外断离结肠和小肠,移除标本,行末段回肠结肠端侧吻合。亦可在体内断离小肠和结肠系膜至拟切除肠段,用切割闭合器分别切断小肠和结肠后,镜下用切割闭合器行小肠结肠侧侧吻合,再置入切割闭合器封闭肠道裂孔;最后在腹壁其他部位或女性的阴道切口,取出断离的右半结肠标本,关闭腹壁或阴道切口。

(五)术后常见并发症的预防与处理

术后 3~5 天肠功能恢复后即可进流食,术后 6~7 天过渡至流质饮食。腹腔引流是术后监测患者腹腔内情况变化的窗口,引流液的量、性状、颜色、嗅味是重要的观察指标,可以通过其判断出血、腹水、吻合口漏等病情的发生和变化。右半结肠切除术后回结肠吻合口漏的发生概率很低,引流管放置的目的可能在于右侧腹腔内术野的引流,减少腹腔内积液的发生,因此可以在术后 3~5 天时引流量减少之后拔除。

1.吻合口漏

吻合口漏是结直肠外科手术后最严重的并发症,其发生与吻合口距离肛门的距离明确相关,而与手工吻合和器械吻合无明确关系(低位直肠吻合除外)。吻合口位置越远端,其发生率越高。吻合口漏的严重性在于吻合口漏发生之后所出现的腹膜炎、腹腔内感染、败血症和多器官功能衰竭等。影响结直肠吻合口愈合的因素有营养状况、糖尿病、免疫性疾病而使用激素类药物,是否合并肠梗阻而出现的肠壁水肿、肠道准备、腹腔内感染、吻合技术、吻合口张力和吻合口血运等。吻合口漏往往发生在术后第5～7天,若有明确的吻合技术缺陷或使用吻合器后发现切割圈不完整等情况,吻合口漏可出现在术后5天之内。

手术相关的发热一般在术后第3天消退,此后的再次发热,如能排除肺部、泌尿系统、伤口感染等可能性,这时的"不明原因"发热应该考虑到吻合口漏,这可能是吻合口漏的首要表现。腹膜炎的出现往往说明腹腔内脓肿形成或感染呈弥漫的趋势。引流液呈肠内容物样或造影显示造影剂外溢即可明确诊断。

出现吻合口漏后,进一步处理应该根据具体病情而定。如果不伴有发热、腹腔脓肿等情况,通过肠外营养、禁食、保持通畅的引流等措施,往往可使漏口痊愈。如果存在腹膜炎、全身中毒等情况,宜进行外科手术干预,包括腹腔脓肿引流、近端肠道转流性造口或 Hartmann 术等,一般不主张对吻合口进行解剖游离甚至重新吻合。

关于直肠癌前切除是否行预防性的肠造口,目前没有统一的认识。许多文献认为预防性造口不能降低吻合口漏的发生率,但是可以明确降低吻合口漏发生之后并发症的死亡率。我国的一些文献认为只要没有吻合口血运差、张力大这些高危因素的存在,就没有必要常规行转流性造口,以免给患者带来过度治疗之虞。相反,一些欧美国家的医院对于低位的直肠吻合,常规行转流性造口。但这取决于外科医生的专业化程度、手术量、认识和习惯等情况,重要的是患者自身及手术中不存在发生吻合口漏的高危因素,否则还是应该行预防性的造口,造口包括横结肠造口或末段回肠造口。

2.输尿管损伤

结直肠手术所致的输尿管损伤常发生于肠系膜下血管根部水平至骶骨岬水平这一段的输尿管,左侧多见。输尿管损伤的主要原因是解剖层次不清晰,肿瘤局部浸润严重并破坏正常解剖结构。如果术中能及时发现,可于切割处置入输尿管导管,并用可吸收缝线行外翻缝合。

如果术后发现尿少或腹腔引流不明等情况,应考虑输尿管损伤的可能。可比较血清和引流液中肌酐、尿素氮的水平差异以做出诊断(相差百倍以上),进一步通过排泄性尿路造影或逆行输尿管造影明确诊断。此时宜经膀胱镜置入输尿管导管,并造影证实导管近端跨过损伤处达肾盂内。如果置管不成功或无再次手术修补的可能,则先做肾造瘘,再二期修复。

对于局部晚期的乙状结肠癌、升结肠癌等,可因肿瘤体积大、局部浸润严重,甚至肿瘤可直接侵犯输尿管。术前可通过 B 超了解输尿管和对肾盂扩张的情况做出初步判断,最好术前预先放置输尿管导管,帮助术中做出判断。

在开腹手术时,解剖层次的辨认至关重要。例如,在左半结肠手术中,沿左侧结肠旁分离乙状结肠与侧腹壁的粘连,继续解剖时即可发现深面的左侧 Toldt 筋膜,沿此层间隙向内侧、上方和下方扩大游离的平面,此间隙的浅面为乙状结肠系膜后叶,深面为左侧输尿管和睾丸(卵巢)血管。

3.消化道出血

经肛门的消化道出血常由吻合口出血造成,与吻合技术不完美、使用抗凝药物等因素有关。在使用器械吻合的病例中可能与吻合肠段的脂肪剔除不彻底、吻合器型号选择不正确有关,这可造成吻合器的钉合不严、止血差而致出血。少量黑便或血便、便次少、成型便等说明出血量少,一般不影响循环指标的变化,可以通过禁食、补液、营养支持等手段而得以痊愈。若出血量大,应严密监测血红蛋白、心率、血压等指标的变化情况,可以选择结肠镜止血、血管造影及栓塞等积极的非手术措施,如仍不能达到目的,则应该考虑手术探查。结合术中肠镜,如确认为吻合口出血,可以切除吻合口所在的肠段,重新吻合或行 Hartmann 手术。

4.腹腔内出血

腹腔内出血少见,可见于术中止血不彻底、线结脱落、围手术期使用抗凝药物等。术中操作困难、手术范围大、抗凝药物的使用是术后血性引流多的因素,往往通过观察、保守治疗后可以缓解,而且在术后 48 小时逐渐减少,患者失血情况逐渐恢复。是否再次行手术探查取决于出血量和患者的临床表现,通过积极补血、补液仍然无法维持正常的血红蛋白浓度或出血量＞200mL/h,应该考虑手术止血。现在由于外科专业化程度的细化,结直肠专科医生的专业化手术量不断上升,手术熟练程度和仔细、精确程度都在不断地提高,腹腔内出血这类并发症的发生情况日益减少。

5.术后腹泻

腹腔镜右半结肠切除术后,回盲瓣的阻隔功能被去除及小肠结肠内细菌移位等原因致使术后排便次数和性状可能同术前有所不同。因此,在临床实际工作中应区分术后排便次数增多是由解剖结构改变所致还是由病理因素导致的腹泻。在此将需要临床干预的腹泻定义为每日排便 3 次以上,且伴有粪便性状异常,如稀便、水样便,每次排便量大于 200mL 或每日总量大于 1500mL,可伴有发热、腹胀、轻微腹痛等症状。

临床处理原则:

(1)尽可能寻找导致腹泻原因,去除致病因素,如停止应用广谱抗生素,调整肠内营养制剂等。

(2)给予口服肠道益生菌,调节肠道菌群。

(3)对于排便性状为海水样稀便患者,高度怀疑肠道菌群失调,留取大便标本行难辨梭菌毒素 A/B 检测、粪便厌氧培养和粪便常规检测,同时给予口服去甲万古霉素或甲硝唑,若伴有腹胀、发热时可以同时静脉给予去甲万古霉素或甲硝唑。

6.肠梗阻

腹腔镜右半结肠切除术后肠梗阻是较为常见的并发症之一,常见原因为术后胃肠动力减弱所致麻痹性肠梗阻或术后粘连、内疝或吻合对位不良所致机械性肠梗阻。其主要表现为腹胀、排气排便停止或减少,伴或不伴有腹痛,腹痛多为阵发性绞痛,肠鸣音可减弱或亢进。诊断依据为立卧位腹平片可见多发气液平。

临床处理原则:

(1)根据是否伴有阵发性绞痛及肠鸣音亢进区分为机械性肠梗阻和麻痹性肠梗阻,若为麻痹性肠梗阻尽可能去除导致肠麻痹的病因,如菌群失调等。

(2)严格进食水,胃肠外营养,抑制消化液分泌,胃肠减压(若普通鼻胃管减压效果欠佳,可根据情况选择介入下放置胃肠减压管)。可以经胃肠减压管给予液状石蜡,注意观察是否有油性液体排除。

(3)密切观察病情变化,注意水、电解质平衡。

(4)麻痹性肠梗阻在积极保守治疗下多能好转,尽可能避免再次手术。

(5)若在积极保守治疗下,肠梗阻症状进一步加重并出现发热、腹痛加重及腹膜炎体征时需要再次手术干预。

二、腹腔镜左半结肠切除术

(一)适应证
适应证为降结肠肿瘤,结肠脾曲肿瘤或降结肠、乙状结肠交界处肿瘤。

(二)禁忌证
(1)肿瘤大于 6cm 和(或)周围组织器官侵犯。

(2)伴有肠道梗阻或穿孔者。

(3)既往有腹部手术史,腹腔严重粘连者。

(4)重度肥胖者。

(5)有严重心、肺、肝、肾等疾病不能耐受腹腔镜手术者。

(三)术前准备
(1)贫血与低蛋白血症者,术前应尽可能予以纠正。

(2)行心、肺、肝、肾等重要器官功能检测,对于心肺肝肾功能不全者应积极处理;对于有糖尿病或高血压等慢性疾病患者,要控制血糖和血压平稳。

(3)完善相关检查,包括全腹 CT、胸部 X 线或 CT、结肠镜等检查,进行详细的术前分期及评估。对于有条件者,可以行肠系膜下血管的 CTA 检查以了解血管有无变异的情况。

(4)肠道准备:术前 1 天进流质饮食,术前晚做清洁灌肠或口服泻药。对于年老、体弱、病情重的患者口服泻药后,要注意防止水、电解质紊乱。

(5)麻醉:采用气管插管全身麻醉。

(四)手术步骤
1.体位与套管放置

患者取改良截石位,头低脚高 10°～30°,右侧倾斜 15°～30°或平卧位。脐下缘放置 10mm 套管作为观察孔,麦克伯尼点偏上方 2cm 处放置 12mm 套管作为主操作孔,右锁骨中线脐平面上 2cm 处放置 5mm 套管作为副操作孔,左侧相对应处放置 5mm 套管作为助手操作孔,可根据肿瘤的具体位置适当调整套管位置或在上腹部增加一个操作孔。术者及扶镜手位于患者右侧,第一助手位于患者左侧。游离脾曲及横结肠左半时,适当调整患者体位为头高脚低位,扶镜手位于术者的尾侧。

2.探查

建立气腹后,置入腹腔镜,首先探查肝脏及腹腔内有无转移病灶,然后确定肿瘤部位、大小,浆膜面侵犯、周围侵犯及系膜淋巴结受累情况,从而决定具体手术方式及手术范围,再根据具体的手术范围调整套管的具体位置。

3.手术入路

腹腔镜左半结肠切除术目前有外侧入路和内侧入路两种入路方式。外侧入路是从左侧 Toldt 线开始向头侧结肠脾曲游离肠管,然后分离左结肠后间隙,最后结扎系膜血管根部;内侧入路是先于中线侧结扎系膜血管根部,然后向外侧游离结肠系膜直至 Toldt 线。研究显示,内侧入路更符合肿瘤根治原则,手术时间更短,更易清扫淋巴结。因此,目前多采用内侧入路。

4.切开乙状结肠系膜,进入 Toldt 间隙

助手左手用钳子夹持直肠上动脉血管蒂,右手将夹持的乙状结肠系膜向腹侧牵拉展平,使其像屏风样展开,术者在骶骨岬处切开乙状结肠系膜附着处仔细分离,进入左侧结肠系膜和肾前筋膜之间的融合筋膜间隙(Toldt 间隙)。

5.扩展左侧 Toldt 间隙

将左侧 Toldt 间隙向头侧、尾侧及外侧扩展,显露出结肠系膜与肾前筋膜,向头侧扩展至肠系膜下血管根部,向外侧扩大至输尿管及生殖血管的外侧,向尾侧扩展至直肠后间隙,根据肿瘤部位决定直肠后间隙的游离范围。腹腔镜下左半结肠切除术中,保持正确的解剖层面至关重要,要始终维持在左侧的 Toldt 间隙内进行分离操作,才能避免输尿管及生殖血管等组织器官的损伤。

6.供应血管的处理及淋巴结清扫

进入正确的 Toldt 间隙后,在乙状结肠系膜与肾前筋膜之间向上游离至肠系膜下动脉根部,在距腹主动脉约 1cm 裸化肠系膜下动脉(IMA),清扫淋巴结,此处应注意保护肠系膜下神经丛,显露出乙状结肠动脉和左结肠动脉,然后夹闭切断,继续向头侧扩展 Toldt 间隙,内侧到肠系膜下静脉(IMV),外侧到左结肠旁沟,分离出肠系膜下静脉,于根部夹闭切断,亦可根据情况决定是否保留肠系膜下静脉,但是要完全裸化肠系膜下静脉,夹闭切断各分支,完全剥离肠系膜下静脉表面组织,继续向头侧扩大 Toldt 间隙达胰腺下缘,切开横结肠系膜进入小网膜囊,暴露出结肠中血管左支,夹闭切断,并清扫周围淋巴结。

根据肿瘤的部位决定是否处理肠系膜下血管及结肠中血管。对于结肠脾曲或降结肠癌,沿肠系膜下动脉根部向远心端裸化血管,清扫根部淋巴结,显露左结肠动脉及 1~2 支乙状结肠动脉,于根部结扎切断;对于降结肠、乙状结肠交界部癌,可以根据具体情况决定是否于肠系膜下动脉根部结扎切断及切断左结肠动脉;若为结肠脾曲癌,则于根部结扎切断结肠中血管,若为降结肠或降结肠、乙状结肠交界部癌,则于结肠中血管左支根部结扎切断。

7.游离左侧结肠及结肠脾曲

切开降结肠及乙状结肠外侧的腹膜,从外侧进入 Toldt 间隙,并扩展与内侧 Toldt 间隙贯通,注意勿损伤输尿管及精索(或卵巢)动静脉,继续沿左结肠旁沟向上方游离,切开膈结肠韧带、脾结肠韧带及胃结肠韧带,游离结肠脾曲及横结肠左半部分。

结肠脾曲的游离是腹腔镜左半结肠切除术的难点之一,在游离结肠脾曲及横结肠左半时,可根据具体情况适当地调整体位为头高脚低位,并可于上腹部增加一个操作孔,便于操作。同时要注意避免损伤脾脏,特别是助手在牵拉暴露的过程中,一定要保持动作轻柔,避免撕裂脾脏,引起出血。

8.做辅助切口,切除标本及吻合

经左侧腹直肌做一纵行辅助切口,拖出标本,体外切除左半结肠包括肿瘤、足够肠段及结肠系膜,做横结肠乙状结肠端端或端侧吻合。

9.创面检查及放置引流

缝合辅助切口后,重新建立气腹,冲洗腹腔,检查创面无出血及吻合处无肠管扭曲后,于左侧结肠旁沟放置引流管1根。

(五)术后监测与处理

术后常规心电监测密切观察患者的生命体征,还应重点注意腹腔引流管的引流情况,包括引流液的量、性质等;另外注意大便的情况,包括有无便血等,注意有无吻合口出血的发生;还要关注腹部症状和体征,如有无腹痛或腹膜炎等表现,警惕吻合口漏的发生。

(六)常见并发症的预防与处理

英国新近一项CLASICC前瞻性随机临床对照研究结果显示,腹腔镜组术中、术后并发症的发生率与开腹组相比几乎无差异。腹腔镜结肠手术并发症类型与传统开腹手术相似,术后并发症包括腹腔出血、腹腔感染、吻合口出血、吻合口漏、术后肠梗阻等。除此之外,还有腹腔镜手术特有的并发症如皮下气肿、高碳酸血症、下肢静脉淤血、肺栓塞及循环、呼吸抑制等。

1.术后出血

术后应密切观察生命体征和腹部体征,以便尽早发现。如果患者生命体征比较稳定,可先行保守治疗;如果出血量较大,需再次手术止血。

2.吻合口漏

吻合口漏的发生通常与吻合口的血供、张力,手术技术,吻合器及患者的一般状况有关。关于吻合口漏的预防,需注意的要素包括血供、张力、全身营养状况等。血供方面,应注意在裁剪系膜时保护好血管弓,以求吻合口血供的充足;张力方面,既要保证肿瘤两端充分的肠管切除,又要避免不必要的肠管损失。

一旦出现吻合口漏,应注意观察患者的局部体征及全身情况。若污染局限,腹腔内受累较少,全身感染情况不严重,可考虑保守治疗,以保持局部的充分引流、加强营养支持和抗感染为主;对于保守治疗无效、全身感染情况明显者,应考虑再次手术,主要目的在于进行充分的腹腔冲洗、合理的引流及肠造口。

3.吻合口出血

是术后早期严重并发症之一。器械吻合比手工缝合更常见,尽可能充分裸化肠管,正确地使用吻合器械,在器械吻合后再酌情进行手工缝合加固,都能够减少术后出血的风险。另外,完成吻合后的术中内镜检查对于评估吻合口出血有重要的意义,能及时发现、及时处理,减少术后出血的发生。对于术后吻合口出血处理,可先判断出血量与速度,决定治疗方法。对于出血量少,患者的生命体征稳定的患者,可采用保守治疗,并严密观察,及时调整治疗方案;如出血量比较大,可以考虑内镜止血;如内镜下无法止血的患者,应积极进行再次手术止血。

4.腹腔感染(脓肿)

主要是由吻合口漏、术中污染或术后引流不通畅所致。术前良好的肠道准备、术中减少术野的污染、术后保持引流的通畅及预防性抗生素的应用等措施可以降低感染的发生率。术后发现腹腔感染,应给予抗生素,加强营养支持治疗,保持引流通畅。形成脓肿者,必须采取必要的引流措施,如穿刺引流或再次手术引流。

三、腹腔镜横结肠切除术

(一)适应证
适应证为横结肠中部的恶性肿瘤,但无远处转移者。

(二)禁忌证
禁忌证同"腹腔镜左半结肠切除术"。

(三)术前准备
术前准备同"腹腔镜左半结肠切除术"。

(四)手术步骤

1.体位与套管放置

患者取仰卧"大"字位。脐下缘放置 10mm 套管作为观察孔,左锁骨中线肋缘下 3cm 放置 10mm 套管作为主操作孔,左锁骨中线脐平面放置 5mm 套管作为副操作孔,右侧锁骨中线肋缘下 3cm 及脐水平放置 2 个 5mm 套管作为助手操作孔。游离横结肠左半时,术者站在患者右侧,助手在患者左侧,扶镜手站在两腿中间;游离横结肠右半时,术者和助手可以交换位置,便于操作。

2.探查

建立气腹后,置入腹腔镜,首先探查肝脏及腹腔内有无转移病灶,然后确定肿瘤部位、大小,浆膜面侵犯、周围侵犯及系膜淋巴结受累情况,从而决定具体手术方式及手术范围。

3.结肠中血管根部淋巴结清扫

将大网膜与横结肠推向头侧,把小肠移向下腹部,助手牵拉横结肠系膜结肠中血管蒂,显露出胰腺下缘处肠系膜上静脉,切开表面腹膜,显露出该静脉,在其左侧常可见到肠系膜上动脉,在横结肠系膜的根部可见结肠中动静脉,于血管根部夹闭、切断,清扫根部淋巴结。根据肿瘤部位,决定是否行第 206 组淋巴结清扫;如需清扫第 206 组淋巴结,则沿胰腺前方分离,显露出胃结肠静脉干及其分支,根部夹闭切断胃网膜右静脉;沿胰腺上缘解剖出胃网膜右动脉并夹闭切断,清扫第 206 组淋巴结。然后沿胰腺表面向左右游离横结肠系膜。

结肠中血管根部的解剖暴露是腹腔镜下横结肠切除术的难点。结肠中血管在胰腺下缘汇入肠系膜上动静脉。肠系膜上静脉解剖位置相对恒定,因此沿着肠系膜上静脉的外科干向头侧解剖,就可以比较容易地暴露结肠中血管。另外,也可更好地暴露 Helen 干,便于处理胃网膜右静脉或副右结肠静脉。但是肠系膜上血管担负所有小肠的血供和回流,是必须保留的结构,因此沿血管进行分离的技术非常重要,既要剥离干净,又不能损伤血管,如果术中损伤出血,切不可盲目结扎止血,必要时,需当机立断中转开腹,行血管修补。

肠系膜上静脉各属支变异较多,胃结肠干的组成变异亦较多,完全暴露各属支,可以避免损伤出血,即使出现出血,也易于控制。另外,助手的牵拉既要保持一定的张力,也要避免暴力牵拉,暴力牵拉容易导致静脉出血,止血不当,可能造成肠系膜上静脉出血,导致中转开腹。

4.游离结肠肝曲

沿胃网膜血管弓外无血管区切开胃结肠韧带,进入小网膜囊;如果需要清扫第 206 组淋巴结,则可沿胃网膜右血管弓内切开。向右侧继续切断胃结肠韧带,沿胃系膜及结肠系膜之间的融合间隙将二者分开,直至十二指肠球部。继续向右侧切开肝结肠韧带及膈结肠韧带至升结肠中上段。游离升结肠中上段外侧及后侧,充分游离结肠肝曲。

5.游离结肠脾曲

于胃结肠韧带切开处向左侧继续切开胃结肠韧带至脾脏下极。切断脾结肠韧带及膈结肠韧带游离结肠脾曲。翻转结肠脾曲,游离降结肠中上段外侧及背侧,注意保持结肠系膜与左侧肾前筋膜完整,充分游离结肠脾曲。

结肠肝曲和结肠脾曲的充分游离是结肠手术中的重点与难点部分。特别对于横结肠切除术,只有充分地游离结肠肝曲和结肠脾曲才能保证切除充分与无张力吻合。在游离过程中,关键是要沿正确的解剖间隙进行操作。

6.标本取出及肠切除吻合

取上腹部正中辅助切口。用保护套保护切口,将已完全游离的肠管取出,切除肿瘤两侧10cm 以上。移除标本,行肠管端端、端侧或侧侧吻合。也可在全腹腔镜下行端端或侧侧吻合,吻合后做小辅助切口并取出标本。

7.创面检查及放置引流

缝合辅助切口后,重新建立气腹,冲洗腹腔,检查创面无出血及吻合口无扭转后,于吻合口处放置引流管 1 根。

（五）术后监测与处理

术后除常规心电监测密切观察生命体征外,还应重点注意腹腔引流管的引流情况,包括引流液的量、性质等;另外注意大便的情况,包括有无便血等,注意有无吻合口出血的发生;还要关注腹部体征,有无腹膜炎等表现,警惕吻合口漏的发生。

（六）常见并发症的预防与处理

腹腔镜横结肠手术并发症类型与传统开腹手术相似,主要包括:①术中并发症,如出血、肝脾胰损伤、胃肠管损伤等;②术后并发症如腹腔出血、腹腔感染、吻合口出血、吻合口漏、术后肠梗阻等;③腹腔镜手术特有的并发症如皮下气肿、高碳酸血症、下肢静脉淤血、肺栓塞及循环、呼吸抑制等。

熟练掌握腹腔镜手术的基本操作规范和技巧,熟悉横结肠与周围血管及脏器解剖关系,沿正确的解剖层面进行手术,可降低并发症发生率。

第四节　腹腔镜直肠手术

自 1990 年 10 月美国医生 PatrickLeahy 进行世界上首例腹腔镜直肠癌超低位前切除术后,腹腔镜逐渐被运用于结、直肠癌手术当中。1993 年英国医生 Guiuon 等报道了 59 例腹腔镜结、直肠癌手术的初步经验,并证明了其技术上的可行性。随后腹腔镜技术在结、直肠外科领域的应用范围不断得到拓展和深入。近年来随着腹腔镜技术自身的不断完善,使腹腔镜直肠手术有了更好的发展,并取得较好的临床疗效,其手术安全性、可行性、肿瘤根治性及近、远期疗效已得到前瞻性随机对照临床研究(RCT)结果的证实。

一、腹腔镜直肠癌根治术的优势

Delaney 等报道腹腔镜 TME 治疗中下段直肠癌与传统开腹 TME 相比有以下优势:①出血少、创伤小、恢复快;②对盆筋膜脏、壁两层之间疏松结缔组织间隙的判断和入路的选择更为准确;③腹腔镜可抵达狭窄的小骨盆并放大局部视野,对盆腔自主神经丛的识别和保护作用更确切;④腹腔镜下超声刀可达狭窄的小骨盆各部,可以更完整地切除含脏层盆筋膜的直肠系膜。与其他腹腔镜手术一样,腹腔镜直肠癌根治术也有一定的中转开腹比例。其主要原因有:腹腔内广泛致密的粘连;肿瘤巨大或广泛转移,手术操作困难或肿瘤根治性切除存在困难;术中出现内脏损伤或大出血。腹腔镜直肠癌根治术中转开腹的比率除与病例选择相关外,也与学习曲线有关。随着术者手术经验的积累及临床技能的提高,中转开腹率可逐渐降低。

二、腹腔镜直肠癌手术的根治性

在腹腔镜直肠癌 TME 术中,能否严格遵循 TME 和恶性肿瘤的手术基本原则是直肠癌腹腔镜手术疗效的关键。在 TME 手术中,肿瘤距切除的边缘、淋巴结的清扫、肿瘤细胞在腹腔和肠管内的播散都是肿瘤根治术中必须注意的问题。Hong 报道一组标本切缘距肿瘤的平均距离,腹腔镜组为(7.2±5.1)cm,开腹手术为(7.9±10.2)cm,二者没有显著差异。Lord 等于 1996 年最早报道腹腔镜结、直肠癌手术的平均淋巴结清扫数为 8.5 枚,切缘距肿瘤的距离平均为 4.5cm,与开腹手术比较两者无明显差别。Breukink 等关于腹腔镜与开腹直肠癌 TME 术的临床对照研究则显示,腹腔镜组在下切端距离、肿瘤周边切缘、淋巴清扫数目以及达到 R0 根治的比例方面与开腹组比较无显著差异。Kockerling 等对 116 例结肠癌腹腔镜手术作回顾性分析,认为腹腔镜结肠癌手术在原则上符合肿瘤切除的要求。Franklin 等报道了 191 例腹腔镜和 224 例开放式结、直肠癌手术的随机对照研究,二者在淋巴结清除数目、切除肠断长度和肿瘤上、下距切端的距离均无显著差异。目前一般认为腹腔镜手术能达到与开腹手术同样的肿瘤根治效果。

三、腹腔镜直肠癌手术的安全性

与其他腹腔镜手术一样,腹腔镜直肠癌根治术也有一定的中转开腹比例。其主要原因有:腹腔内广泛致密的粘连;肿瘤巨大或广泛转移,手术操作困难或肿瘤根治性切除存在困难;术中出现内脏损伤或大出血时。腹腔镜直肠癌根治术中转开腹的比率除与病例选择相关外,也与学习曲线有关,随着术者手术经验的积累及临床技能的提高,中转开腹率可逐渐降低。

腹腔镜直肠癌根治术有开腹直肠手术的并发症和腹腔镜手术的共有并发症,如输尿管损伤、肠瘘、肠梗阻、出血、穿刺口疝等,而其并发症的发生率与术者的学习曲线密切相关。

腹腔镜直肠癌根治术后出现的戳孔转移癌(PSR)是对腹腔镜恶性肿瘤切除术安全性的挑战。气腹是腹腔镜技术特有的,有报道认为,气体泄露、雾化播散等造成肿瘤细胞沾染伤口而增加 PSR 的发生率。但雾化播散的动物模型实行临床研究的结果表明,雾化播散对 PSR 的发生基本上没有影响或影响较少。有学者认为,肿瘤细胞沾染的腹腔镜器械的进出和标本的取出引起的直接沾染是 PSR 发生的重要原因,Trocar 刺入处通常较紧,戳孔局部的免疫及炎症反应与普通伤口存在差异,而且,长时间的压迫所造成的局部缺血、缺氧、酸中毒、血栓形成及血浆渗出等为肿瘤细胞的种植、生长提供了条件。针对 PSR 的可能发生机制,严格遵守肿瘤外科治疗学的无瘤原则,术中避免肿瘤破裂,对于浆膜层受侵者,先用电凝棒烧灼破坏该处癌灶,防止癌细胞脱落游离;采用不接触隔离技术,如牵出荷瘤肠段时用关节镜套保护切口,有望预防 PSR 的发生。

四、手术的适应证和禁忌证

1.适应证

以往认为腹腔镜只适合早期结、直肠癌(Dukes A 期),但最近较大宗的研究表明与开腹手术相比也适合 Dukes B、C 患者,两者的淋巴结清扫率、复发率、5 年生存率无明显差异。位于腹膜反折以下的低位,超低位直肠癌曾被认为是腹腔镜的盲区为禁区,随着 TME 概念的提出及其技术在临床的应用使腹腔镜治疗低位,超低位直肠癌成为可能。

2.禁忌证

对于不能耐受全麻腹腔镜手术,腹膜广泛转移伴肠梗阻,明显肿瘤穿孔并发腹膜炎,肿瘤直径>6cm,肿块固定并侵及邻近器官,术前明确肿瘤侵犯其他器官形成内瘘的是腹腔镜直肠癌的绝对禁忌证。过度肥胖、腹腔广泛粘连以前被视为腹腔镜的禁忌证,但随着手术经验的积累以及设备的更新已逐渐转为适应证。

五、腹腔镜直肠癌低位前切除术

(一)术前准备

(1)尽量改善患者全身情况,如纠正贫血;有营养风险时,可给予外科营养支持。

(2)低位较固定的肿瘤或癌位于直肠前壁且有泌尿系统症状,应做膀胱镜检查及逆行输尿管造影或静脉肾盂造影,以了解泌尿生殖系统有无被侵犯。

(3)若无明显梗阻,术前 3 天改为半流质、流质饮食,术前 1 天使用口服泻剂与清洁灌肠配合使用,完成肠道准备。

(4)向患者交代可能行预防性回肠末端造口及后期行造口还纳手术,对患者进行心理疏导及造口相关知识宣教。

(二)手术要点、难点及对策

1.体位

患者取仰卧位,低截石位,主要是术者右侧的大腿适当低平,以利于肠系膜血管根部的操作。术中的主要体位是头低足高位,左侧高体位。

2.手术布局

腹腔镜主机置放于患者足侧,偏左侧,术者站立于患者右侧。手术穿刺孔的分布,即脐上为 10mm 观察孔,右侧髂前上棘前内侧约 2 横指(3cm)附近为 12mm 主操作孔,右侧锁骨中线近脐水平为 5mm 术者左手孔。助手孔分布:反麦克伯尼点为 5mm 助手右手孔,左侧锁骨中线近脐水平为 5mm 助手左手孔。或其中一孔移至耻骨联合水平。

3.手术步骤

(1)建立气腹及工作通道后,首先常规探查腹腔,遵循次序,从上到下,环脐一周,重点为肝脏左右叶,包括脏面膈面、膈肌、肝圆韧带、大网膜、壁腹膜、盆底、局部脏器侵犯情况等。必要时可以吸取盆底液做细胞学检查脱落细胞。

(2)外科层面的切入与维持

①助手:助手左手肠钳提起直肠末端系膜,右手肠钳向上牵起肠系膜下动脉(IMA)的系膜,绷紧位于骶骨岬附近的系膜根部,以利于术者剥离,进入层面。

②术者:左手牵住骶骨岬水平上方的直肠系膜,右手持超声刀在骶骨岬上方的黄白交界处予以切开直肠系膜的根部,然后沿着 IMA 的隆起痕迹,向 IMA 根部切开,同时向盆底方向扩展。注意此时超声刀勿一次性切开过深,应采取循序渐进的方式进行逐层的切开,注意保持切开系膜向腹侧方向的张力,这样比较有利于辨识并进入正确的层面。小心地呈弧线形切开直肠系膜根部后,即可迅速看见位于腹下深筋膜中的黄白色腹下神经(右侧),其常被随系膜提起,行成“弓形”结构,需要予以保护,否则容易切断。将腹下神经游离下来,置放于盆底的 Gerota 筋膜浅面。在向 IMA 根部游离时,腹下神经逐步向 IMA 靠近,尤其是距离根部 2cm 左右时,更是紧贴 IMA,需要小心地将腹下神经剥离下来,妥善保护。左侧的腹下神经常在 IMA 根部 2cm 处的外侧缘,靠近系膜,需要剥离保护。常犯的错误是没有意识到腹下神经的重要性或对此没有保持时刻注意,开始就当一般的纤维条索切断,或者一开始保护了,后来没有意识到近根部的紧贴性,在此处误断。此都值得警惕。

直肠周围正确外科层面的辨识:进入直肠后间隙,即可看到牵起来的呈八字形排列的腹下神经。直肠后壁被完整的直肠固有筋膜包裹,表面光滑,泛着筋膜的光泽。这时,可以向头侧向外侧推进,此时术者左手钳夹住 IMA 根部向外侧向上挑起,扩大直肠后间隙的空间,然后右手用超声刀边切边推拨,即可完整地将直肠系膜的固有筋膜圈层自 Gerota 筋膜表面切离起来,其间充填着白色的纱帐样疏松结缔组织,这即是所谓的“Toldt 筋膜间隙”。此处予以拓展直至侧腹壁平面,然后充填白纱垫。下一步游离的重点是直肠的侧腹膜。

(3)侧腹膜的切离:当术者将直肠系膜后内侧完全游离后,即可放平直肠,转向侧腹膜的切离,此处的重点标志线是 Toldt 线,即侧腹膜的黄白交界线,也就是侧腹膜反折线。

①助手:牵住 Toldt 线上方的腹膜,向上向外绷紧。

②术者:自乙状结肠侧腹膜附着点处小心切开,此处深面常常走行输尿管。小心地将乙状结肠自侧腹膜附着点处游离下来后即可看见其深面的先前填充的白纱垫。切开此处侧腹膜,即可与先前分离的直肠后间隙会师。此时常见的错误是误将肌层的深筋膜自侧腹壁的肌肉组织表面剥离下来,导致剥离层次过深,将乙状结肠系膜自侧腹壁肌层表面剥离后,先向盆侧方向剥离,即可进入正确的界面与先前右侧游离的直肠后间隙贯通。然后再转向头侧,沿着已经分离起来的 Toldt 间隙继续剥离,直至整个降结肠完全被游离起来,此时容易犯的错误是在肾筋膜前方误入 Gerota 筋膜的深面,将肾周脂肪游离起来,此时保持正确的游离层面非常重要。

(4)肠系膜下血管根部的处理:首先在前面提及腹下神经的丛在肠系膜下动脉的根部紧紧贴附或贴近而行,因此需要小心地将神经主干剥离下来予以保护。肠系膜下动脉的离断水平可根据具体情况来选择,对于低位直肠癌,常需要离断肠系膜上动脉的根部,即汇入腹主动脉的根部。对于中上段直肠癌可以在分出左结肠动脉的水平以远段离断肠系膜下动脉。

对于在左结肠血管水平以远段离断肠系膜下动脉的,也需要将肠系膜下动脉的根部淋巴组织予以廓清,而不能因为保留左结肠血管而遗弃对根部淋巴组织的清扫。

对于肠系膜下静脉,则离断水平一般可以与肠系膜上动脉同等水平,但是也可以高达胰腺下缘肠系膜下静脉汇入门静脉系统的水平。对于肠系膜肥厚的,如果寻找肠系膜下静脉不容易,可以将肠系膜挑起,在系膜背面寻找。

(5)骶前间隙的游离:前面谈及了如何进入直肠后间隙,此处继续沿着直肠后间隙游离,进行剥离,在 S_3 水平上,直肠后间隙都是非常蓬松的纤维组织,非常容易剥离,很快即可抵达坚韧的直肠骶骨韧带即 S_3 水平。在此,骶前筋膜与 Gerota 筋膜将致密融合,形成坚韧的直肠骶骨韧带,需要切断,此时即由直肠后间隙进入骶前间隙。在此韧带内,有时还有垂直走向直肠的小血管,超声刀可以顺利切断。进入骶前间隙后,将面临直肠的真正低位。两旁都是盆神经丛的发出集中点及混在其中的直肠中动脉。

(6) S_3 水平直肠侧面的处理:在 S_3 水平直肠侧面将面临盆神经丛自盆壁穿插进入直肠的侧面。神经丛分支致密且坚韧,需要非常小心地予以剥离切断。

①助手:一般先右侧,再左侧。助手左手持钳将反折处的腹膜向上牵起,右手持钳将直肠肠管向头侧向左侧牵开,形成局部的张力面,便于术者剥离。

②术者:左手持钳将附近直肠继续向左侧牵开,右手持超声刀小心地在紧绷的张力面及先前后方骶前间隙游离顺势过来形成的剥离线方面继续剥离,这时可以看到两侧的系膜脂肪逐渐趋于薄,在预计的系膜终点处予以切断即可。此一步还可以结合前面盆底腹膜反折处予以考虑。可以先游离直肠前壁,再处理两侧系膜。但是无论如何,均优先游离骶前间隙,将直肠后壁松解出来,这样可以将低位直肠在近盆底的狭小空间内进行左右腾挪暴露。盆侧壁的神经支与直肠中血管结合在一起形成带状结构,临床医生命名为直肠侧韧带。解剖学家对此有不同意见,但是此处结构较致密,如同韧带一样的性质则是无疑的。左右侧的剥离都是类似的操作。此处的出血一般都可以用超声刀顺利控制,如果发现难以控制的出血或者多量的出血,则要考虑是否层面太深,从而进入了直肠侧壁。

(7)直肠前壁的游离——Denovillier 筋膜间隙:直肠前壁面临泌尿生殖系统,其间的主要分隔筋膜系统就是 Denovillier 筋膜间隙,对于 Denovillier 筋膜争议很多,大多数同意认为其可以分为致密层与薄弱层。对于直肠癌 TME 手术剥离层面而言则是将致密层剥离下来,直至前列腺包膜。因为前列腺包膜与 Denovillier 筋膜致密附着,已经无法分离。因此,Denovillier 筋膜的剥离下界在前列腺上缘包膜融合处,有利于保护血管神经束(NVB)。

(8)盆底直肠裸区的游离:直肠裸区常常紧贴盆底,具体的毗邻是直肠固有筋膜与盆膈上筋膜相紧贴,因此在游离层面上需要注意,不要将盆膈上筋膜或直肠固有筋膜切破。遵循先前的游离层面即可良好地维持住层面,此阶段的主要问题在于暴露。因为盆底空间狭小,而直肠由此常向前方弯曲走行,增加了暴露的困难。

①助手:左手持钳将直肠向头侧牵拉,但是不要太用力;同时,右手持钳将直肠下端的盆侧壁组织推开,如果左手钳太用力,右手的暴露将困难加大。而且助手需要根据左右侧的暴露需

求,依次牵向对侧便于游离裸化。

②术者:主要是左手持钳将直肠末端向腹侧暴露,然后仍然遵循后侧优先的原则进行游离,将直肠末端自盆底盆膈上筋膜层面游离,完全地将直肠末端游离至直肠穿肛提肌裂孔处。这样即可达到完全裸化直肠系膜的目的。

③裸化的技巧:首先术者宜优先从骶前间隙自盆膈上筋膜表面将直肠系膜的末端游离起来,这样便于确定游离平面,然后向两侧分离,最后处理前面。对于盆膈上的出血,由于操作平面的问题,超声刀往往难以奏效,电凝的效果非常显著,对此应准备好电凝工具。再则直肠末端暴露困难,助手常会因强力牵拉直肠,致使环直肠的肛提肌环被强力牵拉变形。在游离直肠系膜的过程中,如果不保持对这样牵拉变形的警惕,有时候会伤及肛提肌。

(9)直肠末端的离断:一般从右下腹的12mm孔置入带关节头可弯曲的腹腔镜下切割缝合器。如何将直肠组织尽可能地垂直切断而减少钉仓的使用,这是影响术后吻合口瘘很重要的因素。可先在预定直肠闭合线附近用细纱条捆缚住,助手右手持钳向头侧牵拉直肠,左手持钳将前壁的膀胱等泌尿器官前推,增加直肠周围间隙的暴露空间,将切缝器置入后,术者牵拉近端的细纱条,助手将直肠组织推入钳口内,轻夹闭后,反复检查有无多余组织嵌入。确认后,即可完全夹闭20秒后击发。退出切割缝合器,再装入钉仓后,切缝组织,完全离断肠管。常常需要2个钉仓,才能完全离断直肠,如果多于2个以上,说明直肠裸化的不够,或者未能接近垂直离断。术后吻合口瘘的风险会增加。对于切缝钉处的出血,电凝是最佳的方案。

(10)近端切缘的处理及系膜的裁剪:系膜的裁剪过去常采用放射状切除系膜,未能完全遵循血管分布及淋巴管分布特点,会导致系膜切除过多,对接下来的吻合不利。目前一般均采用系膜裁剪法,即助手牵拉并展平系膜,术者沿着血管弓的分布方向将引流区域的系膜做舌头状裁剪,保留好边缘弓。这时术者一定要注意逐层切开系膜表面的腹膜,辨识其深面的血管走行方向,然后再离断。

(11)辅助小切口及标本的取出:通常在左下腹做经腹直肌的小切口,为4～5cm,置入切口保护套,将末端直肠取出,注意避免扭转。然后按照切除要求,近端切缘要超过远切缘大约10cm。移除标本后,末端结肠置入抵钉座,荷包缝合后,还入腹腔,留作吻合用。辅助切口的选择可以为耻骨联合上方或右下腹,根据具体情况选择。耻骨联合一般适用于经产妇及肥胖的患者。

(12)吻合:常选用圆形吻合器(多为29～31mm)进行直肠吻合。首选充分扩肛,冲洗肛管后,将吻合器缓慢置入,确保闭合线正好位于吻合的中央,自切缝线中间将吻合杆旋出,与先期置入的抵钉座进行对合。此时要特别注意,助手一定要充分地将膀胱、子宫阴道后壁牵开,确保无周围组织的嵌入。吻合前,一定要反复检查是否仍有张力。如果近端肠管张力较大,请务必充分松解。如何松解近端肠管张力呢?学者经验是①外侧充分游离,必要时一定要游离到脾下级,将膈结肠韧带、脾结肠韧带充分松解开;②后侧游离,将结肠自Gerota筋膜前方充分游离,直抵胰腺下缘。注意不要误入肾周脂肪囊;③内侧游离,将结肠系膜自IMA断侧继续向头侧游离,并充分保护好系膜血管弓,离断多余的系膜减张。经过此三点即可获得满意的减张性游离。

(13)会阴组助手缓慢旋紧吻合器,直至安全线,保持15～20秒即可击发。移除吻合器后,检查有无出血。可以用纱条擦拭肠腔或行内镜下检查。

（14）反复检查有无张力，出血等。冲洗术野后，将拉下的结肠系膜游离缘与盆侧壁筋膜组织闭合，可以用腹腔镜下的 Hem-lock 夹闭即可，防止盆底内疝。一般自左侧放置盆腔引流。

（三）术后监测与处理

（1）如果术中泌尿神经保护得当，尿管可以早期拔除。

（2）可以早期恢复无渣饮食，术后遵循 ERAS 原则，术后 24 小时可以进水，48 小时可以肠内营养。一般不留置胃管。早期拔除导尿管。鼓励早期下床活动。

（3）关于是否预防性造口问题，对高危患者可以考虑。如超低位的直肠癌手术或者放化疗后手术的患者、高龄患者、并发症多的患者等，一般选择临时末端回肠造口。

（四）术后常见并发症的预防与处理

1.吻合口漏

吻合口漏是结直肠手术的严重并发症，左半结肠和直肠一期手术的发生率较高。传统的手法操作吻合口漏的发生率为 5%～10%，使用吻合器技术后吻合口漏的发生率有所下降，为2.5%～6.6%。分析发生原因如下：①术前准备不充分。我国文献报道急诊情况下结肠癌手术并发症发生率高达 74.1%。②患者营养不良。结直肠癌患者多为中老年人，并且中晚期病例多见。③手术操作失误。良好的血运是保证吻合口正常愈合的重要因素，术中过多游离肠管断端肠系膜或过多地切除结肠吻合口周围的脂肪组织，损伤结肠系膜血管，使吻合口血运不良、吻合口张力过大、缝合不够严密等均可影响吻合口的愈合。

为了预防吻合口漏的发生，应做到以下两点：①严格掌握结直肠一期手术的指征，特别是急性肠梗阻的病例；②手术操作注意吻合口的血运、张力。

吻合口漏一经诊断，应积极处理，可行肠造瘘术，同时给予有效引流、外科营养和抗感染治疗。

2.吻合口狭窄

轻度狭窄，不必特殊处理，由于粪便的扩张作用，大多可自行缓解。重度狭窄则须手术或内镜下处理。

3.其他并发症

在结直肠手术并发症中，还有输尿管损伤、造口坏死及腹内疝等。大肠癌的手术方法比较成熟，而每一种手术均有其重要步骤。只要抓住这些要点，大多数手术并发症是可以减少的。

六、腹腔镜直肠癌腹会阴联合切除术

（一）术前准备

（1）给患者讲解必须施行结肠造口术（人工肛门）的理由，如处理得当，患者仍可以适应正常生活。

（2）尽量改善患者全身情况，如纠正贫血，血红蛋白应在 120g/L 以上；血清蛋白过低或体重减轻显著者，应给予外科营养支持。

（3）女性患者应做阴道检查，了解有无癌肿浸润。需切除阴道后壁者，手术前 2 天每天冲洗阴道。

(4)低位较固定的肿瘤或癌位于直肠前壁且有泌尿系统症状者应做膀胱镜检查及逆行输尿管造影或静脉肾盂造影,以了解泌尿生殖系统有无被侵犯。

(5)术前所有的患者都应估量一下仰卧位、坐位、站立时结肠造口的位置,并做一标记,以免术中定位不当。

(二)手术要点、难点及对策

1.体位

患者取仰卧位,低截石位,主要是术者右侧的大腿适当低平,以利于术者操作。术中的主要体位是,头低脚高的盆腔位,左侧高。

2.手术布局

腹腔镜主机置放于患者足侧,偏左侧,术者站立于患者右侧。手术穿刺孔的分布,简要地说,脐上观察孔 10mm,右侧髂前上棘前内侧约 2 横指(3cm)附近的为 12mm 主操作孔,右侧锁骨中线近脐水平的为 5mm 术者左手孔。助手孔分布,即反麦克伯尼点的为 5mm 助手右手孔,左侧锁骨中线近脐水平的为 5mm 助手左手孔。

3.手术步骤

(1)建立气腹及工作通道后,首先常规探查腹腔,遵循次序,从上到下,环脐一周,重点肝脏左右叶,包括脏面膈面、膈肌、肝圆韧带、大网膜、壁腹膜、盆底、局部脏器侵犯情况等。必要时可以吸取盆底液做脱落细胞检查。

①助手:助手持一把肠钳挑起直肠末端系膜,持另一肠钳牵住 IMA 的系膜,绷紧系膜根部,以利于术者剥离,进入层面。

②术者:左手牵住骶骨岬水平上方的直肠系膜,右手持超声刀在骶骨岬上方的黄白交界处予以切开直肠系膜的腹膜部,然后沿着 IMA 的隆起痕迹向腹主动脉根部切开,同时向盆底方向切开。注意此时超声刀勿一次性切开过深,应以循序渐进、以小步快跑的方式进行一层层的切开,这样比较有利于寻找并进入正确的层面。小心地呈弧线形切开直肠系膜根部后,即可迅速看见黄白色的腹下神经(右侧),常被随系膜提起,行成"弓形"结构,需要予以保护,否则容易切断。将腹下神经游离下来,置于盆底的 Gerota 筋膜浅面。再向 IMA 根部游离时,腹下神经逐步向 IMA 靠近,尤其是距离根部 2cm 左右时,更是紧贴 IMA,需要小心地将腹下神经剥离下来,妥善保护。左侧的腹下神经常常在 IMA 根部 2cm 处的外侧缘,靠近系膜,需要剥离保护。常犯的错误是没有意识到腹下神经的重要性,或者对此没有时刻注意,开始就当一般的纤维条索切断,或者一开始保护了,后来没有意识到近根部的紧贴性,在此处误断。

(2)正确的层面的寻找:一般遵循骶前优先原则,先向盆底游离,进入直肠后间隙,即可看到牵起来的呈八字形排列的腹下神经。直肠后壁被完整的直肠固有筋膜包裹,表面光滑,泛着筋膜的光泽。这时,可以向头侧向外侧推进,此时术者左手夹住 IMA 向外侧向上挑起,扩大直肠后间隙的空间,然后右手持超声刀边切边拨,即可完整地将直肠系膜固有筋膜圈层自 Gerota 筋膜表面切离,这即是所谓的"Toldt 筋膜间隙"。此处予以拓展直至侧腹壁平面,然后充填白纱垫。下一步游离的重点是侧腹膜。

(3)侧腹膜的切离:当术者将直肠系膜内侧完全游离后,即可放平直肠,转向侧腹膜的切离,此处的重点标志线是 Toldt 线,即侧腹膜的黄白交界线也就是腹膜反折线。

①助手:夹住 Toldt 线上方的腹膜,向上向外绷紧。

②术者:自乙状结肠侧腹膜附着点处小心切开,此处深面常常走行输尿管。小心地将乙状结肠自侧腹膜附着点处游离下来后即可看见其深面先前填充的白纱垫。此时常见的错误是误将肌层的深筋膜自侧腹壁的肌肉组织表面剥离下来,导致剥离层次过深。将乙状结肠系膜自侧腹壁肌层表面剥离后,先向盆侧方向剥离,即可进入正确的界面与先前右侧游离的直肠后间隙贯通。然后再转向头侧,沿着已经分离起来的 Toldt 间隙继续剥离,直至整个降结肠完全被游离起来,此时容易犯的错误是在肾筋膜前方误入 Gerota 筋膜的深面,将肾周脂肪游离起来,此时保持正确的游离层面非常重要。对于降结肠段系膜的游离,遵循先外侧后侧,再内侧的原则,比较容易掌握与保持正确的游离层面。对于降结肠系膜,则一般是在离断肠系膜下动脉之后再进行。

(4)肠系膜下血管根部的处理:肠系膜下血管根部的处理需要注意两个问题:神经的保护和离断的水平。首先在前面提及腹下神经的主干,在肠系膜下动脉的根部紧紧贴附或贴近而行,因此需要小心地将神经主干剥离下来予以保护。肠系膜下动脉的离断水平有争议,主流建议是对于低位直肠癌,分出左结肠动脉的水平以远段离断肠系膜下动脉。对于中上段直肠癌则需要离断直肠上动脉的根部,即汇入腹主动脉的根部。对于在左结肠血管水平以远段离断肠系膜下动脉,也需要将肠系膜下动脉的根部淋巴组织予以廓清,而不能因为保留左结肠血管而遗弃对根部淋巴组织的清扫。对于肠系膜下静脉,则离断水平一般可以与肠系膜上动脉同等,但是也可以高达胰腺下缘肠系膜下静脉汇入门静脉系统的水平。对于肠系膜肥厚的,如果寻找肠系膜下静脉不容易,可以将肠系膜挑起在系膜背面寻找。

手术步骤(5)~(8)同"腹腔镜直肠癌低位前切除术"。

(9)近端切缘的处理及系膜的裁剪:肠管近端的安全切除距离应距离肿瘤边缘不少于10cm,测量好后,即可用超声刀标记拟切除肠管的位置。系膜的裁剪,过去常采用放射状切除系膜,未能完全遵循血管分布及淋巴管分布特点,从而导致系膜切除过多。目前一般均采用系膜裁剪法,即助手牵拉并展平系膜,术者沿着血管弓的分布方向,将引流区域的系膜做舌头状裁剪,保留好边缘弓。这时术者一定要注意逐层切开系膜表面的腹膜,辨识其深面的血管走行方向,然后再离断血管。裁剪好系膜后,即可用切缝器离断近端直肠。

(10)腹壁永久性造口

①腹膜内造口:一般选择左下腹腹直肌造口,前鞘予以十字形切开,分开肌肉,后鞘腹膜切开后,将造口肠管拖出,腹壁外留置约5cm长。分别将后鞘腹膜与肠管浆肌层固定数针,然后再与前鞘固定数针,造口肠管一期成形。

②腹膜外造口:一般选择左下腹腹直肌造口,将前鞘予以十字形切开,分开肌肉,后鞘腹膜不切开,卵圆钳自腹膜前方沿着侧腹壁在腹膜前间隙分离,扩大间隙,然后卵圆钳前方可以通过腹膜前间隙进入左侧盆侧壁切开的腹膜边缘,进入腹膜腔,将造口肠管自腹膜内沿着腹膜前间隙拖出至腹壁外,腹壁外留置约5cm长。分别将后鞘与肠管浆肌层固定数针,然后再与前鞘固定数针,造口肠管一期成形。

(11)会阴部操作:同前开腹手术 Miles 的要求。

（12）反复检查有无张力、出血等。冲洗术野后，如有可能则将盆侧壁筋膜组织闭合盆底，可以用腹腔镜下的 Hem-lock 夹闭或用倒刺线连续缝合关闭。防止盆底内疝。自会阴的左侧置放骶前引流。

（三）术后监测与处理

（1）如果术中泌尿神经保护得当，尿管可以早期拔除。

（2）可以早期恢复无渣饮食，术后遵循 ERAS 原则，术后 24 小时可以进水，48 小时可以给予肠内营养。一般不放置胃管。

（四）术后常见并发症的预防与处理

1.尿潴留

热敷耻骨上膀胱区及会阴，对尿潴留时间短，膀胱充盈不严重的患者有很好疗效。对膀胱区进行轻轻按摩，并逐渐加压，协助排尿。但切忌用力过猛。对不习惯卧床排尿者，在病情允许的情况下，协助患者坐起或站立排尿。尿潴留在短时间内不能恢复者，术后可留置导尿管，拔除导尿管前应先训练膀胱功能，以免再次出现尿潴留。

2.盆底疝

经腹会阴直肠癌根治术后，腹腔脏器和组织经盆腔底部腹膜缝合裂开处进入骶前间隙形成盆底疝。常可见小肠疝入，可嵌顿坏死。多发生在腹会阴直肠癌根治术后早期，于腹压增加时手术中关闭的盆底腹膜裂开，肠管疝入盆底。术后盆底疝早期发病者应与麻痹性肠梗阻、乙状结肠造口旁沟疝等相鉴别。术后早期发病者应及早手术治疗。盆腔底部腹膜切除要适宜，避免张力性缝合。防止腹内压增高。术后给予雾化吸入、协助患者排痰，尽可能减少患者出现剧烈咳嗽、打喷嚏等增加腹压的因素。

3.吻合口狭窄

轻度狭窄，不必特殊处理，由于粪便的扩张作用，大多可自行缓解。重度狭窄则须手术处理。

4.其他并发症

在结直肠手术并发症中，还有输尿管损伤、造口坏死等。大肠癌的手术方法比较成熟，而每一种手术均有其重要步骤。只要抓住这些要点，大多数手术并发症是可以减少的。

七、腹腔镜辅助下肛提肌外腹会阴联合直肠癌切除术

（一）术前准备

术前准备"直肠癌低位前切除术"。

（二）手术要点、难点及对策

1.手术可以分为两大部分：腹腔部分与会阴部分

（1）腹腔部分：主要是实施腹腔镜分离，平面抵达肛提肌平面即可。然后乙状结肠近端在左下腹造口。具体手术步骤可以参考"腹腔镜直肠癌低位前切除术"。但是有三点要注意：①直肠游离的边界：一定要注意，直肠游离的平面刚抵达肛提肌边缘即要停止，不要破坏肛提肌表面相对密封的潜在肿瘤播散区域的完整性。三界面的确认终止（精囊腺下缘，骶尾骨移行

部,盆神经丛下丛),即当术者游离到上述三个界面时即要停止进一步游离,预示着已经抵达肛提肌边缘。腹腔手术结束前在盆底直肠后方放置一块显影纱,有助于标记间隙,为直肠后入路汇合做好指示。②可行腹膜外隧道造口。腹腔游离结束后,裁剪系膜,预切线离断直肠近端,于腹膜外隧道造口。③如有可能,则关闭盆底腹膜。腹部操作结束后,要在骶前间隙充填白纱布,以作会阴部手术的间隙指引。

(2)会阴部分:从直肠后入路进行手术,待腹部手术完成后,将患者翻转成折刀体位,两侧臀大肌部分用胶带牵开(另一侧固定于手术床上)。注意保护男性生殖器,以免受压。重新消毒铺巾。

①切口:缝合原位肛门,沿着臀缝,上至尾骨上方 2cm,下达会阴中心腱。经过原位肛门时沿着肛门两旁约 2cm 皮肤一并梭形切除。

②后侧入路:先从肛门部入路,逐层切开皮肤,沿着肛提肌外侧进行分离,坐骨直肠窝内的脂肪不需要过多切除,直达肛提肌表面及盆膈下筋膜。在此过程中需要切除全部的尾骨及肛尾韧带,以利于术野的暴露。继续在骶骨前方向上游离,直至进入腹部手术游离平面,进入盆腔。先不要急着将直肠残端翻出,先将肛提肌继续自盆壁附着点切除,继续向两侧拓展,在附着点处将坐骨尾骨肌、直肠尾骨肌切除,扩大直肠后方的间隙。最后继续向两侧向前方推进。

③肛管前方的分离:自会阴中心开始,切开皮肤、皮下组织,自会阴浅深横肌后方切开,进入尿生殖膈平面,此时改变策略,将直肠残端自盆腔后已经敞开的间隙翻出,此时折刀位的优势得到极大的体现,直肠与泌尿系统的分隔平面暴露非常充分,远优于传统 Miles 的截石体位。术野直接暴露在术者的视线下方。操作平面平摊于术者身前,小心地沿着 Denovillier 筋膜间隙分离,将直肠与精囊腺、前列腺包膜分开,直视下可清晰地保护血管神经束(NVB)。然后沿两侧方向将肛提肌的骨盆附着处全部切除,前方以会阴深横肌为界,切断耻骨直肠肌。小心地将直肠与尿道分离,然后移除标本。术野彻底止血后,准备关闭盆底。

(3)关闭盆底:对于女性患者,将子宫拉下,子宫角,宫体等分别与盆壁两侧残留腹膜、膀胱表面筋膜等缝合,关闭盆底。尽可能在腹部操作时留足侧壁腹膜,以便于关闭盆底腹膜组织。而男性患者若难以关闭盆底时,可直接缝合会阴部切口肌肉、筋膜及皮肤组织。最后经盆底会阴部切口旁置放引流管。

2.ELAPE 手术的要点与难点

(1)麻醉插管:术前一定要跟麻醉医生及手术护士沟通好,麻醉医生会选用合适的气管插管,以便患者翻转后仍可以安全地保持麻醉状态。翻转时要注意保护好男性患者的生殖器及避免导尿管扭折。

(2)手术原则

①三大原则:盆膈上下结合,腔镜开放结合,前后入路结合。

②三大技术要点:尾侧优先,离断肛尾韧带,进入骶前间隙,盆膈上下会师;两侧贴近,紧靠肛提肌腱弓,在源点切离肛提肌的扇形耻骨尾骨肌部分;前面精准,紧紧依靠 Denovillier 筋膜,切离直肠与泌尿界面。

(3)腹腔游离平面:一定要注意,腹腔游离平面刚抵达肛提肌边缘即要停止,不要破坏肛提肌潜在肿瘤播散区域的完整性。选用腹腔镜手术游离具有极大的优势,也为后面的手术创造了条件,腹腔手术结束前在盆底直肠后方放置一块显影纱,有助于标记间隙,为直肠后入路汇合做好指示。三界面确认终止技术即精囊腺下缘、骶尾骨移行部、盆神经丛下丛可以有效地帮助医生确认腹腔游离的界面。

(4)直肠后入路:直肠后入路早期作为一种直肠癌手术方式,后期由于 APR 技术的进步,几乎被废止。折刀体位,直肠后入路方式的优点在于对直肠前方的尿生殖膈结构暴露非常清晰,操作平面宽敞,极大地便利于手术。为了获得良好的手术暴露,尾骨全部切除是必需的,一般无须进行 S$_2$ 水平以下的骶骨切除。采取后面优先,两侧扩展,前面最后的原则。首先以肛尾韧带为目标,两侧一旦游离达到肛提肌肛侧、盆膈下筋膜层面时,立即以肛提肌穹顶式界面进行引导分离,将其浅面的坐骨直肠窝内脂肪等组织切开,分离、牵开、暴露全部的肛提肌肛侧面。全部的肛提肌都要在骨盆的附着点上切断,这样才能保证 En-Block 切除。

对于直肠前面的尿生殖膈的分离,一般要先将直肠后面两侧的肛提肌全部切离后,顺势抵达前面再进行。注意要认清精囊腺与前列腺的界线,精准地在 Denovillier 筋膜两叶间分离。这样可以达到根治性切除的目的。尿道之间的分离尤其要注意,随时检查,避免损伤尿道。术中触摸导尿管可以帮助识别尿道。

(5)盆底关闭:ELAPE 最大的不足就是盆底关闭困难,这样可能会增加小肠梗阻的风险。目前一般建议,尽量关闭盆底腹膜组织,对于盆膈以下的关闭,女性将子宫拉下,子宫角、子宫体等分别与盆壁两侧残留腹膜、膀胱表面筋膜等缝合,再关闭盆底。男性若关闭困难,直接缝合臀部切口肌肉、筋膜及皮肤组织。也可以考虑做臀大肌皮瓣转移,或者人工皮肤、补片覆盖,尤其是人工皮肤的应用便利于解决盆底关闭的难题。

(三)术后监测与处理

(1)一般无明显血性引流液后,引流管 3 天拔除。

(2)尿管一般留置 10 天左右,逐步试夹管后拔除。

(3)其余同常规直肠手术。

(四)术后常见并发症的预防与处理

(1)造口并发症,盆底疝,泌尿功能障碍等可参看"经腹会阴联合切除术"。

(2)骶尾部慢性疼痛 ELAPE 术后会阴部慢性疼痛的主要原因可能为骶尾骨切除、生物补片致使炎性因子激活、会阴部神经损伤、肛提肌和坐骨直肠窝脂肪广泛切除及将补片缝合至盆壁有关,而骶尾骨切除可能是最主要的原因之一。骶尾部慢性疼痛多在 1 年后明显缓解。保留骶尾骨也可以安全实施 ELAPE 操作,但切除骶尾骨提供了更大的操作空间,使手术较为快捷。

八、腹腔镜直肠癌经括约肌间切除术

(一)术前准备

术前准备"直肠癌低位前切除术"。

(二)手术要点、难点及对策

1.体位

同"腹腔镜直肠癌低位前切除术"。

2.手术布局

"腹腔镜直肠癌低位前切除术"。

3.手术步骤

手术步骤(1)~(8)同"直肠癌腹腔镜腹会阴联合切除术"。

(9)直肠末端穿肛提肌裂孔处的游离:直肠末端穿肛提肌裂孔而进入坐骨直肠窝区。肛提肌环直肠末端处可以分为内括约肌和外括约肌。本术式即针对早期直肠癌实施经肛门内外括约肌间的切除术。对于此处必须要有清醒的认识,直肠内外括约肌间有潜在的间隙,可以分离。但是由于盆底操作的逼仄及过度牵拉造成的盆底软组织变形,常会导致进入错误的层次。助手左手牵拉直肠上端,右手牵开直肠侧壁组织。术者仍然从骶前间隙进行游离,进入肛提肌平面后,沿着盆膈上筋膜进行剥离,直至直肠穿肛提肌段,这时可以看到过度牵拉直肠带起来的外括约肌组织,必须小心识别,然后切开该处增厚的直肠环筋膜组织,显露出肛提肌裂孔,再环周切开,小心地予以锐性分离。此处止血以电凝为佳。

(10)近端切缘的处理及系膜的裁剪:过去常采用放射状切除系膜,未能完全遵循血管分布及淋巴管分布特点,导致系膜切除过多,对接下来的吻合不利。目前一般采用系膜裁剪法,即助手牵拉并展平系膜,术者沿着血管弓的分布方向,将预作切除的直肠淋巴引流区域的系膜做舌头状裁剪,保留好边缘弓。这时术者一定要注意逐层切开系膜表面的腹膜,辨识其深面的血管走行方向,然后再离断。

(11)会阴部操作:用碘伏冲洗直肠肛管,将圆形扩肛器置入肛门,充分暴露肛管。肛管切线预定于肿瘤下缘至少1cm,将其上方黏膜予以荷包状缝合关闭肠腔。在齿状线周围的括约肌间沟做切口,行完全内括约肌切除。沿内外括约肌间隙向盆腔方向分离,与腹部操作会合后,将肿瘤所在的远侧结直肠经肛管拉至肛门外,切除肿瘤上缘肠管8~10cm,并且保证吻合口无张力,标本远端切缘送术中快速冷冻切片检查。将结肠全层与外括约肌于3:00、6:00、9:00、12:00方向缝合固定4针,再用3-0可吸收线将结肠与肛管手工间断缝合1周。术毕再于肛门置入引流管支撑结肠肛管吻合口,可行选择性末端回肠预防性造口。分离前肛管黏膜下进行1‰肾上腺盐水注射,可显著减少出血。也可以选择下拉式吻合,将肠管残端与肛管组织间断缝合一圈,予以固定,二期修剪外置肠管部分。根据临床实践经验,可考虑选择部分ISR手术,以期达到根治的同时,保留肛管的感觉。

(12)反复检查有无张力、出血等。冲洗术野后,将拉下的结肠系膜游离缘与盆侧壁筋膜组织闭合,可以用腹腔镜下的Hem-lock夹闭即可,防止盆底内疝。自左侧置放盆腔引流。

(三)术后监测与处理

(1)如果术中泌尿神经保护得当,导尿管可以早期拔除。

(2)早期恢复无渣饮食,术后遵循ERAS原则,术后24小时可以进水,48小时可以肠内营养。一般不放置胃管。早期拔除导尿管。鼓励早期下床活动。

(3)关于预防性造口问题,推荐可以对高危患者考虑,如超低位的直肠癌手术,高龄并发症多且复杂者。一般选择临时末端回肠造口。

(四)术后常见并发症的预防与处理

1.吻合口漏

一般来说ISR手术吻合口非常靠近肛门口,一般漏的发生率并不高,如果能充分地松弛近端结肠,保持吻合口无张力及良好的肠管末端血供,吻合口漏的发生率较低,即便发生也多不需要再手术处理。然而如果吻合口水肿,肛门挛缩,压榨末端结肠则可发生吻合口处肠管坏死,肠管自吻合口处分离,需要再手术处理。

2.肛门狭窄

轻度狭窄,不必特殊处理,由于粪便的扩张作用,大多可自行缓解。重度狭窄则须手术处理。为了避免此问题,需及早扩肛。

3.其他并发症

在结直肠手术并发症中,还有输尿管损伤、造口坏死及腹内疝等。大肠癌的手术方法比较成熟,而每一种手术均有其重要步骤。只要抓住这些要点,大多数手术并发症是可以减少的。

4.外置肠管的坏死

外置肠管的坏死是由于末端结肠组织过多、吻合口水肿、血供不足、肛门挛缩等压榨末端肠管等诸多因素,则可发生吻合口处肠管坏死,发生肠管的分离,需要再手术处理。

九、腹腔镜辅助超低位直肠前切除术

(一)术前准备

根据有无肠道狭窄梗阻症状而不同,如无梗阻症状,术前 1 天为流质饮食,常规口服不吸收抗生素,如甲硝唑,术前 1 天口服泻药;术前 3 小时可口服 10% 葡萄糖溶液 300mL;术晨大便未排净者,加用清洁洗肠。如有梗阻症状,则直接行清洁洗肠。

(二)手术要点、难点及对策

1.体位

患者取截石位,两髋关节微屈,外展 45°,膝关节屈 30°,右膝关节高度平髂前上棘,臀部垫高,右上肢内收(以便术者手术),左上肢根据需要内收或外展,手术探查后体位调整至头低脚高位。

2.套管放置

(1)术者站位。

(2)套管放置(图 9-4-1):即在脐上缘放置直径 10mm 套管,充气后置入腹腔镜作为观察孔,在腹腔镜直视下于右下腹(右髂前上棘内两横指)置一个 12mm 套管作为主操作孔,在右锁骨中线平脐点置一个 5mm 套管作为辅助操作孔,如患者较矮,可将该点上移 3～4cm,以便操作,在左髂前上棘与脐连线中点置入一个 10mm 套管为助手主操作孔,于耻骨联合上两横指置入一个 5mm 套管作为助手辅助操作孔,后期横行切开并扩大至 5～6cm 作为标本取出口,也可经拟行回肠造口的位置取出标本。

3.手术相关解剖

如图 9-4-2 所示。

4.手术步骤

(1)切开乙状结肠系膜右叶,显露切断肠系膜下血管根部并清扫第 253 组淋巴结。

通过中央入路,将乙状结肠及其系膜根部牵向外上方,从骶骨岬处腹膜切开,沿腹主动脉右前方向上切开腹膜达小肠系膜根部并转向左侧(避免损伤十二指肠空肠曲),显露 Toldt 筋膜及 Gerota 筋膜(肾前筋膜)间隙。钝性分离此间隙,可显露并保护 Gerota 筋膜下的左输尿管、性腺血管及左腰骶部交感神经(交感神经副通路)。在两侧髂总动脉夹角处,即可见灰白色、约火柴杆粗细的上腹下神经丛,沿其表面自下而上分离达肠系膜下动脉(IMA)根部,即见左右腰内脏神经,在其上方 0.5cm 处切断 IMA,不易损伤神经。在 IMA 根部左侧寻找肠系膜下静脉(IMV),在分出左结肠静脉下方切断 IMV 及左结肠动脉。

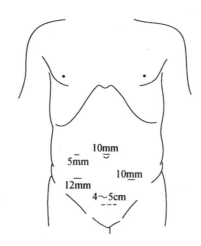

图 9-4-1　套管放置示意图

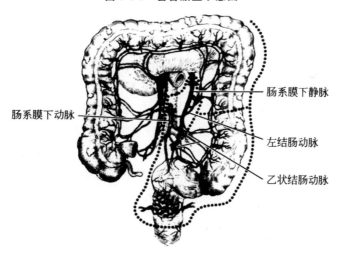

图 9-4-2　手术切除范围

　　(2)游离乙状结肠和裁剪乙状结肠系膜要点:继续拓展 Toldt 筋膜及 Gerota 筋膜(肾前筋膜)间隙,乙状结肠外侧切开侧腹膜,与内侧筋膜间隙相通。如何剪裁乙状结肠系膜?逆行或顺行也都是难点。顺行剪裁,即切断 IMA、IMV 及左结肠动脉总干后,从上往下切断乙状结肠血管第一支及第二支。逆行剪裁,即从下往上,先从乙状结肠血管第二支与直肠上血管交角处开始往上切断乙状结肠血管第二支及第一支。

　　剪裁乙状结肠系膜时注意保护边缘动脉,即使行 IMA 根部结扎,游离乙状结肠时也要保留近侧端的肠旁边缘动脉弓,但术中若发现结肠边缘动脉不明显,可采用血管鞘内解剖法解剖出 IMA 及其分支,在清扫第 253 组淋巴结的同时保留左结肠动脉,以保证吻合口的血供。

在肠系膜下动脉根部上方 0.5cm 处高位切断 IMA,有利于在腹腔镜下清扫肠系膜下动脉根部淋巴结,且在进行超低位直肠前切除时,可以将结肠断端拉至盆底行结肠、直肠残端吻合并保证吻合口无明显张力。但术中若发现结肠边缘动脉不明显,可采用血管鞘内解剖法解剖出 IMA 及其分支,在清扫淋巴结的同时保留左结肠动脉,以保证吻合口的血供。

(3)直肠后方骶前间隙隧道式分离要点:保持直肠系膜张力,自然呈现骶前间隙。上腹下神经丛在骶骨岬下方 1~2cm 处分为左、右腹下神经,沿其表面分离、主动追踪,用超声刀锐性分离骶前间隙,即可发现它们由直肠系膜后面转向侧面注入下腹下丛(盆丛)上角。此时已分离接近两侧直肠旁沟腹膜反折处。同时会发现在此之前的骶前间隙突然消失,用超声刀推动有阻力且分离界面消失,即达直肠骶骨筋膜(Waldeyer 筋膜)位置,弧形切开该筋膜发现重新进入一疏松间隙,可清晰看见骶前静脉丛,避免损伤。该筋膜上方的间隙为骶前间隙,其下方为肛提肌上间隙。沿此平面向下继续分离 4~5cm,即可见由骶尾骨构成的水平平面与肛提肌构成的垂直平面所形成的 90°转角。此时应紧贴肛提肌表面分离,以避免进入直肠系膜内。

5.Denovillier 筋膜前间隙(前列腺后腔)

Denovillier 筋膜是单层还是两层,是胚胎期 Douglas 窝处腹膜融合成一层还是由盆筋膜脏壁两层融合成两层结构,目前国内外存在争议。但大多数专家认可在腹膜反折以下下直肠前壁与阴道后壁或精囊腺、前列腺之间的有一结缔组织膜(Denovillier 筋膜)。如何在腹腔镜下寻找并识别此筋膜前间隙是另一难点。

通常 Denovillier 筋膜前间隙较骶前间隙更难分离,特别是女性。常见的错误是腹腔镜下判断腹膜反折失误,一次性由一侧腹膜反折弧形切开,太低则进入直肠前侧壁,太高或偏外侧则易切开女性阴道后壁;在男性中,可能损伤输精管进入精囊腺前外方,致使创面血肉模糊,平面无法寻找。寻找正确平面的要点:①保持腹膜反折切开线上下方组织张力,即通过助手右手的 Babcock 钳抓住直肠向上提拉绷紧,通过左手 Allis 钳提拉切开线上方的腹膜。在腹膜反折线上 1.0cm 处弧形切开腹膜。②通常先切开腹膜反折左侧较易找到直肠前间隙,这与术者站在患者右侧显露较佳有关,当分离至中线暂停,继分离腹膜反折右侧与其汇合。进入 Denovillier 筋膜前间隙正确平面时,可见疏松间隙下光滑的 Denovillier 筋膜,未见脂肪显露,此时沿该筋膜表面从中央向两侧纵向或横向用超声刀头推动快挡切割,使两侧精囊腺完全显露即可。

6.直肠侧方间隙

直肠侧方间隙是否存在"侧韧带"仍有争议。有学者认为是手术过程中由人为牵拉造成,机体中实际并不存在;也有学者尸解发现"侧韧带"内有神经、血管通过。如何识别和分离盆筋膜脏层和盆丛之间的潜在间隙也是腹腔镜 TME 的难点之一。

解剖直肠侧方间隙应在直肠前方和后方充分分离后进行。只有当两侧精囊腺尾部及腹下神经均已显露后,始终以两侧腹下神经对准精囊腺尾部为虚拟切开平面,要与助手密切配合拉紧直肠显露侧方 Holyplane。由后向前、由上向下分离,沿腹下神经即可找到由骶孔发出由下向上、与腹下神经垂直相汇构成的盆丛。分离达精囊腺尾部时弧形内拐,避免从其尾部外侧切开损伤神经;在切开侧方界面时可见由盆丛至直肠的分支,予以切断,此处极少遇见血管;当难以发现侧方界面时,可沿已分离的直肠侧方系膜表面用超声刀轻轻钝性推动,即可发现该间隙,切忌在无张力状态下未能清晰显示 Holy 平面时即盲目切割进入直肠系膜内,此时可见盆侧壁有大量脂肪残留;通常分离左侧盆壁较困难,特别是直肠肥大、骨盆狭小者及骶骨岬较高时,此时 Babcock 钳转而抓住直肠、乙状结肠交界处系膜,再将吸引器伸入骶前间隙将直肠挡向右上方,而术者将左手钳向外推挡左盆壁,则可清晰显露左侧界面;如用上法仍不能清晰显示界面,可重新抓住直肠,通过骶前间隙沿左盆壁从下至上分离,不易损伤盆神经。

7.直肠末端系膜的分离

造成末端系膜切除不全的主要原因是直肠环周系膜尚未分离到肛提肌裂孔边缘即开始横断直肠系膜。理想方法是当直肠前间隙分离达前列腺上缘时(即两侧精囊腺完全显露后的下水平线)要横断邓氏筋膜,否则继续向下分离易致大出血并损伤支配精囊的神经。在该筋膜下间隙向下分离可使直肠末端延长 1~2cm,这对超低位直肠前切除尤其重要。直肠的后方及两侧一定要分离到肛提肌裂孔边缘,其标志为可见环形包绕直肠的裂孔韧带,沿裂孔韧带内侧切开分离或切断此韧带,可暴露耻骨直肠肌,钝性及锐性分离耻骨直肠肌和直肠内括约肌之间的间隙。

8.直肠切断和吻合

经直肠指检确定癌肿下缘并上钛夹,在腹腔镜下用固定长度(3cm)的丝线测量其远切端切除的肠管距离,如能保证远切端≥1~2cm,则在盆腔内用 45mm 旋转头切割闭合器闭合切断,如无把握,可在直肠癌近端 10~15cm 处切断,翻转至肛门外,用吻合器闭合切断;经耻骨上两横指行长 5cm 外横内纵切口,取出直肠,注意保护切口,切除标本;如拟行肠造口,则通过拟行肠造口取出标本;超低位吻合由于直肠残端短,以 29 号较小直肠吻合器较易插入肛门;穿刺部位应从两次闭合重叠处穿出,如将其置于吻合器边缘易致吻合口漏;吻合击发前要检查肠管是否扭转,有无小肠横穿远端肠管下方,以避免术后肠梗阻;吻合后于盆腔内注水做充气试验,如有漏气,应尽可能手工修补吻合口。

9.置管及回肠祥式造口术

超低位直肠癌根治术后,盆底放置一根双套管,以便吻合口瘘或盆底感染时进行冲洗。通常常规经肛门放置大号肛管引流减压 1 周后拔除,可最大限度地避免吻合口瘘。

目前对于结肠直肠吻合术后行预防性造口是否可以减少吻合口瘘的发生率也存在争议。有学者认为低位结直肠吻合时选择性做近端造瘘可以降低吻合口破裂的发生率。但也有研究认为是否进行近端粪便转流对吻合口瘘的发生率无明显影响,不能减少吻合口化脓和瘘管形成等并发症的发生率,但是可以大大减轻发生并发症时的临床症状,特别是可避免发生急性弥漫性腹膜炎。对于吻合口距肛缘小于 5cm 的患者、营养状态差的患者、经过新辅助放化疗后或老年女性患者,最好行预防性肠造口以提高手术的安全性。另外,对于超低位吻合的术后患者,术后近期肛门控便功能差,术后行近端粪便转流有利于提高患者生活质量。在选择进行横结肠造瘘还是回肠造瘘曾经也有争议,从 20 世纪 80 年代开始,欧美外科医生倾向于行回肠造瘘,其原因是回肠造瘘手术较横结肠造瘘更为简单且闭合方便,而且横结肠造瘘的瘘口位于上腹部,气味难闻,且更容易发生造瘘口旁疝和回缩,而位于下腹部的回肠造瘘气味问题较轻,有利于提高患者的生活质量。

（三）术后监测与处理

术后监测与处理包括全身一般情况,如体温、腹部体征、引流液的性状,造口的颜色和排泄物的性状,定期直肠指检,观察吻合口情况。

（四）术后常见并发症的预防与处理

1.吻合口出血

(1)预防:吻合前远近端肠管要裸化,吻合器大小合适,根据肠管厚度,选择吻合钉。吻合器收紧后,等待 15 秒以上,拔除后常规行直肠指检及直肠镜检查。

(2)处理:术中发现吻合口出血,可经肛直视下进行缝合。术后,可请消化内科医生会诊,经肠镜下钳夹止血。

2.吻合口瘘

(1)预防:远近端肠管血供良好,吻合口无张力。吻合后观察吻合圈是否完整,并行直肠指检及充气试验。直肠腔内放置引流管或行保护性造口。

(2)处理:如无弥漫性腹膜炎表现,先行保守治疗(肠外营养、抗感染、禁食、口服洛哌丁胺、腹腔引流管冲洗并保持引流通畅、放置肛管引流)。如有弥漫性腹膜炎表现,二次进腹,冲洗、放置引流管,如有可能发现瘘口,可进行修补或用肠旁脂肪垂进行封堵(生物胶水),如没有造口,应行造口术。

3.造瘘口并发症

(1)预防:右侧经腹直肌进行袢式保护性造口,腹壁切口大小约两横指(4cm)。近端回肠高出腹壁皮肤 2cm。注意回肠血供、近远端肠管按方向排列。

(2)处理:如发生脱垂,应将脱垂的肠管塞回。如发生造口旁疝,没有肠梗阻表现,在吻合口安全情况下,可进行回肠造口返纳术。

4.肠梗阻

(1)预防:术中注意小肠排列,注意保护性造口方向(避免扭转)。

(2)处理:如保护性造口成角造成梗阻,通过造口放置近端引流管,保持肠管顺畅。如是其他原因引起的肠梗阻,则按肠梗阻进行处理。

第五节　腹腔镜胆囊切除术

1987 年,法国 Mouret 成功施行了世界上首例腹腔镜胆囊切除术(LC),迄今腹腔镜胆囊切除术已走过近 30 年的历程,在我国也有 25 年的历史。30 年来,腹腔镜胆囊切除术逐步演变为胆囊切除术金标准,由此也带动了微创外科手术的迅猛发展。开展腹腔镜胆囊切除术初期,右上腹手术史、肥胖、急性胆囊炎、合并胆总管结石患者均列为相对禁忌证。随着腹腔镜胆囊切除术技术的提高和器械的完善,上述情况均已成为腹腔镜胆囊切除术的适应证,并逐步发展出非气腹腹腔镜胆囊切除、单孔或双孔腹腔镜胆囊切除、经人体自然腔道的胆囊切除术、3D 腹腔镜胆囊切除和机器人胆囊切除术。当然,传统腹腔镜胆囊切除术目前居于主导地位。

一、手术适应证

腹腔镜胆囊切除术的适应证与手术者实际操作水平有极大关系,随着术者操作水平的不断提高,手术经验日益丰富,器械设备的日益更新,腹腔镜胆囊切除技术已趋于成熟,适应证范围不断扩大。除怀疑或证实为胆囊恶性肿瘤外,腹腔镜胆囊切除术适用范围已经与传统开腹胆囊切除术基本相同。就其胆囊本身病理改变而言,传统开腹胆囊切除术的适应证比腹腔镜胆囊切除术要广,但就其全身并发症而言,腹腔镜胆囊切除术的适应证比传统开腹胆囊切除术要广。腹腔镜胆囊切除术已经成为治疗胆囊良性疾病的金标准,现国内大中医院有 90%～95% 以上的胆囊切除术均将采取腹腔镜手术。

1.各种类型的有症状的胆囊结石

初学者宜以单纯结石性胆囊炎为主要手术指征。有经验的术者可将胆囊结石嵌顿伴急、慢性胆囊炎,胆囊积脓、积液,萎缩性胆囊炎,妊娠期结石性胆囊炎,有腹上区手术史的胆囊炎等列为腹腔镜胆囊切除手术指征。经验丰富者也可将 Mirizzi 综合征作为手术指征。

2.对于无症状胆囊结石

一般认为,对于无症状的胆囊结石不需要立即行胆囊切除,但有下列情况时应及时考虑手术:①口服胆囊造影胆囊不显影;②结石直径大于 2cm;③合并瓷化胆囊;④合并糖尿病者在糖尿病已经控制时;⑤有心肺功能障碍者。

3.胆囊良性隆起样病变

胆囊良性隆起样病变也称"息肉样病变",即胆囊黏膜向腔内生长形成隆起样病变。包括胆固醇息肉、炎性息肉、腺肌增生症、腺瘤等。胆固醇息肉和炎性息肉无癌变可能,若无明显症状且胆囊功能无异常者,可定期观察处理;直径大于 5mm,或直径虽小于 5mm,但有明显症状者应考虑手术。腺肌增生症和腺瘤等随直径增大,癌变率增加,最好手术切除。但是,术前要明确病变性质有时相当困难,所以对患胆囊隆起样病变的老年患者(年龄大于 50 岁)主张积极手术切除。

4.症状较严重的非结石性胆囊炎

胆囊壁明显增厚、高排空胆囊、低张力胆囊并排空不良者,可以作为手术指征。

二、手术禁忌证

腹腔镜胆囊切除术禁忌证的范围和手术者的经验有很大关系,随着手术数量的增加,手术经验的丰富,禁忌证的范围会逐渐缩小。目前,腹腔镜胆囊切除术的禁忌证为以下几项。

(1)急性重症胆管炎。

(2)腹腔内严重感染。

(3)重度出血倾向。

(4)重度肝硬化,门静脉高压症。

(5)严重的心、肺、肝、肾等重要脏器疾患,不能耐受手术或麻醉。

(6)胆肠内瘘。

(7)胆囊恶性病变。

三、体位与穿刺孔分布

1.体位

患者一般取平卧位,术者站于患者左侧,持镜者位于患者左下方,助手位于患者右侧,器械护士位于患者右下方;也有些术者采用截石位,术者和持镜者分别站于患者左侧和两腿之间,手术人员位置同仰卧位,术中根据术野显露需要,调整患者体位,如肥胖患者取头高足低并适度的左侧卧位,可获得更好的肝下间隙显露。

2.穿刺孔分布

皮肤消毒范围与经右肋缘下切口的开腹胆囊切除术相同,但脐部是易存污之处,术前应检查脐部,有污垢者应予以清除。铺无菌巾须充分显露出包括脐部、右肋缘下及剑突在内的腹前壁。脐部 10mm 穿刺孔为放置腹腔镜的观察孔,有时还用该穿刺孔取出胆囊;10mm 或 5mm 主操作孔位于剑突下 4~5cm 处;2 个 5mm 辅助操作孔位于右锁骨中线和右腋前线肋缘下 3~5cm 处。对体形较瘦、胆囊病变较轻者,可采用三孔技术,即不用右腋前线的 5mm 辅助操作孔。

四、CO_2 气腹的建立和各套管锥鞘穿刺

1.CO_2 气腹的建立

术者或助手用尖刀在脐部上缘或下缘切约 1.5cm 弧形小口至皮下,助手以布巾钳或皮肤拉钩提起腹壁,术者以拇指和示指握住气腹针柄垂直或向下 30° 旋转穿入,力量应出自腕部,当通过筋膜、腹膜时有两次突破感,弹簧气腹针弹动两次。气腹针穿刺成功,接上气腹导管,启动气腹机,开始低流量充气,压力显示应随气体充入腹腔的容量逐渐增大,继续充气至 1.6~2.0kPa(12~15mmHg)。

2.锥鞘穿刺

观察孔套管锥垂直或向上 10°~30° 缓慢旋转穿入腹腔,当穿透筋膜和腹膜时,有突破感,并可听到嘶嘶声,此时退出套管内锥,再将套管适当推入 1~2cm,接上 CO_2 气体维持腹腔充气。将已预热或涂擦镜油的腹腔镜放入鞘内缓慢进入腹腔,依胆囊位置的高低或左右位情况,进一步决定各操作孔的穿刺点并在腹腔镜下直视穿入其他套管锥鞘。

五、肝下间隙和 Calot 三角区的显露

助手用无创伤抓钳将肝十二指肠韧带前方的胃远端、十二指肠壶腹部、大网膜等向背侧压并推向脚侧,暴露出整个肝下间隙。术者左手以无创伤钳夹起胆囊颈外下方向右前侧牵引,显露出 Calot 三角区。在体形较瘦的患者,助手也可夹持胆囊底将之推向肝膈面来显露肝下间隙,而术者的手法则与前法基本相同。当胆囊颈有巨大结石嵌顿时,肿大的胆囊和颈部的嵌顿结石会使胆囊颈很难夹持,此时术者可用无创抓持钳将结石托起向外侧展开,以改善三角区的显露。术者单手操作进行的腹腔镜胆囊切除术,助手则左、右手分别持两把抓钳,显露胆囊及

Calot 三角区。

六、分离胆囊周围及三角区粘连

无论急性胆囊炎或慢性胆囊炎,胆囊常常与大网膜及周围肠管形成粘连。这种粘连多为疏松片状粘连,应用分离钳撕开粘连、电凝钩钩起组织切断,或使用超声刀直接切断分离,分离并不困难。但在致密瘢痕粘连行分离操作时,极易导致肝外胆管及十二指肠损伤。

1.分离粘连的注意事项

(1)分离一切粘连均应在有张力牵引下紧靠胆囊颈进行,操作应轻柔,一般采用钝性分离法。

(2)胆总管、肝总管、右肝管与胆囊颈间形成无间隙粘连时,在胆囊颈与胆囊管交界的上、下方切开浆膜并做 Calot 三角前后方分离,显示 Calot 三角内除少量纤维结缔组织、脂肪组织和血管外,该区为空虚间隙。有时胆囊颈与肝总管、右肝管或胆总管形成无间隙粘连,但可分离出胆囊管,此时对胆囊管上夹处理后,剖开胆囊,取出结石,做胆囊大部切除可以避免肝外胆管损伤。

(3)在分离粘连和解剖 Calot 三角区时,应采用钝性分离法(如用分离钳等),避免盲目电凝、电切。

(4)分离 Calot 三角粘连应采用少量多次的解剖分离原则。

2.中转开腹的情况

手术中遇到下列情况需考虑中转开腹:①胆囊与周围器官之间形成致密包裹粘连,难以分离,甚至找不到胆囊;②怀疑胆囊肠管内瘘;③怀疑胆囊癌变。

七、胆囊管的分离、夹闭及切断

1.胆囊管的分离

由于胆囊颈位置恒定,也是术中的重要标志,因此认准胆囊颈是解剖肝胆三角的起点,也是一切操作的基点,一切操作应以紧靠胆囊颈及胆囊壁为原则。以胆囊颈为起点,切开壶腹及胆囊管上、下两侧的浆膜,用分离钳或吸引器采取钝性分离的办法,少量多次分离浆膜及纤维结缔组织,并用电凝钩或超声刀将其切断,这样逐步解剖出壶腹变细的部位,即胆囊颈与胆囊管的交界部。找到交界部后,确认并充分游离,尽可能将其周围全部掏空,是游离胆囊管的关键。然后沿胆囊管走向,紧靠胆囊管,分别从其上方和下方,用分离钳钝性分离,逐渐扩大胆囊管后上间隙,直至胆囊管与肝总管汇合完全显露,游离出足够长的胆囊管(1～1.5cm)为止。

在分离时的注意事项:必须遵循紧靠胆囊颈,从胆囊颈向胆囊管方向分离的原则;如 Calot 三角区脂肪堆积较多,粘连、肥厚,肝外胆管显示不清,不必过多地游离胆囊管,但必须认清胆囊颈与胆囊管交界部位,确认胆囊管。当胆囊管显露过短(不足 1.0cm)处理困难时,可用分离钳靠近胆囊管上方进行钝性分离,扩大胆囊管后上间隙。分离扩大时,用力不可过大,避免胆囊管与胆总管交界处撕裂漏胆或胆囊动脉及小分支撕裂出血,影响手术操作。若胆囊动脉与胆囊管并行,不必单独分离出胆囊动脉,可将胆囊管和胆囊动脉合并分出。在分离 Calot 三角区或见胆囊管过短者,靠近胆总管处尽量避免使用电刀(无论是电切还是电凝),分离切割靠肝外胆管或肠道过近,将引起这些脏器直接或间接电热灼伤。对小出血点夹住提起后电凝止血;对大出血点,切莫惊慌中盲目乱夹、乱凝,用生理盐水冲洗或纱布压迫,待看清后,用抓钳夹住出血点再电凝;遇较粗粘连带组织时,注意辨清是否是胆囊动脉及其分支,必要时夹闭或凝固处理。胆囊管走行、汇入变异,对其辨认和分离造成困难,必须坚持从胆囊颈着手,紧靠胆囊颈分离,找准胆囊颈与胆囊管的交界部并充分游离,不必强求完全解剖出胆囊管,增加损伤胆管机会,必要时保留胆囊管甚至部分胆囊颈行胆囊大部切除术,或采取逆行分离切除的办法。

2.胆囊管的夹闭及切断

充分游离胆囊管并确认无误后方可夹闭及切断。靠近肝总管侧约 0.5cm 处,钳闭钛夹 2 枚,近胆囊颈侧钳闭钛夹 1 枚。也可用可吸收夹、Hemoock 夹、7 号丝线结扎或圈套套扎,毕竟金属钛夹在体内属于永久性异物且远期结果不得而知。然后于二者之间用腹腔镜剪剪断。注意,夹闭及切断胆囊管之前,胆囊管必须充分游离,准确无误,胆囊管汇入肝总管上方间隙尽可能空虚,确保三角内无右肝管、肝右动脉、副肝管等管状结构,以免被误扎。安放钛夹或可吸收时,必须垂直胆囊管纵轴,谨防夹闭不全或夹闭不牢脱落,造成术后瘘。离断时一定使用剪刀,尤其在二夹之间距离较短时,切勿使用电切,更不能接触钛夹,否则,胆囊管残端因热损伤坏死脱落引起胆瘘。

对胆囊管明显增粗的患者,处理方法有以下多种。①用大号钛夹钳闭,常用钛夹为中号(钳闭直径为 6mm),对 7mm 的胆囊管不能完全夹闭,使用大号钛夹(钳闭直径为 10mm),能完全夹闭。②镜下结扎胆囊管,当胆囊管粗,又没有大号钛夹时,应用 7 号丝线结扎胆囊管,然后再用中号钛夹钳闭结扎处,确保残端闭合稳固与完全;胆囊颈部也可用同样方法结扎,主要是防止胆汁和小结石溢出,影响手术操作。③要用 Roeder 结体外打结法,羊肠线在阻止结扎线回滑方面比其他任何材料都好,其原因是羊肠线在体内有水化、膨胀功能,增加结扎可靠性,是该结扎技术的最佳用线。用已准备好的肠线穿过 Roeder 推杆,将线头引入腹腔绕过胆囊管再引出,在体外打结后通过推杆缓慢推入线结,另一手拉出推杆内引线直至胆囊管处收紧,胆囊管近、远端结扎完毕,切断胆囊管。

八、胆囊动脉的分离及处理

典型胆囊动脉占 50%～70%,单支型,起源于肝右动脉,走行于肝胆三角区胆囊管的后上方,于胆囊颈处分出前、后支进入胆囊壁。但其起源和行径有许多变异,常常被误切引起术中、术后大出血,所以分离胆囊动脉的基本原则是"靠近胆囊颈、胆囊壁钝性分离"。

1.胆囊动脉的分离方法

胆囊管被切断后,Calot 三角区被完全打开,显露出胆囊动脉,分离胆囊动脉时需十分小心。胆囊颈部淋巴结常作为腹腔镜下解剖胆囊动脉的标志之一,发现淋巴结,动脉走行多数位于淋巴结后下方。分离胆囊动脉最好用分离钩,解剖困难时也可用分离钳,基本原则是靠近胆囊颈或胆囊壁分离出胆囊动脉,这样不会因动脉变异或右肝管与左肝管相汇过低而导致肝右动脉和右肝管、肝总管损伤。由于动脉韧性强,钝性分离不易分断,可用分离钩或分离钳顺血管方向钝性分离的方法,将 Calot 三角内浆膜、疏松组织、脂肪组织、纤维结缔组织一点一点地分离切断。分离过程中若遇小血点,可用抓钳或超声刀夹住提起电凝止血,若周围结构解剖不清或近肝外胆管则禁用电凝,应设法用钛夹钳闭。出血较多时,切忌慌乱中盲目乱夹乱凝,应用生理盐水冲洗或用纱布压迫片刻,待看清出血部后再上钛夹或电凝止血。术者左手持抓钳提起胆囊颈部往外下牵拉,电凝分离钩切开胆囊颈与胆囊床间浆膜及纤维组织,分离出胆囊动脉上后间隙,电凝钩分离困难时,用分离钳钝性分离出间隙。

2.分离胆囊动脉时的注意事项

分离胆囊动脉不必"骨骼化",附带少许纤维结缔组织凝固或钳夹更牢固。若胆囊动脉位于胆囊管前方,可先处理该动脉。位于胆囊管下方的胆囊动脉,有可能是异常起源,从 Calot 三角外进入胆囊,分离时切开胆囊颈下方的浆膜,用分离钳顺血管方向分离胆囊动脉及周围组织,也可先处理该动脉。胆囊动脉有时缠绕胆囊管或与之紧密粘连,不必分开,可合并分离后一起夹闭或结扎处理。未发现明显的胆囊动脉主干时,应密切注意所有进入胆囊壁的条索状纤维组织,必要时上夹夹闭或凝固处理。肝内动脉常经胆囊床迷走于胆囊,分离胆囊床时若遇较大血管分支也应夹闭处理。发现胆囊动脉过于粗大时,应警惕异常肝右动脉,确认它进入胆囊壁后,方可上夹切断。注意,有无胆囊管后方动脉,在分离胆囊管后方时有明显的韧性感觉即应怀疑,这种情况可先将已钳闭的胆囊管上半部剪断,在剪断的胆囊管远侧再补一夹,然后将胆囊管全部剪断,即已包括胆囊管后方的胆囊动脉。

3.胆囊动脉的处理

胆囊动脉通常用钛夹夹闭,近端 2 枚,也可用可吸收夹、Hemlok 夹,电凝切断远端,注意,切断时勿接触钛夹。如果使用超声刀,因其对 3mm 以下的血管均具有良好的切割止血作用,所以在肝胆三角区和胆囊床间隙整个分离过程中,凡遇到可能存在的异常胆囊动脉及其他可疑的条索状组织或管状结构,只要确认它进入胆囊壁,就可使用超声刀将其离断,从而完全代替钛夹,但必须遵循一个原则:紧靠胆囊颈和胆囊壁操作,间断电凝或阶梯法凝固切断。

九、肝胆三角区其他组织的分离及处理

肝胆三角由胆囊管、肝总管和肝边缘围成,被人们误称为 Calot 三角(胆囊管、肝总管和上方的胆囊动脉围成)。处理了胆囊管和胆囊动脉之后,肝胆三角内需要处理的组织所剩不多,但由于局部病理改变多样,肝外胆管、胆囊动脉变异甚多,所以肝胆三角是最容易出差错的地方,也是手术操作难点所在。靠近胆囊颈、胆囊壁操作是其基本原则。

1.三角区脂肪堆积

一般脂肪组织较疏松、血管少,电凝钩或超声刀切开浆膜,分离钳顺胆囊管方向向两侧分离,容易将脂肪组织分开。伴慢性炎症时,组织水肿、血管增多增粗或形成致密纤维化粘连,分离易出血,分离钳或吸引器先分出粘连带(脂肪和纤维结缔组织),后用电凝钩电切或用超声刀直接分离切断。

2.三角区粘连

多为疏松片状粘连或致密瘢痕粘连,粘连常使肝外胆管自身扭曲变形,甚至粘连在一起,解剖结构易位,操作时极易损伤肝外胆管。分离时坚持紧靠胆囊颈、胆囊壁少量多次钝性分离的原则,强调从胆囊颈部下方开始,逐渐向上谨慎解剖,可用分离钳或吸引器一点一点地分离出少许纤维组织,若遇较粗粘连带、条索状物、管状结构,应特别注意鉴别,确认进入胆囊后壁方可处理,上夹钳闭或用超声刀直接切断;术野模糊、解剖结构不清时,不必向肝外胆管过多解剖,必要时采用逆行切除法或行胆囊大部切除术,甚至中转开腹。

　　3.肝外胆管变异处理

　　副肝管可单支或多支,多来自于肝右叶,常走行于肝胆三角内与血管或其他组织伴行,最后汇入肝总管、右肝管、胆囊管、胆总管等,偶有直接汇入胆囊的。副肝管起源不定,走行及汇入部位变异,难以预测,常被误切误扎,引起胆瘘、胆道感染等严重并发症,手术必须坚持"一切操作紧沿胆囊颈和胆囊壁进行"的原则。谨慎分离,注意鉴别,尽可能采用分离钳或吸引器钝性分离,术中发现副肝管被切断或不明显原因的胆汁外漏时应及时中转开腹。

十、胆囊床间隙的分离及处理

　　胆囊管、胆囊动脉钳闭、切断处理完毕后,术者用左手抓持钳提起胆囊颈部上翻,依胆囊颈部后方间隙显露,左右摆动胆囊,调整位置,显露胆囊颈部后方间隙,保持胆囊床间隙一定张力,电凝钩或超声刀先切开胆囊床前、后缘浆膜,然后用电凝钩或超声刀少量多次一点一点地勾起间隙中的纤维组织,电凝切断,逐步完成胆囊床分离。有时胆囊肿大,顺行分离胆囊较为困难,可采用逆行分离法,术者提起胆囊底部肝缘处浆膜,助手抓住胆囊底往下牵拉,切开底部间隙浆膜,逐步分离胆囊。正确地显露胆囊床间隙,在胆囊与肝脏实质之间的疏松组织中沿胆囊壁分离其中的纤维组织是腹腔镜胆囊切除术(IC)的基本操作,分离过浅易分破胆囊,过深易损伤肝组织而发生出血。分离时发现间隙组织中有小血管或条索状物,应警惕行迷走胆囊动脉或迷走胆管的可能,辨清后予以钳夹或用超声刀切断。

　　在胆囊结石嵌顿(胆囊管、胆囊颈、壶腹部),胆囊明显肿大,张力高的情况下,Calot三角区及胆囊间隙的显露十分困难时,应进行胆囊减压处理,在胆囊底部切一小洞,放出胆囊积液并吸净,胆囊减压后更有利于显露操作,但胆囊减压应适中,以保持胆囊张力,有利于游离间隙的存在,便于分离。游离胆囊尽可能完整,但分破后,胆汁、小结石溢出也是难免的,在这种情况下,完全切除胆囊并取出后,冲洗术野、肝右膈间隙,发现结石时,单个结石用胆囊抓钳取出,细小结石多时,用特制尼龙纤维袋送入腹腔去套装结石,然后根据冲洗情况放置引流管。

　　下列三种情况可行胆囊大部切除术:①化脓坏疽性胆囊炎,胆囊急性炎症反应重,充血水肿明显,组织脆性大,分离时容易出现广泛渗血、出血,甚至损伤肝脏。②肝内型胆囊。③萎缩性胆囊炎,长期慢性炎症使胆囊床间隙组织形成致密粘连,强行分离易损伤肝组织,引起广泛渗血、胆瘘,甚至术中难以控制的肝实质出血。遇此三种情况,可沿胆囊床边缘切除胆囊前壁,残留胆囊床部分胆囊壁,电凝烧灼破坏其黏膜。

十一、胆囊的取出

　　剑突下戳孔是取出胆囊和结石的主要通道,该处肌肉组织伸缩性大,戳孔易扩张,必要时尚可延长皮肤切口,胆囊多能完整取出,缩短手术时间。国内外有些学者将脐部戳孔作为胆囊取出通道。我们认为,从脐部孔取胆囊有以下不足之处:①增加腹腔可能污染的范围,特别是胆囊炎症明显,胆囊分破的情况下。②需更换腹腔镜位置至剑突下戳孔极为不便。③胆囊结石过大或胆囊肿大壁厚时,不利进一步扩大切口。而剑突下戳孔取出胆囊和结石不仅可避免上述弊端,而且操作十分方便。因此,国内大多单位采用从剑突下戳孔取出胆囊和结石的方法。胆囊可以直接取出,但最好置入标本袋(塑料袋、手套、避孕套等),以防止撕破胆囊后胆汁、结石漏入腹腔,容易感染,而且取石困难,浪费时间。

1.常规法取胆囊

常规法取胆囊即无须扩大皮肤切口取出胆囊,无论是单个结石还是多发结石,只要结石直径小于 1.5cm,都能顺利取出。操作步骤:术者持胆囊大抓持钳,经剑突下通道送入腹腔,抓住胆囊管残端钛夹闭合处,直视下将胆囊管、颈部拉入套管内,连同套管、胆囊拉出。胆囊管或胆囊颈位于腹壁外,大部分胆囊体和结石仍于腹腔内或腹壁下,轻轻旋转牵拉使胆囊滑出。若不能拉出,用大弯血管钳(或剪刀)沿胆囊壁穿入戳孔入腹腔,直视下撑开腹膜和其他组织,再缓慢拉出。若结石直径小于 1.5cm,并为多发结石,应切开腹壁外胆囊,吸净胆汁,用取石钳逐颗取出,然后取出胆囊。

2.扩大戳孔法

胆囊结石过大,结石嵌顿,胆囊肿大壁厚,经原戳孔取出胆囊较为困难,故应扩大戳孔。剑突下戳孔皮肤再切开 0.5～1.0cm,放入扩张戳孔套管(或扩张钳)缓慢旋转穿入,通过套管放入大号抓钳取出胆囊。因结石大使用扩张套管仍不能取出胆囊时,继续扩大皮肤切口,剪开戳孔周围筋膜或前后鞘膜,取出胆囊。

3.扩大切口法

胆囊结石大而多时,可直接扩大切口,取出胆囊与结石。

十二、腹腔检查、冲洗、引流

最后行腹腔镜检查,这一程序也是腹腔镜胆囊切除术不可缺少的。胆囊取出后,必须对手术区域、胆囊床、肝外胆管、肝膈面间隙、戳孔处有无出血,胆汁和积液等进行检查,发现问题,及时处理,减少术后并发症。①若胆囊完整游离取出,胆囊床创面无出血,肝下间隙干净,肝外胆管无异常发现,可结束手术。②肝下间隙有少量积血、积液,胆囊床和 Calot 三角区无活动性出血,用吸引管吸出积血或经剑突下戳孔放入纱布(勿接触上钛夹部位),吸净积血、积液,取出纱布,检查有无胆汁成分,若均无异常发现,结束手术。③胆囊炎症重,胆囊床会有少许渗血或胆汁,用生理盐水冲洗吸净,明显出血点给予电凝止血,无活动性出血,但应放置乳胶管引流,防止术后肝下间隙积液、感染。④经检查处理后,还应仔细观察肝脏表面和腹腔其他部位,检查有无意外的器械损伤,肝包膜血肿,各戳孔处情况,特别是剑突下戳孔,因扩大戳孔的过程中,有可能引起腹壁小血管撕裂出血,如未给予处理,出血流入腹腔,也可引起出血性并发症。

检查清楚,若无活动出血或胆瘘,术野干净,胆囊管残端处理满意,其他无异常,则一般不必放置引流管。但引流管可作为观察术后腹内有无活动出血或胆瘘的窗口,尚可引出积液、积血,防止腹腔感染的发生,若遇下列情况,应在肝下间隙放置引流管:胆囊炎症重,充血水肿明显,可能继续存在渗血、渗液者;术中减压或分破胆囊,有腹腔污染者;腹腔粘连严重、胆囊床创面大,渗血多;胆囊动脉或胆囊管处理不满意者;胆囊切除困难或行大部切除,术野污染严重、渗血多,经冲洗仍不满意者。常用的引流材料是直径 5～7mm 的乳胶管,腹腔内端剪 3～4 个侧孔,以便充分引流。

常用的方法是将乳胶管无侧孔端经剑突下戳孔送入腹腔,腹腔镜直视下,助手经右腋前线套管持抓钳夹住乳胶管头,连同套管一同缓慢拉出,同时术者迅速送入引流管,先将血管钳夹闭乳胶管口,防止 CO_2 溢出,将乳胶管有侧孔端放置于胆囊床处或肝下间隙小网膜孔处。观察 1～2 日,引流液少于 20mL 方可拔管。

第六节　腹腔镜胆道手术

一、腹腔镜胆总管切开取石

(一)手术适应证

(1)经术前或手术中胆道造影明确胆管有结石者。

(2)原发性肝内外胆管结石,无胆管狭窄,不需做内引流或肝切除,而且胆道镜能取出结石者。

(3)胆管结石伴黄疸或急性胆管炎者。

(4)胆管结石病曾有腹上区手术史,手术切口不影响腹腔镜手术套管针放入者。

(5)腹腔镜胆囊切除术后发现胆道残余结石,且又不适合行 EST 或 EST 失败者。

(6)腹腔镜胆总管探查术后再生结石者。

(7)开腹胆囊切除术或胆囊造瘘手术后胆管残余结石,估计切口及腹腔粘连不影响腹腔镜放入探查者。

(二)手术禁忌证

(1)肝内胆管结石伴肝门胆管狭窄,胆道镜取石有困难者。

(2)肝内胆管结石需做肝切除手术或胆管整形者。

(3)多次腹腔或胆道手术,腹腔内广泛致密粘连者。

(4)不能排除胆管癌者。

(三)术前准备与麻醉

术前准备同一般腹腔镜胆囊切除手术,可不必安放胃管及尿管,如估计手术时间长者可安放尿管。常采用气管内插管,静脉复合麻醉,腹壁松弛好,手术间隙宽,视野佳。硬脊膜外连续麻醉加适当辅助麻醉也可采用,但必须做到效果良好,腹肌松弛,同时做好全身麻醉的准备,随时可能改为全身麻醉。

(四)手术步骤

1.常规

先完成腹腔镜胆囊切除术,切下胆囊后,调整患者体位为平卧右斜 5°位,通过剑突下

10mm 转换器放入结石收集袋于肝下间隙(也有的先将胆囊管及胆囊动脉切断后,先不切下胆囊,将胆囊向上牵引,最后再切除胆囊),更好地显露肝下间隙,将纱布条置于网膜孔,防止胆汁、渗液进入小网膜囊内,必要时还可用于压迫止血。

2.寻找胆总管

无损伤抓钳提起肝十二指肠韧带浆膜层,用电极钩电切或超声刀解剖肝十二指肠韧带浆膜层。根据解剖标志辨认出胆总管,如根据胆囊管残端的延续部分判断,胆总管表面呈浅蓝色,用钳子触之为有弹性的管道组织,它位于肝十二指肠韧带右前部,手术中看见胆总管的形态也可以与胆道造影片比较。其左侧可见搏动的肝总动脉,可用抓钳夹持 7 号针头穿刺胆总管,或在体外直接用长针经皮穿刺胆总管见胆汁溢出即可证实。

3.切开胆总管

腹腔镜胆总管切开的部位可有以下选择:一般可于胆总管与肝总管交界处切开,该处的胆管壁血管分布较少,血少且易控制,切忌靠近十二指肠上缘切开,该处血管分布多,一旦损伤,出血多且不易止血。如果胆囊管口径粗,并汇合于肝总管右前壁,则可选用胆囊管一胆总管弧形切开。该处胆管壁较厚,当胆囊管切开后,只需切开胆总管的一小部分就可以使胆道镜插入胆总管内探查胆总管,探查结束后缝合也较容易,而且该处切口关闭后不易渗漏胆汁。

用无损伤绝缘抓钳钳夹胆管壁的小血管电凝,或用电凝钩轻微电凝胆总管前壁,注意控制通电量及时间,仅使小血管组织轻度变性为度,以减少切开胆管壁的渗血。胆管切开的方法可用微型左弯手术剪在胆管前壁剪一小口,再纵行扩大到适当大小。也可以用细针形电极钩扩大切口,电切时电极钩接触的组织宜少,通电时间短。切缘遇少量出血可以轻微电凝或纱布压迫止血。一般切开 1.0～1.5cm。如果结石过大可适当延长胆管切口。

4.取出结石

(1)腹腔镜下直视取石当胆管切开后先吸出胆汁,如胆管内结石多,往往在胆管切口处可发现结石,用左手持钳子牵开胆管切口,直接用右手所持钳子夹出结石,放于结石收集袋内。可以用钳子由下向上轻轻挤压胆管外面,并向切口部推挤,可使胆管下端结石靠近胆管切口,用钳子夹出,如结石过大用钳子不能取出时,可用铲形电极伸入胆管内撬出。位于肝内一级胆管结石,也可以牵开胆管切口,看见肝内胆管开口后,伸入尖抓钳,扩张胆管口,发现结石后用钳子钳夹结石取出。如左肝管开口处狭窄,可用弯剪剪开狭窄部取石,取石后将"T"形管横臂直接放入左肝管内支撑。

(2)用纤维胆道镜探查胆管进行取石:胆道镜经套管转换器孔插入腹腔,助手用尖抓钳提起胆管切口,并将肝脏向前上方推开,术者以无损伤抓钳帮助胆道镜头端将其置入胆总管切口,再往前推进并对胆道进行探查。先探查胆总管下端,注意胆道炎症程度以及乳头开口是否通畅,有无开闭运动。如果发现了结石用取石网插过结石远端,张开取石网,抖动网篮使结石进入取石网内,再慢慢收紧取石网,连同胆道镜头端轻轻退出胆道,将结石取出胆管,放入结石收集袋,反复以上步骤直至取尽结石为止。当判定结石已取尽,也要将胆道上下端多次反复检查,以免遗漏结石,肝内胆管各分支也要检查,并了解有无结石、狭窄及炎症程度。在探查过程中,助手随时吸引腹腔内肝下间隙存留的液体及胆汁,以免液体流入右髂窝内甚至弥漫腹腔。

胆管炎症重、结石嵌顿于壶腹部或肝内胆管者,不强求一次取尽结石,须安放粗的"T"形管,术后行二期胆道镜取石,尤其是有黄疸和急性胆管炎者更应缩短手术时间。如病情允许并且有碎石设备,可以在腹腔镜下进行碎石处理。

5."T"形管引流的安置

选择与胆总管直径相适应的"T"形管(如嵌顿石大应放粗"T"形管),二横臂剪断 2.0~2.5mm,剖开剪细。经剑突下套针孔放入腹腔内,在腹腔镜下用尖钳夹住一横臂,用另一钳提起胆管切口,将一横臂向胆管下端放入"T"形管,将直臂顺势推入,直到另一横臂也顺着滑入胆管内时,再轻轻拨直横臂使上端横臂滑入胆管上端,安放平直,适当上下松动,以免扭曲或折叠。用 4-0 或 5-0 无损伤可吸收缝合线,经剑突下转换器孔放入腹腔内,用针持夹好缝合针进行缝合,以针距 1.0~1.5mm,边距 1.0~1.5mm,间断或 8 字缝合 1~3 针即可。做结以显微外科钳子做结法,以外科三重结为妥。缝合完毕后,轻轻牵拉"T"形管直臂不易滑出,无胆汁渗漏。将"T"形管从右腋前线戳孔引出腹腔,见胆汁流出,注入生理盐水,观察其周围缝合口有无渗漏或用干纱布擦拭缝合处,检查有无黄染,必要时加缝 1~2 针。然后用大量盐水冲洗手术区域,吸净肝膈间隙及右结肠旁沟内渗液及血块。检查两引流管无交叉扭曲折叠,"T"形管周围有无胆汁渗漏,将二管固定于皮肤。

6.一期缝合胆总管

对腹腔镜胆道探查后,符合一期缝合条件的可以采取以下方法缝合,用 4-0 或 5-0 无损伤可吸收缝合线对准胆总管切口,可以采用间断缝合法、"8"字缝合或连续扣锁缝合法均可,针距及边距以 1.0~1.5mm 为妥,做三重外科结,必须严密缝合,针距疏密一致,收紧缝线力度适当。缝合完毕冲洗局部,放入干纱布条检查局部是否稳妥,用吸引管挤压或者干纱布擦拭切口有无胆汁渗漏,若有黄染,可在渗漏处加缝 1~2 针。常规肝下间隙放橡胶管引流,从右侧腹壁套针孔拖出。结束手术前取出纱布条、结石收集袋以及切除的胆囊。

(五)安放"T"形管引流与胆总管一期缝合的比较

1.安放"T"形管

常规开腹胆总管切开探查术中要用不同型号胆道探子探查胆管下端的通畅情况,加上用取石钳取石等都对胆管有明显的机械刺激,术后必然伴有胆管水肿,特别是十二指肠乳头的水肿,故对于术中取净结石的患者,其安放"T"形管的目的主要是在乳头水肿时引流胆汁,减低胆管压力,防止或减轻胆瘘,虽然"T"形管有术后丢失胆汁液、延长住院及术后恢复时间、给患者带来不便和一些并发症发生,也偶见一期缝合成功的报道,仍然无法改变胆总管切开探查后放置"T"形管的经典手术方法。因此,主张安置"T"形管者认为:①探查胆总管的患者多有严重胆道感染,"T"形管引流可以减压,使胆道炎症消退;②"T"形管可使胆管内残留的泥沙样结石得以继续排出;③"T"形管可以防止一期缝合的胆汁瘘;④手术中探查乳头部常使其痉挛水肿,胆管和胰管压力增高,如不引流易发生逆行性感染等并发症;⑤术中操作易造成胆管黏膜损伤出血和血凝块发生,如不引流易堵塞胆管;⑥"T"形管引流还便于了解术后胆管内病情进程,便于通过"T"形管窦道取出残石。

2.胆总管一期缝合

腹腔镜胆总管探查术后置"T"形管,其作用主要是防止发生胆瘘,并且可以术后通过它进行胆道造影和取出残余结石,但因为腹腔镜术后腹腔粘连比较少,窦道形成较开腹术后慢,而术后较长时间带"T"形管给患者的生活带来较大的不便；腹腔镜胆总管切开探查术创伤小，对胃肠道干扰小，使用胆道镜取石而不用胆道探条探查胆管下段的方法，使其对胆道及乳头的刺激明显减少，术后水肿轻微，故术后通过"T"形管引流胆汁的必要性减小，加上腹腔镜手术后胃肠功能恢复较快，故其术后胆汁渗漏的机会小，轻微的胆汁渗漏自愈也较快；术前通过 B 超、ERCP 等方法查清楚胆管结石的大小、个数及位置，术前术者要心中有数，术中发现及取出的结石要求和术前检查相符合，并主要用胆道镜仔细检查胆管上下段，证实胆管内无残余结石且胆管远端无狭窄才能行一期缝合，基本消除了残余结石的可能。因此，给一期缝合胆管提出了要求，也创造了条件。主张一期缝合胆管不放置"T"形管引流者认为：①放置"T"形管引流易造成胆总管损伤和出血；②拔出"T"形管易造成胆总管狭窄；③"T"形管引流丢失大量液体、电解质及各种消化酶；④"T"形管脱落有造成胆汁性腹膜炎的危险；⑤"T"形管本身就是一种异物存留，使胆色素泥沙和钙质析出，沉积、堵塞而再生结石；⑥"T"形管还能引起十二指肠梗阻，压迫十二指肠形成外瘘等多种并发症；⑦由于现代缝合材料和技术的改进，腹腔镜下组织放大 5～15 倍，可以做到缝合严密而不漏胆，术后缝线完全吸收，也无再生结石和胆道狭窄之虑；⑧腹腔镜下用胆道镜探查胆道对胆道的损伤很小；⑨胆道造影应用加上直视胆道镜对胆道全面仔细地检查大大减少了残石率，给一期缝合创造了充分的条件。

3.一期缝合胆道的适应证

一期缝合胆道的适应证有：①胆总管较粗，直径大于 1cm，②肝内胆管无异常者；③腹腔镜探查阴性或结石已取尽（所取结石与术前 B 超、ERCP 等方法相吻合）；④胆道无明显炎症；⑤胆道下段通畅无狭窄，并能顺利通过胆道镜进入十二指肠，可以一期缝合胆管。

（六）并发症及防治

1.术中及术后出血

（1）切开胆管时出血胆总管壁自身的营养血管，变异的胆囊动脉可从肝总管的前面跨过，特别是在十二指肠上缘的胆总管血管分布更为丰富，这些均可引起胆总管切开时出血。因此，在切开胆总管前需用电钩切开肝十二指肠韧带前面的浆膜层，认清胆总管的走向及直径（在肝十二指肠韧带右侧，与胆囊管的延续部分）。发现胆囊动脉或肝右动脉横跨于肝总管前面时可将其钝性解剖出来，胆囊动脉在肝总管的两侧上钛夹后剪断，肝右动脉则应避开。胆总管的切开部位应选在近肝缘下方胆囊管与肝总管交汇处，该处血管较少，牵拉胆囊管残端能够更好地显露胆总管切口，并有利于取石及放入纤维胆道镜等操作。在切开胆总管之前，可在预切开处用尖钳夹住胆管壁血管轻轻电凝（通电时间宜短）。通过以上处理，切开胆总管壁时不会大出血，即使有少量出血，夹住出血点轻轻电凝或用小纱条压迫均可止血。胆管切口不宜过大，以能放入纤维胆道镜取石为度。胆道内探查，除用钳子在胆道外推压以及牵引胆管切口吸尽胆汁后，发现结石可用尖钳夹取，不要用胆石匙取石，因为腹壁孔道限制了它在胆道内的活动范围，过度用力易造成胆管内黏膜损伤出血。胆道探查以纤维胆道镜直接观察，结石以取石篮套取，如胆道炎症较重，结石又嵌顿于胆总管下端，取石困难时不要暴力取石，应放置"T"形管引流，待术后二期取石为妥。

（2）术后胆道出血：在开腹胆道探查术后胆道出血并不少见，主要是炎症重，探查粗暴损伤所致，腹腔镜胆总管切开取石是在胆道镜直视下取石篮取石，对胆道损伤很小，多由于炎症重，

"T"形管刺激胆道造成。可以用去甲肾上腺素盐水冲洗止血。

2.胆瘘

(1)安放"T"形管引流者多因胆总管切口缝合不严密,如"T"形管粗细不适,放置不当,"T"形管扭曲,针线过粗,针、边距过大。缝线过松或过紧切割管壁,牵拉撕裂等。因此,"T"形管横臂不宜过长、过粗,长度不应超过3cm,并适当修剪窄一点.这样有利于安放,不易扭曲,同时也可减轻对胆管的刺激,利于胆管的愈合。缝毕后,应仔细检查有无漏胆。腹腔引流管的放置可以利于术后胆瘘的检测和治疗,一旦发生,适当延长拔腹腔引流管的时间,胆瘘多能自行愈合。

(2)一期缝合胆道缝合处胆瘘:因为缝合使用粗针粗线,牵拉撕裂,针眼粗大,针距、边距过大,导致术后缝合口针眼漏。术后缝合口处常规放置腹腔引流管,引流液一般不多,持续数日,多能逐渐减少。必须严格掌握一期缝合术的指征,严密缝合胆道,同时操作要轻柔,尽量减少对胆管内膜,尤其是乳头部的损伤。术后充血水肿、痉挛、胆管内压增高,会影响缝合部位愈合,甚至发生胆瘘。常规放置腹腔引流管可以利于术后胆瘘的检测和治疗。

3.胆总管残留结石

胆总管残留结石是胆管探查术常见的并发症。腹腔镜胆道手术残石率约为15.6%。发生术后残石的常见原因有:①结石嵌顿于胆总管下端,纤维胆道镜取石困难,胆道炎症重又不宜延长手术时间,仅安放"T"形管,留待术后胆道镜取石较为安全;②肝内胆管结石位置高,取石困难,手术中不一定要求完全取净结石,少部分不易取出的结石可留待术后取出;③胆囊管残端过长或胆囊管开口处形成一隐窝,术中未发现其内藏有结石,术后移至胆总管内;④术中造影及胆道镜未发现肝内结石,术后掉至胆总管内。

4.胆管狭窄

安放"T"形管引流者一般不会发生胆管狭窄,多因缝合过多,边距太大,或"T"形管直径太细所致。一期缝合胆道缝合者多因操作粗暴,损伤胆管或缝合过多造成。只要边距、针距严格限制在2~3mm,勿将胆管壁缝合过多,操作轻柔,减少胆管内壁、乳头的损伤,一般术后不会发生胆总管狭窄。

5.安置"T"形管所致的并发症及防治

(1)"T"形管过早滑脱多由于麻醉清醒过程中患者躁动,变动体位;暴力牵拉"T"形管;"T"形管在腹内安放过直,术后腹胀可将"T"形管拖出胆总管甚至腹腔。"T"形管脱出引起的主要严重后果就是形成胆汁性腹膜炎,距手术时间越短,胆汁性腹膜炎的发生率就越高;距手术时间越长,"T"形管周围已形成包裹,不致引起严重后果。安放"T"形管的患者如无胆汁引出,或先有胆汁以后变少或无胆汁流出,应高度怀疑"T"形管滑脱。注意,检查患者有无腹膜炎体征,怀疑有时应行"T"形管造影检查。如果"T"形管仍在胆总管附近,仍然有一定量的胆汁引出,患者又无腹膜炎体征,表明"T"形管虽已脱出胆总管,仍起到腹腔引流管的作用,可密切观察病情暂不手术。若造影发现"T"形管已移位较远,"T"形管内已无胆汁引出,并且有腹膜炎体征时应及时手术。一般在手术后3日内的"T"形管脱出,多形成胆汁性腹膜炎,应急症手术处理。3日以上,一般"T"形管周围已有粘连形成,可视有无腹膜炎及胆汁肝下淤积等情况决定是否再次手术。

（2）"T"形管后期滑脱：多因"T"形管缝线脱落、退出 6cm 以上及有胆汁流出，若胆总管内没有残石，可密切观察病情暂不手术。若胆总管内存在残石，可试行 ERCP 行 EST 及碎石、取石术，如不能进行 ERCP 或 ERCP 不成功，可在麻醉时于肋缘下做一 5cm 大小的切口，沿肝脏脏面找到窦道，扩大窦口放入胆道镜取石后，用可吸收线缝合胆总管，放置引流，3 日后拔出。

（3）"T"形管拔出后胆汁性腹膜炎：开腹胆道探查手术安放"T"形管一般主张术后 14 日即可拔除，但有残石需行纤维胆道镜检查或取出残石者，"T"形管应放置 4 周以上。腹腔镜胆总管切开取石"T"形管引流术后，由于手术创伤较开腹手术小，"T"形管周围粘连形成较晚，故行胆道镜检查及拔除"T"形管的时间应相应延后。一旦拔除"T"形管后出现胆汁性腹膜炎，可沿"T"形管引流口置入引流管或尿管，密切观察病情变化，如引流管不能置入或置入后腹膜炎体征没有缓解，则应急症手术引流。

（4）拔"T"形管困难：术中缝合胆总管壁时如有不慎可将"T"形管缝住造成拔管困难，"T"形管过粗及修剪不当也可造成拔管困难，不可暴力拔除，可将"T"形管外端牵引维持一定张力并将其固定于腹壁，数小时后自然松动后拔除。因此，缝合胆总管壁时，注意不要将"T"形管缝住，选择化学合成的可吸收缝合线缝合胆总管壁，既可减少对组织的刺激，又可减少拔管困难的机会；选用的"T"形管粗细应适当，在二横臂与长臂交界处应剪去"V"字形一块，使其易于安放及拔除。

（5）拔除"T"形管后，胆道镜放入困难：腹腔镜胆总管切开取石"T"形管引流手术时，通常利用右腋前线戳孔引出"T"形管，但是在气腹下右腋前线戳孔位置往往偏高，消除气腹后该孔道可移至肋弓以上使"T"形管形成的窦道有一角度，胆道镜难以放入。因此，在气腹下行右腋前线腹壁戳孔时，应在肋缘以下 3cm 处进行，以便安放"T"形管时不致成角。一旦发生这种情况，可在局麻下经窦道放入细导尿管并沿窦道切开皮肤及肌肉层，扩大窦道放入胆道镜，取出残石。

（6）水电解质紊乱：胆汁中的钠离子和重碳酸盐含量较高，长期大量引流而未予补充，可造成钠离子和重碳酸盐丢失，造成低渗性脱水和酸中毒，出现全身乏力、精神淡漠、食欲缺乏、肾功能及循环衰竭，甚至死亡。因此，对"T"形管引流患者，应于 1 周左右抬高或夹闭"T"形管，或回收胆汁，并补充电解质。

二、腹腔镜胆肠吻合术

随着腹腔镜手术的深入开展，以及器械设备的不断更新和完善（例如腔镜下的切割缝合器的发明），其手术适应证不断扩大，可开展的术式也越来越多，其中包括胆肠吻合术。但是必须指出的是，目前的腹腔镜胆肠吻合术还不是特别成熟，临床展开还不够广泛，手术方式也还未定型。目前所谓的腹腔镜胆肠吻合术实际是腹腔镜下的胆囊空肠吻合术、胆总管空肠吻合术（LCJS）及十二指肠空肠吻合术（LCDS）等手术的统称，治疗对象主要针对不能手术切除的晚期胰胆管恶性肿瘤患者，同时也包括部分胆道下端结石梗阻、炎性或瘢痕性狭窄的患者。本部分以胆管空肠吻合术为例进行阐述。

（一）手术适应证
（1）各种原因不能切除的胰头十二指肠区域恶性肿瘤，胆囊肿大，胆总管明显增粗，可伴有黄疸。

(2)胆总管下端结石,不能通过 ERCP 取出,腹腔镜下胆总管切开取石,胆道镜证实胆总管下端通畅程度差。

(3)其他各种原因造成的胆总管下端狭窄,采用其他治疗方法无效者。

(二)手术禁忌证

(1)胆总管内径小于 0.5cm。

(2)肝内胆管结石,或肝总管以上部位的恶性梗阻。

(3)肝十二指肠韧带内脂肪堆积,或其他原因致解剖困难。

(4)重度黄疸,肝功能明显损害。

(5)存在其他腹腔镜手术的禁忌证。

(三)基本手术程序(以 Roux-en-Y 吻合为例)

(1)术前应行相应的检查明确胆道梗阻的诊断和具体部位,以 MRCP 为最佳,CT 或 B 超也是常其用的辅助检查。术前准备同腹腔镜胆囊切除术。如术前黄疸较深或一般情况较差,可行 PTC 穿刺引流或 ERCP 安放鼻胆引流管以达到减黄和改善全身情况的目的。

(2)麻醉以全身麻醉(静脉-吸入复合麻醉)为最常采用的麻醉方式。体位与腹腔镜胆囊切除术相同。

(3)临床以采用四孔法和五孔法最为常用。四孔法与腹腔镜胆囊切除术基本相同。如显露不满意,可在左上腹腹直肌外缘切口置入器械辅助手术。

(4)如准备行胆囊空肠吻合术,则提起胆囊,先明确胆囊切开和拟吻合的部位;如准备行胆总管空肠吻合术,则先切除胆囊。然后提起胆囊管残端,解剖肝十二指肠韧带,找到胆总管,剪刀或电凝钩切开 1.5～2.0cm。吸尽溢出的胆汁,将纤维胆道镜放入腹腔,如腹腔内需取活检,此时可通过胆道镜放入活检钳完成。缓慢仔细放进胆总管,观察胆总管下端梗阻的情况,如为新生物可取活检、如有结石可取出。明确需行胆肠吻合后处理肠道。

(5)胆管-空肠的 Roux-en-Y 吻合:提起横结肠,找到 Treiz 韧带,距其 15～20cm 切开空肠系膜,用腔镜下的切割缝合器切断空肠,将其远侧断端从结肠后或结肠前拉到胆总管附近以备吻合时用。距远侧断端50～60cm 处空肠对系膜缘切开小口、近侧断端空肠对系膜缘同样切开小口,大小以腔镜下的切割缝合器刚回可放入肠腔为准,完成切割缝合器的击发后,用 3-0 号可吸收线连续缝合关闭空肠切口,然后连续缝合关闭空肠系膜裂孔。近侧断端空肠切口,大小与胆总管切口相当,将空肠与胆总管用 3-0 号可吸收线全层连续缝合,针距约 2.0mm,检查吻合无缺漏即完成吻合。

(6)吸净腹腔内积血积液,必要时冲洗、吸尽。

(7)肝下间隙安放引流管,从右侧肋缘下腋前线戳口引出腹外。

(8)解除气腹,缝合切口,手术结束。

(9)术后处理与腹腔镜胆总管探查取石术相同。

(四)结语

我们之所以对这一手术只进行简略的介绍,是由于它本身在临床治疗上的地位有限。由于肝内胆管结石的取石难度较大,在开腹手术中也费时费力,因此不适合进行腹腔镜手术。腹腔镜下的缝合吻合技术对手术医生的操作能力要求很高,熟练掌握需要较长的学习周期,这对其临床广泛开展形成制约。同时,恶性肿瘤的许多新疗法对这一式式的适应证产生影响。且抛开其操作难度大、中转率较高等缺陷不说,就手术本身而言,在治疗恶性治疗梗阻时,其微创性不如胆道支架置入;其可操作性又不如传统开腹手术,因而这一手术方式体现出的优势并不明显,这才是其长时间未能在临床上广泛铺开应用的根本原因。当然,在行腹腔镜下胆总管切开取石手术过程中,证实胆总管下端通畅程度差,为避免开腹手术而继续在腹腔镜下完成胆肠吻合术不失为一种较好的选择。但从发展的眼光看,腹腔镜技术以及与其相配套的仪器设备正在日新月异地向前发展,也许就在不远的将来,就能弥补这一手术的缺陷,使其阔步向前。

第七节　腹腔镜肝脏手术

一、腹腔镜肝切除术的可行性及适应证

任何一项新的外科技术在受到广泛应用之前,其可行性、可重复性及安全性应该得到充分评价。15 年间全球已经完成了至少 703 例 IH,总体中转率只有 8.1％,说明 IH 是可行的。此项手术在世界范围内的不同中心得以顺利开展,说明它具备可重复性。IH 的总体病死率和并发症发生率分别为 0.8％和 17.6％。152 例 IH 与 154 例开腹肝切除相比较的回顾性分析显示,IH 并不增加患者的并发症发生率和病死率,说明 IH 安全性与开腹手术相当。

腹腔镜技术甚至已经被应用于活体供肝获取手术。Soubrane 及其同事报道了他们的经验,2001—2005 年间他们尝试用腹腔镜技术为 16 例活体供肝者切除肝脏左外叶,其中 1 例因为在分离肝门过程中左肝门静脉损伤而中转开腹,其余 15 例成功地实施了腹腔镜下肝左外叶切除术。手术全期没有发现与腹腔镜相关的特殊并发症。与 1998—2004 年间实施的 14 例标准开腹肝切除相比,虽然手术时间延长,但术中失血量显著减少,且两组并发症发生率相当。获取的供移植肝脏在解剖结构上没有差别。他们据此得出结论认为用腹腔镜获取肝脏左外叶是安全和可重复的手术,可获得与开腹手术相似的移植物,值得推荐。

尽管近千例成功手术的实施证明了 IH 安全可行,然而必须清醒地认识到,由于腹腔镜不易完全阻断肝门,尤其是第二肝门;不易控制肝脏断面的出血,手术视野容易受到出血的影响。因此,并非所有肝脏肿瘤患者都适用于 IH,IH 的适应证须从严掌握。目前,可用 IH 治疗的肝脏肿瘤包括原发性肝癌、肝脏转移瘤、局灶性结节性增生、肝腺瘤和肝血管瘤。IH 还被用于肝内胆管结石的肝切除治疗。国外行 IH 治疗的病灶中位直径为 3.35cm(2.6～7.6cm)。国内认为良性病变最好不超过 15cm,恶性肿瘤不超过 10cm 为宜。直径过大的肿瘤难以操作,且需要处理的肝脏断面太大容易导致难以控制的大出血。另外是否适于 IH 切除还与肿瘤的位置有关:位于肝左外叶、左内叶及右叶下缘的肿瘤,与大血管有一定距离,显露和操作相对容易,适于行 IH 治疗。除了要考虑肿瘤的大小和位置外,能否行 IH 还必须遵从肝切除的一般原则:剩余肝脏的储备功能。术前肝脏功能要求 Child-Pugh 分级 B 级以上。另外,患者最好

没有既往上腹部手术史以防手术区域广泛粘连无法操作。

二、腹腔镜下用于离断肝脏的器械

由于不涉及器官的重建,肝切除的实质是安全有效地离断肝脏组织,尤其是肝内管道组织。IH无法像开腹肝切除那样"大刀阔斧",只能借助于器械来"精雕细琢"。开腹肝脏切除术中常用的断肝及止血方法——缝扎法,虽然也可以应用于IH,但要想在腹腔镜下进行缝扎绝非易事。其操作困难、过程繁琐且容易损伤周围组织,现多已被其他方法取代。迄今为止,没有任何一种器械单独使用就能承担起腹腔镜下断肝的重任,因此人们尝试了采用多种器械用于IH中肝脏的离断。

1.微波刀

将微波针插入肝组织,利用高频微波使其固化,凝固其内的血管止血。穿刺针距通常为$1\sim1.5$cm,微波功率为$60\sim80$W:固化肝组织至发白冒烟,在拟切除线形成宽2cm凝固带后,分离肝组织。术中根据肝脏厚度选择相应长度的微波针,微波针的长度不足时分层凝固。微波凝固器可使4mm以下的血管闭塞,但对胆管只起暂时性闭塞作用,而不能凝固闭塞。为防止术后胆漏,应对胆管进行单独妥善处理;遇到直径4mm以上的管道结构时应予以缝扎或钛夹夹闭。微波刀的止血效果较好,还可对残存的或小的肝转移瘤灶凝固处理,因此使用此法也是对不能切除的肝癌作为综合性治疗的一个方法。微波固化的主要缺点是:①切肝时间长且凝固肝组织较厚,术后遗留过多的坏死组织,有引起继发感染形成肝脓肿的可能;②微波针插入肝组织较为盲目,有刺伤大血管引起大出血的可能;③如微波针穿透肝组织可致周围脏器损伤。因而,有条件时应在超吸引导下进针,可减少损伤。在肝门附近不能应用微波消融技术,因为热传导可能会损伤胆管从而引起胆漏和(或)脓肿形成。

2.超吸刀

主要是利用超声振荡作用使肝实质细胞分崩离析,而将其中的致密管道结构分离孤立出来,便于进一步单独处理。刀头配备有冲洗系统,用盐水将超声振动所产生的热量消除,并与肝组织碎屑混合后一并通过连接于刀头的负压吸引系统吸走,从而保持手术创面的清晰。超吸刀在切割靠近肝脏主要血管的肝实质时应降低能量,以免损伤血管。肝硬化患者由于肝组织增生及纤维化,分离切割肝实质比较困难,有时即使高功率的超吸刀也难以振碎硬化的组织。因此,严重肝硬化患者不宜使用超吸刀。

3.水刀

利用$200\sim1000$mPa压力的生理盐水通过直径20μm或70μm的喷刀产生高压水流来分离肝组织。通过适当的压力调节,可以达到切开肝脏实质但保留肝内血管及胆管的效果。用水刀分离肝组织,能清晰显露术野管道结构,便于结扎或夹闭。使用传统水刀时,腹腔内会产生水雾,影响摄像效果。为了解决气腹条件下传统高压水刀易产生气雾的问题,人们设计出了螺旋水刀。其作用原理为通过特有的压力发生系统对水压进行精确控制,使液体通过高压管到达喷嘴,形成细小的高压水束,作用于人体组织时使组织结构发生膨胀,较软的实质性组织在较小的压力下即可被分离,血管、胆管、淋巴管和神经等可以不受损伤地保留下来另行处理。

通过改变压力和流速,不仅可以达到有选择性地解剖人体组织的目的,还可使特定的组织得到最大限度的保护。螺旋水刀产生的水束高度凝聚,即使在液体中水束的形态也保持凝聚,不产生水雾,为其应用于IH创造了良好条件。

4.氩气刀

利用氩气通过电极时,产生的高能光束来切割肝组织并凝固小血管止血。氩气流 2～7L/min,喷头距切面 1cm 以上,即可使组织结痂、炭化,在肝断面形成 3mm 厚的焦痂,并能使直径小于 2mm 的血管凝固,达到快速止血的目的,是目前控制肝脏创面渗血较为有效的方法,适用于肝创面弥漫性渗血。

5.内镜用切除吻合器(Endo-CIA)

是腔镜手术的一种常规器械,可用于腔镜下的多种手术。Endo-GIA 打出相互咬合成排的钉子,每侧二二或三三互相错开。钉子高度为 2.5mm、3.5mm、4.8mm 不等,使用时可根据组织的厚度选用合适的钉子。吻合器的规格有两种,一种长 30mm,一种长 60mm。该吻合器同时带有切割装置,即在两排钉子之间装有刀刃,同时切割和钉合组织。它不能用于较厚的肝组织的夹闭切割,多应用于肝左静脉、肝动脉分支、大的胆管等的切割和钉合。

6.彭氏多功能手术解剖器(PMOD)

是将高频电刀、吸引器和推剥器相结合的多功能解剖器,集刮碎、钝切、吸除与电凝四大功能于一体,能解剖出肝内每一根细小管道结构,电凝或夹闭,解剖速度快,电凝准确,同步吸引可以及时吸除肝组织碎屑、积血、积液及电灼产生的烟雾,使手术视野保持清晰,手术中不必频繁更换手术器械,从而大大缩短时间。但由于 PMOD 的实质仍然是电刀,操作不慎有损伤血管的危险。过度的烧灼也会引起肝脏断面组织的坏死,术后有引发出血、胆漏的危险。

7.超声刀(UHS)

与超吸刀的原理部分相似,通过超声频率发生器使金属刀头以 55.5kHz 的超声频率进行机械振荡,使组织内的水分子气化、蛋白质氢键断裂、细胞崩解、组织被切开或者凝固、血管闭合。然而不同点之一是 UHS 直接将组织及其内管道结构凝固,二是刀头不配备吸引系统因而不具备吸引功能。新的 UHS 凝血效果较好,可以安全凝固 3mm 以下的动静脉,甚至 5mm 的血管。UHS 凝固与切割的时间要长,其刀头较为笨拙,不适于肝内组织的精细解剖。

8.Ligasure

可以永久性地凝固直径高达 7mm 的管道结构和组织束而无须解剖分离其中的组织。它通过压力和能力的恰当结合,将管道组织内的胶原和弹力蛋白溶化而形成永久性的、玻璃样凝固带,而并非依靠血管近端的血栓形成起作用。临床研究显示形成的凝固带可以经受住高达 3 倍的正常收缩压的冲击。当凝固过程完成后,机器内的反馈控制系统可以自动切断能量的供给,减少组织焦痂及黏着。Ligasure 能精确地控制热传导,对于大部分型号的机器来说刀头周围的热传导只有 2mm 左右,不容易误伤周围重要结构。然而,Ligasure 刀头更为粗笨,无法用于重要结构的精细解剖。因为没有任何单一的器械能够完全胜任肝脏实质和管道结构的离断工作,在不能一招制胜的情况下人们在实际操作中往往是"打组合拳",将上述器械交替使用,从而顺利完成肝脏的离断。

三、腹腔镜肝脏手术的应用解剖

肝脏是人体中最大的腺体,也是最大的实质性脏器。自下腔静脉左缘至胆囊窝中点的正中裂,将肝脏分为左半肝和右半肝。自脐切迹至肝左静脉入下腔静脉处的左叶间裂将左半肝分为左内叶和左外叶,左段间裂将左外叶分为上、下两段。肝右叶间裂将右半肝分为右前叶和右后叶,右段间裂又将右前叶、右后叶分别分成上、下两段。肝脏横沟内有门静脉、肝动脉、肝管、神经及淋巴管出入,称为肝门。门静脉和肝动脉这两条血管与胆管一起,包绕在结缔组织鞘内(Glisson鞘),经肝门(或称第1肝门)进入肝脏,呈树枝分叉样分布于腺泡内。由肝腺泡边缘肝小静脉(即中央静脉)汇合成较大的肝静脉分支,最后分别汇合成肝静脉主干,进入下腔静脉,称为第2肝门。肝的后面4~8条肝短静脉注入下腔静脉,称为第3肝门。

四、腹腔镜肝脏手术的类型

1.全腹腔镜肝脏手术

完全在腹腔镜下完成肝脏手术。

2.手辅助腹腔镜肝脏手术

将手通过特殊的腹壁切口伸入腹腔,以辅助腹腔镜手术操作,完成肝脏手术。

3.腹腔镜辅助肝脏手术

在腹腔镜或手辅助腹腔镜下完成肝脏手术的部分操作,而肝脏手术的主要操作通过腹壁小于常规的切口完成。

上述3种肝脏手术均可在机器人手术系统辅助下完成。机器人手术系统行肝脏手术有以下优势:①具有3D立体图像。②放大倍数高,成像清晰。③包含机械臂和机械腕,可以进行精细操作。由于价格昂贵,性价比不高,采用机器人手术系统行肝脏手术目前难以普及。

五、腹腔镜肝脏手术的手术方式

1.非解剖性肝切除术

包括肝楔形切除、局部切除或病灶剜除。非解剖性肝切除适用于位于肝Ⅱ、Ⅲ、Ⅳb、Ⅴ、Ⅵ段的病灶,以及部分部位比较表浅且未侵犯主要肝静脉的肝Ⅶ、Ⅷ、Ⅳa段病灶。

2.解剖性肝切除术

解剖性肝切除术是指预先处理第1、2肝门部血管,再行相应部分肝切除的式,包括肝左外叶切除、左半肝切除、肝右后叶切除及右半肝切除。对于肝尾状叶切除、肝左3叶切除、肝右3叶切除、肝中叶切除(肝Ⅳ、Ⅴ、Ⅷ段)以及供肝切取。由于腹腔镜手术操作难度较大,目前尚难以推广应用。

六、腹腔镜肝脏手术的术前准备和手术要求

(一)术前准备与麻醉方式

1.患者的一般状况评估

患者无明显心、肺、肾等重要脏器功能障碍,无手术禁忌证。肝功能ChildB级以上,吲哚

氰绿排泄试验评估肝储备功能在正常范围内。

2.局部病灶的评估

分析影像学检查(主要是 B 超、CT 和 MRI)资料,了解局部病灶是否适合行腹腔镜肝切除术。对于恶性肿瘤,还需明确有无门静脉癌栓及肝外转移。

3.麻醉方式

采用气管插管全身麻醉,也可采用复合硬膜外全身麻醉。

(二)手术辅助设备

应用术中超声能发现术前影像学及术中腹腔镜未能发现的病灶,有助于确定肿瘤的可切除性。对于无法行手术切除的患者,术中超声可避免不必要的开腹探查。对于可行手术切除的患者,术中超声能明确病灶的大小、边界及子病灶情况,提高手术根治性切除率。另外,腹腔镜下超声检查还可确定肝内重要管道结构的位置,有效避免损伤,防止术中大出血及气体栓塞等严重并发症。因此,建议常规使用术中超声检查。

(三)术中入肝及出肝血流的处理

肝脏血供丰富,肝切除过程中极易出血。除了切除直径≤3cm 的病灶或左外叶切除可不阻断入肝及出肝血流外,切除直径>5cm 的病灶或行解剖性肝切除时,为减少肝切除过程中的出血,可根据主刀医师的习惯选择阻断入肝和(或)出肝血流。

(四)中转开腹手术的指征

行腹腔镜或手辅助腹腔镜肝切除术时,如出血难以控制或患者难以耐受气腹,或因暴露不佳、病灶较大等情况切除困难时,应立即中转开腹手术。

七、腹腔镜下常见肝脏手术的关键步骤

(一)体位

患者取头高足低仰卧位。CO_2 气腹压力建议维持在 12～14mmHg(1mmHg＝0.133kPa),儿童患者的气腹压力建议维持在 9～10mmHg。应避免较大幅度的气腹压力变化。关于患者双下肢是否需要分开以及术者站位,可根据主刀医师的经验和习惯决定。监视器放在患者头侧。

(二)放置套管

建议采用四孔法或五孔法,对于肝脏边缘较小病灶也可采取三孔法。观察孔位于脐上或脐下,操作孔位置依据拟切除的肝脏病灶所处位置而定。操作孔位置选取的原则是利于手术操作,不同医师操作孔的布局和医师的站位可有不同。

(三)腹腔镜肝脏手术技术及肝脏断面的处理

腹腔镜离断肝实质器械的选择可根据医院实际情况和术者的熟练程度灵活选用。目前最为常用的离断肝实质器械为超声刀。首先确定肝脏的预切除线,用电钩沿预切除线切开肝包膜,然后用超声刀等器械逐步由前向后、由浅入深离断肝实质。由于距肝脏表面 1cm 范围内的肝实质内无大的脉管结构,可一次性离断较多肝实质。而离断至肝脏深部后则需十分小心,一次性离断肝实质不宜过多。对于直径≤3mm 的脉管结构可以直接凝固切断;对于直径>

3mm 的脉管应用钛夹或生物夹夹闭后予以切断;对于直径＞7mm 的脉管结构,建议应用丝线结扎或切割闭合器处理。使用切割闭合器时,必须保证切割组织内的大血管完整离断。大的脉管结构和肝蒂的处理建议使用切割闭合器,以确保手术的安全。

肝切除术后肝脏断面处理的目的是止血和防止胆汁漏。可采用双极电凝或氩气刀电凝止血。对于细小血管和胆管可采用电凝封闭。经过反复电凝止血后出血仍未停止,应仔细观察创面,寻找出血点,进行缝扎止血。如脉管直径＞3mm,需用钛夹妥善夹闭。肝脏断面处理完毕后需用生理盐水冲洗,确认无出血和胆汁漏,或局部再使用止血材料。一般肝脏断面下需放置 1~2 根橡皮引流管。

(四)腹腔镜局部肝切除术

1.游离肝脏

先离断肝圆韧带、镰状韧带,然后根据病灶部位游离肝脏。病灶位于肝Ⅱ段、靠近左三角韧带和冠状韧带者,需离断上述韧带;病灶位于肝Ⅵ段者,需离断肝肾韧带、右三角韧带及部分右冠状韧带。

2.离断肝实质

距病灶边缘 1~2cm 标记肝切除线,由前向后、由浅入深采用超声刀等器械离断肝实质。对于直径＞3mm 的脉管,需用钛夹夹闭远近端后再予超声刀离断,直至完整切除病灶。

3.肝脏断面处理

对于肝脏断面渗血,可用氩气刀或双极电凝止血,肝脏断面活动性出血宜采用 3-0 或 4-0 无损伤缝线缝合止血。然后,肝脏断面覆盖止血材料并放置腹腔引流管。

4.标本的取出

标本装入一次性取物袋中。体积较小的标本直接扩大脐部切口取出,体积较大的标本可从耻骨上另作横切口取出。

(五)腹腔镜肝左外叶切除术

1.游离肝脏

用超声刀依次离断肝圆韧带、镰状韧带、左三角韧带和左冠状韧带。对于左三角韧带内较大的血管,需先于近膈肌侧采用钛夹夹闭后再离断。

2.离断肝实质

采用超声刀于肝圆韧带及镰状韧带左侧 1cm 处肝缘由浅入深、由前向后离断肝实质。对于直径＞3mm 的脉管,采用钛夹夹闭远近端后再予超声刀离断。接近肝Ⅱ、Ⅲ段 Glisson 鞘时,只需将其前方及上下肝组织稍加分离后,直接采用血管切割闭合器夹闭即可。继续向肝实质深部分离。接近肝左静脉时,沿肝脏膈面切开肝实质 1~2cm,采用血管切割闭合器离断肝左静脉及肝实质。至此肝左外叶完全切除。

3.肝脏断面处理

冲洗肝脏断面,确认无明显出血和胆汁漏后,可喷洒生物蛋白胶和覆盖止血纱布。于肝脏断面下放置橡胶引流管 1 根,由右侧肋缘下腹直肌旁辅助操作孔引出。

4.标本取出

将标本装入一次性取物袋后从脐孔拉出。如标本体积太大,可于耻骨上小切口取出标本。

只有当肝脏病变为良性时,才可将取物袋中的肝组织捣碎后取出。

(六)腹腔镜左半肝切除术

1.游离肝脏

首先离断肝圆韧带和镰状韧带,切断肝脏周围韧带,游离肝左叶。

2.解剖第 1 肝门

解剖肝动脉、门静脉左侧分支。采用可吸收夹或钛夹夹闭肝左动脉和门静脉左支并剪断,控制入肝血流,可见左半肝呈缺血改变。分离左肝管后夹闭。也可行 Glisson 蒂横断式处理第 1 肝门,可减少手术时间,但对术者要求较高。

3.解剖第 2 肝门

分离肝左静脉的主干后用可吸收夹夹闭或用 7 号丝线缝扎,控制出肝血流。如果左肝静脉游离困难,也可暂时不予处理,等待肝实质离断至左肝静脉时再处理。肝静脉阻断后由于回流受阻,有时出血反而增多,故并非必须。

4.离断肝实质

沿左半肝缺血线左侧 1cm 标记肝切除线。沿肝脏膈面切开肝实质约 1cm,在预切除线上用电钩、超声刀等多种器械离断肝实质。对于直径>3mm 的脉管,切断前需用钛夹夹闭,以防出血和胆汁漏。肝实质离断至第 2 肝门时采用血管切割闭合器离断肝左静脉。

5.肝脏断面处理

肝脏断面细小血管、胆管可用电凝封闭。经过反复电凝止血后出血仍未停止,应仔细观察创面,寻找出血点,采用缝合、微波凝固、钛夹夹闭等方式止血。对于直径>2mm 的脉管,需用钛夹妥善夹闭后处理。冲洗肝脏断面,再次确认无明显出血和胆汁漏后,可喷洒生物蛋白胶和覆盖止血纱布并放置引流管。

6.标本的取出

将切除的肝脏组织标本装入一次性取物袋后从延长脐孔切口处取出。对于良性病灶,可在取物袋中将肝组织捣碎后取出;对于体积较大的恶性肿瘤标本,需自耻骨上开小切口取出。

(七)腹腔镜右半肝切除术

1.游离肝脏

切断肝圆韧带、镰状韧带、右三角韧带、右冠状韧带、右肝肾韧带,使整个右半肝完全游离。为方便旋转,有时还需要切断腔静脉左侧的部分左冠状韧带。离断肝肾韧带时注意勿损伤粘连的结肠、十二指肠以及右肾上腺。

2.解剖第 1 肝门

先解剖胆囊三角,夹闭、切断胆囊动脉及胆囊管,可将胆囊减压而不做剥离。解剖肝动脉、门静脉右侧分支,采用可吸收夹或钛夹夹闭肝右动脉和门静脉右支并剪断,控制入肝血流,可见右半肝呈缺血改变。分离右肝管后夹闭。同样也可行 Glisson 蒂横断式处理第 1 肝门,可减少手术时间,但对术者要求较高。另外,肝门阻断钳及可拆卸肝门阻断钳可用于肝门阻断。

3.解剖第 2 肝门

通常采用肝下途径分离下腔静脉和肝右静脉,完全游离右肝至下腔静脉右侧壁,打开下腔静脉韧带并显露肝后下腔静脉、肝右静脉右侧壁,必要时离断部分肝短静脉后显露下腔静脉前壁,在肝后下腔静脉的前方向左上方分离出肝右静脉。肝右静脉的切断可在肝外分离与切断:自腔静脉陷窝向右下方轻柔地分离,于腔静脉前方向左上方分离,两者结合可分离出肝右静脉主干,穿入牵引带后可用直线型切割闭合器切断;也可在肝外分离预阻断,肝内切断。在肝外稍加分离,而不要求分离出肝右静脉主干,然后用钛夹做临时阻断,最后在肝内用直线型切割闭合器切断。第2种肝右静脉切断方法相对比较安全。同样,肝静脉阻断后由于回流受阻,有时出血反而增多,故亦非必需。

4.离断肝实质

沿肝脏中线右侧 1cm,用多种离断肝实质器械离断肝实质。对于直径>3mm 的脉管,采用钛夹夹闭远近端后再予超声刀离断。采用血管切割闭合器离断肝静脉主干以及不能完全游离的肝静脉主要分支。可采用低中心静脉压技术减少肝脏断面的出血。

5.肝脏断面处理

对于肝脏断面渗血可用双极电凝或氩气刀电凝止血,肝脏断面活动性出血和胆汁漏可以采用钳夹或缝合脉管。肝脏断面覆盖止血材料并放置腹腔引流管。

6.标本的取出

将标本装入一次性取物袋中,常规在下腹部另作横切口取出标本。因切口隐藏在横行的腹纹中,具有较好的美容效果。

第八节　腹腔镜阑尾切除术

一、常规阑尾切除术

(一)发展历史和现况

传统阑尾切除术已有 100 多年的历史,是治疗急性阑尾炎的经典成熟手术。有人认为其手术切口仅 4~5cm,手术创伤较轻,似无必要进行腹腔镜手术。但在实际操作中,常常会遇到肥胖患者或寻找阑尾困难的患者需要延长切口;术中发现阑尾正常时,由于切口小,暴露的手术野有限而影响进一步的探查。腹腔镜阑尾切除术在很大程度上克服了传统手术的弊端,可进行全面腹腔探查,尽可能地发现腹腔内的病灶,并在此基础上进行相应的治疗,大大提高了诊断率和治愈率。1983 年,德国医师 Semm 施行了首例腹腔镜阑尾切除术,此后腹腔镜阑尾切除术的应用逐渐普及。尤其对于肥胖患者和老年患者,腹腔镜阑尾切除术在减少切口感染、缩短住院时间等方面的优势更为显著。

(二)适应证和禁忌证

1.手术适应证

(1)明确诊断的急性阑尾炎。

(2)慢性阑尾炎、异位阑尾、早期阑尾类癌。

2.手术禁忌证

(1)伴有麻痹性肠梗阻或消化道梗阻造成的严重腹胀。

（2）有严重系统性疾病，无法耐受麻醉和手术。

（3）妊娠中后期，子宫底在脐部及脐部以上的阑尾炎。

（三）应用解剖

阑尾是附着于盲肠后内侧的一条管形器官，一般长 6～8cm，直径 0.2～0.8cm。阑尾腔的远端为盲端，近端与盲肠腔内侧相通，两者交界处有一半月形的黏膜皱襞，称 Cerlach 瓣。该黏膜瓣如缺失或闭合不全，粪便即可进入阑尾腔内。成人的阑尾腔直径一般仅 0.2～0.4cm，其基底部可能更细小，但在婴幼儿则基底部常较宽大，因此阑尾多略呈漏斗形。

1.阑尾的位置

主要取决于盲肠的位置。盲肠一般位于右髂窝内，故阑尾的基底部通常在麦氏点上，即髂前上棘与脐部连线中外 1/3 处。但实际上阑尾基底的位置也可能略有高低或稍偏左右。

2.阑尾动脉

为回结肠动脉的分支，为无侧支的终末动脉。当阑尾发生扭转时，阑尾动脉易发生血运障碍而致阑尾坏死。

3.阑尾静脉

与阑尾动脉伴行，引流至回盲部静脉后流入肠系膜上静脉和门静脉，故阑尾炎症时可引起门静脉炎和肝脓肿。

（四）术前准备

（1）常规禁饮食，备皮，清洗脐部。急性阑尾炎需给予静脉补液，调整水电解质平衡并使用抗生素。

（2）妊娠期急性阑尾炎应与产科协同制订围术期处理和用药方案，予镇静和抑制宫缩等保胎治疗。

（五）体位与套管放置

患者取仰卧位，手术开始后调至头低左倾位，以利于暴露回盲部。术者立于患者左侧，扶镜手立于术者右侧，显示器设置在术者对面。

在脐下缘开放法置入 10mm 套管作为观察孔，建立气腹后置入 30°镜，再于麦氏点左侧对称位置，及脐下 10cm 正中或偏右侧，分别放置 5mm 套管作为操作孔。也可将两个操作孔设计在双侧耻骨结节上方，术后阴毛可遮盖瘢痕，使用此法应注意避免损伤膀胱，患者取人字体位，术者立于患者两腿之间。

（六）麻醉

气管插管全身麻醉。

（七）手术步骤

1.腹盆腔探查

术中应先全面探查腹盆腔，再重点针对右下腹，明确阑尾炎诊断。若术前诊断急性阑尾炎，但术中所见阑尾病变不符，应提高警惕，考虑其他鉴别诊断，腹腔镜探查对此多可提供明确信息。在腹腔镜下观察回盲部形态和寻找阑尾都更加容易。若化脓性阑尾炎局部脓苔多，有大网膜、回肠或盲肠覆盖包裹，需用无损伤肠钳钝性剥离暴露阑尾。少见的浆膜下阑尾部分或全部位于盲肠浆膜下，无明显阑尾系膜，可用剪刀剪开浆膜暴露，不要用带电操作，以免损伤盲肠。盲肠后位和少见的腹膜外阑尾多需游离盲肠与侧腹壁附着部。对化脓坏疽病变严重的阑尾不要过度牵拉,避免阑尾破裂或断裂,多量脓液和粪石漏出加重腹腔污染。探查同时先尽量吸尽所见脓液。

2.结扎离断阑尾系膜

阑尾动脉多为1支,少数2支,沿阑尾系膜游离缘走行。大多数阑尾系膜近阑尾根部有无血管区,由此处穿过器械较安全且容易。

根据阑尾长短在合适部位提起阑尾,展开系膜,分离钳钳尖闭合紧贴根部穿过系膜,经此孔带入10cm 7号丝线。两手分离钳配合打结结扎阑尾系膜。如阑尾系膜水肿明显,需分次结扎,也可用带电分离钳切开部分系膜后再结扎。距结扎丝线约5mm以上剪刀剪断或电凝离断阑尾系膜。除腹腔内打结外,也可用Prolene线在腹腔外打结后推入结扎。在解剖清晰暴露良好时,可以用结扎锁、钛夹等方法结扎系膜。在局部粘连化脓严重,阑尾位置隐蔽,系膜较短、卷曲等情况下,结扎系膜较困难,而用带电器械凝切是简便安全的,但要注意应先夹持电凝较大范围的系膜,使阑尾动脉在热损伤下凝固闭合,再于此范围内电切离断。带电操作必须注意保持与肠壁的距离,并间断短时通电,避免副损伤。另外,还可使用超声刀或者双极电凝离断阑尾系膜,更加简便安全。

3.切除阑尾

两手器械配合,用10cm长7号丝线结扎阑尾根部。若阑尾根部粗大或有坏疽穿孔,不宜单纯结扎,可行8字缝合闭合阑尾残端。若阑尾化脓严重,粗大饱满,估计内有较多脓液或粪石,应在根部结扎线远端再结扎一次,避免切除阑尾时污染腹腔。在距阑尾根部约1cm处切开阑尾,电凝烧灼残端,再完全离断阑尾。标本应及时置入标本袋内,避免污染腹腔。

阑尾残端结扎切实,根部周围无明显病变时无须包埋,必要时可行腹腔镜下荷包缝合、8字缝合或浆肌层间断缝合包埋。荷包缝合:经10mm套管将2-0带针缝线放入腹腔,带线长约15cm。充分暴露阑尾残端,由盲肠内侧缘进针进行荷包缝合,进针点距阑尾根部约5~8mm或根据残端大小调整,残端较大距离需稍远。缝至盲肠外后方时可将针反持完成下方和内侧的缝合。荷包缝合完成后用钳轻轻反推阑尾残端至肠腔内,同时收紧荷包线打结。缝针可在镜下用器械稍扳直后由5mm套管取出。

4.取出阑尾

标本袋置入前在其袋口线上绑全长7号丝线一根,经10mm套管置入腹腔后线尾留在套管外,最后取标本时在腹腔镜下用器械收紧袋口,再牵拉丝线,即可将标本袋口收入观察套管,随套管拔出而将标本袋带出腹腔。阑尾粗大者可于袋内分次取出。腹腔污染严重时可先冲洗袋壁后再取出,避免污染取标本孔,腹腔内积液需吸尽。

5.冲洗引流

结束手术前应吸尽腹盆腔残余积液,污染严重时可局部冲洗术野、盆腔并吸净液体,但不主张大范围腹腔冲洗,以免感染扩散。同时观察阑尾残端及系膜处理是否牢靠。若化脓感染严重,粪石或脓液漏出,污染严重时应放置术野或盆腔引流管,经下腹部套管引入。放尽气腹、拔出各套管,切实缝合脐部套管孔(缝合前可用活力碘浸泡消毒),术毕。

二、单孔法阑尾切除术

单孔法腹腔镜阑尾切除术可用带操作通道的腹腔镜（0°镜）实施，只作脐部一个套管孔，放入腹腔镜和一把操作器械，找到阑尾后自脐部套管孔提出腹腔切除，操作简单，美容效果良好。主要针对回盲部无粘连，阑尾根部游离，放尽气腹后可提至脐孔的慢性阑尾炎和单纯性阑尾炎。因器械和腹腔镜使用同一个硬质通道，活动互相制约，且仅能置入单把器械，故视野不稳定、欠清晰，不能进行复杂的分离操作。

在有条件的中心也可使用专用的单通道腹腔镜手术器械（LESS），通过一个多通道软质构件建立腹壁通道，腹腔镜镜头角度可调，与器械的相互影响降低，且可以置入两把器械，进行更复杂的操作，实现经单孔完全腹腔内阑尾切除。

（一）手术步骤

在脐下缘开放法置入 10mm 套管建立气腹。

将带操作通道的腹腔镜置入腹腔，由操作通道置入肠钳，探查腹腔、盆腔及盲肠，据阑尾、盲肠游离度及局部粘连情况评估能否进行单孔操作，如有轻度粘连或系膜卷曲较短可先行简单分离（钝性分离或电切分离），如单器械操作困难，可由麦氏点向腹腔穿刺置入带线缝针，穿过阑尾系膜后再穿出腹壁，悬吊阑尾，形成张力，再分离影响阑尾提出的粘连或系膜。带电操作时可使用夹持组织后旋转再电凝的动作，可增加一部分张力。游离至阑尾根部可提拉至脐孔处即可。

夹持阑尾尖端，提至套管内，同时消除气腹，拔出套管，同时将阑尾自脐部套管孔提出腹腔。在腹腔外结扎切断阑尾系膜，切除阑尾后若张力许可，可荷包缝合包埋残端，放回腹腔，也可以不作荷包包埋。切实缝合套管孔，术毕。

（二）术后处理

（1）鼓励患者术后早下床活动，有利于胃肠道功能恢复，预防肠粘连。

（2）多数患者术后第 1 日即可开始饮水并逐渐恢复流质饮食，但对腹腔感染重、肠道功能恢复不良者应待排气后逐步恢复饮食。

（2）对妊娠期阑尾炎患者围术期使用 $MgSO_4$ 抑制宫缩，常规用量为 25% $MgSO_4$ 30mL加入 5% 葡萄糖液 500mL，1~2g/h 静滴，每日可用至 15g。用药期间应注意监测呼吸、膝跳反射和尿量，及时排除 $MgSO_4$ 中毒表现。术后应给予敏感抗生素，如离预产期尚远，应予镇静和抑制宫缩等保胎治疗。可口服苯巴比妥，30mg 每日 3 次，服用 3~5 日。如已临近预产期或胎儿已发育成熟（≥37 周），可任其自然分娩。

三、并发症及其防治

（一）出血

阑尾系膜的结扎线松脱是导致术后出血的主要原因，肥厚的系膜需要分段分次结扎。结扎线的第一个结尽量打外科结，在无张力的状态下再打第二个结。术中电凝离断系膜需充分凝固血管残端，先电凝一段系膜，包括其中的阑尾动脉，再于凝固区远端离断系膜和血管，留有一定距离的凝固区。用超声刀离断阑尾系膜相对简单安全,特别是阑尾系膜水肿明显,局部粘连包裹复杂时,超声刀操作相对电器械安全。术毕前应检查系膜止血确切。

(二)肠漏

术中带电操作过于贴近肠壁或显露不清时在分离过程中损伤盲肠或末端回肠,若术中未发现则导致术后肠漏。应在术野清晰、暴露良好的情况下规范、精细操作,随时发现损伤并及时修补。术中未发现损伤但仍存怀疑时可留置腹腔引流管,术后严密观察,一旦发现尽早手术探查。

(三)腹盆腔脓肿

若术中遗漏清除盆腔、膈下等隐蔽部位的脓液或阑尾坏疽穿孔、粪石漏出、化脓感染严重的病例未留置引流管,术后可能形成腹腔或盆腔脓肿。术毕前应彻底吸除术区、盆腔、结肠旁沟,甚至肝上间隙的脓液,可局部冲洗,并放置引流管。若术后发热不退、腹泻、腹痛持续、腹膜炎体征、腹胀、肠道功能恢复不良,应考虑腹盆腔积脓可能,B超、CT等检查有助于诊断。应先予广谱抗生素治疗,并据术中腹腔脓液培养药敏结果调整敏感抗生素,保守治疗无效可行B超或CT引导穿刺引流,若不能成功则需腹腔镜或开腹手术探查,清除脓肿,充分引流。

第十章　普通外科疾病的护理

第一节　甲状腺疾病的护理

一、单纯性甲状腺肿

（一）定义

单纯性甲状腺肿是甲状腺功能正常的甲状腺肿，是以缺碘、致甲状腺肿物质或相关酶缺陷等原因所致的代偿性甲状腺肿大，不伴有明显的甲状腺功能亢进或减退。

（二）病因及发病机制

单纯性甲状腺肿是由于缺碘、甲状腺素需要量增加及甲状腺素合成或分泌障碍等原因引起的甲状腺持续性肿大，不伴有明显的功能异常。

（三）临床表现

单纯性甲状腺肿多发于女性，一般发生在青春期，流行地区常发生于入学年龄。甲状腺肿大小不等、形状不同。弥漫性肿大仍显示正常甲状腺形状，两侧常对称。结节性肿大常一侧较显著。囊肿样变结节若并发囊内出血，结节可在短期内增大。腺体表面较平坦、光滑，质软；吞咽时，腺体随喉和气管上下移动。甲状腺不同程度的肿大和肿大结节有时可压迫周围器官引起相应症状。

1.压迫气管

比较常见。自一侧压迫，气管向对侧移位或变弯曲；自两侧压迫，气管变为扁平。由于气管内腔变窄，呼吸发生困难，尤其在胸骨后甲状腺肿时更严重。受压过久还可使气管软骨变形、软化，引起窒息。

2.压迫食管

少见。仅胸骨后甲状腺肿可能压迫食管，引起吞咽时不适感，但不会引起梗阻症状。

3.压迫颈深部大静脉

可引起头颈部的血液回流困难。此种情况多见于位于胸廓上口、大的甲状腺肿，尤其是胸骨后甲状腺肿。患者面部呈青紫色水肿，同时出现颈部和胸前表浅静脉的明显扩张。

4.压迫喉返神经

可引起声带麻痹（多为一侧），患者声音嘶哑。压迫颈部交感神经节可引起霍纳综合征，此种极为少见。

(四)辅助检查

1.甲状腺摄^{131}I率测定

缺碘性甲状腺肿可出现摄碘量增高,但吸碘高峰一般正常。

2.B超

为首选检查。可确定有无结节和扫查出 1cm 以下的结节,结节的大小,结节为单发还是多发,还可明确结节是囊性、实性还是混合性。此外,对于 B 超提示有沙砾样钙化改变的甲状腺结节应警惕甲状腺癌的可能。

3.CT 检查

可显示甲状腺结节的情况,还有助于了解甲状腺肿大的范围、气管压迫的情况以及有无胸骨后甲状腺肿等,另外对于怀疑甲状腺恶性肿瘤伴有淋巴结转移的时候,甲状腺 CT 检查有助于发现其转移灶。

4.X 线检查

本身不能发现甲状腺肿的原发灶和转移灶,但颈部 X 线检查有助于发现不规则的胸骨后甲状腺肿及钙化的结节,还能确定气管受压、移位及狭窄的有无。

5.细针穿刺细胞学检查

病变性质可疑时,可行细针穿刺细胞学检查以确诊。

(五)治疗

1.青春期、妊娠期生理性甲状腺肿

无须治疗,可多吃含碘丰富的食物,如海带、紫菜等。

2.单纯性甲状腺肿

压迫气管、食管、血管或神经引起临床症状时,应尽早手术治疗,可行甲状腺大部切除术。

3.巨大的单纯性甲状腺肿

虽没有引起压迫症状,但影响生活和工作,也应予以手术。

4.结节性单纯性甲状腺肿

继发功能亢进的综合征,或怀疑有恶变的可能,应尽早手术治疗。

(六)观察要点

术后遵医嘱监测生命体征及观察病情变化,确保呼吸道通畅,警惕并发症的发生。如脉搏增快,由>100 次/分短时间内进展为>120 次/分,患者自诉呼吸困难,颈部有压迫感。体格检查见患者面色潮红,颈部肿胀,呼吸增快,切口周围皮肤张力增高,切口敷料渗血虽不明显,但仍提示有切口内出血的可能。如进行性呼吸困难,即呼吸由快转为费力、变慢,则提示呼吸道梗阻,窒息可随时发生,相关因素有气管塌陷,或切口出血、血肿形成、压迫气管,或痰液黏稠而阻塞气管,或喉头水肿等。麻醉清醒后,喝水呛咳,提示喉上神经受损;术后说话声音嘶哑,提示喉返神经受损;术后出现口唇麻木或手足抽搐,提示甲状旁腺有受损或血供不足的可能;因此,要求术后严密观察,一旦发现异常情况,如实记录,及时通知医师处理。

(七)护理要点

1.非手术治疗及术前护理

(1)心理护理:针对患者生理、心理的异常变化,如脖子增粗,既影响生活、工作,又有失美观,一旦决定手术,又担心手术效果能否如意,对预后缺乏足够的信心,进而导致心理障碍。因此,对其进行耐心、细致的心理辅导,告知手术治疗的必要性及安全性,以解除患者的思想顾虑,消除其不良情绪,争取其积极、主动地配合医护人员做好各项工作。

(2)用药护理:遵医嘱使用甲状腺制剂及复方碘剂。常用复发碘化钾溶液,使用方法为:每日3次,第1日每次3滴,第2日每次4滴,以后逐日每次增加1滴,至每次16滴为止,然后维持此剂量至手术前。

(3)饮食护理:对非手术治疗者告知使用加碘食盐,并经常进食含碘丰富的食物,如海带、海藻、紫菜等。

(4)体位要求:巨大甲状腺肿伴有压迫症状的患者,嘱其取半坐卧位,保持呼吸道通畅。一旦确认手术则指导患者进行甲状腺手术体位训练,即去枕仰卧,肩下垫一软枕,使颈呈过伸卧位,目的是锻炼其耐受性,以便手术时手术野暴露充分,使手术得以顺利进行。

(5)术前准备:按常规做好术前准备如备皮、抗生素皮肤敏感试验、交叉配血及卫生处置等。手术日备气管切开包子床旁;如为巨大甲状腺肿疑有可能发生手术后气管塌陷者,术前即行气管插管或气管切开术,预防术后窒息的发生。

2.术后护理

(1)饮食护理:手术后6小时麻醉药药效基本消退,此时嘱患者试喝冷开水,在无呛咳的情况下,进食流质、半流质,再过渡到普通饮食。冷开水既可湿润咽喉部黏膜,又能使局部血管收缩,从而使局部水肿消退,疼痛减轻。同时喝水不呛咳,说明喉上神经未受损,可正常进食。选择食物应避免过热、辛辣、刺激性大的食物,以免食用后加剧咽喉部黏膜充血,使疼痛加剧;并防止咽喉部受刺激而发生剧咳,导致切口出血或切口裂开。

(2)体位要求:术后取半坐卧位,利于呼吸顺畅,使切口引流更彻底,能减轻切口的张力,促进切口愈合。

(3)活动指导:手术后6小时或全身麻醉完全清醒后,一般情况,患者可自由活动,但需注意颈部活动动作不要过于剧烈,幅度不要过大;说话时音调不要过高,时间不能过长,否则,不利于术后切口及声音的恢复。

(4)切口和管道护理:保持切口敷料的清洁、干燥和固定。如有引流管,必须将其妥善固定,确保有效引流,观察并记录其引流的量和性质。发现异常,如敷料渗血严重或短时间内引流出大量血性液体,应及时通知医师处理。

(5)呼吸困难和窒息的护理:床旁常规备气管切开包。患者一旦发生呼吸困难或窒息,立即行气管插管,必要时行气管切开术,一旦实施则按气管切开术护理常规护理。

二、甲状腺功能亢进症

(一)定义

甲状腺功能亢进症简称甲亢,是由各种原因导致正常的甲状腺素分泌的反馈机制丧失,引起循环中甲状腺素异常分泌增多而出现的以全身代谢亢进为主要特征的疾病的总称。

(二)病因与发病机制

目前认为原发性甲状腺功能亢进是一种自身免疫性疾病,其淋巴细胞产生的两类G类免疫球蛋白,即长效甲状腺激素(LATS)和甲状腺刺激免疫球蛋白(TSI)能抑制垂体前叶分泌TSH,并与甲状腺滤泡壁细胞膜上的 TSH 受体结合,导致甲状腺分泌大量甲状腺素。继发性甲状腺功能亢进和高功能腺瘤的发病原因也未完全明确,患者血中长效甲状腺刺激激素等的浓度不高,可能与结节本身自主性分泌紊乱有关。

(三)临床表现

轻重不一,典型表现有甲状腺激素分泌过多综合征、甲状腺肿大及眼征三大主要症状。

1.甲状腺激素分泌过多综合征

由于甲状腺激素分泌增多和交感神经兴奋,患者可出现高代谢综合征和各系统功能受累,表现为性情急躁、易激惹、失眠、双手颤动、疲乏无力、怕热多汗、皮肤潮湿;食欲亢进但体重减轻、肠蠕动亢进和腹泻;月经失调和阳痿;心悸、脉快有力(脉率常在 100 次/分以上,休息与睡眠时仍快)、脉压增大。其中脉率增快及脉压增大常作为判断病情程度和治疗效果的重要指标。合并甲状腺功能亢进性心脏病时,出现心律失常、心脏增大和心力衰竭。少数患者伴有胫前黏液性水肿。

2.甲状腺肿大

呈弥漫性、对称性,质地不等,无压痛,多无局部压迫症状。甲状腺扪诊可触及震颤,听诊时闻及血管杂音。

3.眼征

可分为单纯性突眼(与甲状腺功能亢进时交感神经兴奋性增高有关)和浸润性突眼(与眶后组织的自身免疫炎症有关)。典型者双侧眼球突出、眼裂增宽。严重者,上下眼睑难以闭合,甚至不能盖住角膜;瞬目减少;眼向下看时上眼睑不随眼球下闭;上视时无额纹出现;两眼内聚能力差;甚至伴眼睑肿胀、结膜充血水肿等。

甲状腺肿大、性情急躁、易激动、失眠、怕热多汗、食欲亢进但消瘦明显。心悸、脉快有力、脉压增大、内分泌功能紊乱(如月经失调、阳痿等)。

(四)辅助检查

1.实验室检查

(1)血清 T_4 检测:T_4 增高可以诊断甲状腺功能亢进,游离 T_4 较总 T_4 更有意义。

(2)血清 T_3 检测:甲状腺功能亢进早期或复发性甲状腺功能亢进 T_3 增高,游离 T_3 比 T_4 敏感。

(3)砌刺激试验:血清 T_3、T_4 不增高而疑有甲状腺功能亢进的患者给予 TRH,无反应者多为甲状腺功能亢进。

2.特殊检查

(1)甲状腺摄^{131}I率测定:摄碘率增高伴有高峰前移者可诊断为甲状腺功能亢进。

(2)甲状腺扫描:甲状腺扫描能区分甲状腺功能亢进类型,原发性甲状腺功能亢进表现为甲状腺两叶碘均匀分布,而继发性甲状腺功能亢进或高功能腺瘤则表现为"热结节"。

(五)治疗

目前普遍采用的三种疗法:抗甲状腺药物治疗、放射性碘治疗和手术治疗。

甲状腺大部切除术是目前对中度以上甲状腺功能亢进最常用且有效的方法,能使 90%～

95％的患者获得痊愈,手术死亡率低于1％。主要缺点是有一定的并发症和4％～5％的患者术后复发,也有少数患者术后发生甲状腺功能减退。

手术适应证:①继发性甲状腺功能亢进或高功能腺瘤;②中度以上的原发性甲状腺功能亢进;③腺体较大,伴有压迫症状,或胸骨后甲状腺肿等类型的甲状腺功能亢进;④抗甲状腺药物或^{131}I治疗后复发者或坚持长期用药困难者。此外,甲状腺功能亢进对妊娠可造成不良影响(流产、早产等),而妊娠又可能加重甲状腺功能亢进,故妊娠早、中期的甲状腺功能亢进患者凡具有上述指征者仍应考虑手术治疗。

手术禁忌证:①青少年患者;②症状较轻者;③老年患者或有严重器质性疾病不能耐受手术治疗者。

(六)观察要点

(1)监测血压、脉搏、呼吸、体温的变化及神志情况,发现问题及时通知医师处理。

(2)观察记录切口渗血的情况,术后切口局部以沙袋压迫,切口敷料有渗出应立即更换。

(七)护理要点

1.术前护理

(1)心理护理:多与患者交谈,给予必要的心理安慰,解释手术的有关问题,必要时可遵医嘱口服镇静药。

(2)突眼的护理:卧位时头部垫高,以减轻眼部的肿胀。眼睑不能闭合者睡眠时可涂抗生素眼膏以避免干燥,预防感染。

(3)药物准备:术前准备的重要环节,术前给药可降低基础代谢率,使腺体变硬、变小,便于手术操作,减轻术后出血。

(4)饮食:给予高蛋白、高热量、高碳水化合物及高维生素饮食,并补充足够的水分。

(5)其他:测定基础代谢率,了解甲状腺的功能。

2.术后护理

(1)体位:麻醉清醒后半坐卧位,利于呼吸和切口引流。24小时内减少颈项活动,减少出血。变换体位时,用手扶持头部以减轻疼痛。

(2)饮食:麻醉清醒后,可选用冷流饮食。利于吞咽,减少局部充血,避免过热食物引起血管扩张。

(3)并发症的观察与护理

①出血:观察切口敷料情况,有无颈部迅速肿大、烦躁、呼吸困难等,有异常及时通知医生处理。必要时剪开缝线,清除淤血。

②呼吸困难或窒息:由出血、喉头水肿、气管塌陷、痰液阻塞等引起。注意观察患者病情变化,床前备气管切开包。

③喉返神经损伤:患者出现声音嘶哑或失音。

④喉上神经损伤:进食或饮水时出现误咽、呛咳。

⑤手足抽搐:甲状旁腺损伤,患者出现口唇、四肢麻木。发作时,立即给予静脉注射10％的葡萄糖酸钙。

⑥甲状腺功能亢进危象:主要表现为高热、脉快、烦躁、谵妄、大汗,常伴呕吐及腹泻,甚至

出现昏迷或死亡,故应严密观察患者生命体征及神志情况,发现问题及时处理。

3.术后并发症护理

(1)呼吸困难与窒息:术后最危急的并发症,多发生在手术后48小时内。术后常规在床旁放置无菌气管切开包、抢救器械和药品,以备急救。

(2)喉返神经损伤:出现声音嘶哑或失音,应认真做好解释安慰工作,应用促进神经恢复药物配合理疗。

(3)喉上神经损伤:出现呛咳、误咽,可协助患者坐起进食或进半流质饮食。

(4)手足抽搐:由甲状旁腺损伤引起,可静脉注射10%葡萄糖酸钙10~20mL。

(5)甲状腺危象:术后12~36小时内高热、脉快而弱(120次/分以上)、烦躁、谵妄甚至昏迷,常伴有呕吐、水样便。可给予降温、吸氧、补液、镇静等对症处理。

三、甲状腺腺瘤

(一)定义

甲状腺腺瘤是常见的甲状腺良性肿瘤。病理上可分为滤泡状和乳头状囊性腺瘤两种。前者多见,周围有完整的包膜;后者少见,且不易与乳头状腺癌区分。

(二)病因及发病机制

甲状腺腺瘤是起源于甲状腺滤泡细胞的良性肿瘤,目前认为本病多为单克隆性,是由与甲状腺癌相似的刺激所致。甲状腺腺瘤的病因未明,可能与性别、遗传因素射线照射、TSH过度刺激等有关。此病在全国散发性存在,在地方性甲状腺肿流行区稍多见。

(三)临床表现

多数患者无不适症状,颈部出现圆形或椭圆形结节,多为单发,表面光滑,稍硬,无压痛,边界清楚,随吞咽上下移动。腺瘤生长缓慢。若乳头状囊性腺瘤因囊壁血管破裂而发生囊内出血时,肿瘤可在短期内迅速增大,局部出现胀痛。

(四)辅助检查

1.B超检查

可发现甲状腺肿块;伴囊内出血时,提示囊性变。

2.放射性^{131}I或^{99m}Tc扫描

多呈温结节,伴囊内出血时可为冷结节或凉结节,边缘一般较清晰。

(五)治疗

甲状腺腺瘤有诱发甲状腺功能亢进(约20%)和恶变(约10%)的可能,原则上应早期行包括腺瘤的患侧甲状腺大部或部分(腺瘤小)切除。切下的标本必须立即进行病理学检查,以判定肿块病变性质,从而决定下一步治疗。

(六)观察要点

(1)术后伤口渗血情况,有无呼吸困难,有无声音嘶哑、进水呛咳,有无手足抽搐。

(2)术后引流液性质及量。

(3)甲状腺危象:多发生在术后12~36小时。表现为高热、心率每分钟120次以上,烦躁不安、多汗、呕吐、腹泻、谵妄以致昏迷。

(4)疼痛。

(七)护理要点

(1)同外科手术前后护理常规。

(2)了解患者的心理问题,做好解释工作,以良好的心态接受手术治疗及护理。

(3)术前指导患者练习头颈过伸体位以配合手术。

(4)术后血压平稳后给予半卧位,抬高床头45°。

(5)保持伤口引流管负压吸引,若持续流出较多鲜红色血液,应及时汇报医生。

(6)保持伤口敷料清洁干燥,敷料渗出多或被呕吐物污染后汇报医生及时更换,以防感染。

(7)保持呼吸道通畅,告诉患者有痰时应咳嗽,必要时采用超声雾化吸入,鼓励患者深呼吸,按需给予吸氧,告诉患者应少说话,让声带和喉部处于休息状态。

(8)遵医嘱给予静脉输液,维持水及电解质平衡,酌情给予抗生素,遵医嘱给予止痛药。

(9)指导患者使用放松技术,当患者开始进食时,予流质、软食以减轻吞咽困难。

(10)指导患者保护颈部切口:①避免术后颈部弯曲或过伸。②避免快速的头部运动。③起立时用手支持头部以防止缝线牵拉。

四、甲状腺癌

甲状腺癌是头颈部较常见的恶性肿瘤,约占全身恶性肿瘤的1%,女性发病率高于男性。除甲状腺髓样癌外,多数甲状腺癌起源于滤泡上皮细胞。

(一)临床表现

初期多无明显症状,颈部出现单个、质地硬而固定、表面高低不平,随吞咽上下移动的肿块。

晚期癌肿除伴颈淋巴结肿大外,常因喉返神经、气管或食管受压而出现声音嘶哑、呼吸困难或吞咽困难等;若颈交感神经节受压可引起Horner综合征:①瞳孔缩小;②眼睑下垂;③眼球内陷;④患侧额部无汗。甲状腺癌远处转移多见于扁骨和肺。

(二)治疗方法

1.内分泌治疗

甲状腺癌行次全或全切除者应终身服用甲状腺素片,以预防甲状腺功能减退和抑制促甲状腺激素。

2.放射外照射治疗

主要适用于未分化型甲状腺癌。

(三)护理措施

1.术前护理

(1)配合完成术前常规检查:如血尿常规、出凝血试验、肝肾功能、心电图、胸片、声带检查等。

(2)做好心理护理,解除思想顾虑,避免患者精神恐惧和紧张,过度紧张或失眠者遵医嘱给予镇静催眠药服用。

（3）注意保暖,避免上呼吸道感染。

（4）气管受压有呼吸困难者,床边备氧气、气管切开包等急救用物。

（5）配合完成术前常规检查:胸片、心电图、血尿常规、出凝血常规、B超、声带检查,并全面了解患者心、肺、肝、肾等重要器官功能。

2.术后护理

（1）备好氧气、吸痰器及气管切开包在床旁。

（2）麻醉清醒,血压稳定者可采取半坐卧位以利于引流及呼吸。

（3）24小时内密切观察生命体征,血压、脉搏、呼吸每小时测量1次,平稳后改每2～4小时测量1次,术后24～72小时每4～6小时测体温、脉搏、呼吸1次。

（4）24小时内避免过度活动颈部,少说话。

（5）观察伤口渗液和颈部肿胀情况。

（6）术后24小时内观察患者生命体征变化,发现呼吸困难、喉头水肿、声带麻痹、窒息、手足抽搐等,立即报告医生,并做好气管切开的准备。

（7）术后1天按医嘱进食温凉流质或半流质,进食时注意有无呛咳,防止误咽。

（8）早期鼓励患者进行吞咽运动,预防颈前肌粘连。

（9）咳嗽痰多,可按医嘱给予氧气雾化吸入。

第二节　乳房疾病的护理

一、急性乳腺炎

（一）定义

急性乳腺炎是乳房的急性化脓性炎症,感染的致病菌主要是金黄色葡萄球菌,常见于产后3～4周的哺乳期妇女,初产妇多见。

（二）病因及发病机制

除患者产后抵抗力下降外,还与以下因素有关。

1.乳汁淤积

乳汁是理想的培养基,乳汁淤积有利于入侵细菌生长繁殖。引起淤积的主要原因包括:①乳头发育不良(过小或凹陷),妨碍正常哺乳;②乳汁过多或婴儿吸乳过少,导致不能完全排空乳汁;③乳管不通畅,影响乳汁排出。

2.细菌入侵

乳头破损或皲裂是细菌沿淋巴管入侵感染的主要途径。6个月以后的婴儿已长牙,易致乳头损伤;婴儿患口腔炎或含乳头入睡,易致细菌直接侵入乳管,上行至腺小叶而致感染。

（三）临床表现

（1）发病初期感乳房肿胀疼痛,局部出现红肿且具有压痛的肿块,同时可有发热等全身症状。

(2)随炎症的发展,则上述症状更为加重,炎性肿块增大,疼痛呈搏动性。

(3)患侧腋窝出现肿大淋巴结,疼痛或压痛。

(4)白细胞计数明显升高。

(5)脓肿形成,表浅脓肿易发现,深部脓肿可经穿刺或 B 超发现。脓肿可以是单房,但多房性者常见,表浅脓肿可自行溃破。

(6)感染严重者可并发脓毒血症。

(四)辅助检查

1.实验室检查

血常规检查显示白细胞及粒细胞计数明显增高,严重者出现核左移。败血症者的血细菌培养为阳性。脓肿穿刺细胞学培养多为金黄色葡萄球菌。

2.B 超检查

未形成脓肿前 B 超检查显示为实性肿块,回声增高,无明显边界;脓肿形成后可显示液性暗区。

(五)治疗

1.非手术治疗

适用于早期乳腺炎尚未形成脓肿时。

(1)患乳停止哺乳,同时用吸乳器等吸出乳汁。

(2)尽早全身使用大剂量抗生素,以应用青霉素、头孢菌素和红霉素为安全。

(3)局部可行热敷或理疗,水肿明显者可用 25％硫酸镁湿热敷。

2.手术治疗

脓肿形成后应及时切开引流,为避免损伤乳管而形成乳瘘,应按放射状做切口,深部或乳房后脓肿可沿乳房下缘做弧形切口,经乳房后间隙引流。如果有数个脓腔则应分开脓肿间的间隙。

(六)观察要点

定时监测生命体征的变化,了解白细胞计数及分类计数,必要时做血或脓液细菌培养及药物敏感试验。

(七)护理要点

1.非手术治疗护理/术前护理

(1)缓解疼痛

①防止乳汁淤积:患乳暂停哺乳,定时用吸乳器吸净乳汁。

②局部托起:用宽松胸罩托起患乳,以减轻疼痛和肿胀。

③热敷、药物外敷或理疗:以促进局部血液循环和炎症消散。

(2)控制体温和感染

①控制感染:遵医嘱早期应用抗生素。

②病情观察:定时测量体温、脉搏和呼吸,监测血白细胞计数及分类变化,必要时做血培养及药物敏感试验。

③降温:高热者给予物理或药物降温。

2.术后护理

脓肿切开引流后,保持引流通畅,注意观察引流脓液量、颜色及气味的变化,及时更换切口敷料。

二、乳腺囊性增生病

(一)定义

乳腺囊性增生病是乳腺组织的良性增生,可发生于腺管周围并伴有大小不等的囊肿形成;也可发生于腺管内,表现为不同程度的乳头状增生伴乳管囊性扩张;也有发生在小叶实质者,主要为乳管及腺泡上皮增生。

(二)病因及发病机制

乳腺囊性增生症的病因尚不十分明了。目前多认为与内分泌失调及精神因素有关。有研究认为与黄体酮分泌减少、雌激素相对增多、催乳素升高以及激素受体有关。

(三)临床表现

1.症状

突出的表现是乳房胀痛,部分患者具有周期性。疼痛与月经周期有关,往往在月经前疼痛加重,月经来潮后减轻或消失,有时整个月经周期都有疼痛。

2.体征

一侧或双侧乳腺有弥漫性增厚,可局限于乳腺的一部分,多位于乳房外上象限,轻度触痛;乳房肿块也可分散于整个乳腺。肿块呈颗粒状、结节状或片状,大小不一,质韧而不硬,增厚区与周围乳腺组织分界不明显,与皮肤无粘连。

本病病程较长,发展缓慢。少数患者可有乳头溢液,呈黄绿色或血性,偶为无色浆液。

(四)辅助检查

钼钯 X 线检查、B 超或活组织病理检查等均有助于本病的诊断。

(五)治疗

1.非手术治疗

主要是观察和药物治疗。观察期间可用中医中药调理,如口服中药逍遥散 3～9g,每日 3 次。也可选用激素类和维生素类药物联合治疗。若肿块变软、缩小或消退,则可予以观察并继续中药治疗;若肿块无明显消退,或观察过程中对局部病灶有恶变可疑者,应切除并做快速病理检查。

2.手术治疗

病检证实有不典型上皮增生,则可结合其他因素决定手术范围。

(六)护理要点

1.心理护理

解释疼痛发生的原因,消除患者的顾虑,保持心情舒畅。

2.局部托起

用宽松的乳罩托起乳房。

3.用药护理

遵医嘱服用中药调理或其他对症治疗药物。

4.健康指导

由于本病的临床表现可能与乳腺癌有所混淆,且可能与其并存,因此,应嘱患者经常进行乳房自我检查。局限性增生者在月经开始后7～10日内复查,每隔2～3个月到医院复诊,有对侧乳腺癌或有乳腺癌家族史者密切随访,以便及时发现恶性变。

三、乳房良性肿瘤

(一)乳腺纤维腺瘤

1.定义

乳腺纤维腺瘤是女性常见的乳房良性肿瘤,约占良性肿瘤发病率的3/4,好发年龄为20～25岁。一般情况下乳腺纤维瘤光滑、界清、质硬、活动、无压痛、生长缓慢,但在青春发育期、妊娠以及哺乳时生长较快。

2.病因及发病机制

本病的原因是小叶内纤维细胞对雌激素的敏感性异常增高,可能与纤维细胞所含雌激素受体的量或质出现异常有关。

3.临床表现

主要为乳房肿块,好发于乳房外上象限,约75%为单发,少数多发。肿块增大缓慢,质似硬橡皮球的弹性感,表面光滑,易于推动。月经周期对肿块的大小无影响。患者常无明显自觉症状,多为偶然扪及。

4.治疗

乳腺纤维腺瘤发生癌变的可能性很小,但有肉瘤变可能;手术切除是唯一有效的方法。由于妊娠可使纤维腺瘤增大,所以在妊娠前或妊娠后发现的纤维腺瘤一般都应手术切除,肿块常规做病理检查。

5.观察要点

(1)术前:营养状况、皮肤情况、个人生理情况。

(2)术后

①常规检查和改善患者的营养:术前做心、肺、肝、肾等重要脏器功能检查;同时给予高热量、高蛋白、高维生素饮食。

②根据手术部位做好皮肤准备。

③女性患者避开月经期。

6.护理要点

(1)告知患者乳腺纤维腺瘤的病因和治疗方法。

(2)暂不手术者应密切观察肿块变化,明显增大者应及时到医院诊治。

(3)行肿瘤切除术后,保持切口敷料清洁、干燥。

（二）乳管内乳头状瘤

1.定义

乳管内乳头状瘤多见于经产妇，以 40～50 岁多见。75％发生在大乳管近乳头的壶腹部，瘤体很小，带蒂而有绒毛，且有很多壁薄的血管，故易出血。

2.临床表现

一般无自觉症状，乳头溢液为主要表现。溢液多为血性，也可为暗棕色或黄色液体。因肿瘤小，常不能触及。大乳管乳头状瘤可在乳晕区扪及圆形、质软、可推动的小肿块，轻压此肿块常可从乳头溢出血性液。

3.辅助检查

乳腺导管造影可明确乳管内肿瘤的大小和部位。也可行乳管内镜检查，即将一根内径小于 1mm 的光导管自乳头的溢液管口插入，通过内镜成像技术观察乳腺导管内的情况。

4.治疗

本病恶变率为 6％～8％，因此诊断明确者以手术治疗为主。单发的乳管内乳头状瘤患者应切除病变的乳管系统，常规行病理检查；如有恶变应施行乳腺癌根治术；若患者年龄较大、乳管上皮增生活跃或间变者，可行单纯乳房切除术。

5.观察要点

观察切口敷料渗血、渗液情况，观察引流管引流量及引流液的性状、颜色等并予以记录。

6.护理要点

(1)告诉患者乳头溢液的病因、手术治疗的必要性，解除患者思想顾虑。

(2)术后保持切口敷料清洁干燥，按时换药。

(3)嘱患者定期回医院复查。

四、乳腺癌

乳腺癌是女性常见的恶性肿瘤之一，在我国占全身各种恶性肿瘤 7％～10％，仅次于子宫癌。

（一）临床表现

(1)无痛性单发肿块。

(2)乳房外形改变。

(3)局部隆起、酒窝征、乳头偏向或凹陷、橘皮样改变。

（二）治疗方法

手术治疗；化学治疗；放射性治疗；内分泌治疗；靶向治疗。

（三）护理措施

1.术前护理

(1)配合完成术前常规检查：胸片、心电图、血尿常规、出凝血常规、B超，并全面了解患者心、肺、肝、肾等重要器官功能。

(2)若需植皮者需备取皮部位皮肤清洁。

(3)做好心理护理。

2.术后护理

(1)体位:麻醉清醒后血压平稳者给予半坐卧位以利于引流及呼吸;术后第1天如无植皮,鼓励早期下床活动。

(2)监测生命体征每1～2小时1次,待生命体征平稳后改每2～4小时1次观察,连续3天。

(3)病情观察:①观察局部伤口、引流量、有效吸引、加压包扎的松紧度情况,以不影响呼吸,可以伸进2横指为宜;②患侧上肢血循环情况:观察有无肿胀、麻木、疼痛及循环障碍,患侧上肢给予手枕略抬高,禁止外展、上举,清醒后可指导手指关节活动;③呼吸情况:指导有效深呼吸,预防肺部并发症。

(4)健康教育:①术后指导患侧上肢功能锻炼,注意循序渐进;②指导患侧上肢禁止进行测血压、静脉注射及静脉采血等治疗;③化疗期间,注意保护皮肤,每天监测体温2～3次,每3～5天监测血常规一次;④指导家属对患者进行心理疏导。

(5)出院指导:①遵医嘱按时准确服用药物;②指导21天回院行化疗1次;③指导3～5天抽血查血常规1次;④5年内避免妊娠。

第三节　胃十二指肠疾病的护理

一、胃、十二指肠溃疡大出血

(一)定义

胃、十二指肠溃疡大出血是指有明显出血症状的大出血,即表现为大量呕血或柏油样大便,血红蛋白值明显下降,以致发生循环动力学改变者。胃、十二指肠溃疡大出血为上消化道大出血最常见的原因,有5%～10%的患者需要外科手术治疗止血。

(二)病因及发病机制

发生大出血的溃疡多位于胃小弯或十二指肠后壁,并以十二指肠后壁溃疡为多见。出血是因溃疡的侵蚀导致基底部血管破裂,大多数为中等动脉出血。胃小弯溃疡出血常来自胃右、左动脉的分支,而十二指肠后壁溃疡的出血则多来自胰十二指肠上动脉或胃十二指肠动脉及其分支。血管的侧壁破裂较之断端出血不易自止。有时由于大出血后血容量减少、血压降低,血管破裂处凝血块形成,出血能自行停止,但约有30%病例可出现第2次大出血。

(三)临床表现

1.症状

(1)急性大呕血和(或)柏油样便:这是胃、十二指肠溃疡大出血的主要症状,多数患者可仅有柏油样便;大量迅猛的十二指肠溃疡出血者黑粪的色泽可较鲜红。可伴乏力、心慌甚至晕厥等失血症状。

(2)休克:当失血量超过800mL时,可出现明显休克现象,如出冷汗、脉搏细数、呼吸浅促、血压降低等。

2.体征

腹部常无明显体征,可能有轻度腹胀,上腹部相当于溃疡所在部位有轻度压痛,肠鸣音增多。

(四)辅助检查

1.实验室检查

持续检测血红蛋白、红细胞计数和血细胞比容均呈进行性下降趋势。

2.内镜检查

内镜下胃、十二指肠溃疡出血病灶特征现多采用 Forrest 分级。①Ⅰa:可见溃疡病灶处喷血。②Ⅰb:可见病灶处渗血。③Ⅱa:病灶处可见裸露血管。④Ⅱb:病灶处有血凝块附着。⑤Ⅱc:病灶处有黑色基底。⑥Ⅲ:溃疡病灶基底仅有白苔而无上述活动性出血征象。根据上述内镜表现除Ⅲ外,只要有其中一种表现均可确定为此次出血的病因及出血部位。

3.选择性腹腔动脉或肠系膜上动脉造影

也可用于血流动力学稳定的活动性出血患者,可明确病因与出血部位,指导治疗,并可采取栓塞治疗或动脉内注射垂体加压素等介入性止血措施。

(五)治疗

1.非手术治疗

(1)补充血容量:快速输液、输血。失血量达全身总血量的 20% 时,输注右旋糖酐或其他血浆代用品;出血量较大时可输注浓缩红细胞,必要时输全血,应保持血细胞比容不低于 30%。

(2)禁食、留置胃管:用生理盐水冲洗胃腔,清除血凝块,直至胃液变清。可经胃管注入 200mL 含 8mg 去甲肾上腺素的冰生理盐水溶液,每 4~6 小时 1 次。

(3)应用止血、制酸等药物:静脉或肌内注射止血药物;静脉给予 H_2 受体拮抗药、质子泵抑制药(奥美拉唑)或生长抑素奥曲肽等。

(4)纤维胃镜下止血:胃镜检查明确出血病灶后可同时施行电凝、激光灼凝、注射或喷洒药物、钛夹夹闭血管等局部止血措施。

2.手术治疗

(1)手术指征

①严重大出血,短期内出现休克,或较短时间内(6~8 小时)需要输入较大量血液(>800mL)方能维持血压和血细胞比容者。

②年龄在 60 岁以上伴血管硬化症者自行止血机会较小,应及早手术。

③近期发生过类似的大出血或合并溃疡穿孔或幽门梗阻,

④正在进行药物治疗的胃、十二指肠溃疡患者发生大出血,表明溃疡侵蚀性大,非手术治疗难以止血。

⑤纤维胃镜检查发现动脉搏动性出血或溃疡底部血管显露,再出血危险大者。

(2)手术方式

①胃大部切除术:适用于大多数溃疡出血的患者。

②溃疡底部贯穿缝扎术：在病情危急，不耐受胃大部切除术时，可采用单纯贯穿缝扎止血法；若切除溃疡有困难而予以旷置时，应贯穿缝扎溃疡底部出血的动脉或结扎其主干。

③在贯穿缝扎处理溃疡出血后做迷走神经干切断加胃窦切除或幽门成形术。

（六）护理要点

1.非手术治疗护理/术前护理

（1）心理护理：首先安排患者卧床休息，保持安静，因安静休息有利于止血。及时清除呕血或黑粪后的血液或污物，减少不良刺激。护理人员要冷静果断完成各种治疗抢救措施，关心安慰患者，从而消除患者紧张、恐惧心理。

（2）体位：绝对卧床，血压低者取平卧位，血压平稳后可采取半卧位。发现大出血、休克时应立即将双下肢抬高，保持呼吸道通畅，头偏向一侧，避免误吸。

（3）饮食护理：大量呕血伴恶心、呕吐者应禁食，少量出血无呕吐者，可进温凉、清淡、无刺激性流质，出血停止后改为半流质，宜少量多餐，以营养丰富、易消化的饮食为主。

（4）补充血容量：给予氧气吸入。迅速建立 2 条静脉通道以补充血容量，输液开始宜快，可加压，在此基础上及时配血和备血，但对年老体弱者应注意避免输血及输液过快或过多而引起急性肺水肿，如有异常及时通知医师。

（5）药物护理：按时应用止血药物，经胃肠减压管灌注加入冰生理盐水 200mL 加去甲肾上腺素 8mg，使血管收缩而达到止血的目的。静脉给 H_2 受体拮抗药（如法莫替丁）或质子泵抑制药（如奥美拉唑）；静脉应用生长抑素等。

（6）严密观察病情变化：每 30 分钟测生命体征 1 次，有条件者进行心电监护。观察呕吐物及大便的量、色、性质和次数，估计出血量并及时记录。准确记录 24 小时出入量。应密切观察患者意识、末梢循环、尿量等变化，注意保暖。如患者由卧位改为半卧位即出现脉搏增快、血压下降、头晕、出汗甚至晕厥，则表示出血量大，应立即抢救。

（7）急症手术准备：若经止血、输血等处理而出血仍继续者，应配合做好急诊手术准备。

2.术后护理

（1）心理护理：患者由于发病突然，表现为剧烈腹痛、病情危重，多数患者需紧急手术治疗，加之患者对住院环境的陌生，因而产生焦虑、恐惧心理。因此护理人员要体贴关心患者，语言温和，态度和蔼。消除患者紧张害怕的心理，各项护理操作轻柔，准确到位，减轻其痛苦。为患者创造安静无刺激的环境，缓解患者的焦虑。

（2）术后监护

①术后置患者于监护室，妥善安置患者。主管护士及时了解麻醉及手术方式，对腹腔引流管、胃管、氧气管、输液管妥善固定。若为硬膜外麻醉应平卧 4～6 小时，若为全身麻醉在患者未清醒前应去枕平卧，头偏向一侧，保持呼吸道通畅。术后 6 小时重点监测血压平稳后取半卧位，有利于呼吸并防止膈下脓肿，减轻腹部切口张力有效缓解疼痛。

②密切观察生命体征及神志变化，尤其是血压及心率的变化。术后 3 小时内每 30 分钟测量 1 次，然后改为每 1 小时测量 1 次。4～6 小时后若平稳改为每 4 小时测 1 次。

（3）胃肠减压的护理

①密切观察胃管引流的颜色及性质，记录 24 小时引流量。胃大部切除术后多在当天有陈

旧性血液自胃管流出,24～48 小时内自行停止转变为草绿色胃液。

②保持有效的胃肠减压,减少胃内的积气、积液,维持胃处于空虚状态,促进吻合口早日愈合。观察胃管是否通畅,发现胃管内有凝血块或食物堵塞时及时用注射器抽出,并用生理盐水 10～20mL 反复冲洗胃管直至其通畅。

③留置胃管期间给予雾化吸入每日 2 次,有利于痰液排出,并可减轻插管引起的咽部不适。

④做好健康指导。主管护士应仔细讲解胃管的作用及留置的时间,取得患者的合作。防止其自行拔管,防止重复插管给患者造成痛苦和不良后果。

(4)腹腔引流管的护理:腹腔引流管要妥善固定,避免牵拉、受压、打折。保持其通畅。术后 24 小时注意观察有无内出血的征兆,一般术后引流量≤50mL,淡红色,多为术中冲洗液。引流液黏稠时经常挤捏管壁保持通畅。每日更换引流袋防止逆行感染,同时利于观察。术后 3～5 天腹腔引流液<10mL 可拔除引流管。

(5)饮食的护理:胃大部切除胃空肠吻合术,由于消化道重建改变了正常的解剖生理关系。因此饮食要少食多餐、循序渐进。术后 24～48 小时肠蠕动恢复可拔除胃管,当日可少量饮水。第 2 日进全流食每次 50～80mL。第 3 日进全流食 100～150mL,避免可导致胃肠胀气的食物,以蛋汤、菜汤、藕粉为好。第 6 日进半流全量。术后 10～14 天进干饭。2 周后恢复正常饮食。

(6)术后常见并发症的观察与护理

①术后出血:术后严密观察血压及脉搏变化,腹腔内出血常表现为失血性休克症状,伴有腹胀、全腹压痛、反跳痛明显等腹膜刺激征。因此护理中要严密观察患者腹部变化。

②感染:饱餐后的胃、十二指肠急性穿孔造成弥漫性腹膜炎,术后可能出现腹腔或切口感染。患者一般术后 3～5 天体温逐渐恢复正常,切口疼痛消失。若此时体温反而增高,局部出现疼痛和压痛,提示炎症的存在。本组病例中 2 例术后第 4～5 天患者体温升高,出现伤口感染,给予拆除部分缝线,充分引流每日伤口换药,约 2 周后愈合。

二、胃、十二指肠溃疡瘢痕性幽门梗阻

(一)定义

胃、十二指肠溃疡瘢痕性幽门梗阻指的是幽门附近的溃疡瘢痕愈合后,造成胃收缩时胃内容物不能通过,并因此引起呕吐、营养障碍、水与电解质紊乱和酸碱失衡等一系列改变的情况。

(二)病因及发病机制

溃疡病引起幽门梗阻的原因有以下几种。①幽门痉挛:溃疡活动期幽门括约肌的反射性痉挛。②幽门水肿:溃疡活动期溃疡周围炎性充血水肿。③瘢痕收缩:溃疡修复过程中瘢痕的形成及其收缩,也可因前两种因素同时存在而加重。前两种情况属于间歇性的,不构成外科手术适应证。瘢痕性幽门梗阻则需手术方能解除梗阻。

(三)临床表现

1.症状

突出的症状是呕吐,呕吐的特点为朝食暮吐、呕吐宿食;呕吐量大,一次可达 1～2L;呕吐物有酸臭味,吐后自觉舒适,常有患者自行诱吐以缓解上腹胀满之苦。

2.体征

体检时所见为营养不良(皮肤干燥松弛、皮下脂肪消失),上腹隆起,有时可见自左肋下至右上腹的胃蠕动波,手拍上腹部时有振水音。少数患者胃可以极度扩大,其下极可达下腹中部,使整个腹部隆起,易误认为是肠梗阻。有碱中毒、低钙血症时,耳前叩指试验(Chvostek征)和上臂压迫试验(Trousseau征)可呈阳性。

(四)辅助检查

1.胃镜检查

胃腔于空腹时潴留液增多,甚至可见残存宿食;幽门变形及变窄,镜管不能通过。

2.X线钡餐检查

胃高度扩大,胃张力降低,钡剂入胃后即下沉。若数小时后胃内仍有 25% 以上的残留钡剂,诊断即可成立。

(五)治疗

1.非手术疗法

适于因活动性溃疡并发幽门水肿及痉挛所致的幽门梗阻或为手术治疗做准备。具体方法有:①禁食,胃肠减压,必要时以温生理盐水洗胃 3～7 天。②抗酸、解痉及用胃动力药物。③纠正水、电解质失衡。④全肠外营养支持及适量输血。

2.手术治疗

(1)术前准备:①纠正脱水、低钾低氯性碱中毒。②改善营养不良。③给予 H_2 受体拮抗药或质子泵抑制药。④持续胃肠减压。⑤术前 3 天起温生理盐水洗胃,术日清洁洗胃。

(2)术式选择:①胃大部切除术:适于胃酸高、溃疡疼痛症状较重的年轻患者。②胃窦切除加迷走神经切断术及幽门成形加迷走神经切断术:可按术者经验选用。③胃空肠吻合术:适用于年老体弱、全身情况差者。

(3)术后治疗:①继续加强营养支持。②给予 H_2 受体拮抗药或质子泵抑制药。

(六)护理要点

1.非手术治疗护理/术前护理

(1)心理护理:对患者应给予热诚的关怀、同情,不嫌脏臭,减轻其紧张、烦躁及怕别人讨厌的心理压力,如果患者有紧张不安的情绪,护士应及时发现,安慰患者,解除其紧张心情。

(2)饮食护理:完全梗阻者手术前禁食;非完全性梗阻者可给予无渣半流质,应少量多餐,给予高蛋白、高热量、富含维生素、易消化、无刺激的食物。

(3)一般护理:患者发生呕吐后清洁口腔,协助给予温开水或生理盐水漱口。必要时更换床单,整理床铺,帮助患者取舒适卧位,将呕吐物的容器及污物拿出病室,使患者有一个安静、清新、舒适的环境。

(4)营养支持:非完全性梗阻者可予无渣半流质饮食,完全梗阻者手术前禁食,以减少胃内容物潴留。根据医嘱静脉补充肠外营养液、输血或其他血制品,以纠正营养不良、贫血和低蛋白血症。

(5)洗胃:术前 3 日,每晚用 300～500mL 温生理盐水洗胃,以减轻胃壁水肿和炎症,有利于术后吻合口愈合。

(6)手术准备:术日晨留置导尿管,应配合做好手术准备。

(7)做好护理记录:详细而高质量的护理记录是疾病诊断的重要资料。记录的内容包括呕吐前患者的各种情况,呕吐时伴随的症状。呕吐物的性质、量、色、味及次数。采取的护理措施及效果,同时准确记录24小时出入液量,以利于在患者水和电解质失衡的情况下做出精确地估计,为治疗提出依据。

2.术后护理

(1)心理护理:患者由于发病突然,表现为剧烈腹痛、病情危重,多数患者需紧急手术治疗,加之患者对住院环境的陌生,因而产生焦虑、恐惧心理。因此护理人员要体贴、关心患者,语言温和,态度和蔼。消除患者紧张、害怕的心理,各项护理操作轻柔,准确到位,减轻患者痛苦。为患者创造安静、无刺激的环境,缓解患者的焦虑。

(2)术后监护

①术后置患者于监护室,妥善安置患者。主管护士及时了解麻醉及手术方式,对腹腔引流管、胃管、氧气管、输液管妥善固定。若为硬膜外麻醉应平卧4~6小时;若为全身麻醉,在患者未清醒前应去枕平卧,头偏向一侧,保持呼吸道通畅。术后6小时重点监测血压平稳后取半卧位,有利于呼吸并防止膈下脓肿,减轻腹部切口张力,有效缓解疼痛。

②密切观察生命体征及神志变化,尤其是血压及心率的变化。术后3小时内每30分钟测量1次,然后改为每1小时测量1次。4~6小时后若平稳改为每4小时测1次。

(3)胃肠减压的护理

①密切观察胃管引流的颜色及性质,记录24小时引流量。胃大部切除术后多在当天有陈旧性血液自胃管流出,24~48小时内自行停止转变为草绿色胃液。

②保持有效的胃肠减压,减少胃内的积气、积液,维持胃处于空虚状态,促进吻合口早日愈合。观察胃管是否通畅,发现胃管内有凝血块或食物堵塞时及时用注射器抽出,并用生理盐水10~20mL反复冲洗胃管直至其通畅。

③留置胃管期间给予雾化吸入每日2次,有利于痰液排出,并可减轻插管引起的咽部不适。

④做好健康指导:主管护士应仔细讲解胃管的作用及留置的时间,取得患者的合作,防止其自行拔管,防止重复插管给患者造成痛苦和不良后果。

(4)腹腔引流管的护理:腹腔引流管要妥善固定,避免牵拉、受压,打折,保持其通畅。术后24小时注意观察有无内出血的征兆,一般术后引流量≤50mL,淡红色,多为术中冲洗液。引流液黏稠时经常挤捏管壁保持通畅。每日更换引流袋防止逆行感染,同时利于观察。术后3~5天腹腔引流液<10mL可拔除引流管。

(5)饮食护理:胃大部切除胃空肠吻合术,由于消化道重建改变了正常的解剖生理关系。因此饮食要少食多餐、循序渐进。术后24~48小时肠蠕动恢复可拔除胃管,当日可少量饮水。第2日进全流食每次50~80mL。第3日进全流食每次100~150mL,避免可导致胃肠胀气的食物,以蛋汤、菜汤、藕粉为好。第6日进半流全量。术后10~14天进干饭。2周后恢复正常饮食。

（6）术后常见并发症的观察与护理

①术后出血：术后严密观察血压及脉搏变化，腹腔内出血常表现为失血性休克症状，伴有腹胀、全腹压痛、反跳痛明显等腹膜刺激征，因此护理中要严密观察患者腹部变化。

②感染：饱餐后的胃、十二指肠急性穿孔造成弥漫性腹膜炎，术后可能出现腹腔或切口感染。患者一般术后 3～5 天体温逐渐恢复正常，切口疼痛消失。若此时体温反而增高，局部出现疼痛和压痛，提示炎症的存在。术后第 4～5 天患者体温升高，出现伤口感染，给予拆除部分缝线，充分引流每日伤口换药，约 2 周后愈合。

③吻合口梗阻：吻合口梗阻表现为患者拔除胃管或进食后腹胀，伴有呕吐胃内容物可混有胆汁液体。患者出现吻合口梗阻，碘剂造影显示胃空肠吻合口狭窄，考虑为炎性水肿、经禁食、输液等保守治疗后水肿消失自行缓解。

三、胃癌

（一）定义

胃癌是我国常见的恶性肿瘤之一。在组织病理学上，胃癌 90% 以上是腺癌，其中又可以细分为乳头状腺癌、管状腺癌、低分化腺癌、黏液腺癌、印戒细胞癌。少见类型包括腺鳞癌、类癌、小细胞癌、未分化癌等。

（二）病因及发病机制

胃癌的病因尚未完全清楚，目前认为与下列因素有关。

1.地域环境及饮食生活因素

胃癌发病有明显的地域差别，中国、日本、俄罗斯、南非、智利和北欧等国家和地区发病率较高，而北美、西欧、印度的发病率则较低。我国西北与东部沿海地区胃癌的发病率明显比其他地区高。长期食用腌制、熏、烤食品者胃癌的发病率高，可能与上述食品中亚硝酸盐、真菌毒素、多环芳烃化合物等致癌物或前致癌物的含量高有关。食物中缺乏新鲜蔬菜、水果也与发病有一定关系。吸烟增加胃癌的发病率。

2.幽门螺杆菌感染

幽门螺杆菌感染是引发胃癌的主要因素之一。我国胃癌高发区人群 HP 感染率在 60% 以上，低发区的 HP 感染率为 13%～30%。HP 能促使硝酸盐转化成亚硝酸盐及亚硝胺而致癌；HP 感染引起胃黏膜慢性炎症并通过加速黏膜上皮细胞的过度增殖导致畸变致癌；HP 的毒性产物 CagA、VacA 可能具有促癌作用。

3.癌前疾病和癌前病变

胃癌的癌前疾病是指一些使胃癌发病危险性增高的良性胃疾病，如慢性萎缩性胃炎、胃息肉、胃溃疡、残胃炎等。胃的癌前病变指的是容易发生癌变的病理组织学变化，但其本身尚不具备恶性改变。胃黏膜上皮细胞的不典型增生属于癌前病变，可分为轻、中、重三度，重度不典型增生易发展成胃癌。

4.遗传因素

胃癌有明显的家族聚集倾向，研究发现与胃癌患者有血缘关系的亲属发病率较对照组高

4倍。有证据表明胃癌的发生与抑癌基因 p53、APC、MCC 杂合性丢失和突变有关。而胃癌组织中癌基因 c-met、K-ras 等存在明显的过度表达。

（三）临床表现

1.症状

早期胃癌多无明显症状，部分患者可有上腹隐痛、嗳气、反酸、食欲减退等消化道症状，无特异性。随病情进展，症状日益加重，常有上腹疼痛、食欲缺乏、呕吐、乏力、消瘦等症状。不同部位的胃癌有其特殊表现：贲门胃底癌可有胸骨后疼痛和进行性梗噎感；幽门附近的胃癌可有呕吐宿食的表现；肿瘤溃破血管后可有呕血和黑粪。

2.体征

胃癌早期无明显体征，可仅有上腹部深压不适或疼痛。晚期，可扪及上腹部肿块。若出现远处转移时，可有肝大、腹水、锁骨上淋巴结肿大等。

（四）辅助检查

1.纤维胃镜检查

纤维胃镜检查是诊断早期胃癌的有效方法。可直接观察病变的部位和范围，并可直接取病变组织做病理学检查。采用带超声探头的电子胃镜，有助于了解肿瘤浸润深度以及周围脏器和淋巴结有无转移。

2.X 线钡餐检查

X 线气钡双重造影可发现较小而表浅的病变。肿块型胃癌表现为突向腔内的充盈缺损；溃疡型胃癌主要显示胃壁内龛影，黏膜集中、中断、紊乱和局部蠕动波不能通过；浸润型胃癌可见胃壁僵硬、蠕动波消失。

3.腹部超声

主要用于观察胃的邻近脏器受浸润及淋巴结转移的情况。

4.螺旋 CT

有助于胃癌的诊断和术前临床分期。

5.实验室检查

粪便潜血试验常呈持续阳性。胃液游离酸测定多显示酸缺乏或减少。

（五）治疗

早期发现、早期诊断和早期治疗是提高胃癌疗效的关键。外科手术是治疗胃癌的主要手段，也是目前能治愈胃癌的唯一方法。对中晚期胃癌，积极辅以化疗、放疗及免疫治疗等综合治疗以提高疗效。

1.手术治疗

（1）根治性手术：原则为整块切除包括癌肿和可能受浸润胃壁在内的胃的全部或大部，以及大、小网膜和局域淋巴结，并重建消化道。切除范围：胃壁的切线应距癌肿边缘 5cm 以上，食管或十二指肠侧切缘应距离贲门或幽门 3～4cm。

早期胃癌由于病变局限，较少淋巴结转移，可行内镜下胃黏膜切除术、腹腔镜或开腹胃部分切除术。

扩大胃癌根治术适用于胃癌侵及邻近组织或脏器，是指包括胰体、尾及脾的根治性胃大部切除术或全胃切除术;有肝、结肠等邻近脏器浸润可行联合脏器切除术。

(2)姑息性切除术:用于癌肿广泛浸润并转移、不能完全切除者。通过手术可以解除症状,延长生存期,包括姑息性胃切除术、胃空肠吻合术、空肠造口术等。

2.化学治疗

这是最主要的辅助治疗方法,目的在于杀灭残留的亚临床癌灶或术中脱落的癌细胞,提高综合治疗效果。但 4 周内进行过大手术、急性感染期、严重营养不良、胃肠道梗阻、重要脏器功能严重受损、血白细胞$<3.5\times10^9/L$、血小板$<80\times1^9/L$等患者不宜化疗;化疗过程中出现以上情况也应终止化疗。常用的胃癌化疗给药途径有口服、静脉、腹膜腔、动脉插管区域灌注给药等。为提高化疗效果,多选用多种化疗药联合应用。临床上常用的化疗方案有:①FAM 方案由氟尿嘧啶(5-FU)、多柔比星(ADM)和丝裂霉素(MMC)三种药组成;②MF 方案由 MMC和 5-FU 组成;③ELP 方案由 CF(叶酸钙)、5-FU 和 VP-16(依托泊苷)组成。

近年来紫杉醇类(多西他赛)、草酸铂、拓扑异构酶Ⅰ抑制剂(伊立替康)、卡培他滨等新的化疗药物用于胃癌,含新药的化疗方案呈逐年增高趋势,这些新药单药有效率大于 20%,联合用药效果可达 50%左右。

3.其他治疗

包括放射治疗、热疗、免疫治疗、中医中药治疗等。目前尚在探索阶段的还有基因治疗,主要有自杀基因疗法和抗血管形成基因疗法。

(六)护理要点

1.术前护理

(1)缓解焦虑与恐惧:患者对癌症及预后有很大顾虑,常有消极、悲观情绪,鼓励患者表达自身感受,根据患者个体情况提供信息,向患者解释胃癌手术治疗的必要性,帮助患者消除不良心理,增强对治疗的信心。此外,还应鼓励家属和朋友给予患者关心和支持,使其能积极配合治疗和护理。

(2)改善营养状况:胃癌患者伴有梗阻和出血者,术前常由于食欲减退、摄入不足、消耗增加以及恶心、呕吐等导致营养状况欠佳。根据患者的饮食和生活习惯制定合理食谱。给予高蛋白、高热量、高维生素、低脂肪、易消化和少渣的食物;对不能进食者,应遵医嘱予以静脉输液,补充足够的热量,必要时输血浆或全血,以改善患者的营养状况,提高其对手术的耐受性。

(3)胃肠道准备:对有幽门梗阻的患者,在禁食的基础上,术前 3 日起每晚用温生理盐水洗胃,以减轻胃黏膜的水肿。术前 3 日给患者口服肠道不吸收的抗菌药物,必要时清洁肠道。

2.术后护理

(1)观察病情:密切观察生命体征、神志、尿量、切口渗血、渗液和引流液情况等。

(2)体位:全身麻醉清醒前取去枕平卧位,头偏向一侧。麻醉清醒后若血压稳定取低半卧位,有利于呼吸和循环,减少切口缝合处张力,减轻疼痛与不适。

(3)禁食、胃肠减压:术后早期禁食、胃肠减压,以减少胃内积气、积液,有利于吻合口的愈合。

(4)营养支持

①肠外营养支持:因胃肠减压期间引流出大量含有各种电解质,如钾、钠、氯、碳酸盐等的

胃肠液,加之患者禁食,易造成水、电解质和酸碱失衡和营养缺乏。因此,术后需及时输液补充患者所需的水、电解质和营养素,必要时输血清白蛋白或全血,以改善患者的营养状况,促进切口愈合。详细记录24小时出入液量,为合理输液提供依据。

②早期肠内营养支持:对术中放置空肠喂养管的胃癌根治术患者,术后早期经喂养管输注肠内营养液,对改善患者的全身营养状况、维护肠道屏障结构和功能、促进肠功能早期恢复、增强机体的免疫功能、促进伤口和肠吻合口的愈合等都有益处。根据患者的个体状况,合理制定营养支持方案。护理时注意以下几点。a.喂养管的护理:妥善固定喂养管,防止滑脱、移动、扭曲和受压;保持喂养管的通畅,防止营养液沉积堵塞导管,每次输注营养液前后用生理盐水或温开水20～30mL冲管,输注营养液的过程中每4小时冲管1次。b.控制输入营养液的温度、浓度和速度:营养液温度以接近体温为宜。温度偏低会刺激肠道引起肠痉挛,导致腹痛、腹泻。温度过高则可灼伤肠道黏膜,甚至可引起溃疡或出血。营养液浓度过高易诱发倾倒综合征。c.观察有无恶心、呕吐、腹痛、腹胀、腹泻和水及电解质紊乱等并发症的发生。

③饮食护理:肠蠕动恢复后可拔除胃管,逐渐恢复饮食。注意少食产气食物,忌生、冷、硬和刺激性食物。少量多餐,开始时每日5～6餐,以后逐渐减少进餐次数并增加每次进餐量,逐步恢复正常饮食。全胃切除术后,肠管代胃容量较小,开始全流质饮食时宜少量、清淡;每次饮食后需观察患者有无腹部不适。

④早期活动:除年老体弱或病情较重者,鼓励并协助患者术后第1日坐起轻微活动,第2日协助患者于床边活动,第3日可在室内活动。患者活动量根据个体差异而定,早期活动可促进肠蠕动恢复,预防术后肠粘连和下肢深静脉血栓形成等并发症的发生。

四、胃肉瘤

(一)原发性胃恶性淋巴瘤

1.定义

原发性胃恶性淋巴瘤可分为霍奇金病和非霍奇金淋巴瘤两种类型,后者占绝大多数。多见于胃体中部小弯侧和后壁,始于胃黏膜相关淋巴样组织,逐渐向四周蔓延并侵犯全层。恶性淋巴瘤以淋巴转移为主。

2.病因及发病机制

超过90%的胃淋巴瘤与幽门螺杆菌感染有关。早期症状不明显,与很多胃肠道良性或恶性肿瘤症状易混淆,因此会造成临床诊断的困难。

3.临床表现

起初表现为上腹部疼痛或饱胀不适,可持续数年。此外还可出现体重下降、恶心、呕吐、腹胀、消化不良等,与消化性溃疡、胆囊炎、慢性胰腺炎及胃癌相似。乏力、盗汗、发热、黄疸等症状相对少见。部分患者因呕血或黑粪而就诊。体格检查有一半患者无体征,常见的体征包括上腹部压痛和肿块。少数患者有肝脾大、黄疸和淋巴结肿大。晚期患者有营养不良表现。

4.辅助检查

(1)X线钡餐检查:有助于诊断及明确病变的范围。常见广泛性胃壁浸润,呈现巨大黏膜皱襞,排列紊乱,但加压时不变。有时广泛浸润可使胃腔缩小。也可表现多发溃疡或息肉样结节。可有不规则环堤形成,表现为腔内龛影,龛影周围有指压征,类似于溃疡型胃癌。

（2）CT检查:表现为胃壁广泛或局部增厚,厚度大多超过2cm,增厚胃壁强化不明显,与正常胃壁间逐渐移行,无明确分界线,可与胃癌鉴别。当病灶内有坏死、出血和水肿时,在增厚的胃壁内可见密度降低区,黏膜面可伴或不伴有溃疡,一般认为增厚的胃壁强化不明显。并可发现直接蔓延侵及肠系膜、大网膜及邻近器官的病变发展,以及区域淋巴结、肝、肺、肾等远处转移。

（3）超声检查:可发现胃部病变及腹腔肿大淋巴结。

（4）MRI检查:可表现为胃壁不规则增厚及黏膜皱褶、黏膜下浸润、肠系膜及腹膜后肿大淋巴结。

（5）胃镜检查:是术前诊断的主要手段,镜下常表现为胃腔内巨大隆起性黏膜下肿块,黏膜皱襞增粗,呈铺路石或脑回状,但黏膜无破坏;或多灶性表浅不规则溃疡,或单发或多发息肉样结节,有的融合成团块。因本病系黏膜下病变,胃镜不易取到病变组织,因此胃镜下观察病变明显而活检阴性时应考虑PGL。常规活检组织块小,加之活检组织挤压变形,是造成病理误诊的主要原因。应强调多点、多次和深挖活检。

（6）超声内镜（EUS）:EUS能清楚地显示淋巴瘤与胃壁层次关系及浸润范围,同时可发现胃周肿大淋巴结,对诊断胃淋巴瘤有重要价值。胃淋巴瘤EUS声像图特点为:病灶呈低回声,所侵犯胃壁层次结构消失,病灶处胃壁明显增厚,病灶边界清楚,大部分为连续性,少数为多中心,易沿长轴生长。

5.治疗

传统以手术为主的治疗,现在大多以化疗为主,部分可行放疗。对于早期胃淋巴瘤,无论手术、化疗或放疗或者联合治疗,总体的疗效相同。而对于晚期病例,手术无法治愈,应采用化疗,除非有病变部位出血或穿孔的倾向。如果是在术中才诊断淋巴瘤,那么早期病例（ⅠE或ⅡE）应施行包括病灶的胃大部切除;晚期病例应活检经冰冻切片证实;并在术中获取新鲜肿瘤组织,送检流式细胞仪、免疫组化和遗传学检查,同时行骨髓穿刺。

常用的化疗方案如下。①CHOP方案:环磷酰胺750mg/m² 静脉滴注,第1日;多柔比星（阿霉素）500mg/m² 静脉滴注,第1日;长春新碱1.4mg/m²（最大每日剂量2mg）静脉滴注,第1日;泼尼松100mg 口服,第1～5日。每3周一疗程重复。②COP方案:环磷酰胺400mg/m² 静脉滴注,第1～5日;泼尼松100mg/m² 口服,第1～5日;长春新碱1.4mg/m² 静脉滴注,第1日。每3～4周一疗程重复。

对于CD20阳性的患者还可采用抗-CD20单克隆抗体利妥昔单抗（美罗华）治疗,一般375mg/m² 静脉滴注,第1日,每周重复（4个疗程）,以作为挽救治疗或联用标准方案化疗（如CHOP）应用。

放疗可作为手术或化疗的辅助治疗手段。

对于低度恶性的MALT,根治幽门螺杆菌（阿莫西林、奥美拉唑、甲硝唑、克拉霉素等口服药物进行三联或四联治疗）后可得到完全缓解。

6.护理要点

(1)病情监测:加强病情观察,预防感染及其他并发症的发生。观察患者生命体征的变化,观察腹痛、腹胀及呕血、黑粪的情况,观察化疗前后症状及体征改善情况。晚期胃癌患者抵抗力下降,身体各部分易发生感染,应加强护理与观察,保持口腔、皮肤的清洁。长期卧床患者,要定期翻身、按摩,指导并协助进行肢体活动,以预防压疮及血栓性静脉炎的发生。

(2)环境护理:保持安静、整洁和舒适的环境,有利于睡眠和休息。早期胃癌患者经过治疗后可从事一些轻工作和锻炼,应注意劳逸结合。中晚期胃癌患者需卧床休息,以减少体力消耗。恶病质患者做好皮肤护理,定时翻身并按摩受压部位。做好生活护理和基础护理,使患者能心情舒畅地休息治疗。如有并发症需禁食或进行胃肠减压者,予以静脉输液以维持营养需要。恶心、呕吐的患者进行口腔护理。此外,环境的控制、呕吐物的处理及进餐环境的空气流通对促进患者的食欲也是极为重要的。

(3)饮食护理:饮食应以合乎患者口味,又能达到身体基本热量的需求为主要目标。给予高热量、高蛋白、丰富维生素与易消化的食物,禁食霉变、腌制、熏制食品。宜少量多餐,选择患者喜欢的烹调方式来增加其食欲,化疗患者往往食欲减退,应多鼓励进食。

(4)疼痛的护理:疼痛是晚期恶性肿瘤患者的主要痛苦,护理人员应在精神上给予支持,减轻心理压力。可采用转移注意力或松弛疗法,如听音乐、洗澡等,以减轻患者对疼痛的敏感性,增强其对疼痛的耐受力。疼痛剧烈时,可按医嘱予以镇痛药,观察患者反应,防止药物成瘾。如果患者要求镇痛药的次数过于频繁,除了要考虑镇痛药的剂量不足外,也要注意患者的情绪状态,多给他一些倾诉的时间。在治疗性会谈的同时,可给予背部按摩或与医生商量酌情给予安慰剂,以满足患者心理上的需要。

(5)化疗的护理:无论是对术后或未手术的患者,化疗中均应严密观察药物引起的局部及全身反应,如恶心、呕吐、白细胞减少及肝肾功能异常等,并应及时与医生联系,及早采取处理措施。化疗期间还应保护好血管,避免药液外漏引起的血管及局部皮肤损害。一旦发生静脉炎,立即予以2%利多卡因局部封闭或50%硫酸镁湿敷,局部还可行热敷、理疗等。如有脱发,可让患者戴帽或用假发,以满足其对自我形象的要求。

(6)心理护理:当患者及家属得知疾病诊断后,往往无法很坦然地面对。患者情绪上常表现出否认、悲伤、退缩和愤怒,甚至拒绝接受治疗,而家属也常出现焦虑、无助,有的甚至挑剔医护活动。护理人员应给予患者及家属心理上的支持。根据患者的性格、人生观及心理承受能力来决定是否告知事实真相。耐心做好解释工作,了解患者各方面的要求并予以满足,调动患者的主观能动性,使之能积极配合治疗。对晚期患者,应予以临终关怀,使患者能愉快地度过最后时光。

(二)胃平滑肌肉瘤

1.定义

胃平滑肌肉瘤是起源于胃平滑肌组织的恶性肿瘤。胃平滑肌肉瘤多从胃固有肌层发生,较为少见,仅占胃内瘤的20%。

2.临床表现

(1)腹痛不适或呕吐:表现为上腹部不适、隐痛或剧痛,肿瘤在幽门部可导致梗阻,出现呕吐。

（2）呕血和便血：可突然发生呕血或便血，或同时皆有，为肿瘤部位胃黏膜糜烂、溃疡所致。肿瘤表面的较大血管破溃者，可有大量呕血。

（3）肿块：少数患者在上腹部不适后可发现上腹部肿块。体检时，肿块多可活动、实性、质中等，表面光滑，界限清楚，有分叶状或结节状。

（4）全身症状：少数有低热、消瘦、贫血表现。

3.辅助检查

（1）X线钡餐检查

①腔内型：a.黏膜下可见圆形或半圆形充盈缺损，边缘光滑，肿瘤表面黏膜皱襞消失，邻近黏膜皱襞柔软；b.个别病例见大小不等的溃疡；c.胃蠕动达肿瘤边缘。

②胃外型：a.肿块向腔外生长较大时，胃轮廓呈外压性凹陷变形移位及腔内充盈缺损或龛影形成；b.若有胃外巨大肿块同龛影并存，应考虑本型。

③哑铃型肿瘤同时向腔内外生长，内、外肿块相连呈哑铃状。

（2）B超检查：上腹部实性肿块或肿块内部有高低不均匀的回声区。

（3）CT检查：胃腔内或向腔外生长的软组织肿块，密度不均匀，形态不规则，肿瘤内可见出血、坏死、囊性变、溃疡形成和钙化，增强后强化不均匀，肿瘤还可直接向周围侵犯胰、结肠、脾等。

（4）胃镜或超声内镜检查：胃镜可见黏膜下肿块，肿瘤表面的黏膜呈半透明状，中央可出现脐样溃疡。如肿瘤较大，肿物周围的桥形皱襞不及良性平滑肌瘤明显，肿块边界不清楚，出现粗大皱襞甚至胃壁僵硬。但腔外型者，因其向腔外生长，特别是胃底大弯侧易漏诊。超声内镜能较清缝地显示胃黏膜五层结构，可明确黏膜下病灶、腔外压迫及肿瘤浸润的深度等，对壁间型和混合型有较大的诊断价值。胃镜活检时应尽可能向黏膜深部钳取，以获得较高的阳性诊断率。

4.治疗

只有手术完全切除肿瘤才可能获得治愈。化疗及放射治疗对胃平滑肌肿瘤均不敏感。手术切除原则是完全切除肿瘤，而尽可能保留胃的容量。

（1）局部切除术：适用于小的胃平滑肌瘤。一般距离肿瘤边缘 1～2cm 即可。可采用腹腔镜手术。

（2）胃部分切除或全胃切除：适用于大的肿瘤，尤其是邻近贲门或幽门者，常不能行楔形切除，一般很少有局部淋巴结转移，因此无需行淋巴结清扫。除非肿瘤侵及邻近器官，可连同肿瘤和部分胃一并切除。

5.护理要点

（1）术前护理

①心理护理：关心、鼓励患者，增强其对治疗的信心，使患者能积极配合治疗和护理。

②饮食护理及营养调整：患者应少量多餐，进高蛋白、高热量、富含维生素、易消化、无刺激的食物。患者起病以来，食欲欠佳，体重减轻约 5kg，实验室结果提示中度贫血及低蛋白血症，遵医嘱予以少量多次输血、血浆等，以纠正贫血和低蛋白血症。患者有轻度的电解质紊乱，应

遵医嘱以纠正并复查电解质情况。

③术前准备：了解患者体温、脉搏、呼吸、血压和出凝血时间，以及心、肝、肾功能，电解质情况；遵医嘱备血，准备术中用物，如特殊药品、X线片、CT、腹带等。

④皮肤准备：患者手术部位皮肤无化脓性病灶及其他特殊情况，嘱咐患者术前1天淋浴、理发、剃须、剪指甲，手术日晨做好手术野皮肤准备工作，并更换清洁衣裤。

⑤肠道准备：患者未合并幽门梗阻，术前不需要洗胃，术前晚指导患者口服泻药，交代患者术前12小时禁食，4～6小时禁水。

⑥生活指导：指导患者练习床上大小便、床上翻身及深呼吸、有效咳嗽。

⑦病情监测：手术日晨测量体温、脉搏、呼吸、血压，遵医嘱予以术前用药。

（2）术后护理

①体位与活动：全身麻醉未清醒时平卧头偏向一侧（易于口腔分泌物或呕吐物流出，避免窒息）患者清醒后血压平稳的患者取半卧位，利于呼吸及引流，减轻切口疼痛，术后一日可坐起，3～4天可下床在室内活动，7～10天可在走廊活动。

②禁食与营养：术后暂禁食，禁食期间，遵医嘱静脉补充液体，维持水及电解质平衡并补充营养素。准确记录出入量，保证合理补液，若患者出现营养差或贫血，遵医嘱补充蛋白、血浆或全血。一般术后3～4天胃肠道功能恢复后，实验饮水或米汤，拔出胃管后进流食，逐渐过渡到半流食、全流食、软食，逐渐恢复普通饮食。

③病情观察：监测生命体征，每30分钟1次，病情平稳后每1～2小时监测一次。定时观察引流液的颜色、量、性质等。

④疼痛的护理：术后1～2天伤口疼痛属正常现象，可用镇痛药缓解（应用镇痛药后出现心悸、气促时应及时报告医护人员进行处理）。

⑤引流管的护理：保持各种引流管通畅，勿扭曲、受压，保持胃肠减压负压吸引有效观察各种引流管颜色、性质和量。正常术后24小时内胃管引出少量暗红色或咖啡色胃液一般300～600mL，量逐渐减少可自行停止，若术后24小时内胃管引出大量鲜血，可能有吻合口出血立即报告医生。术后24～72小时若胃液减少色正常，肠蠕动恢复可拔出胃管。腹腔引流管：观察腹腔内有无出血、渗液。尿管：观察每日尿量，根据尿量多少补充液体量。

⑥鼓励患者早期活动：除年老体弱或病情较重外，术后第一天应坐起做轻微活动，第2天协助患者下地、床边活动，第3天可在室内活动。患者活动量根据个体差异而定，早期活动可促进胃肠蠕动，预防术后肠粘连和下肢静脉血栓。

⑦术后并发症的护理

a.术后出血：严密观察患者的生命体征，包括血压、脉搏、心率、呼吸、神志和体温的变化。指导患者禁食。维持适当的胃肠减压的负压，避免负压过大损伤胃黏膜。加强对胃肠减压引流液量和颜色的观察。若术后短期内从胃管引流出大量鲜红色血液，持续不止，应警惕有术后出血，需及时报告医师处理。加强对腹腔引流的观察，观察和记录腹腔引流液的量、颜色和性质。若患者术后发生胃出血，应遵医嘱应用止血药物和输新鲜血等必要时积极完善术前准备，并做好相应的术后护理。

b.感染：全身麻醉清醒前取去枕平卧位，头偏向一侧，麻醉清醒后若血压稳定取低半卧位；

保持口腔清洁卫生,减少口腔内细菌的生长繁殖。保持腹腔引流通畅,妥善固定引流管,患者卧床时引流管固定于床旁,起床时固定于上身衣服;引流管的长度要适宜;确保有效的负压吸引;观察和记录引流液的量、颜色和性质,若术后数日腹腔引流液变混浊并带有异味,同时伴有腹痛和体温下降后又上升,应疑为腹腔内感染,需及时通知医师。严格无菌操作;每日更换引流袋,防止感染。术后早期活动,鼓励患者定时做深呼吸、有效咳嗽和排痰,术后早期协助患者行肢体的伸屈运动,预防深静脉血栓形成,但应根据患者个体差异而决定活动量。

c.吻合口瘘或残端破裂:妥善固定胃肠减压和防止滑脱,保持胃肠减压通畅,避免胃管因受压、扭曲、折叠而引流不畅;观察引流液的颜色、性质和量;正常胃液的颜色呈无色透明,混有胆汁时为黄绿色或草绿色;注意观察患者的生命体征和腹腔引流情况。一般情况下,患者术后体温逐日趋于正常;腹腔引流液逐日减少和变清。若术后数日腹腔引流量仍不减、伴有黄绿色胆汁或呈脓性、带臭味,伴腹痛,体温再次上升,应警惕发生吻合口瘘的可能;必须及时告知医师,协助处理。保护瘘口周围皮肤,一旦发生瘘应及时清洁瘘口周围皮肤并保持干燥;支持治疗的护理,对漏出量多且估计短期内瘘管难以愈合的患者,遵医嘱给予输液纠正水、电解质和酸碱失衡,或肠内、外营养支持及相关护理,以促进愈合;对继发感染的患者,根据医嘱合理应用抗菌药。

d.消化道梗阻:若患者在术后短期内再次出现恶心、呕吐、腹胀甚至腹痛和肛门停止排便排气,应警惕消化道梗阻或残胃蠕动无力所致的胃排空障碍。护理时应根据医嘱予以禁食、胃肠减压,记录出入水量。维持水、电解质和酸碱平衡,给予胃外营养支持,纠正低蛋白。对因残胃蠕动无力所致的胃排空障碍患者,应用促胃动力药物,如多潘立酮(吗丁啉)等。加强对此类患者的心理护理,缓解其术后因长时间不能正常进食所致的焦虑不安,甚或抑郁。若经非手术处理,梗阻症状仍不能缓解,应做好手术处理的各项准备。

e.倾倒综合征:主要指导患者通过饮食加以调整,包括少食多餐,避免过甜、过咸、过浓的流质饮食;宜进低碳水化合物、高蛋白饮食,餐时限制饮水喝汤;进餐后平卧10～20分钟。对晚期倾倒综合征,出现症状时稍进饮食,尤其是糖类即可缓解。饮食中减少碳水化合物含量,增加蛋白质比例,少量多餐可防止其发生。碱性反流性胃炎,对症状轻者,可指导其遵医嘱正确服用胃黏膜保护药、胃动力药及胆汁酸结合药物考来烯胺(消胆胺);对症状严重者需完善术前准备,做好相应心理护理和解释工作,择期行手术治疗。营养相关问题,指导患者在接受药物治疗的同时加强饮食调节,食用高蛋白、低脂食物,补充铁剂与足量维生素。

五、十二指肠憩室

(一)定义

十二指肠憩室足部分肠壁向腔外凸出所形成的袋状突起。直径从数毫米至数厘米,多数发生于十二指肠降部,可单发也可多发。75%的憩室位于十二指肠乳头周围2cm范围之内,故有乳头旁憩室之称。

(二)病因及发病机制

憩室产生的确切原因尚不清楚,多数认为是由先天性肠壁局限性肌层发育不全或薄弱,在肠内突然高压或长期持续或反复的压力增高时,肠壁薄弱处的肠壁黏膜及黏膜下层组织脱出而形成憩室。亦可由于肠壁外炎症组织所形成粘连瘢痕的牵拉导致憩室的发生。

1.先天性憩室

少见,是先天性发育异常,出生时即存在。憩室壁的结构包括肠黏膜下层及肌层,与正常肠壁完全相同,又称为真性憩室。

2.原发性憩室

因部分肠壁有先天性解剖上的缺陷,由于肠内压增高而使该处肠黏膜及黏膜下层组织向外脱出形成憩室。此种憩室壁的肌层组织多是缺如或薄弱。

3.继发性憩室

多是因为十二指肠溃疡瘢痕收缩或慢性胆囊炎粘连牵拉所致。

(三)临床表现

绝大多数十二指肠憩室没有任何症状,憩室本身也没有特殊体征。十二指肠憩室引起症状者不超过 5%,症状都继发于有并发症时。如因憩室内食物潴留引起炎症、溃疡时,出现上腹不适、脐周隐痛、进食后饱胀,并可发生恶心、呕吐、暖气等症状,此时憩室相应部位可有明显压痛;当憩室压迫胆总管和胰管时,可以出现黄疸、胆道感染和胰腺炎症状;憩室合并的出血可以是慢性小量出血导致贫血,也可以是急性大出血引起呕血及便血;十二指肠降段憩室的穿孔常波及腹膜后引发严重的腹膜后感染。

(四)辅助检查

十二指肠憩室的诊断依赖 X 线钡餐检查,小的十二指肠憩室甚至在 X 线钡餐检查时也常难发现。憩室的 X 线表现为与十二指肠腔相连的圆形或分叶状充钡阴影,轮廓整齐,外形可随时改变,阴影内可有气液平面。肠道钡剂排空后憩室内常仍有钡剂残留。

(五)治疗

1.非手术治疗

无症状者,可不予处理。非手术治疗包括调节饮食,给予抗酸、解痉、抗炎药物及体位引流等,若症状可得以减轻或缓解则不需手术治疗。

2.手术治疗

(1)手术指征:①症状确因憩室所致,且内科治疗无效。②十二指肠乳头旁憩室与胆道、胰腺疾病同时存在。③憩室发生出血、穿孔、十二指肠梗阻等并发症。

(2)手术术式

①憩室内翻缝合术:适用于十二指肠降部外侧和横部、升部小的单纯憩室。憩室经肠腔翻入后,在颈部结扎或缝合。

②憩室切除术:较大的憩室以及有炎症、溃疡、结石的憩室以切除为宜。

③憩室旷置术:对显露困难或切除危险性过大的憩室,可考虑胃部分切除胃空肠吻合术,以转流食物。空肠输入、输出袢间应加侧侧吻合或采用胃空肠"Y"式吻合以保证转流完全。

寻找憩室是手术中的难点,可在手术前服少量钡剂,手术中向十二指肠肠腔注射空气,有助于定位。

（六）护理要点

1.非手术治疗护理/术前护理

（1）体位引流：进食后采取左侧卧位、俯卧位或胸膝位。

（2）饮食：应少而精，如鱼、蛋、乳、巧克力等，同时食用富含维生素的水果、蔬菜。主食以软饭、面食为主，少食多餐。部分幽门梗阻患者可选用少量流食。并发出血、穿孔、完全幽门梗阻者要禁食水。有幽门梗阻者禁食水并给予高渗盐水洗胃以减轻水肿。

2.术后护理

（1）体位：患者神志清楚、血压平稳后给予半卧位。鼓励患者深呼吸，有效咳嗽排痰，预防术后并发症。

（2）胃肠减压护理：保持胃管通畅，定时冲洗胃管，妥善固定，严防脱出。嘱患者不要将痰液咽下，以免阻塞胃管。观察胃液的颜色、性质及量，并准确记录引流量。

（3）饮食：术后拔除胃管后，可少量饮水，每次 4～5 汤勺，每 2 小时 1 次。如无不适反应，第 2 日可进流质饮食，如糖水、橘汁，每次 50～80mL，每日 6 次。第 3 日改为半流食，每次 100～150mL。并避免选用胀气的食物，以鸡蛋汤、菜汤、藕粉为宜。如一切正常，第 4 日可食用稀粥等低脂肪半流食；逐渐食用软饭，10～14 日可食用普食。主食与配菜都应软烂、易于消化，每日 5～6 餐，忌食生、冷、油炸、刺激性及易胀气的食物。

（4）十二指肠瘘的观察和处理：十二指肠瘘多因分离憩室过程中损伤十二指肠壁血管，或过多分离造成肠壁血运障碍，或十二指肠切口缝合过密导致局部缺血。应及时手术，充分引流瘘口处，切忌行瘘口修补术，并经鼻或插管行十二指肠腔内引流减压，同时行空肠造口，术后肠道内营养治疗。

（5）胆总管损伤，急慢性胰腺炎或胰瘘的观察和处理：胆总管损伤，急慢性胰腺炎或胰瘘多因分离乳头旁憩室时误伤或切断了附着于憩室壁处的胆总管，应立即修补，并行胆总管切开置 T 形管引流。对于乳头旁憩室尽量避免行内翻或缝闭术，术后应预防性应用生长抑素 2～3 日，以抑制胰腺分泌，减少胰瘘发生。

（6）十二指肠梗阻的观察和处理：巨大憩室内翻或憩室切除边缘埋入过多，术后均可并发十二指肠梗阻，可先行非手术治疗，包括持续胃肠减压和胃肠道外营养支持治疗，若 2 周后症状仍无好转，且胃肠造影证实有十二指肠狭窄，可考虑行转流术。

六、胃、十二指肠溃疡穿孔

胃十二指肠溃疡急性穿孔是常见外科急腹症。起病急，变化快，甚至危及生命，需紧急处理。十二指肠溃疡穿孔男性患者较多，胃溃疡穿孔则多见于老年妇女。

（一）临床表现

多数患者有溃疡病史，情绪激动、过度疲劳、刺激性饮食或服用皮质激素等为诱发因素。穿孔多在夜间或饱餐后突然发生，表现为骤起上腹部刀割样剧痛，迅速波及全腹，患者疼痛难忍，可有休克表现。溃疡穿孔后病情的严重程度与患者的年龄、全身情况、穿孔部位、穿孔大小和时间以及是否空腹穿孔密切相关。

(二)治疗方法

1.手术治疗

为主要的治疗方法。

2.非手术治疗

少数患者如一般情况好,症状体征较轻的空腹小穿孔;腹膜炎已局限者;或是经上消化道造影检查证实穿孔已封闭的患者可行非手术治疗。

(三)护理措施

1.术前护理

(1)物品准备:根据病情床边备好氧气、心电监护、胃肠减压及其他急救用物。

(2)体位:伴休克者取平卧位,无休克者或休克改善后取半卧位。

(3)饮食指导:按医嘱禁食、禁饮、持续胃肠减压。

(4)完善术前常规检查。

(5)治疗护理

①根据医嘱应用抗炎、抑制胃酸分泌药、解痉镇痛药,维持体液平衡。

②遵医嘱做好术前准备。

(6)病情观察

①观察和记录出入液量,监测生命体征的变化。

②观察患者腹痛、腹胀、腹肌紧张的程度和变化,体温情况,有无烦躁、脉速、血压下降、皮肤湿冷等情况。

(7)心理护理。

(8)健康教育

①用药、治疗、护理及检查配合注意事项。

②自我病情观察:包括腹痛的部位、性质、程度变化以及排便、排尿情况。

2.术后护理

(1)体位与活动:全身麻醉术后予去枕平卧 6 小时,头偏一侧,完全清醒后,术后 6 小时血压平稳后取半卧位。卧床休息 3 天左右,根据病情可离床活动。

(2)治疗护理

①根据病情及医嘱吸氧 2～3 天。

②遵医嘱予抗炎、制酸、营养支持等治疗。

(3)做好基础护理满足患者的生活所需。

(4)饮食指导:术后禁食,肠蠕动恢复当日予少量水或米汤,第 2 日进食半量流质,每次 50～80mL,第 3 日进食全量流质,每次 100～150mL,逐渐过渡到半流质、普食。饮食原则遵循少量多餐、避免生、冷、硬、刺激饮食,少食产气食物。

(5)病情观察

①测量并记录生命体征,记录 24 小时尿量或 24 小时出入液量。

②保持有效胃肠减压,观察并记录腹部症状和体征以及引流液的颜色、性状、量等。

③观察腹部切口敷料有无渗血、渗液。

④术后并发症的观察。

(6)健康教育

①自我病情观察指导:观察有无心悸、气促、头晕、眼花、出冷汗等情况,观察排便的颜色、性状、量等。

②术后进行早期床上活动、指导离床活动的时间与方法,进行呼吸功能锻炼的意义及方法。

3.出院指导

(1)保持心情舒畅愉快,适当进行锻炼,劳逸结合。避免服用对胃黏膜有损害的药物。

(2)遵循高热量、高维生素、高蛋白、易消化、低粗纤维食物,禁忌辛辣、浓咖啡、浓茶及油炸、坚硬食物,忌烟戒烟。避免过甜食物,进食后平卧 10～20 分钟。遵循少量多餐原则。

(3)出院后 2～3 个月复查电子胃镜一次。出现腹痛、腹胀、恶心、呕吐、呕血、黑粪等及时就诊。

第四节　阑尾炎的护理

一、急性阑尾炎

(一)病因

1.阑尾管腔阻塞

阑尾管腔阻塞是急性阑尾炎最常见的病因。原因有:①淋巴滤泡明显增生;②粪石阻塞;③异物、炎性狭窄、食物残渣、蛔虫、肿瘤等;④阑尾管腔细,开口狭小,系膜短,使阑尾卷曲。

2.细菌入侵

(二)病理

1.病理类型

根据急性阑尾炎的临床过程和病理解剖学变化,可分为四种病理类型。

(1)急性单纯性阑尾炎。

(2)急性化脓性阑尾炎。

(3)坏疽性及穿孔性阑尾炎。

(4)阑尾周围脓肿。

2.急性阑尾炎的转归

(1)炎症消退。

(2)炎症局限。

(3)炎症扩散。

(三)诊断要点

1.临床表现

(1)症状

①腹痛:典型表现为转移性右下腹痛,疼痛发作始于上腹部,逐渐移向脐周,位置不固定,之后疼痛转移并局限于右下腹,70％～80％的患者具有此典型的腹痛特点。

②胃肠道症状:早期可有轻度厌食、恶心或呕吐,有些患者可发生腹泻。

③全身表现:早期有乏力,炎症重时可出现中毒症状。

(2)体征

①右下腹压痛:右下腹有固定压痛是早期阑尾炎诊断的重要依据。压痛点通常在麦氏点。

②腹膜刺激征:包括腹肌紧张、压痛、反跳痛和肠鸣音减弱或消失等。

③右下腹包块:查体时可在右下腹扪及压痛性包块,可考虑为阑尾炎性肿块或阑尾周围脓肿形成。

2.辅助检查

(1)实验室检查:多数急性阑尾炎患者的白细胞计数和中性粒细胞比例增高。

(2)影像学检查:①B超检查可见"鼠尾征";②腹部X线片可见盲肠扩张和液气平面。

(3)结肠充气实验。

(4)腰大肌实验。

(5)闭孔内肌试验。

3.鉴别诊断

许多急腹症的症状与急性阑尾炎很相似,需与其鉴别,如胃十二指肠溃疡穿孔、右侧输尿管结石、妇产科疾病等。

4.特殊类型急性阑尾炎

(1)新生儿急性阑尾炎:诊断较困难,早期表现仅有厌食、恶心、呕吐等,发热和白细胞计数升高不明显,体检时应认真检查患儿的右下腹部压痛和腹胀等体征,处理原则应早期手术。

(2)小儿急性阑尾炎:右下腹体征不明显,不典型,穿孔率较高,处理原则应早期手术。

(3)妊娠期急性阑尾炎:压痛、反跳痛和肌紧张均不明显,处理原则为早期手术治疗。

(4)老年性急性阑尾炎:体征不典型,体温和血白细胞升高不明显,处理原则为早期手术治疗。

(5)AIDS/HIV感染患者的局限阑尾炎:临床表现及体征与免疫功能正常者相似,但不典型,白细胞计数不高,处理原则为早期诊断并手术治疗。

(四)治疗

1.手术治疗

绝大多数急性阑尾炎一旦确诊,应早期手术治疗。

2.非手术治疗

包括禁食、补液、应用抗生素,阑尾周围脓肿可以中药清热、解毒、化瘀为主。

(五)主要护理问题

1.急性疼痛

与阑尾炎症刺激壁腹膜或手术创伤有关。

2.舒适的改变

与术后引流管的牵拉、伤口疼痛有关。

3.体温过高

与毒素吸收有关。

4.潜在的并发症

出血、伤口感染、粪瘘等。

（六）护理目标

(1)患者疼痛得到有效管理。

(2)提高患者的舒适度。

(3)患者术后体温正常。

(4)将患者术后并发症降至最低。

（七）术前护理措施

1.手术治疗的护理措施

(1)心理护理:向患者讲解手术的重要性和必要性、同类疾病的预后情况、术后的相关注意事项,消除患者及家属的恐惧心理,让其以良好的心态坦然面对接受手术。

(2)做好术前常规的检查:血常规、凝血、生化、输血前全套、超声、胸片、心电图等各项检查及患者有无其他并发症。

(3)护理方面的准备:①完成术前的皮试;②建立静脉输液通道;③遵医嘱术前应用抗生素或做好术中带药的准备;④协助患者更换病员服及佩戴好腕带,准备好腹带;⑤根据麻醉的方式准备好心电监护仪及氧气;⑥填写手术患者的术前评估交接单等。

(4)病情观察及护理要点:①严密观察患者的生命体征及腹部体征,腹痛的变化,警惕腹膜炎的发生。②观察期间禁用镇静剂,如吗啡等,以免掩盖病情。禁服泻药及灌肠,以免肠蠕动加快、肠内压增高,导致阑尾穿孔或炎症扩散。③体位,取半卧位,减轻疼痛。④遵医嘱禁食禁饮,建立通畅的静脉通道,治疗性应用抗生素。

2.非手术治疗及护理

(1)体位:取半卧位,以减轻疼痛。

(2)病情观察:密切观察患者的生命体征及腹部体征的变化,动态监测各项检查指标的变化,以防病情加重,做好手术的术前准备。

(3)避免肠内压力增高:非手术治疗期间,应禁食、必要时减压,以免肠蠕动加快,增高肠内压力,导致阑尾穿孔或炎症扩散。

(4)饮食:禁食、禁饮,建立通畅的静脉输液通道,补充水、电解质和营养。

(5)抗生素的合理应用:遵医嘱进行药敏实验,严格按时应用抗生素,有效控制感染。

(6)观察期间禁忌灌肠,勿喝牛奶和泻药。

(7)疼痛的管理:患者疼痛难耐时,可给予解痉止痛的药物,但禁用吗啡类镇痛剂。

（八）术后护理措施

1.体位

根据麻醉方式采取合理的卧位,全麻患者清醒后可给予低枕卧位或半卧位,以降低腹壁张力,利于引流。

2.病情观察及护理要点

①遵医嘱监测患者生命体征的变化,并做好相应的记录;②遵医嘱给予安置心电监护及持续低流量吸氧;③观察患者的伤口敷料有无渗血、渗液,腹部包扎伤口,减轻腹部伤口的张力,

鼓励患者有效的咳痰，以减少术后肺部感染的发生率；④鼓励患者自解小便，以防尿潴留的发生。

3.抗生素的合理使用

护理应用抗生素，控制感染，防止并发症的发生。

4.早期活动

手术当天协助患者左右两侧翻身，术后第一天，鼓励并协助患者下床活动，以防粘连性肠梗阻的发生，观察患者肠鸣音恢复及肛门排气情况，通过早期锻炼，进食或咀嚼口香糖、温水泡足、热敷按摩腹部的方法，能促进胃肠功能恢复。

5.饮食指导

患者肛门排气后可进水，第二天进食流质饮食，若无腹胀不适，可循序渐进，半流质饮食→软食→普食，禁食期间，应静脉补充患者的水、电解质和营养。

6.术后 3～5 天禁用强泻剂及禁灌肠

7.腹腔引流管的护理

一般在 1 周左右拔除，带管期间，妥善固定、保持引流通畅、观察引流液的颜色、量、性状、定期更换引流袋。

8.出院宣教

①伤口拆线：视伤口情况拆线，一般 7～10 天。②出院后如有腹痛、腹胀等不适，及时就医。③针对阑尾周围脓肿的患者，行保守治疗后，肿块缩小、体温正常者，可出院 3 个月后再行手术切除阑尾。④如保守治疗过程中，脓肿增大、体温日渐增高，疼痛不减轻者，应行脓肿切开引流术，待伤口愈合 3 个月后再行阑尾切除术。⑤饮食：指导健康人群改变不良的生活习惯，注意饮食卫生。

二、慢性阑尾炎

(一)定义

慢性阑尾炎多由急性阑尾炎转变而来，少数病变开始即呈慢性过程。主要病理改变是阑尾壁有不同程度的纤维化和慢性炎性细胞浸润。

(二)病因与发病机制

多数慢性阑尾炎由于阑尾腔内粪石、虫卵等异物，或阑尾扭曲、粘连，淋巴滤泡过度增生，导致阑尾管腔变窄而发生慢性炎症变化。由于阑尾壁纤维组织增生、脂肪增加和管壁变厚，导致管腔狭窄或闭塞，妨碍了阑尾腔排空并压迫阑尾壁神经末梢而引起疼痛等症状。

(三)临床表现

患者既往有急性阑尾炎发作病史。经常右下腹疼痛，部分患者只有隐痛或不适，多于剧烈活动或饮食不洁时急性发作。经常有阑尾部位的局限性压痛，位置较固定。部分患者左侧卧位时右下腹可扪及阑尾条索。X 线钡剂灌肠检查，可见阑尾不充盈或充盈不全，阑尾不规则，72 小时后透视复查阑尾腔内仍有钡剂残留，有助于明确诊断。

(四)辅助检查

白细胞计数和中性粒细胞比例是临床诊断中的重要依据。腹腔镜对可疑患者可行此法检查,不但对诊断可起决定作用,并可同时行腹腔镜阑尾切除术。同时可查尿检查和腹部平片常规检查。B 型超声检查在诊断急性阑尾炎中具有一定的价值,同时对鉴别亦有意义。CT 检查与 B 超检查的效果相似,有助于阑尾周围脓肿的诊断。

(五)治疗

诊断明确后手术切除阑尾,并行病理检查证实诊断。

(六)观察要点

1.严密观察病情

包括患者的精神状态、生命体征、腹部症状和体征以及白细胞计数的变化。

2.并发症观察及护理

(1)腹腔内出血:常发生在术后 24 小时内,手术当日应严密观察脉搏、血压。患者如有面色苍白、脉速、血压下降等内出血的表现或腹腔引流管有血液流出,应立即将患者平卧,快速静脉补液并做好手术止血的准备。

(2)切口感染:表现为术后 4～5 日体温升高,切口疼痛且局部红肿、压痛或波动感,应给予抗生素、理疗等治疗,如已化脓应拆线引流。

(3)腹腔脓肿:术后 5～7 日体温升高或下降后又上升,并有腹痛、腹胀、腹部包块或排便排尿改变等应及时与医生联系进行处理。

(4)粘连性肠梗阻:常为慢性不完全性梗阻,可有阵发性腹痛、呕吐、肠鸣音亢进等表现。

(七)护理要点

1.术前护理

(1)同情安慰患者,认真回答患者的问题,解释手术治疗的原因。

(2)禁食并做好术前准备,对老年患者应做好心、肺、肾功能的检查。

2.术后护理

(1)体位:按麻醉方式安置体位,血压平稳后取半卧位。

(2)用药护理:遵医嘱给予抗感染治疗。

(3)饮食护理:术后 1～2 日肠功能恢复后可给流食,逐步过渡到软食、普食,但 1 周内忌牛奶或豆制品以免腹胀。同时 1 周内忌灌肠和泻药。

(4)早期活动:鼓励患者早期下床活动,以促进肠蠕动恢复,防止肠粘连。

三、其他类型阑尾炎

(一)老年急性阑尾炎

1.定义

老年人血管、淋巴管有退行性改变,阑尾黏膜变薄、脂肪浸润和阑尾组织纤维化,加上血管硬化,组织血供相对减少,故阑尾发炎后容易发生坏死穿孔。老年人对痛觉迟钝,一旦发生该疾病,往往病情更为复杂,且很易延误诊治。

2.临床表现

(1)老年人反应低下,发病时症状不典型,腹痛、压痛、肌紧张、体温升高等症状、体征均较轻。

(2)老年人防御能力弱,急性炎症易扩散,病情发展快,以急性炎症表现至阑尾化脓、坏疽、穿孔、阑尾脓肿形成,可在数天内发生。

(3)老年人常伴发动脉硬化、糖尿病、肾功能不全等,使病情更趋复杂、严重。

3.辅助检查

白细胞计数和中性粒细胞比例是临床诊断中的重要依据,腹腔镜对可疑患者可行此法检查,不但对诊断可起决定作用,并可同时行腹腔镜阑尾切除术。同时可查尿检查和腹部平片常规检查。B型超声检查在诊断阑尾炎中具有一定的价值,同时对鉴别亦有意义。CT检查与B超检查的效果相似,有助于阑尾周围脓肿的诊断。

4.治疗

急性阑尾炎的一般治疗原则也适用于老年患者。必须手术时,年龄本身并非手术治疗的禁忌证。由于老年人阑尾病变的程度常较临床表现为重,故凡症状已较明显者,及时手术切除阑尾更为必要。重要的是注意围术期管理,控制并存疾病所产生的影响,使老年人安全度过围术期。

5.护理要点

(1)减轻焦虑

①评估焦虑的原因与程度。

②向患者讲解手术的必要性、安全性,解除患者顾虑,增强战胜病痛的信心。

③提供相关疾病知识及增加舒适感的方法。

④帮助患者熟悉住院环境,关心患者,减轻患者的陌生感。

(2)解除疼痛不适

①评估疼痛的部位和性质以及患者的耐受程度,安排舒适的体位。

②手术后待生命体征平稳给予半卧位,松弛腹肌,减轻疼痛,同时促进炎症局限。

③做好心理护理,减轻患者焦虑感,缓解心理因素引起的疼痛。

(3)体温、白细胞恢复正常

①遵医嘱合理给予抗生素治疗。

②定时测量生命体征,准确记录。

③术后及早给予半卧位,利于炎症局限和吸收,早期下床活动。

④保持皮肤清洁、干燥。

⑤肠功能恢复后,鼓励患者进食,增进营养。

(4)切口感染的预防:密切观察患者生命体征和腹部情况,如发生体温升高、腹痛加重,局部红肿、压痛,立即报告医生,及时给予穿刺、引流、换药等处理。

(5)粘连性肠梗阻的预防:术后6小时改为半卧位,鼓励患者及早下床活动,并密切观察其腹胀、腹痛情况。

(二)妊娠期急性阑尾炎

1.定义

妊娠期由于消化道位置的改变及妊娠的生理变化,较易发生阑尾炎,一般多发生在妊娠前

6个月内。妊娠期间孕妇盆腔器官充血,阑尾炎症发展迅速,因此,阑尾穿孔及坏死率较高。

2.临床表现

(1)妊娠早期急性阑尾炎与一般阑尾炎相似。

(2)随着妊娠的发展,子宫逐渐增大,阑尾逐渐向外上移位,此时如发生急性阑尾炎,其腹痛与局部压痛的位置也有所改变,开始时向上偏移,以后逐渐向右侧或外侧偏移。

(3)至妊娠8个月时,阑尾可位于髂嵴上2cm,盲肠和阑尾逐渐被子宫所遮盖,胀大的子宫将腹前壁向前推移而与炎症阑尾分开,故局部可无明显阳性体征。

(4)右腰部疼痛可能重于腹痛,压痛点也由右下腹转至右腰部或右侧腹部,局部反跳痛和腹肌紧张可能消失。

(5)阑尾炎症严重时可刺激引起子宫收缩增加。

3.辅助检查

白细胞计数和中性粒细胞比例是临床诊断中的重要依据。腹腔镜对可疑患者可行此法检查,不但对诊断可起决定作用,并可同时行腹腔镜阑尾切除术。同时可查尿检查和腹部平片常规检查。B型超声检查在诊断阑尾炎中具有一定的价值,同时对鉴别亦有意义。CT检查与B超检查的效果相似,有助于阑尾周围脓肿的诊断。

4.治疗

(1)妊娠早期急性阑尾炎:是指处于妊娠1～3个月的阑尾炎。与一般阑尾炎一样,症状轻时可采用非手术治疗。症状重时在加强保胎基础上手术治疗,理由是手术可致流产。

(2)妊娠中期急性阑尾炎:是指处于妊娠4～7个月的阑尾炎。与一般阑尾炎一样,症状轻时可非手术治疗。症状重应手术治疗,理由是手术牵拉子宫可引起早产。

(3)妊娠晚期阑尾炎:是指处于妊娠8个月以上的阑尾炎。多数人主张一经确诊立即手术。此类阑尾炎主张尽量不用腹腔引流,加强术后护理,运用广谱抗生素,加强保胎以防流产、早产。

5.护理要点

(1)减轻焦虑

①评估焦虑的原因与程度。

②提供相关疾病知识及增加舒适感的方法。

③建立信任感,解除患者对胎儿过多的顾虑,增强战胜病痛的信心。

④帮助患者熟悉住院环境,关心患者,减轻患者的陌生感。

(2)解除疼痛不适

①评估疼痛的部位和性质以及患者的耐受程度。

②协助取舒适体位。

③于术后待生命体征平稳给予半卧位,松弛腹肌,减轻疼痛,同时促进炎症局限。

④做好心理护理,减轻患者紧张情绪,缓解心理因素引起的疼痛。

⑤必要时遵医嘱给予镇痛药,并及时观察疗效。

(3)体温不再升高或恢复正常

①遵医嘱合理给予抗生素治疗(选择对胎儿安全的抗生素)。

②定时测量生命体征,准确记录。

③术后及早给予半卧位,利于炎症局限和吸收,早期下床活动。

④保持皮肤清洁、干燥,体温高时采用冰袋、温水擦浴等物理降温。

(4)腹腔感染的预防:密切观察患者生命体征和腹部情况,如发生体温升高、腹痛加重,立即报告医生,及时处理。

(5)流产和早产的预防:炎症和手术刺激子宫收缩易引起孕妇流产和早产,定时监测胎心和孕妇有无宫缩等体征,配合专科治疗。

(三)小儿急性阑尾炎

1.定义

小儿急性阑尾炎的发病年龄以 6～12 岁最为常见,占 90%;3 岁以下少见,新生儿罕见。婴幼儿急性阑尾炎发病率虽低,但其诊断困难,穿孔率高,术后并发症多,因而更应早诊断、早治疗。

2.临床表现

(1)腹痛:小儿急性阑尾炎早期的主要临床表现及体征是急性腹痛,并伴有恶心、呕吐。腹痛初期在肚脐周围及上腹部,之后转移至右下腹,查体时,出现右下腹固定压痛。

(2)发热:小儿急性阑尾炎起病初期表现低热,腹痛持续 6～8 小时后体温在 37.5～38℃,此后体温随病情发展,可逐渐升至 38～39℃;如阑尾穿孔并发腹膜炎,则可出现持续高热、精神不振等症状;婴儿急性阑尾炎初期均表现哭闹、烦躁不安、频繁呕吐及高热症状。

(3)其他症状:当出现腹膜炎时,患儿腹部肌肉紧张,有压痛,拒绝他人按压腹部,有时伴有腹泻;患儿喜侧卧位,走路时腰不能伸直,弯向右侧;梗阻性阑尾炎因阑尾痉挛,引起较重的腹痛。

3.辅助检查

白细胞计数和中性粒细胞比例是临床诊断中的重要依据。腹腔镜对可疑患者可行此法检查,不但对诊断可起决定作用,并可同时行腹腔镜阑尾切除术。同时可查尿检查和腹部平片常规检查。B 型超声检查在诊断阑尾炎中具有一定的价值,同时对鉴别亦有意义。CT 检查与 B 超检查的效果相似,有助于阑尾周围脓肿的诊断。

4.治疗

儿童的病情发展较快,故一般不主张用非手术疗法(包括各种中医疗法)。未穿孔者可无手术死亡,即使穿孔合并腹膜炎,早期手术的病死率也明显低于延迟手术的病死率。故对小儿急性阑尾炎,治疗的重点在于及时手术,应采取积极的手术治疗,以免延误时机而致阑尾穿孔,引发腹膜炎和休克而危及生命。

5.护理要点

(1)减轻恐惧

①评估恐惧的原因与程度。

②详细介绍住院环境与入院须知,为患儿提供一个舒适、具有家庭气氛的环境。

③患儿入院后多陪伴患儿,耐心、通俗地解答患儿提出的问题。提供相关疾病知识及增加舒适感的方法。

④向患儿介绍病室内的环境及周围小伙伴,介绍同种疾病的小伙伴痊愈后的情形,以建立

信任感和亲切感,解除患儿顾虑,增强战胜病痛的信心。

⑤在检查、治疗、换药前后告诉患儿有关操作的过程、目的,避免突然的疼痛刺激。

(2)解除疼痛不适

①评估疼痛的部位和性质,以及患儿的耐受程度。

②安排舒适体位,协助患儿取半卧位,可使腹肌松弛,有助于减轻疼痛。

③鼓励年长患儿术后早期活动,减少肠粘连,使炎症局限。

④做好心理护理,安慰患儿,减轻患者恐惧感,有效缓解心理因素引起的疼痛。指导年长儿掌握放松术,以减轻疼痛。

⑤避免用力咳嗽增加腹压,使切口疼痛,如有咳嗽,可用手按压保护切口,以减轻疼痛。

⑥在诊断未明确前禁用镇痛药。术后切口疼痛不能忍受、影响休息者,遵医嘱可给予镇痛药,并观察疗效。

⑦根据医嘱给予抗生素控制炎症,改善病情。观察切口情况,发现渗血、渗液、局部红肿、膨隆等异常,及时通知医生给予妥善处理。

(3)体温不再升高或恢复正常

①遵医嘱合理给予抗生素、退热药,并观察记录降温效果。

②定时测量生命体征,准确记录。体温突然升高或骤降时,要随时复查并记录:肛温≥39℃时,给予物理或药物降温,如冰敷、酒精擦浴、温水擦浴等。

③术后及早给予半卧位,利于炎症局限和吸收,早期下床活动。

④保持皮肤清洁、干燥。出汗过多时,及时更换衣服,并保持床褥清洁、平整。做好口腔和皮肤护理,每日 2 次。

⑤保持室内空气新鲜,每天通风 2 次,每次 15～30 分钟,通风时注意保暖。

⑥能进食者,鼓励患儿多饮水以利尿,加快毒素排出或遵医嘱给予输液、补充电解质。

(4)急性腹膜炎的预防:阑尾炎确诊后,立即手术治疗以防止急性腹膜炎等并发症发生,术后同时密切观察患者腹部情况,如腹痛突然加重,全腹出现腹膜刺激症状,立即报告医生,及时处理。

(5)腹腔出血的预防:术后 6 小时内每 30 分钟测生命体征一次,病情平稳后改为每 4～6 小时测一次,如患者出现烦躁不安、面色苍白,需立即报告医生,做好紧急处理的准备。

(6)切口感染的预防:术后每 3～5 天每日测量生命体征 4 次,同时密切观察伤口情况,协助医生定时换药并注意无菌原则。

第五节 肠疾病的护理

一、肠梗阻

(一)解剖生理概要

小肠分为十二指肠、空肠、回肠三部分。小肠的血液供应来自肠系膜上、下动脉。静脉的分布与动脉相似,最后集合成肠系膜上静脉,与脾静脉汇合成门静脉干。小肠是食物消化和吸收的主要部位。

(二)病因与发病机制

肠内容物运行和通过障碍统称为肠梗阻,是常见的外科急腹症之一。按发病原因分为机械性肠梗阻、动力性肠梗阻、血运性肠梗阻。机械性肠梗阻最为常见,主要由肠道异物堵塞、肠管受压、肿瘤、肠套叠等肠壁疾病引起;动力性肠梗阻又可分为麻痹性肠梗阻和痉挛性肠梗阻两类;血运性肠梗阻是由于肠管血供障碍,发生缺血、坏死。按梗阻处肠管有无血运障碍分为单纯性肠梗阻和绞窄性肠梗阻。按梗阻部位分为高位(如空肠上段)和低位(如回肠末段和结肠)两种。根据梗阻的程度,又分为完全性肠梗阻和不完全性肠梗阻。按病程分为急性肠梗阻和慢性肠梗阻。

梗阻部位以上肠段蠕动增强、肠腔扩张、肠腔内积气和积液、肠壁充血水肿、血供受阻,发生坏死、穿孔。由于频繁呕吐和肠腔积液,血管通透性增强使血浆外渗,导致水分和电解质大量丢失,造成体液失衡。肠腔内细菌大量繁殖并产生大量毒素以及肠壁血运障碍致通透性增加,细菌和毒素可以透过肠壁引起腹腔内感染,经腹膜吸收引起全身性感染和中毒.甚至发生感染性休克。

(三)护理评估

1.健康史

评估患者的一般情况,发病前有无体位及饮食不当、饱餐后剧烈运动等诱因;有无腹部手术或外伤史,有无各种急慢性肠道疾病病史及个人卫生史等。

2.身体状况

(1)症状:肠梗阻的四大典型症状是腹痛、呕吐、腹胀和肛门排气、排便停止。

①腹痛:单纯性机械性肠梗阻表现为阵发性腹部绞痛;绞窄性肠梗阻表现为持续性疼痛,阵发性加剧;麻痹性肠梗阻腹痛特点为全腹持续性胀痛;肠扭转所致闭袢性肠梗阻多为突发性持续性腹部绞痛伴阵发性加剧。

②呕吐:呕吐与肠梗阻的部位、类型有关。肠梗阻早期,呕吐多为反射性,呕吐物以胃液及食物为主。高位肠梗阻呕吐出现早而频繁,呕吐物为胃及十二指肠内容物、胆汁等;低位肠梗阻呕吐出现晚,呕吐物为粪样物;绞窄性肠梗阻呕吐物为血性或棕褐色液体;麻痹性肠梗阻呕吐呈溢出性。

③腹胀:腹胀程度与梗阻部位有关,症状发生时间较腹痛和呕吐略迟。高位肠梗阻腹胀程度轻,低位肠梗阻腹胀明显。

④肛门排气、排便停止:完全性肠梗阻出现肛门停止排气、排便。但高位完全性肠梗阻早期,可因梗阻部位以下肠内有粪便和气体残存,仍存在排气、排便。绞窄性肠梗阻如肠套叠、肠系膜血管栓塞或血栓形成可排出血性黏液样便。

(2)体征

①腹部体征

a.视诊:腹式呼吸减弱或消失。单纯机械性肠梗阻常可见肠型及肠蠕动波,腹痛发作时更明显。肠扭转可见不对称性腹胀;麻痹性肠梗阻腹胀明显,呈全腹部均匀性膨胀。

b.触诊:单纯性肠梗阻腹壁软,可有轻度压痛;绞窄性肠梗阻有腹膜刺激征、压痛性包块

（绞窄的肠袢）；蛔虫性肠梗阻常在腹中部扪及条索状团块。

c.叩诊：呈鼓音。绞窄性肠梗阻腹腔有渗液时，叩诊有移动性浊音；麻痹性肠梗阻全腹呈鼓音。

d.听诊：机械性肠梗阻时肠鸣音亢进，有气过水声或金属音。麻痹性肠梗阻肠鸣音减弱或消失。

②全身表现：单纯性肠梗阻早期可无全身表现，梗阻晚期或绞窄性肠梗阻者，可有脱水、代谢性酸中毒体征，甚至体温升高、呼吸浅快、脉搏细速、血压下降等中毒和休克征象。

3.心理-社会状况

评估患者对疾病的认知程度，有无接受手术治疗的心理准备。了解患者的家庭、社会支持情况。

4.辅助检查

（1）X线检查：机械性肠梗阻，腹部立位或侧卧透视、摄片可见多个气液平面及胀气肠袢；绞窄性肠梗阻可见孤立的胀气肠袢。

（2）实验室检查

①血常规：肠梗阻患者出现脱水、血液浓缩时可出现血红蛋白含量、红细胞比容及尿比重升高。绞窄性肠梗阻多有白细胞计数及中性粒细胞比例的升高。

②血气分析及血生化检查：血气分析、血清电解质检查，有助于水、电解质及酸碱平衡失调的判断。

5.治疗要点与反应

肠梗阻的治疗原则是尽快解除梗阻，纠正全身生理紊乱，防止感染，预防并发症。

（1）非手术疗法：禁食、胃肠减压；纠正水、电解质和酸碱平衡失调，必要时可输血浆或全血；及时使用抗生素防治感染；解痉、止痛。

（2）手术治疗：适用于各种绞窄性肠梗阻、肿瘤及先天性肠道畸形引起的肠梗阻及非手术疗法不能缓解的肠梗阻。常用的手术方式有肠粘连松解术、肠套叠或肠扭转复位术、肠切除吻合术、肠短路吻合术、肠造口或肠外置术等。

6.几种常见的机械性肠梗阻

（1）粘连性肠梗阻：粘连性肠梗阻是肠粘连或肠管被粘连带压迫所致的肠梗阻，较为常见，多为单纯性不完全性肠梗阻，主要是由于腹部手术、炎症、创伤、出血、异物等所致。多数患者采用非手术疗法可缓解，如非手术治疗无效或发生绞窄性肠梗阻时，应及时手术治疗。

（2）蛔虫性肠梗阻：由于蛔虫聚集成团并刺激肠管痉挛致肠腔堵塞，多见于2～10岁儿童，常见诱因为驱虫不当。主要表现为阵发性脐周疼痛，伴呕吐，腹胀不明显。腹部可扪及条索状团块。单纯性蛔虫堵塞多采取非手术治疗，如无效或并发肠扭转、腹膜炎，应行手术治疗。

（3）肠扭转：肠扭转是指一段肠管沿其系膜长轴旋转而形成的闭袢性肠梗阻，常发生在小肠，其次是乙状结肠。①小肠扭转：多见于青壮年，常在饱餐后立即进行剧烈运动时发病，主要表现为突发腹部绞痛，呈持续性伴阵发性加剧，呕吐频繁，腹胀不明显。②乙状结肠扭转：多见于老年人，常有便秘史，主要表现为腹部绞痛，明显腹胀，呕吐不明显，X线钡剂灌肠可见"鸟嘴状"阴影。肠扭转可在短时间内发生绞窄、坏死，一经诊断，急诊手术治疗。

（4）肠套叠:肠套叠是指一段肠管套入与其相连的肠管内,好发于 2 岁以下的婴幼儿,以回结肠型最多见。典型表现为阵发性腹痛、果酱样血便和腊肠样肿块(多位于右上腹)。X 线空气或钡剂灌肠可见"杯口状"或"弹簧状"阴影。早期肠套叠可试行空气灌肠复位。无效者或病程超过 48 小时,疑有肠坏死或肠穿孔者,行手术治疗。

（四）护理诊断及合作性问题

1.急性疼痛

与肠蠕动增强或肠壁缺血有关。

2.体液不足

与频繁呕吐、肠腔内大量积液及胃肠减压有关。

3.潜在并发症

肠坏死、肠穿孔、急性腹膜炎、休克、多器官功能衰竭等。

（五）护理目标

使患者腹痛得到缓解;体液得到补充;并发症得到有效预防。

（六）护理措施

1.心理护理

向患者介绍治疗的方法及意义,消除患者的焦虑和恐惧心理,鼓励患者及家属配合治疗。

2.非手术疗法及手术前护理

（1）一般护理

①饮食:禁食,梗阻解除后根据病情可进少量流质饮食,再逐步过渡到普通饮食。

②休息与体位:卧床休息,无休克、生命体征稳定者取半卧位。

（2）病情观察:非手术疗法期间应密切观察患者生命体征、腹部症状和体征,辅助检查的结果。准确记录 24 小时出入液量,高度警惕绞窄性肠梗阻的发生。出现下列情况者高度怀疑发生绞窄性肠梗阻的可能:①起病急,腹痛持续而固定,呕吐早而频繁;②腹膜刺激征明显,体温升高、脉搏增快、血白细胞计数升高;③病情发展快,感染中毒症状重,休克出现早或难纠正;④腹胀不对称,腹部触及压痛包块;⑤移动性浊音或气腹征阳性;⑥呕吐物、胃肠减压物、肛门排泄物或腹腔穿刺物为血性;⑦X 线显示孤立、胀大的肠袢,不因时间推移而发生位置的改变或出现假肿瘤样阴影。

（3）治疗配合

①胃肠减压:清除肠内的积气、积液,有效缓解腹胀、腹痛。胃肠减压期间保持引流管通畅,若抽出血性液体,应高度怀疑发生绞窄性肠梗阻。

②维持水、电解质及酸碱平衡:遵医嘱输液,合理安排输液的种类和量。

③防治感染:遵医嘱应用抗生素。

④解痉止痛:单纯性肠梗阻可肌内注射阿托品以减轻腹痛,禁用吗啡类止痛剂,以免掩盖病情。

3.手术后护理

（1）卧位:病情平稳后取半卧位。

（2）禁食、胃肠减压:术后禁食,通过静脉输液补充营养。当肛门排气后,即可拔除胃管,并逐步恢复饮食。

（3）病情观察：观察生命体征、腹部症状和体征的变化、伤口敷料及引流管情况，及早发现术后腹腔感染、切口感染等并发症。

（4）预防感染：遵医嘱应用抗菌药。

（5）早期活动：术后应鼓励患者早期活动，以利于肠蠕动功能恢复，防止肠粘连。

（七）护理评价

患者腹痛是否减轻和缓解；体液丢失是否得到纠正；出血是否得到有效控制；循环血容量是否得到补充；并发症是否得到预防。

（八）健康指导

摄入营养丰富、易消化的食物，少食刺激性强的食物。注意饮食及个人卫生，饭前、便后洗手，不吃不洁食品。饭后忌剧烈活动。加强自我监测，若出现腹痛，腹胀、呕吐等不适，及时就诊。

二、肠结核

（一）定义

肠结核是指结核杆菌在肠道所引起的慢性特异性感染，多见于青壮年，女性患者略多于男性。肠结核所致的肠管狭窄、炎性肿块以及肠穿孔需外科治疗。

（二）病因及发病机制

肠结核多数继发于肺结核，继发性肠结核最常见的感染方式为肺结核患者吞咽自己的痰液，未被消化而进入肠道，65%～95%的肺结核患者同时伴有肠结核。原发性肠结核少见，原发性肠结核的主要感染原因是饮用被结核杆菌污染的牛奶。比较少见的感染途径还有：结核菌经血液循环进入肝脏后随胆汁进入肠道、急性粟粒型肺结核经血行播散、由邻近结核病灶直接蔓延、淋巴途径等。

（三）临床表现

1.腹痛

在溃疡型肠结核患者中，腹痛可呈隐痛、钝痛及痉挛性绞痛，多以右下腹及脐周为主，但严重时也可累及上腹部甚至全腹部。而在增生型肠结核患者中，由于肿块持续增大，肠腔狭窄明显，可出现较明显的肠梗阻样腹痛，呈阵发而逐渐加剧的绞痛。腹痛可伴有纳差、恶心、呕吐等非特异性胃肠道症状，也可伴腹胀、停止排气排便等肠梗阻症状。

2.腹泻

在活动性肺结核患者中出现腹泻症状时应疑有伴发肠结核的可能。腹泻可能是单纯溃疡、部分肠梗阻或肠壁的交感神经丛被累及所导致。腹泻的次数一般每日 3～6 次，多为稀便，若伴有结肠受累时可有黏液及脓血便。

3.腹部肿块

在增生型肠结核患者中多见，右下腹可见梗阻而导致的肠型或直接可触及肿块，肿块多不能推动，质硬，多无压痛。

4.全身症状

主要表现为结核菌所致的中毒症状，如身体虚弱、食欲缺乏、体重减轻、低热、盗汗。

（四）辅助检查

1.实验室检查

化验检查可有血红蛋白下降、红细胞沉降率增快。合并肺结核的患者痰找结核杆菌可以呈阳性。粪便浓缩找结核杆菌及结核杆菌培养,尽管阳性率不高,但对痰找结核杆菌阴性的患者具有诊断意义。

2.消化道钡剂造影

有助于肠结核的诊断,溃疡型肠结核的典型表现为肠管运动加快、痉挛收缩,甚至持续性痉挛产生激惹现象,造成肠管无法被钡剂充盈,而病变的上下肠段均充盈良好,出现所谓的跳跃征。增生型肠结核的典型表现为盲肠和升结肠近段肠腔狭窄、僵硬、黏膜紊乱、结肠袋正常形态消失,可见息肉样充盈缺损,升结肠缩短致回盲部上移,伴有末端回肠扩张时提示回盲瓣受累。

3.胸部 X 线片检查

有助于发现肺内可能存在的活动性或陈旧性结核病灶。

4.结肠镜检查

可明确回盲部或结肠结核的诊断。

（五）治疗

1.非手术治疗

抗结核药物治疗,采取早期治疗、联合用药、服药规律、全程督导的原则。常用药物:①异烟肼,日剂量 0.3~0.4g;利福平,日剂量 0.45~0.6g。②乙胺丁醇,日剂量 0.75~1.0g。③对氨基水杨酸(PAS),日剂量 8~12g。④链霉素,日剂量 0.75~1.0g。采用二联或三联用药,除PAS宜分次口服外,其余口服药均可一次顿服。疗程 6 个月至 1 年,同时应注意支持疗法及护肝治疗。

2.手术治疗

(1)适应证:适用于回盲部增生型结核包块、肠梗阻、急性穿孔、保守治疗无效的大出血及肠外瘘时。

(2)手术原则:应视病变部位及局部病理改变做相应的肠段切除、右半结肠切除或引流术等,并应继续抗结核治疗。

(3)手术方式:肠切除吻合术或肠造口术。回盲部结核做右半结肠切除,回肠结肠对端吻合术;回肠结核做局部切除,健康肠管对端吻合,多发性病变应分段切除吻合,避免做广泛性肠切除术;结核并发梗阻、穿孔。出血、肠外瘘均应切除病变肠段后行肠吻合术,但肠外瘘与周围肠管粘连紧密,甚至包裹成团者,可做病变远近端短路手术或近端造口术,术后加强抗感染及抗结核治疗,待全身情况好转或局部炎症吸收后再行二期手术。

（六）护理要点

1.非手术治疗护理/术前护理

(1)心理护理:结核病为慢性疾病,病程长,抗结核药应用时间长,用药过程中易出现不良反应,加上患者体质弱、自理能力下降,使患者很容易产生悲观厌世的情绪。护理人员应深入病房,耐心解释病情及预后,解除患者顾虑,取得患者及家属的支持与配合。调动患者积极性,使其主动配合治疗,并对治疗树立信心。

(2)饮食护理:告知患者和家属,充足的营养是促进结核病早日治愈的重要措施之一,鼓励患者进食高蛋白、高热量、富含维生素的食物,如牛奶、鸡蛋、豆类、鱼和水果等。保证总热量在8368～12552kJ/d,其中蛋白质 15～20g/(kg·d)。

(3)皮肤护理:肠结核患者由于营养低下,活动无耐力,长期卧床,极易出现皮肤破损。应经常为患者擦浴,按摩受压部位及骨隆突处。保持床单位的清洁干燥,鼓励患者多活动。

(4)用药护理

①大多数抗结核药物对肝脏都有一定的毒性作用,应定时进行肝功能检测。

②若出现指(趾)末端麻木、疼痛,系异烟肼引起的周围神经炎,可遵医嘱予以维生素 B_6 治疗。

③若出现耳聋、耳鸣、眩晕等症状,系链霉素、卡那霉素对听觉神经的损害,应及时停药。

④若出现视力改变,系乙胺丁醇对视神经的损害,应及时停药。

(5)病情观察

①腹痛及排便情况:观察患者是否腹痛减轻或加重;观察排便情况,腹泻次数是否减少,是否有排便不畅的情况,或肛门停止排便排气的情况。

②体温和脉搏:应每日 3 次准确测量,以观察其变化,从而判断抗结核药物的疗效。

2.术后护理

(1)饮食护理:禁食,胃肠减压期间由静脉补充水、电解质,待 2～3 日肛门排气后可拔除胃管,进流质饮食,如各种营养汤类;无不良反应,可改为半流质饮食,如牛奶、粥类、面条、米粉、蒸蛋;术后 1 周可进少渣饮食,应给予高蛋白、高热量、丰富维生素、低渣的食物。

(2)体位与活动:病情平稳者,术后可改为半卧位,以利于腹腔引流并经常在床上翻身变换体位,可用松软的枕头将腰背部垫起。病情许可时,尽量协助患者早期下床活动,促进肠蠕动恢复,防止肠粘连。其方法为第 1 日可扶患者坐在床沿,待适应后,第 2 日可协助在床旁活动,并逐步扩大活动范围,第 3 日可室外小范围活动。

(3)管道的护理:了解管道的作用,严格无菌操作,妥善固定,防止移位、脱出。保持引流管的通畅,避免受压、扭曲、堵塞;观察记录引流液的色、量、性状,待引流管量减少、色清后方可拔除。

(4)用药护理:手术后仍必须继续服用抗结核药物,并观察用药的反应。

(5)严密观察病情:观察患者的生命体征、腹部症状和体征的变化。观察腹痛腹胀的改善程度及肛门排气排便的情况。

三、肠伤寒穿孔

(一)定义

肠穿孔是伤寒病的严重并发症,肠伤寒病变最显著部位为末段回肠,肠壁的淋巴结发生坏死,黏膜脱落形成与肠纵轴相平行的溃疡。穿孔与溃疡形成的期间一致,多在伤寒病程的 2～3 周。80%的穿孔发生在距回盲瓣 50cm 以内;多为单发,多发穿孔占 10%～20%。

（二）临床表现

1.伤寒病临床表现

（1）持续性高热。

（2）表情淡漠。

（3）相对缓脉。

（4）脾大。

（5）皮肤玫瑰疹。

2.肠穿孔症状及体征

（1）病程2～3周后，突发右下腹痛，迅速弥漫全腹。

（2）右下腹及全腹明显压痛。

（3）肠鸣音消失。

（4）有病例穿孔前有腹泻或便血史。

（三）辅助检查

1.实验室检查

白细胞计数迅速升高，血清肥达反应阳性，大便病原菌培养阳性。

2.X线检查

腹部平片或透视约2/3病例可发现气腹。

（四）治疗

伤寒肠穿孔确诊后应及时剖腹手术。手术原则为穿孔修补缝合术，并应对术中发现的其他肠壁菲薄接近穿孔病变处——做浆肌层缝合，以防术后新的穿孔。对病变严重或多发穿孔，可考虑缝合穿孔后加做病变近侧回肠插管造口术。肠切除应严格限制于穿孔过多、并发肠道大出血、患者全身情况允许等少数病例。术后均应放置引流并继续对伤寒病的治疗。

（五）护理要点

1.非手术治疗护理/术前护理

（1）心理护理：患者起病急，腹痛较剧烈，且病情发展快，患者缺乏思想准备，担心不能得到及时治疗和预后不良，往往急躁和焦虑。护士应主动关心患者，向患者解释腹痛的原因，以稳定患者情绪，取得患者的积极配合。

（2）体位护理：采取半坐卧位，可使腹腔内炎症局限，减轻全身中毒症状，并有利于积液或脓液引流；其次可使腹肌放松，膈肌下降，有助于改善呼吸功能。

（3）禁食和胃肠减压：可减少胃肠积聚，减少消化液自穿孔处漏出，减轻腹痛和腹胀。

（4）维持水、电解质、酸碱平衡：迅速建立静脉通路，根据医嘱合理安排输液。

（5）加强病情观察：生命体征；腹部体征，如患者腹痛加剧，表示病情加重。

2.术后护理

（1）严密观察病情：术后每2小时测量血压、脉搏、呼吸，连续测量6次正常后可延长间隔时间。

（2）治疗护理：术后继续抗伤寒治疗。

（3）饮食护理：禁食，胃肠减压期间由静脉补充水、电解质，待2～3日肛门排气后可拔除胃管,进流质饮食,如各种营养汤类;无不良反应,可改为半流质饮食,如牛奶、粥类、面条、米粉、蒸蛋;术后1周可进少渣饮食,应给予高蛋白、高热量、丰富维生素、低渣的食物。

（4）体位与活动:病情平稳者,术后可改为半卧位,以利于腹腔引流并经常在床上翻身变换体位,可用松软的枕头将腰背部垫起。病情许可时,尽量协助患者早期下床活动,促进肠蠕动恢复,防止肠粘连。其方法为第1日可扶患者坐在床沿,待适应后,第2日可协助在床旁活动,并逐步扩大活动范围,第3日可室外小范围活动。

（5）管道的护理:了解管道的作用,严格无菌操作,妥善固定,防止移位、脱出。保持引流管的通畅,避免受压、扭曲、堵塞;观察记录引流液的色、量、性状,待引流管量减少、色清后方可拔除。

四、非特异性炎性肠疾病

（一）溃疡性结肠炎

1.定义

溃疡性结肠炎是发生在结肠、直肠黏膜层的一种弥漫性的炎症性病变。它可发生在结肠、直肠的任何部位,以直肠和乙状结肠常见,向上可累及全部结肠甚至于回肠末端15cm以内,又称为"倒流性回肠炎"。

2.病因及发病机制

溃疡性结肠炎的病因至今仍不明。基因因素可能具有一定地位。心理因素在疾病恶化中具有重要地位,原来存在的病态精神如抑郁或社会距离在结肠切除术后明显改善。有认为溃疡性结肠炎是一种自身免疫性疾病。

目前认为炎性肠病的发病是外源物质引起宿主反应、基因和免疫影响三者相互作用的结果。根据这一见解,溃疡性结肠炎与克罗恩病是一个疾病过程的不同表现。

3.临床表现

（1）症状:多数起病缓慢,少数急骤,发作诱因常为精神刺激、疲劳、饮食失调、继发感染。

①腹泻:为主要症状,腹泻轻重不一,轻者每日2～3次,重者每1～2小时一次,多为糊状便,混有黏液、脓血,常有里急后重。

②腹痛:腹痛一般不太剧烈,部位多局限在左下腹或下腹部;常为阵发性痉挛性疼痛,有腹痛—便意—便后缓解规律。

③全身症状:病程较长者常有乏力、食欲缺乏、消瘦、贫血等;急性发作期常有低热或中等发热,重症可有高热、心率加速等全身毒血症状及水、电解质平衡紊乱等。

④肠外表现:主要为关节疼痛,皮肤病变(结节性红斑、坏疽性脓皮症)、肝损害和眼病(急性眼葡萄膜炎、虹膜炎、巩膜炎)等,其发生率较克罗恩病为低。

（2）体征:部分病例可触及肠壁增厚或痉挛如硬管状的降结肠或乙状结肠;结肠扩张者有腹胀、腹肌紧张、腹部压痛或反跳痛。

4.辅助检查

（1）粪便检查:黏液脓血便,镜检见大量红细胞、白细胞和脓细胞。

（2）免疫学检查：活动期 IgG、IgM 常升高，部分患者抗大肠黏液抗休阳性；淋巴细胞毒试验阳性。

（3）血液检查：贫血常见，急性发作期有中性粒细胞增多、红细胞沉降率加速。病程长者血浆总蛋白及白蛋白降低。

（4）结肠镜检查：发作期可见黏膜呈细颗粒状，弥漫性充血、水肿，脆性增加、易出血；常见肠壁有糜烂和溃疡，附有黏液和脓性渗出物；晚期有肠壁增厚、肠腔狭窄、假性息肉形成。

（5）X 线检查：钡剂灌肠可见结肠黏膜粗糙不平、皱襞紊乱、边缘不规则呈锯齿状，晚期可见结肠袋消失、肠壁变硬僵直、肠管缩短失去张力如"铅管"状；炎性息肉者可见充盈缺损。

5.治疗

（1）一般治疗：减少体力活动，急性期应卧床休息，不吃乳制品。给予高热量、高维生素（特别是 B 族维生素、维生素 C）和少渣饮食，注意蛋白质的补充和纠正贫血。

（2）抗炎治疗

①首选柳氮磺吡啶（水杨酸偶氮磺胺吡啶）0.5～1g 口服，每日 4 次。磺胺类药物对控制急性发作有效。

②甲硝唑（灭滴灵）0.2～0.4g 口服，每日 4 次（次选）。

③氢化可的松 100mg 加生理盐水 60～100mL 保留灌肠，每晚 1 次。

④重度发作者，可每日静脉给予氢化可的松 100～300mg，或泼尼松龙 20～80mg，待症状控制后逐渐减量，并改为口服给药或可的松灌肠。

⑤对于中度或重度发作者，在上述治疗无效时，可试用阿达木单抗，该抗体为抗人肿瘤坏死因子（TNF）的人源化单克隆抗体。

（3）手术治疗

①手术指征：a.出现急性梗阻、大量出血、穿孔、中毒性巨结肠等并发症者需急诊手术。b.暴发型重症病例，经内科治疗 1 周无效。c.慢性病变，反复发作，严重影响工作及生活者。d.结肠已经成为纤维狭窄管状物，失去其正常功能者。e.已有癌变或黏膜已有间变者。f.肠外并发症，特别是关节炎，且不断加重。

②手术方式。a.肠造口术：包括横结肠造口术及回肠造口术，适合于病情严重、不能耐受一期肠切除吻合术者。b.肠切除术：包括结肠大部切除术及全大肠切除、回肠造口/回肠储袋-肛管吻合术。

6.护理要点

（1）非手术治疗护理/术前护理

①心理护理：由于本病病程持续，影响日常生活，患者易产生焦虑或抑郁情绪，护士应经常深入病房，耐心解释病情及预后，解除顾虑，取得患者及家属的支持与配合。调动患者积极性，使其主动配合治疗，对治疗树立信心。

②饮食护理：饮食要规律，宜进食营养丰富且清淡的食物，避免刺激、辛辣、生冷的食物，如辣椒、咖啡、浓茶等，忌饮酒。急性发作期进食无渣的流质或禁食，予以胃肠外营养。

③体位与活动：急性发作时应卧床休息，病情稳定时可适当下床活动。

④病情观察:测量生命体征,观察大便的量、色及性状。

⑤肛周的护理:做好肛周的清洁卫生,保持患者肛周的皮肤清洁干燥,防止皮肤破损和感染。因为大便次数多,患者肛周的皮肤易出现潮红,甚至糜烂,所以每次大便后用温水或高锰酸钾溶液清洗肛门及肛周皮肤,待干燥后再涂以氧化锌软膏保护。

(2)术后护理

①心理护理:由于行全结肠切除术,术后大便次数多,致使患者心理变化,护士要尊重和理解,给予患者心理安慰和支持,耐心解释病情及预后,解除患者顾虑,帮助患者树立战胜疾病的信心。

②饮食护理:禁食,予以全胃肠外营养,待肠道功能恢复后给予流质饮食,如各种营养汤类;1～2日后可改为半流质饮食,如牛奶、粥类、面条、米粉、蒸蛋;再逐步过渡到高蛋白、高热量、低渣、低脂的软食。

③体位与活动:病情平稳者,术后可改为半卧位,以利于腹腔引流。并经常在床上翻身变换体位,可用松软的枕头将腰背部垫起。病情许可时,尽量协助患者早期下床活动,促进肠蠕动恢复,防止肠粘连。其方法为第1日可扶患者坐在床沿,待适应后,第2日可协助患者在床旁活动,并逐步扩大活动范围,第3日可在室外小范围活动。

④管道的护理:了解管道的作用,严格无菌操作,妥善固定,防止移位、脱出。保持引流管的通畅,避免受压、扭曲、堵塞;观察记录引流液的色、量、性状,待引流管量少、色清后方可拔除。

⑤帮助患者重建控制排便的能力:根据排便的时间和规律定时给予便器,促使患者按时排便;指导患者进行肛门括约肌和盆底肌收缩锻炼。

(二)克罗恩病

1.定义

克罗恩(Crohn)病是一种慢性非特异性肉芽肿性炎症疾病,可发生于消化道任何部位,好发于末端回肠和右半结肠。其特征是病变呈跳跃式分布,肠壁全层受累。

2.病因及发病机制

本病病因不明,可能与感染、遗传、体液免疫和细胞免疫有一定关系。

3.临床表现

(1)症状

①发病特点:男、女发病率大致相当,以中青年人常见,60%的患者<40岁,病变可位于胃肠道的任何部位。

②病史:大多患者发病较缓,呈间歇性腹痛,常可持续数月;少数起病急的多位于右下腹或脐周,呈痉挛性疼痛;患者常伴发腹泻,每日2～5次,多为稀便,约30%患者可有便血,也可仅为便潜血阳性,少数为脓血便。如发生不全性肠梗阻者,则有便秘、低热、食欲减退以及消瘦、贫血。

③肠外表现:可有口疮性口炎、眼虹膜炎、结膜炎、葡萄膜炎;皮肤结节性红斑、坏死性脓皮炎、游走性关节炎、强直性脊柱炎;肾病综合征、肾淀粉样变性;贫血、血小板增多症等。

(2)体征:患者多有贫血、消瘦,部分患者腹部可触及肿块,多位于右下腹部,腹部柔软,右下腹部常有深压痛,20%～25%以肠梗阻就诊。

4.辅助检查

(1)实验室检查

①贫血及红细胞沉降率增快,白细胞计数升高。

②粪便潜血试验阳性,有时可见红细胞、白细胞。

(2)X线检查:胃肠钡餐检查主要表现是节段性肠道病变,呈"跳跃"现象,多见于回肠末端与右半结肠,病变黏膜皱襞粗乱、有裂隙状溃疡,呈铺路卵石征,肠腔轮廓不规律,单发或多发性狭窄,瘘管形成或息肉与肠梗阻的X线征象。

(3)结肠镜检查:可见整个结肠至回肠末端,黏膜呈慢性炎症、铺路卵石样改变和裂隙状溃疡以及肠腔狭窄、炎性息肉等,病变呈节段性分布,组织活检有非干酪性肉芽肿形成。

5.治疗

(1)内科治疗:给予肾上腺皮质激素、柳氮磺吡啶(水杨酸柳氮磺吡啶,SASP),对有活动性症状者有效,前者用于早期较急性者,后者用于慢性病例。甲硝唑则多对有继发感染者有效。

(2)手术治疗

①适应证:继发慢性肠梗阻、急性肠穿孔、肠道大出血、慢性肠穿孔形成瘘、脓肿、诊断困难、不能排除恶性病变或肠结核者。

②手术方式:短路手术、短路及旷置术、肠管部分切除吻合术,切除病变部位包括远近端正常肠管15~20cm,术后约1/2复发。

6.护理要点

(1)非手术治疗护理/术前护理

①饮食护理:饮食要规律,宜进食营养丰富而又清淡的食物,避免刺激、辛辣、生冷的食物,如辣椒、咖啡、浓茶等,忌饮酒。急性发作期进食无渣的流质或禁食,予以胃肠外营养。

②体位与活动:急性发作时应卧床休息,病情稳定时可适当下床活动。

③病情观察:测量生命体征,观察大便的量、色及性状。

④肛周的护理:做好肛周的清洁卫生,保持患者肛周的皮肤清洁干燥,防止皮肤破损和感染。因为大便次数多,患者肛周的皮肤易出现潮红,甚至糜烂,所以每次大便后用温水或高锰酸钾溶液清洗肛门及肛周皮肤,待干燥后再涂以氧化锌软膏保护。

(2)术后护理

①饮食护理:禁食,予以全胃肠外营养,待肠道功能恢复后给予流质饮食,如各种营养汤类;1~2日后可改为半流质饮食,如牛奶、粥类、面条、米粉、蒸蛋;再逐步过渡到高蛋白、高热量、低渣、低脂的软食。

②体位与活动:病情平稳,术后可改为半卧位,以利于腹腔引流。并经常在床上翻身变换体位,可用松软的枕头将腰背部垫起。病情许可时,尽量协助患者早期下床活动,促进肠蠕动恢复,防止肠粘连。其方法为第1日可扶患者坐在床沿,待适应后,第2日可协助患者在床旁活动,并逐步扩大活动范围,第3日可在室外小范围活动。

③管道的护理:了解管道的作用,严格无菌操作,妥善固定,防止移位、脱出。保持引流管的通畅,避免受压、扭曲、堵塞;观察记录引流液的色、量、性状,待引流管量少、色清后方可拔除。

五、急性出血性肠炎

(一)定义

急性出血性肠炎是一种原因尚不明确的急性肠管炎症性病变,临床主要症状之一是血便。可发生于任何年龄,以儿童和青少年居多。

(二)临床表现

病变主要在空肠或回肠,甚至整个小肠,偶见累及结肠。肠道病变范围可局限,亦可呈多发性,主要为坏死性炎性病变。常发生于夏秋季,可有不洁饮食史。本病起病急,严重时可出现休克。

1.症状

①骤起发病。②急性腹痛,多呈持续性隐痛伴阵发性加剧,以上中腹和脐周为甚。③腹泻和便血、腹泻每日数次至十余次,黄色水样便或血水便,甚至有鲜血便或暗红色血块;便中可混有糜烂组织,有腥臭味。④恶心、呕吐,呕吐物可为胆汁或呈咖啡样、血水样。⑤全身中毒症状:起病时可有寒战、发热,一般 38～39℃,少数可更高。全身虚弱无力、面色苍白,重者神志不清、抽搐、昏迷,并有酸中毒和中毒性休克等。

2.腹部体征

腹胀显著,压痛明显,可有反跳痛。肠鸣音一般减弱,有腹水时可叩出移动性浊音。

(三)辅助检查

1.血常规检查

白细胞升高可达$(12～20)×10^9/L$,中性粒细胞增多伴核左移,甚至出现中毒颗粒。

2.粪便检查

镜下可见大量红细胞,有血便或潜血强阳性,可有少量或中量脓细胞。

3.X线检查

腹部平片可见肠腔明显充气、扩张及气液平。动态观察可发现肠壁积气、门静脉积气及向肝内呈树枝状影像,以及腹腔积液或积气征象等。

(四)治疗

1.非手术治疗

禁食,胃肠减压,加强全身支持疗法,纠正水、电解质紊乱,应用广谱抗生素控制肠道细菌,抗休克治疗。

2.手术治疗

对于已有肠穿孔、坏死伴大量出血时,做病变肠段切除吻合术。适应证:①有明显的腹膜炎表现,或腹腔穿刺有脓性、血性渗液。②不能控制的肠道大出血。③有肠梗阻表现,经非手术治疗不能缓解。④经积极非手术治疗,全身中毒症状无好转,局部体征加重者。

(五)护理要点

1.非手术治疗护理/术前护理

(1)心理护理:由于起病急,全身中毒症状较明显,且患者多为儿童,家属较紧张,患儿易哭闹,不配合治疗。应亲切和蔼地对待患者,做评估时动作应轻柔,做各项护理操作时要耐心解释,技术熟练,取得患者及家属的配合。

(2)禁食和胃肠减压:可减少胃肠内积聚,减轻腹痛和腹胀。

(3)维持水、电解质、酸碱平衡:建立静脉通道,遵医嘱安排输液。

(4)皮肤护理:由于患者腹泻,大便为腥臭血便,患者肛周的皮肤易出现潮红,甚至糜烂,所以每次大便后用温水或高锰酸钾溶液清洗肛门及肛周皮肤,待干燥后再涂以氧化锌软膏保护。

(5)病情观察

①是否有休克表现:严密观察患者生命体征,是否有烦躁不安、表情淡漠,是否有尿量减少、皮肤苍白湿冷等表现。给予吸氧、休克体位、快速建立静脉通路等对症处理。

②腹部体征:患者腹痛加剧,表示病情有所加重,应立即采取相应的处理措施,如给予舒适的体位、同情安慰患者、让患者做深呼吸。

③遵医嘱使用抗生素,预防或控制感染。

④严密观察病情变化,积极完善术前准备,有异常情况及时通知医师处理,但在明确诊断前禁用强镇痛药物。

2.术后护理

(1)饮食护理:禁食、胃肠减压期间由静脉补充水、电解质,待2～3日肛门排气后可拔除胃管,进流质饮食,如各种营养汤类;无不良反应,可改为半流质饮食,如牛奶、粥类、面条、米粉、蒸蛋;术后1周可进少渣饮食,应给予高蛋白、高热量、丰富维生素、低渣的食物。

(2)体位与活动:病情平稳者,术后可改为半卧位,以利于腹腔引流并经常在床上翻身变换体位,可用松软的枕头将腰背部垫起。病情许可时,尽量协助患者早期下床活动,促进肠蠕动恢复,防止肠粘连。其方法为第1日可扶患者坐往床沿,待适应后;第2日可协助患者在床旁活动,并逐步扩大活动范围;第3日可在室外小范围活动。

(3)管道的护理:了解管道的作用,严格无菌操作,妥善固定,防止移位、脱出。保持引流管的通畅,避免受压、扭曲、堵塞;观察记录引流液的色、量、性状,待引流管量少、色清后方可拔除。

(4)严密观察病情:术后每2小时测量血压、脉搏、呼吸,连续测量6次后可延长间隔时间;观察患者腹部症状和体征的变化,以及局部伤口情况、肛门排气排便的情况。

六、肠系膜血管缺血性疾病

(一)定义

肠系膜血管缺血性疾病是由各种原因引起肠道急性或慢性血流灌注不足或血流受阻所致的肠壁缺血坏死和肠管运动功能障碍的一种综合征。

(二)病因及发病机制

凡全身血液循环动力异常、肠系膜血管病变以及其他全身或局部疾病引起的肠壁缺血,均可引发本病。

(三)临床表现

(1)初始症状为剧烈的腹部绞痛,难以用一般药物所缓解,可以是全腹痛,也可见于脐旁、上腹、右下腹或耻骨上区,初期由于肠痉挛所致,出现肠坏死后疼痛转为持续性。

(2)多数患者伴有频繁呕吐、腹泻等胃肠道排空症状。

(3)初期无明显阳性体征,肠鸣音活跃,疾病进展迅速,数小时后患者就可能出现麻痹性肠梗阻,此时有明显的腹部膨胀、压痛和腹肌紧张、肠鸣音减弱或消失等腹膜炎的表现和低血容量性休克或感染性休克表现。

(四)辅助检查

1.实验室检查

可见白细胞计数在 $20 \times 10^9/L$ 以上,并有血液浓缩和代谢性酸中毒表现。

2.腹部 X 线平片检查

在早期仅显示肠腔中等或轻度胀气,当有肠坏死时,腹腔内有大量积液,平片显示密度增高。

3.腹腔穿刺

可抽出血性液体。

4.腹部选择性动脉造影

对本病有较高的诊断价值,不仅能帮助诊断,还可鉴别是动脉栓塞、血栓形成或血管痉挛。

(五)治疗

1.非手术治疗

(1)积极治疗控制原发病。

(2)动脉造影后,动脉持续输注罂粟碱 $30 \sim 60mg/h$,并试用尿激酶或克栓酶动脉溶栓治疗。

2.手术治疗

(1)栓塞位于某一分支,累及局部肠管坏死,行肠段切除吻合术。

(2)栓塞位于肠系膜上动脉主干,全部小肠和右半结肠已坏死,则行全部小肠、右半结肠切除术,术后肠外营养支持。

(3)栓塞位于肠系膜上动脉主干,肠管未坏死,行动脉切开取栓术。

(4)如取栓后肠系膜上动脉上段无血或流出血较少,则应行自体大隐静脉或人工血管在腹主动脉或髂总动脉与肠系膜上动脉间搭桥吻合术。

(5)如累及范围广泛,取栓后不能确定肠管切除范围,可先切除确定坏死的肠管,将血运可疑的肠管外置,待 $24 \sim 48$ 小时后再次探查,切除坏死肠管并行肠吻合术。

(6)术后积极抗凝和充分支持治疗。

(六)护理要点

1.非手术治疗护理/术前护理

(1)心理护理:患者起病急,腹痛较剧烈,且病情发展快,患者缺乏思想准备,担心不能得到及时治疗和预后不良,往往急躁和焦虑。护士应主动关心患者,向患者解释腹痛的原因,以稳定患者情绪,取得患者的积极配合。

(2)禁食和胃肠减压:可减少胃肠积聚,减轻腹痛和腹胀。

(3)体位护理:采取半坐卧位,可使腹腔内炎症局限,减轻全身中毒症状,其次可使腹肌放松,膈肌下降,有助于改善呼吸功能。

(4)维持水、电解质、酸碱平衡;迅速建立静脉通路,根据医嘱合理安排输液。

(5)加强病情观察

①生命体征:a.腹部体征,患者往往疼痛定位不明确,故应密切观察,听取患者的主诉。若患者腹痛由阵发性转为持续性且剧烈难忍,应用镇痛药不能缓解,应尽快手术治疗。b.应密切注意患者呕吐和大便的次数、量、性质。

②口腔护理:禁食或体液不足的患者常常口干,易发生口腔感染。应定期给予口腔护理,并经常用温开水湿润口腔。

③呕吐的护理:呕吐时扶患者坐起或头偏向一侧,以免发生误吸引起吸入性肺炎或窒息;及时清除口腔内呕吐物,予以漱口,保持口腔清洁,记录呕吐物的色、量、性状。

2.术后护理

(1)饮食护理:术后禁食,待胃肠减压排气后给予少量饮水1～2日,后给予流质饮食,根据病情好转情况逐步增量。忌油腻、生冷、坚硬食物,给予易消化、富含维生素的食物,如鲜果汁等。

(2)体位与活动:血压平稳后予以半卧位,并经常在床上改变体位,可用松软的枕头将腰背部垫起。在病情许可时,尽量帮助患者进行肢体锻炼,早期下床活动,其方法为第1日可扶患者坐在床沿,待适应后;第2日可协助患者在床旁活动,并逐步扩大活动范围;第3日可在室外小范围活动。

(3)管道的护理:了解管道的作用,严格无菌操作,妥善固定,防止移位、脱出。保持引流管的通畅,避免受压、扭曲、堵塞;观察记录引流液的色、量、性状,待引流管量少、色清后方可拔除。

(4)术后继续根据医嘱进行抗凝治疗:要求术中静脉抗凝,术后3～5日持续静脉肝素维持[1mg/(kg·d)]或低分子肝素皮下注射(5000U/d),至改用口服抗凝药。护理中要防止患者身体部位和硬物碰撞,注射点压迫时间应较正常时间延长,并注意观察有无出血现象,如伤口出血或血肿、消化道出血、尿道出血等。

七、肠息肉

(一)定义

肠息肉是指肠黏膜表面突出的异常生长的组织,在没有确定病理性质前统称为息肉。肠息肉可发生在肠道的任何部位。息肉为单个或多个,大小可自直径数毫米到数厘米,有蒂或无蒂。

(二)病因及发病机制

(1)炎性息肉与肠道慢性炎症有关,腺瘤性息肉的发生可能与病毒感染有关。

(2)年龄结直肠息肉的发病率随年龄增大而增高。

(3)胚胎异常幼年性息肉病多为错构瘤,可能与胚胎发育异常有关。

(4)生活习惯低食物纤维饮食与结直肠息肉有关;吸烟与腺瘤性息肉有密切关系。

（5）遗传某些息肉病的发生与遗传有关,如家族性非息肉病大肠癌（HNPCC）；家族性腺瘤性息肉病（FAP）等。

（三）临床表现

根据息肉生长的部位、大小、数量多少,临床表现不同。

（1）间断性便血或大便表面带血,多为鲜红色；继发感染可伴多量黏液或黏液血便；可有里急后重；便秘或便次增多。长蒂息肉较大时可引致肠套叠；息肉巨大或多发者可发生肠梗阻；长蒂且位置近肛门者息肉可脱出肛门。

（2）少数患者可有腹部闷胀不适,隐痛或腹痛症状。

（3）伴发出血者可出现贫血,出血量较大时可出现休克状态。

（四）辅助检查

1.直肠指诊

可触及低位息肉。

2.肛镜、直肠镜或纤维结肠镜

可直视见到息肉。

3.钡灌肠

可显示充盈缺损。

4.病理检查

可明确息肉性质,排除癌变。

（五）治疗

（1）微创治疗（内镜）符合内镜下治疗指征的息肉可行内镜下切除,并将切除标本送病理检查。

（2）手术治疗：息肉有恶变倾向或不符合内镜下治疗指征；或内镜切除后病理发现有残留病变或癌变。

（3）药物治疗

①对症治疗：如有出血,给予止血,并根据出血量多少进行相应处置。

②病因治疗：溃疡性结肠炎导致的炎性息肉参见溃疡性结肠炎的治疗。

③预防治疗：家族性腺瘤性息肉病（FAP）患者可服用塞来昔布以减少腺瘤性结直肠息肉数目,每日 2 次,与食物同服。

（六）护理要点

1.非手术治疗护理/术前护理

（1）心理护理：主动关心患者,增加对疾病治疗的信心,积极配合各项护理治疗。告知患者术中、术后可能发生的并发症,解除患者思想顾虑及恐惧心理,取得患者合作。

（2）饮食护理：术前 3 日进食高蛋白、低渣、低脂的半流质饮食,术前 1 日禁食。术前 3 日口服肠道不吸收的抗生素,如庆大霉素、甲硝唑等。术前 1 日可口服泻药清洁肠道。内镜摘除术后,嘱患者当日禁食,静脉输液。术后 3 日内进食无渣流质饮食,不要进食牛奶及豆制品以免引起腹胀,可进食米汤、菜汤、肉汤等。以后改半流质饮食,且要控制饮食入量,防止大便量多及便秘。

（3）病情观察：观察腹痛的情况，必要时遵医嘱使用镇痛药。

2.术后护理

（1）饮食护理：禁食，予以全胃肠外营养，待肠道功能恢复后给予流质饮食，如各种营养汤类；1～2日后可改为半流质饮食，如牛奶、粥类、面条、米粉、蒸蛋；再逐步过渡到高蛋白、高热量、低渣、低脂的软食。

（2）体位护理：病情平稳者，术后可改为半卧位，并嘱患者卧床休息1～2日，1周内勿进行剧烈运动及重体力劳动。

（3）管道的护理：了解管道的作用，严格无菌操作，妥善固定，防止移位、脱出。保持引流管的通畅，避免受压、扭曲、堵塞；观察记录引流液的色、量、性状，待引流管量少、色清后方可拔除。

（4）严密观察病情：注意有无腹痛、腹胀、便血等情况。

八、小肠肿瘤

（一）定义

小肠肿瘤是指从十二指肠到回盲瓣的小肠肠管所发生的肿瘤。

小肠肿瘤可分为良性和恶性两类。良性肿瘤中平滑肌瘤较多见，其他有腺瘤、血管瘤、脂肪瘤、纤维瘤、淋巴瘤和神经纤维瘤等。恶性肿瘤中腺癌、平滑肌肉瘤、间质瘤多见，其他少见的有网织红细胞肉瘤、淋巴肉瘤、霍奇金病、腺瘤性息肉癌变、胶样癌和纤维肉瘤等。

小肠肿瘤发生的部位，以回肠肿瘤较空肠肿瘤发病率高，而空肠肿瘤以间质瘤为多见。

（二）病因及发病机制

小肠肿瘤的确切病因目前尚不清楚。

（三）临床表现

1.腹痛

隐痛、腹胀和绞痛，隐痛为持续性，绞痛为阵发性，绞痛多见于不全性、完全性梗阻或在肠套叠后发生。

2.腹块

良性肿瘤者多光滑、活动度大；恶性肿瘤者活动度较小。腹块的触及多见于消瘦明显或恶性肿瘤者。良性肿瘤或恶性肿瘤的早期较少能触及肿瘤。

3.梗阻

当肿瘤向腔内生长、巨大肿瘤或肿瘤并发肠套叠时可导致不全性或完全性肠梗阻。据统计，约30％小肠肿瘤因肠梗阻而就诊。

4.出血

小肠肿瘤尤其是恶性肿瘤患者常见的起病原因是反复胃镜、结肠镜检查后仍有不明原因的消化道出血，约35％的患者表现为反复黑粪、大量柏油样便或血便或仅有便潜血阳性。

5.体重减轻

无论良性还是恶性肿瘤，因长期腹痛、食欲缺乏、肿瘤消耗等因素，约1/3的患者可有体重减轻。

6.全身症状

大部分患者可有食欲减退、低热、腹泻、腹胀等非特异性的症状。

(四)辅助检查

1.X 线气钡造影

确诊率 60％～80％,应特别注意对小肠的检查,临床高度怀疑小肠肿瘤时应吞钡后每 15 分钟透视一次,逐段检查小肠。

2.超声检查

对于较大的肿块可发现肿瘤部位,但不能确定肿瘤发生的脏器。

3.内镜检查

小肠镜可做经口、经肛的进镜方式,能发现绝大多数的小肠肿瘤。而近年来发展起来的胶囊内镜则使小肠肿瘤诊断的准确率有了较大的提高。

4.CT 检查

可发现小肠壁弥漫性增厚,管壁外压迫和管腔内肿块,而近年来随着小肠 CT 三维重建技术的普及,腹部 CT 对小肠肿瘤的定性、定位诊断的准确率有了较大的提高。

(五)治疗

小肠肿瘤确诊后应采取手术治疗。根据病变的性质及其大小,采取不同的手术。

1.良性肿瘤

做肿瘤肠段切除＋肠吻合术。

2.恶性肿瘤

做肠切除连同肠系膜及区域淋巴结根治性切除术。但因病情特异性表现较少,发病率较低,常会因诊断延误而致预后较差。

(六)护理要点

1.非手术治疗护理/术前护理

(1)心理护理:该类患者因本身患有肿瘤并对手术及治疗效果等存在焦虑、恐惧等护理问题,故入院宣教和心理护理在整个治疗护理中显得尤为重要。患者入院后安排具有一定护理经验的护士对其进行心理疏导,耐心解答患者提出的问题,主动向其介绍疾病相关知识、检查治疗的配合要求,说明手术的必要性、可行性,鼓励患者面对现实,给予同情、心理支持,使患者积极配合治疗和护理,并对今后的生活充满信心。

(2)饮食护理:术前 3～4 日给予高蛋白、丰富维生素、易消化的半流质饮食;术前 3 日口服肠道抗菌药物,如甲硝唑、庆大霉素等;术前 1 日禁食,静脉输液,口服泻药清洁肠道。

(3)疼痛的护理:观察疼痛性质,遵医嘱予以镇痛药。中度持续性疼痛或加重,使用弱麻醉药,如布桂嗪、可待因等;强烈持续性疼痛,使用强麻醉药,直到疼痛消失,如吗啡、哌替啶等。

2.术后护理

(1)心理护理:对于已确诊为小肠恶性肿瘤的患者,护理人员首先应具有理解同情的心理,多关心他们、爱护他们,力所能及帮助其解决各种疑难问题、生活问题,鼓励其积极主动配合治疗,争取早日康复。

(2)饮食护理:禁食,胃肠减压期间由静脉补充水、电解质,待 2～3 日肛门排气后可拔除胃管,进流质饮食,如各种营养汤类;无不良反应,可改为半流质饮食,如牛奶、粥类、面条、米粉、蒸蛋;术后1周可进少渣饮食,应给予高蛋白、高热量、丰富维生素、低渣的食物。

(3)体位与活动:病情平稳者,术后可改为半卧位,以利于腹腔引流。并经常在床上翻身变换体位,可用松软的枕头将腰背部垫起,病情许可时,尽量协助患者尽早下床活动,促进肠蠕动恢复,防止肠粘连。其方法为第1日可扶患者坐在床沿,待适应后;第2日可协助患者在床旁活动,并逐步扩大活动范围;第3日可在室外小范围活动。

(4)管道的护理:了解管道的作用,严格无菌操作,妥善固定,防止移位、脱出。保持引流管的通畅,避免受压、扭曲、堵塞;观察记录引流液的色、量、性状,待引流管量少、色清后方可拔除。

(5)并发症的护理:术后若出现腹痛、发热、切口红肿时,提示有切口感染的可能,及时报告医师。

(6)化疗及放疗的护理:化疗前向患者解释化疗的目的,化疗前后的反应、措施,取得患者及家属的配合。观察化疗并发症,做出相应的处理,如化疗药物的使用会使患者产生恶心、呕吐等,放疗会产生脱发、身体虚弱等。

九、肠瘘

(一)定义

肠瘘是指肠管与其他脏器、体腔或体表之间存在病理性通道,肠内容物经此进入其他脏器、体腔或至体外,引起严重感染、体液失衡、营养不良等改变。肠瘘是腹部外科中常见重症疾病之一,可引起一系列病理生理紊乱及严重并发症,甚至危及患者生命。

(二)病因与发病机制

1.先天性

与胚胎发育异常有关,如卵黄管未闭所致脐肠瘘。

2.后天性

占肠瘘发生率的95%以上。常见病因如下。①腹部手术损伤:绝大多数肠瘘都是由手术创伤引起的。常见原因为手术误伤肠壁或吻合口愈合不良。②腹部创伤:无论是腹部开放性或闭合性损伤,受损的肠管若未经及时处理可发展为肠瘘。③腹腔或肠道感染:如憩室炎、腹腔脓肿、克罗恩病、溃疡性结肠炎、肠结核、肠系膜缺血性疾病。④腹腔内脏器或肠道的恶性病变:如肠道恶性肿瘤。

3.治疗性

治疗性是指根据治疗需要而施行的人工肠造口,如空肠造口、结肠造口等。

(三)临床表现

肠瘘的临床表现可因瘘管的部位及其所处的病理阶段不同而异。

1.腹膜炎期

多在创伤或手术后3～5日。

(1)局部:由于肠内容物外漏,对周围组织器官产生强烈刺激,患者有腹痛、腹胀、恶心呕吐或由于麻痹性肠梗阻而停止排便、排气。肠外瘘者,可于体表找到瘘口,并见消化液、肠内容物及气体排出,周围皮肤被腐蚀,出现红肿、糜烂、剧痛,甚至继发感染,破溃出血。

瘘口排出物的性状与瘘管位置有关。如高流量的高位小肠瘘漏出的肠液中往往含有大量胆汁、胰液等,多呈蛋花样,刺激性强,腹膜刺激征明显;而结肠瘘等低位肠瘘,若瘘口小,其漏出液排出量小,也可形成局限性腹膜炎。因漏出液内含有粪渣,故有臭气。

(2)全身:继发感染的患者体温升高,达38℃以上;患者可出现严重水、电解质及酸碱平衡失调,严重脱水者可出现低血容量性休克。若未得到及时、有效处理,则有可能并发脓毒症、多器官功能障碍综合征,甚至死亡。

2.腹腔内脓肿期

多发生于瘘形成后7～10日。排至腹腔的肠内容物引起腹腔内纤维素性渗出等炎性反应,若漏出物和渗出液得以局限,则形成腹腔内脓肿。患者可因脓肿所在部位的不同而表现为恶心呕吐、腹泻、里急后重等;瘘口排出大量的脓性液体甚至脓血性液体。全身可继续表现为发热,若引流通畅,全身症状可逐渐减轻。

3.瘘管形成期

在引流通畅的情况下,腹腔脓肿逐渐缩小,沿肠内容物排出的途径形成瘘管。这时患者的感染基本已控制,仅留有瘘口局部刺激症状及肠粘连表现,全身症状较轻甚至消失,营养状况逐渐恢复。

4.瘘管闭合期

瘘管炎症反应消失,瘢痕愈合,患者临床症状消失。

(四)辅助检查

1.实验室检查

血常规检查可出现血红蛋白值、红细胞计数下降;严重感染时白细胞计数及中性粒细胞比例升高。血生化检查可有血清 Na^+、K^+ 浓度降低等电解质紊乱的表现;反映营养及免疫状态的血清白蛋白、转铁蛋白、前白蛋白水平和总淋巴细胞计数下降;肝酶谱(GPT、GOT、AKP、r-GT 等)及胆红素值升高。

2.特殊检查

①口服染料或药用炭:是最简便实用的检查手段。适用于肠外瘘形成初期。通过口服或胃管内注入亚甲蓝、骨炭末等染料后,观察、记录其从瘘口排出的情况,包括部位、排出量及时间等,以初步判断瘘的部位和瘘口大小。②瘘管组织活检及病理学检查:可明确是否存在结核、肿瘤等病变。

3.影像学检查

①B超及CT检查:有助于发现腹腔深部脓肿、积液、占位性病变及其与胃肠道的关系等。②瘘管造影:适用于瘘管已形成者。有助于明确瘘的部位、长度、走向、大小、脓腔范围及引流通畅程度,同时还可了解其周围肠管或与其相通的肠管情况。

(五)治疗

1.非手术治疗

(1)输液及营养支持:给予补液,纠正水、电解质及酸碱平衡失调;根据病情给予肠外或肠内营养支持。

(2)控制感染:根据肠瘘的部位及其常见菌群或药物敏感性试验结果选择抗生素。

(3)药物治疗:生长抑素制剂如奥曲肽等,能显著降低胃肠分泌量,从而降低瘘口肠液的排出量,以减少液体丢失。当肠液明显减少时,改用生长激素,可促进蛋白质合成,加速组织修复。

(4)经皮穿刺置管引流:对肠瘘后腹腔感染比较局限、少数脓肿形成而患者全身情况差、不能耐受手术引流者,可在 B 超或 CT 引导下,经皮穿刺置管引流。

(5)封堵处理:对于瘘管比较直的单个瘘,可用胶片、胶管、医用胶等材料进行封堵瘘口,也能取得一定疗效。

2.手术治疗

(1)早期腹腔引流术:肠瘘发生后,腹膜炎症状明显,甚至有明显中毒症状者,及有局限性腹腔内脓肿或瘘管形成早期经皮穿刺置管引流有困难者,应早期行腹腔引流术。术中可在瘘口附近放置引流管或双套管,以有效引流外溢肠液、促进局部炎症消散、组织修复及瘘管愈合。

(2)瘘口造口术:对于瘘口大、腹腔污染严重、不能耐受一次性彻底手术者,可行瘘口造口术。待腹腔炎症完全控制、粘连组织大部分吸收、患者全身情况改善后再行二次手术,切除瘘口,肠管行端端吻合。

(3)肠段部分切除吻合术:对经以上处理不能自愈的肠瘘均需进一步手术治疗。可切除瘘管附近肠袢后行肠段端端吻合,该方法最常用且效果最好。

(4)肠瘘局部楔形切除缝合术:较简单,适合于瘘口较小且瘘管较细的肠瘘。

(六)观察要点

1.术前

(1)排出液性质。

(2)全身营养状况,有无消瘦、乏力、贫血或水肿表现。

(3)观察瘘口周围皮肤与组织情况。

2.术后

(1)注意敷料有无渗血以及血压、脉搏变化。

(2)观察并记录引流液的颜色、性状和量。

(七)护理要点

1.非手术治疗护理/术前护理

(1)维持体液平衡:补充液体和电解质,纠正水、电解质及酸碱平衡失调,并根据患者生命体征、皮肤弹性、黏膜湿润情况、出入液量、血电解质及血气分析检测结果,及时调整液体与电解质的种类与量。

(2)控制感染

①体位:取低半坐卧位,以利漏出液积聚于盆腔,减少毒素的吸收,同时有利于呼吸及引流。

②合理应用抗生素:遵医嘱合理应用抗生素。

③负压引流的护理:经手术切口或瘘管内放置双套管行腹腔灌洗并持续负压吸引,以充分

稀释肠液,保持引流通畅,减少肠液的溢出,减轻瘘口周围组织的侵蚀程度,促进局部炎症消散、肉芽组织生长,从而为瘘管的愈合创造有利条件。

(3)营养支持:在肠瘘发病初期原则上应停止经口进食,可通过中心静脉置管行全胃肠外营养,达到既迅速补充所需热量又减少肠液分泌的目的。应注意输液的速度和中心静脉导管的护理,避免导管性感染。随着病情的好转,漏出液的减少和肠功能的恢复,逐渐恢复肠内营养,以促进肠蠕动及胃肠激素释放,增加门静脉系统血流,增强肠黏膜屏障功能。可通过胃管或空肠喂养管给予要素饮食,但应注意逐渐增加灌注的量及速度,避免引起渗透性腹泻。

(4)瘘口周围皮肤的护理:由于从瘘管渗出的肠液具有较强的腐蚀性,造成周围皮肤糜烂,甚至溃疡、出血。因此需保持充分有效的腹腔引流,减少肠液漏出;及时清除漏出的肠液,保持皮肤清洁干燥,可选用中性皂液或 0.5%氯己定清洗皮肤;局部清洁后涂抹复方氧化锌软膏、皮肤保护粉或皮肤保护膜加以保护。若局部皮肤发生糜烂,可采取红外线或超短波等进行理疗。

(5)瘘口堵塞护理:对应用堵片治疗的患者,需注意观察堵片有无发生移位或松脱。若发现异常,及时通知医师,予以调整或更换合适的堵片。

(6)心理护理:由于肠瘘多发生于术后,且疾病初期患者的局部及全身症状严重,病情易反复,因此患者容易产生悲观、失望情绪。通过集体讲座、个别辅导等方法向患者及其家属解释肠瘘的发生、发展过程和治疗方法,并向患者介绍愈合良好的康复患者,通过患者间的经验交流,消除心理顾虑,增强对疾病治疗的信心,以积极配合各项治疗和护理。

(7)术前准备:除胃肠道手术前的常规护理外,还应加强以下护理措施。①肠道准备:术前 3 日进少渣半流质饮食,并口服肠道不吸收抗生素;术前 2 日进无渣流质,术前 1 日禁食。术前 3 日起每日以生理盐水灌洗瘘口 1 次,术日晨从肛门及瘘管行清洁灌肠。②皮肤准备:术前认真清除瘘口周围皮肤的污垢及油膏,保持局部清洁。③保持口腔卫生:由于患者长期未经口进食,易发生口腔溃疡等,应予生理盐水或漱口液漱口 2 次/日,并观察口腔黏膜改变,及时处理口腔病变。

2.术后护理

除肠道手术后常规护理,还应注意以下几点。

(1)饮食:为避免再次发生肠瘘,可适当延长禁食时间至 4～6 日,禁食期间继续全胃肠外营养支持,并做好相应护理。

(2)引流管护理:肠瘘术后留置的引流管较多,包括腹腔负压引流管、胃肠减压管、导尿管等。应妥善固定并标志各种管道,避免扭曲、滑脱;更换引流袋时严格无菌技术操作,注意连接紧密;保持各管道引流通畅,负压引流管需根据引流情况及时调整负压;观察并记录各引流液的颜色、性状和量。

(3)并发症的观察与护理

①术后出血:常见原因包括术中止血不彻底,引起创面渗血;创面感染侵蚀到血管,引起出血;负压吸引力过大,损伤肠黏膜。应严密监测生命体征,观察切口渗血、渗液情况,以及各引流液的性状、颜色和量。若发现出血,及时通知医师,并协助处理。

②腹腔感染:由于肠瘘患者营养物质大量流失,全身状况较差,术后容易发生切口及腹腔感染,甚至再次发生肠瘘,应加强监测。除保持引流通畅、预防性应用抗生素外,尚需注意观察

有无切口局部或腹部疼痛、腹胀、恶心呕吐等不适,切口有无红肿、发热;腹部有无压痛、反跳痛、肌紧张等腹膜刺激征表现以及生命体征的变化,及早发现感染征象。

③粘连性肠梗阻:若术后患者体质虚弱、活动少,或并发术后腹腔感染,均可导致肠粘连。术后患者麻醉反应消失、生命体征平稳,可予半坐卧位。指导患者在术后早期进行床上活动,如多翻身、肢体伸屈运动;在病情许可的前提下,鼓励其尽早下床活动,以促进肠蠕动,避免术后发生肠粘连。观察患者有无腹痛、腹胀、恶心呕吐、停止排便排气等肠梗阻症状,若发生,应及时汇报医师,并按医嘱给予相应的处理。

十、大肠癌

结肠癌和直肠癌统称为大肠癌。大肠癌是常见的消化道恶性肿瘤,近年来发病率明显上升。其病因尚未完全清楚。但一般认为与饮食习惯有关,高动物性脂肪、高蛋白、低纤维性食物的饮食习惯有可能增加肠癌的危险;大肠的腺瘤、息肉、溃疡性结肠炎及晚期血吸虫病与大肠癌有一定的关系;另外,大肠癌与家族性有一定关系。

(一)临床表现

其主要临床表现为大便习惯改变与粪便性状的改变(排便次数增加、腹泻或便秘、粪便中带血、脓或黏液)、腹痛、腹部肿块和肠梗阻症状。

(二)治疗方法

1.手术治疗

凡能切除的癌肿如无手术禁忌证,都应尽早行根治性切除术;对癌肿晚期,有远处转移,但局部癌肿尚能切除者,可行局部切除以缓解梗阻症状,提高生命质量和延长生命。

2.化疗

用于根治性手术的术前、术中、术后,可延长生存期;用于晚期患者可减缓肿瘤的发展速度,改善症状。

3.其他治疗

方法放射治疗、免疫及生物治疗、介入治疗、中医中药治疗、靶向治疗等。

(三)护理措施

1.术前护理

(1)注意休息,避免劳累。合并有出血或贫血严重的患者需卧床休息。

(2)饮食指导:高热量、高维生素、高蛋白、易消化、低渣饮食。术前3天半流饮食,术前1天流质饮食。术前禁食12小时,禁饮4小时。

(3)完善术前常规检查。

(4)治疗护理

①根据医嘱给予肠内或肠外营养支持治疗。

②术前根据医嘱进行肠道准备。

(5)病情观察

①观察患者有无腹痛、腹胀、呕吐、肛门排便排气情况。

②观察患者有无突发剧烈腹痛、腹胀、腹肌紧张、发热、烦躁、脉速、血压下降、皮肤湿冷,排便颜色改变等情况。

(6)心理护理。

(7)健康教育

①用药、治疗、护理及检查配合注意事项。

②自我病情观察:包括腹痛的部位、性质、程度变化及腹胀程度、肛门排气排便情况等。

2.术后护理

(1)体位:术后全身麻醉清醒前予去枕平卧位,头偏一侧,以免呕吐时发生误吸;麻醉清醒后血压稳定予斜坡卧位(行 Miles 手术者须平卧 3～5 天),以利于引流及利于腹腔渗出液聚集于盆腔;有肠造口患者,应取患侧卧位,以免粪水渗入伤口引起伤口感染。卧床休息 3 天左右,根据病情可协助患者离床活动。

(2)治疗护理

①根据病情及医嘱吸氧、心电监护。

②遵医嘱予抗炎、制酸、营养支持等治疗。

(3)做好基础护理满足患者的生活所需。

(4)饮食指导:术后禁食,待肛门排气后进食流质,逐渐过渡到半流质、普食。饮食原则遵循少量多餐,避免生、冷、刺激性饮食,少食产气的食物。

(5)病情观察

①监测生命体征、中心静脉压,记录 24 小时尿量或 24 小时出入水量。

②保持有效胃肠减压,观察并记录腹部体征、引流液的颜色、性状、量。

③观察腹部切口敷料有无渗血、渗液。

④术后并发症的观察。

(6)健康教育

①自我病情观察指导:观察肛门排便、排气情况,有无腹胀、腹痛、恶心呕吐和腹泻等情况。

②术后进行早期床上活动,告知患者离床活动的时间与方法,以及进行呼吸功能锻炼的意义及方法。

3.出院指导

(1)指导患者保持心情舒畅愉快,乐观对待疾病,适当进行锻炼。

(2)遵循高热量、高维生素、高蛋白食物,禁忌辛辣、浓咖啡、浓茶及油炸、腌制食物,忌烟戒酒,忌暴饮暴食。

(3)造口患者做好宣教指导,指导患者养成良好的排便习惯,鼓励患者参加适量活动和社交活动。

(4)按医嘱回院化疗,指导术后化疗开始的时间,交代化疗期间注意事项。

(5)指导患者定期复查:手术后 1 年内每 3 个月复查 1 次,第二年每半年复查 1 次,以后 1 年 1 次,至少复查 5 年。出现粪便性状的改变、腹痛、腹部肿块和肠梗阻等症状时应及时就诊。

第六节 肝脏疾病的护理

一、肝脓肿

肝脓肿分为细菌性和阿米巴性肝脓肿两种,均为继发性,以肝右叶多见。细菌性与阿米巴性肝脓肿的鉴别见表10-6-1。

表 10-6-1 细菌性与阿米巴性肝脓肿的鉴别

鉴别点	细菌性肝脓肿	阿米巴性肝脓肿
病原微生物	需氧菌、厌氧化脓菌	阿米巴原虫
病史	继发于胆道感染、脓毒败血症、肝外伤等	多有阿米巴痢疾病史
脓腔特点	多发或多房、壁较厚	单发或单房、壁薄
临床表现		
起病	急	较缓慢
中毒症状	重	轻
右上腹痛和压痛	明显	不明显
血液化验	WBC明显升高,血培养可阳性	WBC可升高,血培养阴性
大便检查	阴性	有时可找到阿米巴滋养体
脓腔穿刺	脓液灰黄色,涂片、培养可发现细菌	脓液咖啡色,镜检有时可找到阿米巴滋养体
治则		
药物选择		
敏感抗生素	抗阿米巴药物	
局部处理	切开引流为主(早期可穿刺)	穿刺抽脓注药为主(切开闭式引流为辅)

(一)护理评估

1.术前评估

(1)健康史:有无疫区接触史、阿米巴痢疾史、细菌性肠炎和体内化脓性病史等。

(2)身体状况

①局部:有无气急、胸痛、剧烈咳嗽、肝区疼痛等主诉。

②全身:有无体液失衡和营养不良表现。

③辅助检查:包括主要脏器功能及与手术耐受性相关指标的检查。

(3)心理和社会支持状况:患者的心理承受力、认知程度及家庭的经济承受能力。

2.术后评估

(1)康复状况:生命体征、营养状况、引流通畅及引出液色、质、量;切口情况。

(2)肝功能状况:无肝性脑病、肝功能衰竭等。

(二)护理诊断及合作性问题

1.体温过高

与感染有关。

2.疼痛

与肝包膜张力增加有关。

3.潜在并发症

休克、腹膜炎、膈下脓肿、胸腔感染。

(三)护理目标

(1)患者体温逐渐恢复正常。

(2)患者疼痛减轻或缓解。

(3)未发生其他部位继发二重感染。

(四)护理措施

1.病情观察

肝脓肿若继发脓毒血症、急性化脓性胆管炎者或出现中毒性休克征象时,可危及生命,应立即抢救,加强对生命体征和腹部体征的观察。

2.营养支持

鼓励患者多食高蛋白质、高热量、富含维生素和膳食纤维的食物,保证液体和营养摄入。

3.高热护理

(1)保持病室空气新鲜,定时通风,维持室温于18~22℃,湿度为50%~70%。

(2)患者衣着适量,床褥勿盖过多,及时更换汗湿的衣裤和床单位,以保证患者舒适。

(3)加强对体温的动态观察。

(4)除需控制入水量者,应保证高热患者每天至少摄入2000mL液体,以防脱水。

(5)物理降温,必要时用解热镇痛药。

(6)遵医嘱正确合理应用抗生素以防止继发二重感染发生。

4.疼痛护理

根据患者的情况采取适宜的止痛措施。

5.引流管护理

(1)妥善固定引流管,防止滑脱。

(2)置患者于半卧位,以利引流和呼吸。

(3)严格遵守无菌原则,每天冲洗脓腔,观察和记录引流液的色、质和量。

(4)每天更换引流瓶。

(5)当脓腔引流液少于10mL时,可拔除引流管,改为凡士林纱条引流,适时换药,直至脓腔闭合。

(6)为防止继发二重感染,阿米巴性肝脓肿宜采用闭式引流。

(五)护理评价

(1)患者体温是否恢复正常。

（2）患者疼痛有无减轻或缓解。

（3）患者有无其他部位感染或二重感染的征象。

（六）健康教育

阿米巴性肝脓肿的预防主要是防止阿米巴痢疾的感染，严格进行粪便管理。一旦感染阿米巴痢疾应做积极、彻底的治疗。

二、肝癌

肝恶性肿瘤可分为原发性和转移性两类。原发性肝恶性肿瘤源于上皮组织者称为原发性肝瘤，最多见；源于间叶组织者称为原发性肝肉瘤，如血管内皮瘤、恶性淋巴瘤、纤维肉瘤等，较少见。转移性肝癌系肝外器官的原发癌或肉瘤转移到肝所致，较原发性肝癌多见。

（一）原发性肝癌

1.概述

原发性肝癌（简称肝癌）是我国和某些亚非地区常见恶性肿瘤，病死率很高。据 2002 年全球最新统计，肝癌发病率和病死率在常见恶性肿瘤中分别排第 6 位、第 3 位；每年发病人数在 60 万左右；其中 82% 病例在发展中国家，我国占 55%；近年来发病率有增高趋势。我国肝癌高发于东南沿海地区。肝癌可发生于任何年龄，我国中位年龄为 40~50 岁；男性多于女性，一般男女比例为（2~3）：1。

2.病因与发病机制

原发性肝癌的病因尚未明确，目前认为可能与以下因素有关。

（1）肝硬化：肝癌合并肝硬化的比率很高，我国占 53.9%~90%，日本约 70%，非洲 60% 以上；欧美占 10%~20%。肝癌中以肝细胞癌合并肝硬化最多，占 64.1%~94%；而胆管细胞癌很少合并肝硬化。

（2）病毒性肝炎：临床上肝癌患者常有急性肝炎→慢性肝炎→肝硬化→肝癌的病史，研究发现肝癌与乙型（HBV）、丙型（HCV）和丁型（HDV）3 种肝炎有较肯定的关系；HBsAg 阳性者其肝癌的相对危险性为 HBsAg 阴性者的 10~50 倍。我国 90% 的肝癌患者 HBV 阳性。

（3）黄曲霉毒素：主要是黄曲霉毒素 B_1，主要来源于霉变的玉米和花生等。调查发现，肝癌相对高发区的粮食被黄曲霉及其毒素污染的程度较高，而且是温湿地带。黄曲霉毒素能诱发动物肝癌已被证实。

（4）饮水污染：各种饮水类型与肝癌发病关系依次为：宅沟水（塘水）＞泯沟水（灌溉水）＞河水＞井水。污水中已发现如水藻毒素等很多种致癌或促癌物质。

（5）其他：亚硝胺、烟酒、肥胖等可能与肝癌发病有关；肝癌还有明显的家族聚集性。

3.临床表现

原发性肝癌临床表现极不典型，早期缺乏特异性表现，晚期可有局部和全身症状。

（1）症状

①肝区疼痛：是最常见和最主要的症状，约半数以上患者以此为首发症状。多呈间歇性或持续性钝痛、胀痛或刺痛，夜间或劳累后加重。疼痛部位与病变位置有密切关系，如位于肝右

叶顶部的癌肿累及膈肌时,疼痛可牵涉至右肩背部;病变位于左肝常表现为胃痛。当肝癌结节发生坏死、破裂,引起腹腔内出血时,则表现为突发右上腹剧痛和压痛,腹膜刺激征和内出血等。

②消化道症状:表现为食欲减退、腹胀、恶心、呕吐或腹泻等,易被忽视,且早期不明显。

③全身症状:a.消瘦、乏力:早期不明显,随病情发展而逐渐加重,晚期体重进行性下降,可伴有贫血、出血、腹水和水肿等恶病质表现。b.发热:多为不明原因的持续性低热或不规则发热,37.5~38℃,个别可达39℃。其特点是抗生素治疗无效,而吲哚美辛栓常可退热。

④伴癌综合征:即肝癌组织本身代谢异常或癌肿引起的内分泌或代谢紊乱的综合征,较少见。主要有低血糖、红细胞增多症、高胆固醇血症及高钙血症。

(2)体征

①肝大与肿块:为中晚期肝癌最主要体征。肝呈进行性肿大、质地较硬、表面高低不平、有明显结节或肿块。癌肿位于肝右叶顶部者,肝浊音界上移,膈肌抬高或活动受限,甚至出现胸腔积液。巨大的肝肿块可使右季肋部明显隆起。

②黄疸和腹水:见于晚期患者。

(3)其他

①肝外转移:如发生肺、骨、脑等肝外转移,可呈现相应部位的临床症状。

②合并肝硬化者:常有肝掌、蜘蛛痣、脾大、腹水和腹壁静脉曲张等肝硬化门静脉高压症表现。

③并发症:肝性脑病、上消化道出血、癌肿破裂出血、肝肾综合征及继发性感染(肺炎、败血症、真菌感染)等。

4.辅助检查

(1)实验室检查

①肝癌血清标志物检测。a.甲胎蛋白(AFP)测定:是诊断原发性肝细胞癌最常用的方法和最有价值的肿瘤标志物。正常值<20μg/L;目前AFP诊断标准为AFP≥400μg/L且持续4周或AFP≥200μg/L且持续8周,并排除妊娠、活动性肝炎、肝硬化、生殖胚胎源性肿瘤及肝样腺癌,应考虑为肝细胞癌。b.其他肝癌血清标志物:异常凝血酶原(DCP)和岩藻糖苷酶(AFU)对AFP阴性的HCC诊断有一定价值;γ-谷氨酰转酞酶同工酶Ⅱ(GGT-Ⅱ)有助于AFP阳性的HCC诊断。

②血清酶学:各种血清酶检查对原发性肝癌的诊断缺乏专一性和特异性,只能作为辅助指标。常用的有血清碱性磷酸酶(AKP)、γ-谷氨酰转酞酶(γ-GT)等。

③肝功能及病毒性肝炎检查:肝功能异常、乙肝标志或HCV-RNA阳性,常提示有原发性肝癌的肝病基础,有助于HCC的定性诊断。

④肝功能储备测定:目前较常用的有动脉血酮体比测定(AKBR)和吲哚青绿清除试验,有助于判断手术耐受性。

(2)影像学检查

①B超:是诊断肝癌最常用的方法,可作为高发人群首选的普查工具或用于术中病灶定位。可显示肿瘤的大小、形态、所在部位及肝静脉或门静脉内有无癌栓等,其诊断准确率可达

90％左右,能发现直径 1～3cm 的病变。

②CT 和 MRI:能显示肿瘤的位置、大小、数目及其与周围器官和重要血管的关系,有助于制定手术方案。可检出直径 1.0cm 左右的微小肝癌,准确率达 90％以上。

③肝动脉造影:此方法肝癌诊断准确率最高,可达 95％左右,可发现 1～2cm 大小的肝癌及其血供情况。因属侵入性检查手段,仅在无法确诊或定位时才考虑采用。

④正电子发射计算机断层扫描(PET-CT):局部扫描可精确定位病灶解剖部位及反映病灶生化代谢信息;全身扫描可了解整体状况和评估转移情况,达到早期发现病灶的目的;治疗前后扫描可了解肿瘤治疗前后的大小和代谢变化。

⑤发射单光子计算机断层扫描(ECT):ECT 全身骨显像有助于肝癌骨转移的诊断,可较 X 线和 CT 检查提前 3～6 个月发现骨转移癌。

⑥X 线检查:一般不作为肝癌诊断依据。腹部摄片可见肝阴影扩大;如肝右叶顶部癌肿,可见右侧横膈抬高。

(3)肝穿刺活组织检查及腹腔镜探查:B 超引导下细针穿刺活检(FNA)可以获得肝癌的病理学确诊依据(金标准),具有确诊的意义,但有出血、肿瘤破裂和肿瘤沿针道转移的危险。经各种检查未能确诊而临床又高度怀疑肝癌者,可行腹腔镜探查以明确诊断。

5.治疗

早期手术切除是目前治疗肝癌最有效的方法,小肝癌的手术切除率高达 80％以上,术后 5 年生存率可达 60％～70％。大肝癌目前主张应先行综合治疗,争取二期手术。

(1)手术治疗

①肝切除术:遵循彻底性和安全性两个基本原则。癌肿局限于一个肝叶内,可做肝叶切除;已累及一叶或刚及邻近肝叶者,可做半肝切除;若已累及半肝但无肝硬化者,可考虑做三叶切除;位于肝边缘的肿瘤,亦可做肝段或次肝段切除或局部切除;对伴有肝硬化的小肝癌,可采用距肿瘤 2cm 以外切肝的根治性局部肝切除术。肝切除手术一般至少保留 30％的正常肝组织,对有肝硬化者,肝切除量不应超过 50％。

a.适应证:全身状况良好,心、肺、肾等重要内脏器官功能无严重障碍,肝功能代偿良好,转氨酶和凝血酶原时间基本正常。肿瘤局限于肝的一叶或半肝以内而无严重肝硬化。第一、第二肝门及下腔静脉未受侵犯。

b.禁忌证:有明显黄疸、腹水、下肢水肿、远处转移及全身衰竭等晚期表现和不能耐受手术者。

②手术探查不能切除肝癌的手术:可做液氯冷冻、激光气化、微波或做肝动脉结扎插管,以备术后做局部化疗。也可做皮下植入输液泵、术后连续灌注化疗。

③根治性手术后复发肝癌的手术:肝癌根治性切除术后 5 年复发率在 50％以上。在病灶局限、患者尚能耐受手术的情况下,可再次施行手术治疗。复发性肝癌再切除是提高 5 年生存率的重要途径。

④肝移植:原发性肝癌是肝移植的指征之一,疗效高于肝切除术,但术后较易复发。目前在我国,肝癌肝移植仅作为补充治疗,用于无法手术切除、不能进行射频或微波治疗和肝动脉栓塞化疗(TACE)、肝功能不能耐受的患者。

（2）非手术治疗

①局部消融治疗：主要包括射频消融（RFA）、微波消融（MWA）、冷冻治疗、高功率超声聚焦消融（HIFU）及无水乙醇注射治疗（PEI）；具有微创、安全、简便和易于多次施行的特点。适合于瘤体较小而又无法或不宜手术切除者，特别是肝切除术后早期肿瘤复发者。

②肝动脉栓塞化疗（TACE）：是一种介入治疗，即经股动脉达肝动脉做超选择性肝动脉插管，经导管注入栓塞剂和抗癌药物。对于不能手术切除的中晚期肝癌患者，能手术切除，但因高龄或严重肝硬化等不能或不愿手术的肝癌患者，TACE可以作为非手术治疗中的首选方法。经剖腹探查发现癌肿不能切除，或作为肿瘤姑息切除的后续治疗者，可采用肝动脉和（或）门静脉置泵（皮下埋藏式灌注装置）做区域化疗栓塞。常用的栓塞剂为碘油和吸收性明胶海绵。抗癌药物常选用氟尿嘧啶、丝裂霉素、多柔比星等。经栓塞化疗后，部分中晚期肝癌肿瘤缩小，为二期手术创造了条件。但对有顽固性腹水、黄疸及门静脉主干瘤栓的患者则不适用。

③放射治疗：肿瘤较局限、无远处广泛转移而又不适宜手术切除者，或手术切除后复发者，可采用放射为主的综合治疗。

④生物治疗：主要是免疫治疗，可与化疗等联合应用。常用有胸腺素、干扰素、免疫核糖核酸和白介素-2等。此外，还可用细胞毒性T细胞（CTL）和肿瘤浸润淋巴细胞（TIL）等免疫活性细胞行过继性免疫治疗。

⑤中医中药治疗：常与其他治疗配合应用，以改善患者全身情况，提高机体免疫力。

⑥系统治疗

a.分子靶向药物治疗：索拉非尼是一种口服的多靶点、多激酶抑制剂，能够延缓HCC进展，明显延长晚期患者生存期，且安全性较好。

b.系统化疗：指通过口服或静脉途径给药进行化疗的方式。近年来，亚砷酸注射液、奥沙利铂（OXA）被证实对晚期肝癌有一定疗效。

6.观察要点

（1）观察生命体征变化及意识状态，以及时发现病情变化。

（2）观察肝区疼痛的性质、持续时间、有无放射病等。

（3）肝介入治疗术后，观察患者足背动脉搏动及伤口有无渗血，观察血压变化。

（4）放化疗术后，应密切观察各种不良反应的发生，做好对症处理。

7.护理要点

（1）术前护理

①心理护理：大多数肝癌患者因长期乙肝和肝硬化病史心理负担已较重，再加上癌症诊断，对患者和家庭都是致命的打击。鼓励患者说出内心感受和最关心的问题，疏导、安慰患者并尽量解释各种治疗、护理知识。在患者悲痛时，应尊重、同情和理解患者，并让家属了解发泄的重要性。与家属共同讨论制定诊疗措施，鼓励家属与患者多沟通交流。通过各种心理护理措施减轻患者焦虑和恐惧，树立战胜疾病的信心，以最佳心态接受治疗和护理。

②疼痛护理

a.评估疼痛发生的时间、部位、性质、诱因和程度，疼痛是否位于肝区，是否呈间歇性或持续性钝痛或刺痛，与体位有无关系，是否夜间或劳累时加重；有无牵涉痛，是否伴有嗳气、腹胀等消化道症状。

b.遵医嘱按照三级止痛原则给予镇痛药物,并观察药物效果及不良反应。

c.指导患者控制疼痛和分散注意力的方法。

③改善营养状况:宜采用高蛋白、高热量、高维生素、易消化饮食;少量多餐。合并肝硬化有肝功能损害者,应适当限制蛋白质摄入;必要时可给予肠内外营养支持,输血浆或白蛋白等,补充维生素 K 和凝血因子等,以改善贫血、纠正低蛋白血症和凝血功能障碍,提高手术耐受力。

④护肝治疗:嘱患者保证充分睡眠和休息,禁酒。遵医嘱给予支链氨基酸治疗,避免使用红霉素、巴比妥类、盐酸氯丙嗪等有损肝脏的药物。

⑤维持体液平衡:对肝功能不良伴腹水者,严格控制水和钠盐的摄入量;遵医嘱合理补液与利尿,注意纠正低钾血症等水电解质失调;准确记录 24 小时出入水量;每日观察、记录体重及腹围变化。

⑥预防出血

a.改善凝血功能:大多数肝癌合并肝硬化,术前 3 日开始给予维生素 K_1,适当补充血浆和凝血因子,以改善凝血功能,预防术中、术后出血。

b.告诫患者尽量避免致癌肿破裂出血或食管下段胃底静脉曲张破裂出血的诱因,如剧烈咳嗽、用力排便等致腹内压骤升的动作和外伤等。

c.应用 H_2 受体拮抗药,预防应激性溃疡出血。

d.加强腹部观察:若患者突发腹痛,伴腹膜刺激征,应高度怀疑肝癌破裂出血,及时通知医师,积极配合抢救,做好急症手术的各项准备;对不能手术的晚期患者,可采用补液、输血、应用止血药、支持治疗等综合性方法处理。

⑦术前准备:需要手术患者,除以上护理措施和常规腹部手术术前准备外,必须根据肝切除手术大小备充足的血和血浆,并做好术中物品准备,如化疗药物、皮下埋藏式灌注装置、预防性抗生素、特殊治疗设备等。

(2)术后护理:行术后一般护理,并发症的观察及护理如下。

①出血:是肝切除术后常见的并发症之一。术后应注意预防和控制出血。

a.严密观察病情变化:术后 48 小时内应有专人护理,动态观察患者生命体征的变化。

b.体位与活动:手术后患者血压平稳,可取半卧位。术后 1～2 日应卧床休息,不鼓励患者早期活动,避免剧烈咳嗽和打喷嚏等,以防止术后肝断面出血。

c.引流液的观察:保持引流通畅,严密观察引流液的量、性质和颜色。一般情况下,手术后当日可从肝周引流管引出鲜红血性液体 100～300mL,若血性液体增多,应警惕腹腔内出血。

d.若明确为凝血机制障碍性出血,可遵医嘱给予凝血酶原复合物、纤维蛋白原,输新鲜血,纠正低蛋白血症。

e.若短期内或持续引流较大量的血性液体,或经输血、输液,患者血压、脉搏仍不稳定时,应做好再次手术止血的准备。

②膈下积液及脓肿:是肝切除术后一种严重并发症,膈下积液及脓肿多发生在术后 1 周左右。若患者术后体温下降后再度升高,或术后发热持续不退,同时伴右上腹部胀痛、呃逆、脉

速、白细胞计数升高,中性粒细胞达 90% 以上等,应疑有膈下积液或膈下脓肿,B 超等影像学检查可明确诊断。护理措施如下。

a.保持引流通畅,妥善固定引流管,保持引流通畅以防膈下积液及脓肿发生;每日更换引流袋,观察引流液颜色、性状及量。若引流量逐日减少,一般在手术后 3～5 日拔除引流管。对经胸手术放置胸腔引流管的患者,应按闭式胸腔引流的护理要求进行护理。

b.若已形成膈下脓肿,必要时协助医师行 B 超定位引导下穿刺抽脓或置管引流,后者应加强冲洗和吸引护理;鼓励患者取半坐位,以利于呼吸和引流。

c.严密观察体温变化,高热者给予物理降温,必要时药物降温,鼓励患者多饮水。

d.加强营养支持治疗和抗菌药物的应用护理。

③胆汁漏:是因肝断面小胆管渗漏或胆管结扎线脱落,胆管损伤所致。注意观察术后有无腹痛、发热和腹膜刺激症状,切口有无胆汁渗出和(或)腹腔引流液有无含胆汁。如有上述表现,应高度怀疑胆汁漏,即予调整引流管,保持引流通畅,并注意观察引流液的量与性质变化;如发生局部积液,应尽早 B 超定位穿刺置管引流;如发生胆汁性腹膜炎,应尽早手术。

(3)介入治疗的护理

①介入治疗前准备注意:各种检查结果,判断有无禁忌证。耐心向患者解释介入治疗(肝动脉插管化疗)的目的、方法及治疗的重要性和优点,帮助患者消除紧张、恐惧心理,争取主动配合。穿刺处皮肤准备,术前禁食 4 小时,备好所需物品及药品,检查导管质量,防止术中出现断裂、脱落或漏液等。

②介入治疗后的护理

a.预防出血:术后嘱患者取平卧位,术后 24～48 小时卧床休息;穿刺处沙袋加压 1 小时,穿刺侧肢体制动 6 小时;严密观察穿刺侧肢端皮肤的颜色、温度及足背动脉搏动,注意穿刺点有无出血现象;拔管后局部压迫 15 分钟并局部加压包扎,卧床 24 小时防止局部出血。

b.导管护理:妥善固定和维护导管;严格遵守无菌原则,每次注药前消毒导管,注药后用无菌纱布包扎,防止逆行感染;注药后用肝素稀释液冲洗导管以防导管堵塞。

c.栓塞后综合征的护理:肝动脉栓塞化疗后多数患者可出现发热、肝区疼痛、恶心、呕吐、心悸、白细胞计数下降等临床表现,称为栓塞后综合征,其护理措施如下。

控制发热:一般为低热,若体温高于 38.5℃,可予物理、药物降温。

镇痛:肝区疼痛多因栓塞部位缺血坏死、肝体积增大、包膜紧张所致,必要时可适当给予止痛药。

恶心、呕吐:为化疗药物的反应,可给予甲氧氯普胺、氯丙嗪等。

当白细胞计数低于 $4×10^9/L$ 时,应暂停化疗并应用升白细胞药物。

介入治疗后嘱患者大量饮水,减轻化疗药物对肾的不良反应,观察排尿情况。

d.并发症的观察及护理:若因胃、胆、胰、脾动脉栓塞而出现上消化道出血及胆囊坏死等并发症时,及时通知医生并协助处理。肝动脉栓塞化疗可造成肝细胞坏死,加重肝功能损害,应注意观察患者的神志,有无黄疸,注意补充高糖、高能量营养素,积极给予保肝治疗,防止肝功能衰竭。

(二)继发性肝癌

1.定义

继发性肝癌系人体其他部位恶性肿瘤转移至肝并在肝内继续生长、发展而发生的肿瘤,其组织学特征与原发性肝癌相同,也称转移性肝癌。肝是最常见的血行转移器官,许多器官的癌都可转移到肝,尤其多见于消化道癌,如胃癌、结肠癌、胰腺癌、胆囊癌等,其次是造血系统恶性肿瘤、肺癌、卵巢癌、乳腺癌、肾癌、鼻咽癌等。癌转移到肝的主要途径为经门静脉、肝动脉、淋巴回流和直接蔓延四种。继发性肝癌可以是单个或多个结节,弥漫性更多见。转移性肝癌很少伴有肝硬化,而肝硬化也较少发生转移癌。

2.病因与发病机制

癌细胞主要是通过血液循环系统入侵肝脏的。肝脏是血流量很大的器官,人体内有两套给肝脏供血的系统。其一是门静脉系统,腹腔内所有的器官包括胃、小肠、结直肠、胰腺、脾脏的静脉血液都要汇集到门静脉,而后回流到肝脏,将吸收的营养成分送到肝脏合成人体必需的各种物质,将人体代谢产生的毒素由肝脏进行解毒。同时这些器官原发的恶性肿瘤细胞也可以通过这一途径直接流向肝脏,继而在肝脏停留下来形成转移瘤。肝脏的第二套供血系统是肝动脉系统,从心脏供应的富含氧气的新鲜血液经由主动脉、腹腔干动脉、肝总动脉、肝固有动脉流进肝脏。腹腔外的器官如肺、乳腺、肾脏、卵巢等原发的恶性肿瘤细胞,一般是回流到心脏,再通过动脉系统转移至肝脏。

另外像胆囊、胃、肾上腺和胆管这类与肝脏位置邻近、关系密切的器官,其原发恶性肿瘤长到一定程度后,很容易向肝脏这个"老邻居"直接扩散,形成所谓的浸润转移。

恶性肿瘤长到直径大于 2cm 时,每天可释放大量的癌细胞进入血液循环,这些癌细胞通过"随波逐流"最终都可以到达肝脏。肝脏的结构就像一块厚实的浸满血的海绵,血液灌流量较大而流速较慢,肿瘤细胞易于进入肝脏实质并停留下来。其中到达肝脏的恶性度较高的肿瘤细胞可分泌某些生长因子促进自身瘤细胞的增殖,并刺激周围新生毛细血管长入,因此逐渐形成独立的肿瘤细胞团块,用不了很长时间就可以形成肉眼可见的肿瘤转移病灶了。

3.临床表现

常以原发癌所引起的症状和体征为主要表现,并有肝区痛。转移性肝癌较小时无症状,往往在影像学检查或剖腹探查时发现。少数诊断为转移性肝癌患者找不到肝外原发病灶。若原发癌切除后出现肝区间歇性不适或疼痛,应考虑有肝转移。随病情发展,患者可有乏力、食欲减退、体重减轻。部分患者有肝大及质地坚硬、有触痛的癌结节;晚期患者可出现贫血、黄疸和腹水等。

4.辅助检查

AFP 检测常为阴性,肝功能检查多正常。CEA、CA19-9、CA125 等对胃肠道癌、胰腺癌、胆囊癌等的肝转移有诊断价值。B 超、CT、MRI、PET-CT、肝动脉造影等影像学检查有重要诊断价值,并能判断病变部位、数目、大小。CT 典型的转移瘤影像,可见"牛眼征"。

5.治疗

肝切除是治疗转移性肝癌最有效的办法,同时根据患者情况及原发性肿瘤病理性质,进行综合治疗。

(1)手术治疗:肝病变手术治疗方法与原发性肝癌相似,能接受手术切除者比例仅 20%～

30%。①如转移癌病灶为孤立性，或虽为多发但局限于肝的一叶或一段，而原发肿瘤已被切除，患者全身情况允许，又无其他部位转移者，应首选肝叶(段)切除术；②如原发和继发性肿瘤同时发现又均可切除，且符合肝切除条件者，则根据患者耐受能力，采取与原发肿瘤同期或分期手术治疗。

(2)化学治疗：全身或局部化疗(TACE)可以控制肿瘤生长，缓解患者症状，应根据原发癌细胞的生物学特性，以及对化疗药物的敏感性选用相应药物治疗。

(3)其他：无水乙醇注射、射频消融、冷冻等局部治疗可与手术切除相互补充。

6.护理要点

(1)常规护理

①了解患者及家属的心理活动，做好解释工作，尽量减轻他们不良的心理反应，使其保持最佳心理状态，配合治疗和护理，以保证手术的顺利进行。

②了解患者的全身情况，协助患者做好各项术前检查及准备工作，如有异常及时通知医生择期手术。

③做好卫生处置工作(洗澡、更衣、理发、剪指甲等)，根据手术部位的不同做好手术区的皮肤准备，根据医嘱给患者做交叉配血的准备。

④术前 12 小时禁食，4~6 小时禁水。肠道准备于术前晚、术日晨常规用 0.1%~0.2%肥皂水灌肠 1 次，必要时给予甘露醇进行全肠道灌洗。术前晚根据患者情况酌情使用镇静药，保证其充分休息。

(2)术后护理

①体位：环境要安静舒适，术后第 2 日可给予半卧位，避免剧烈咳嗽，过早活动有可能导致肝断面出血，半肝以上切除者需间断给氧 3~4 日。

②生命体征的监测：根据手术的大小及病情定时监测体温、血压、脉搏、呼吸，做好记录。加强口腔、尿道、压疮护理，防止并发症发生。

③切口、引流物的观察：术后应观察切口有无出血、渗血、渗液、敷料脱落及感染的征象。引流管应保持通畅，防止阻塞、扭曲、折叠、脱落，严密观察并记录引流液的量、色及性状。发现异常及时通知医生。

④疼痛护理：麻醉作用消失后，患者会感到切口疼痛，24 小时内较明显，遵医嘱使用止痛药物，指导控制疼痛分散注意力的方法，并观察止痛药应用后的效果。

⑤恶心、呕吐、腹胀的护理：术后恶心、呕吐常为麻醉反应，待麻醉作用消失后症状自行消失。若持续不止或反复发作，应根据患者的情况综合分析、对症处理。防止水、电解质紊乱。

⑥排尿：术后 6~8 小时未排尿者，观察膀胱充盈程度，先诱导排尿，必要时给予留导尿管。

⑦饮食和输液：手术后患者的营养和水的摄入非常重要，它直接关系到患者的代谢功能和术后的康复。禁食期间，应经静脉补充水、电解质和营养。肝癌患者宜食用适量高蛋白、高热量、多维生素饮食，少食多餐，尽量使患者吃到喜爱的食物，适量补充白蛋白、B 族维生素、维生素 C、维生素 K。

⑧活动：术后无禁忌，应早期活动，包括深呼吸、咳嗽、翻身和肢体活动，但对休克、极度衰弱或手术后需要限制活动者，则不宜早期活动。

⑨其他:向患者家属交代疾病的转归及注意事项。肝癌患者常有腹水和水肿,要注意监测电解质和血清蛋白水平,观察记录体重、出入量、腹围及水肿程度。

⑩心理护理:对化疗及放疗的患者因头发脱落引起的心理不适,应做好心理护理,以消除其顾虑,必要时协助其戴假发。

三、肝良性肿瘤

(一)概述

肝良性肿瘤较恶性肿瘤少见,主要包括肝血管瘤、肝局灶性结节增生以及肝腺瘤三大类。肝脏良性肿瘤通常没有临床表现,大多数病例都是通过超声或其他扫描检查偶然发现,还有些病例则因为肝大、右上腹不适或腹腔内出血而被发现。此类患者肝功能检查往往正常或仅有轻微变化,虽然扫描技术和血管造影常可提供些术前诊断线索,但确诊常有赖于剖腹探查。

肝良性肿瘤根据肝组织胚胎来源可分为以下三类:①上皮组织肿瘤、肝细胞腺瘤、胆管腺瘤、混合腺瘤。②间叶组织肿瘤、血管瘤、纤维瘤、脂肪瘤、黏液瘤。③肝畸胎瘤、错构瘤、肝脏炎性假瘤、肝脏局灶性结节性增生等。本节仅讨论几种常见的肝良性肿瘤。

(二)临床表现

1.肝血管瘤

随肿瘤部位、大小、增长速度及肝实质受累程度不同而异。小者无症状,大者可压迫胃肠及胆道而引起腹痛、黄疸或消化不良症状。少数因肿瘤自发性破裂或瘤蒂扭转而呈急腹症表现临床上可将其分为四型:隐匿型、腹块型、内出血型及瘤蒂扭转型,以腹块型最多见。腹块位于上腹部,表面光滑,质地软硬不一,有囊性感和有较大的可变性。边界清楚,与肝脏相连,随呼吸上下移动,一般无压痛。部分病例在病变区可闻及血管杂音,少数患者可伴有微血管性溶血性贫血。血栓形成后导致凝血因子被消耗,亦可表现血小板减少或低纤维蛋白原血症。肝功能试验一般正常。

2.肝腺瘤

肿瘤体积小者,可无任何症状;当肿瘤增大压迫正常肝细胞或影响邻近器官功能时,可出现上腹部胀痛不适、恶心、纳差和上腹牵拉感等症状。约1/3的患者上腹部可触及表面光滑、质硬的肿块。随着肿瘤增大,其中心部可发生坏死和出血,其主要临床表现为急腹症。瘤内出血者,常有发作性右上腹痛、发热,偶有黄疸或寒战,右上腹肌紧张、压痛,白细胞计数及中性粒细胞比例增高等表现。肿瘤破裂引起腹腔内出血者,突发右上腹剧痛,心慌、出冷汗,腹部有压痛、反跳痛等腹膜刺激症状,严重者可出现休克。

3.肝局灶性结节增生

一般无症状,可表现为腹部肿块,少数病例可自发性破裂而大出血,出现急腹症表现。

(三)辅助检查

1.B型超声检查

此方法能早期发现病变,分辨直径1～2cm的肿瘤,而且能准确定位。B超检查大多数血管瘤为低回声,少数为边界光滑的低回声占位;肝局灶性结节增生可以有低、高或混合回声,缺乏特征性,可见纤维分隔。B 超对判断肝腺瘤部位、大小及内容物有一定帮助,是首选检查方法。

2.CT 检查

平扫时肝血管瘤为低密度病变,CT 增强扫描时病变周围出现增强的晕环,随后向中心弥散使病变完全充盈。平扫时肝局灶性结节增生为肝内低密度或等密度改变,边界清楚。当中心存在纤维性瘢痕时,可见从中心向边缘呈放射状分布的低密度影像为其特征。

3.MRI 检查

对肝血管瘤有特殊的诊断意义,T_2 加权图像呈高信号密集区,称为"灯泡征"改变。

4.肝血管造影

诊断准确率高,假阳性率低,并能准确显示病变范围,有助于选择治疗方案;但此法对于肝血管瘤为创伤性检查,应留待其他方法不能确定诊断时施行。肝局灶性结节增生典型病变可表现为血管呈放射状分布如轮辐样和外围血管的"抱球"现象。

5.放射性核素肝扫描

采用 ^{99m}Tc 标记的自体红细胞行放射性核素血池填充扫描,对血管瘤有确诊意义。肝局灶性结节增生 65% 的病变可见有核素浓聚,因该种病变内有肝巨噬细胞,所以能凝聚核素,这点与其他良恶性肿瘤不同,因而有较高诊断价值。肝腺瘤直径 2～3cm 者,肝内可显示放射性稀疏区。

(四)治疗

1.非手术治疗

肝血管瘤直径小于 5cm,无临床症状者,可 1 年内每 2～3 个月行 B 超或 CT 检查。

2.手术治疗

适应证:肝血管瘤大于 5cm 或有临床症状者,肿痛生长迅速,肿瘤破裂者;肝错构瘤、肝畸胎瘤、肝腺瘤一旦明确诊断均需手术治疗。

(五)护理要点

1.非手术治疗及术前护理

(1)心理护理:向患者及家属讲解肝良性肿瘤的相关知识,介绍疾病的治疗效果与自护措施,需手术治疗者,告知手术的必要性及安全性。

(2)体位与活动:肝巨大良性肿瘤及生长在肝表面的腺瘤患者,嘱其卧床休息,避免剧烈咳嗽、用力大便等使腹压骤升的动作,避免外力撞击腹部。

(3)饮食护理:进食营养丰富、无刺激性、易消化食物,避免便秘。

(4)病情观察:观察患者有无出现腹痛加剧、腹部压痛、反跳痛、腹肌紧张,生命体征是否异常,警惕肿瘤破裂及出血,发现情况,立即通知医师,积极处理。

(5)随访指导:指导门诊随访者,1 年内 2～3 个月行 B 超或 CT 检查 1 次,出现腹痛加剧、面色苍白、出冷汗、血压下降等不适,及时就诊。

2.术后护理

行术后一般护理,并发症的观察及护理如下:

（1）出血：是肝切除术后常见的并发症之一。术后应注意预防和控制出血。

①严密观察病情变化：术后 48 小时内应有专人护理，动态观察患者生命体征的变化。

②体位与活动：手术后患者血压平稳，可取半卧位。术后 1～2 日应卧床休息，不鼓励患者早期活动，避免剧烈咳嗽和打喷嚏等，以防止术后肝断面出血。

③引流液的观察：保持引流通畅，严密观察引流液的量、性质和颜色。一般情况下，手术后当日可从肝周引流管引出鲜红血性液体 100～300mL，若血性液体增多，应警惕腹腔内出血。

④若明确为凝血机制障碍性出血，可遵医嘱给予凝血酶原复合物、纤维蛋白原，输新鲜血，纠正低蛋白血症。

⑤若短期内或持续引流较大量的血性液体，或经输血、输液，患者血压、脉搏仍不稳定时，应做好再次手术止血的准备。

（2）膈下积液及脓肿：是肝切除术后一种严重并发症，膈下积液及脓肿多发生在术后 1 周左右。若患者术后体温下降后再度升高，或术后发热持续不退，同时伴右上腹部胀痛、呃逆、脉速、白细胞计数升高，中性粒细胞达 90% 以上等，应疑有膈下积液或膈下脓肿，B 超等影像学检查可明确诊断。护理措施如下。

①保持引流通畅，妥善固定引流管，保持引流通畅以防膈下积液及脓肿发生；每日更换引流袋，观察引流液颜色、性状及量。若引流量逐日减少，一般在手术后 3～5 日拔除引流管。对经胸手术放置胸腔引流管的患者，应按闭式胸腔引流的护理要求进行护理。

②若已形成膈下脓肿，必要时协助医师行 B 超定位引导下穿刺抽脓或置管引流，后者应加强冲洗和吸引护理；鼓励患者取半坐位，以利于呼吸和引流。

③严密观察体温变化，高热者给予物理降温，必要时药物降温，鼓励患者多饮水。

④加强营养支持治疗和抗菌药物的应用护理。

（3）胆汁漏：是因肝断面小胆管渗漏或胆管结扎线脱落、胆管损伤所致。注意观察术后有无腹痛、发热和腹膜刺激症状，切口有无胆汁渗出和（或）腹腔引流液有无含胆汁。如有上述表现，应高度怀疑胆汁漏，即予调整引流管，保持引流通畅，并注意观察引流液的量与性质变化；如发生局部积液，应尽早 B 超定位穿刺置管引流；如发生胆汁性腹膜炎，应尽早手术。

四、肝囊肿

（一）定义

肝囊肿分为寄生虫性和非寄生虫性，肝包虫病是最主要的寄生虫囊肿，非寄生虫性囊肿是常见的良性肿瘤，按发病原因分为先天性和后天性两类。按形态可分为孤立性、多发性、增生性、假性、皮样、淋巴、内皮性。临床上肝囊肿通常为先天性肝囊肿，并以孤立性肝囊肿及多囊肝较多见。

（二）病因及发病机制

本病的病因与先天发育异常有关，孤立性囊肿好发于右肝近膈面，多发性肝囊肿多数累及整个肝脏，肝大变形，并偶可导致门静脉高压症合并食管曲张静脉出血。

（三）临床表现

先天性肝囊肿生长缓慢，小的囊肿可无任何症状，常偶发上腹无痛性肿块、腹围增加，临床上多数是在体检 B 超发现,当囊肿增大到一定程度时,可因压迫邻近脏器而出现症状。

(1)肝区胀痛伴消化道症状,如食欲缺乏、嗳气、恶心、呕吐、消瘦等。

(2)若囊肿增大压迫胆总管,则有黄疸。

(3)囊肿破裂可有囊内出血而出现急腹症。

(4)带蒂囊肿扭转可出现突然右上腹绞痛,肝大但无压痛,约半数患者有肾、脾、卵巢、肺等多囊性病变。

(5)囊内发生感染,则患者往往有畏寒、发热、白细胞升高等。

(6)体检时右上腹可触及肿块和肝大,肿块随呼吸上下移动,表面光滑,有囊性感,无明显压痛。

(四)辅助检查

1.B 超检查

B 超检查是首选的检查方法,是诊断肝囊肿经济、可靠而非侵入性的一种简单方法。超声波显示肝大且无回声区,二维超声可直接显示囊肿大小和部位。

2.CT 检查

可发现直径 1～2cm 的肝囊肿,可帮助临床医师准确定位病变,尤其是多发性囊肿的分布状态定位,从而有利于治疗。

3.放射性核素肝扫描

显示肝区占位性病变,边界清楚,对囊肿定位诊断有价值。

4.X 线检查

大的肝囊肿可因其所在部位不同,X 线检查可显示膈肌抬高或胃肠受压移位等征象。

(五)治疗

1.非手术治疗

适用于全肝小囊肿、全身情况差不适合做手术的肝囊肿患者,以囊肿穿刺抽液及引流术为主。

2.手术治疗

有囊肿开窗术或去顶术,囊肿切除术,肝叶或肝部分切除术。

(六)护理要点

1.非手术治疗及术前护理

(1)心理护理:肝囊肿患者病程长、有恶变的可能,特别多囊肝病变累及整个肝脏,一般可以根治,患者心理压力大,对预后缺乏信心。应针对性疏导患者,需手术治疗者,告知手术的必要性及安全性。

(2)饮食护理:有腹水及合并多囊肾的肝囊肿患者,严格限制入水量,采用低盐、低蛋白、高热量饮食。

(3)病情观察

①对囊肿反复穿刺抽液患者,严密观察体温及血常规的变化,并严格执行无菌操作原则,杜绝及早日发现继发感染。

②多囊肝合并多囊肾患者,准确记录 24 小时出入水量,每小时尿量<17mL 者,警惕肾衰

竭,发现异常及时报告医师处理。

(4)体位与活动:肝巨大良性肿瘤及生长在肝表面的腺瘤患者,嘱其卧床休息,避免剧烈咳嗽、用力大便等使腹压骤升的动作,避免外力撞击腹部。

(5)随访指导:指导门诊随访患者,1 年内 2～3 个月行 B 超或 CT 检查 1 次,出现腹痛加剧、面色苍白、出冷汗、血压下降等不适,及时就诊。

2.术后护理

(1)饮食护理:患者胃肠功能恢复肛门排气后当日,嘱患者进少量水,如无不适,次日进食流质、半流质,再过渡到普通饮食。少食多餐,鼓励家属按患者饮食习惯提供其喜爱的色、香、味俱全的食物,以刺激食欲。

(2)活动与体位:术后 6 小时若病情允许可取半卧位,以降低切口张力,缓解疼痛,利于腹腔引流。为防止术后肝断面出血,一般不鼓励患者早期活动,术后 24～48 小时内静卧休息,术后予以腹带加压包扎伤口,避免剧烈咳嗽。口腔呕吐物或分泌物要及时清除,咳痰困难要协助其翻身拍背,必要时负压吸痰,确保呼吸道通畅。

(3)疼痛护理:视肝功能具体情况遵医嘱使用镇痛药,尽量避免使用对肝功能有损伤的药物。

(4)切口和引流管护理:保持伤口中敷料清洁、干燥和固定。引流管应妥善固定,避免受压、扭曲和折叠,防止滑脱,确保有效引流,观察引流液的量、色和性质,并如实记录,发现异常,及时通知医师处理。

五、门静脉高压症

(一)定义

正常门静脉压力为 1.25～2.35kPa,由于各种原因使门静脉血流受阻,血液淤滞时,则门静脉压力升高,从而出现一系列门静脉压力增高的症状和体征,叫作门静脉高压症。窦前性阻塞常见的原因是血吸虫病性肝硬化。窦后性阻塞的常见病因是肝炎后肝硬化。肝外型主要是肝外门静脉主干血栓形成,门静脉主要属支的阻塞所致。

(二)病因及发病机制

门静脉高压病因各异,发病原因未完全阐明,门静脉血流受阻是其发病的根本原因,并非唯一原因。

1.原发性血流量增加型

(1)动脉-门静脉瘘(包括肝内、脾内及其他内脏)。

(2)脾毛细血管瘤。

(3)门静脉海绵状血管瘤。

(4)非肝病性脾大(如真性红细胞增多症、白血病、淋巴瘤等)。

2.原发性血流阻力增加型

(1)肝前型:发病率<5%。

①血栓形成:门静脉血栓形成,脾静脉血栓形成,门静脉海绵样变。

②门静脉或脾静脉受外来肿瘤或假性胰腺囊肿压迫或浸润,或门静脉癌栓。

(2)肝内型:发病率占90%。

①窦前型:早期血吸虫病、先天性肝纤维化、特发性门静脉高压、早期原发性胆汁性肝硬化、胆管炎、肝豆状核变性、砷中毒、硫唑嘌呤肝毒性、骨髓纤维化(早期)、结节病、骨髓增生性疾病等。

②窦型/混合:肝炎肝硬化、酒精性肝硬化、脂肪肝、不完全间隔性纤维化、肝细胞结节再生性增生、维生素 A 中毒、甲氨蝶呤中毒、晚期血吸虫病及胆管炎等。

③窦后型:肝静脉血栓形成或栓塞、布-加综合征等。

(3)肝后型:占1%。下腔静脉闭塞性疾病、缩窄性心包炎、慢性右心衰、三尖瓣功能不全(先天性、风湿性)等。

(三)临床表现

(1)有慢性肝炎病史,或长期饮酒史、疫水接触史。

(2)呈灰黑色慢性肝病面容、肝掌、蜘蛛痣、腹水。

(3)上消化道出血,止血药物治疗一般无效。

(4)黑粪。

(5)体检发现脾大。

(6)肝功能检查常有转氨酶增高、血清胆红素增加、血浆蛋白减少、白/球比例倒置。

(7)血常规检查示白细胞、血小板及红细胞计数减少,尤以白细胞、血小板为甚。

(四)辅助检查

血常规和肝功能检查应及时。同时根据具体可考虑做食管吞钡 X 线检查和纤维胃镜检查。乙型肝炎病原免疫学检查可了解门静脉高压的原因。超声检查可了解肝硬化、脾大和腹水的情况。超声多普勒检查可提供有关门静脉血流动力学资料。

(五)治疗

1.非手术治疗

黄疸、大量腹水、肝功能严重损害的患者大量出血时,外科手术治疗死亡率高达50%以上。

2.介入治疗

胃冠状静脉栓塞术、脾动脉栓塞术。

3.手术治疗

无论急性大出血或稳定期,患者能耐受手术治疗者,均可手术治疗。

(六)观察要点

(1)严密观察生命体征,准确记录尿量及中心静脉压的变化,注意有无水、电解质及酸碱平衡紊乱。

(2)每日测量腹围1次,每周称体重1次,及时了解腹水的消退情况。

(3)患者尽量取平卧位,如有下肢水肿,可抬高患肢减轻水肿。

(4)密切观察意识状况,注意有无精神错乱,自我照顾能力降低,性格改变和行为失常等肝昏迷前期症状。

（5）术后严密观察患者生命体征，如有异常及时通知医师处理。

（七）护理要点

1.非手术疗法的护理

（1）卧床休息，保持安静，减少机体能量消耗。

（2）鼓励患者进食高热量、适量蛋白、高维生素、低脂、无刺激性少渣饮食，如有腹水宜低盐饮食，如有消化道大出血禁饮食，必要时三腔管压迫止血。

（3）定期为患者测体重、量腹围，详细记录 24 小时出入量，以便了解腹水变化情况。

（4）定时监测中心静脉压、血压、心率、呼吸，密切观察是否有血容量增加而导致的再出血。

（5）消化道出血护理

①绝对卧床休息，头偏向一侧，利于呕吐物排出，防止窒息。

②尽快建立静脉通路，遵医嘱做好交叉配血，快速输液、输血，补充血容量。

③遵医嘱应用止血药，注意药物不良反应，按时给药。

④氧气吸入，以减轻组织缺氧。

⑤插三腔两囊管止血，并保持其效能。

（6）肝昏迷护理

①禁食高蛋白饮食，给予碳水化合物为主的食物，保证水、电解质和其他营养平衡。

②绝对卧床休息，避免剧烈活动，防止出血，如发生出血应及时处理，以免血液在肠道内分解成氨，吸收后血氨升高，并宜输新鲜血。

③术前 3 日即给患者行肠道准备，口服抗生素，抑制肠道细菌。术前晚温水清洁灌肠，禁用肥皂水，以减少血氨的来源和消除术后诱发肝昏迷的因素。

④根据医嘱给予保肝治疗，防止肝昏迷。

⑤遵医嘱慎重选择止痛、麻醉、镇静类药物。

2.手术疗法术前及术后护理

（1）术前护理

①饮食：帮助并指导患者进食高热量、低蛋白质、多维生素的少渣饮食，有助于减少氨的吸收及对肝功能的损伤；避免进食粗硬、油炸及有刺激性的食物，防止损伤食管—胃底曲张静脉，引起大出血。

②肠道准备：碱性溶液可促进氨的吸收，加重病情，故肠道准备时禁用肥皂水灌肠。可口服 50% 的硫酸镁或使用生理盐水清洁灌肠。术前置胃管要轻柔，选用细管，多涂润滑油，以免引起出血。

③严重腹水的患者，使用利尿药时，密切监测水、电解质情况及 24 小时尿量。

（2）术后护理

①正确记录出入量，注意水、电解质平衡对使用利尿药的患者，应监测血钾及血钠，防止发生低钾血症和低钠血症。观察患者的尿量，以了解肾功能情况，防止肝肾综合征。

②并发症的观察及护理

a.出血：患者肝功能障碍、凝血功能差，极易引起出血，要密切观察患者的生命体征、尿量及腹腔引流量，观察有无出血倾向。

b.血栓:观察患者有无急性腹痛、腹胀及腹膜刺激征,及时发现有无肠系膜血管栓塞或血栓形成。

c.肝昏迷:门静脉高压分流术致使大部分门静脉血流转流至腔静脉,来自肠道血液的代谢产物不经过肝脏解毒直接进入体循环,引起肝昏迷。因此,术后要观察患者意识情况,少用或不用吗啡类药物,慎用安眠药,监测体温变化。及时给予抗生素,预防感染。减少诱发肝昏迷的因素。

第七节 胆道疾病的护理

一、胆道的解剖生理概要

胆道系统分为肝内和肝外两大系统,包括肝内胆管、肝外胆管、胆囊以及 Oddi 括约肌等(图 10-7-1)。胆道系统起于肝内毛细胆管,开口于十二指肠乳头。胆道系统具有分泌、储存、浓缩和输运胆汁的功能,对胆汁进入十二指肠起着非常重要的调节作用。

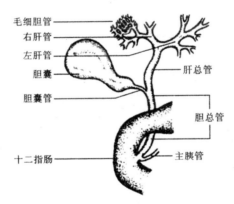

图 10-7-1 胆道系统解剖

二、胆石症

胆石症指发生在胆囊和胆管的结石,是胆道系统的常见病、多发病,随着年龄增长发病率增高,女性发病率高于男性。胆囊结石多于胆管结石。

(一)病因与发病机制

胆石的形成与胆汁淤积、胆道内细菌感染和胆汁成分改变有关。脂类代谢异常可引起胆汁内胆盐、胆固醇、卵磷脂三者比例失调,使胆固醇呈过饱和状态而析出成为结石,称为胆固醇结石;胆道感染时,特别是大肠杆菌产生的 β-葡萄糖酸酶使可溶性的结合性胆红素水解为非水溶性的游离胆红素,后者能与钙结合,并以细菌、虫卵、炎症坏死组织的碎屑为结石的核心,沉淀为结石,称为胆色素结石;既有胆固醇沉积又有胆色素沉积形成的结石,称为混合性结石(图 10-7-2)。

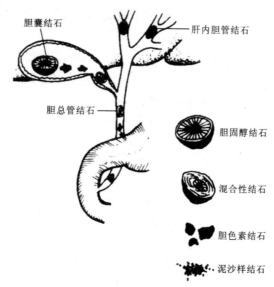

图 10-7-2　胆结石类型

（二）护理评估

1.健康史

（1）胆囊结石：多见于中年妇女，尤其是肥胖和多次妊娠者，多有反复发作的病史。进食油腻、高脂饮食往往是疾病发作的诱因。应注意询问是否出现过寒战、高热、黄疸及有无胰腺炎发作病史。了解患者有无暴饮暴食或进食油腻食物，有无胆道感染史等。

（2）胆管结石：多与肝内感染、胆汁淤积、胆管变异、胆道蛔虫等因素有关，肝外胆管结石可原发于胆道，也可由胆囊结石和肝内胆管结石排出至胆总管，另外胆道蛔虫也可导致肝外胆管结石。应注意询问患者有无胆道感染、胆道蛔虫、胆囊结石病史。

2.身体状况

（1）胆囊结石：可无任何表现，也可表现为剧烈胆绞痛。起病常在饱餐、进油腻食物后，或夜间发作，表现为右上腹阵发性绞痛，疼痛常放射至右肩或右背部，伴恶心、呕吐等，可有畏寒和发热，部分患者可有轻度黄疸。右上腹有压痛、反跳痛和肌紧张，Murphy 征阳性（图 10-7-3），可在右上腹触及肿大的胆囊。如：大网膜粘连包裹形成胆囊周围炎性团块时，则右上腹肿块界限不清，活动度受限；胆囊壁发生坏死、穿孔，则出现弥漫性腹膜炎的体征。

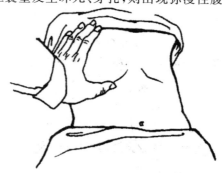

图 10-7-3　Murphy 征

（2）胆管结石：临床表现取决于胆道有无梗阻、感染及其程度。结石阻塞胆管并继发感染时可导致典型的胆管炎症状，即腹痛、寒战高热和黄疸，称为 Charcot 三联征。

①腹痛：位于剑突下或右上腹部，呈阵发性、刀割样绞痛，或持续性疼痛阵发性加剧，疼痛向右后肩背部放射，伴有恶心、呕吐。主要是结石嵌顿于胆总管下端或壶腹部，刺激胆管平滑肌，引起 Oddi 括约肌痉挛所致。

②寒战、高热：胆管梗阻并发感染后，脓性胆汁和细菌逆流引起的全身中毒症状，发生在腹痛后，体温可高达 39～40℃，呈弛张热。

③黄疸：由胆管梗阻后胆红素逆流入血所致。黄疸的程度取决于梗阻的程度及是否并发感染。若结石梗阻不完全或有松动，则黄疸程度减轻，呈波动性。

④消化道症状：多数患者有恶心、腹胀、嗳气、厌油腻食物。

⑤单纯性肝内胆管结石梗阻或感染时症状无或较轻；范围较大与肝外胆管并存时可有肝外胆管结石的症状；引起脓肿时可出现慢性感染征象。

3.心理-社会状况

（1）患者因症状的反复发作和并发症的出现而感到焦虑，当症状明显，或被告知手术时，患者感到恐惧。

（2）胆道结石患者可能多次手术治疗仍不能痊愈，而且经济负担加重，出现对治疗信心不足，甚至表现出不合作的态度。

（3）家庭成员能否提供足够的心理和经济支持。

（4）患者及家属对胆石症的治疗和预防知识的了解程度。

4.辅助检查

（1）实验室检查：并发感染时，白细胞计数及中性粒细胞比例明显升高；肝细胞损害时，血清转氨酶和碱性磷酸酶增高。血清胆红素、尿胆红素升高，尿胆原降低或消失，粪中尿胆原减少。

（2）B超检查：胆囊结石显示胆囊增大和结石影像。胆管结石显示胆管内有结石影，近段扩张。

（3）其他检查：必要时可行 PTC、ERCP 检查，了解结石的部位、数量、大小和胆管梗阻的部位等。

5.治疗要点与反应

（1）胆囊结石

①手术治疗：手术切除病变的胆囊，目前多采用腹腔镜胆囊切除术。手术时机最好在急性发作后缓解期为宜。

②非手术治疗：对症状较轻或不能耐受手术者，可采取溶石或排石等。

（2）胆管结石

①急诊手术：积极抗炎利胆治疗 1～2 天后病情仍恶化，黄疸加深，胆囊肿大，有明显压痛，出现腹膜刺激征或出现 Reynolds 五联征者应立即行胆总管切开取石及引流术。

②择期手术：适用于慢性患者。

胆管结石的治疗原则是清除结石及解决因反复胆道感染及因此引起的胆道狭窄及肝脏病

变。手术方法如下：a.胆囊切除并胆总管切开取石加 T 管引流术，适用于单纯胆总管结石（图 10-7-4）；b.Oddi括约肌成形术，适用胆总管下端结石嵌顿或开口狭窄者；c.肝胆管与空肠 Roux-en-Y 吻合术（图 10-7-5），适用于肝内外胆管结石，复发或残留结石，肝内胆管狭窄者；d.肝叶切除，适用于肝内结石造成某叶或段组织萎缩者；e.胆总管十二指肠吻合术，目前少用。

③纤维胆道镜微创手术。

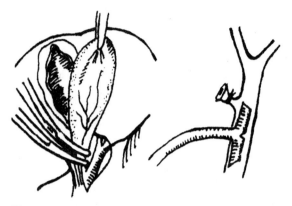

图 10-7-4　胆囊切除并胆总管切开取石加 T 管引流术

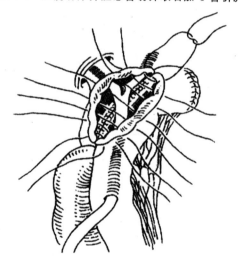

图 10-7-5　肝胆管与空肠 Roux-en-Y 吻合术

（三）护理诊断及合作性问题

1.焦虑或恐惧

病情的反复或加重；担忧手术效果及预后；生活方式和环境的改变。

2.舒适的改变

腹痛、瘙痒等，与胆道结石、蛔虫、感染等有关。

3.体温过高

与胆道感染、手术后合并感染有关。

4.营养失调

低于机体需要量与肝功能损害、营养素摄入不足、消化吸收障碍有关。

5.有 T 管引流异常的危险

与 T 管的脱出、扭曲、阻塞、逆行感染等因素有关。

6.潜在并发症

肝功能障碍、体液平衡紊乱、肝脓肿、急性胰腺炎、胆管狭窄、残留结石、休克、出血、胆漏等。

7.知识缺乏

缺乏保健及康复知识。

(四)护理目标

(1)患者心理负担减轻,信心增强。

(2)患者腹痛、瘙痒等症状得到缓解。

(3)患者的体温恢复正常。

(4)患者的营养状况得到改善。

(5)保持 T 管引流正常。

(6)患者未发生并发症或并发症能得到及时发现和处理。

(7)患者能叙述胆石症的保健及康复知识。

(五)护理措施

1.手术前护理

(1)心理护理:胆道疾病的检查方法复杂,治疗后也易复发,要鼓励患者说出自己的想法,消除其焦虑、恐惧及紧张心理,增强恢复健康的信心;向患者讲解医院的环境和病房的管理,及时与家属沟通,使患者能愉快地接受治疗;对危重患者及不合作者,要专人护理,关心体贴。

(2)病情观察:密切观察患者病情变化,若出现寒战、高热、腹痛加重、腹痛范围扩大等应考虑病情加重,要及时报告医生,积极进行处理。

①生命体征及神志变化:胆道感染时,体温升高,呼吸、脉搏增快。此时应每 4 小时测量并记录体温、脉搏、呼吸、血压。如果血压下降,神志改变,说明病情危重,可能有休克发生。

②腹部症状、体征变化:观察腹痛的部位、性质,有无诱因及持续的时间,注意黄疸及腹膜刺激征的变化,观察有无胰腺炎、腹膜炎、急性重症胆管炎的发生。

③及时了解实验室检查结果。

(3)缓解疼痛

①针对患者疼痛的部位、性质、程度、诱因、缓解和加重的因素,有针对性地采取措施以缓解疼痛。先用非药物缓解疼痛的方法止痛,必要时遵医嘱应用镇痛药物,并评估其效果。

②指导患者卧床休息,采取舒适卧位。

(4)改善和维持营养状态

①入院后即准备手术者,禁食、休息,并积极补充液体和电解质,以维持水、电解质及酸碱平衡。非手术治疗者根据病情决定饮食种类。

②营养不良会影响术后伤口愈合,应给予高蛋白、高糖、高维生素、低脂的普通饮食或半流质饮食。不能经口饮食或进食不足者,可经胃肠外途径补充足够的热量、氨基酸、维生素、电解质,以维持患者良好的营养状态。

（5）对症护理

①黄疸患者皮肤瘙痒时，可外用炉甘石洗剂止痒，温水擦浴。

②高热时物理降温。

③胆绞痛发作时，按医嘱给予解痉、镇静和止痛药物，常用哌替啶 50mg、阿托品 0.5mg 肌内注射，但勿使用吗啡，以免胆道下端括约肌痉挛，使胆道梗阻加重。

④有腹膜炎者，执行腹膜炎有关非手术疗法护理。

⑤重症胆管炎者应加强休克的护理。

（6）并发症的预防。

①拟行胆肠吻合术者，术前 3 日口服卡那霉素、甲硝唑等，术前 1 日晚行清洁灌肠，观察药物疗效及不良反应。

②肌内注射维生素 K₁ 10mg，每日 2 次。纠正凝血功能障碍，应观察其疗效及有无不良反应。

2.术后护理

（1）病情观察

①生命体征：注意心率和心律的变化。术后患者意识恢复慢时，注意有无因肝功能损害、低血糖、脑缺氧、休克等所致的意识障碍。

②有无出血和胆汁渗漏：观察、记录出血和胆汁渗漏的量、速度，有无休克征象。胆道手术后易发生出血，出血量小时，表现为大便隐血或柏油样大便；量大时，可导致出血性休克。若有发热和严重腹痛，可能为胆汁渗漏引起的胆汁性腹膜炎，需立即报告医生处理。

③黄疸程度、消退情况：观察和记录大便的颜色，检测胆红素的含量，了解胆汁是否流入十二指肠。

（2）T 形引流管护理：胆总管探查或切开取石术后，在胆总管切开处放置 T 形管做引流（图 10-7-6）。其主要目的如下：①引流胆汁和减压，防止因胆汁排出受阻导致胆总管内压力增高、胆汁外漏而引起胆汁性腹膜炎；②引流残余结石，使胆道内残余结石，尤其是泥沙样结石通过 T 形管排出体外；③支撑胆道，防止胆总管切口处瘢痕性狭窄、管腔变小、粘连狭窄等；④经 T 形管溶石或造影等。

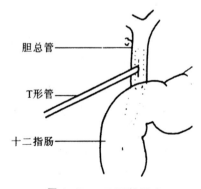

图 10-7-6　T 形管引流

护理措施包括如下几项：

①妥善固定，严格无菌：患者更换体位或活动时，以及帮患者更换床单、更换敷料时，应防

止 T 形管牵拉脱落。每日更换一次外接的连接管和引流瓶,更换时应注意无菌操作。

②保持引流管通畅:如观察到胆汁突然减少,应注意是否有泥沙样结石或蛔虫堵塞,引流管是否扭曲受压。如有阻塞可用手由近向远挤压引流管或用少量无菌生理盐水缓慢冲洗,切勿用力推注。

③观察并记录胆汁的量及性状:胆汁引流一般每天为 300～700mL(恢复饮食之初可较多),引流液呈深绿色或棕黄色,较清晰无沉淀。量过少可能为 T 形管堵塞或肝功能衰竭所致;量过多可能是胆总管下端仍有梗阻;若胆汁颜色过淡、过于稀薄,表示肝功能不佳;若胆汁混浊,提示有感染;若有泥沙结石流出,提示有肝内胆管结石。

④拔管:一般于术后 12～14 天,无特殊情况,可以拔管。拔管指征如下:黄疸消退,无腹痛、发热,大便颜色正常;胆汁引流量逐渐减少,颜色呈透明金黄色,无脓液、结石,无沉渣及絮状物,就可以考虑拔管。拔管前先在饭前、饭后各夹管 1 小时,拔管前 1～2 天全天夹管,如无腹痛、腹胀、发热及黄疸等症状,说明胆总管通畅,可拔管。拔管前还要在 X 线下经 T 形管胆道造影,造影后必须立即接好引流管,继续引流 2～3 天,以引流造影剂,减少造影后反应和继发感染,如情况正常,造影后 2～3 天即可拔管。拔管后局部伤口用凡士林纱布堵塞,1～2 天会自行封闭。一周内继续观察患者腹痛、体温及黄疸情况,警惕有无胆汁外漏甚至发生腹膜炎等。

(六)护理评价

(1)患者焦虑情绪是否得到解除,能否积极配合治疗和护理。

(2)患者腹痛、瘙痒等症状是否得到缓解。

(3)患者的体温是否恢复正常。

(4)患者营养状况是否得到改善。

(5)T 形管引流是否正常。

(6)患者是否发生肝功能障碍、体液平衡紊乱、肝脓肿、急性胰腺炎、胆管狭窄、残留结石、休克、出血、胆漏等并发症;若发生上述情况,能否得到及时的治疗。

(7)患者对防治胆石症的知识是否了解。

(七)健康指导

(1)胆道手术后患者应注意养成正确的饮食习惯,进低脂易消化食物,宜少量多餐、多饮水。平时宜低脂肪饮食。向患者及家属介绍有关胆道疾病的书籍,并能使他们初步掌握基本的卫生科普知识,对健康有正确的认识。

(2)告诫患者结石复发率高,出现腹痛、发热、黄疸时应及早来院治疗。

(3)对 T 形管留置者的家庭进行护理指导。应避免举重物或过度活动,防止 T 形管脱出。尽量穿宽松柔软的衣服,避免盆浴。淋浴时可用塑料薄膜覆盖置管处,敷料一旦浸透应更换。保持置管周围皮肤及伤口清洁干燥。指导患者及家属每天同一时间倾倒引流液,观察记录引流液量及性状。若有异常或 T 形管脱出或突然无液体流出时,应及时就医。

(4)对于肝内胆管结石、手术后残留结石或反复手术治疗的患者,教育家属配合治疗和护理工作,给患者最好的心理支持,鼓励患者树立战胜疾病的信心。

三、胆道感染

胆道感染是指胆囊壁和(或)胆管壁受到细菌侵袭而发生的炎症反应。胆道感染与胆石症互为因果关系,胆石症可引起胆道梗阻,梗阻可造成胆汁淤滞、细菌繁殖而致胆道感染;胆道反复感染又是胆石形成的致病和促发因素。

(一)急性胆囊炎

1.概述

急性胆囊炎是一种常见急腹症,女性多见。根据胆囊内有无结石,将胆囊炎分为结石性胆囊炎和非结石性胆囊炎,后者较少见。

2.病因及发病机制

(1)急性结石性胆囊炎

①胆囊管梗阻:结石阻塞或嵌顿于胆囊管或胆囊颈,直接损伤黏膜,以致胆汁排出受阻,胆汁淤滞、浓缩;高浓度胆汁酸盐具有细胞毒性,损害细胞,加重黏膜的炎症、水肿甚至坏死。

②细菌感染:细菌通过胆道逆行进入胆囊,或经血液循环或淋巴途径进入,在胆汁流出不畅时造成感染。主要致病菌是革兰阴性杆菌,常合并厌氧菌感染。

(2)急性非结石性胆囊炎:病因不清楚,胆囊内胆汁淤滞和缺血可能是发病的原因。多见于严重创伤、烧伤、长期胃肠外营养、大手术(如腹主动脉瘤或心肺旁路手术)后的患者。

3.临床表现

(1)症状

①腹痛:为右上腹阵发性绞痛或胀痛,常在饱餐、进食油腻食物后或夜间发作,疼痛可放射至右肩、肩胛、右背部。

②消化道症状:腹痛发作时常伴有恶心、呕吐、厌食、便秘等消化道症状。

③发热:根据胆囊炎症反应程度不同,可有轻度至中度发热。如出现寒战、高热,提示病变严重,可能出现胆囊化脓、坏疽、穿孔或合并急性胆管炎。

(2)体征:右上腹可有不同程度的压痛或叩痛,炎症波及浆膜时可出现反跳痛和肌紧张。将左手压于右上肋缘下,嘱患者腹式呼吸,如出现突然吸气暂停称为墨菲征阳性,是急性胆囊炎的典型体征。

4.辅助检查

(1)实验室检查:血常规检查可见白细胞计数及中性粒细胞比例升高,部分患者可有血清胆红素、转氨酶或淀粉酶升高。

(2)影像学检查:B超可见胆囊增大,胆囊壁增厚,并可探及胆囊内结石影。CT、MRI均能协助诊断。

5.治疗

主要为手术治疗。手术时机和手术方式取决于患者的病情。

(1)非手术治疗:可作为手术前的准备。方法包括禁食、解痉、输液、抗感染、营养支持、纠正水电解质及酸碱代谢失调等。大多数患者经非手术治疗后病情缓解,再行择期手术;如病情无缓解,或已诊断为急性化脓性、坏疽穿孔性胆囊炎,则需尽早手术治疗。

(2)手术治疗:急性期手术应力求安全、简单、有效,对年老体弱、合并多个重要脏器疾病者,选择手术方法更应慎重。①胆囊切除术:胆囊炎症较轻者可应用腹腔镜胆囊切除术(LC);急性化脓性、坏疽穿孔性胆囊炎可采用开腹胆囊切除术(OC)或小切口胆囊切除术(MC)。②胆囊造口术:患者情况极差,不能耐受胆囊切除者,或手术技术条件有限,不能胜任胆囊切除术的情况下,可先行胆囊造口术减压引流。③超声或 CT 引导下经皮经肝胆囊穿刺引流术(PTGD):可降低胆囊内压,待急性期后再行择期手术,适用于病情危重且不宜手术的化脓性胆囊炎患者。

6.护理要点

(1)术前护理

①病情观察:严密监测生命体征,观察腹部体征变化。若出现寒战、高热、腹痛加重、腹痛范围扩大等,应考虑病情加重,及时报告医师,积极处理。

②缓解疼痛:嘱患者卧床休息,取舒适体位;指导患者进行有节律的深呼吸,达到放松和减轻疼痛的目的。对诊断明确且疼痛剧烈者,给予消炎利胆、解痉镇痛药物,以缓解疼痛。

③控制感染:遵医嘱合理运用抗生素,选用对革兰阴性细菌及厌氧菌有效的抗生素并联合用药。

④改善和维持营养状况:对非手术治疗的患者,根据病情决定饮食种类,病情较轻者可予清淡饮食;病情严重者需禁食和(或)胃肠减压。不能经口进食或进食不足者,可经肠外营养途径补充和改善营养状况。拟行急诊手术的患者应禁食,经静脉补充足够的水、电解质、热量和维生素等,维持水、电解质及酸碱平衡。

(2)术后护理

①体位护理:协助患者取舒适体位,有节律地深呼吸,达到放松和减轻疼痛的效果。

②LC 术后的护理

a.饮食指导:术后禁食 6 小时。术后 24 小时内饮食以无脂流质、半流质为主,逐渐过渡至低脂饮食。

b.高碳酸血症的护理:表现为呼吸浅慢、$PaCO_2$ 升高。为避免高碳酸血症的发生,LC 术后常规予低流量吸氧,鼓励患者深呼吸,有效咳嗽,促进机体内 CO_2 排出。

c.肩背部酸痛的护理:腹腔中 CO_2 可聚集在膈下产生碳酸,刺激膈肌及胆囊床创面,引起术后不同程度的腰背部、肩部不适或疼痛等。一般无须特殊处理,可自行缓解。

③并发症的观察与护理:观察生命体征、腹部体征及引流液情况。若患者出现发热、腹胀和腹痛等腹膜炎表现,或腹腔引流液呈黄绿色胆汁样,常提示发生胆瘘。一旦发现,及时报告医师并协助处理。

(二)慢性胆囊炎

1.概述

慢性胆囊炎是持续、反复发作的炎症过程,大多数继发于急性胆囊炎,也有一部分患者没有急性发作病史。约 90% 的慢性胆囊炎患者合并胆囊结石。

胆囊的病理改变可以从轻度的胆囊壁的慢性炎性细胞浸润直至胆囊的组织结构破坏、纤维瘢痕增生、完全丧失其生理功能,甚至合并有胆囊外的并发症。慢性胆囊炎可表现为一些特殊的形态,如胆固醇沉积症、瓷器样胆囊等。

2.临床表现

(1)症状:慢性胆囊炎的症状常表现为上腹部或右季肋部隐痛,胀痛或右腰背部不适,程度不一,类似上消化道症状,常误诊为胃病。进食油腻食物时上述症状明显或可诱发。可有或无胆绞痛史。胆绞痛典型表现为右上腹绞痛发作,放射至右肩背部,伴恶心呕吐,持续数分钟至数小时。临床上具有反复发作的特点。部分患者可无任何症状,仅在 B 超检查时发现。

(2)体征:可无任何体征,部分患者有上腹部或右上腹部压痛。有时可扪及肿大的胆囊。

3.辅助检查

(1)实验室检查:只有在慢性胆囊炎急性发作时,白细胞计数、中性粒细胞分类及肝功能才会明显变化。当胆红素、谷氨酰转肽酶(GGT)或碱性磷酸酶(ALP)升高时,应警惕胆管结石或 Mirizzi 综合征的可能。

(2)B 超检查:为首选检查,检查正确率达 95%。

(3)CT 检查:用于明确本病诊断并不比 B 超检查优越,怀疑胆囊合并其他病变时选用。

(4)MRI 检查:临床怀疑继发胆总管结石时选用。

4.治疗

(1)非手术治疗:无症状的胆囊结石,或并存严重器质性疾病确实不能耐受手术者,可以暂不手术治疗,定期随访即可。忌食油腻食物,可服消炎利胆药物和熊去氧胆酸。

(2)手术治疗

①适应证:有症状的慢性胆囊炎胆囊结石应手术治疗。或虽无症状但合并糖尿病,严重心肺疾病,或其他严重系统性疾病,应在合并的系统性疾病病情平稳可控,手术耐受力最佳时手术切除胆囊。胆囊无功能、胆囊钙化者,胆囊壁明显增厚不能除外恶变时应采取手术治疗。

②手术治疗方法

a.腹腔镜胆囊切除术(LC):与经典开腹胆囊切除手术同样有效,而且痛苦小,恢复快,住院时间短,适用于大部分患者。已经成为无严重局部并发症胆囊切除的首选术式。合并急性胆囊炎时中转开腹手术的概率升高。合并胆囊穿孔、胆囊内瘘及怀疑胆囊癌时不宜采用。

b.开腹胆囊切除术:也是治疗本病的常用方法。预计腹腔镜胆囊切除不能完成手术,或术前判断不宜采用腹腔镜进行手术,或腹腔镜胆囊切除术中遭遇不可克服的困难时需采用开腹胆囊切除。

c.经皮胆镜胆囊切开取石术:顾忌术后可能的结石复发,一度不为主流外科界接受。长期前瞻性的研究正在进行中。术后长期服用利胆药物和改变饮食习惯可能对延缓结石复发有帮助。

5.护理要点

(1)术前护理

①病情观察:严密监测生命体征,观察腹部体征变化。若出现寒战、高热、腹痛加重、腹痛范围扩大等,应考虑病情加重,及时报告医师,积极处理。

②缓解疼痛:嘱患者卧床休息,取舒适体位;指导患者进行有节律的深呼吸,达到放松和减轻疼痛的目的。对诊断明确且疼痛剧烈者,给予消炎利胆、解痉镇痛药物,以缓解疼痛。

③控制感染:遵医嘱合理运用抗生素,选用对革兰阴性细菌及厌氧菌有效的抗生素并联合用药。

④改善和维持营养状况:对非手术治疗的患者,根据病情决定饮食种类,病情较轻者可予清淡饮食;病情严重者需禁食和(或)胃肠减压。不能经口进食或进食不足者,可经肠外营养途径补充和改善营养状况。拟行急诊手术的患者应禁食,经静脉补充足够的水、电解质、热量和维生素等,维持水、电解质及酸碱平衡。

(2)术后护理

①体位护理:协助患者取舒适体位,有节律地深呼吸,达到放松和减轻疼痛的效果。

②LC 术后的护理

a.饮食指导:术后禁食 6 小时。术后 24 小时内饮食以无脂流质、半流质为主,逐渐过渡至低脂饮食。

b.高碳酸血症的护理:表现为呼吸浅慢、$PaCO_2$ 升高。为避免高碳酸血症的发生,LC 术后常规予低流量吸氧,鼓励患者深呼吸,有效咳嗽,促进机体内 CO_2 排出。

c.肩背部酸痛的护理:腹腔中 CO_2 可聚集在膈下产生碳酸,刺激膈肌及胆囊床创面,引起术后不同程度的腰背部、肩部不适或疼痛等。一般无须特殊处理,可自行缓解。

③并发症的观察与护理:观察生命体征、腹部体征及引流液情况。若患者出现发热、腹胀和腹痛等腹膜炎表现,或腹腔引流液呈黄绿色胆汁样,常提示发生胆瘘。一旦发现,及时报告医师并协助处理。

(三)急性梗阻性化脓性胆管炎

1.定义

急性梗阻性化脓性胆管炎(AOSC)是以胆管梗阻和感染为主要病因的一种危重胆道疾病,是胆道感染疾病中的严重类型,又称急性重症胆管炎。急性胆管炎和 AOSC 是胆管感染发生和发展的不同阶段和程度。

2.病因及发病机制

(1)胆道梗阻:引起胆道梗阻最常见的原因为胆总管结石,此外还有胆道蛔虫、胆管狭窄、胆肠吻合口狭窄、恶性肿瘤、先天性胆道解剖异常等。胆道发生梗阻时,胆盐不能进入肠道,易造成细菌移位致急性化脓性炎症。

(2)细菌感染:细菌感染途径为经十二指肠逆行进入胆道或经门静脉系统入肝到达胆道。致病菌大多为肠道细菌,以大肠埃希菌、变形杆菌、克雷伯杆菌、铜绿假单胞菌等革兰阴性杆菌多见,常合并厌氧菌感染。

3.临床表现

本病发病急,病情进展迅速,除了具有急性胆管炎的 Charcot 三联征外,还有休克及中枢神经系统受抑制的表现,称为 Reynolds 五联征。

(1)症状

①腹痛:表现为突发剑突下或右上腹持续性疼痛,阵发性加重,并向右肩胛下及腰背部放

射。肝内梗阻者疼痛较轻,肝外梗阻时腹痛明显。

②寒战、高热:体温持续升高达 39～40℃或更高,呈弛张热。

③黄疸:多数患者可出现不同程度的黄疸,肝内梗阻者黄疸较轻,肝外梗阻者黄疸较明显。

④神经系统症状:神志淡漠、嗜睡、神志不清,甚至昏迷;合并休克者可表现为烦躁不安、谵妄等。

⑤休克:口唇发绀,呼吸浅快,脉搏细速达 120～140 次/分,血压在短时间内迅速下降,可出现全身出血点或皮下瘀斑。

⑥胃肠道症状:多数患者伴恶心、呕吐等消化道症状。

(2)体征:剑突下或右上腹部不同程度压痛,可出现腹膜刺激征;肝常大并有压痛和叩击痛,肝外梗阻者可触及肿大的胆囊。

4.辅助检查

(1)实验室检查:白细胞计数升高,可超过 $20×10^9/L$,中性粒细胞比例明显升高,细胞质内可出现中毒颗粒。肝功能出现不同程度损害,凝血酶原时间延长。动脉血气分析示 PaO_2 下降、氧饱和度降低。常伴有代谢性酸中毒、低钠血症等。

(2)影像学检查:B 超可在床旁进行,以便及时了解胆道梗阻部位、肝内外胆管扩张情况及病变性质,对诊断很有帮助。如病情稳定,可行 CT 或 MRCP 检查。

5.治疗

立即解除胆道梗阻并引流。当胆管内压降低后,患者情况能暂时改善,利于争取时间进一步治疗。

(1)非手术治疗:既是治疗手段,又是手术前准备。

①抗休克治疗:补液扩容,恢复有效循环血量。休克者使用多巴胺维持血压。

②抗感染治疗:选用针对革兰阴性杆菌及厌氧菌的抗生素,联合、足量用药。

③纠正水、电解质及酸碱平衡:常见为等渗或低渗性缺水、代谢性酸中毒。

④对症治疗:包括降温、解痉镇痛、营养支持等。

⑤其他治疗:禁食、胃肠减压。短时间治疗后病情无好转者,应考虑使用肾上腺皮质激素保护细胞膜和对抗细菌毒素。

(2)手术治疗:主要目的是解除梗阻、降低胆道压力,挽救患者生命。手术力求简单、有效,多采用胆总管切开减压、T 管引流术。在病情允许的情况下,也可采用经内镜鼻胆管引流术或 PTBD 治疗。急诊手术常不能完全去除病因,待患者一般情况恢复,1～3 个月后根据病因选择彻底的手术治疗。

6.护理要点

(1)术前护理

①病情观察:观察神志、生命体征、腹部体征及皮肤黏膜情况,监测血常规、电解质、血气分析等结果的变化。若患者出现神志淡漠、黄疸加深、少尿或无尿、肝功能异常、PaO_2 降低、代谢性酸中毒及凝血酶原时间延长等,提示发生 MODS,及时报告医师,协助处理。

②维持体液平衡

a.观察指标:严密监测生命体征,特别是体温和血压的变化;准确记录 24 小时出入液量,必要时监测中心静脉压及每小时尿量,为补液提供可靠依据。

b.补液扩容:迅速建立静脉通路,使用晶体液和胶体液扩容,尽快恢复有效循环血量;必要时使用肾上腺皮质激素和血管活性药物,改善组织器官的血流灌注及氧供。

c.纠正水、电解质及酸碱平衡失调:监测电解质、酸碱平衡情况,确定补液的种类和量,合理安排补液的顺序和速度。

③维持正常体温

a.降温:根据体温升高的程度,采用温水擦浴、冰敷等物理降温方法,必要时使用药物降温。

b.控制感染:联合应用足量有效的抗生素,有效控制感染,使体温恢复正常。

④维持有效气体交换

a.呼吸功能监测:密切观察呼吸频率、节律和幅度;动态监测 PaO_2 和血氧饱和度,了解患者的呼吸功能状况,若患者出现呼吸急促、PaO_2 下降、血氧饱和度降低,提示呼吸功能受损。

b.改善缺氧状况:非休克患者采取半卧位,使腹肌放松,膈肌下降,利于改善呼吸状况;休克患者取仰卧中凹位。根据患者呼吸形态及血气分析结果选择给氧方式和确定氧气流量或浓度,可经鼻导管、面罩、呼吸机辅助等方法给氧,改善缺氧症状。

⑤营养支持:禁食和胃肠减压期间,通过肠外营养途径补充能量、氨基酸、维生素、水及电解质,维持和改善营养状况。凝血功能障碍者,遵医嘱予维生素 K_1 肌内注射。

⑥完善术前检查及准备:积极完善术前相关检查,如心电图、B超、血常规、凝血时间、肝肾功能等。准备术中用药,更换清洁病员服,按上腹部手术要求进行皮肤准备。待术前准备完善后,送入手术室。

(2)术后护理

①加强监护:包括神志、生命体征、腹部体征的变化,以及观察有无全身中毒症状及心、肺、肝、肾等重要器官的功能状况,发现异常及时报告医师处理。

②体位护理:术后去枕平卧,麻醉苏醒后,约术后 6 小时取半坐卧位,使呼吸更顺畅;降低切口张力,利于切口愈合。使引流更彻底;局限炎症。

③饮食指导:手术后禁食、禁饮,肠蠕动恢复后改进流质、半流质饮食,逐步过渡到普食。

④活动指导:术后第 1 日帮助患者翻身与拍背,促进血液循环,促进肺换气及胃肠蠕动,减少肺部并发症、防止腹部胀气、防止压疮发生。

⑤切口护理:保持伤口敷料干燥、清洁、固定,有渗血、渗液随时更换。

⑥心理护理:病情复杂,心理负担重,应有针对性地做好患者的心理护理。

⑦引流管的观察和护理:术后往往有多根引流管,有胃肠减压管,T 形管、尿管、中心静脉置管和腹腔引流管,对这些引流管的正确观察和护理非常重要,做到以下几点。

a.妥善固定各引流管,以防滑脱,定期检查引流管的通畅情况,防止管道堵塞造成引流不畅,要确保有效引流。

b.准确观察和记录 24 小时各引流管的引流量、色和性质。早期引流液较浓后渐淡,如有严重感染颜色依然较浓,手术后 1～2 日量在 200～250mL,以后渐多至 400～600mL,10 日后远端胆总管水肿消退,部分胆汁直接流入十二指肠,致引流量逐渐减少。一旦短期内引流出大量血液,应高度警惕腹腔内出血的可能,应及时通知医师处理。

　　c.普通引流袋应每日更换,抗反流引流袋则每周更换 1~2 次,更换时务必严格无菌操作,谨防逆行性感染。

　　d.尽早拔除尿管,减少尿路感染的机会。

　　e.注意中心静脉置管的护理,避免导管相关性感染。

　　⑧皮肤护理:黄疸患者往往因胆盐刺激使皮肤奇痒,宜用温水擦洗,避免使用碱性强的皂液擦洗,以免加重病情;帮助患者修剪指甲,并嘱患者不要抓挠皮肤,以免皮肤破损;加强皮肤护理,协助翻身,预防压疮。

四、胆道蛔虫病

(一)定义

　　胆道蛔虫病是指肠道蛔虫上行钻入胆道引起的一系列临床症状,是常见的外科急腹症之一,多见于青少年和儿童。随着生活环境、卫生条件和饮食习惯的改善,本病的发生率已明显下降,但在不发达地区仍是常见病。

(二)病因与发病机制

　　蛔虫有钻孔习性,喜碱性环境。当胃肠道功能紊乱、饥饿、发热、驱虫不当、妊娠等致肠道内环境发生改变时,蛔虫可窜至十二指肠。如遇 Oddi 括约肌功能失调,蛔虫可钻入胆道,机械刺激可引起 Oddi 括约肌痉挛,导致胆绞痛和诱发急性胰腺炎。蛔虫将肠道的细菌带入胆道,造成胆道感染,严重者可引起急性化脓性胆管炎、肝脓肿;如经胆囊管钻至胆囊,可引起胆囊穿孔。括约肌长时间痉挛致蛔虫死亡,其残骸日后可成为结石的核心。

(三)临床表现

　　胆道蛔虫症表现为突然发生剑突下方钻顶样绞痛,伴右肩或左肩部放射痛,痛时辗转不安、呻吟不止、大汗淋漓,可伴有恶心、呕吐或呕出蛔虫。疼痛可突然平息,又可突然再发,无一定规律。合并胆道感染时,可出现寒战、高热,也可合并急性胰腺炎的临床表现。体征甚少或轻微,当患者胆绞痛发作时,除剑突下方有深压痛外,无其他阳性体征,此点为本病的特点。体温多不增高。少数患者可有轻微的黄疸。

(四)辅助检查

1.实验室检查

血常规检查可见白细胞计数和嗜酸粒细胞比例升高。

2.影像学检查

B超为首选方法,可显示蛔虫体影。ERCP 可用于检查胆总管下段的蛔虫。

(五)治疗

1.非手术治疗

(1)解痉镇痛:疼痛发作时可注射阿托品、山莨菪碱等,必要时可用哌替啶。

(2)利胆驱虫:发作时口服食醋、乌梅汤、驱虫药、33％硫酸镁或经胃管注入氧气可有驱虫作用。

（3）控制胆道感染：多为大肠埃希菌感染，选择合适的抗生素预防和控制感染。

（4）纤维十二指肠镜驱虫：ERCP检查如发现虫体，可用取石钳取出虫体。

2.手术治疗

经积极非手术治疗未能缓解、合并胆管结石或有急性重症胆管炎、肝脓肿、重症胰腺炎等并发症者，可行胆总管切开探查、T管引流术。术后驱虫治疗，防止胆道蛔虫复发。

（六）护理要点

1.非手术治疗患者的护理

（1）加强心理护理。

（2）注意生命征及神志变化，胆道感染时，体温升高，呼吸、脉搏增快；如果血压下降，神志改变，说明病情危重，可能有休克发生。观察腹痛的部位、性质、有无诱因及持续的时间，注意黄疸及腹膜刺激征的变化，观察有无胰腺炎、腹膜炎、急性重症胆管炎的发生。及时了解实验室检查结果。准确记录24小时出入液量。

（3）给予低脂、高糖、高维生素、易消化饮食，肝功能较好者可给富含蛋白质饮食。对病情较重的急性腹痛，或有恶心呕吐者，应暂禁饮食，注意静脉补液，防止水、电解质及酸碱平衡紊乱。

（4）注意卧床休息，根据病情选择舒适的体位，有腹膜炎者宜取半卧位。

（5）积极保肝，提高手术耐受力。

（6）按医嘱使用抗生素、甲硝唑控制感染。

（7）及时正确使用溶石、排石、疏肝利胆等中药制剂，给予针灸疗法。

（8）黄疸患者皮肤瘙痒时可外用炉甘石洗剂止痒，温水擦浴；高热时物理降温；胆绞痛发作者，按医嘱给予解痉、镇静和止痛，常用哌替啶50mg，阿托品0.5mg肌内注射，但勿使用吗啡，以免胆道下端括约肌痉挛，使胆道梗阻加重；有腹膜炎者，执行腹膜炎有关非手术疗法护理。重症胆管炎者应加强有关抗休克的护理。

2.手术前护理

原则上执行非手术疗法的护理。同时做好备皮、药物皮试、配血、心电图及常规实验室检查等必要的术前准备。

3.手术后护理

（1）执行腹部外科手术后一般护理。

（2）病情观察：注意神志、生命征、尿量及黄疸的变化。若黄疸逐渐减退，说明病情正趋好转；若黄疸不减或逐日加重，或突然出现黄疸，应及时与医师联系。注意腹部症状、体征变化。记录腹腔引流的性状和量，以判断有无胆汁渗漏及出血的发生。观察伤口情况。

（3）加强支持：术后1～2日胃肠道功能恢复后进流食，后渐改半流食，术后5～7日后可给低脂普食；适当静脉输液，维持水、电解质及酸碱平衡。

（4）遵医嘱术后继续使用抗生素。

（5）继续采取保肝措施。

（6）手术前有腹膜炎者，手术后仍按腹膜炎护理。

（7）T形管引流的护理：按一般引流管护理原则进行护理，特别注意以下几方面。

①妥善固定 T 形管：由戳口穿出后用缝线固定于腹壁，一般还应在皮肤上加胶布固定。回病房后应将无菌袋用别针吊于床单上，连接管不宜太短，尽量不固定在床上，严防因翻身、搬动、起床活动时牵拉而脱落。

②有效引流：鼓励患者下床，活动时引流袋可悬吊于衣服上，位置应低于腹部切口高度。随时检查 T 形管是否通畅，避免受压、折叠、扭曲，应经常挤捏引流管。术后 5～7 日内禁止加压冲洗 T 形管，以免引起腹腔或膈下感染。如有阻塞且允许冲洗时，可以少量无菌盐水缓慢冲洗，切勿用力。

③观察记录胆汁量及性状：观察胆汁颜色、质量，有无鲜血或结石、蛔虫及沉淀物，必要时送检查和细菌培养。正常胆汁呈深绿色或棕黄色，较清晰无沉淀物。颜色过淡或过于稀薄（表示肝功能不佳）、混浊（提示感染）或有泥沙样沉淀（提示结石）均不正常。胆汁引流量一般每日 300～700mL，量少可能因 T 形管阻塞或肝功能衰竭所致，量多可能是胆总管下端不够通畅。

④观察患者全身状况：如患者体温下降，大便颜色加深，黄疸消退，说明胆道炎症消退，部分胆汁已进入肠道。否则表示胆管下端尚不通畅，如有发热或腹痛，考虑胆汁渗漏致胆汁性腹膜炎时，应及时与医师联系。

⑤T形管造影：拔除 T 形管前，常规行造影检查，以了解胆管内情况。将对比剂注入 T 形管，如显示胆道畅通无残余结石，继续放置 T 形管引流胆汁 1 日；若有残石则暂不能拔除，嘱患者带管出院，休养 6 周后以胆道镜取石。

⑥拔管：T 形管一般放置 2 周左右，如无特殊情况即可拔管。拔管前必须先试行夹管 1～2 日，夹管时注意患者腹痛、发热、黄疸是否又出现。若有以上现象，表示胆总管下端仍有阻塞，暂时不能拔管，应开放夹管，继续引流。若观察无异常，可拔管。拔管后引流口有少量胆汁溢出，为暂时现象，可用无菌纱布敷盖，数日后即愈合。拔管后应继续注意患者有无腹痛、发热、黄疸等情况，出现异常应及时汇报医师。

参考文献

1.张洪义.肝胆外科腹腔镜手术并发症预防与处理策略.北京:人民卫生出版社,2015.

2.宋茂民,王磊.外科疾病学.北京:高等教育出版社,2017.

3.池肇春.实用临床肝病学.第2版.北京:人民军医出版社,2015.

4.贾杰.肝病相关性疾病.北京:科学出版社,2016.

5.卢秉久,张艳,郑佳连.王文彦肝病辨证思维经验集.北京:科学出版社,2015.

6.范虹.肝病.北京:中国医药科技出版社,2015.

7.陈立华.肝病中医临床实践.北京:人民卫生出版社,2015.

8.常占杰,宋春荣.肝病.北京:中国医药科技出版社,2016.

9.吴金术.肝胆胰外科案例分析.北京:科学出版社,2017.

10.丛文铭.肝胆肿瘤外科病理学.北京:人民卫生出版社,2015.

11.戴显伟.肝胆胰肿瘤外科.北京:人民卫生出版社,2013.

12.窦科峰.西京肝胆胰脾外科临床工作手册.西安:第四军医大学出版社,2012.

13.林礼务,高上达,薛恩生.肝胆胰脾疑难疾病的超声诊断.北京:科学出版社,2012.

14.于保法.肿瘤介入化学免疫治疗学.北京:军事医学科学出版社,2014.

15.金中奎,樊华.肝胆外科查房释疑.北京:人民军医出版社,2012.

16.曹立瀛.肝胆外科急症与重症诊疗学.北京:科学技术文献出版社,2013.

17.范建高.脂肪性肝病.第2版.北京:人民卫生出版社,2013.

18.王国斌.胃肠外科手术要点难点及对策.北京:科学出版社,2018.

19.陈孝平,汪建平,赵继宗.外科学.第2版.北京:人民卫生出版社,2018.

20.韩少良.普外科、肿瘤外科医师值班手册.上海:复旦大学出版社,2017.

21.黄焰,张保宁.乳腺肿瘤实用外科学.北京:人民军医出版社,2015.

22.赵玉沛,陈孝平.外科学.北京:人民卫生出版社,2015.

23.姜军.现代乳腺外科学.北京:人民卫生出版社,2014.

24.潘凯,杨雪菲.胃肠外科手术学.第2版.北京:人民卫生出版社,2016.

25.李荣祥,张志伟.腹部外科手术技巧.北京:人民卫生出版社,2015.

26.房林,陈磊,黄毅祥.甲状腺疾病外科学.北京:军事医学科学出版社,2015.

27.董家鸿.肝脏移植手术图解.上海:上海科技教育出版社,2013.

28.杜运生,周宁新.肝癌外科治疗新进展.北京:人民军医出版社,2012.

29.卫洪波.胃肠外科手术并发症.北京:人民卫生出版社,2014.

30.张新华.实用肝胆胰恶性肿瘤学.武汉:武汉大学出版社,2012.

31.朱上林,黄育万.普外科手术并发症的早期诊断和处理.上海:世界图书出版上海有限公司,2013.

32.朱正纲.实用普外科医师手册.上海:上海科学技术出版社,2013.

33.万赤丹,王国斌.原发性肝癌治疗进展.腹部外科,2019,32(01):7-12.

34.杨婉婷,侯恩存.原发性肝癌治疗的研究进展.现代肿瘤医学,2016,24(21):3495-3499.